国家卫生健康委员会"十三五"规划教材

专科医师核心能力提升导引丛书

供专业学位研究生及专科医师用

全科医学

General Practice

主　审　祝墡珠

主　编　王永晨　方力争

副主编　方宁远　王留义

人民卫生出版社

·北　京·

图书在版编目（CIP）数据

全科医学 / 王永晨，方力争主编 . —北京：人民卫生出版社，2021.1

ISBN 978-7-117-31042-0

Ⅰ. ①全… Ⅱ. ①王… ②方… Ⅲ. ①全科医学-医学院校-教材 Ⅳ. ①R4

中国版本图书馆 CIP 数据核字（2021）第 003882 号

全 科 医 学

Quanke Yixue

主　　编：王永晨　方力争
出版发行：人民卫生出版社（中继线 010-59780011）
地　　址：北京市朝阳区潘家园南里 19 号
邮　　编：100021
E - mail：pmph @ pmph.com
购书热线：010-59787592　010-59787584　010-65264830
印　　刷：三河市宏达印刷有限公司（胜利）
经　　销：新华书店
开　　本：850 × 1168　1/16　印张：32　插页：4
字　　数：903 千字
版　　次：2021 年 1 月第 1 版
印　　次：2021 年 2 月第 1 次印刷
标准书号：ISBN 978-7-117-31042-0
定　　价：145.00 元
打击盗版举报电话：010-59787491　E-mail：WQ @ pmph.com
质量问题联系电话：010-59787234　E-mail：zhiliang @ pmph.com

编　者（按姓氏笔画排序）

丁　静　北京市西城区首都医科大学附属复兴医院月坛社区卫生服务中心

王　敏　山东大学齐鲁医院

王永晨　哈尔滨医科大学附属第二医院

王荣英　河北医科大学第二医院

王留义　郑州大学人民医院

王晶桐　北京大学人民医院

方力争　浙江大学医学院附属邵逸夫医院

方宁远　上海交通大学医学院附属仁济医院

任菁菁　浙江大学医学院附属第一医院

闫　芳　首都医科大学附属北京安定医院

李双庆　四川大学华西医院

杨　华　复旦大学附属中山医院

吴　浩　北京市丰台区方庄社区卫生服务中心

单海燕　中国医科大学附属第一医院

姜礼红　哈尔滨医科大学附属第二医院

顾申红　海南医学院第一附属医院

编写秘书　姜礼红（兼）

主审简介

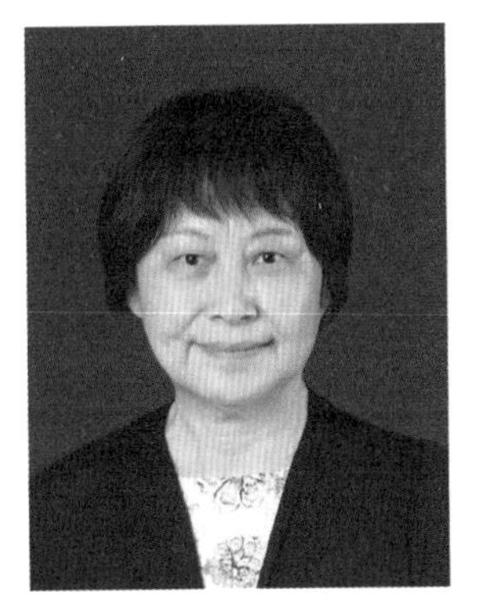

祝墡珠 复旦大学附属中山医院全科医学科教授，主任医师。历任复旦大学上海医学院全科医学系主任，中华医学会全科医学分会主任委员。现任世界全科医师组织（WONCA）亚太区常务委员、独立委员，国家级全科医学师资培训示范基地学术委员会主任，中国医师协会全科医生教育培训专家委员会副主任，国家卫生和计划生育委员会全科医生培训“十三五”规划教材评审委员会主任委员，国家卫生健康委员会基层卫生培训“十三五”规划教材评审委员会主任委员，海峡两岸医药卫生交流协会全科医学分会主任委员，《中华全科医师杂志》总编辑。

自2000年开始中国全科医生培养的探索，创建了中国特色全科医学人才培养体系。主编《全科医学概论》（第4版）、《全科医生临床实践》《全科医生临床能力培养》《社区常见健康问题处理》等多部国家级全科医生培训系列教材。以第一完成人主持的《全科医学教学体系和人才培养模式的探索与创新》（2013年）和《中国特色全科医学人才培养体系的探索与创新》（2014年）分别获得上海市教学成果奖特等奖和国家级教学成果奖二等奖。荣获上海市住院医师规范化培训杰出贡献奖、宝钢教育基金优秀教师特等奖，WONCA亚太区“五星级医生”称号和第三届国之名医・卓越建树荣誉称号。

主编简介

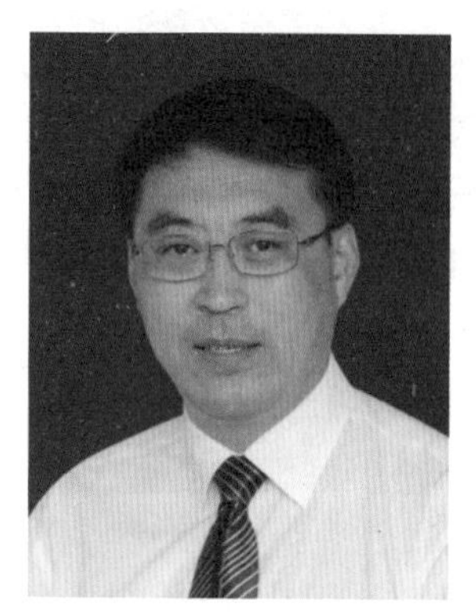

王永晨 医学博士，主任医师，二级教授，博士研究生导师，哈尔滨医科大学附属第二医院党委书记，全科医师规范化培训基地负责人。国家卫生标准委员会医疗机构管理专业委员会副主任委员，教育部高等学校医学人文素养与全科医学教学指导委员会委员，中国研究型医院学会副会长，中国医院协会疾病与健康管理专业委员会副主任委员，中华医学会全科医学分会常务委员，中国医师协会全科医师分会常务委员，黑龙江省医学会全科医学分会主任委员，黑龙江省医师协会全科医师专业委员会主任委员。

从事临床医、教、研及管理工作 29 年，主持国家自然科学基金、中国疾病预防控制中心重大专项子课题、黑龙江省科技厅等课题 20 余项；发表 SCI 收录及国家核心期刊论文 40 余篇；主编、参编人民卫生出版社国家级规划教材 9 部；曾获黑龙江省科技进步二等奖、黑龙江省五一劳动奖章、享受黑龙江省政府特殊津贴。

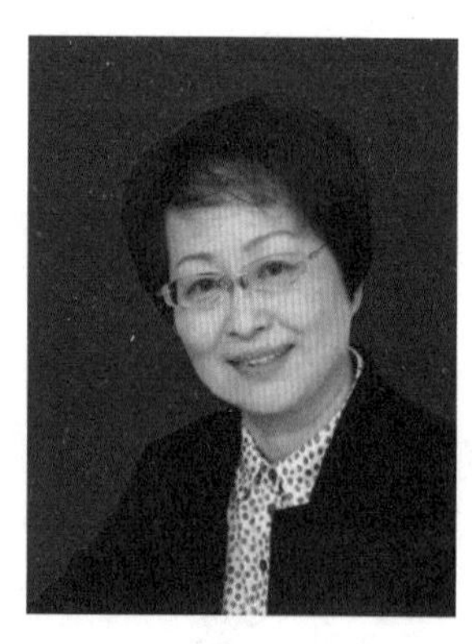

方力争 主任医师，硕士研究生导师，浙江大学医学院附属邵逸夫医院全科医学科主任、教研室主任，浙江大学全科医学学位点负责人，浙江省医学会全科医学分会主任委员，国内全科医学领域知名专家。中国医师协会全科医师分会副会长、全科医生教育培训专家委员会副主任委员，教育部、国家卫生健康委员会全国高等学校医学专业研究生国家级规划教材评审委员会委员，国家卫生健康委员会"社区卫生人才培养专家指导组"委员，全国全科医师教育教学与教材建设指导委员会委员，中华医学会全科医学分会常务委员，海峡两岸医药卫生交流协会全科医学分会副主任委员等。

主编及副主编 7 部全科医学国家级规划教材。长期从事临床工作 37 年，从事全科医学工作 15 年，在国内全科医学人才培养、教学科研、临床工作等方面积累了丰富经验，成效显著，贡献突出。

副主编简介

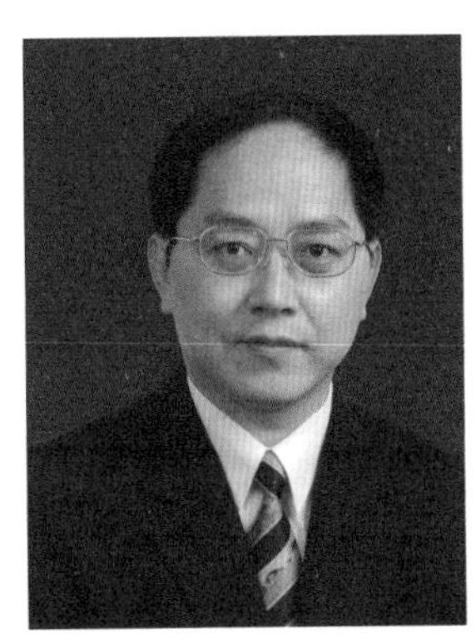

方宁远 主任医师，教授，博士研究生导师。上海交通大学医学院全科医学系主任、附属仁济医院老年病科主任、全科医学教研室主任。国家老年医学中心学术委员会、国家老年疾病临床医学研究中心学术委员会委员，海峡两岸医药卫生交流协会全科医学分会常务委员，上海市全科医学临床质量控制专家委员会委员，上海市全科医学教育与研究中心学术委员会委员。任《中华高血压杂志》《中华全科医学》杂志编委，《中华老年医学杂志》副主编。主要从事老年医学和全科医学临床、教学和科研工作。

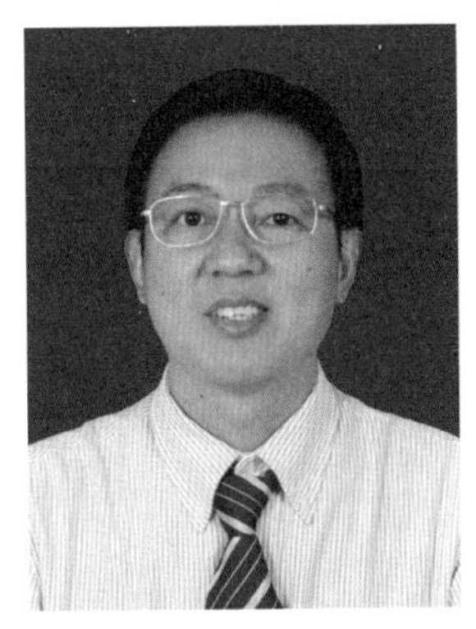

王留义 主任医师，教授，博士，博士研究生导师，郑州大学人民医院全科医学科主任。中国医师协会全科医生教育培训专家委员会委员，中国医师协会全科医师分会常务委员，河南省医学会全科医学分会主任委员。《中国全科医学》《中华全科医学》杂志、《医学参考报》编委。擅长多器官、多系统疑难复杂疾病，尤其是心脑血管疾病和复杂健康问题等多学科疾病的诊治。发表论文60余篇，获省部级科学技术进步奖二等奖6项，国家专利3项，主编专著6部。

全国高等学校医学研究生“国家级”规划教材
第三轮修订说明

进入新世纪，为了推动研究生教育的改革与发展，加强研究型创新人才培养，人民卫生出版社启动了医学研究生规划教材的组织编写工作，在多次大规模调研、论证的基础上，先后于2002年和2008年分两批完成了第一轮50余种医学研究生规划教材的编写与出版工作。

2014年，全国高等学校第二轮医学研究生规划教材评审委员会及编写委员会在全面、系统分析第一轮研究生教材的基础上，对这套教材进行了系统规划，进一步确立了以“解决研究生科研和临床中实际遇到的问题”为立足点，以“回顾、现状、展望”为线索，以“培养和启发读者创新思维”为中心的教材编写原则，并成功推出了第二轮（共70种）研究生规划教材。

本套教材第三轮修订是在党的十九大精神引领下，对《国家中长期教育改革和发展规划纲要（2010—2020年）》《国务院办公厅关于深化医教协同进一步推进医学教育改革与发展的意见》，以及《教育部办公厅关于进一步规范和加强研究生培养管理的通知》等文件精神的进一步贯彻与落实，也是在总结前两轮教材经验与教训的基础上，再次大规模调研、论证后的继承与发展。修订过程仍坚持以“培养和启发读者创新思维”为中心的编写原则，通过“整合”和“新增”对教材体系做了进一步完善，对编写思路的贯彻与落实采取了进一步的强化措施。

全国高等学校第三轮医学研究生“国家级”规划教材包括五个系列。①科研公共学科：主要围绕研究生科研中所需要的基本理论知识，以及从最初的科研设计到最终的论文发表的各个环节可能遇到的问题展开；②常用统计软件与技术：介绍了SAS统计软件、SPSS统计软件、分子生物学实验技术、免疫学实验技术等常用的统计软件以及实验技术；③基础前沿与进展：主要包括了基础学科中进展相对活跃的学科；④临床基础与辅助学科：包括了专业学位研究生所需要进一步加强的相关学科内容；⑤临床学科：通过对疾病诊疗历史变迁的点评、当前诊疗中困惑、局限与不足的剖析，以及研究热点与发展趋势探讨，启发和培养临床诊疗中的创新思维。

该套教材中的科研公共学科、常用统计软件与技术学科适用于医学院校各专业的研究生及相应的科研工作者；基础前沿与进展学科主要适用于基础医学和临床医学的研究生及相应的科研工作者；临床基础与辅助学科和临床学科主要适用于专业学位研究生及相应学科的专科医师。

全国高等学校第三轮医学研究生“国家级”规划教材目录

1	医学哲学（第 2 版）	主　编　柯　杨　张大庆 副主编　赵明杰　段志光　边　林　唐文佩
2	医学科研方法学（第 3 版）	主　审　梁万年 主　编　刘　民　胡志斌 副主编　刘晓清　杨土保
3	医学统计学（第 5 版）	主　审　孙振球　徐勇勇 主　编　颜　艳　王　彤 副主编　刘红波　马　骏
4	医学实验动物学（第 3 版）	主　编　秦　川　谭　毅 副主编　孔　琪　郑志红　蔡卫斌　李洪涛 王靖宇
5	实验室生物安全（第 3 版）	主　编　叶冬青 副主编　孔　英　温旺荣
6	医学科研课题设计、申报与实施（第 3 版）	主　审　龚非力　李卓娅 主　编　李宗芳　郑　芳 副主编　吕志跃　李煌元　张爱华
7	医学实验技术原理与选择（第 3 版）	主　审　魏于全 主　编　向　荣 副主编　袁正宏　罗云萍
8	统计方法在医学科研中的应用（第 2 版）	主　编　李晓松 副主编　李　康　潘发明
9	医学科研论文撰写与发表（第 3 版）	主　审　张学军 主　编　吴忠均 副主编　马　伟　张晓明　杨家印
10	IBM SPSS 统计软件应用	主　编　陈平雁　安胜利 副主编　欧春泉　陈莉雅　王建明

11	SAS 统计软件应用（第 4 版）	主　编　贺　佳 副主编　尹　平　石武祥
12	医学分子生物学实验技术（第 4 版）	主　审　药立波 主　编　韩　骅　高国全 副主编　李冬民　喻　红
13	医学免疫学实验技术（第 3 版）	主　编　柳忠辉　吴雄文 副主编　王全兴　吴玉章　储以微　崔雪玲
14	组织病理技术（第 2 版）	主　编　步　宏 副主编　吴焕文
15	组织和细胞培养技术（第 4 版）	主　审　章静波 主　编　刘玉琴
16	组织化学与细胞化学技术（第 3 版）	主　编　李　和　周德山 副主编　周国民　肖　岚　刘佳梅　孔　力
17	医学分子生物学（第 3 版）	主　审　周春燕　冯作化 主　编　张晓伟　史岸冰 副主编　何凤田　刘　戟
18	医学免疫学（第 2 版）	主　编　曹雪涛 副主编　于益芝　熊思东
19	遗传和基因组医学	主　编　张　学 副主编　管敏鑫
20	基础与临床药理学（第 3 版）	主　编　杨宝峰 副主编　李　俊　董　志　杨宝学　郭秀丽
21	医学微生物学（第 2 版）	主　编　徐志凯　郭晓奎 副主编　江丽芳　范雄林
22	病理学（第 2 版）	主　编　来茂德　梁智勇 副主编　李一雷　田新霞　周　桥
23	医学细胞生物学（第 4 版）	主　审　杨　恬 主　编　安　威　周天华 副主编　李　丰　吕　品　杨　霞　王杨淦
24	分子毒理学（第 2 版）	主　编　蒋义国　尹立红 副主编　骆文静　张正东　夏大静　姚　平
25	医学微生态学（第 2 版）	主　编　李兰娟
26	临床流行病学（第 5 版）	主　编　黄悦勤 副主编　刘爱忠　孙业桓
27	循证医学（第 2 版）	主　审　李幼平 主　编　孙　鑫　杨克虎

28	断层影像解剖学	主　编　刘树伟　张绍祥 副主编　赵　斌　徐　飞
29	临床应用解剖学（第 2 版）	主　编　王海杰 副主编　臧卫东　陈　尧
30	临床心理学（第 2 版）	主　审　张亚林 主　编　李占江 副主编　王建平　仇剑崟　王　伟　章军建
31	心身医学	主　审　Kurt Fritzsche　吴文源 主　编　赵旭东 副主编　孙新宇　林贤浩　魏　镜
32	医患沟通（第 2 版）	主　审　周　晋 主　编　尹　梅　王锦帆
33	实验诊断学（第 2 版）	主　审　王兰兰 主　编　尚　红 副主编　王传新　徐英春　王　琳　郭晓临
34	核医学（第 3 版）	主　审　张永学 主　编　李　方　兰晓莉 副主编　李亚明　石洪成　张　宏
35	放射诊断学（第 2 版）	主　审　郭启勇 主　编　金征宇　王振常 副主编　王晓明　刘士远　卢光明　宋　彬 李宏军　梁长虹
36	疾病学基础	主　编　陈国强　宋尔卫 副主编　董　晨　王　韵　易　静　赵世民 周天华
37	临床营养学	主　编　于健春 副主编　李增宁　吴国豪　王新颖　陈　伟
38	临床药物治疗学	主　编　孙国平 副主编　吴德沛　蔡广研　赵荣生　高　建 孙秀兰
39	医学 3D 打印原理与技术	主　编　戴尅戎　卢秉恒 副主编　王成焘　徐　弢　郝永强　范先群 沈国芳　王金武
40	互联网 + 医疗健康	主　审　张来武 主　编　范先群 副主编　李校堃　郑加麟　胡建中　颜　华
41	呼吸病学（第 3 版）	主　编　王　辰　陈荣昌 副主编　代华平　陈宝元　宋元林

42 消化内科学（第3版）
主　审　樊代明　李兆申
主　编　钱家鸣　张澍田
副主编　田德安　房静远　李延青　杨　丽

43 心血管内科学（第3版）
主　审　胡大一
主　编　韩雅玲　马长生
副主编　王建安　方　全　华　伟　张抒扬

44 血液内科学（第3版）
主　编　黄晓军　黄　河　胡　豫
副主编　邵宗鸿　吴德沛　周道斌

45 肾内科学（第3版）
主　审　谌贻璞
主　编　余学清　赵明辉
副主编　陈江华　李雪梅　蔡广研　刘章锁

46 内分泌内科学（第3版）
主　编　宁　光　邢小平
副主编　王卫庆　童南伟　陈　刚

47 风湿免疫内科学（第3版）
主　审　陈顺乐
主　编　曾小峰　邹和建
副主编　古洁若　黄慈波

48 急诊医学（第3版）
主　审　黄子通
主　编　于学忠　吕传柱
副主编　陈玉国　刘　志　曹　钰

49 神经内科学（第3版）
主　编　刘　鸣　崔丽英　谢　鹏
副主编　王拥军　张杰文　王玉平　陈晓春
吴　波

50 精神病学（第3版）
主　编　陆　林　马　辛
副主编　施慎逊　许　毅　李　涛

51 感染病学（第3版）
主　编　李兰娟　李　刚
副主编　王贵强　宁　琴　李用国

52 肿瘤学（第5版）
主　编　徐瑞华　陈国强
副主编　林东昕　吕有勇　龚建平

53 老年医学（第3版）
主　审　张　建　范　利　华　琦
主　编　刘晓红　陈　彪
副主编　齐海梅　胡亦新　岳冀蓉

54 临床变态反应学
主　编　尹　佳
副主编　洪建国　何韶衡　李　楠

55 危重症医学（第3版）
主　审　王　辰　席修明
主　编　杜　斌　隆　云
副主编　陈德昌　于凯江　詹庆元　许　媛

56 普通外科学（第3版）
主　编　赵玉沛
副主编　吴文铭　陈规划　刘颖斌　胡三元

57 骨科学（第3版）
主　审　陈安民
主　编　田　伟
副主编　翁习生　邵增务　郭　卫　贺西京

58 泌尿外科学（第3版）
主　审　郭应禄
主　编　金　杰　魏　强
副主编　王行环　刘继红　王　忠

59 胸心外科学（第2版）
主　编　胡盛寿
副主编　王　俊　庄　建　刘伦旭　董念国

60 神经外科学（第4版）
主　编　赵继宗
副主编　王　硕　张建宁　毛　颖

61 血管淋巴管外科学（第3版）
主　编　汪忠镐
副主编　王深明　陈　忠　谷涌泉　辛世杰

62 整形外科学
主　编　李青峰

63 小儿外科学（第3版）
主　审　王　果
主　编　冯杰雄　郑　珊
副主编　张潍平　夏慧敏

64 器官移植学（第2版）
主　审　陈　实
主　编　刘永锋　郑树森
副主编　陈忠华　朱继业　郭文治

65 临床肿瘤学（第2版）
主　编　赫　捷
副主编　毛友生　沈　铿　马　骏　于金明　吴一龙

66 麻醉学（第2版）
主　编　刘　进　熊利泽
副主编　黄宇光　邓小明　李文志

67 妇产科学（第3版）
主　审　曹泽毅
主　编　乔　杰　马　丁
副主编　朱　兰　王建六　杨慧霞　漆洪波　曹云霞

68 生殖医学
主　编　黄荷凤　陈子江
副主编　刘嘉茵　王雁玲　孙　斐　李　蓉

69 儿科学（第2版）
主　编　桂永浩　申昆玲
副主编　杜立中　罗小平

70 耳鼻咽喉头颈外科学（第3版）
主　审　韩德民
主　编　孔维佳　吴　皓
副主编　韩东一　倪　鑫　龚树生　李华伟

71 眼科学（第 3 版）
主　审　崔　浩　黎晓新
主　编　王宁利　杨培增
副主编　徐国兴　孙兴怀　王雨生　蒋　沁
　　　　刘　平　马建民

72 灾难医学（第 2 版）
主　审　王一镗
主　编　刘中民
副主编　田军章　周荣斌　王立祥

73 康复医学（第 2 版）
主　编　岳寿伟　黄晓琳
副主编　毕　胜　杜　青

74 皮肤性病学（第 2 版）
主　编　张建中　晋红中
副主编　高兴华　陆前进　陶　娟

75 创伤、烧伤与再生医学（第 2 版）
主　审　王正国　盛志勇
主　编　付小兵
副主编　黄跃生　蒋建新　程　飚　陈振兵

76 运动创伤学
主　编　敖英芳
副主编　姜春岩　蒋　青　雷光华　唐康来

77 全科医学
主　审　祝墡珠
主　编　王永晨　方力争
副主编　方宁远　王留义

78 罕见病学
主　编　张抒扬　赵玉沛
副主编　黄尚志　崔丽英　陈丽萌

79 临床医学示范案例分析
主　编　胡翊群　李海潮
副主编　沈国芳　罗小平　余保平　吴国豪

全国高等学校第三轮医学研究生“国家级”规划教材评审委员会名单

顾　　问

韩启德　桑国卫　陈　竺　曾益新　赵玉沛

主任委员（以姓氏笔画为序）

王　辰　刘德培　曹雪涛

副主任委员（以姓氏笔画为序）

于金明　马　丁　王正国　卢秉恒　付小兵　宁　光　乔　杰
李兰娟　李兆申　杨宝峰　汪忠镐　张　运　张伯礼　张英泽
陆　林　陈国强　郑树森　郎景和　赵继宗　胡盛寿　段树民
郭应禄　黄荷凤　盛志勇　韩雅玲　韩德民　赫　捷　樊代明
戴尅戎　魏于全

常务委员（以姓氏笔画为序）

文历阳　田勇泉　冯友梅　冯晓源　吕兆丰　闫剑群　李　和
李　虹　李玉林　李立明　来茂德　步　宏　余学清　汪建平
张　学　张学军　陈子江　陈安民　尚　红　周学东　赵　群
胡志斌　柯　杨　桂永浩　梁万年　瞿　佳

委　　员（以姓氏笔画为序）

于学忠　于健春　马　辛　马长生　王　彤　王　果　王一镗
王兰兰　王宁利　王永晨　王振常　王海杰　王锦帆　方力争
尹　佳　尹　梅　尹立红　孔维佳　叶冬青　申昆玲　田　伟
史岸冰　冯作化　冯杰雄　兰晓莉　邢小平　吕传柱　华　琦
向　荣　刘　民　刘　进　刘　鸣　刘中民　刘玉琴　刘永锋
刘树伟　刘晓红　安　威　安胜利　孙　鑫　孙国平　孙振球
杜　斌　李　方　李　刚　李占江　李幼平　李青峰　李卓娅
李宗芳　李晓松　李海潮　杨　恬　杨克虎　杨培增　吴　皓

序　　言

近 10 年来，我国的全科医学迈入了前所未有的快速发展期，截至 2018 年底，全科医生已达 30 余万人。然而其数量尚不能满足民众需求，质量也落后于发达国家。学科建设薄弱、研究能力不强、师资队伍匮乏、培养体系不健全、培养水平参差不齐等现状仍然存在。要实现中共中央第十三个五年规划中“健康中国”的战略目标，必须强全科，筑牢基层网底，培养一大批“下得去、留得住、用得上、能发展”的高质量、高层次的全科医生。

2012 年起，全国 76 所院校设有全科医学硕士培养点，至今已有 800 余名全科医学专业硕士研究生毕业。但这些数字对于拥有 14 亿人口的中国，还是凤毛麟角。全科医学的长远目标是要培养一大批掌握本学科基础理论和系统专业知识，既扎根基层，又具有创新精神，能在本单位从事医、教、研或独立开展相关技术工作的较强能力的全科医生。

为更好地适应新形势，向战略目标快速发展，探讨如何开展全科医学硕士研究生教育，将有助于调动高等医学院校全科医学学科建设和人才培养的积极性，有助于形成具有我国特色的全科医学人才培养新模式。而全科医学教材建设是学科建设的重要组成部分，形成一套系统的总结我国全科医学学科建设经验、符合高等医学教育实际、体现全科医学和社区卫生服务特点的系列教材是当务之急。教育部、国家卫生健康委员会第三轮全国高等学校医学专业研究生规划教材修订工作于 2018 年启动，将《全科医学》硕士研究生规划教材纳入其中。

本教材由王永晨和方力争两位教授主持编写，并在全国范围内遴选了众多在全科医学专业硕士培养方面有着丰富经验的教师组成编写团队。全体编委利用业余时间，进行深入调研，广泛征求意见，充分讨论，求同存异。因此，本教材编写思路科学合理，各个章节设置安排周密，继承和发扬了本科生规划教材和住院医师规范化培训教材的指导思想，保留并延续其精华，并以能力为导向，优化了全科医学基本理论和基本知识，注重了语言文字上的凝练与推敲，在内容上呈现了多学科的融合。90 余万字的教材编写实现了全科医学理念、原则和方法的贯穿，充分体现了“新颖、实用、深刻、拓展”的特点，是培养新一代高层次全科医生的重要资源。

愿本书能够为全科医学研究生培养及全科医学创新发展做出贡献！

祝墡珠

2020 年 8 月

前　言

全科医学硕士研究生培养是高层次全科医学人才的重要培养模式，是解决基层医疗卫生机构全科医师学历偏低、科研意识和科研能力匮乏等问题的主要途径。2018 年 1 月 24 日，国务院办公厅印发的《关于改革完善全科医生培养与使用激励机制的意见》要求新增临床医学、中医硕士专业学位研究生招生计划重点向全科等紧缺专业倾斜，并对全科医学研究生教育教学设置及招生规模提出了新要求、指明了新方向。在医教协同的全新培养目标下，以全科医生为重点的卫生人才培养成为深化医学教育改革与健康中国战略"强基层"衔接促进的重要举措之一。此时，第一部为全科医学专业学位研究生量身定制的核心教材《全科医学》应运而生，期望对高质量、高素质，具备一定的医、教、研创新能力的全科医学硕士研究生培养具有里程碑式的意义。

《全科医学》专业研究生教材充分体现全科医疗服务特点，以提升全科医生必备的核心能力与素养为出发点，以打造有现实意义、有社会价值、有理论深度、有导引作用的全科教材为目标定位，在临床型研究生临床技能、临床创新思维的培养过程中起到导航作用。本教材在注重解决实际问题的前提下，强调诊疗现状的剖析，必要的地方辅以回顾和展望。教材在内容上融合了医疗、教学、科研、管理、人文等学科，侧重相关理论的阐述、方式方法的应用、科研思维建立，部分章节以案例为主线，深入浅出、触发思考。

本教材在编写过程中对有关教材编写的意见和建议都是经过大量调查和专家论证的结果，对编写思路进行整体设计，充分体现医教协同的全科医学培养理念，既强调"实用性"（即临床用得上），又强调"思想性"（即启发学生批判性思维和创新性思维），并在编写过程中切实贯彻实施，力争做到更新、更全、更具有针对性。

本教材是第一部全科医学研究生规划教材，编写经验不足，在继承和发扬优秀教材方面还存在一定的局限性，希望使用本教材的专家学者和师生们给予严格的批评和指正。同时，本教材的诞生也凝结着全体编写者及工作人员的智慧和汗水，在此向大家对全科医学事业的热爱和辛苦付出致以衷心感谢，特别感谢主审祝墡珠教授的指导与支持！

王永晨　方力争
2020 年 11 月

目　　录

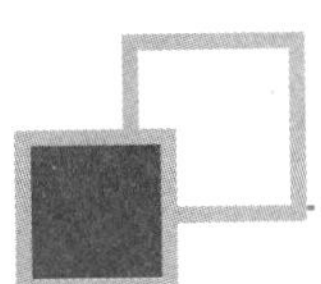

第一章 全科医学概述

第一节 全科医学历史沿革

> 学习提要
>
> 1. 作为医学生需要掌握全科医学的定义、原则和特征。
>
> 2. 了解全科医学的功能和作用。

全科医学又称为家庭医学，是一门定位于基本医疗卫生服务，提供综合性临床专科服务的医学学科。自从20世纪60年代以来，全科医学/家庭医学作为一门新兴的医学学科，已经得到英国、美国和加拿大等发达国家的广泛认可，并已经发展为这些国家卫生服务体系中的核心组成部分。20世纪80年代后期，全科医学和家庭医学的概念由世界全科医师组织（WONCA）首次引入我国。1997年《中共中央、国务院关于卫生改革与发展的决定》作出"加快发展全科医学，培养全科医生"的重要国家决策，相关部门出台了一系列政策法规。从此全科医学在我国得到迅速发展，步入了一个新的历史时期。目前我国正在大力推动医疗卫生改革，努力建立一个以全科医学为基础的医疗卫生服务系统，为国民提供高效和综合性的基本医疗卫生服务，从而提高我国人民的健康水平。

一、全科医学定义及特征

（一）全科医学的定义

全科医学（general practice）又称为家庭医学（family medicine），是一门开展基础医疗卫生实践的医学学科，可以为社区的所有居民提供连续性的医疗卫生服务，世界上不同机构根据当地的需求和内涵对全科医学有着不同定义。

WONCA的定义为全科医学/家庭医学是面向个人、家庭及社区，为社区居民提供人性化、综合性和连续性服务的医学专业学科，是基本医疗卫生服务中最重要的组成部分。

欧洲使用全科医学来代表家庭医学和基本医疗卫生服务，而全科医师（general practitioner，GP）简称为GP。欧洲的全科医学定义强调它的综合性服务和以家庭为单位的服务。作为基本医疗卫生服务的一个分支，全科医学为所有社区居民和家庭提供连续性、综合性服务。他们服务的重点是社区健康问题的预防和健康管理。世界全科医师组织欧洲分会（WONCA EUROPE）将全科医学/家庭医学定义为一门学术的、科学的学科，它具有自己的教育内容、研究领域、证据基础和临床活动，是面向基本医疗卫生服务的临床专业。

美国家庭医师学会（American Academy of Family Physicians，AAFP）对家庭医学的定义为家庭医学是一门医学专科，为个人和家庭提供持续性和综合性的医疗卫生服务。家庭医学是一门以广度为特色的临床专科，整合了生物医学、临床医学和行为医学。家庭医学的临床实践涵盖了所有人群、所有性别以及所有器官系统和疾病种类。

澳大利亚皇家全科医生学会（Royal Australian College of General Practitioners，RACGP）对全科医学的定义是全科医学为社区居民和家庭提供以人为本、持续性、综合性和协调性的全身心医疗卫生服务。作为一个行业，全科医学、全科医生服务团队及其与基本医疗卫生服务的关联是构成高效率医疗卫生服务体系的基石。作为一个以关联为基础的临床医学专业学科，全科医生提供的服务具有本学科的一系列特征：以人为本、连续性医疗卫生服务，综合性和全身心的健康服务，持续性质量改进，为患者争取权益和平等，以及不断推动本学科的改进与发展。

我国对全科医学的定义为全科医学是一门面向个人、家庭与社区，整合临床医学、预防医学、康复医学以及人文社会科学相关内容于一体的医学专业学科。其范围涵盖了各种年龄、性别、各个器官系统以及各类健康问题或疾病。其主旨是强调以人为中心、以家庭为单位、以整体健康为维护和促进方向，提供综合性、持续性的基本医疗卫生服务，防和治有机地融为一体。

目前全科医学/家庭医学已经发展成为一门独立的医学学科，而全科医生/家庭医生是按照全科医学学科的原则和要求培养出来的专科医生。作为特殊的专科医生，他们为社区所有居民提供综合性、连续性的基本医疗卫生服务。在这个过程中，他们充分考虑到居民对自己健康的决策权，充分尊重患者的自主性。在与患者共同制订和实施健康管理计划时，他们会整合各种生理、心理、社会、文化等因素，并通过多次随访，取得患者的信任和配合。全科医生/家庭医生通过在社区开展健康促进、疾病预防、疾病诊疗与康复、临终关怀和实施患者自我管理等工作来体现他们在基层卫生保健中的作用和价值。

他们在工作中直接为社区居民提供卫生服务，或者通过协助社区居民利用社区资源来解决卫生需求。为了保证社区卫生服务的安全性和高效率，全科医生们需要不断提升自身业务水平和职业素养。与其他专科医生不同的是，全科医生承担着患者的连续性监测和维护社区居民健康水平的工作。为此每一个全科医生都要不断更新临床医学知识，努力提高他们的临床技能、卫生服务能力和组织能力，力求提高患者的卫生服务满意度。在英国、美国和澳大利亚等发达国家，全科医学学科已经得到了很好的发展，而我国的全科医学学科的发展还处于起步阶段。

在中国全科医学是一门处于迅速发展中的新兴学科，加强基层医疗卫生服务工作是我国医药卫生事业改革与发展的重点，也是提高医疗卫生服务公平性和可及性的核心途径。基层医疗卫生人才是决定基本医疗卫生服务水平、能否实现保基本、强基层、建机制的关键。

（二）全科医学的原则和特征

2005年世界全科医师组织欧洲工作组将全科医生的核心能力定义为具有全科医学特征的全科医生专有的知识和技能，这种能力是全科医学住院医师所独有的、优异的、适合基层医生保健需求的和具有竞争优势的知识和技能，并且还将定义以图形的形式绘成一棵WONCA树，见图1-1-1。

WONCA树的树根由3个基本要素组成，态度取决于全科医生的素养；科学代表以严谨和探究的精神行医，并不断提高专业素质；背景代表全科医生所处的社区状况，包括文化背景、经济、医疗系统及规管条例。WONCA树的树干包括全科医生应具备的6种核心能力：基本医疗服务管理能力、以社区为导向的服务能力、解决特殊问题的技能、综合性处理问题能力、以人为中心的照顾能力和全面提供整体服务能力。WONCA树的树叶包括各种全科医生所具备的特质以及全科医学的原则和主要特征：

1. 首诊医疗服务　全科医疗服务通常是大多数公众接触卫生保健系统的第一环节，是医疗卫生系统内的首诊场所，是公众最常利用的医疗卫生保健服务，能够解决居民80%~90%的健康问题，也称首诊服务。不论患者性别、年龄或身份，全科诊所都可以为他们提供多种方便的医疗服务，应对各种健康问题。全科医疗作为社区居民首选的和重要的卫生资源，其卫生服务范围很广，包括社区居民的大部分卫生服务要求。全科医疗的首诊服务特征为全科医生有效地管理社区人群和社区患者的健康问题提供了机会，使全科医生发挥了健康守门人的作用。

2. 协调性照顾　全科医疗提供的是负责任的基层卫生服务，不仅要尽力为患者解决常见健康问题，对于超出全科医生执业能力范围的，应提供协调性照顾，需要及时将患者转诊到上级医疗卫生服务机构，因此全科医疗也是医疗保健系统转诊流程的初始环节。全科医生/家庭医生能通过协调各种服务来高效利用医疗卫生资源，如各级医疗卫生服务机构的分布及诊疗专长，各系统、专科专家或卫生专业技术人员名单及联系方式，并与其他专科医疗服务处理好相关衔接和协调工作等。对社区内的急症、疑难病和危重患者，全科

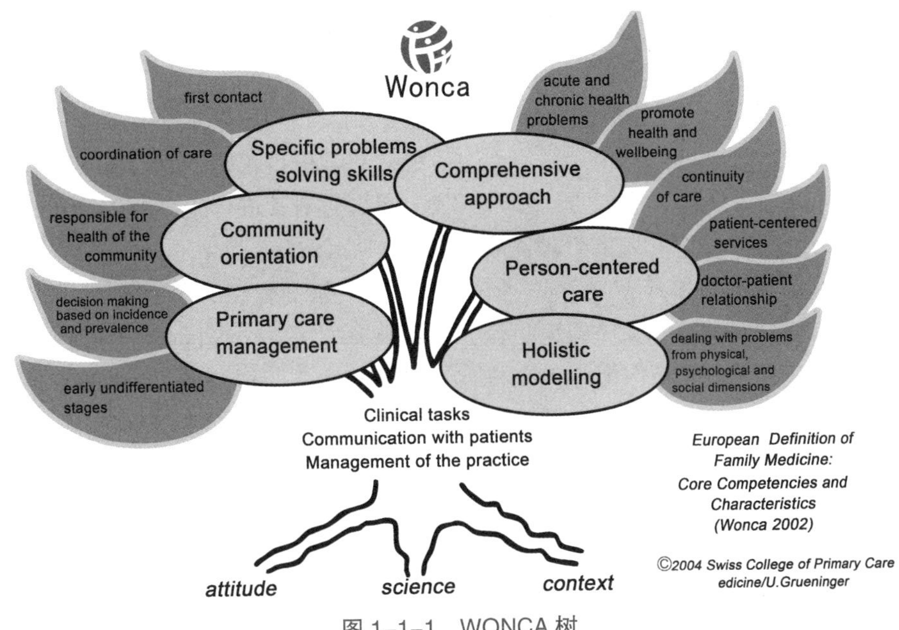

图 1-1-1 WONCA 树

态度(attitude)、科学(science)、背景(context)、临床任务(clinical tasks)、与患者交流(communication with patients)、管理(management of the practice)、基本医疗服务管理能力(primary care management)、以社区为导向的服务能力(community orientation)、解决特殊问题的技能(specific problems solving skills)、综合性处理问题能力(comprehensive approach)、以人为中心的照顾能力(person-centered care)和全面提供整体服务能力(holistic modelling)、首诊医疗服务(first contact)、协调性照顾(coordination of care)、对社区健康尽责(responsible for health of the community)、基于患病率和发病率进行临床决策(decision making based on incidence and prevalence)、早期未分化阶段(early undifferentiated stages)、急性和慢性健康问题(acute and chronic health problems)、促进与维护服务对象的健康(promote health and wellbeing)、连续性服务(continuity of care)、以患者为中心的服务(patient-centered services)、医患关系(doctor-patient relationship)、从生理－心理－社会等多维度处理问题(dealing with problems from physical, psychological and social dimensions)

医生通过会诊、转诊等协调措施,与专科医师积极合作,共同解决患者的问题,从而确保患者获得正确、有效和高质量医疗卫生服务,必要时可为特殊患者提供有效的社区支持如志愿者队伍、托幼托养机构、护工队伍等社会性组织。

3. **对社区健康尽责** 社区是全科医疗的实施阵地,也是全科医疗存在和发展的基础,全科医生是社区健康守门人,他们对整个社区居民的健康有明确的责任,因此全科医生应立足于社区开展医疗与卫生保健服务。全科医疗服务应以社区居民需求为导向,在全面掌握了社区自然和社会环境、居民健康状况、行为和生活方式等方面特征的基础上去解决和处理居民的健康问题。全科医生在对个体的处理和治疗过程中也可发现需要干预和防控的群体性问题。全科医生在服务过程中应重视社区环境、健康行为等因素对社区居民健康的影响,应将服务范围由狭小的专科临床医疗扩大到社区全人群的健康照顾及健康管理。

4. **基于患病率和发病率进行临床决策** 全科医疗的具体决策过程取决于疾病在社区的流行和发病情况。疾病在社区的患病率和发病率不同于医院,由于不同患者就诊意向的差异,社区卫生服务机构的严重疾病会明显少于医院。社区流行病学的预测值、阴性或阳性的临床体征或诊断实验的结果,都有不同于在医院诊疗应用的权重。所以全科医生在进行临床决策时更需要社区流行病学相关知识作为理论依据。

5. **早期未分化阶段** 全科医疗处理的许多健康问题经常处于发病初期、未分化状态,临床特征不明显,但有时却可能需要紧急干预。社区居民经常在症状刚发作的时候就来就诊,这时疾病的发展尚处于早期阶段,很难做出准确诊断。在这种情况下有关患者的一些重要临床处理措施只能在有限的临床资料和价值不高的临床辅助检查的基础上做出决断。从某个具体的疾病来讲,尽管其临床特征大家都熟悉,但其发病早期的临床表现却并不具备确诊性,因为此时的症状和体征与许多其他疾病类似,对本病的诊断缺乏特异性。在这些临床不确定环境下进行危险管理是全科医学的突出特征。在排除立即发生严重后果的可能性后,全科医生的处理方法很可能就是等待和观察疾病的发展,再做进一步临床诊断处理。所以全科医生对早期未分化阶段健康问题的处理需要运用全科医学独特的诊疗思维和方法去完成。有时候全科医生对患者就诊时的症状无法得到一个明确的诊断,此时可以用主要症状作为临床工作诊断结论。

6. 急性和慢性健康问题 全科医疗必须处理社区患者的所有健康问题,这些问题不能仅限于现存的某个疾病,在临床工作中经常有患者因同时存在数个健康问题来就诊。随着患者年龄的增长,他们的卫生健康问题会越来越多。全科医生在同时面对患者多个健康问题时,需要使用不同的管理策略来处理不同的健康问题,并按照疾病的优先顺序进行。全科医生要具备快速识别急危重症的能力,掌握一些危及生命的疾病的特异表现,在基层接诊过程中必须马上识别或排除危及患者生命的疾病,全科医生应迅速决策患者是否需要紧急处理或者立即转诊,对于留在基层继续观察和治疗的患者,需要与患者及家属沟通,告知可能会发生的结果,密切观察病情变化,规避医疗风险和减少医疗纠纷。对于传染病等特殊疾病要及时上报,按规定严格管理。

7. 促进与维护服务对象的健康 全科医疗能通过适当、有效的干预来提升社区居民的健康水平。他们实施的社会干预,必须是在社区卫生服务中适宜开展的技术,而且尽可能是循证医学支持的有效措施,而对于一些可能有损健康或耗费卫生资源太多的干预措施,一般不纳入社区干预。

8. 连续性服务 全科医疗为居民提供长期连续性的医疗卫生服务。这种连续性健康服务体现在:对人的整个生命周期(从出生到死亡的全过程)进行跟踪随访、提供指导和医疗卫生服务;对人的各个健康阶段提供连续性健康服务,包括从健康危险因素的检测到机体出现功能失调,从疾病发生、发展到治愈或康复的各个阶段;无论服务对象处于何时何地,全科医生都负有健康服务的责任。在患者出差期间,全科医生可通过电话咨询等方式对其进行服务和指导。全科医生作为患者的责任医生,应提供无缝式服务。若患者转诊到其他专科医生或住院治疗之后,全科医生继续对其进行跟踪,掌握其诊疗情况,以便在患者出院之后对其进行康复性治疗和管理。

9. 以患者为中心的服务 全科医疗以患者为中心,进而发展面向个人、家庭和所属社区的卫生服务方式。全科医疗十分强调患者的感受,尊重患者的个性与情感,其健康服务目标不仅仅是探索疾病,更重要的是维护服务对象的整体健康。为达到这一目标,在全科医疗服务过程中,医生必须将服务对象看作一个整体的人,提供全人健康服务。在充分了解服务对象的基础上,通过全面考虑其生理、心理、社会、文化和生存环境的需求来选择最适宜的医疗卫生服务,以达到维护健康、提高生活质量的目的。全科医生通过个性化的服务,有针对性地调动患者的主动性,使之积极参与健康维护和疾病控制的全过程,从而获得良好的治疗效果。

10. 医患关系 全科医疗有其独特的临床交流咨询过程,通过有效的沟通使医生和患者逐渐建立起积极的医患关系。全科医生与患者的每次接触都能提升医患之间的了解,分享以前诊疗中的经验,有利于医患关系的发展。良好医患关系的价值主要取决于全科医生的交流技巧,其本身就具有治疗作用。

11. 从生理-心理-社会等多维度处理问题 全科医学是伴随着生理、心理、社会医学模式的确立而发展起来的,其不仅是全科医疗的理论基础,也是全科医生认识和解决患者健康问题的世界观与方法论。全科医疗以其特有的整体思维理论来认识健康问题,要求全科医生在对待患者健康问题时,应从患者所处的社会、家庭背景及心理状态出发,在全面了解患者临床资料的基础上,综合分析个体、家庭、社区、生理、心理、社会因素对患者的影响,据此做出明确的综合诊断。如慢性非传染性疾病的发生和发展大多数是多因多果模式,应综合考虑患者的生理因素(如高血压、糖尿病家族史等)、心理因素(如抑郁、压力大等)和社会因素(如失业、离婚等)来判断疾病出现的原因。全科医疗制定的治疗和康复方案不仅包括传统的药物、手术治疗等方式,还包括饮食、运动、心理指导等，为患者提供全方位的治疗和康复方案，全面提高患者的自我保健意识和能力。

总之，全科医生是基层医疗的核心，全科医生的素养是 WONCA 树的树根，只有坚实的根，才能支撑起一棵茂盛的树；全科医生的核心能力是 WONCA 树的树干，只有广泛应用并熟练掌握，树干才能茁壮成长；全科医生的特质是 WONCA 树的树叶，其特质可为基层医疗系统注入生命，长出盈盈绿叶，并结出硕硕果实。

二、全科医学功能及作用

（一）以需求为导向的医疗卫生服务

在基层社区卫生服务中心，全科医生根据患者的健康需求提供健康教育或健康咨询、预防、治疗、康复等服务，社区卫生服务一般由占主导地位的全科医生与社区护士和其他卫生技术人员共同组成的服务团队提供。

（二）慢性病的管理和预防

社区卫生服务人员根据患者病情的需求，在社区范围内为高血压、糖尿病、骨质疏松症、慢性阻塞性肺疾病（慢阻肺）等慢性病患者提供长期连续性的基本医疗卫生服务。这些服务包括危险人群的早期筛查、慢性病的早期诊断、早期干预和慢性病管理，减少慢性病的发生和降低并发症的危害。全科医生通过健康宣教、健康体检、门诊随访和急性病转诊等每一次与患者或家庭成员接触的机会来提供健康维护和预防性服务。

（三）全科医学 / 家庭医学的行医开业

在英国和美国，全科医生 / 家庭医生主要以私人开业或在医疗卫生服务机构中行医的方式为患者提供服务。私人开业的全科医生通过购买或者租赁开业场地，以个人独立开诊、聘任其他医生或合伙开业等多种方式开展全科医疗卫生服务工作。全科医生作为诊所的老板或者合伙人，他们除了需要过硬的全科诊疗技能外，必须掌握全科医学的管理和组织能力。

（四）全科医学是卫生服务系统分级诊疗的基础

根据医疗卫生服务的内容、患者疾病的轻重缓急、服务地点和医护人员的专业分工，现代医疗卫生服务的提供大体上由三个层次组成：基本（基础 / 基层 / 一级）医疗服务、二级医疗服务和三级医疗服务。基本医疗服务是整个医疗卫生服务体系的基础，全科医生作为提供基本医疗卫生服务的主体发挥了核心作用，他们在社区卫生服务中心、门诊或社区医院为患者提供连续性、综合性的健康服务。二级医疗服务是指在基层医生请求下专科医生为患者提供的专科医疗卫生服务。三级医疗服务是指在基层医生或二级专科医生的请求下，由能够提供特殊医学检查和治疗的三级医学中心专科医生提供的专科医疗服务。

基本医疗卫生服务是医疗卫生服务体系的核心，它的原则和价值观同时适用于一级、二级和三级医疗服务。最有服务效率和最成功的医疗卫生体系是在基本医疗服务基础上完美地整合了二级和三级服务的医疗卫生服务系统。

三、全科医学历史沿革

中国古代医生被称为“郎中”，西方古代医生被称为“医治者”，那个时代医生没有严格分科。随着近代医学的发展，人们对于疾病和人体有了更为精确、深入的了解，并逐渐获得了新的医学历史上的突破。典型代表包括 1857 年巴斯德发现细菌是许多疾病的病因，1863 年孟德尔著名的豌豆实验开创了遗传学的研究，1895 年伦琴发现 X 射线，1940 年青霉素开始应用于疾病的治疗等。二次世界大战后，各个临床医学专科迅猛发展，专科医生和亚专科医生数量剧增，而全科医学则出现衰退现象。专家们逐渐发现医疗卫生服务被割裂为各个专科服务的片段，缺乏能提供连续性、综合性医疗服务的医生。现代全科医生在这样的情况下应运而生，其发展大致经历三个阶段。

（一）通科医生时代（18 世纪中期到 19 世纪末）

全科医学是在通科医疗的基础上发展起来的。19 世纪前欧洲的医学还十分落后，诊疗手段十分有限，绝大多数从事医疗工作的是各式各样的未经过正规培训所谓的治疗者。18 世纪欧洲向北美大陆大量移民，这时医生的医疗水平已经无法满足大量移民的医疗需求，医生不得不打破原有的行业界限，以各种可能的方式服务于广大患者，通科医生由此诞生了。19 世纪初英国的 *Lancet* 杂志首次把这类具有多种技能的医生命名为通科医生，因此通科医生诞生于 18 世纪的美洲，而命名于19世纪的欧洲。

从18世纪中期到19世纪末这一阶段，通科医生在医学史上占据着主导地位，80%的医生为通科医生，这些医生在社区开业，上门行医，与患者及家属密切接触，关注全家成员的身体健康，形成了亲密无间的医患关系，在社会上备受尊敬。

（二）医学专科化崛起与通科医疗的衰落（19世纪末至20世纪60年代末）

第二次世界大战后，科技的快速发展促进了生物医学研究的进一步深入，尤其是基础医学的飞速发展奠定了现代医学的科学基础。医学的高度专科化导致医学研究对象从人体到器官、组织、细胞甚至到分子生物学，对疾病进行了详尽的分类和研究，发展了各种高科技手段，找到了精准的治疗方法，使得人们对专科医生高度崇拜，同时出现了医学裂痕，忽略了医学研究对象的整体性，社区的通科医生受到社会冷落，数量逐渐减少，20世纪40年代末，在社区从事通科医疗工作的医生不到20%，通科医疗逐渐衰落。

医学专科化崛起与通科医疗的衰落导致的结果是医生看病的方式有了很大改变，大量患者涌入设备完善的大型综合医院，专科医生在一定时间内接诊很多患者，致使他们无法对患者做认真细致的观察和询问，更多地依赖于实验室及高端仪器检查，患者的整体利益、心理情绪等多方面得不到应有的尊重，导致医患关系逐渐恶化，医疗纠纷增加。由于专科医生将更多的精力用于诊断和治疗，没有精力去关注疾病预防的重要性，忽略了高危人群和亚健康人群的重点关注，导致许多慢性疾病发病率逐渐增高，医生陷入了重治轻防、越治越忙的困境。

（三）专科医疗局限性的显现与全科医学发展期（20世纪50年代末至今）

随着专科化的过度发展，人口老龄化、慢性病和退行性疾病患病率快速上升，导致疾病谱、死因谱发生变化，人们需要一大批医生在社区环境中长期陪伴并照顾他们，这些能在基层提供全面的、综合性医疗保健照护的通科医师又重新为社会所重视，人们开始呼唤通科医疗的回归。

1947年美国通科医疗学会成立，目的是维持和提高家庭医生服务的质量标准，使之向公众提供连续性、综合性的卫生保健。1968年美国家庭医学委员会（American Board of Family Practice，ABFP）成立，1969年家庭医学正式成为美国第20个临床医学专科，标志着家庭/全科医疗学科的诞生，这是全科医学学科建设的一个里程碑。学会于1971年10月3日更名为美国家庭医师学会，以便更确切地反映基层卫生保健的性质。2005年该学会更名为美国家庭医学专科委员会（American Board of Family Medicine，ABFM）。在美国，通科医师改为家庭医师，其提供的服务称之为家庭医疗，将其知识基础或学科体系称为家庭医学。随后美国、英国和加拿大等国先后建立了相应的住院医师培训制度。在中国香港地区也建立了这一专业学科，为了改变人们对通科医生缺乏专业训练的印象，将general的译文从“通”改为“全”，以示其服务全方位、全过程的特点，在世界上也就有了全科医生和家庭医生这样一类医生、两个名称的现象存在。

1972年WONCA在澳大利亚墨尔本正式成立，是全世界全科/家庭医师的学术组织，是世界卫生组织（WHO）在社区卫生方面的高级顾问与合作伙伴。WONCA的使命是通过界定和促进其价值观，包括尊重普遍人权和性别平等，以及通过在全科医学/家庭医学中促进高标准的健康管理来提高世界人民的生活质量。WONCA按地区分为亚太、欧洲、北美、非洲等7个区域组织，11个工作委员会。成立全国性/地区性全科/家庭医学团体即可申请成为WONCA的团体会员，同时全科/家庭医师亦可申请成为WONCA的个人会员。中国于1994年成为WONCA的正式成员国，中华医学会全科医学分会、海峡两岸医药卫生交流协会全科医学分会及中国医师协会全科医师分会已经先后成为WONCA成员。截止到2017年，有130多个国家及地区，遍布世界各地的50多万家庭医生加入WONCA成为会员。WONCA每3年召开1次世界大会，为全科/家庭医师提供学术交流和知识更新的平台。WHO和WONCA指出，在21世纪全科医生与专科医生的比例至少应达到1∶1，即平均每2 000人口应有一名全科医生，以满足社区居民对基层卫生保健的需求。因此加快发展全科医学，大力培养全科医生已经成为各国发展基层医疗保健的重要任务之一。

四、我国开展全科医学的必要性

美国流行病学家怀特指出公共卫生和临床医学从统一到分离必定会产生医学裂痕。然而随着科学的进步，社会经济的发展，医学飞速前进，大型综合医院无限制扩张，现代临床医学分科越来越细、越来越专，由此产生的新矛盾与健康问题更加剧了医学裂痕现象。目前多数专家认为弥补现代医学裂痕最好的办法就是培养全科医生。近年来国务院发布多个指导意见，鼓励组建全科医生团队为居民提供服务，加速推进家庭医生签约服务。

（一）医学裂痕是科学发展到一定阶段的必然结果

我国古代医学不存在分科问题，是粗浅的全科医学。很多医学家掌握的知识包括医学、预防、康复等，同时部分医学家还精通哲学、数学、历史等。在医学的发展过程中我们国家经历了特有的赤脚医生、厂矿医生、保健医等，虽然历史已经把他们遗忘，但是他们在当时的年代为我国的医疗事业做出了特有的贡献。随着科学的快速发展，医学家们走出国门，学到了高精尖技术，许多高科技成果逐渐被应用到临床上，提高了他们对疾病病因的认识和诊治水平，促成了临床医学内部的进一步分科过细。从临床医学角度看分科过细是人为结果，而机体的统一性是客观存在的。临床工作中由于时间精力有限，每个医生仅限于专注自己的研究领域，不可能掌握医学的全部知识技术，导致临床医学与公共卫生、医疗与预防、专科与专科之间逐渐出现分裂，这种医学裂痕使得我们国家医疗状况又走向了另一个极端。

（二）现代医学裂痕弊端

现代医学飞速发展，将患者按疾病分门别类割裂开来，造成了医学裂痕的存在，忽略了患者的健康教育和疾病管理，造成了医疗浪费。目前临床患者多病共存现象非常严重，专科医生仅致力于某一系统、器官甚至某一方面功能的改变，包括分子生物学、遗传基因等。这些对医学发展具有重要意义，但同时也削弱了医生们对自然环境和社会环境与人体健康和疾病密切相关的认识，甚至淡化了把人作为一个整体的观念，以致产生了不良后果，例如老年患者外科手术非常成功，却由于患病较多、年龄较大死于并发症，如果在临床过程中加入全科思维可能会出现相反的结果，因此高精尖的医学技术离医生越来越近，而医生离患者却越来越远。

（三）如何弥补现代医学裂痕

科学家预言要想彻底弥补医学裂痕，最有效的方法就是大力发展全科医学。最好的疾病管理策略永远是早期预防而非后期治疗。全科医学是历史发展的必然，大型综合医院全科基地规范化培养的全科医生，正在逐步成为全科医生的主流力量。在信息化及大健康数据建设过程中，全科医生都扮演着最重要的角色。全科医生服务的中心是人而不是疾病，以低廉的价格解决大多数医疗问题，随着疾病谱的发展，全科医生大有可为。为顺应时代的发展以及医学模式的转变，医生由大医院走向社区，为居民、家庭以及社会提供既经济有效又方便连续的基层卫生服务成为医学发展的必然趋势。全科医疗是基层医疗服务重要组成部分，亦是21世纪医学发展的重要方向。

全科医生作为全科医疗的主要执行者以及优质基层卫生服务的提供者，是我国基层医疗卫生机构的骨干和居民健康的守门人。随着临床医学技术水平的提高以及居民健康意识的不断提高，居民对基层卫生服务工作的能力要求，对全科医生的专业知识、技术水平和能力素养都提出了较高的要求。2008年世界卫生组织的报告指出，全球医疗体制面临三个问题：①过度以专科和医院为中心；②医疗体系条块分割、支离破碎；③医疗体制商业化。这三点恰恰也是中国医药卫生体制改革（医改）面临的问题，其中过度专科化的问题还没有引起重视并逐渐出现难以想象的医学裂痕。全科医生是慢性病管理的主力军，是健康的守门人，一方面医疗费用持续上涨，分科过细造成患者按疾病类别分裂开来；另一方面患者慢性病发病率、患病率不断提高，高血压、糖尿病等成为威胁居民健康的重要危险因素，卫生资源供需矛盾以及不合理分布，使居民难以得到有效、方便的卫生服务，居民“看病难，看病贵”的矛盾不断增大。全科医学的基本理念是集预防、治疗、保健、康复以及计划免疫、健康教育“一体化”，从根本上消除了治疗和预防之间的鸿沟。全科医生针对健康人群和亚健康人群进行一级预防健康教育，使他们远离疾病；针对“危险人群”使他们改变不良的生活习惯和心理状况，控制疾病的发生和发展；针对患者通过密切的接触，做到早发现、早诊断和及时的双向转诊，进行合理的治疗管理，这才是真正的全人群、全方面的健康管理。

思 考 题

1. 全科医学的定义、原则和特征？
2. 我国开展全科医学的必要性？

（姜礼红）

第二节 全科医学国内外发展现状

学习提要

1. 了解国内外全科医学的发展现状及相关政策。

2. 目前我国正在努力建立一个以全科医学为基础的医疗卫生服务系统。

随着医学模式的转变及人人享有卫生保健战略的实施，人们对卫生服务的要求越来越高。随着高科技检测、治疗手段的应用，医疗费用不断上涨，但对改善人类总体健康状况却收效甚微，成本与效益严重失衡。随着医学专科的不断分化，对疑难重症的解决不断有所突破，但医患关系淡漠却成为越来越普遍的问题。在应对这些全球性的挑战方面，全科医疗显示出明显的优势。世界全科医生组织著名专家 Dicon 教授指出，任何国家的医疗保健系统若不是以受过良好训练的全科医生为基础，便注定要付出高昂的代价。

全科医学教育培训体系在欧美国家已经存在了三四十年，现在正在向全世界扩展。开展全科医疗较好的国家已建立了结构适宜、功能完善、规模适度、经济有效的社区卫生服务体系，社区居民都拥有自己的全科医生。世界各国都采用毕业后教育的方式来培养全科医生，国外全科医学教育培训体系主要包括本科教育、毕业后教育和继续医学教育三部分。

一、世界范围全科医学发展现状

（一）美国

第二次世界大战以后，美国出现了医生向专科化发展的趋势，专科医生不断增加，通科医生的数量不断减少。一些研究组织通过回顾性分析得出了一系列相似的结果和建议，他们一致认为需要由具备资格的通科医生给予患者全方位的照顾，并设想在不久的将来需要培养新型的家庭医师。1969 年这些观点获得了官方认可，并且经过近四十年的发展，家庭医学在美国的卫生保健体系中占据了重要地位。

在美国家庭医师大多数是个体或群体开业，在社区开办家庭医生诊所，少数人在大医院的家庭医学科从事医疗与教学活动。家庭医师提供的是一种基础医疗保健服务。当患者出现不适时，首先要到自己的家庭医师那里去看病。一般的疾病家庭医师都能治疗，家庭医师提供的服务范围非常广泛，包括家庭医疗、预防接种、儿童及老年保健、营养指导、精神卫生等。目前在美国，大部分疾病可以经家庭医师治疗后得到治愈，当家庭医师无法应对某些疾病时，他们会按照规定把患者转诊到专科医师处进行治疗。同时由于家庭医师和专科医师、专科医院的密切关系，他们能够对转诊后的患者进行更好的随访和照顾。因此在某些教学医院里，家庭医学科甚至取代了内科的地位，家庭医生的培训项目不仅传授医疗知识和技能，也传授和谐艺术的诊病模式。

美国的家庭医生培训项目与国家的保险福利体系如 Medicaid 或 Medicare 有很多的合作，这使得他们拥有足够多的患者人群，特别是中、低收入和贫困的人群，高收入的患者可以选择私营的家庭诊所。在美国这种现行的商业医疗保险形式称之为管理保健。保险公司代表投保人向医疗服务提供者购买服务。每位参保人自己选择或被分配一名家庭医生，保险公司则按人数将一定比例的保费预付给家庭医生。家庭医生除提供医疗服务外，还负责患者转诊的审核批准。对费用控制好的家庭医生，保险公司对其给予经济奖励。同时保险公司还加强对家庭医生的病案管理，以保证医疗保健的延续性。家庭医生成为这一模式下的核心角色，成为参保人与保险公司的双重“守门人”。随着家庭医生素质和能力的提高，越来越多的民众选择由家庭医生提供的基础医疗服务。

美国家庭医师学会（AAFP）是美国家庭医生的全国组织，它是美国最大的全国性医学组织之一，其会员超过12万人包括家庭医生、住院医师、医学生成员。该学会的愿景是改革医疗保健行业，使所有人都能够达到最佳健康状态，学会的使命是通过满足具有专业性和创造性的成员的需求来促进患者、家庭和社区的健康。

（二）英国

英国的国家医疗服务制度有着悠久的历史，1948年英国便宣布实行国家医疗服务制度，为全体国民提供广泛的医疗服务。英国超过99%的居民都拥有全科医生，这一健全的社区医疗卫生服务网络，让英国成为国家医疗服务制度最完善的西方国家之一。

1. 初级医疗保健服务　英国国家健康服务体系（National Health Service，NHS）成立于1948年，NHS是一个直接受政府领导的独立组织机构，它的主要职责是改善居民的健康状态，它规定凡是英国公民、医疗互惠国的居民、在英国居住6个月以上的民众均有享受权。英国拥有严格的社区首诊制度，居民必须选择一所全科诊所签约注册，才能免费享受NHS提供的医疗服务。这种模式取得的成效得到了英国国民的认可和国际同行的充分肯定。严格的转诊制度要求居民患病时，必须先到签约的全科诊所就诊，接受全科医生的诊疗。只有患者在具有转诊指征的情况下，才会被转诊到上级医院或专科医院。全科医生在转诊前会与上级医院的专科医生进行电话沟通，确认后开具纸质或者电子的转诊单到不同的上级医院。但紧急情况除外，如急诊、急性心脑血管疾病发作、意外事故等，患者可以直接到医院就诊。患者在转诊后的相关后续处理情况和结果都会及时反馈到全科医生这里，便于全科医生为患者做好连续性的健康管理服务工作，一般全科诊所的转诊率为5%。

NHS服务主要分为三级：90%以上的初级基层医疗服务由全科诊所提供；需要特殊检查或专科服务的患者由全科医生转诊到相应的二级地区综合性医院；肿瘤或需要器官移植等复杂专科治疗的患者再转诊到三级医院。英国的全科医生为其注册的患者提供全过程、全方位的基础医疗服务，内容包括疾病诊治、健康保健、疾病监测、转诊等。全科诊所是患者接触医疗卫生保健系统的第一站，全科医生与患者之间实行双向选择，每个全科医生平均注册2 000名居民，按注册的患者数、服务的范围及质量，全科医生获得相应的报酬。

2. 英国相应的政策法规　英国全科医生毕业后培训联合委员会（Joint committee of postgraduate training of general practitioner，JCPTGP）成立于1976年，由英国两大全科医生团体派出代表组成：一个为英国皇家全科医学院（the Royal College of General Practice），另一个为英国医学会（British Medical Association）的全科医疗服务委员会（General Medical Services Committee）。JCPTGP是一个独立的机构，负责为全科医生毕业后培训工作的实施树立标准，该委员会是欧共体成员国在英国设置的涉及全科医学培训和就业的法定机构。

英国议院的法规条例严格规定了全科医学职业培训的时限和内容，1997年出台国家卫生服务系统全科医学职业培训条例，于1998年1月30日生效，并指定JCPTGP负责实施该条例。根据该条例所有从事全科医疗工作的医生都必须持有JCPTGP颁发的培训合格证书。英国政府在全科医学教育方面发挥着重要的作用，对培训基地和师资也有严格的要求和标准，如向举办单位提供项目经费、规划全科医生的培训数量等。同时政府特别注意利用和发挥社会团体的作用，因而培训质量有保证，培训人数有规定，使培训工作与人才需求密切结合，经过培训的住院医师基本上都能找到合适的工作，避免了盲目培训，能够合理有效地利用人力资源。

英国政府规划设置全科诊所，形成了合理的就医秩序，并给予经费支持，同时要求全科医生使用最经济的技术和方法最大限度地预防疾病风险，从卫生经济学上讲，英国全科医生发挥了医疗费用“守门人”的作用。同时英国政府为解决全科医生与专科医生的待遇差距问题，引入了质量与结果框架评估体系（QOF），通过考核后在拨付人头费的基础上额外拨付全科医生相应费用，从而提高了全科医生的收入。英国政府对于患者管理非常严格，同期只能注册一个诊所，如果需要变更，可以随时变更注册诊所，个人信息同步转走。

每个居民从出生就拥有一个医疗注册号,全科信息系统掌握居民的注册号及注册地点变动情况。英国政府按注册信息拨付诊所相应的人头费,如果一年内居民变更了注册诊所,居民最后注册的诊所将得到人头费。英国全科信息系统由政府主导,从 1997 年开始建设并使用信息技术,已经发展了 20 年,每个症状、病种、检查检验等都设有代码,便于统计和科研,实现了英国完备的全科信息库和详实的基础数据支撑。

(三)澳大利亚

澳大利亚是全球卫生体系比较完善、卫生绩效比较满意的国家之一,全科医学一直是澳大利亚医疗体系的基石,85% 的澳大利亚人每年至少看 1 次全科医生,全科医生扮演着健康守门人的角色。

澳大利亚联邦卫生部的初级保健处(primary health department,PCD)是澳大利亚初级保健服务管理的关键部门。它的工作是使澳大利亚的初级保健服务具有更好的可及性、整合性,有更好的管理、更好的质量和效果。它支持广泛的初级保健进程,支持大量全科医学服务质量项目。澳大利亚的卫生服务费用来自各级政府和非政府部门,卫生费用的支付方式基本上是按服务项目付费模式。澳大利亚医疗服务体系分为三级:初级是全科医生服务;二级是从全科医生转诊的专科医生服务和医院服务;三级是主要以专科医生为主,兼顾教学、科研的高级医院服务。在澳大利亚看病,如果首先去看全科医生,国民医疗保险可支付全部或大部分的诊费,患者只有通过全科医生转诊才能获得有政府资助的专科医生服务,通过转诊或者是通过急诊才能得到免费的公立医院服务。

全科医生必须拥有全民医疗保险提供者账号,才能从全民医疗保险中获得服务补偿,这就是通过支付制度来控制全科医生服务质量的方式。拥有提供者账号的全科医生必须达到一定标准,包括必须是皇家全科医生学会会员,必须进行职业登记和经过正规培训等。为了保证把全民医疗保险的费用支付给高质量服务的全科医生,澳大利亚成立了职业服务评价系统(PSRS),负责检查每个全科医生的服务质量是否适宜,是否符合全民医疗保险的宗旨。如果发现某个全科医生的服务不符合要求,将要采取一系列行政和经济措施。

(四)加拿大

加拿大是拥有世界上最完善的全民医疗保险制度的国家之一,其医疗政策由联邦政府制定,通过公共的医疗保险计划,使所有居民都能在医保所涵盖的范围内享受免费医疗服务。家庭医生是加拿大医疗体系的主要组成部分,占医师总数的 50%。家庭医生和人口的比例为 2.4/1 000,在联合国经济合作和发展组织中排名第 26 位。加拿大全科医疗质量世界领先,得益于其完备的家庭医生教育和培训体系。加拿大家庭医生培养体系健全,全国培养模式统一。医学生首先需要完成 4 年非医学专业的本科教育,取得学士学位后才能进入医学院校开始医学教育。在医学院校医学生完成 2 年的医学基础课程教育和 2 年的临床课程及临床见习,获得医学学位后,须进行为期 2~3 年的家庭医学住院医师培训。家庭医学住院医师培训在整个家庭医生培养体系中处于核心地位,其基础培训为期 2 年,是家庭医学培训的重点,第 3 年为额外技能培训,可以自主选修。

完成家庭医学住院医师培训的住院医师必须通过加拿大医学会(Medical Council of Canada,MCC)组织的家庭医学专业资格认证考试,方可成为正式的家庭医师独立执业。在以后的执业中,须接受继续发展教育。继续发展教育是国家强制学分制教育,每 5 年为 1 个周期,每个周期至少修满 250 学分,由加拿大家庭医生协会(college of family physicians of Canada,CFPC)负责认证,由 MCC 监督和管理。继续发展教育是家庭医生更新知识,提高医疗、教学和科研能力的主要途径,课程根据家庭医生需求制定,强调以人为本,内容侧重临床证据,如以问题为中心的讨论、同行互评、教学反馈、质量研究等,弱化讲座的安排,鼓励从临床实践中学习。

二、我国台湾地区、港澳特别行政区全科医学的发展

(一)我国台湾地区

全科医学在我国台湾地区称为家庭医学。台湾地区自 1968 年开办了普科住院医师培训以来,家庭医学的教学计划和培训内容不断得到完善。1970 年已在花莲门诺医院和马偕医院开办类似

家庭医师的培训工作。1971年台大医学院的魏火曜教授倡导引入家庭医师制度。1975年台北阳明医学院首先招收家庭医学科的7年制学生，台大医学院于1977年正式开始两年制的家庭医学住院医师训练计划，1979年第一家社区医疗保健站建立在台北县澳底社区。几年后在台大医院建立了"一般科(相当于目前的全科医学科)"，各医学院先后成立了家庭医学科，随后家庭医学的医学本科生教育和3年住院医师培训项目普遍开展起来。1985年首先成立独立编制的家庭医学科，以后逐渐遍及台湾各地，因此可以说台大医学院附属医院是台湾地区家庭医学的发源地。1986年3月成立了家庭医学会，全面推广家庭医学教育工作，学会创立了家庭医学专科医师继续教育课程等。

此后在台湾地区建立起以家庭医生为主的基层医疗模式，肯定了家庭医学专科地位，并举办家庭医学科专科考试。1995年台湾地区实行全民健康保险，试行家庭医生制度，赋予基层医疗家庭医生部分"守门人"的功能，同时将预防服务列为健康保险的必要内容。台湾地区自2004年开始试行家庭医师整合性照顾制度，组成基层医疗团队，强化诊所与医院之间的双向转诊制度，由家庭医师做第一线处置，再转诊到上级医院，这样既能保持诊疗行为的连续性，维护良好的医患关系，又避免了卫生资源的不合理利用。2005年台湾地区在全面实施家庭医生制度基础上，将保险制度与家庭医生制度结合，全面推进社区医疗与保健照顾。

此外，台湾地区于2005年6月还成立了具有中国特色的中医家庭医学会，所以在台湾地区也存在着中医家庭医学专科医师。

(二)我国香港特别行政区

从整体上看，我国香港地区的家庭医学发展可以分为三个不同时期。

1. 创始期 创始期的主要目标是培养全科医学人才。1977年7月由香港特别行政区私人执业的通科医师自发组织成功创立了香港全科医生学院(Hong Kong College of General Practitioners，HKCGP)。1997年更名为香港家庭医师学院(Hong Kong College of Family Physicians，HKCFP)，在香港亦称其为香港家庭医学学院。1984年香港中文大学开始为学生开设了家庭医学基本理论和社区见习课程，香港大学随后在1985年也开设了家庭医学课程。1985年底香港家庭医学学院创立了为期四年的家庭医学住院医师培训项目。

2. 成长期 为巩固家庭医生的专业形象，香港特区政府开始定期举办香港家庭医学专科会员资格考试，考试合格后获得香港家庭医学院院士称号，得到了香港医务委员会的认可。香港特区政府卫生处设立了家庭医学培训中心，香港家庭医师学院成为香港医学专科学院中的一个独立学院，被WONCA批准成为正式独立会员。

3. 成熟期 这一时期主要的目标是推广家庭医疗制度，向媒体和社区居民宣传家庭医学概念，不断提高现有在岗家庭医生的素质，鼓励家庭医生进行学术研究，完善家庭医学继续教育项目和服务规范，引导社区居民选择合适的家庭医生，配合医管局所属医院，实现患者的连续性服务，开展家庭医学咨询网上服务，并支持我国内地全科医学建设。

(三)我国澳门特别行政区

1984年以前我国澳门地区的卫生政策明确提出政府只负责公务员、贫民等最基本的保健任务。正式的初级卫生保健服务开始于1985年。由于发展初级卫生保健的需要十分迫切，澳门地区当时没有医学院，澳门地区卫生部门安排多位葡萄牙籍医生在葡萄牙参加了全科医学的专科培训，他们学成后回到澳门成为澳门全科医学的创始人和骨干。1989年澳门全科医师学会成立，于1993年成为WONCA的正式会员。随后澳门地区全面建立了以初级卫生保健为重点，覆盖全澳门的国家卫生服务模式，即政府负责为所有市民提供免费全面的医疗卫生服务，财政资源来自政府，整个地区均遵守总的运作规则，医生及其他专业人员作为政府员工，政府经营的公立卫生服务中心和私营的卫生机构并存。澳门全科医师学会协助当地政府对重点社区进行卫生规划，规范双向转诊制度，加强全科医生及有关专业人员的培训，加强上级医院与社区的联系，将中医服务纳入全科医疗范畴，并将其作为新的全科医疗服务模式进行推广。目前澳门地区的全科医疗服务得到当地居民的普遍认同和接受，澳门地区的全科医学迈进了新的持续性发展阶段。澳门全科医师学会在总结原有工作的基础上，将进一步提高全科医生的服务水平、增加全科医生的培训数量和提高培训质量、加强社区卫生服务管理、重视预防性服务的提供等工作作为新时期的主要任务。

三、全科医学在我国大陆（内地）的发展现状及相关政策

在中国的台湾地区、香港特别行政区，全科医学的教育体系较为成熟，澳门地区的全科医学教育较香港和台湾地区稍晚，相比之下我国大陆（内地）的全科医学教育发展很不平衡。

（一）全科医学在我国大陆（内地）的引入

我国于20世纪80年代后期正式从WONCA引入全科医学的概念，1986—1988年WONCA时任主席Rajakumar博士和李仲贤医生多次访问北京，建议中国发展全科医学。1989年11月在众多国际友人的帮助下，第一届国际全科医学学术会议在北京召开，此后中国相继得到WONCA以及加拿大等国家和地区的全科医学专家的技术支持和热情帮助，在国内外热心人士的共同努力和中国政府的支持下，全科医学开始在中国生根发芽。1989年首都医科大学全科医学培训中心成立，是我国第一个全科医学的教育培训机构，同时北京市率先成立全科医学分会。1993年11月中华医学会全科医学分会的成立，标志着我国全科医学学科的诞生，随后我国出版了大量全科医学相关教材和专著。1995年8月中华医学会全科医学分会正式成为世界家庭医生组织成员。2000年卫生部在首都医科大学成立了卫生部全科医学培训中心，同时在北京等少数地区开始尝试进行全科医疗的实践活动，这一时期的全科医学处于概念传播、理论探讨和实践试点阶段。在过去的20多年间我国学者在国内外开展了大量全科医学相关合作与交流。

（二）全科医学在我国大陆（内地）的发展及相关政策

1. 全科医学适宜发展的政策环境 1997年1月《中共中央、国务院关于卫生改革与发展的决定》作出了加快发展全科医学，大力培养全科医生的重要决策。1999年12月卫生部召开了全国全科医学教育工作会议，正式全面启动全科医学教育工作。2000年卫生部颁布了《关于发展全科医学教育的意见》《全科医师规范化培训试行办法》《全科医师规范化培训大纲（试行）》和《全科医师岗位培训大纲（试行）》等，对全科医学教育的目标、发展原则、措施和培训标准等要求进行了全面部署，使得我国大陆（内地）全科医生的培养开始向规范化迈进，计划构建全科医学教育体系基本框架。

2009年中共中央、国务院《关于深化医药卫生体制改革的意见》中提出加强基层医疗卫生人才队伍建设，特别是全科医生的培养培训，着力提高基层医疗卫生机构服务水平和质量。

2010年六部委联合印发《以全科医生为重点的基层医疗卫生队伍建设规划》，明确指出逐步形成一支数量适宜、质量较高、结构合理、适应基本医疗卫生制度需要的基层医疗队伍。2011年7月《国务院关于建立全科医生制度的指导意见》，对我国建立全科医生制度做出了明确规定，总体目标是到2020年，基本形成统一规范的全科医生培养模式和首诊在社区的服务模式，基本实现城乡居民每万居民有2~3名合格的全科医生，基本适应人民群众基本医疗卫生服务需求。原国家卫生和计划生育委员会统计信息中心的调查数据显示，截至2016年底全国共有全科医生20.91万人。其中取得全科医师培训合格证书的有13.15万人，注册为全科医学专业的有7.76万人，平均每万人口拥有1.51名全科医生。

2017年国家卫生和计划生育委员会发布《十三五全国卫生计生人才发展规划》，指出目前已经有部分高等医学院校建立了全科医学教育体系，开设了全科医学专业，但是还需要在各大医院建立完善的全科医学临床科室、全科医生规范化培训基地以及全科医师管理制度，培养一批本土化的全科医学学科带头人和学术骨干，建立专门服务于社区的全科医生专业队伍。

2018年1月国务院办公厅印发《关于改革完善全科医生培养与使用激励机制的意见》，提出了到2020年城乡每万名居民拥有2~3名合格的全科医生，到2030年城乡每万名居民拥有5名合格的全科医生，全科医生队伍基本满足健康中国建设需求的全科队伍建设目标。

上述文件发布后，中华医学会、中国医师协会呼吁全行业凝聚共识，通过医疗卫生界的共同努

力，促使全科医学受到应有的重视，使全科医学学科建设取得长足、健康发展，因此全科医学在我国具有远大的发展前景。

2. 全科医生培养方面

（1）相关配套政策：为了解决基层医疗人才匮乏，国家特别针对全科医生培养出台了一系列政策举措，先行推动全科医生制度建设。2000年卫生部颁发《全科医师规范化培训试行办法》和《全科医师规范化培训大纲》；2006年全科医学科成为卫生部专科医师培训试点的一个专科；2011年国务院印发《国务院关于建立全科医生制度的指导意见》，提出将全科医生培养逐步规范化为“5+3”模式；2012年卫生部颁发针对医学本科毕业生的全科医生规范化培训标准等配套文件；2010—2013年国家发展和改革委员会累计投入60多亿元用于支持全国的全科专业基地基础设施建设；2013年财政部投入10亿元支持部分全科专业基地开展培训能力建设。2014年在《住院医师规范化培训基地认定标准（试行）》中的全科专业基地认定细则中，对全科临床培训基地及全科基层实践基地的基本条件、师资条件等均进行了明确规定，并在2016年出台“住院医师规范化培训评估指标——全科专业（临床）基地及全科专业（基层）基地”对基地建设进行评估。2018年1月，国务院办公厅印发《关于改革完善全科医生培养与使用激励机制的意见》明确提出，认定为住院医师规范化培训基地的综合医院要加强全科专业基地建设，增加全科医疗诊疗科目，独立设置全科医学科，以人才培养为目的，开展全科临床、教学和科研工作，与基层医疗卫生机构联合培养全科医生，这是健全全科医生培养体系，提升全科医生培养质量，加快壮大全科医生队伍的重大举措，对于深化医改、建立分级诊疗制度、建设健康中国具有重要意义。

（2）要求在住院医师规范化培训基地（综合医院）独立设置全科医学科：受经济社会发展水平制约，我国全科医学起步晚、基础弱，全科医生培训体系不健全，学科发展缓慢，大多数基层医疗卫生机构全科医学师资匮乏，临床、教学、科研能力较为薄弱，暂时还难以牵头承担起培养合格全科医生的重任。与此同时，全科医生数量不足、质量不高、结构不优，与人民群众日益增长的健康服务需求有较大差距，与建立分级诊疗制度、深化医改、建设健康中国的要求相比还有较大差距。在此情况下复旦大学附属中山医院、浙江大学医学院附属邵逸夫医院、中国医科大学附属第一医院等一批综合医院，充分发挥医院医疗水平高、病例病种齐全、学科建设和教学基础好、师资带教经验丰富、与基层医疗卫生机构联系紧密等优势，探索形成了“左右协同、上下贯通”的全科医生培养新模式，建立了综合医院全科医学科牵头、相关临床科室协同、基层实践基地（社区卫生服务中心、乡镇卫生院等基层医疗卫生机构）有效支撑的全科医生培训体系，在当前历史条件下，趟出了一条培养合格全科医生的可行之路。多年实践证明，这种培养模式有利于加强全科医学学科建设，促进全科医学发展；有利于聚集一批对全科有认同感的优秀全科医学师资；有利于用全科医学思维和方式系统化、规范化培训全科医生，提高人才培养质量；有利于带动提升基层医疗卫生机构全科诊疗能力和医疗卫生服务管理水平，加快建立“基层首诊、双向转诊、急慢分治、上下联动”的分级诊疗制度。为总结推广先进经验，加快壮大全科医生队伍，全面提高人才培养质量，国务院办公厅印发文件并作出相关规定，要求在住院医师规范化培训基地（综合医院）独立设置全科医学科。认定为住院医师规范化培训基地的综合医院必须承担全科医生培养工作任务，最迟在2019年12月底前，各住院医师规范化培训基地（综合医院）均应独立设置全科医学科，人员配备符合标准要求。到2020年，住院医师规范化培训基地（综合医院）仍未独立设置全科医学科或未达到设置指导标准要求的，将取消其培训基地资格。在各级政府及学会的支持下，目前我国共有558个全科医生临床基地和1 660个基层实践基地，形成了较为系统的全科规范化培训体系。

（三）展望

经过近30年的不断探索和实践，我国大力开展全科医生的培养工作，各政府部门非常重视，各地区积极开展全科师资队伍、临床及社区实践教学基地的建设工作，教育部等多部门组织专家出版了全科医学相关教材，国内一些医学院校相继建立了全科医学院（系），同时正在积极探索适合我国国情的全科医学本科及研究生学历教育，为我国全科医学教育的探索与发展提供了宝贵经验，使得我国全科医生队伍建设取得了重要进展。

我国全科医学的发展虽然取得了一定成绩，但由于我国与发达国家在卫生服务观念、教育体制以及卫生服务模式等方面存在着很大差别，我国目前的全科医学发展仍存在着培养体系不够健全、医生队伍数量不足、总体质量不高、体制机制不完善、职业吸引力不足等问题，全科医学的发展仍面临不少困惑和挑战。随着人民健康服务需求的增加以及我国医药卫生体制改革的全面推进，社区卫生服务队伍迫切需要具备社区综合防治能力的全科医学人才，这为全科医学提供了良好的发展机遇和广阔的应用空间。

思 考 题

1. 结合我国国情，借鉴其他国家家庭医生培养的成功经验和专业建设中的优点，设想出有助于推进我国全科医学发展的理想模式。
2. 作为医学生通过本章的学习你愿意从事全科医生的工作吗？

（姜礼红）

第三节 全科医学与叙事医学

学习提要

1. 叙事与医学的融合构成了叙事医学，是指具有“叙事能力”的医生所实践的医学；而叙事能力是认识、吸收、解释并被疾病的故事所感动的能力。

2. 关注、再现、归属是叙事医学实践的三要素，三者不可分割、层层递进，任何医疗工作都开始于对其服务对象的关注，沉淀于对患者故事的反思共情，升华于和谐且有疗愈效果的医患归属关系。

从我们接受医学启蒙到医学院校的正规教育及临床实践，往往习惯于在疾病的生物学特性中寻找原因和解决途径。然而，医学除了具有生物科学性外，更有着社会和心理的特性，同样的疾病，不同的患者，衍生出的疾病“故事”可能是不同的版本，将全科医学与叙事医学相结合，了解并尊重患者的疾病故事，能使疾病的诊疗更为精准，也更有助于坚守全科医生——居民健康“守门人”的职责与承诺。

一、叙事医学的产生

（一）科学与人文的分裂

早在 1959 年，英国物理学家兼小说家斯诺（C.P.Snow）曾发出警告，科学和人文已经断裂为两种不同的文化，渐行渐远，两者之间逐渐产生了不可逾越的鸿沟，也可看作是人为割裂人的情感和身体间联系的一种倾向。文学和医学看似是两个没有关联的学科，文学感性、充满象征和隐喻，而医学冷静、客观、用数据说话；文学关注人类情感，而医学更加侧重治愈机体。关于两种文化割裂的讨论持续至今，它们之间的裂痕是否可以填补？斯诺认为，将文学引入医学教育正是沟通科学与人文这两种文化的纽带。

（二）文学与医学的兴起

20 世纪 70 年代，在美国诞生了一门新兴学科——文学与医学（literature and medicine），目的是通过文学作品的研读，理解并体会生命的痛苦与快乐、人性的卑微与高尚、死亡的过程与意义。随着时间的推移、科技的进步，医学的发展突飞猛进，疾病诊疗也逐渐专业化、科技化，医务人员将关注点更多地放在诊疗技术方面。与此同时，患者对就医的需求也日益增长，他们期望医生能够理解和见证他们的痛苦，并在这个过程中与他们同在，而医生似乎没有时间去思考和理解患者所面对的痛苦，忽视了他们的表达及需求，导致了医患关系不协调、甚至非常紧张。由此，人们渐渐意识到医生医治的是“患病的人”而不仅仅是“疾病”。同样，医学实践中的某些伦理问题也困扰着医务人员，很多问题不能单纯通过科技手段来解决，医学模式也逐渐由单纯的生物医学模式向生物 - 心理 - 社会医学模式转变。医学不断呼唤人文的回归，以文学叙事形式的人文医学应运而生。

（三）医学与叙事的结合

医学各个领域对医学人文倍加关注，众多学者不停地探索找寻最佳的方法、模式、途径，使得能够在客观标准的诊疗中最大限度地体现对生命的尊重、对人的关注，最大限度地满足患者的就医体验和医疗服务需求，并能够通过“共情”改善医患关系，让流于形式的“人文精神回归”真正付诸实践，医学与叙事的结合给出了更佳的答案。

叙事医学（narrative medicine）由哥伦比亚大学的内科医生、医学与文学博士丽塔·卡伦（R. Charon）于2001年首次正式提出，是西方医学实践者近20年面临科学与人文融合困境，结合后现代叙事与解构思潮，寻求医学实践出路的努力之一。具有叙事能力而实践的医学，不仅关注个体患者，传递和实践医学理论与医学技术，明确公众对医学的信任和应担当的责任，而且用更具人性的叙事医学实践积极正确地回应了社会对医学的诸多指责，如：缺少人情、冷漠、碎片化、唯利益至上、缺乏社会责任感等。

二、叙事医学的相关概念

（一）叙事

叙事（narrating）在现代汉语词典中解释为“叙述事情：把事情的前后经过记载下来”。阿博特（Abbott，2008）把叙事界定为“对一个事件或一系列事件的再现”，在《叙述学词典》中，普林斯（Prince，2003）把叙事界定为“一个或多个虚构或真实事件的再现，这些事件由一个、两个叙述者向一个、两个或多个受述者来传达”。“叙事”这一概念包含许多含义，它经常与“故事”并用，在日常生活中，叙事的使用无处不在，每个人都有自己的故事。叙事有着旺盛的生命力，激发了许多社会科学领域的活力，文学理论家罗兰·巴特斯（Roland Barthes，1988）认为，“世界上不存在、也从来没有存在过没有参与叙事的人”“叙事就像生命一样，跨越国界、跨越历史、跨越文化”。因此，叙事的影响力和普及程度与人类历史一样久远，几乎覆盖任一时空下的所有领域。

叙事是一种不同于逻辑科学范式的思维模式，是具有讲述者、聆听者、时间过程、情节和观点的故事。在人文科学、心理学、医学、教育学等不同的学科领域中，意义多有不同，对叙事的定义也存在一定的分歧，但他们有一个根本相同的认识，即叙事知识和实践是人类用来就事件、情境相互交流的工具，通过“顺序”和“结果”与其他方式的论述区别开来，叙事的事件是被筛选、组织、连接、评价从而对特定的听众变得有意义。20世纪60年代，叙事学便已作为一门学科而诞生，人类学、历史学、心理学、社会科学、法学、甚至数学都已认识到叙事知识具有的基本的、不可替代的本质，在许多领域都已经发生了叙事转向。

（二）叙事疗法

叙事与心理学相结合形成了新的心理治疗理论，即叙事疗法。叙事疗法创立于20世纪80年代，是叙事理论、后现代主义思潮与临床心理学相结合的产物，其创始人和代表人物为澳大利亚临床心理学家Michael White和Chery White夫妇及新西兰的David Epston。

叙事疗法（narrative therapy）是指治疗师通过倾听来访者的故事，运用恰当的方法，帮助来访者找出遗漏片段，使问题外化，从而引导其重构积极故事，以唤起其发生改变的内在力量的过程。叙事疗法的步骤包括基本程序和支持措施。基本程序，即“故事叙说—问题外化—解构—重写”的过程，在这个过程中，完成来访者的问题故事重写，促使其由问题的自我认同转化为较期待的自我认同，并能以积极的态度去面对未来的生命挑战；支持措施，是用于与来访者互动并加以巩固的重要措施，包括见证、信件、证书等。叙事疗法体现了后现代主义的“多元化”内涵，应用广泛，方法多样，追求“以人为本”的个性化治疗，为叙事医学的应用提供了可操作性的干预技术基础。

（三）叙事医学

叙事与医学的融合构成了叙事医学。丽塔·卡伦（R. Charon）于2001年在美国《内科学年报》中详细阐述了她运用叙事写作方式做到了与患者共情，并与患者共同制定诊疗方案的经历。同年10月，她又在《美国医学会杂志》上发表题为《叙事医学：共情、反思、职业和信任的模型》的文章，阐明叙事医学在于构建临床医生的叙事能力。2011年11月，我国叙事医学的发起人、中国科学院韩启德院士在北京大学召开了第一次叙事医学座谈会，对国内叙事医学的发展起到了重要的推动作用。在我国，叙事医学的定义经过几次修改，目前被公认的是，叙事医学是指具有“叙事能力”的医生所实践的医学；而叙事能力是认识、吸收、解释并被疾病的故事所感动的能力。

（四）叙事医学的三要素——关注、再现、归属

关注、再现、归属是叙事医学实践的三要素，也称三个维度。卡伦教授在其撰著的《叙事医学：形式、功能和伦理》一文中提出，“医学是一种回应他人痛苦的努力，叙事医学的诞生可以为医疗卫生服务带来真正的尊敬和公正”。叙事医学训练有助于临床工作者更好地关注、倾听患者，通过反思、写作不断再现医患情境，提高对患者的认识，从而与患者建立联系，最终成为陪伴患者走过疾病旅程的、值得信赖的伙伴。尊重与疾病有关的故事是叙事医学的真谛。

关注、再现、归属三要素不可分割、层层递进，任何医疗工作都开始于对其服务对象的关注，沉淀于对患者故事的反思共情，升华于和谐且有疗愈效果的医患归属关系。“关注”通过叙事显现，叙事展现了关注的过程。在临床实践中，关注包括观察患者的病情变化、情绪变化和倾听患者的感受以及疑虑等。关注要求“再现”，再现之后才有感知，感知后才有理解。在临床工作中，再现被具化为病历书写，医生根据所见所闻，结合专业知识、经验等形成规范化的医疗文书，以及可以使医生对患者的处境做出情感反应的平行病历的书写，并以此投入到患者独特的情境中，更能帮助回忆并重构患者疾病故事。“归属”是叙事的结果，是与患者之间具有治疗效果的归属关系，也是与护士、医生、社会工作者等同事之间的归属关系，这种关注和再现之间的螺旋关系在沟通中达到顶峰，由此带来的结果是和谐医患关系的建立以及医患互信的达成。

（五）平行病历

平行病历（parallel chart）是卡伦在1993年自创的用于医学人文教学的工具，书写平行病历是医生培养叙事能力的重要途径。卡伦要求学生在实习阶段，除了完成要求的查房、值班、书写病历以外，还让他们用日常话语记述患者，包括对患者疾病体验的思考、对自己在照护患者时的心理感受和经历的审视。在学生实习阶段，不仅教会他们生物性疾病诊治过程，还要通过教他们书写平行病历使其从内心深处成为一名真正的医者，从而让他们认识到患者和家属在疾病过程中的经历。

平行病历是卡伦在临床教学改革实践中引入文学叙事的理念和方法，要求医学生推行的床边叙事，为接诊的患者书写一份与普通病历迥异的人文病历。在提供给学生关于平行病历书写要求中指出：“‘每天你们都要在临床病历上书写关于每一位患者的病情，你们自己清楚地知道要写的内容及格式。你要写患者的主诉和症状、查体结果和化验结果、会诊医师的意见及治疗方案。如果你的患者因前列腺癌即将离世，也许这会让你想起自己的爷爷，他在去年夏天死于同一种疾病。所以，每当你走进这位患者的病房，你就会触景生情而落泪，你不能将其写入临床病历中，因为这不符合规定。但是我会让你把它写下来，写在其他地方，那就是写到平行病历上面。’关于平行病历，我只告诉学生上述话语。我让学生每周至少在平行病历上写一条内容，然后在辅导课上大声地朗读，并邀请倾听者互动、评价。”

通过患者形形色色的疾苦叙事走进患者的世界，重述疾病故事，穿越疾病体验、心灵颠簸、生活境遇、社会地位，抵达疾病的意义，打捞被技术主义滤网丢失的生命温度，同时反思、修补医学的价值和功能。从格式上看，平行病历是临床工作中诊疗常规指导下的标准病历之外的关于患者生活境遇的“影子”病历，是一段临床札记、临床笔记。要求用非教科书、非技术性语言来见证、书写患者的疾苦和体验，继而通过小组讨论来交换对患者疾苦的理解和诊疗行为的反思，目的是训练学生的反思与批判性思维，由此来强化医者仁术、以患者为中心、治疗与照顾并重等职业精神。

一份哥伦比亚大学长老会医院实习生的平行病历（节选）：SC是一名79岁的黑人老妇，患有慢性心力衰竭，还有一系列其他症状，预后较差。我们这个治疗团队能帮她的并不多，我们会尽量控制住她的症状，评估她的生存时间，而无法在她身上创造任何医学奇迹。但要让她知道，我们会守候在她身边支持她，虽然只能如此，但这对她来说却非常重要。她也害怕，却很镇定；她很担心，但更多的是感激和信任；她很有尊严地迎接死亡的到来。当有一天，我自己面临脆弱或衰弱的时候，我就想成为她那样的人。当死亡来临的时候，我想和她一样，坦然面对。我想让我的心和她的一样柔软，以度过此生。我发觉自己时常幻想这位妇人是如何面对衰弱和绝望的。我想向她学习，听她倾诉并了解她。我很庆幸能够有机会陪伴她、照顾她。

叙事医学不是简单的技巧，而是一种人文情怀。医学实践过程本身就是在叙事，从医生与患者初次见面的问诊、病史采集、疾病诊疗到健康教育，患方在叙述疾病的故事，医方在倾听、记录，并根据“故事”发生发展，结合医学知识和经验，给予回答和解释。医疗实践应该围绕叙事来构建，患者需要能够理解他们的疾病、治疗他们的医学问题、陪伴他们度过疾病的医生。叙事医学富有人文关怀和情感魅力，推动了医学人文走向临床、走近患者，进一步弥合技术与人性的鸿沟。

三、我国叙事医学起源与应用现状

就中华上下五千年的文化而言，叙事医学在中国的发展是必然的进程。唐代大医家孙思邈曰：“上医医国，中医医人，下医医病；上医医未病之病，中医医欲病之病，下医医已病之病”。早在两千多年前的《黄帝内经·素问》就指出，执医者必须“上知天文，中知人事，下知地理”。“神农尝百草”“黄帝岐伯谈”“望、闻、问、切”等都充分印证了对患者进行全面了解的过程，反映出医生倾听、解释、回应疾病故事的能力，处处蕴含着叙事元素，正是叙事医学的体现。因此，我国传统医学可以说是叙事医学最早的中国起源，中医的思想、教育和临床的实践资源为叙事医学在国内的发展提供了内在动力。

自 2001 年卡伦提出“叙事医学”以来，叙事医学在医学教育和临床实践中的应用广泛推开，医学知识的叙事结构、医学叙事的基本类型、疾病意义的叙事阐释、医疗伦理的叙事视角、叙事医学的基本原理等方面都呈现出百家争鸣的态势。目前，我国叙事医学主要应用于：①医学教育，体现在疾病的叙事阅读、案例教学、情境模拟以及共情等方面。叙事阅读能够提高医疗从业者的叙事能力，通过阅读虚构或加工过的文学作品、非虚构的自我病情书写和医生病历书写，从而产生共情，使医生更好地理解疾病和生命。通过影视作品欣赏、文章研读、角色扮演、平行病历书写等方式锻炼学生的共情能力。②临床实践，体现在医患沟通、人文关怀等方面。利用叙事医学的管理模式，加强与患者及家属的沟通，体现人文关怀，书写平行病历，促进医患关系和谐发展。关注叙事情境下的临终关怀，通过倾听患者叙事、舒缓患者情绪、提供个性化照顾等方式，收集临床资料，提高医患共情能力。通过对肿瘤患者的访谈，倾听患者内心的痛苦、帮助患者澄清被疾病击垮的认知问题，帮助患者反思、重构生命价值体系。

四、全科医学与叙事医学的融合

丽塔·卡伦曾指出：叙事医学为医疗卫生专业人员提供了实用的智慧，使他们能够理解患者在疾病中所忍受的痛苦和医生自己在照护患者时的不足。2018 年 *Canadian Family Physician* 杂志刊登的一篇文章显示：叙事医学集中了来自其他领域的技能，这些技能并不超出全科医生的能力，给患者和医生带来好处。叙事医学的技能，加强了以患者为中心的全科诊疗思维和循证方法。

叙事医学自正式引入我国以来，其有效性还在尝试和验证阶段，国家相关政策制度的引导及呼吁还较少，医疗卫生服务的相关规范及标准中还未融入叙事医学的要求。繁重的医疗工作及教学科研压力已使医务人员疲惫不堪，乃至没有精力进行平行病历的书写及医学文学创作，在医学实践中的叙事技能培养更无从谈起，但从医学发展的长远目标考虑，叙事医学让我们认识到，医患双方的故事是疾病体验全过程中不可分割的部分，它将影响着临床决策的有效性和伦理性，直接影响疾病的诊治、护理和康复。然而，以面向个人、社区与家庭的全科医学与叙事医学的结合，恰恰弥补了这一短板，可以使叙事医学在全科医学实践中完美呈现，相互融合、互相促进。

（一）全科医学与叙事医学融合的必然性

全科医学的全人、全生命周期、全过程照护是叙事医学倡导的共情、平等、反思的核心理念基础。叙事医学通过医学人文精神培育，建立起医患情感共同体，而负责全人、全生命周期、全过程照护的全科医疗为叙事医学的实施提供充分的条件，全科医生有时间、有精力、有义务、有责任走进社区、走进家庭，体会、理解服务对象的疾病感受、聆听他们的故事。长期的契约式医疗服务将全科医生与社区居民融合在一起，更易激发共情。全科医生掌握叙事能力，并应用至社区全科医学实践中，将大大促进以人为中心、以家庭为单位、以整体健康的维护与促进为方向的长期负责式照顾,更有利于全科医生与居民之间建立和维护稳固的医疗卫生服务关系。

全科医学强调"以人为中心"的基本特征与叙事医学强调"人文关怀"精神相一致。以人为中心的健康照顾(person-centered care,PCC)是全科医学公认的模式,该模式主要包括探索疾病和疾病体验、了解整个人和背景、寻找共同点、强化和谐医患关系,还包括疾病的生理-心理-社会因素、健康促进、疾病预防和共同决策。而叙事医学强调"去专家化"的人文关怀,通过全科医生的叙事能力更深入地探究患者的疾病经历和影响因素,对患者更深层次的了解,不仅没有违背PCC原则,而且增强了以人为中心的理念,满足全科医学的人文需求。目前,许多国家关于PCC和咨询技巧的书籍中都包括叙事医学和叙事技巧章节,可见患者叙事对全科诊疗的重要性。

全科医学实践的目标达成途径与叙事医学的内容相契合。全科医学要求全科医生必须提供人格化的照顾,在了解患者病理、生理、心理过程的基础上,还要了解服务对象独特的个性和社会背景等对健康产生的影响,否则无法全面了解和理解患者的健康问题,更无法以最佳方式解决这些问题。这一目标的达成依托于全科医生与服务对象建立的互动式医患关系,才能真正进入患者的世界,了解人的个性,实现以人为中心的健康照顾模式,这恰恰是叙事医学的内容。

(二)全科医学与叙事医学融合的应用

1. 叙事医学在全科医生培养中的应用 全科医生更贴近基层,对其医学人文素质提出了更高的要求。叙事医学对患者的故事进行吸收、阐释、回应并为之感动,运用到全科医学中,不仅促进患者的疾病预防、治疗和康复,全科医生也从中取得收获与成长。叙事医学帮助提升全科医生的人文精神、职业情感、叙事技巧和叙事能力。在全科医学实践过程中,医生通过来访者对故事的叙述看到的生活经历可能是片段化的、混乱的、难堪的、充满希望的、朦胧的,或不可见的,要通过一些恰当的叙事说服功能引领患者按照时间、空间顺序重构故事,更利于疾病的病因追溯、诊断治疗及预防管理,因此培养全科医生的叙事能力和叙事技巧,更有助于叙事医学与全科医学实践的融合。

2. 叙事医学在全科医学实践中的应用 全科医生是综合程度较高的医学人才,主要工作是社区居民的常见病、多发病诊治、慢性病管理、预防保健、康复以及健康管理等。与常规专科诊疗不同,全科医生与居民建立了契约关系,更多地面向慢性病患者诊疗、临终患者的舒缓治疗、居民健康教育与健康促进、心身疾病患者的治疗与抚慰、居家养老及家庭病床照护。叙事医学将提供更具人文性的可操作、易实现的诊疗思维路径,可归纳为:遇见病"人"—发现问题—解决问题—与患者共情。

以社区慢性疼痛患者为例,按照叙事诊疗的思路分析如下:针对社区就诊的慢性疼痛患者,常规诊疗是通过问诊,了解疼痛的原因、部位、程度、时间、影响因素,完成疼痛的分级量表填写,通过客观检查寻找病因、祛除诱因、对因治疗。对顽固的疼痛不能短时间治愈,如果影响了患者的生活质量,就可能视情况而通过神经阻滞等有创治疗方法进行对症治疗;而运用叙事医学的诊疗思维方法和路径,将呈现更加人性化的诊疗。

(1)遇见病"人"——认识、倾听、外化:与患者初次接触起,在关注患者疼痛的生物学特性外,更重要的是要"看见"患者作为"人"的属性,了解倾听患者对如何起病、患病后情绪、有哪些资源可以作为支持系统帮他应对疾病、对医生和治疗的期望与信心、有无经济困难、复发风险因素的理解、生活中的应激事件等主诉。外化是将人与问题分开,当人感受到自己和问题分开时,人会由无力感进入到自己可以有力量去面对问题,通过外化来明确患者自身不是问题,"疼痛"才是问题,医患双方可以一起共同对抗疼痛所带来的一系列问题。

(2)发现问题——吸收、转述、解构:需要医生进入患者体验的、诉说的主观世界,不仅要看到患者身体上的"疼",还有心理上的"痛",以及对身体舒适的渴望与追求,通过对主诉的吸收、转述、解构,从而发现、剖析其在心理和社会层面中存在的问题。如病后的恐惧、焦虑、忧郁、委屈、无助等情绪,以及治疗的信心和预后的不确定感、疾病认知的偏差和不良的生活方式、病后的社会角色退化和社交受限、疾病迁延而引起的经济负担和人际关系疏离等问题。

(3)解决问题——解释、回应、重写:通过充分的支持与回应，在疼痛的专业技术层面进行诊治，同时，在患者认知行为改善和生活方式改善上解决问题，帮助患者改写或重写其疾病故事，重新构建良好的健康行为路径。如进行有氧运动、睡眠调节、压力缓解、营养支持、放松训练、生物反馈、必要的抗抑郁治疗等个性化身心治疗，从而减轻疼痛、恢复正常生活能力和社会角色。

（4）与患者共情——反思、讨论：以上过程均以"平行病历"的形式进行记录，在疾病恢复后，医患双方共同就平行病历内容进行讨论、反思，形成医患同盟，促使患者认知行为的改善，提升其情绪控制和健康管理的能力，提高其依从性，是全科医生进行长期负责式照顾的体现。

3. 叙事医学在医患关系与沟通研究中的应用　叙事作为一种方法在医患关系的构建、促进、调和、维系中发挥着不可替代的作用。叙事医学的三大要素之一就是和谐医患关系的归属，把医患沟通当作叙事或讲故事来看待，从叙事理论角度改善医患关系，将成为促进医患关系发展的新模式。医患沟通对话中的叙事表现记录可作为医患沟通研究中获得深度资料的重要手段，可以通过对具体个案的深入剖析而揭示出一般的规律或独特的意义，还可以作为干预手段在研究中使用，叙事总是与反思联系在一起，医患双方在叙说生活故事、疾病故事、医疗故事的过程中，也就审视了自己，这种反思和审视是一种内源性干预，使医患双方变得自律并对生活和工作负责，在全科医疗的长期、持久的医患关系中，更具深远意义。

（三）全科医学与叙事医学融合的愿景

国内外医学各领域专家对人文医学与叙事医学的重视程度逐渐加深，国内较多学者开始关注叙事医学在疾病诊疗与护理中的重要作用，然而目前，叙事医学研究仍集中于理念引进、理论梳理和初步实践阶段，应用推广刚刚起步，基于我国的叙事医学教育和临床应用体系构架还比较少，实证研究更少且缺乏影响力。当前，国内叙事医学的主要学术阵地是以《医学与哲学》《叙事医学》等杂志为代表的医学人文综合期刊及教育管理类期刊中的"人文专栏"，以韩启德、郭莉萍、王一方等医学人文研究者为代表，我国叙事医学领域研究学者间的合作还较少，临床研究有待加强。

不断满足人民日益增长的健康需要是现阶段我国医疗卫生事业发展的目标，全科医生作为居民健康"守门人"，需要切实有效的方法来关注个体的医疗卫生需求，建立以服务对象为中心的医患关系，以及与同事、公众建立良好的互动。叙事医学的产生不仅勾勒了理想的医疗卫生服务趋势和目标，而且提供了实用的方法来实现这一理想，叙事医学实践或将成为必然且更好地改善医疗服务的方法和模式。

叙事医学更像是一个新的临床框架，为全科医生提供了一些值得遵循的技巧、方法和文本，使其更好地为患者提供精细的、令人尊敬的、恰当适合的临床照护，为实现救死扶伤的职业承诺，为医疗卫生事业发展、摆脱医患关系困境带来全新的理念。随着叙事医学在国内的进一步发展，医学终将有望回归人文关怀，为满足人民日益增长的健康需求，提供人性化、个性化的医学服务。

思　考　题

1. 阐述何为叙事医学，分析叙事医学的产生及国内外发展现状。
2. 阐述全科医学与叙事医学相融合的意义、必然性及应用领域。

（王永晨）

第四节　全科医学中的伦理学问题

学习提要

1. 医学伦理学基本理论可分为人的生命论、医德本位论与医德关系论三类；医学伦理学的应用原则包括不伤害原则、有利原则、尊重原则、知情同意原则、保密原则和公正原则。

2. 新时代医学伦理学将在医学学术、医学教育教学、医学研究和临床实验，以及对敏感医学问题和社会关切的积极回应等方面发挥重要的作用。

全科医生是全科医学服务的主力军，承担着基本医疗服务、预防保健服务、健康维护与促进服务、社区卫生资源管理、社区卫生服务组织协调等多重任务。对于全科医生而言，仅仅具备丰富的医疗卫生知识、熟练的业务技能是远远不够的，还要具备良好的沟通能力、主动的服务意识、无私的奉献精神等医学人文素养。加强医学伦理学知识的学习不仅能指导全科医生的医疗卫生服务，还能帮助全科医生明确职业价值观及角色责任，加强职业道德修养，对于推动全科医学事业的全面发展，进一步弘扬社会主义核心价值观和医学人道主义具有重要意义。

一、医学伦理学的发展历史

（一）国外医学伦理学的诞生与发展

作为一门独立的学科，医学伦理学诞生于英国。1772年，英国爱丁堡大学医学教授约翰·格里高利出版了《关于医生的职责和资格的演讲》，他强调大量的、冗繁的规定可能导致医生的浮夸和不真诚，医生的美德和仁慈应该来自其道德感。他认为医生的道德判断应该以道德哲学（伦理学）为遵循，从而创建了一个至今仍充满活力的观点，即在疾病诊治过程中，医生理解患者的情感与医学科学的作用同样重要。

1791年，英国医学家托马斯·帕茨瓦尔为曼彻斯特医院起草了《医院及医务人员行动守则》，并于1803年再版时更名为《医学伦理学》，从此世界上第一部《医学伦理学》诞生了。他在继承格里高利道德情感论的基础上，更注重于实际操作，比较适合当时的医学需要，因此，《医学伦理学》成为了长达一个多世纪时间里具有重大影响的医学伦理学学说。

1847年，美国医学会成立。其借鉴了帕茨瓦尔的《医学伦理学》主要内容，制订了医德教育标准和医德守则。其内容包括：医生对患者的责任和患者对医生的义务；医生对医生及同行的责任，医务界对公众的责任；公众对医务界的义务等。

随着经济的发展和社会的进步，医学发展日益专业化、社会化、国际化，国家与国家之间的医学交往日益频繁，有关国际医学组织相继建立，产生了一系列国际医德规范和法律文献，对医学伦理学的学科建设和发展起到了重大的推动作用。20世纪40年代以后，《纽伦堡法典》发表、世界医学会成立、以《希波克拉底誓言》为蓝本的《医学伦理学日内瓦协议法》颁布、《护士伦理学国际法》制定、《赫尔辛基宣言》发布、《悉尼宣言》通过等。这些文件的发表，从不同方面对医务人员提出了明确的国际性的医德要求，为各国医学伦理学的规范化、科学化发展提供了具体指导和遵循。与此同时，在这些国际性医德文件的基础上，美国、英国、法国、日本等各个国家结合自己的国情，都制定并完善了医德法规与文件，使医学伦理学日益完善，逐步走向成熟发展阶段。

（二）国内医学伦理学的发展

1926年，《中国医学》刊登了中华医学会制定的《医学伦理学法典》，明确规定了医生的职责是人道主义的，而非谋取经济利益。

1932年，上海出版了由我国现代知名医学教育家宋国宾主编的《医学伦理学》，这是我国第一部较系统的医学伦理学专著。

在土地革命、抗日战争、解放战争的新民主主义革命时期，在长期防病治病和抢救伤员的实践中，形成以“救死扶伤，实行革命的人道主义”为核心内涵的优秀医学伦理学思想。

1981年，上海举办的我国第一次医学伦理道德学术讨论会确定了“救死扶伤、防病治病、实行革命的人道主义，全心全意为人民服务”的社会主义医德原则，标志着我国当代医学伦理学建设的全方位展开。

1988年，中华医学会医学伦理学分会成立，标志着我国医学伦理学理论队伍已经形成并逐步走向正规。同年，《中国医学伦理学》杂志开始创办，成为我国第一个医学伦理学研究的专刊和园地。

1999年，《中华人民共和国执业医师法》实施，规定了医师应当具备良好的职业道德和医疗执业水平，发扬人道主义精神，履行防病治病、救死扶伤、保护人民健康的神圣职责。

二、医学伦理学的理论基础、原则及应用

（一）相关概念

1. 道德（morality） 是人们在社会实践中形成的并由经济基础决定的上层建筑，以善恶作为评价形式，依靠社会舆论、传统习俗和内心信念

来调节人际关系、人与自然关系，并追求自身人格完善的心理意识、原则规范、行为活动的总和。

2. 医德（medical morality） 是医学道德的简称，指医者以善恶为尺度认识和调节医方与患方之间、医方与医方之间、医学与社会及生态之间利益关系的所有医德活动现象、医德关系现象、医德意识现象的总和。它以人类健康利益最大化为追求和实现的目标，是一般社会道德在医学领域中的特殊表现，属于职业道德范畴。

3. 伦理（ethics） 一词最早见于我国秦汉时期的《礼记·乐礼》："凡音者，生于人心者也；乐者，通伦理者也"。"伦"本义为辈分、人伦，指人与人之间的关系；"理"本义为玉石的纹理，指条理、道理、规律和准则。

4. 伦理学　是一门完全以道德作为研究对象的科学，即研究道德现象并揭示其起源、本质、作用及发展规律的学科。它是从人们的道德实践中归纳、整理出的法则体系，用来指导人们"应该怎么做""为什么要这么做"，并对此进行严格的评价，是对道德生活的哲学概括，也称道德哲学。

5. 医学伦理学（medical ethics） 是以医德为研究对象的一门学科，它运用伦理学的理论、方法来研究医学领域中人与人、人与社会、人与自然关系的道德现象、道德问题及其规律，是伦理学的一个分支，也是医学的一个重要组成部分。

在西方，道德和伦理常常作为同义词来使用，并无明显差别。在中国，道德偏重于个人的品德，强调内在修养和行为规范；伦理则偏重于社会与集体，强调外在的规范和人与人之间的相互依存规律。"伦理"蕴含着西方文化的理性、科学、规则、公共意志等属性，适用于理论范畴；"道德"则是中国道德哲学的逻辑起点，蕴含着更多的东方文化性情、人文、行动、个人修养等色彩，适用于实践范畴。

医学伦理学是伦理学与医学的交叉、融合学科，也是研究医学道德现象和医学道德规律的应用学科。伦理学为医学伦理学的研究提供理论支撑，同时医学伦理学也大大丰富和拓展了伦理学的研究内容，是其重要的组成部分。两者区别在于伦理学研究人类所有领域的道德生活，而医学伦理学仅研究人类医学领域的道德生活。

（二）医学伦理学的理论基础

医学伦理学是医学人文学科群内的一门主干学科，有构成其学科体系的基本理论。迄今为止，所有医学家及学者所提及和概括的医学伦理学基本理论可划分为三类，即人的生命论、医德本位论与医德关系论。

1. 人的生命论（theory of human life） 是指在医学实践中，通过对人的生命、生命的价值、生命的质量及生命对他人、社会和自我意义的思考而形成的理论成果，是支撑整个医学伦理学理论体系的基石。该理论包括三部分：①人的生命价值至高无上，人的生命神圣不可侵犯的生命神圣论；②以人的体能和智能等自然素质的高低、优劣为依据来衡量生命存在对自身、他人和社会的意义，强调人的生命具有质量的生命质量论；③以个人生命对他人、社会及自我的意义大小为标准，确认其质量和神圣性的生命价值论。

2. 医德本位论（theory of the standard medical ethics） 是指在医学实践中，确定医学行为善恶性质之最终利益依据的理论思考成果，是医学伦理学理论的主体。该理论包括三部分：①在医学利益关系中以患者为本的医学人本论；②利益是道德的基础，追求最大多数人的最大幸福就是善，应该以行为的效用作为道德评价标准的功利论或效果论；③强调健康公益，主张合理地兼顾医疗卫生领域中多元主体的健康利益，坚持医疗卫生资源分配正义性和医疗卫生服务公平性的医学公正论。

3. 医德关系论（relations theory of medical ethics） 是指在医学实践中，构建合理化医患关系的理论思考成果，是医学伦理学理论的拓展。该理论包括三部分：①以一定医德规范形式向医者提出职业伦理要求并约束其行为的医者义务论；②以医学品德、医学美德为中心，研究医者应该具备的医学品德或品格，以及如何养成高尚医德的医者美德论；③患者有权要求医方重视自己生命及其价值和质量、同情和关心自己、尊重自己人格、维护自己利益的患者权力论。

（三）医学伦理学的原则及应用

国家高度重视对医疗卫生机构从业人员行为的管理。1981年，在上海举行的我国第一次医学伦德学术讨论会，首次明确提出了我国的社会主义医德基本原则，即“防病治病、救死扶伤、实行社会主义人道主义，全心全意为人民服务”，简称为社会主义医学人道主义。这一基本原则集中体现了深厚的伦理文化和道德哲学，指引并促进了我国医学伦理学的应用和发展。

医学伦理学最终表达的是仁爱思想及医学的人道主义，从这种崇高的精神出发，结合具体医学实践，形成了医学伦理学的原则。

1. 不伤害原则（principle of nonmaleficence）是指医学服务的动机和效果应避免对患者造成伤害的伦理原则，是一系列原则中的底线原则。医疗事件中，临床诊疗措施存在或可能存在利弊两重性，在选择一种诊疗措施时，就意味着要接受一定程度的伤害，例如：药物的副作用、放射诊疗中的射线副损伤、诊查中的痛苦、手术的创伤以及其他伤害等。需要指出的是不伤害原则的核心不是要求医务人员完全避免对患者的伤害，而是要求医务人员树立患者生命无价、健康至上的伦理理念，在诊疗方案的选择和实施中，要运用成本效用理论对患者的利弊得失进行综合权衡，在尽量满足患方期望的条件下谋求以最小的代价获取最大的健康效益。

2. 有利原则（principle of beneficence） 是指把有利于患者健康放在第一位，并切实为其谋利益的伦理准则。有利原则要求全科医生：①树立正确、全面的利益观，努力满足患者的客观利益（健康宣教、防病、急救、止痛、康复、节省医疗费用等）和主观利益（正当合理的心理和社会需求等）；②提供最优化的个体服务，积极倡导并模范践行良好的生活方式，管理并促进居民健康，全力预防、减少和减轻伤害，降低疾病带来的痛苦，尽可能避免不幸的发生，防止早死并追求安详死亡等；③全面了解患者的疾病及工作生活状况，综合权衡患者的利害得失，选择对患者受益最大、伤害最小的诊疗决策；④坚持公益原则，将满足患者利益同满足他人和社会公众健康利益有机结合起来。

3. 尊重原则（principle of respect for autonomy）狭义的尊重原则是指医务人员尊重患者及家属的人格和尊严。广义的尊重原则是在狭义原则的基础上，同时尊重患者自主权和隐私权的原则。患者享有人格权是尊重原则产生的基础。人格权包括患者的生命权、健康权、身体权、姓名权、肖像权、名誉权、荣誉权、人格尊严权、人身自由权、隐私权、财产权等。在提供预防、保健、医疗、康复、健康教育与健康促进及计划生育服务的全过程中，全科医生应注重对患者人格权的尊重，以真诚的尊重赢得患者的信任，构建、维护正常医疗活动及和谐医患关系的基石。

4. 知情同意原则（principle of informed consent）是患者行使自主权的具体体现，是基本的伦理准则之一。全科医学服务中，一般情况下，知情同意是向患方讲明所患疾病、病情程度或存在的危险因素等情况，并对检查、治疗和干预措施的利弊进行全面如实的告知，以便征得患方同意，然后方可实施诊疗行为。这里的知情和同意必须满足一定的伦理条件，才能获得道德或法律的支持。

知情的伦理条件包括：①提供信息的动机和目的必须且完全是为了患方的利益；②向患方提供真实、全面且能够理解的诊疗护理信息；③针对所提供的信息做充分必要的解释和说明。

同意的伦理条件包括：①患者在诊疗中的决策不受他人或其他因素的干扰，即有自由选择的权利；②患者或其代理人有同意的合法权利；③必须确保患者或其代理人有充分的理解能力。

知情同意必须满足以下四个要素方为有效：①全科医生必须把诊疗信息实事求是、无所遗漏地告知患者，避免夸大和隐瞒；②采取多种措施确保患者完全理解所告知的信息；③患者必须具备同意的能力，如不具备，要取得其代理人的同意；④必须保证患者或其代理人是在不受外界干扰情况下自主表示同意。只有满足以上四要素时，所签署的知情同意书才具有法律效应。

5. 保密原则（principle of keeping secret） 是指医务人员保守患者及其关系人隐私，避免造成不良后果或损害其身心健康、人格尊严和声誉的过程。保密原则是尊重患者人格权利的具体体现，也是维系良好医患关系的重要保证。在全科医学中，以事实为依据把患者的病情客观全面地告知患方是全科医生应尽的义务。但当与其他医学伦理学原则相矛盾时，则要根据患者所患疾病状况、经济条件、社会地位以及不同心理特征而采取最有利于患者的告知方式。如某晚期癌症患者如果知道自己病情，就可能对其产生巨大心理压力导致抑郁或自杀倾向，可以在征得关系人同意的基础上暂时不告诉患者病情真相。但这也并不是意味着永远不告知患者真相，不尊重患者隐私权，医务人员可以把握适当时机，选择适当场合，采取适当方式告知患者。

6. 公正原则（principle of justice） 是指在医疗服务中公平、适当地对待每一位患者的伦理准则。公正原则包括形式上的公正和内容上的公正。形式公正是指具有同样医疗需求的患者应该得到同样的医疗待遇，这就要求医务人员在诊疗活动中一视同仁，公平、平等地对待每一位患者，不能厚此薄彼、区别对待。但医疗属于稀缺资源，不能满足按需分配的愿望。内容公正是对不同医疗需求、不同社会贡献、不同角色地位的人进行公正医疗资源的分配。

国家卫生行政部门于2012年印发了《医疗机构从业人员行为规范》，对医疗机构管理人员、医师、护士、药学技术人员、医技人员和其他人员的基本行为及与其职业相对应的分类行为提出了明确的伦理要求。其中，医疗机构从业人员基本行为规范包括八个方面的内容：①以人为本，践行宗旨；②遵纪守法，依法执业；③尊重患者，关爱生命；④优质服务，医患和谐；⑤廉洁自律，恪守医德；⑥严谨求实，精益求精；⑦爱岗敬业，团结协作；⑧乐于奉献，热心公益。

三、全科医学中常见的伦理学问题

（一）医患关系伦理

全科医学服务中的人际关系包括医务人员与患者之间的“医患关系”、医务人员之间的“医际关系”及医务人员与社会的“医社关系”，其中医患关系是全科医学服务中最基本、最核心的关系。医患关系是指医务人员在向患者提供医疗服务过程中所形成的人际关系。

人一旦患病后，由于疾病带来的痛苦，他们往往感觉身体不适，心理负担加重，情绪低落，意志消沉，严重时甚至会对个人的认知和行为产生重要影响。作为患者，往往具有如下特点：①从认识上非常信任医生，希望自己的疾病得到有效的治疗；②希望在情感上和医生产生共鸣，得到医生的同情和关怀；③意志薄弱，尤其是患有难以治愈疾病的患者，希望医生能够增强其战胜疾病的信心。而对于大多数的患者而言，他们寻求医疗服务的第一个对象就是作为居民健康“守门人”角色的全科医生。所以，全科医生在为患者提供诊治服务的同时，也要高度重视患者认识、情感及意志上的需求，运用伦理学原则与患者积极互动，平等对待患者，尊重患者的隐私，想患者之所想、急患者之所急，不断激发其意志，摆脱消极情绪的影响，使其早日恢复健康。同时，全科医生也要注意对患者的不当认识和想法加以引导，必要时要进行告知，使其正确、合理认识疾病的发生、发展、转归和预后，以便医患双方达成共识，有利于医疗活动的顺利进行。

（二）临床诊疗伦理

疾病诊断的伦理要求包括及时诊断和准确诊断。居民因健康问题来就诊或治疗时，往往是“症状驱动式”，即躯体不能忍受症状的痛苦才来寻求医生帮助，迫切希望尽快明确问题“真相”，找到解除病痛之门的“钥匙”。况且，及时诊断能够尽早发现患者的疾病，利于采取有效措施及时治疗，比如高血压、糖尿病的早期诊断，乳腺癌的早期发现，宫颈癌的早期筛查等；及时诊断也能帮助患者减轻经济负担，提高工作效率，提升医患之间的信任。准确诊断则要求全科医生树立严谨科学的工作态度，认真进行病史采集、体格检查，实施恰当的辅助检查，提高疾病诊断的准确度。在诊断的过程中，既不能在诊查中盲目地“撒网式”检查，也不能仅仅采用单一手段或千篇一律式的检查，应该结合患者病情，考虑个体差异，应用循证医学的原则有的放矢，提高检查的阳性率。由于条件或技术方面的限制，不能明确诊断的疾病，要本着实事求是的态度，及时向患者或关系人说明情况，并建议其转往上级医院或专科医院进一步诊治，严禁主观臆断、敷衍了事的行为。

明确疾病诊断之后，则要采取恰当方案进行治疗。从伦理学角度讲，全科医生在治疗过程中要严格遵循“安全、有效、价廉、择优和知情同意”的伦理准则。“安全和有效”准则要求全科医生严格遵守各项规章制度和诊疗操作规范，采用科学的治疗手段、成熟可靠的治疗技术对患者进行治疗，并对治疗效果进行严密观察、跟踪、评估和判断，准确把握患者病情变化情况，实事求是地修正偏差、调整治疗方案，以达到最好治疗效果的目的；“价廉和择优”准则要求全科医生遵循医疗最优化原则，严肃认真地评价各种治疗方案中患者受益与成本的比例关系，并依据患者所患疾病性质、医院及医生的条件、患者意愿、经济承受能力和可利用医疗资源等因素选择最佳治疗方案；“知情同意”准则要求全科医生尊重患者或关系人的自主权，并为自主权的行使提供充分条件。治疗过程中，全科医生应详细向患者或关系人解释病情，告知不同治疗方式、方法和治疗方案的具体内容、风险、预后和费用等信息，使其在充分知情下做出选择。

例如，儿童一般性上呼吸道感染，常伴发热，多数家长担心发热会引发肺炎，急于让患儿尽快康复，要求输液治疗。而一般上呼吸道感染是由病毒所致，有一定自限性，全科医生要对患儿进行综合评估，确定有无合并细菌感染，是否有通过静脉输液应用抗生素指征，如通过物理降温和口服药物即可达到疾病治愈，要耐心细致地向患儿家长做好解释，避免盲目输液导致过度医疗。

（三）临终关怀与死亡医学伦理

临终关怀（hospice care）是一种新兴的医疗、护理服务的外延项目，它是由医生、护士、家属、志愿者、社会工作者以及营养学和心理学工作者等多方面人员组成的团队，对临终患者及其关系人提供全面照护，以使临终患者尽可能舒适、安宁地度过人生的最后旅程。临终关怀倡导的是一种人性化的关怀理念，不仅强调以延长生命为目的，还应该让患者在生命的最后阶段得到应有的尊重和照护，减少患者的痛苦以及内心沮丧、焦虑、恐惧、绝望等不良情绪，并使家属身心健康得到照顾。在提供临终关怀服务时，对全科医生的伦理要求包括：①发扬社会主义人道主义精神，以真诚、亲切、博爱的态度理解临终患者生理、心理及行为反应特点，特别是某些强烈的情绪变化和失常行为；②尊重临终患者权利，维护临终患者的利益，例如允许患者保留自己的生活方式，有条件的同意患者自己选择的治疗与护理方案，保守患者隐私等；③优化临终患者的生活，让其充分表达自己的心声，满足其合理要求，并安慰和鼓励患者，让临终生活得以安宁；④想患方之所想，设身处地理解、关心、体贴患者和家属的痛苦，包容其应激情绪和行为，真心实意帮助患方解决实际问题。

人类对死亡的认识是随着人类认识的发展而发展的。传统的看法认为人的呼吸和心跳停止即为死亡。但随着科学技术的发展，传统的死亡标准受到了极大的挑战。例如电疗能使停跳的心脏再度搏动，心脏本身还可以用机械泵替代；呼吸也完全可以用人工呼吸器来维持。因此，很多国家提出了脑死亡的概念，即包括脑干在内的全脑功能不可逆的丧失。此概念逐渐得到了越来越多的国家认可，但由于受不同历史文化背景、不同认识和理解的影响并未得到世界公认。例如，我国在法律层面仍然采用一元论的死亡标准，这与我国传统的儒家观念、脑死亡判定技术和人才不足、人们的认识不够有关；英国、美国等国家由于信奉自由主义和宗教的影响，人们较容易接受脑死亡的观念，则采用二元论的死亡标准。从两种标准的判定来讲，心肺死亡标准直接且容易判定，更好接受；脑死亡依赖科技的成分较高，需要具备科学的标准、规范的程序、专业的人员、良好的设备及技术操作能力，也需要社会广大群众的认可和接受。所以，我国脑死亡的推行需要建立在科技、人才、规范和观念上充分准备的基础上，要获得法律的支持可能还需要一段漫长的过程。

（四）生命科学发展中的伦理

随着生命科学的迅速发展，基因技术、克隆技术、干细胞研究、器官移植、人体和动物试验、人类辅助生殖技术等这些科学技术的发展，一方面对维持和促进人类健康起到了积极作用，另一方面也带来了许多伦理问题，备受社会各界的关注和讨论。下面就人类基因研究所带来的伦理问题进行简要阐述，帮助大家了解基因技术背后所存在的伦理问题，从而更好地理解生命科学与伦理之间的辩证关系。

基因研究（genetic research）是指通过有关科学技术及方法对人体所有基因进行位置测定和分离，并研究它们的功能，进而认识基因和疾病之间的关系。由于基因研究的重要意义及巨大商业价值，美国率先提出和倡议的多国合作研究的人类基因组计划与曼哈顿原子弹计划、阿波罗登月计划并称为人类自然科学史上的“三大科学计划”。人类基因组计划就是对构成人类基因组的30多亿个碱基对进行精确测序，发现所有人类基因及其在染色体上的位置，破译人类全部遗传信息。该项技术也同样引发了伦理争论，主要包括：①伴随人类生命密码的破译，人的神秘感逐渐解除，建立在其基础上的生命神圣感也将消失，那么支撑整个医学伦理学理论体系的人的生命论还是否具有意义；②从个体的基因角度来讲，每个人都或多或少的存在缺陷基因、致病或潜在致病基因，都不是"完美"的，替代、更换这些基因后则能孕育一个质量更高的孩子，但他是否还是与祖辈、父辈"一脉相承"，对传统的"传宗接代"思想会带来怎样的冲击；③相关研究显示，基因与疾病之间并非是一对一的线性因果关系，如何确定坏的基因；④通过基因技术的使用，原有的平衡被打乱，会给未来带来怎样的生物学风险，又如何预防和控制等。

（五）健康伦理

健康（health）不仅仅指没有疾病和衰弱，而是指一个人身体、心理、精神和社会适应的完好状态。它既是每个社会成员的一项基本权利，也是每个社会成员的基本义务。在全科医学中，全科医生应该倡导"健康为人人，人人为健康"的健康道德理念。同时应该做到：①利用医学知识和技术，积极帮助居民恢复和实现健康；②努力学习健康知识，树立科学的健康观念；③传播健康知识，践行健康行为；④督促居民改变不良生活和行为习惯，促进健康；⑤制止危害健康的言行，减少危害健康事件的发生；⑥促进居民为他人健康贡献力量等。

（六）医德评价、监督和修养

1. **医德评价**（medical ethics evaluation） 是指人们及医务人员自身依据一定的医德标准，对医务人员的行为和医疗卫生机构的活动做出的善恶评判。依据评价主体的不同分为社会评价和自我评价。医德评价的重要意义在于：①通过患者期待、评价等他律要素，逐步内化为医务人员的自律要素，提高个人医德修养；②医德评价指出了什么是善与恶、道德与不道德、应当与不应当，帮助医务人员划清行为界限，从而更好地调整自己的行为；③医德评价的褒奖善行和谴责恶行可以激励医务人员从善去恶，优化医疗行为；④医德评价能够促进医疗卫生机构的精神文明建设，而精神文明建设的提高又会促进医德问题的解决，有利于医学科学的健康发展。

2. **医德监督**（medical ethics supervision） 是一种医德他律机制，以广泛宣传、告知患者所享有医德权利或所应接受的服务为基础，通过设置投诉信箱、患者调查表、医德医风办公室等措施使患者参加监督和管理，不断提高医院和医务人员医德水准。对于医学生而言，应该自觉把自己当作被监督者，学会适应监督，正确对待监督，把外在医德监督逐渐转化为内在医德标准，促进自身的成长。

3. **医德修养**（medical ethics accomplishment） 是指医务人员按照社会所倡导的医德规范，在实践中进行自我教育、自我评价、自我锻炼和自我陶冶的过程及其所达到的医德境界。医德修养是医德品质形成的内在根据，有助于医德教育的深化及良好医德医风的形成。医德修养来源于医德实践活动。作为医学生要善于总结，把他人"外在的法"变为自觉认同和主动追求的"内在的法"，逐渐实现自身医德观念与医德行为的有机统一。

四、医学伦理学的展望

在我国，社会发展进入新时代的背景下，医学伦理学在繁荣医学学术、促进医学教育教学、参与医学研究和临床实验，以及对敏感医学问题和社会关切的积极回应等方面将大有作为。

医学科学研究、医学技术开发和临床运用中会不断涌现出新的伦理问题，促使我们从哲学角度去探寻对这些问题的具体指导，并由实践上升至理论，从而不断丰富和完善医学伦理学的学科体系和学科发展。当然，医学伦理学学科体系的不断成熟和完善，也将进一步有效指导医学科学研究、医学技术开发和临床应用，促进医学的不断进步。

对医学伦理教育教学的研究，本身就是医学伦理学研究的重要领域，通过对教育教学中问题的梳理和解决，能够大大丰富医学伦理教育教学的内容。新时代的医学伦理教育教学应更加注重对医学人才的培养，更加突出教育教学的实效，并就教材、师资培养、教学的方式方法和途径等展开进一步研究和实践。

我国的医学研究和临床试验伦理规范已经基本与国际接轨，涉及人的生物医学研究和药物、医疗器械等临床试验需要伦理规范，已经成为学术界的共识，伦理审查也已成为常规做法。但我们也应该看到，我国的医学伦理审查存在着职能发挥不够、审查能力不足、多中心审查结论存在差异、部分研究人员漠视伦理审查等问题。这些伦理问题都需要我们去探讨、研究和解决，从而更好地发挥医学伦理学的作用，更好地规范医学科学研究。

伴随信息技术的快速发展，诸如医疗纠纷的预防和处理、医药卫生体制改革、生殖技术、安宁疗护、器官移植、基因编辑等已不再单纯是卫生界关注的事情，全社会都在关注，并会对此产生各种各样的反应。而且，今后诸如此类的问题会越来越多，人们的关注会越来越多。因此，要求我们一方面深入临床实践，研究具体问题的伦理对策；另一方面应该对社会关切给予积极回应，尽医学工作者的社会义务。

思 考 题

1. 医学伦理学的基本原则包括哪些方面，请以自己的理解简要论述其含义。
2. 列举一项您所遇到的伦理学问题，并阐述您的应对策略及理由。

（王永晨）

第五节 全科医学常见法律问题

学习提要

1. 我国相关法律法规对医患权利和义务做出了具体规定，为有效维护医患权益提供了基本遵循。

2. 全科医学常见的法律问题包括与疾病诊断、住院管理、急救、转诊、药品、医疗器械、健康档案和家庭医疗服务相关的法律问题。

和谐的医患关系是医患双方共同的追求和期望。但由于医学科学发展的客观性、医疗技术的局限性、医疗风险的不确定性、人体自身的复杂性、医患双方信息的不对称性等多方面因素，致使医疗活动开展，必然伴随着医疗风险存在。风险一旦发生，医患双方就可能产生争议，从而导致医疗纠纷的发生。因此，作为医疗活动的实施人即医务工作者，应该主动学习医疗卫生相关的法律法规，以便明确医患双方各自的权利和义务，了解常见的医学法律问题及其应对，预防医疗纠纷的发生，依法维护医患双方的权益。

一、相关法律法规的建设历程

新中国成立之初，人口多、底子薄、社会经济发展落后，人民群众防病治病的巨大需求成为卫生工作亟待解决的问题。党和政府高度重视医疗卫生工作，为了改变卫生事业极端落后的状况，1950 年召开了第一届全国卫生会议，讨论制定了卫生工作方针和任务。卫生部于 1951 年先后发布了《医院诊所管理暂行条例》和《医师暂行条例》，1958 年发布《综合医院工作制度》和《综合医院工作人员职责》，1964 年发布《城市综合医院工作条例试行草案》等。在当时的历史条件下，这些政策举措对于加强医疗机构管理、维护医疗秩序、规范医疗行为、发展医疗服务体系起到了重要作用。十年“文革”动乱期间，原有的卫生服务体系和管理体制遭到了严重破坏，卫生人才培养一度停顿，卫生服务的装备和能力有所下降，日趋尖锐的医疗服务供需矛盾困扰着我国卫生事业的发展。

党的十一届三中全会召开以后，我国卫生事业迎来了一个新的重要的发展机遇。这一时期，国家实施了一系列以扩大医疗服务供给，实行国家、集体和个人共同发展医疗卫生事业。同时，也赋予了医疗机构更多的自主权，释放其发展活力，提高卫生工作效率，并出台了以充分调动医务人员积极性为主要内容的医疗卫生改革政策与措施。1982 年发布了《全国医院工作条例》，明确了医院的性质和任务，指出了医院必须以医疗工作为中心，并对领导体制、医疗预防、教学科研、技术管理、经济管理等方面都做了具体规定。随后，一系列重要的法律法规相继颁布，1982 年发布《医院工作制度》《医院工作人员职责》，1987 年发布《医疗事故处理办法》，1994 年发布《医疗机构管理条例》，1998 年发布《中华人民共和国执业医师法》等。这些法律法规是在总结当时医疗卫生事业发展经验的基础上，结合所面临的问题而发布实施的，对提升医务人员素养、提高医疗质量、保证医疗安全、规范医疗机构及医务人员行为、维护医患双方合法权益等方面起到了重要作用。

21 世纪以后，随着社会主义法制的健全和完善，人民群众的法制观念也逐渐增强，这就要求医疗法律法规也应该与时俱进，不断符合社会发展需要、符合法律精神、符合医学科学的发展规律。2002 年发布了《医疗事故处理条例》，规定了医疗机构和医务人员要严格遵守有关法律、法规、规章和诊疗护理技术操作规范、常规，恪守职业道德；医疗机构应当制定防范、处理医疗事故发生的预案，预防医疗事故的发生；医疗机构应当设立质量监控部门或配备专职或兼职人员，监督医疗服务工作，受理患者投诉，提供咨询服务；医疗事故的分级、技术鉴定及事故赔偿等方面工作；医疗机构应当提供复印或者复制服务等，对预防医疗事故的发生及降低医疗事故可能造成的危害发挥了重要作用。2009 年发布了《中华人民共和国侵权责任法》，对患者的知情同意权、隐私权、医务人员免责权及相关义务等进行了规定，同时也明确指出“患者在诊疗活动中受到损害，医疗机构及其医务人员有过错的，由医疗机构承担赔偿责任”，为维护医患双方合法权益，促进社会和谐稳定发挥了积极作用。2018 年发布了《医疗纠纷预防和处理条例》，该条例的突出特点表现在：①“医疗事故”这个概念被“医疗纠纷”或“医疗损害”所替代，“处理”变更为“预防和处理”，说法更为科学，涵盖范围更广泛，更具指导意义；②首次明确各类媒体应担负起“恪守职业道德，真实、客观、公正”地报道医疗纠纷的职责；③首次允许患者查阅、复制“属于病历的全部资料”；④明确了处理医疗纠纷的原则、途径和程序，尤其是引入了医疗纠纷人民调解制度；⑤强化了卫生行政部门行政监管职责，完善了医疗风险分担机制等。

二、医生的权利与义务

作为社会公民中的一员，医生享有宪法和法律赋予公民的所有权利与义务。同时，由于医生这一职业行为承担着“救死扶伤”和“实行社会主义人道主义”的职责，法律也赋予其特定的权利与义务。

（一）医生的权利

根据《医疗机构管理条例》《中华人民共和国执业医师法》《中华人民共和国传染病防治法》《中华人民共和国侵权责任法》《医疗事故处理条例》《医疗纠纷预防和处理条例》等有关规定，医生的权利主要包括以下方面。

1. 对患者进行诊疗的权利　医生在注册的执业地点、执业范围内，具有进行医学诊查、疾病调查、医学处置、选择合理医疗、预防、保健方案的权利。

2. 出具相关医疗证明的权利　在法律、法规规定的范围内，医生具有开具与自己诊疗活动相关的各种业务证明的权利。

3. 获得基本工作条件的权利　按照国务院卫生行政部门规定的标准，医生有获得与其执业活动相当的基本工作条件的权利。

4. 参加科研学术活动的权利　医生有从事医学研究、学术交流，参加专业学术团体的权利。

5. 接受培训学习的权利　医生有参加专业培训，接受继续医学教育的权利。

6. 人身权利　在执业活动中，医生享有人格尊严、人身安全不受侵犯的权利。

7. 获取合理报酬的权利　医生有获取工资报酬和津贴，享受国家规定的福利待遇的权利。

8. 参与权利　医生有对所在机构医疗、预防、保健工作和卫生行政部门工作提出意见和建议，依法参与所在机构民主管理的权利。

9. 医疗费用支付请求权利　从形式上讲，医患关系属于契约（合同）关系，即医生为患者提供诊疗服务，患者为此支付医疗费用。因此，医生有权要求患者缴纳费用。

10. 特殊干预权利　在特殊情况下，为保证患者自身、他人和社会的权益，医生可以采取限制患者自主权利的措施。但是，这种限制措施不是任意行使的，必须满足一定条件才是允许的，包括：①需要进行隔离的传染病患者或疑似传染病患者；②严重精神病患者、自杀未遂或有自杀倾向患者拒绝治疗时，可采取约束和控制措施；③疾病的真相可能不利于诊治或者可能产生不良影响时，在征得关系人同意的情况下，医生有权向患者本人隐瞒病情；④当进行实验性治疗的患者出现危险情况时，医生必须及时终止治疗。

以上医生的权益受法律保护。干扰医疗秩序,妨害医务人员工作、生活的,应当依法承担法律责任。

(二)医生的义务

按照权利、义务对等关系,医生在享有权利的同时,也应当履行自己应尽的义务。

1. 提高医德修养,关爱患者的义务 医生应当具备良好的职业道德和医疗技术水平,发扬人道主义精神,履行防病治病、救死扶伤和保护人民健康的职责。

2. 规范执业行为,提高业务水平的义务 医学是一门极富不确定性且呈不断动态发展的科学。医生既应当遵守法律、法规和技术操作规范、常规,不断规范自己执业行为,又应当努力钻研业务,更新知识,提高专业技术水平。

3. 亲自诊查患者,规范书写医学文书义务 医生实施医疗、预防、保健等措施,签署有关医学证明文件,必须亲自诊查、调查,并按照规定及时填写医学文书,不得隐匿、伪造或销毁医学文书及有关资料;医生不得出具与自己执业范围无关或者与执业类别不相符的医学证明文件。未经医生亲自诊查患者,医疗机构不得出具疾病诊断书、健康证明书或者死亡证明书等证明文件;未经医生、助产人员亲自接产,医疗机构不得出具出生证明书或者死产报告书。医疗机构及其医务人员应当按照规定填写并妥善保管住院志、医嘱单、检验报告、手术及麻醉记录、病理资料、护理记录和医疗费用等病历资料。

4. 应招义务又称应诊义务、应需义务 即在特殊的情况下,医生必须进行诊治、采取措施或服从调遣的义务。对急危患者,医师应当采取紧急措施及时进行诊治,不得拒绝急救处置;遇有自然灾害、传染病流行、突发重大伤亡事故及其他严重威胁人民生命健康的紧急情况时,医师应当服从县级以上人民政府卫生行政部门的调遣。

5. 履行告知义务 医务人员在诊疗活动中应当向患者说明病情和医疗措施。需要实施手术、特殊检查、特殊治疗的,医务人员应当及时向患者说明医疗风险、替代医疗方案等情况,并取得其书面同意;不宜向患者说明的,应当向患者的近亲属说明,并取得其书面同意。无法取得患者意见时,应当取得家属或者关系人同意并签字;无法取得患者意见又无家属或者关系人在场,或者遇到其他特殊情况时,经治医师应当提出医疗处置方案,在取得医疗机构负责人或者被授权负责人的批准后实施。

6. 开展预防保健及健康教育的义务 宣传卫生保健知识,对患者进行健康教育是医生应当履行的义务之一。

7. 保护患者隐私的义务 患者的隐私包括信息的隐私、身体的隐私和疾病的隐私。医生应当关心、爱护、尊重患者,保护患者的隐私。相关疾病预防控制机构、医疗机构不得泄露涉及个人隐私的有关信息、资料。泄露患者隐私或者未经患者同意公开其病历资料,造成患者损害的,医疗机构及其医务人员应当承担侵权责任。

8. 合理检查、使用药品和医疗器械的义务 医生应当使用经国家有关部门批准使用的药品、消毒药剂和医疗器械。除正当治疗外,不得使用麻醉药品、医疗用毒性药品、精神药品和放射性药品。医疗机构及其医务人员不得违反诊疗规范实施不必要的检查。

9. 不收受患者财物的义务 医生不得利用职务之便,索取、非法收受患者财物或者牟取其他不正当利益。

10. 报告义务 医生发生医疗事故或者发现传染病疫情时,应当依照有关规定及时向所在机构或者卫生行政部门报告;医生发现患者涉嫌伤害事件或者非正常死亡时,应当按照有关规定向有关部门报告;按规定向卫生主管部门报告重大医疗纠纷。

三、患者的权利与义务

目前,我国还没有专门的法律来对患者的权利和义务进行规定,患者权利和义务的内容散在于《中华人民共和国民法通则》《中华人民共和国执业医师法》《中华人民共和国传染病防治法》《中华人民共和国侵权责任法》《医疗纠纷预防和处理条例》等相关规定中。

(一)患者的权利

1. 生命权(right of life) 是指公民的生命安全不受侵犯,任何人均无权剥夺、危害他人生命。

2. 健康权(right of health) 是指自然人以

其器官乃至整体功能利益为内容的人格权，其客体是人体器官及各系统乃至身心整体的安全运行，以及功能的正常发挥。

生命权和健康权是公民最基本人权，体现在医疗活动中，要求医务人员遵循注意义务，谨慎地开展医疗活动，最大限度避免医疗缺陷及不良医疗事件或医疗事故的发生。

3. 身体权（right of body） 是自然人所具有的依法维护其身体完整，对其身体组织和器官具有支配权的具体人格权。身体权是以身体为客体，强调的是保持身体的完整性、完全性。身体权禁止医生擅自摘取尸体组织、器官；禁止医生非法保留、占有患者身体组织；禁止医生过度实施外科手术，侵害患者的身体。

4. 知情同意权（right of informed consent）是在医生充分告知患方病情及诊疗方案的基础上，患者或其代理人所做出的同意或拒绝的选择。按照相关法律法规的规定，医生告知内容一般包括：①向患方说明病情和医疗措施，需要实施手术或者开展临床试验等存在一定危险性，可能产生不良后果的特殊检查、特殊治疗，说明医疗风险、伴发的危险和副损伤，替代医疗方案以及提前预备应对方案等情况，并取得其书面同意；②对患者在诊疗过程中提出的咨询、意见和建议，应当耐心解释、说明，并按照规定进行处理，对患者就诊疗行为提出的疑问，应当及时予以核实、自查，并指定有关人员与患者或者其近亲属沟通，如实说明情况；③发生医疗纠纷的，应当告知患者或者其近亲属解决医疗纠纷的合法途径，病历资料、现场实物封存和启封的规定，以及病历资料查阅、复制的规定；④患者死亡的，应当告知其近亲属有关尸检的规定。

5. 决定权（right of determination） 是指患者对自己的生命和健康相关利益具有自己决定的权利。在医疗活动中，患者享有充分了解自己所患疾病、治疗方案、存在风险等信息以及按照自己意愿进行选择的权利。按照我国法律法规的规定，患者自主决定权的实施具有相对性，包括：①有权自主选择医疗机构、医疗服务方式和医务人员；②有权自主决定接受或不接受任何一项医疗服务，特殊情况如患者生命垂危、神志不清不能自主表达意见可由患者的关系人决定；③有权拒绝非医疗性活动；④有权决定出院时间，但患者只能在医疗终结前行使此项权利，且必须签署书面声明，说明出院是自愿行为，医方已尽到了告知义务，对可能出现的危害已知情，发生任何问题与医疗机构无关；⑤有权决定转院治疗，但在病情极不稳定或随时有危及生命可能情况下，应签署一份书面文书，说明是在医方的充分告知和沟通的基础上患方自行作出的决定；⑥有权根据自主原则自付费用与其指定的专家讨论病情；⑦有权拒绝或接受任何指定的药物、检查、处理或治疗，并有权知道相应的后果；⑧有权自主决定其遗体或器官如何处置；⑨有权享受来访及与外界联系，但应在遵守医院规章制度的基础之上；⑩其他依法应当由患者自主决定的事项。

6. 隐私权（right of privacy） 是指患者在诊疗过程中向医生公开的，不愿让他人知道的个人信息、空间和活动。一般来讲，患者的隐私包括：①基本信息，如姓名、身份证号、家庭住址、单位信息、经济状况等；②既往病史、家族史、婚姻史、生育史等；③隐私部位，如身体存在的生理缺陷、生殖系统信息等；④通过诊疗查明的精神和心理疾病；⑤乙肝、丙肝、血型、血液、精液等检查检验信息；⑥特殊经历或遭遇等其他信息。医疗机构及医务人员具有维护并采取必要措施保障患者隐私权的义务。

7. 平等基本医疗权（right of the medical treatment） 是指患者不因男女、老幼、种族、贫富而有所差别，具有一律平等地享有基本医疗的权利。平等基本医疗权可以从实质上及形式上加以理解。实质上平等基本医疗权是指全体社会成员都具有平等享受基本医疗的权利，不因男女、党派、阶级、贫富等因素而区别对待。形式上平等基本医疗权是指相同个案的医疗处理应该采用相同医疗方案和医疗准则，不同个案则采用不同方式为之。

8. 免责权（privilege of immunity） 是患者因疾病处于身体、心理及精神方面的不适状态，不能像正常人一样完全履行职责和义务，可以凭医疗机构开具的证明，免除或部分免除一定的社会责任。同时，按照国家有关法律法规的规定，患者还具有得到休息和各种福利保障的权利。

9. 按规定复印病历的权利 患方有权查阅、

复制其门诊病历、住院志、体温单、医嘱单、化验单（检验报告）、医学影像检查资料、特殊检查同意书、手术同意书、手术及麻醉记录、病理资料、护理记录、医疗费用以及国务院卫生主管部门规定的其他属于病历的全部资料。

10. 按规定封存、启封病历及实物的权利 发生医疗纠纷需要封存、启封病历和实物的，应当在医患双方在场的情况下进行，封存的病历或实物由医疗机构保管。

（二）患者的义务

1. 积极配合诊疗的义务 在诊疗过程中，患方应当充分尊重医务人员劳动，信任并积极配合医生，按照选定的方案积极治疗，以达到早日康复的目的。

2. 如实提供信息的义务 患者所提供的病史、症状、发病过程、诊疗经过等信息对医生的诊疗至关重要，所以患者应当全力配合医生，做到既不要夸大其词，也不加以隐瞒。

3. 尊重医生的义务 包括患方在内全体社会成员应当尊重医生，医生享有在执业活动中人格尊严、人身安全不受侵犯的权利。如果患者或家属对医务人员诊疗过程有异议，可以通过卫生行政部门或法院依法维护自身权益，不得“阻碍医师依法执业，侮辱、诽谤、威胁、殴打医师或者侵犯医师人身自由、干扰医师正常工作和生活”，否则将受到法律的制裁。

4. 遵守医院相关制度、自觉维护医疗秩序的义务 医院的规章制度是医疗机构正常运行的基础，是医务人员行为的指南，也是切实保障患者权利、落实“以患者为本”理念的具体体现。所以，患方应当自觉遵守医院的诊疗秩序和管理规定，以便更好地保障自身权利的实现和正常诊疗工作的顺利进行。

5. 支付诊疗费用的义务 医患关系是一种特殊的合同关系。医生通过专业知识和技能为患者提供诊疗服务，付出了一定体力和脑力劳动，有获取正当劳动报酬的权利；而患者通过接受医疗服务而减轻痛苦、延长生命、恢复健康，具有为此支付费用的义务。

6. 配合医学教学和研究的义务 “没有全民健康，就没有全面小康”，卫生与健康事业与每一名社会成员都息息相关。因此，我们都应该主动增强健康意识，自觉参加促进健康的事业，在不损害本人利益和健康的前提下，积极参与医学教学和研究工作，贡献自己应有的力量。

7. 特殊情况下接受强制医疗的义务 严重精神病或法定传染病患者可能会对他人和社会构成严重危害，因而我国法律法规规定这样的患者必须按相关规定接受强制检查、强制隔离或治疗。

四、全科医学常见法律问题

全科医疗服务对象通常是针对固定区域的固定人群，工作内容涵盖疾病预防、治疗、保健、康复及健康教育等各个方面，医患之间沟通相对频繁，彼此了解相对深入，信任程度相对较高，所以医患关系总体上是和谐融洽的。但是，由于全科医生在医德修养、诊疗能力、技术水平、医患沟通等方面的不足，如有不慎就可能引发医患纠纷，甚至医患双方对簿公堂。因此，一名合格的全科医生不仅要追求医德修养、诊疗能力、技术水平、医患沟通等各项素质的提升，还要把法律思维融入自己的价值观与思维模式之中，自觉地学法、知法、懂法，尊重患者的权利，规范诊疗行为，用法律思维来正确看待医疗行为与医患关系。

（一）与诊断相关的法律问题

与诊断相关的法律问题主要包括误诊和出具诊断证明两个方面。

1. 误诊（misdiagnosis） 误诊是指当确诊的客观条件具备时，医生对疾病做出错误判断或未能全面诊断的现象。寻求全科医疗服务的患者，首次就诊通常是具有不典型症状和处于疾病未分化期，疾病的不确定性较大。澳大利亚一项针对全科医生的调查表明，97% 的全科医生认为自己会犯错误，诊断不清、误诊、漏诊在全科医疗中时常发生。误诊的原因是多方面的，包括患者对病情的表述、个体差异、病情复杂程度、症状是否典型、医疗机构诊疗设备、医务人员诊疗经验和技术水平以及责任心等。如果因为责任心欠缺而导致误诊，或者因为医务人员明知会发生诊断错误，却未采取措施任由误诊发生时，那么医务人员将承担误诊法律责任。但发生无过失误诊时，医疗机构及其医务人员是免责的。《中华人民共和国侵权责任法》规定，有下列情形之一的，医疗机构不承担法律责任：①患者或者其关系人不配合医疗机构进行符合诊疗规范的诊疗；②医务人员在抢救生命垂危的患者等紧急情况下已经尽到合理诊疗义务；③限于当时的医疗水平难以诊疗。

2. 诊断证明（diagnostic proof） 是医疗卫生机构出具给患者或其家属的具有法律效力的证明文件，包括出生证明、健康证明、疾病证明、伤残证明、功能鉴定书、医学死亡证明等证明文件。医学诊断证明可以作为司法鉴定、因病休假、办理病退、工伤认定、残疾鉴定、保险理赔、交通事故赔偿等重要依据。医生在注册的执业范围内出具相应的诊断证明文件是其法定权利，也是其应履行的法定义务。被诊断为某种疾病有时意味着可以免除或部分免除一定的社会职责，如休学、休假等。因此，全科医生要意识到自己所出具诊断的重要性。按照《中华人民共和国执业医师法》与《医疗机构管理条例》的规定，“医师出具证明文件，必须亲自诊查、调查，不得出具与自己执业范围无关或者与执业类别不相符的医学证明文件”。

针对以上问题，全科医生在出具诊断证明时需注意：①疾病诊断一定要根据患者的病情，本着实事求是的原则；②应优先排除急危重症疾病，如果不能排除，应建议患者及时转诊至上级医院进一步诊治；③出具诊断证明是医生应尽的义务，不得附加任何额外要求；④诊断证明仅记载疾病名称、住院时间、处置意见等内容，不得记录如诊疗费用等与诊断无关内容；⑤诊断证明只能由经治医生出具，非经亲自诊查不得出具。

（二）与住院管理相关的法律问题

住院管理是围绕患者住院过程中，为使患者尽早康复，避免不利因素影响，保证医疗质量而制定的一系列管理制度。患者一旦住院，便与医务人员之间建立了契约关系，一系列的医患权利与义务也就此形成。

1. 患者民事行为能力的判断 住院管理是围绕患者住院过程，为使患者尽早康复，避免不利因素影响，保证医疗质量而制定的一系列管理制度。全科医生要对住院患者的民事行为能力做出正确判断。《中华人民共和国民法通则》根据自然人不同情况，将自然人的民事行为能力分为三种：①18 周岁以上的公民或以自己劳动收入为主要生活来源的 16 周岁以上不满 18 周岁的公民，是完全民事行为能力人；②10 周岁以上的未成年人或不能完全辨认自己行为的精神病患者是限制民事行为能力人；③不满 10 周岁的未成年人或不能辨认自己行为的精神患者是无民事行为能力人。无民事行为能力人、限制民事行为能力人的监护人是其法定代理人。因此，全科医生在进行告知病情，签署特殊治疗、特殊检查同意书，强调医疗护理注意事项等医疗活动时，应对完全民事行为能力患者本人（或其代理人）、限制民事行为能力或无民事行为能力患者的代理人进行如实、客观、全面地告知，并签署书面医疗文书。

2. 患者外出发生意外伤害 住院患者外出发生伤害事件的法律问题取决于外出情况、受伤害情况及与医务人员的责任关系。全科医生要重视对住院患者外出情况的管理，原则上住院患者尽量不要外出或减少外出。但全科医生管理的住院患者往往为社区居民，离家较近，对周边环境较熟悉，常常会发生外出的情况。此时，全科医生应当告知患者或其代理人患者目前的病情，是否适合外出，如外出需告知患者和其关系人注意事项，医务人员如果尽到告知义务，没有过失，不需要承担法律责任，反之，则要承担法律责任。

（三）与急救、转诊相关的法律问题

1. 急救与转诊相关的法律规定 社区医疗卫生服务机构与居民家庭距离近，全科医生与居民关系友好，所以居民在家中发生急症时，往往所在社区医疗卫生服务机构就是首选的就医机构。《医疗机构管理条例》规定：“医疗机构对危重患者应当立即抢救。对限于设备或者技术条件不能诊治的患者，应当及时转诊”。《中华人民共和国执业医师法》规定：“对急危患者，医师应当采取紧急措施及时进行诊治；不得拒绝急救处置”。2006 年国家卫生行政部门印发的《城市社区卫生服务机构管理办法（试行）》规定，“社区现场应急救护”是社区卫生服务机构应提供的基本医疗服务内容之一。全科医生在工作过程中，不得拒绝急诊患者，尤其是生命垂危、需要立即给予抢救的患者，因故意拖延、推诿造成急诊患者损害的将承担相应的法律责任。

2. 急救与转诊的注意事项 ①在经治医生通过诊查、判断后，发现因本机构设备、技术条件限制不能诊治患者，应当及时转诊。但全科医生如果根据现有条件能够判断出患者病情可能在转

诊过程中加重或死亡时，应就地对患者进行紧急处置，待病情相对稳定或度过危险期后，再行转诊。急诊患者应当转诊而病情又允许的，全科医生应与拟转诊机构取得联系，通知有关人员做好相应准备。同时，协调患者关系人或120急救人员，对患者病情、途中注意事项、所需物品和药品、护理等做好交待和安排，如有病历，应将病历摘要、检查检验单据交给对方。②在决定患者是否需要转诊时，全科医生判断的原则主要基于“安全性”考虑，既要有利于患者的科学治疗，又要考虑拟转诊机构在距离、时间上的可及性。③在全科医生已经尽到告知义务，患者仍然拒绝转诊，或者患者病情不具备转诊条件，如病情危急，且路途遥远，转诊很容易发生危险，但患者或其关系人仍然坚持转诊而产生不良后果时，全科医生不承担相应法律责任。

（四）与药品、医疗器械相关的法律问题

药品和医疗器械是全科医生为居民提供医疗卫生服务的重要手段和方式。我国对药品和医疗器械的管理已经进入了法制化轨道，对药品及医疗器械的研制、生产、经营和使用进行了明确规定，出台了包括《中华人民共和国药品管理法》《中华人民共和国产品质量法》《中华人民共和国药品管理法实施条例》《麻醉药品和精神药品管理条例》《药物临床试验质量管理规范》《医疗器械生产企业监督管理办法》以及《医疗器械监督管理条例》等多部法律法规和管理规范。《医疗纠纷预防与处理条例》规定，疑似输液、输血、注射、用药等引起不良后果的，医患双方应当共同对现场实物进行封存、启封，封存的现场实物由医疗机构保管。需要检验的，应当由双方共同委托依法具有检验资格的检验机构进行检验；双方无法共同委托的，由医疗机构所在地县级人民政府卫生主管部门指定。疑似输血引起不良后果，需要对血液进行封存保留的，医疗机构应当通知提供该血液的血站派员到场。《中华人民共和国侵权责任法》规定，因药品、医疗器械的缺陷造成患者损害的，患者可以向生产者请求赔偿，也可以向医疗机构请求赔偿。患者向医疗机构请求赔偿的，医疗机构赔偿后，有权向负有责任的生产者追偿。因此，全科医生在使用药品和医疗器械的过程中，要注意：①药品及医疗器械的生产和经营企业必须取得符合国家规定的资质，按照法律、法规和有关规章制度要求进入医疗机构；②严格按照药品和医疗器械的说明书进行使用；③严格把握药品和医疗器械的适应证，禁止扩大使用范围；④切实履行对患者或其关系人的告知义务；⑤本着“谨慎注意义务”原则，严密观察患者使用过程中和使用后的反应，发生不良反应或不良事件及时处置和报告。

（五）与健康档案相关的法律问题

健康档案（health record）是居民疾病防治、健康保护、健康促进等健康管理过程的规范、科学记录，以居民健康为核心，贯穿全生命过程，涵盖各种健康相关因素、实现多渠道信息动态收集，满足居民自我保健、健康管理和健康决策需要的信息资源。2009年，我国启动了国家基本公共卫生服务项目，将城乡居民健康档案建设作为服务项目之一，并提出到2020年，初步建立起覆盖城乡居民的、符合基层实际的统一、科学、规范的健康档案建立、使用和管理制度。一方面，由于居民健康档案记录了大量公民基本信息和健康记录，涉及公民的隐私内容，需要全科医生妥善保管，避免档案损坏、丢失，防止信息泄露。《中华人民共和国侵权责任法》规定“医疗机构及其医务人员应当对患者的隐私保密，泄露患者隐私或者未经患者同意公开其病历资料，造成患者损害的，应当承担侵权责任”。另一方面，居民对个人健康信息具有知情权，当居民本人需要时，全科医生应当给予提供。所以，在全科医学实践中，全科医生应当注意对居民隐私权和知情权的维护，以避免造成侵权行为的发生。

（六）与家庭医疗服务相关的法律问题

家庭医疗服务（family medical services）是社区医疗卫生服务的特色，具有缓解医院床位紧张、减轻经济压力、方便患者家属陪护、保持患者心情舒畅、避免医院内感染等优势，经济和社会效益显著。2006年印发的《城市社区卫生服务机构管理办法（试行）》规定“家庭出诊、家庭护理、家庭病床等家庭医疗服务”是社区卫生服务机构基本医疗服务内容。家庭医疗服务在为居民提供便利的同时，也不可避免地增加了医疗卫生机构的风险，需要引起全科医生的高度重视。一般情况，家庭医疗卫生服务存在的法律问题包括三个方面。

1. 疾病的医源性传播及医疗废物处理　《中华人民共和国传染病防治法》规定，医疗机构必须严格执行相关管理制度、操作规范，防止传染病的医源性感染；《消毒管理办法》规定，医务人员应当接受消毒技术培训、掌握消毒知识，并按规定严格执行消毒隔离制度；《医疗废物管理条例》规定，医疗机构应当及时收集产生的医疗废物，并按照类别分置于防渗漏、防锐器穿透的专用包装物或者密闭的容器内。由于家庭诊疗环境特殊，空间和布局受限，所以全科医生在提供家庭医疗服务时，一定要严格执行消毒隔离制度，处理好废弃物，避免家庭成员、医务人员和社区人群受到服务对象的感染和交叉感染。

2. 家庭医疗服务的规范化管理　1984 年，国家卫生行政部门下发了《家庭病床暂行工作条例》，对任务和收治范围、制度和纪律、器械装备、组织领导等内容都做出了规定，但经过多年的发展，该制度对当前家庭医疗服务的约束已经倍显苍白。所以，社区医疗卫生机构在提供家庭医疗服务之前，一定要细化相应的管理规定，包括家庭病床建立标准、医护准入资质要求、三级医生查房制度、值班交接班制度、病历书写制度、查房、转诊、会诊、抢救、护理、药品管理等有关规定，以保证管理科学化、工作制度化、操作规范化。

3. 医疗纠纷的防范　家庭病床因为相对简单，不具备独立的治疗、护理单元，缺乏抢救药品、设备等问题，必然会存在着医疗安全隐患和风险。此外，《医疗事故处理条例》实行“举证责任倒置”原则，即医疗机构要对医疗行为与损害结果之间不存在因果关系及不存在医疗过错承担举证责任，无疑又对医务人员提出了更高的要求。所以，社区医疗卫生服务机构要定期加强承担家庭医疗服务人员的法律法规、医德医风、患者权利与义务、诊疗护理规范常规等方面培训与教育，切实规范医务人员的行为，提高医务人员的法律意识。

五、我国卫生立法的发展趋势

系统分析其他国家和地区卫生立法现状和趋势，无疑对我国卫生法的发展具有重要的借鉴意义。英美法系中的美国主要推行医疗保险全民化，重视基层卫生医疗保健，注重健康教育和健康促进，注重对卫生资源的配置规范，注重对社会弱势群体的健康保护；英国和我国香港地区在卫生立法上具有一致性，注重对公民健康平等权的保护，实施接近于免费医疗服务的同时引入内部市场机制提高效率，使整个卫生系统的运行公平而高效、卫生保健具有很强的规划性；新加坡主要通过立法和监督执法确保卫生保健机构向公民提供卫生保健服务，关注电子病历、器官捐献、民办医疗机构及护理立法；澳大利亚的卫生立法注重于区域卫生立法，促使卫生资源得到高效地配置，在社区卫生立法方面也很有成效；大陆法系的日本关注人口老龄化、居民对卫生保健的可及性、医疗器械的管理和医疗不良信息的报告；我国台湾地区关注人体试验的法律制度。

目前，我国已经颁布实施的卫生领域相关法律 10 余部、行政法规 40 余部、部门规章 400 余部。卫生领域基本上做到了有法可依，卫生事业走上了法制化发展轨道，为保障公民身体健康和生命安全、为医疗卫生事业的发展提供了有效的法律保障。但与其他的法律体系相比，卫生法存在着：①立法层次不高，缺乏卫生基本法；②立法质量不高，卫生法律法规可操作性有待加强；③立法空白过多，医疗卫生领域诸多问题仍无法律制度予以规范；④立法主体多元化，卫生法律法规之间协调性有待改善。而且，随着医学科学技术和社会的发展，死亡标准、死亡方式、遗传工程、试管婴儿、器官移植技术等给传统的伦理道德带来了挑战和冲击，迫切地需要通过立法给予调整。我国的卫生立法也面临着许多新问题，如人口老龄化带来的医疗保障压力越来越大，慢性病、传染病给公共卫生带来更多压力，医疗卫生资源配置协调困难，医疗卫生领域国际竞争愈演愈烈等，这些新情况的出现对我国卫生立法工作提出了新的要求。

随着“健康中国”战略的实施和新一轮医药卫生体制改革的持续推进，我国的卫生立法将在立足国情的基础上，尽快完成统领全局的卫生基本法制定。2014 年 11 月 5 日，国家卫生计生委法制司相关人士表示，“卫计委将《基本医疗卫生法》立法工作作为全委工作的重中之重，加快其立法步伐”。这部法律将是我国卫生法律体系中起支撑作用的基础性法律，定将立足于保障公民健康权益，并从法律层面明确卫生事业性质、卫生基本制度、公民健康权利、政府卫生投入等重大问题。2015 年 12 月 30 日，全国人大教科文卫委员会召开我国《基本医疗卫生法》起草工作机构第一次全体会议，标志着其立法工作全面启动。本法规定的基本医疗卫生服务主要包括："体检、出巡诊、急救、家庭病床、常规检查、诊断及处置、指导临床基本用药、注射国家基本药物、病后调理及预防、保健、公共卫生服务、心理卫生等方面的内容"。这部法律的出台不仅对发展医疗卫生事业，深化医药卫生体制改革，促进全民健康具有重要意义，还将明确国家会采取多种措施，优先支持基层医疗卫生机构发展，着重培养合格的全科医生，不断提高基层卫生服务能力。随着"健康中国"战略的实施，卫生立法将会朝着更规范、更系统、更注重解决实践问题及更有效提升基层医疗卫生服务水平的方向发展，我国的全科医学事业将迎来快速发展的明天。

思考题

1. 医患权利与义务的主要内容是什么？
2. 全科医学中常见的法律问题有哪些？

（王永晨）

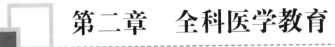

第二章　全科医学教育

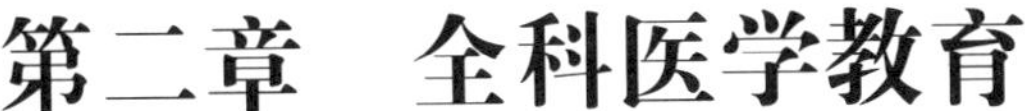

第一节　全科医学教育理论基础与应用

学习提要

1. 医学生的全科医学教育、全科医学毕业后教育、全科医学继续教育构成了全科医学教育体系的核心，三个性质不同的教育阶段紧密衔接，形成连续统一的全科医学教育过程。

2. 医学教学方法种类繁多，选择合适的全科医学教学方法，有助于实现全科教学目标、提高教学效果，更好地培养全科医生岗位胜任力。

医学教育历史源远流长，人类在与疾病斗争的过程中建立了医学，为了把长期积累起来的医疗经验传给下一代，便产生了医学教育。医学教育是按社会需求，有目的、有计划、有组织地培养医药卫生人才的教育活动。

一、医学教育的三代改革

改革是医学教育永恒的主题，是保证医学人才培养质量的不竭动力。医学所具有的不断发展的性质，决定了医学教育改革从来都不会停止脚步。在过去的一百年间，世界医学教育经历了重大的历史变革。

第一代改革：开启以科学为基础的医学教育。1910 年，《弗莱克斯纳报告》（*Flexner Report*）发布，提出以教师为中心、以科学为基础、按学科进行课程设置。这一改革使得医学教育由学徒制转变为学术模式，推进了现代医学及其技术的快速发展，并为后来医学教育学科、院系和学校的设置奠定了重要基础。

第二代改革：以问题为中心的教育创新。1969 年，基于建构主义学习理论的“基于问题的学习”模式在加拿大麦克马斯特大学创立。该模式打破了学科界限，而是围绕临床问题进行跨学科的课程体系构建。这既是对弗莱克斯纳式的以学科为基础的课程设置的颠覆，也是应对知识爆炸、顺应时代发展的创新之举，推动了新一轮的医学教育改革。

第三代改革：“以岗位胜任力为导向”的医学教育。2010 年 12 月，由世界 20 位医学卫生教育领域的领袖人物组成的国际医学教育专家委员会在《柳叶刀》上发表了纲领性的报告《新世纪医学卫生人才培养：在相互依存的世界，为加强卫生系统而改革医学教育》。该报告规划出了跨越国界、淡化学科界限的发展战略，倡导医学教育要着重培养岗位胜任力，进行以团队为基础的跨专业教育，重视信息技术在教育中的应用和领导管理技能的培养。

在过去的一个世纪里，医学教育改革为社会经济发展和人类健康做出了重要贡献。当前，全球性的快速变化对所有医学卫生人才的知识、技能和价值观提出了新要求，医学教育改革任务长远而艰巨，也必将成为当前努力应对全球卫生巨大挑战的重要组成部分。

二、全科医学教育主体框架

全科医学教育的目的是培养能够应用生物－心理－社会医学模式，开展以人为中心、以家庭为单位、以社区为基础、以预防为导向、以整体健康的维护与促进为方针的长期综合性、负责式照护，并对个体与群体健康全面关注，提供全程卫生服务的全科医生。

全科医学教育作为医学教育的一个分支，同样也是终身教育。其教育总目标兼顾了医德和医术两方面。在不同的国家和地区，全科医学教育的内容和形式并不完全一致，但主体框架基本相同。通常分为三个阶段：医学生的全科医学教育，即在校医学生所接受的全科医学基础教育；全科医学毕业后教育，即医学生自医学院校毕业以后，在所学得的基本知识和技能的基础上接受的全科医学专业化培训；全科医学继续教育，即在成为全科医生后，继续不断掌握全科医学新知识、新技术的终身学习过程。这三个性质不同的教育阶段紧密衔接，形成连续统一的全科医学教育过程。

（一）医学生的全科医学教育

医学生的全科医学教育是指在医学院校中针对医学生开设的全科医学相关课程。其目的并非是训练一名合格的全科医生，而是培养具有足够能力接受未来全科医学住院医师训练的生力军。根据美国家庭医学教师协会（The Society of Teachers of Family Medicine，STFM）所建议的教学目标为：①教导及展示家庭医学的态度、知识及技能，诸如家庭医学核心知识、基层及社区常见疾病及其处理原则、预防医学，以及会谈和沟通的技巧等；②引导医学生对家庭医学的兴趣，鼓励将来选择家庭医学作为终身职业；③启发医学生长期自我学习及进步的能力。课程形式多采用全科医学基本理论课和全科医疗实践观摩相结合的教学方式，使得医学生在了解全科医学基本理论的基础上，从临床环境中体会到全科医学的真正内涵和服务特点。课程开设的阶段在不同国家和地区有所不同，多数国家将该课程开设在临床见习或实习阶段。

（二）全科医学毕业后教育

全科医学毕业后教育（postgraduate training program on general practice）又称为全科医学住院医生培训（residency training program on general practice），是全科医学教育体系的核心，也是训练全科专科医生的必经之路。

全科医学毕业后教育的目的在于培养出具有高尚职业道德和良好专业素质，掌握全科专业知识和技能，能够向个人、家庭与社区提供基本医疗卫生服务的合格全科医生。培训内容包含了诊疗各种疾病和处理健康问题的知识与技能，相关的人文社会科学知识与技能，全科医学服务的态度与职业价值观，科学研究的能力，与个人职业生涯相关的能力培养（如终身学习能力、自我评价能力、批判性思维能力等）。不同国家的培训时间不同，一般为3~4年，其中包含了在大型综合性医院进行的临床诊疗技能培训和在基层医疗机构进行的社区人群照顾培训。

2013年，世界家庭医生组织（World Organization of Family Doctors）发表了WONCA毕业后家庭医学教育全球标准，该标准涵盖了任务和结果、培训过程、评估、学员培训、人员配备、培训设备和教育资源、培训过程评估、治理和管理、持续更新共9大类38项内容，为制定和落实规范的全科医学毕业后教育培训方案提供了借鉴和依据。

（三）全科医学继续教育

2003年，世界医学教育联合会（World Federation for Medical Education，WFME）颁布了《继续职业发展的国际标准》，将继续医学教育（continuing medical education，CME）更名为继续职业发展（continuing professional development，CPD）。CPD包含医生为了保持、更新、发展和强化应对患者所需要的知识、技能和态度，所从事的正式或非正式的全部学习活动。参加CPD是一种职业义务，也是提高卫生服务质量的先决条件。CPD的提出表明传统的继续医学教育正从专业知识的更新向继续职业发展转变。鉴于目前继续医学教育概念普遍被人们所接受，且各个国家和地区在继续医学教育方面的发展不平衡，本书中仍采用继续医学教育的概念。

全科医学继续教育是以全科医生个人职业发展和培养需求为导向的终身学习。具体形式包括参加国际或国内的学术会议、专题讲座、继续医学教育课程，以及科研活动和住院医生带教等。全科医生可通过继续医学教育发展专业特长，如老年医学服务、精神卫生服务、急诊急救技术、临床营养学、运动医学、皮肤科学、康复医学、替代医学等，也可以发展全科医学科学研究和教学等专业特长，并因此成为全科医学的师资。

（四）全科医学研究生教育

全科医学研究生教育是定位于全科住院医生培训和继续医学教育之间的一种特殊专业化教育，其目的是培养高层次、具备特殊专业能力的全科医生，以从事全科医学相关的特殊医疗照顾或成为全科医学教学师资。培训内容可包括运动医学、老年医学、安宁疗护、科研基础、教学技能等，时限1~3年不等。不同国家和地区的全科医学研究生教育模式差别较大。加拿大的部分大学全科医学系研究生培训项目主要训练科研和教学能力，不要求学生撰写研究论文或只要求撰写综述；新加坡、马来西亚、英国等也建立了全科医学研究生教育项目，其教育目标多集中于培养学科骨干和全科医学师资，提高科研能力；在我国，对接全科医学专业学位研究生教育与全科住院医师规范化培训，积极探索和完善全科住院医师规范化培训人才取得硕士学位将是今后全科医学研究生教育的发展趋势。

三、全科医学教育中常用的教学方法

医学教学方法是指在医学教学过程中为实现教学目标，使学生掌握医学知识、技能和技巧所采取的教学策略、教学方式和途径。医学教学方法来源于实践，是在长期的医学教学实践中，由无数从事医学教学的工作者逐步积累和发展起来的。

教学方法种类繁多。根据教学目标不同，有为了系统知识传授的讲授法、自学辅助法；为了训练基本技能的直观教学法、实验法、临床见习法；为了训练临床思维的床旁教学法、案例教学法、讨论法；以及进行综合能力和素质培养的基于问题的学习、自主式教学法等。根据教学条件和技术手段不同，可划分为语言为主的讲授法、讨论法；采用直观教具或现场的实验法、参观法、临床见习法；以及运用现代教育技术或手段的模拟教学法、远程网络教学法等。下面就全科医学教育中常用的教学方法进行介绍。

（一）讲授法

1. 何谓讲授法 讲授法（lecture-based learning，LBL）是指教师以口头语言的方式向学生传授知识的方法。在此教学活动中，教师是主体，通过系统讲授和分析，促使学生理解和掌握教材内容；学生是知识信息的接受者，以听讲的方式学习教材内容。在医学教学领域，讲授法广泛应用于医学院校的课堂、各种专题讲座或研讨会，其他教学方法往往需要与讲授法结合运用。

2. 教学组织和实施

（1）编写教案：教案是教师根据教学大纲和课程计划进度，在课前为教学进行准备而编写的教学实施方案，体现了教师的教学思路、逻辑性、临床教学经验和水平。

教案内容通常包括基本信息，如课程名称、授课题目、学时、教师姓名、职称、学生班级、授课时间；教学目的；教学内容，包括教学重点和教学难点；拟采用的教学方法和教学手段；教学进程中的时间分配；介绍学科进展和参考资料；课堂提问、课后思考题等。

在教案编写中，建议每个教案以一次课堂教学为基本单元，通常以1~4个学时的时间分配较为合理。此外，按照因材施教的原则，针对不同授课对象，教案中要体现不同的难易程度、重点、难点，采用不同的教学方法和教学手段。

（2）组织备课：为了保证教学质量，教师应根据授课内容、教学对象和教案，设计制作课件，并按照教案进行详细周全的备课。备课形式包括个人备课、集体备课和联合备课。在备课过程中，应进行试讲，组织相关专家和骨干教师听课，对授课内容、教学方法、教学手段、授课技巧、教学课件等方面进行把关，提出修改意见。

（3）授课技巧：在授课过程中，授课技巧是决定授课成败的重要条件之一。语言清晰，语调生动，恰当运用肢体语言；时间分配讲究科学性，分清主次，把握重点，切忌“草率收兵”或“随意拖堂”；巧妙利用临床实例，活跃课堂气氛，增加学生兴趣，加深记忆；通过课堂提问，启发学生积极思维，鼓励讨论和互动，避免填鸭式教学；成功的授课小结不仅可以对教学内容起到梳理概括和提炼升华的作用，而且能延伸拓展课堂教学内容，使学生保持旺盛的求知欲望和浓厚的学习兴趣。

3. 优点和局限性

（1）优点：能在相对短的时间内向众多的学生传授全面系统、条理清晰的知识，具有简捷高效的特点；以教师为主导，具有良好的组织性，教师对教学过程的可控性较强；对教学手段或条件的要求较低，所使用的物质资源和人力资源较少，便于广泛运用；是各种教学方法的基础，几乎所有的教学方法都会用到讲授的形式。

（2）局限性：以教师为中心、学生被动接受的教学方法，抑制了学生的主动性和创造性，相对单调枯燥，学生容易疲劳，记忆效果差，且易使学生产生依赖心理和期待心理，不利于其独立思考和解决问题能力的培养。

（二）案例教学法

1. 何谓案例教学法　案例教学法即以案例为基础的学习（case-based learning，CBL），起源于美国哈佛大学法学院，后经哈佛大学商学院的推广和完善，被广泛应用于医学、经济学、管理学、法学等实践性、应用性较强的学科。

在医学教育中，CBL 是一种以典型病例为核心、以学生为主体、以教师为主导，同时注重病例相关知识的联系和临床诊疗思维能力培养的讨论式教学方法。它是一种启发式教学，教师通过真实或接近真实的病例，给学生生动的情景，引导学生主动思考、讨论和质疑，积极参与教学中，改变了教师"独角戏"角色，有助于提高教学效果并培养学生自主学习能力。

2. 教学组织和实施

（1）教学计划：进行 CBL 首先要有明确的教学计划，即特定的教学对象、明确的教学目的、期望达到的教学效果和对教学过程的整体设计及控制。

通常情况下，案例教学的对象应当已经具备了基本理论知识和一定的实践经验。其教学目的不是单向的传授知识，而是通过动员学生的参与热情，引发学生从自身实践经验和能力出发，展开积极讨论，从而培养学生的临床思维能力、沟通能力和协作精神。教学计划要充分考虑学生的能力和需求。

（2）案例设计：好的案例是成功实施案例教学的前提。医学案例来源于日常的临床实践，需要教师在临床工作中善于识别、捕捉好的临床病例，并在此基础上给予必要、充分的设计，使得案例既真实清晰，又与教学目的相契合。

美国尼亚加拉大学的 Cliff 等报道了在人体解剖学和生理学教学中开展案例教学的经验，认为成功的案例应具备四个特点：①具有明确的教学目标；②案例必须简洁，但内容丰富；③依据案例提出的问题恰当，并具有教学意义；④案例所包含的知识点学生可容易地获得。

（3）教学实施

1）案例备课：对于课堂上使用的案例，教师要事先熟习，做好备课工作，计划好如何开始和推进讨论进程，注意案例的情节演变，在案例的关键点布置一定的问题以便引导或提示。对讨论中可能出现的问题应有充分的估计，并拟订好对策。如要掌握课堂讨论的进度，控制好每一个单元的时间并及时做出提示；有时需要以提问的方式做出简要的归纳或小结；有时则要及时打断不必要的冗长的阐述，这些都要在备课阶段做好准备。

2）案例预习：案例教学中的一个重要环节是要求全体学生事先进行案例预习，没有事先预习的案例无法进行讨论。教师在案例教学开始之前应明确要求学生认真阅读案例，指导学生预习重要知识点和循证医学证据，训练学生善于抓住案例的主要内容（或问题），鼓励学生自由分组，通过查阅教科书及相关资料来准备案例，相互协作共享所获得的各种信息和知识。因此，最好有一本适用于学生的指导手册。

3）教学环境：实施案例教学的人数不宜过多，人数太多会影响讨论的效果；教学过程中充分借助多媒体技术，制作多媒体课件；教师和学生最好站在同一个平台且能在教室内自由移动，以消除隔膜。小组式教学是实施 CBL 教学模式的重要前提，通常以 6~8 人为宜，设组长一名。分组讨论应由组长协调组织，充分发挥各个讨论组的积极性，讨论结束后应及时安排各组展示或报告小组讨论的情况，并简要评述。

4）课堂教学：案例教学的本质在于通过学生之间的讨论将真实世界的病例引入课堂，在有限的时间、有限的空间内，利用有限的信息，梳理关键知识点的逻辑关系，解读指南提供的循证医学证据，推演临床诊疗思路。其中讨论是该教学法的主要形式，也是核心所在，应尽可能让所有学生充分地参与讨论，进行脑力激荡。

基本实施步骤如下：①简要介绍案例的主要内容和主要事件，教师或学生均可；②组织学生展开讨论、陈述观点，学生之间有不同意见时，教师要善于启发引导，鼓励进行有理有据的辩论和阐述；③充分讨论后，由组长组织、归纳观点和意见，提出初步结论，并结合案例系统讲解该疾病的病理生理、症状体征、诊断防治、健康教育等内容。对学生仍有疑惑且具有代表性的问题，由教师加以解释、修正、补充，将理论知识融入案例分析中，培养学生的全科临床思维；④讨论结束时，教师对讨论内容进行归纳总结。对案例中的主要问题进行强调，加深学生对知识点的把握。同时教师还要特别提出，通过案例分析讨论，学生应获得什么样的经验，并安排课后复习内容。

3. 优点和局限性

（1）优点：对学生而言，案例教学有利于提高学生自我学习能力，培养全科临床思维和团队协作精神。学生通过发挥学习的主观能动性，激发出学习热情和兴趣，提高自我学习能力，使得学生在学习中思考，在思考中获得知识，有利于培养终身学习的能力。此外，案例教学将枯燥的理论知识与生动的临床实例结合，培养学生发散思维和横向思维，促进了临床思维的形成。通过学生与学生、学生与教师间的交流与讨论，提高了学生的沟通表达能力及团队合作能力，增进了学生间和师生间的了解与互信。

对教师而言，有利于提高教师的整体水平。教师在搜集、整理、编写案例时，需要对案例中所涉及的相关知识准确掌握；在课堂教学过程中，教师必须抓住时机，组织协调；此外，教师还要有较强的综合能力，在案例分析讨论结束后进行总结和点评。

（2）局限性：案例教学也存在一定的局限性。实际操作过程可能面临如下困难：①时间问题，对教师而言，临床带教师资是医院医疗活动的主体，日常临床工作繁重，而该教学模式需要花费大量时间去备课，由此产生了医疗与教学在时间上的矛盾。对学生而言，在原本繁重的课业上，需要花费较多的时间去查找资料、相互沟通，会造成一定的负担。②师资问题，案例教学对教师的要求较高，需要基础扎实、知识面宽、思维活跃、课堂组织和控制能力强的师资以保证教学效果和质量。③专业特殊性，对于教学中的很多基础知识，如果不恰当地使用案例教学法可能会浪费时间，把需要掌握的知识点肢解，达不到教学系统化的基本要求。

（三）基于问题的学习

1. 何谓基于问题的学习　基于问题的学习（problem-based learning，PBL）是一种以学生为中心的教学法。由美国神经病学教授 Howard S. Barrows 在加拿大的麦克马斯特大学首创，在医学教育领域备受关注，并获得了良好的教学效果。

与传统教学模式以教师为中心、以授课为基础的教学方法不同，PBL 的核心是采用基础学科和临床实践结合的教学方法，以学生为中心、多学科融合的教学模式。在临床医学中，PBL 是以病例为先导、以问题为基础、以学生为主体、以教师为导向的启发式教育，其精髓在于发挥问题对学习过程的指导作用，调动学生的主动性和积极性。

2. PBL 和 CBL 的异同点　两者的相同点在于，均需要选择案例，由学生进行讨论式学习。区别则在于，PBL 以问题作为学习的起点，问题被设计在案例中，学生通过解读案例中的重要信息，发现问题，提出假设，围绕问题的解决进行讨论式学习，教师仅作为引导者。而在案例教学中，教师给予真实案例，设计问题，让学生在真实、完整和代表性的场景中进行模拟和思考，帮助学生建立正确的知识体系和基于专业知识的思考模式，教师更具有主导性。PBL 的教学效果受到学生自身理论水平的影响较大；而案例教学法可以单独或联合讲授法教学，实施过程中教师的作用更大，同一案例可根据授课对象理论水平和培养目标而灵活掌握。

3. 教学组织和实施

（1）准备教案

1）确定主题：每个 PBL 案例都需要有一个明确的主题，在撰写 PBL 案例之前首先要确定主题，之后围绕此主题展开。主题要根据教学大纲、教学对象的层次、教学目的来设定。对于不同学习阶段的全科学生，可以设定不同的主题，调整案例的复杂程度。

2）教案撰写：PBL 教案内容要符合相应课程内容的整体教学目标，体现基础医学、临床医学、预防医学、医学人文精神、心理学、伦理学、循证医学等多学科的交叉融合。PBL 案例的撰写不仅要强调临床问题的解决，更要注重基础问题的探讨及人文知识的渗透。

撰写过程中应注意以下事项：①PBL 教案应由接受过 PBL 系统培训的专业人员撰写，撰写小组应尽量包含涉及的主要学科专家。撰写案例前,小组的所有成员应集中到场进行讨论。撰写时应针对不同学习阶段,合理分配基础、临床的问题和知识点以达到课程目标。②PBL 教案基于真实病例,要有完整的临床资料,其病史经过、检查数据、诊治结果和人文议题都应符合医学逻辑,具备合理性及专业性。同时,案例中的措辞、语句应通俗易懂,假以故事情节,激发学生兴趣,引导学生广泛思考、主动查证,激发学习内在动力和自主学习热情。③PBL 教案编写应采用逐步披露的书写方式,按照学习目标编写剧情并加以分幕,根据各幕需要讨论的内容量合理断开。④PBL 教案需要包含教师手册,内容包括教案摘要、关键字、学习目标、指导教师指南及注意事项、时间分配、提示问题、教师参考资料、参考文献等内容。因为在 PBL 教学过程中,教师可以是非专业人员,不要求其有深厚的专业知识背景,但在引导学生进行讨论时需要有由专业人员撰写的教师手册来协助其顺利完成 PBL 讨论。教师手册应将每一幕学习所涉及的专业基础知识罗列出来,供指导教师使用。

3)教案审核:科学的审核体系是确保案例能充分发挥作用的关键。应组织各学科专家、PBL 专家针对案例的专业内容、教学目标及格式进行审核后反馈给案例撰写者,撰写者根据审核意见进行修改。在正式使用前,还可小范围试用,根据带教师资和学生的反馈意见,对案例进一步修改,完善定稿。

(2)教学实施

1)场地及设备:PBL 教室面积无需过大,但需配备白板、投影仪、电脑等基本多媒体教学设备。教学单位应配有图书馆以及互联网等资源以方便学生搜集数据。

2)教学分组:PBL 分组一般由 8~10 名学生组成,设 1 名组长,负责主导讨论。小组成员需全程参与小组学习,主动搜集、整理数据并参与讨论。每个小组配备一名教师,主要作用为引导并启发学生提出问题和假设、逻辑推理、整理和解决问题。

3)实施流程:对首次接触 PBL 的学生,教师应首先告知学生什么是 PBL、学生的职责、如何积极参与 PBL。讲义应提前一周公布并要求学生预习。PBL 的过程是以学生为中心,教师负责提出一个临床医学个案资料,但不提供答案。学生自行发现问题,设定目标、自我学习,教师指导时间较少,学生准备时间多。通常一个教案分成 2~3 阶段施行,每次 2~3 小时。以实施 3 次指导课的 PBL 课程为例,建议流程如图 2-1-1。

在整个教学过程中,指导教师只作为旁观者、监督者和评估者,而不主动提供知识的咨询,学生对于问题的疑惑不应期待指导教师给予实时解答,应自行搜集资料、互相讨论并取得共识。指导教师应避免直接传授知识和评论资料的正确性与价值性;要注意观察小组成员互动,引发讨论;引导讨论的进程,确保小组能在规定时间内完成讨论,且每个主要学习目标均能被讨论到;在课程结束后对 PBL 教学活动进行评价。

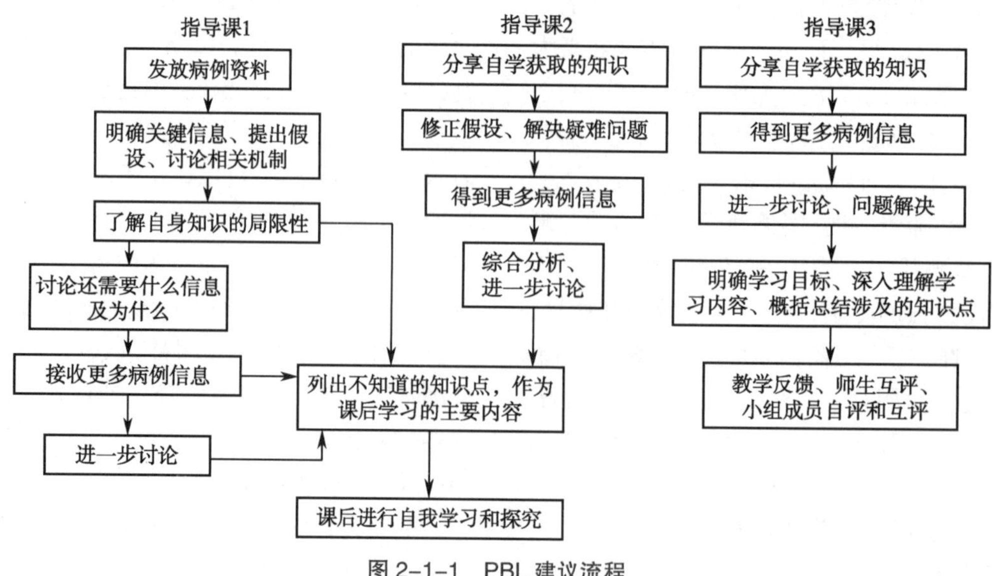

图 2-1-1 PBL 建议流程

4）评价：教学后的评价对学生的学习起到不容忽视的导向作用，有助于促进学生的学习。PBL 评价角度应多元化，包括师生互评、小组成员自评和互评、学生对案例的评价等。对学生评价的重点不在于其获取了多少知识，而应侧重于学习态度和职业素养、分析解决问题能力、临床推理和决断能力、自我导向的学习能力和沟通协作能力等方面的评价。

4. 优点和局限性

（1）优点：PBL 打破了传统的以不同学科为基础的科目性教学，模糊各学科界限，突出相关学科的横向联系。其优点包括：①真实性，PBL 案例是在现实生活或临床实践中能够看到或者遇到的案例。②知识点广泛，PBL 案例涵盖多学科和领域的知识，不仅仅是医学方面的知识，还涉及心理学、伦理学等方面的知识。将 PBL 引入全科医学教育中，以常见健康问题为切入点，促进学生知识的整合、纳新，更好地体现了全科医疗的生物 - 心理 - 社会模式。③通过 PBL，学生发现问题，与小组成员沟通、协作，共同解决问题，培养了团队协作能力和终身学习能力。

（2）局限性：一方面，PBL 案例要求高，编写成本高，需要投入大量的人力、物力进行案例的编写，往往存在案例数量有限，不能满足及时更新的需要。另一方面，担任 PBL 教师需要经过专业培训，具备 PBL 导师资格，教师数量和质量对教学效果影响较大。

（四）床旁教学法

1. 何谓床旁教学法 床旁教学法（bedside teaching）是在真实病例的床边开展的教学活动。床旁教学法在医学教学领域广泛采用，是训练医学生从书本理论知识过渡到临床实践的必经阶段，也是提高低年资住院医生临床能力的重要方法。床旁教学中的教材即病房或门诊中的真实病例。

2. 教学组织和实施 床旁教学以小组形式进行，包括 1 位教师和 2~5 名学生，学生人数不宜超过 10 人，人数过多会影响教学效果，也会对患者造成压力。床旁教学过程可分为教学前准备、临床教学、总结和讨论三个阶段。

（1）教学前准备：为了使床旁教学能顺利达到预期教学目标，在教学前要做好准备工作。①教师根据教学内容、课程进展选择合适的临床病例；②向患者和家属说明教学目的和大致过程，取得其知情同意；③预先告知学生病例，提醒学生做好预习准备工作；④接触患者前，向学生简要介绍患者的背景资料，告知其医患交流中的基本注意事项。

（2）临床教学：临床教学主要是通过让学生接触到经过挑选的典型病例，巩固临床知识，提高临床技能和诊疗能力。教学内容包括床旁病史采集、体格检查或临床操作。在带教初涉临床的见习和实习医学生时，可采用带教老师示范的演示模式；在对临床实习或低年资住院医师的培训中，可采用学生实施、教师在旁指导的模式；在对已有一定临床经验的低年资住院医生的培训或考核中，可采用学生独立完成、教师在旁观察的模式；而对已具备执业资格的住院医生，可采用学生独自进行医疗活动，然后向带教老师汇报的模式。

（3）总结讨论：学生向带教老师总结汇报患者的病史特点、体检结果或临床操作的情况，根据所获得的病案资料，做出诊断和鉴别诊断，制订临床诊疗计划。随后围绕临床教学中的某一个或数个问题展开讨论。鼓励小组每个成员阐述自己的观点，学生可互评或自评。同时教师应在讨论中肯定学生的优点，指出学生的不足之处，纠正错误，强化正确知识点。最后，教师要对本次的床旁教学情况进行总结，以帮助学生改进。

（4）床旁教学的注意事项：床旁教学应由经验丰富的临床医生担任带教老师，其经验有助于正确、及时地判断患者的情况及学生的理解程度，培养和提高学生的临床实践能力。教学中遵循基础理论与临床实际相结合的原则，具体病例具体分析，切忌生搬硬套、刻板教条。床旁教学关注的是患者，而不是单纯的疾病，教师应重视对学生医患沟通和人文关怀能力的培养。

3. 优点和局限性

（1）优点：利用真实病例激发学生发现问题、分析问题和解决问题，培养学生的临床思维能力和临床诊疗能力；能够为学生提供练习医患沟通的机会；可以规范学生的专业行为，形成正确的医德观念。

（2）局限性：选择有代表性的可供教学的病例较难，尤其是一些罕见病、季节性的传染病等；

对教师要求较高,可选择范围较窄,一位合格的床旁教学带教老师不仅要具备扎实的医学理论基础、丰富的临床经验,一定的教学经历,还要擅长医患间的沟通,能随机应变地处理床旁教学时可能遇到的各种情况;在临床真实的环境中,学生可能会因为陌生、缺乏经验、紧张而导致表现不佳,影响其自信心,教师应多给予鼓励和肯定。

(五)角色扮演法

1. 何谓角色扮演法 角色扮演法(role playing method)是一种情境模拟教学,由学生扮演医生和患者,按照预先设计的脚本表演临床接诊的过程。角色扮演法具有高度的灵活性,可在培训情景下给予受训者角色实践的机会,使受训者在真实的模拟情景中,体验某种行为的具体实践活动,包括沟通、冲突、合作训练等,适用于医患沟通能力、临床技能和管理能力的培训,帮助学生了解自己,增加实践训练,提高综合能力,建立正确态度和行为。

2. 教学组织和实施

(1)课前设计:采用角色扮演法进行实践学习,需要教师和学生共同准备。

教师方面,需要根据此次的带教内容准备相应的病例,整理知识点,设计角色扮演的脚本和评估反馈表。脚本须依照教学目标、教学内容和教学进程设计,如选择哪些内容进行角色扮演教学,设置哪些医患沟通的障碍,如何调动学生的积极性等。此外,脚本要给表演者以指导说明,包括具体角色、表演方式和表演时间等。

学生方面,作为教学实践活动的知识受体,实践前的理论学习十分必要。在角色扮演教学法开始前,需要求学生对教材上的理论知识进行学习和掌握,仔细阅读脚本、体会角色。

(2)角色扮演:角色扮演通常需要两个学生,分别扮演医、患角色,其余的学生和教师则作为观众现场旁听。以问诊的角色扮演为例,扮演患者的学生根据教师事先准备的病史资料以及事先设定的情况,如患者激动、不理解、不合作、敌视等情绪模拟相应情境;医生扮演者预先不知患者扮演者所扮演的具体疾病,在面对患者“不合作”“敌意”等情绪时,除了采集症状的全面信息,还要积极思考并解决患者的种种情绪“难题”,通过观察患者、安慰患者、消除患者的顾虑,取得患者的信任并建立良好的医患关系。通常扮演时间5~10分钟。

(3)评价总结:表演结束后,观众根据预设的标准填写评估反馈表。由教师组织针对角色扮演过程中学生表现出的知识、技能、态度和行为进行讨论,表扬可取之处,指出错漏点。最后,由教师对教学活动做总结,强调所学的内容,澄清关键的问题,并对不足之处提出建设性的指导意见。

3. 优点和局限性

(1)优点:模拟的临床环境有利于学生尽快地适应临床学习和工作;现场模拟表演生动有趣,有助于提高学生的学习兴趣和积极性,锻炼学生的临床思维能力和掌握临床基本技能;有助于训练学生在医疗咨询、健康宣教、病情告知等医疗面谈方面的技巧,培养人际交流和医患沟通的技能。

(2)局限性:角色扮演是一种借助表演手段的特殊教学方法,并不是每个学生都可以在观众面前表现自如;角色扮演教学法需要有周密的计划和准备,否则可能会成为一场无组织的混乱活动,无法实现预期的教学目标。

(六)医学模拟教学法

1. 何谓医学模拟教学法 医学模拟教学法(simulation based medical education,SBME)是指以高科技为基础,以模拟临床实际情况为前提,以实践教学、情境教学和一体化教学为特征,让学生获取医学知识,掌握临床技能的一种医学教学方法。其本质是使学生置身于一个模拟真实的环境中,学习医学知识和特定技能,以实现更为科学化、人性化培养学生实践能力的目的。该方法被广泛应用于医学基础理论知识学习、案例学习、各种临床操作、临床技能及医患交流技能的培养等方面。

医学模拟教学涵盖的内容非常宽泛,根据Beaubien和Baker的分类理论及标准可将模拟教学工具分为六个层级:

层级0:书面模拟,包含书面案例、图像信息等。传递模式以学生为主导,多用于疾病诊断及患者管理。

层级1:三维模型,如基础解剖模型、低真实度模拟工具或局部功能模拟工具等。传递模式以学生或教师为主导,用于论证与实践技能。

层级2:基于屏幕的模拟器、计算机模拟,模拟软件、录影带、DVD 或虚拟现实（virtual reality，VR）和外科模拟器等。传递模式以学生或教师为主导，多用于提升认知能力、临床管理和人际沟通技巧等。

层级 3：标准化患者（standard patient，SP）、真实或模拟的患者（经过训练的演员）、角色扮演。传递模式以学生或教师为主导，用途在层级 2 的基础上加入患者体格检查、诊断等。

层级 4：中度真实的编程模拟人，由计算机控制，具有和真人同样身体大小，不完全交互，可编程。传递模式更适合教师主导，用途在层级 3 的基础上加入程序性技能、全方位模拟训练，可用于示范。

层级 5：交互式模拟人或者计算机控制、模型驱动的高真实模拟平台。传递模式更适合学生主导，用途同层级 4。

2. 教学组织和实施　模拟教学的教学效果与模拟场景的设置、模拟工具的选择及教师的引导密切相关，一般按以下步骤进行。

（1）授课前准备

1）建立模拟教学中心：包括教学空间、模拟设备、教学人员及辅助支持人员，费用颇为昂贵。

2）场景设置：需根据教学内容，并兼顾教学中心的实际配备。对每一个场景的设置，教学人员均要作好事先的讨论和演练，以便及时发现并纠正问题。在确定模拟训练工具时需注意其适用范围和使用方法，以及可能产生的不利影响。

3）教师培训：教师需接受培训以熟悉教学流程和各种模型、模拟系统的操作规程，如有可能，最好能参与模拟场景的设置与演练。

4）学生准备：教师在授课前需将课程内容告知学生，让学生做好准备，如复习教材、查阅相关文献等。

5）分组：模拟教学一般按小组的形式进行，分组时除需注意学生的知识能力水平、意愿、性别等的均衡性，还需兼顾模拟设备的容纳性，通常每小组以 3~4 人为宜。

（2）教学实施：通常，在模拟教学课的初始时段，教师先集中进行短时间授课，说明课程目标即通过模拟训练需要掌握的知识点或技能、技巧，介绍模拟内容、注意事项等。然后分组模拟训练，等待组可通过单向玻璃或多媒体观察模拟过程。在教学过程中，教师可以安排学生进行适当的讨论。

教师根据教学内容确定模拟训练层级并选择相应的模拟工具。较低层级（0 级、1 级）的基础理论知识或技能学习可以课堂教学的方式进行，而一些高层级的技能训练则需在临床技能中心完成。同时针对学生的能力设定不同程度的训练。一般首先涉及模拟技术 0~2 层级，当学生掌握相关知识与技能需要较高级的认知和实践技能时便进入到 3 级以上，即使用模拟患者（包括仿真模拟人、标准化患者等）。

明确每次模拟教学中教师、学生各自的角色，即以谁为主导。当采用以教师主导的模式时，教师可以为学生做讲解、示范，帮助建立正确的知识框架；而学生主导时，则应由学生自己做出判断并解决问题，教师的职责是观察学生的行为和反应，适时指导并纠正错误。

（3）总结：模拟训练结束时，可由各小组讨论后进行汇报，并由教师针对模拟过程中学生存在的问题进行分析、总结，建立有效的反馈机制。

3. 优点和局限性

（1）优点

1）时间方便性：可随时通过模拟情景的设计开展有针对性的教学活动。

2）可调节性：根据教学目的，教学组织者通过预设模拟情景或病例，为受教对象设置不同难度、分阶段的医学知识和技能训练项目，根据受训者学习现状和需要，有针对性地、个性化地设计教学。

3）安全性与隐私保护：利用多种模拟系统，让学生进行反复操作练习，尤其是侵入性操作，在没有任何风险的同时也保证了患者的隐私权，学生操作熟练、规范并通过考核后再在真实患者身上进行操作，符合伦理要求，能够保护患者的权利，减少医疗差错及医疗事故。

4）可重复性和允许出错：模拟教学的训练不仅不会对患者造成不良后果，反而可以通过这些错误，吸取教训，改善和提升自己的能力，通过在模拟系统上反复练习，达到熟练掌握、避免错误的目的。

5）不常见或罕见病例学习：模拟医学教学能为医学生提供大量临床少见的病例，通过场景训练和与教师进行讨论，丰富他们自己处理临床问题的经验。

6）记录和回放：通过各种方式记录学生的训练过程，包括录音、摄像或者系统自带装置等，训练完成后学生和教师可以观看记录，进行讨论和评价，这将有利于发现优点和失误，从而大大提高对患者治疗和诊断决策的准确性。

7）训练团队协作能力：设计复杂、综合的模拟教学，也必然要求学生通过与小组成员的合作，共同完成医学模拟训练，对团队协作的要求必然融入其中，并使学生受益。

8）标准化患者教学和角色扮演：有利于树立正确的临床医疗态度、规范医疗行为。

9）提高学生兴趣和积极性：快速提升其动手能力，有助于培养临床思维能力，帮助医学生构建完整的知识体系。

（2）局限性

1）模拟人等设备需要投入大量资金。

2）开发模拟医学教学案例专业性强，成本高。

3）模拟教学提供了一个相对安全的操作环境，在训练过程中会使学生和教师放松警惕，如教师不进行监督、及时纠正错误、调整训练，会使学生的安全意识下降，给临床实践留下隐患。

全科医生在临床工作中往往面临多种健康问题，既需要扎实的理论基础，更需要丰富的临床经验。在医学教学中，可根据教学目的和内容，将多种教学方法融合运用，以达到“重能力、重实践、重技能”的综合素质培养目标，也适应当前以学生为中心、以提高自我学习能力为目标的医学教育要求。

四、全科医学教育中常用的教学评价方法

教学评价是指按照一定的教学目标，运用科学合理并可行的评价方法，对教学过程和教学效果给予价值上的判断，并为改进教学、提高教学质量提供可靠的信息和依据。

21世纪“核心能力（core competence）导向”的医学人才培养目标要求医学教育在课程模式、课程主题、学习环境以及教学方法等方面都围绕医学人才的能力目标进行设置。同时，针对医学人才知识、技能、态度和职业素养的全面的评价方法也在不断地发展和成熟。评价方法与评价内容越来越从评价教学对象对理论知识的掌握为主，向评价教学对象将知识转化为运用的能力、特别是评价教学对象的临床实践技能为主。

（一）教学评价的分类

教学评价从不同的角度有不同的分类方法。从评价对象的角度，可分为课程评价、教师评价、学生评价和教学管理评价；从评价形式的角度，可分为侧重评价知识掌握程度的理论笔试评价和侧重评价能力的表现性评价，前者包括了多项选择题、填空题、简答题、临床情景题、论述题或改进型论述题等，后者则包括了小型临床演练评量、操作技能直接观察评估、客观结构化临床考试等；从评价目的的角度，则可分为以促进教学对象自我改进和完善为目的的形成性评价（formative assessment）和以区分等级为目的的终结性评价（summative assessment），前者如档案袋或电子档案袋、360°评估、小型临床演练评量、操作技能直接观察评估等用于教学培训过程中的评价，后者如客观结构化临床考试等与获得特定资质相关、在培训结束时进行的评价（表2-1-1）。

（二）常用的教学评价方法

在医学教育评价领域，对教学对象的学业成绩评价是其中的重要环节。学业成绩评价是以教学目标为依据，运用恰当的、有效的工具和途径，系统地搜集学生在各学科教学和自学的影响下，其认知、行为上的变化信息和证据，并对学生的知识和能力水平进行价值判断的过程。学业成绩评价对教师、教学对象双方都是教学效果的直接反映，不仅与教学对象的学业成长相关，更对教师教学具有很大的指导作用。随着现代医学教育的变化与要求，学业成绩评价特别是针对全科医生的学业成绩评价，评价的目标、内容、方法、途径等都产生了新的变化。

1. 笔试评价

（1）多项选择题（multiple-choice questions，MCQs）：主要用于考核学生的医学基本理论和知识。多项选择题考试的特征为有固定正确答案、阅卷效率高、评分客观。由于使用相对简单，覆盖核心知识范围较广，考试成本较低，因此便于在大规模的标准化考试中实施。

表 2-1-1　形成性评价与终结性评价的区别

评价方法	形成性评价	终结性评价
概念	是指在教学过程中为了解学生的学习情况，及时发现教和学中的问题而进行的评价	是指在教学活动结束后为判断其效果而进行的评价
评价目的	促进教学对象自我改进和完善	判断等级、选优
评价时间	培训过程中	培训结束时
评价者	教师、同行、患者等	多为教师及教学管理者
评价形式	多为小型临床演练评量、操作技能直接观察评估、档案袋或电子档案袋、学习记录、日常评价、360°评估等	多为客观结构化临床考试
评价影响	主观性	客观性
对结果的概括程度	分析性	综合性

（2）论述题（essay questions）及改进型论述题（modified essay questions，MEQ）：用于评价学生对某些知识的掌握以及运用能力。其特征是应试者根据自己的理解与知识回忆程度，组织语言、文字进行回答。改进型论述题是论述题的特殊形式，通常由一个病例及其引出的系列问题组成，较论述题能更好地评价学生对知识的运用。目前论述题或改进型论述题已多为出科考核或客观结构化临床考试中的病例分析口试取代。

上述两种笔试评价方法的局限性在于，均无法测量学生的动手操作和临床思维能力。

2. 小型临床演练评量

（1）何谓小型临床演练评量：小型临床演练评量（mini-clinical evaluation exercise，mini-CEX）是一种集教学与考核为一体的新型临床技能培训方式，它通过直接观察和评估学生的知识、技能、态度，来帮助其在临床实践中提高综合能力，是一种形成性评价方式。

（2）评分表构成：mini-CEX 评分表包括三部分。

1）第一部分基本信息：包括考核时间、地点、受试对象年资、患者诊断、病情复杂程度、初诊或复诊、本次考核重点等。

2）第二部分评分项目：包括病史询问、体格检查、人文关怀、临床判断、卫教咨询、组织效能及整体表现共 7 项。分别包含以下具体内容：①病史询问，称呼患者，自我介绍，鼓励患者叙述病史，适当的提问及引导以获得正确及足够的信息，对患者的情绪及肢体语言能有适当的回应等；②体格检查，体检前后需洗手，告知患者检查目的及范围，注意检查场所隐秘性，根据病情进行全面而有重点的检查，手法和顺序正确，适当且谨慎处理患者的不适等；③人文关怀，表现尊重及关心，建立良好关系及互相信赖，能注意并处理患者是否舒适，尊重患者隐私，适当满足患者寻求相关信息的需求；④临床判断，能归纳病史及体检资料，能判读相关检查结果，具备鉴别诊断的能力，临床判断合理及具有逻辑性，能判断治疗的益处，风险与费用；⑤卫教咨询，解释检查和治疗的理由，解释检查结果和临床的相关性，进行相关治疗的卫教和咨询；⑥组织效能，能按合理顺序处理，及时且适时、历练而简洁；⑦整体表现，根据学生在整个考核过程中的综合表现进行评分。每个项目均采用三等级 9 分制评分法，1~3 分为有待加强；4~6 分为合格；7~9 分为优良。

3）第三部分反馈：包括记录观察和反馈用时、教师和学生对考核满意度、具体建议等（表 2-1-2）。

（3）实施步骤：mini-CEX 由一位临床教师、一位学生和一位患者，选择适当的时间和地点，进行 15~20 分钟的重点式诊疗行为。临床教师在直接观察学生诊疗过程后，给予评分和 5~10 分钟的反馈。反馈是帮助学生改正和提高的有效途径。建议在安静私密环境中进行，避免学生尴尬。教师可先征询学生的自我评价，随后采用“三明治”方法进行反馈，即肯定优点、指出不足之处和提出改进的具体建议。实施 mini-CEX 应注意需征得患者同意，评估中尽量不打断学生的诊疗过程，必要时由教师再诊疗一遍。通常建议 mini-CEX 每 2~4 周进行一次，可安排在各科室轮转中期，以便及时发现问题并改进。

表 2-1-2 mini-CEX 评价表

小型临床演练评量（mini-CEX）

评价日期： 年 月 日 评价场所：

学生姓名：________ 学生年资：________

教师姓名：________ 教师职称：________

患者资料：姓名：_______年龄：___性别：_门诊 / 住院号：_____

患者主要诊断：____________ □新患者 □复诊患者

考核重点：□病史采集 □诊断 □治疗 □宣教 □其他 ____________

病例复杂度：□低度 □中度 □高度

考核项目		有待加强			合格			优良		
		1	2	3	4	5	6	7	8	9
1	病史询问（□未观察）									
2	体格检查（□未观察）									
3	人文关怀（□未观察）									
4	临床判断（□未观察）									
5	卫教咨询（□未观察）									
6	组织效能（□未观察）									
7	整体表现（□未观察）									

观察时间： 分钟 反馈时间： 分钟

住院医师满意度：低 1 2 3 4 5 6 7 8 9 高

教师满意度：低 1 2 3 4 5 6 7 8 9 高

教师评语：

学生签名：________ 教师签名：________

（4）优点和局限性

1）mini-CEX 的优点在于，评估项目全面，但每次评估并不要求测试所有项目，而是提倡重点式评估某项或几项临床技能；可行性高，可与临床常规工作同步进行，不会增加额外负担。

2）mini-CEX 的局限性在于，作为一种主观性评估工具，易受教师评分尺度、观察技巧、与学生关系等因素影响，而降低其评分准确性。

3. 操作技能直接观察评估

（1）何谓操作技能直接观察评估：操作技能直接观察评估（direct observation of procedural skills，DOPS）主要用于评估知识转化、应用的能力，与 mini-CEX 相似，也是一种形成性评价方式。

（2）评分表构成：DOPS 评分表包括三部分。

1）第一部分基本信息：与 mini-CEX 相似，包括考核时间、地点、受试对象年资、患者诊断、病情复杂程度、初诊或复诊、评估技能等。各临床科室可以根据自身的学科特点，设定本专业相关的操作技能进行 DOPS。在开展全科临床技能训练过程中，适用于全科医生的 DOPS 项目主要包括：血压测量、清创术、缝合术、留置导尿、留置鼻胃管、心电图检查、血糖仪使用等。

2）第二部分评分项目包括 11 项内容：①对临床操作适应证、相关解剖结构的了解及操作步骤的熟练程度；②能详细告知患者并取得同意书；③执行操作前的准备工作；④适当的止痛或镇定；⑤临床操作技术能力；⑥无菌技术；⑦能视需要寻求协助；⑧执行操作后的相关处置；⑨医患沟通技巧；⑩能顾及患者感受并具有职业素养；⑪临床操作整体表现。每个项目均采用三等级 9 分制评分法，1~3 分为有待加强；4~6 分为合格；7~9 分为优良。

3）第三部分反馈：包括记录观察和反馈用时、教师和学生对考核满意度、具体建议等（表 2-1-3）。

表 2-1-3　DOPS 评价表

操作技能直接观察评估（DOPS）

评价日期：　年　月　日　评价场所：

学生姓名：________　　学生年资：________

教师姓名：________　　教师职称：________

患者资料：姓名：________年龄：____性别：__门诊 / 住院号：______

患者主要诊断：____________　□新患者　　□复诊患者

评估技能：□血压测量　□换药拆线　□导尿管留置　□鼻胃管留置　□心电图检查　□血糖仪使用

　　　　　□胸腔穿刺　□腹腔穿刺　其他：________

技能复杂度：□低度　□中度　□高度

		有待加强			合格			优良		
		1	2	3	4	5	6	7	8	9
1	对临床操作适应证、相关解剖结构的了解及操作步骤的熟练程度									
2	能详细告知患者并取得同意书									
3	执行临床操作前的准备工作									
4	适当的止痛与镇定									
5	临床操作技术能力									
6	无菌技术									
7	能视需要寻求协助									
8	执行临床操作后的相关处置									
9	医患沟通技巧									
10	能顾及患者感受并具有职业素养									
11	临床操作整体表现									

观察时间：　分钟　反馈时间：　分钟

住院医师满意度：低　1　2　3　4　5　6　7　8　9　高

教师满意度：低　1　2　3　4　5　6　7　8　9　高

教师评语：

学生签名：________　　　　教师签名：________

（3）实施步骤：与 mini-CEX 相似，由一位临床教师、一位学生和一位患者，选择适当的时间和地点，由评估人员采用结构式的量表对学生操作技能给予评分，并在结束时给予即时回馈。

（4）优点和局限性：DOPS 的优点在于，其 11 个评分项目中涵盖了医学知识、临床技能、医患沟通、职业素养四大临床能力的评估，较传统考试更侧重综合能力与整体表现的评估。局限性同 mini-CEX。

4. 客观结构化临床考试

（1）何谓客观结构化临床考试：客观结构化临床考试（objective structured clinical examination，OSCE）最早由英国 Dundee 大学的 Harden 教授提出。它是一种将不同考试方法整合在一起、客观测评医学生和住院医师临床能力的考核方法，同时也是一种对知识、技能和态度并重的综合能力评估方法。客观性、结构化和临床范畴是 OSCE 的三大特征：①客观性，即考核中各站点的考核目标明确，得分标准预先制定，考生的表现都被客观地记录在评分表上；②结构化，即各站考核内容和方式经过细致规划，考核某项特定的临床技能，每位考生面临相同临床问题；③临床范畴，即整个考试都是面对模拟的临床场景，使用源自真实临床案例的问题。OSCE 涵盖多种考核目标，可以是反馈性考核，作为教学的一部分，也可以是终结性考核。因此，OSCE 本质上不是一种具体的考核方法，而是提供了一种客观、有序、有组织的考核框架。

由于OSCE将考试从理论知识转向范围更广的临床技能，重视考生与患者的互动，并通过一致的评分标准有效避免评分者主观差异，因此在西方医学教育界得以普遍应用。1990年，加拿大成为第一个将OSCE纳入医师执照考核的国家，2004年，美国将OSCE纳入医师执照考核第二步（临床技能考核）。自2003年起，OSCE逐渐成为我国各大主要医学院校临床专业医学生毕业考试的手段之一。2009年，国家医师执业资格考试中加入OSCE。目前部分省市的住院医师规范化培训结业考试也采用了OSCE的考核方式。OSCE已经成为我国临床医学主流考试手段之一。

（2）OSCE组织和实施

1）成立OSCE项目组，着手规划：对OSCE的总体流程进行规划，包括考试时间、考试目标、考试内容、考试流程、标准设定、考官的招募与培训、标准化患者的招募与培训、场地安排、考务安排、成绩统计方法和反馈方法、预算及考试后总结等。为OSCE项目组各成员分配任务，明确职责。

2）制作考试蓝图，设计考站：OSCE应紧密围绕学生学习阶段，根据具体考核目标（如出科考试或年度考试），兼顾组织工作的整体难度，并结合考生人数有针对性、灵活地设置考站数量及具体考核内容。通常OSCE考站数量为10~20站，考站设置分长站、短站，时间从5分钟到20分钟不等，需考虑考站的配对和关联，合理安排考试顺序，所有考生都要轮转每一个考站。考核内容包括病史询问、体格检查、健康教育、医患沟通、临床操作等。针对全科医师的考核内容还可以包括SOAP病历书写、疾病预防、慢性病管理、康复医疗等。每个考站测试一种临床能力，每种临床能力的测试可以在一个或多个考站进行，在考察临床能力的同时，观察学生的沟通能力及职业素养。

3）制作OSCE案例：内容包括告示牌、标准化患者指引（剧本）、考官指引、考生指引、评分表、标准化患者评分项目。具体内容如下：①告示牌为考生在考站门口所看到的本站说明。站名，即“第×站”，不要以考生需要完成的工作为站名，如“问诊”“体检”等；标注考站的地点，是在门诊、急诊或是病房；简要描述患者的问题和考生的任务；标明本站的测试时间。②标准化患者指引（剧本）须告知SP本站测试的目的；简洁、易懂，避免艰深的医学名词、专业术语；完整描绘剧本中患者的社会文化、家庭及教育背景；剧中患者的年龄、性别、工作、家庭成员，宜有适当的调整空间，便于SP的选择和培训；案例病情描述须包括开场白（主诉）、现病史、既往史、身体检查的表现、神情情绪、态度与立场、SP必问的问题等，但不一定需要写出一问一答式的台词剧本；说明SP需要的“道具”，衣着打扮等。③考官指引内容包括考场须知、站数和考试内容、考间分配图、考生名单、考官的职责和任务、监考细则说明、病例摘要、评分表及评分说明。④考生指引即考场内试题，含考生任务说明。⑤评分表中要符合考试目的和考生任务要求；评分表细项内容须与SP指引剧情相呼应，以便评分者针对细项内容进行评分；得分标准要定义清楚，得分比重适宜；避免评估无法被观察的行为；5~10分钟的考站，评分表的数目约在20项以内，不要太多或太烦琐；设置整体表现评估。⑥标准化患者评分项目。部分站点需要SP也进行评分。这是从患者角度的评分内容，包括进入考间前先敲门、先自我介绍、以我的名字来称呼我、理清我就诊的目的、专注地倾听、给予我足够的思考与回应时间、以简洁易懂的方式解释、表现同理心、向我解释身体检查的过程、先洗手、拉帘以维护我的隐私、向我说明身体检查结果等。

4）案例的预测试和修改：编写完成后的案例及评分标准应由资深临床教学专家进行审核，以保证试题的准确性和评分量表条目及权重的合理性。此外，案例撰写者或考官可指导SP试演后修改案例。在大规模考试前，还可以进行预测试，对案例和评分表进行修改。

5）训练标准化患者：选取相应SP，完成考前就病情模拟、评分要点、评分细则等的统一培训，确保其恒定、逼真地模拟真实患者，并执行患者和评分者角色。训练标准化患者可按照以下步骤实行：让SP事先熟读案例、划下重点、做注释；让SP用自己的语言叙述“自己的故事”；解答SP的疑问；向SP解释、分享真实病例经验；让SP通过问题反复交叉诘问进行练习；对SP的表情、肢体动作给予说明和示范；指导SP进行符合剧本的表演，如生气、不礼貌、急躁、焦虑、抑郁等；指导SP符合剧本的穿着打扮；告知SP其责任和义务，以及正式考试的注意事项。训练SP在面对考生时不主动把所有剧本内容都一股脑地说出来，要等考生询问时才回答，尤其是关键线索；如果考生的问题超出剧本范围，可以回答不知道，但这些回答在每次测试时务必保持一致。

6）考官培训：遴选教学经验丰富的高年资主治医师或以上职称的临床教师作为考官，并准备好备用考官。考官培训中要明确考核总体要求和内容、考核流程、评分细则、标准及考场规则。

7）考场规划：包括考试场地及设施。考站标识应清晰明确，考试区域相对独立，考生单向流动，避免考站间的相互干扰，尤其是问诊、病例分析、沟通能力等与考官语言交流为主的考站应达到与其他考站无干扰；根据考试内容配备适合的临床模拟用具，且不同考组间保持一致，以保证考试公平性。此外，结业考核的OSCE，考生须在其培训基地以外的考点进行考试。

8）举行OSCE：严格按照事先制定的流程实行OSCE。考点主考官对当天考试流程、要求进行说明；考生报到，记录缺考人员的名单；宣读考场规则，介绍考核流程及考站路线；考生抽签；分站实施考核；考官准确填写评分表；考试结束后，考务工作人员回收封存试卷、评分表。

9）督考与反馈：督考人员由临床资深教学专家、各级教学管理部门负责人组成，通过现场督考综合评估各考点考核情况，以进一步提升临床教学水平。督考内容包括具体实施环节，如考站设计、考试内容、考官和学生的表现、考场环境和设施、考试组织等。

OSCE反馈可以是多角度、多元化的反馈。有即时反馈，即在每站考试内容完成后，标准化患者和考官可利用剩余时间与考生进行即时的面对面反馈，就临床知识、操作、思维、沟通等方面进行交流。即时反馈适用于小范围出科或出站的OSCE。也有考后反馈，即为结业考试等终结性考试全部完成后，考生、考官、SP、督考人员、组织人员等对考试过程提出意见和建议。

（3）优点和局限性

1）优点：①公平性，OSCE考站运用严格培训的标准化患者，以相同条件的技能操作模型、相同的病例等使得考生面对同样的临床场景，保证了考试条件的一致性，体现了考试的公平性；②标准的一致性，结构化的考站、考试时间、考核评价量表以及经过培训的、在考站固定的考官保证了评价标准的一致性；③可靠性，考生参加多站考试，使得考核的信度与效度得到保证。

2）局限性：程序较复杂、费用较高以及占用大量人力等。

5. 档案袋

（1）何谓档案袋：档案袋（portfolio）又称为“学习档案包”“成长记录袋”“作品集”等，是20世纪90年代在西方教育界兴起的一种新型的教学评价工具。它是以建构主义和学习者为中心，有意识地将学生的学习成果及有关的证据收集起来，通过合理分析与解释，反映学生在学习和发展过程中的优势与不足，并通过学生自我反思，激励学生取得更好的成就。目前也在国外医学教育领域广泛应用。

（2）构建档案袋步骤

1）明确教学目标：教师最好能和学生一起制定教学目标，了解学生自己希望达到的学习目标，也可以列出一张目标清单，让学生对其中的目标进行排序。

2）让学生了解档案袋：告诉学生档案袋是一种评价工具，向学生介绍档案袋。

3）明确放入档案袋的内容：包括核心内容和可选内容，既要包括最好的成绩记录，也应包括修改的和有问题的原始资料。每一个资料都应注明日期（完成日期、放入日期），以提供成长过程的证据。且对每一资料所反映的问题，都应进行反思：我从中学到了什么？我哪方面做得好？我可以如何改进？还存在哪些问题？档案袋中的材料可以是多种形式的，包括书面材料、音频或视频材料等。

4）提供清楚和详细的指南：说明档案袋中每一份材料如何评价。

5）收集和积累资料：根据建立的目的选择资料，而不是资料的简单堆砌。收集内容广泛，包括了课程学业成绩、临床诊疗记录、操作技能考核、案例讨论表现、病历书写质量、医疗团队合作表现、教师反馈、未来学习计划等，可以说档案袋是记录了学生在某一时期一系列的成长“故事”。

6）对档案袋进行评价：对于档案袋中的每一份材料，教师都应该根据预先设定的目标进行评价，同时也可以采用自我评价和同伴评价的形式，从而客观而形象地反映学生在某方面的优势与不足，以确定未来的学习计划及发展方向。

7）总结和展示：教师应与每一位学生进行个别交谈，谈论学生制作档案袋的过程，并设定下一步学习目标；开一个面向学生的档案袋展示会。

（3）优点和局限性

1）优点：通过建立档案袋，既有助于学生自己及时查阅成绩、学习进程、教师评语和反馈，也有助于教师和教学管理者及时了解教学对象的学习状态，促进学生与教师的交流，分析教学、教师与学生各自存在的问题并加以解决。档案袋还有利于培养教学对象主动学习、自主学习和自我完善的能力，通过促进学生的反思，帮助学生理解培训的目标和内容，批判地学习，在实践中不断进步，最终实现培养目标要求。

2）局限性：往往需要学生和教师付出更多的时间与精力，这对于繁忙的临床医疗和教学工作来说是一种挑战，也是一种困难。此外，档案袋评价的标准化与客观化程度较低，它所带来评价的信度和效度有时难以保证。

6. 360° 评估

（1）何谓360°评估：360°评估（360° global rating），也称360°反馈或多个考评者考核，是指与被考核者在学习工作中有较多接触、对被考核者的表现比较了解的不同方面的人员，从不同的角度对被考核者进行评估，评估完成后根据确定的不同评价者的权重得出一个综合的评价结果。360°的评价者包括来自上级监督者的评价、来自下级的评价、来自同级的评价、来自学习工作环境内部辅助部门的评价、来自学习工作环境外部客户的评价，以及本人的自我评价等。360°评估起初用于企业的绩效考核，近十年来国外开始将其用于住院医师能力的考核，是一种较为公平、客观的考核方式，具有较好的可行性和有效性。

（2）评估实施步骤

1）准备阶段：准备工作相当重要，它决定着评估过程的顺利进行和评估结果的有效性。准备阶段的主要目的是使所有相关人员，包括所有评估者与受评者，以及所有可能接触或利用评估结果的管理人员，正确理解实施360°评估的目的和作用，进而建立起对该评估方法的信任。

360°问卷的形式分为两种，一种是给评价者提供等级量表，让评价者选择相应的分值；另一种是让评价者写出自己的评价意见，即为开放式问题，两者也可以综合采用。

2）评估阶段：组建360°评估队伍。在对全科规范化培训学员的360°评估中，评估者包括住院医生本人、临床和社区基地的带教师资、同级住院医师、见习或实习医生、护士、辅助科室工作人员、患者等。评估应征得受评者的同意，以保证受评者对最终结果的认同和接受。

3）反馈阶段：向受评者提供反馈是一个非常重要的环节。通过来自各方的反馈（包括上级、同级、下级、自己以及患者等），可以让受评者更加全面地了解自己的长处和不足，以帮助其提高能力水平。

（3）优点和局限性

1）优点：对住院医师的评价不仅局限于业务考核，而是从医学知识水平、临床工作能力、学习和工作态度、交流能力、团队精神、医德医风等多个方面进行客观的、全方位的评估，避免了评估的片面性，从而实现全方位督导住院医师的目的。

2）局限性：该评估结果容易受到情感因素的影响，有时易流于形式，且实施过程成本高，使用范围受限制。

以能力为基础的医学教育关注受训者为达到特定的目标而具备的临床技能。因此，在对全科医学受训者进行教学评价时，可依据WONCA提出的六条全科医生核心能力要求，即基层保健管理能力、以患者为中心的照护能力、解决具体临床问题的技能、综合性服务能力、社区为导向的服务能力和全面提供整体服务能力，综合采用多种评价方式进行全面评估，以期改进教学过程，达成全科医生的培训效果。

（三）美国全科医学住院医师 milestones 评价系统

基于岗位胜任力的美国全科医学住院医师milestones评价系统是由美国毕业后教育认证委员会（Accreditation Council for Graduate Medical Education，ACGME）和美国家庭医学委员会

（American Board of Family Medicine，ABFM）联合提倡的用于评价全科医学住院医师培训的评价系统。它为住院医师如何从一名医学生成长为独立行医的全科医生这一能力发展过程提供了评估框架和指导。

美国ACGME评价住院医师的六大核心能力为：患者照护、医学知识、基于系统的实践、基于实践的学习和提高、职业素养及人际交流和沟通技巧。milestones系统评价即以这六大核心能力为一级指标，每个一级指标则下设2~5个二级指标，共22个指标。各指标的能力水平分为五级，分别是为1级：住院医师已经接受过一些全科医学的教育；2级：住院医师正在进步并已达到分阶段目标；3级：住院医师持续进步，并达到大部分分阶段目标；4级：住院医师持续进步，已经达到住院医师培训目标；5级：住院医师已经超越培训目标（只有极少数卓越的住院医师能达到这个水平）。

全科医学milestones评价具体包括以下方面内容。

1. 患者照护（patient care） 该能力要求全科医生在家庭和社区内，应用生物－心理－社会医学模式，坚持以患者为中心，为患者提供可接受的、高质量的、全面的、共情的、持续的和协调的照护。患者照护分为5个二级指标进行评估，包括急性病患者或受伤患者诊治；慢性病患者诊治；与患者、家属和社区合作，通过疾病预防和健康促进，提高健康水平；遵循以患者为中心、兼顾成本效益的前提下，与患者合作解决持续存在的症状、体征或是经过评估和治疗仍然诊断不明确的健康问题；从事专科操作，满足个人、家庭和社区对卫生保健的需求，并了解专科医师如何诊治患者。

2. 医学知识（medical knowledge） 全科医学的实践需要广博的知识，才能满足不同患者群体的卫生保健需求。医学知识分为2个二级指标进行评估，包含从事全科医学所需足够广度和深度的医学知识；在患者照护过程中应用批判性思维技巧。

3. 基于系统的实践（systems-based practice） 对全科医生的有效管理有助于确保卫生保健系统的高价值、高质量和可行性运行。全科医生致力于改善卫生保健系统的宣传，保证最大程度提高患者的健康水平。基于系统的实践分为4个二级指标进行评估，包括提供成本意识的医疗服务；强调患者安全；倡导个人和社区健康；促进团队合作。

4. 基于实践的学习和提高（practice-based learning and improvement） 全科医生必须具备研究和评价患者医疗质量、评估和引用科学证据的能力，并在自我评估和终身学习的基础上，不断改进卫生保健水平。基于实践的学习和提高分为3个二级指标进行评估，包括定位、评估和吸收与患者健康问题有关的科学研究证据；展示自我导向的学习；改进医疗系统。

5. 职业素养（professionalism） 全科医生认为卫生保健要以患者为中心，强调患者的自主权和责任性，并将患者的利益放在首位，满足不同人群的需求。职业化是一个发展过程，要求个人不断学习并遵守职业道德标准。全科医生通过识别和人性化地处理患者、家属、社会、医疗行业的利益冲突，来建立和维持相互信任。职业素养分为4个二级指标进行评估，包括职业化过程；职业行为和责任；人文精神和文化水平；保持情绪、身心健康，并不断地追求个人和职业成长。

6. 人际交流和沟通技巧（communication and interpersonal skills） 全科医生要建立良好的人际关系和沟通技巧，促进相互信任，并致力于与患者、家属、卫生专业人员和公众进行有效的信息交流与合作。沟通分为4个二级指标进行评估，包括与患者和家属建立良好医患关系；与患者、家属和公众进行有效沟通；与医生、其他卫生专业人员和卫生保健团队建立良好的关系并进行有效沟通；利用技术来优化沟通。

美国全科医学住院医师milestones评价系统全方位展示了美国全科医师岗位胜任力培养的要点。采用milestones系统评估每半年住院医师的表现并向ACGME报告，以动态反映每个住院医师的学习成长过程，评估委员会则根据住院医师是否进步作为下一个评估周期的指标。美国milestones系统为全国的住院医师培训项目提供了医生胜任力发展框架和能力评估工具，从而保证培养质量的同质化。

思　考　题

1. 什么是形成性评价？如何在全科医学教学中运用形成性评价？
2. 某校今年拟采用 OSCE 的方式对全科规范化培训学员进行阶段考核，请制定本次 OSCE 的规划蓝图。

（杨　华）

第二节　国内外全科医学教育现状与发展

学习提要

1. 全科医学住院医生培训是培养全科医生的主要途径。国外的全科医学教育起步较早，基本形成了统一、规范的全科医生培养、全科医学继续教育和全科师资认证的全科医生培养制度。

2. 我国全科医学教育尚处于起步阶段，通过全科医师规范化培训、助理全科医生培训、全科医生转岗培训和全科医学研究生培养等多种途径，不断扩大全科医生队伍、提高全科医生能力。

全科医学教育是培养全科医生、实现“人人享有基本医疗卫生服务”的根本途径。各个国家都根据自身社会、经济发展的需求，不断构建、完善和发展着相应的全科医学教育体系，以培养具备基层卫生服务岗位胜任力的高质量的全科医学专业人才队伍。

一、国外全科医学教育现状与发展

西方发达国家的全科医学教育起步较早。1957 年，英国作为世界上最早开展全科医学教育的国家之一，在爱丁堡大学医学院首先成立全科医学系。自此，规范的全科医生培养制度在欧美国家逐步形成，培养出的全科医生队伍不但数量可观，而且素质较高。

（一）英国

1. 国家医疗服务体系　英国国家医疗服务体系（National Health Service，NHS）建立于 1948 年，被世界卫生组织（World Health Organization，WHO）评选为全世界最好的医疗服务体系之一。在 NHS 实行的分级保健体制中，由全科医生提供的以社区为主的初级卫生保健（primary health care，PHC）服务，位于金字塔型服务网络的底部；由专科医生提供的专业医疗服务，则位于金字塔的顶部。通过双向转诊机制，患者在 NHS 网络中循环流动，满足了其多方面、个性化的医疗需求，同时也使得医疗卫生服务均衡分配，保证了医疗资源的最大化合理利用。

在英国，近 6 万名全科医生（general practitioner，GP）利用 20% 的医疗资源，解决了 80% 的医疗问题。全科医生在英国的基础医疗体系内起到了中流砥柱的作用。

2. 全科医生培养模式　目前，英国全科医生培养采取“5+2+3”模式，即 5 年的医学本科教育、2 年的基础培训和 3 年的全科专业培训。

1）5 年的医学本科教育：此阶段每名医学生都必须学习社区医学课程，目标是让医学生尽早了解全科医学基本知识，熟悉全科医生必备技能，初步形成全科理念。课程包含了 4~10 周的全科医学理论学习和 8 周的全科诊所实践。

2）2 年的基础培训：此阶段是向所有医学毕业生、基于医院的培训，不分专业。学生可选择自己倾向的科室进行学习，共有约 60 个专科可供选择。培训期间学生需轮转包含全科医学专业在内的 6 个临床科室，一般每个专科 3~6 个月。在此期间学习患者的评估处理、医患沟通、团队合作等内容。在基础培训阶段的第一年，经考核合格者可向英国医学会申请医师执业资格，2 年基础培训合格后可申请专科培训。

3）3 年的全科专业培训：此阶段，学生开始分专业进行系统专科培训。全科专业培训名额占总培训名额的 50% 左右，以此保证了全科医生队伍的稳定。不同专科培训时间 3~7 年不等，全科专业培训时间为 3 年。前 1 年半在医院内轮转 3 个与全科医学密切相关的科室，选择范围包括内科、外科、儿科、妇产科、急诊科、精神科、皮肤科、临终关怀（姑息医学）科等；后 1 年半在有教学经验的全科诊所学习，内容包括临床技能、预防保健及与社区健康有关的各种事务，并参加讨论和管理。如发现其对某个专科的专业技能掌握不足，则需要再转回医院接受培训。该阶段的培养对全科医生而言至关重要。从医院的“专科疾病为主”转变为诊所“复杂的综合性疾病为主”，全科医生在诊所执业要面对疾病的多样性，除了生理因素，还要考虑社会、心理因素。因此，在医院的培训侧重于专业知识和需要补足的方面，而全科诊所培训则是培养学生的独立诊疗能力，使其能够处理多重疾病、承担少设备和少辅助的风险、克服独立诊疗的恐惧感。

4）全科执业资格认证：全科医生在3年专业培训过程中的每个环节都有明确要求和考核评估办法。英国建立了一套基于培训的电子档案系统，每位学生有唯一的身份代码，系统由学生和老师共同维护，详细记录培训过程和结果，便于培训质量管理和监督考核。最终学生要通过由英国皇家全科医师学会（Royal College of General Practitioners，RCGP）组织的三项考核：一是应用知识考试（applied knowledge test，AKT），一般在第2年或第3年参加考试，每年组织3次考试，考试时间为3小时10分钟，机考200道选择题，其中医学知识占80%，此外还包括科研、卫生管理等内容；二是临床技能测试（clinical skills assessment，CSA），统一在位于伦敦的考试中心举行。包含13站有标准化患者的情景模拟测试，主要考核实际操作及问诊等能力；三是工作实地评估（workplace based assessment，WPBA），该项考核是基于学生在培训期间日常表现的一项综合评估，有多种考核形式，包括：病例讨论、临床技能考核、患者满意度调查、同事多渠道反馈、导师报告等。学生经过3年全科专业培训且考核合格后，才能获得职业技能培训证书，并在RCGP注册为会员，最终获得全科医生执业资格，成为真正的全科医生。

3. 全科医学继续教育 在英国，全科医生的继续教育是非强制性的，但大多数全科医生都会主动参加，包括各种学习班、核心课程学习，国内、国际学术会议，并通过阅读报刊和网络学习等更新知识。通过正规、严格、有序的学习过程，保证了全科医生具有较高的专业技术素质水平，使得患者充分信任而非常愿意接受全科医生的医疗服务。

4. 全科师资标准 全科导师在专科培训之初即确定，采取“师带徒”式的培养方式，一位老师每年只能带教一个学生，连续3年，对学生培训全程负责。用“全科医生”培养“全科医生”有利于保证全科理念的传承发展。英国的全科带教师资有着严格的准入标准，要求至少有5年的从业经历且是RCGP会员。师资在完成教育培训课程后还要通过面试。此外，对师资所在的诊所条件和管理模式也制定了相应的要求。英国教育局每年会举办1天的脱产培训，对师资进行培养，内容包括讨论优秀教学案例和分享经验。成为师资的全科医生需要有从事全科医学教育的愿望和能力，带教过程中强调以学生为中心的带教理念，主要教学方法包括基于问题的学习、小组讨论、以病例为基础的讨论学习、录制并讨论接诊过程等，鼓励学生参与，促进学生发展。

（二）美国

1. 全科医生培养模式 美国全科医生培养采取“4+4+3”的模式。前4年的大学本科教育不限制学生的专业，但有志于攻读医学院的学生需要偏重学习生物医学工程、生物化学、医学预科方向等医学相关课程，以达到申请医学院校的要求。学生在获得本科学位、通过医学院入学考试后开始接受真正意义上的为期4年的医学院校教育，毕业后再接受3年的全科住院医师培训。

（1）4年的医学院校教育：在完成前2年的基础医学知识学习后，第3年起开始进行各科室病房、门诊的轮转，且以内科、外科、妇产科、儿科、家庭医学科、精神科等基础医疗学科为重点轮转科室，培训学时较长。在这4年中，学生须参加美国医师执照考试（United States Medical Licensing Examination，USMLE）的前两部分测试。USMLE的第1步（Step1）考试在医学院第2年学习完成后进行，内容侧重于基础医学知识，通过测试后方可进入高年级的学习。第2步（Step2）在医学院毕业前进行，分为临床知识（clinical knowledge，CK）考试和临床技能（clinical skill，CS）考试，前者采用机考选择题的形式，主要考察基本临床知识；后者则使用OSCE和病案记录的形式，主要测试临床推理和沟通技巧的能力。在通过上述考试后，学生可申请各大学附属医院或医学中心的相关学科进行住院医师培训。

（2）3年的全科住院医师培训：目的是培养

毕业后能够独立行医、处理90%以上的门诊病例、为患者提供全面照护的全科医生。第1年立足于一般训练，第2、3年则转向更加专业化的训练。全科住院医生每年必须在家庭医学实践场所培训40周，每周至少参与半天的门诊，并对一部分患者进行连续性照护；至少对2名在长期照护机构的患者，进行至少2年的持续随访；在产科方面，必须能够完成非复杂性的接生，能够提供产前、分娩和产后的照护；此外，对各个学习模块的学时数和照护患者人数都有明确要求。培训以临床技能训练为主，强调解决社区常见健康问题。对全科医学住院医师培训的评价，则采用由美国毕业后医学教育认证委员会（ACGME）和美国家庭医学委员会（ABFM）联合提倡的基于岗位胜任力的全科医学住院医师milestones评价系统。全科住院医师每年参加ABFM考试，合格者方可进入下一阶段培训。此外，在住院医师培训项目第1年还要参加USMLE第3步（Step3）考试，主要考察作为住院医生独立管理患者的能力。

（3）全科执业资格认证：完成3年规范化培训后，住院医师需要通过由ABFM组织的家庭医学执业医师注册考试，获得家庭医生执业资格证书，从而具备行医资格。1969年起，美国实施了家庭医生资格再认定制，对其所从事的领域内的能力进行连续性评价。每6年必须参加ABFM组织的家庭医生资格再认证考试，合格者方能再次注册执业。

2. 全科医学继续教育 在美国，全科医学继续教育是强制的，贯穿于全科医生的整个职业生涯，包括参加继续教育项目、发表研究论文、参加学术交流会议等。全科医生每3年必须获得继续医学教育150学分，且与执业资格再认证密切相关。这种长期、规范的继续医学教育制度，确保了全科医生知识的不断更新。

3. 全科师资标准 全科带教师资团队由全科师资、其他专科师资和非医学师资，如行为治疗师、社会工作者及营养师等组成，需符合ACGME的认证标准。其中，全科师资要求具备数年工作经验，但学历和职称未列入师资准入标准。每6名全科住院医师至少要配备1名核心师资，该师资需确保至少60%的时间（至少每周24小时或每年1 200小时）用于培训项目，致力于培训项目中的教学、管理、学术活动和患者照护等工作。

（三）澳大利亚

1. 全科医生培养模式 在澳大利亚要完成整个全科医师培养计划，成为一名能够独立执业的全科医师至少需要12~13年时间。20世纪80年代以前，澳大利亚医学生教育学习英国模式，以招录高中毕业生为主。20世纪80年代末起陆续采用北美模式，开始从已获得学士学位的本科毕业生中招录。

（1）全日制在校医学教育：高中起点者学制六年，本科起点者学制四年，并以后者为主。在此阶段，全科医学教育包括理论课程和实践课程两方面。理论课程包含了沟通与医患关系、实用全科医学知识和技能、人群健康与全科医学背景等内容，医学生以选修或必修的形式学习6~8周的时间。此外，医学生在毕业前还需参加时间不等的城市社区和乡镇诊所的实习，了解社区常见疾病和患者需求，体验医院和社区诊所疾病谱的差异。通过上述全科医学培训，所有医学毕业生都能够掌握全科医学基本知识、准确描述全科医学基本原则、知晓全科医学与专科医学间本质差异、领悟全科医学"以患者为中心"的理念、理解全科医生作为基层卫生保健"守门人"的角色。

（2）职业前培训阶段：在澳大利亚，医学生毕业后获得医学学士学位并进入住院医师培训，在医院有导师指导下从事医疗工作。第1年为实习，也称为毕业后培训第1年（postgraduate year1，PGY1），主要是在公立医院和/或社区不同临床科室进行轮转，如果决定从事全科医学，可以在这一年递交申请。在此阶段，由毕业后医学教育委员会联盟制定的澳大利亚低年资医生课程计划框架（Australian curriculum framework for junior doctors）规定了低年资医生需要掌握的一些技能，其中大部分内容也适用于全科医生。对于尚未决定将全科医学作为自己职业方向的住院医师，可以参加全科医学职业培训前替代项目（prevocational general practice placements program，PGPPP），该项目的目的是鼓励住院医师在决定成为全科医生之前能够更好地了解全科医学，培养其在全科医学领域的自信、经验和兴趣。PGPPP的平均时间为12周，工作地点可以在城市、社区，也可以在乡村或边远地区，而且有导师指导，可以替代全科医生职业培训所要求的部分医院培训。此外，澳大利亚皇家全科医学学院（Royal Australian College of General Practitioners，RACGP）没有要求学生必须完成毕业后培训第2年（PGY2）才能进行职业培训，一些低年资医生在决定从事某个专科培训项目（包括全科医学）之前可选择从事1~2年的医院培训，如这些医生在实习（PGY1）之后完成了额外的医院培训（PGY2），也可以在进入全科医学职业培训后提出申请，要求承认其既往培训经历，减少相应的培训时间。

（3）全科医学职业培训阶段：澳大利亚全科医学培训项目是3年全职或等同时间的兼职培训，第4年可以选择适用于乡村地区的额外技能和要求的提高培训。培训内容包括：①12个月的医院临床培训，包括4个必须轮转科室，即普通内科、普通外科、急诊科和儿科，以及3个全科相关科室的轮转；②18个月的全科培训，学生需在RACGP认定的教学基地完成全科培训，其中至少有6个月在郊区、乡村或边远地区；③6个月的拓展技能培训，内容包括沟通技能和医患关系、全科医学与人群健康、职业和伦理责任、管理和法律知识等，学生可选择海外职位、科研职位，或在医院或诊所内进行某一领域的拓展培训。全科医学职业培训的具体内容和要求均在全科医学课程计划中做了明确规定。

（4）全科执业资格认证：在完成全科医学职业培训并顺利通过考试后，可成为RACGP或澳大利亚农村及边远地区医学学院（Australian College of Rural and Remote Medicine，ACCRM）的会员。成为这两个学会中任何一个的会员，就标志着获得了全科执业资格，可以在城市或农村执业。

2. 全科医学继续教育　在澳大利亚，所有全科医生需要通过参加继续教育来维持全科医生的核心能力。作为继续职业发展的一种形式，许多全科医生选择成为全科医学教师和指导者，或参与RACGP有关的全科医生职业标准的制定与建设。此外，如果某些全科医生需要获得更多的技能，或对其他专科感兴趣，也可以通过参与不同专科委员会之间的交叉项目来获得相应的证书。2008年11月，RACGP创建了全国特殊兴趣委员会（National Faculty of Specific Interests，NFSI），使对某一特定领域有兴趣的全科医生能够在一起交流、培训，而不需要去其他专科进行专门培训。全科医生需要自我安排学习，并遵守有关管理规定。目前，RACGP对继续职业发展学分的要求是3年内达到130学分。

3. 全科师资标准　在澳大利亚，要成为全科师资必须满足六项基本条件，这些条件反映了师资的医德、品行、职业水准、提供培训的愿望和行动及可用于培训工作的时间：①师资必须得到地方（州）医学委员会完全和无条件的医生注册（即行医许可），而且没有因为违纪违法而取消注册的历史；②师资必须是优秀的医学工作者，可以通过两个途径来证明医生的业务水平，已经获得RACGP会员资格，或是被同行认可的优秀临床工作者，并由当地医学教育机构（指医学院）出具书面推荐信；③师资必须是"角色楷模"，不仅在诊所从事医学服务，还应是出色的社会活动家，积极、广泛地参与全科医生学会以及其他初级保健职业组织的活动；④师资必须已经获得医疗保险委员会的全科医生职业认可；⑤师资必须参加旨在提高全科医生教育绩效的继续职业发展活动，即要经过教育学的培训，具备教育学基本理论和具体方法，没有经过教学理论和实践培训的全科医生不能成为师资；⑥师资必须每个星期能安排出一个小时的时间从事教学活动。

二、我国全科医学教育现状与发展

1976年，我国台湾地区台大医院开展"全科医师养成训练计划"。1985年，香港地区开始全科医学专业医师的培训。相比之下，我国大陆（内地）全科医学起步较晚，全科医学教育发展的历史也较短。1989年，首都医科大学全科医学培训中心成立，开始了全科医学教育的探索。1999年，卫生部召开全国全科医学教育工作会议，标志着我国大陆（内地）全科教育工作正式启动。2000年，复旦大学附属中山医院率先开展全科医师规范化培训。2014年，复旦大学上海医学院全科住院医师规范化培训项目通过了WONCA的标准认证，成为国际上率先通过WONCA认可的培训机构。

（一）我国大陆（内地）

在过去的20年间，我国大陆（内地）全科医学教育取得了长足的发展。2001年，卫生部印发了《关于发展全科医学教育的意见》，明确了全科医学教育发展应以毕业后教育为核心。2011年，国务院印发《国务院关于建立全科医生制度的指导意见》，对建立统一规范的全科医生培养制度做出了顶层设计，明确将全科医生培养逐步规范为“5+3”模式，统一全科医师规范培训方法和内容。同时，基于当前基层急需全科医生与全科医生规范化培养周期较长之间的矛盾，鼓励采取多种措施和渠道培养合格的全科医生。在此基础上，全科医生培养呈现出了多层次、多形式的特点，包含毕业后教育、转岗培训、继续教育等多种模式。2018年，国务院办公厅进一步印布了《关于改革完善全科医生培养与使用激励机制的意见》，为全科医学人才培养提供了有力的政策支撑。

1. 全科医生培养模式

（1）“5+3”模式：“5+3”模式即5年的临床本科教育和3年的全科医师规范化培训，这是当前培养全科医生的主要途径。

在临床本科教育阶段，医学生通过必修或选修全科医学概论，了解全科医学的基本理论和知识。课程多采用课堂教学的模式，亦有部分高校采用理论教学与社区实践相结合的方法，安排医学生到基层医疗机构参与实践，切身体验全科医生的工作环境和内容，学习全科医学理念，培养医学生对全科医学的职业兴趣。

全科医师规范化培训是毕业后全科医学教育的主要模式。其培训目标是为基层培养具有高尚职业道德和良好专业素质、掌握专业知识和技能、以人为中心、以维护和促进健康为目标，并向个人、家庭与社区提供综合性、协调性、连续性的基本医疗卫生服务的合格全科医生。

培训年限为3年。以独立承担全科医疗工作为主线，在不同阶段的培训目标如下：第一年，系统学习全科医学核心问题的诊疗技能，在上级医师指导下不断提高全科临床诊疗能力；参与指导医师在基层实践基地的全科医疗工作。第二年，横向拓展相关专业临床技能，奠定扎实的临床医疗工作基础；在上级医师指导下完成基层医疗卫生工作。第三年，掌握全科临床思维与基层医疗卫生服务能力，独立完成全科医疗相关工作；参与科研及低年资住院医师教学工作，培养基本带教及终身学习能力；培养科研素养和健康素养。培训内容包括理论培训、临床技能培训和基层医疗卫生实践。理论培训内容以临床实际需要为重点，主要包括：医德医风、思想政治、医学人文；医学伦理与医患沟通；有关法律、法规；临床科研设计与方法；临床专业相关理论及相关医学英语知识；全科医学、社区卫生服务和公共卫生服务。时间安排可集中或分散在3年培训过程中完成，采用集中面授、远程教学、临床医学系列讲座、专题讲座、临床案例讨论、读书报告会等多种形式进行。全科医疗实践总计培训时间为10个月，地点包括临床基地的全科医学科和基层实践基地，前者轮转时间为3个月，后者轮转时间为7个月。其他临床科室轮转培训总计培训时间为23个月，地点为临床基地各相关科室，包括内科10个月、外科2个月、儿科2个月、神经内科2个月、妇产科1个月、急诊科2个月、皮肤科1个月等。第一年、第二年采取临床基地的科室轮转与基层实践基地的全科实践相互穿插形式，第三年以在基层实践基地连续实践为主。培训第一年后可参加全国统一的执业医师资格考试。3年结束后须参加省级卫生行政部门统一组织的全科住院医师规范化培训结业考核，合格者获得全科住院医师规范化培训合格证书。

以往，由于基层实践基地教学条件较弱，学生的绝大多数轮转计划安排在综合性医院的临床教学基地完成。根据国际经验，基层实践在全科医学毕业后教育中占有极为重要的地位，通常培训时间占总培训时长的1/3~1/2。随着我国大陆（内地）基层实践基地的不断健全，各地开始探索适当延长基层实践时间的培训模式，并将临床科室轮转与基层基地实践穿插进行，使得学生们能够尽早熟悉和融入今后的工作环境中。

（2）“3+2”模式：“3+2”模式即3年的临床专科教育和2年的助理全科医生培训，这种模式是现阶段加强经济欠发达的农村地区基层卫生人才队伍建设的重要措施之一，也是“5+3”模式的有力补充。

助理全科医生培训的对象包括临床医学专业三年制专科毕业，拟在或已经在农村基层医疗卫生机构从事全科医疗工作的人员。通过培训使得学生理解生物－心理－社会医学模式，具有全科医学理念，掌握临床医学的基本理论、基本知识和基本技能以及公共卫生的相关知识和技能；熟悉全科医学的诊疗思维模式，能够运用全科医学的基本理论和原则指导医疗卫生实践；具有对农村常见病、多发病的基本诊疗能力、预防保健工作能力；具有良好的医患沟通能力，以维护和促进健康为目标，向个人、家庭和农村社区提供以需求为导向的综合性、协调性、连续性的基本医疗和预防保健服务。

培训年限为2年。培训内容由三部分组成，即临床培训、基层实践、全科医学基本理论与职业理念和综合素质课程培训。临床科室轮转时间为82周，其中内科34周、神经内科8周、急诊急救10周、外科6周、妇产科6周、儿科4周等。轮转期间，学生在具有带教资格的执业医师指导下参与临床基地中相关临床科室的医疗工作。基层实践16周，其中全科医疗服务技能培训8周，预防保健与基本公共卫生服务技能培训及专业公共卫生机构实践7周，社区卫生服务管理技能培训1周。理论培训共计357学时，其中全科医学基本理论与职业理念和综合素质课程81学时，临床医疗服务相关课程126学时，基层全科医疗与公共卫生服务相关课程105学时，综合系列讲座45学时。

学生在2年培训结束时，须参加省级卫生行政部门统一组织的结业考核。考核内容包括基本理论、基本技能和综合能力等。完成全程培训，各项考试、考核成绩合格，并且通过执业助理医师资格考试者，由省级卫生行政部门颁发统一印制的助理全科医生培训合格证书。

（3）转岗培训：2010年，卫生部启动实施基层医疗卫生机构全科医生转岗培训工作，截至目前，已累计转岗培训全科医生15万人。转岗培训作为缓解当前全科医生数量短缺与规范化培训周期较长的过渡性措施，是当前加快壮大全科医生队伍的有效途径。2019年4月国家卫生健康委员会办公厅印发《全科医生转岗培训大纲（2019年修订版）》，以期规范全科医生转岗培训工作，提高全科医生转岗培训质量。

全科医生转岗培训对象包括两类临床医师：一是基层医疗卫生机构中已取得临床执业（助理）医师资格、拟从事全科医疗工作、尚未接受过全科医生转岗培训、全科专业住院医师规范化培训或助理全科医生培训的临床执业（助理）医师。二是二级及以上医院中取得临床执业医师资格、从事临床医疗工作3年及以上、拟从事全科医疗工作、尚未接受过全科医生转岗培训、全科专业住院医师规范化培训或助理全科医生培训的其他专科临床执业医师。

培训总时长不少于12个月，可在2年内完成，已具备相应临床实践经验的可适当减免培训时间。培训内容包括四个模块，其中，全科医学基本理论知识培训不少于1个月（160学时）、临床综合诊疗能力培训不少于10个月、基层医疗卫生实践不少于1个月（160学时）、全科临床思维训练时间不少于20学时（穿插培训全过程）。培训采取模块式教学、必修与选修相结合的方式进行，允许培训基地根据培训对象的专业背景、工作年限和个性化需求，按照“填平补齐”的原则，灵活安排培训内容，重在全科医生岗位胜任能力的培养。

（4）全科医学研究生教育：目前国内全科医学研究生教育分为科学学位和专业学位研究生教育两种，前者主要以研究能力培养为主；后者主要培养学生在社区环境下的临床工作能力，其内容和途径与全科医师规范化培训相似，学生需通过研究生主管部门要求的国家统一考试才能进入该培训项目。

（5）全科执业资格认证：经过国家认可的全科医师规范化培训、助理全科医生培训、全科医生转岗培训并取得《培训合格证书》的执业（助理）医师，可将执业范围注册为“全科医学专业”。

2. 全科医学继续教育　全科医生的继续医学教育是一项终身教育，通过在执业期间不断接受新理论、新知识、新技术和新方法，保持专业水平的先进性和服务的高水平。继续教育形式包括学术讲座、专题研讨会、学术会议、短期培训班、自学、进修、撰写论文和专著等。全科医学继续教育同其他专科一样采取学分制，在规定时间内完成规定的学分即认为完成继续教育。全国继续医学教育委员会要求，继续医学教育对象每年参加继续医学教育活动，所获得的学分不低于25学分，其中Ⅰ类学分5~10学分，包括参加国家级继续医学教育项目、省级继续医学教育项目和推广项目；Ⅱ类学分15~20学分，包括自学、发表论文、科研立项、单位组织的学术活动等其他形式的继续医学教育活动。Ⅰ类、Ⅱ类学分不可互相替代。

3. 全科师资要求　目前，我国大陆（内地）对于全科医师规范化培训带教师资的资质、综合能力以及教学实践情况的要求，尚缺乏统一的标准。

2012年，《全科医学师资培训实施意见（试行）》中要求全科师资培训内容包括全科医生培养工作的重要意义和相关政策制度、全科医学师资的职责和主要任务、全科医学理念、全科医疗卫生服务技能及其特点、全科医学思维以及全科医学指导带教方法等。临床师资要树立全科医学理念，熟悉基层全科医生服务的内容、方式与特点，掌握全科医生培养临床指导带教内容和方法，能结合本专科实际正确指导带教，帮助全科医生巩固专业思想并掌握相关业务技术技能；基层实践师资着重加强全科医生指导带教基本理论知识和具体技能方法的培训，理解掌握全科医生培养标准、教学大纲，胜任基层指导带教工作，规范指导带教行为；承担理论培训的师资应掌握全科医学和公共卫生相关理论，并能够紧密结合全科医生基层医疗卫生服务实践予以正确阐述；骨干师资还应掌握全科医学培训体系设计、全科医学师资培训的基本理论和方法，指导帮助全科医学师资热爱全科医生培养工作，掌握正确的指导带教方法，培养合格全科医生。培训方式则采取集中学习与分散自学相结合、面授与远程培训相结合、教学示范与教学实践相结合、课堂教学与现场考察相结合等多种方式。在培训时间上，对临床师资、基层实践师资以及专兼职理论师资进行培训，培训时间不少于2个月，其中，要安排一定时间的集中理论与实践技能培训，集中培训时间不少于56学时，基层实践师资培训时间可根据实际需要适当延长。骨干师资培训还可采取分次集中授课、小班教学及带教示教实践等方式。完成全科医学师资培训并考试合格者，由省级及以上卫生行政部门颁发全科医学师资培训合格证书，并通过定期和不定期参加培训等方式更新知识、提高水平。

2016年，全科医师规范化培训师资标准建议专家组在《关于建立全科医师规范化培训师资标准的建议》中，从职业素养、临床能力和教学能力对全科医师规范化培训的临床和社区师资标准均进行了规范，其中临床师资还强调了全科医学理念和对全科医师执业特点的理解。

（二）香港地区

香港地区的全科医生培养周期较长，通常需要经过11~14年的学习和训练才能成为香港家庭医学学院院士，具备独立家庭医生执业资格。香港家庭医生培养模式与英国相似，由本科阶段教育、毕业后医学教育和继续医学教育构成，其中毕业后6年家庭医生专业培训制度是培养合格家庭医生的主要途径。

6年家庭医生专业培训包括4年基础培训和2年高级培训。4年基础培训又分为2年以医院为主的基础培训和2年以社区为主的基础培训，以保证培训者具备广泛的医学知识和扎实的临床技能。在完成4年基础培训，并成功通过专业考试后，可获得家庭医学2年高级培训资格。

1. 2年以医院为主的基础培训　培训须在经过认可的医院内完成，由以下三个部分组成：核心专科培训，包括内科、外科、儿科、妇产科，各科培训至少3个月；其他必须参加的专科培训，包括耳鼻喉科、骨科、皮肤科、精神科、眼科、急诊科，根据需要可在专科门诊完成；自选培训的科目有肿瘤科、病理科、放射科、微生物科、重症监护室、麻醉科、感染科等。必修科和自选科目的培训时间可以自主确定。

2. 2年以社区为主的基础培训　在完成2年以医院为主的基础培训后，受训医生被指派到家庭医学培训中心普通科门诊部工作，由家庭医学专科医生负责直接监督指导。受训医生与导师共同诊治，进行临床病例录像分析，参加家庭医学临床及理论讲座。学习内容包括家庭医学的原则、会诊过程、家庭医学的处理模式、伦理学和道德操守、心理问题、预防保健、慢性疾病、常见疾病、危重疾病、生殖和性别问题、社区资源、专业发展、诊所管理、医疗体制等，受训医生在情景学习中强化全科临床思维。

3. 2年高级培训　高级培训阶段是在指导下的独立执业过程。培训内容注重于临床技巧，诊所管理及专业发展三大方面，包括家庭治疗、预防保健、照护有特殊需求的患者、伦理学和道德操守、专业发展、质量保证、审查、管理和医疗等课程。培训后医生可有较高的临床诊治水平及诊所管理知识。

在总共6年的培训过程中，受训医生必须详细填写培训日志，以作为审核培训进度的参考；同时还要向香港家庭医学学院呈交学术报告，最后要通过相关考试。

4. 执业资格认证

（1）家庭医学学院院士考试：家庭医学学院院士考试分笔试、临床技能考核两部分。受训医生在完成2年以医院为主的基础培训后，有资格以第一类别身份参加香港家庭医学学院（Hong Kong College of Family Physicians，HKCFP）暨澳大利亚皇家全科医学院院士考试的笔试部分；笔试通过并完成2年以社区为主的基础培训后，有资格报考其临床技能考核部分；通过笔试和临床技能考核，并具备足够的医学继续教育学分者，由1名院士推荐并经家庭医学学院会籍委员会通过，可获得香港家庭医学学院院士及澳大利亚皇家全科医学院院士资质。如考生没有经过HKCFP认可的专科培训，可以以第二类别身份报考，前提是必须拥有至少5年及以上的家庭医生工作经验。家庭医学学院院士考试笔试部分选择题和简答题各占50%。临床技能考试部分至少有14个情景模拟病例，长病例19分钟，短病例8分钟，每个病例考核的侧重点不同，有的侧重于临床诊断，有的侧重于治疗，有的侧重于体格检查，有的侧重于化验报告分析，有的侧重于沟通技巧。

（2）家庭医学专科考试：获得家庭医学学院院士者可参加2年高级培训，完成后有资格报考最终级别的家庭医学专科考试，合格者授予香港医学专科学院认可的香港医学专科学院院士（Fellow of the Hong Kong Academy of Medicine，FHKAM）证书，即为家庭医学专科医生。该项考试的内容包括3部分：临床技能评估、诊所管理和临床审计报告或科研论文报告。其中诊所管理的部分包含了诊所的组织及管理、常规药物及危险药物的管理、临床病例分析和临床检验等内容，即从诊所挂号开始，诊所内部布置、所有诊断仪器的使用、消毒、职业健康、医疗废物的处置、危险药品的管理、紧急病例的处理、药物冰箱的监管等，都在考试范围之内。

（三）澳门地区

澳门地区没有医学院，大部分医生毕业于内地医学院校。自20世纪80年代中期开始，澳门地区有关部门对医科毕业后的医学生进行了专业培训。

澳门地区的全科医生培训分为两个阶段。第一阶段是为期18个月的全科基础培训，称为“全科实习”。第二阶段是为期3年的全科专科培训。

18个月的全科基础培训内容包括内科、外科、儿科、妇产科及初级卫生保健实习。完成全科基础培训的医生才有资格进入卫生局工作，亦是进入专科培训的必经阶段。全科专科培训为期3年，2年在医院各科轮转学习新的医学知识，1年在卫生服务中心门诊学习家庭和社区医学。学生在医院各科轮转学习期间，仍维持每周半天在初级卫生保健的实习，避免长时间离开本专业。培训合格后获得全科专科文凭。

此外，澳门地区有关部门还先后开办了两届全科特别培训，为在卫生服务中心工作5年以上的医生提供了在职培训。

自1999年开始，澳门地区要求所有全科、专科实习医生就读由香港中文大学主办的一年制兼读的家庭医学文凭课程，以弥补全科医学理论的不足。

2018年4月，澳门医务委员会就筹设澳门医学专科学院、建立统一医学专科培训制度进行了深入的讨论。2019年1月，澳门科技大学获准开设澳门史上首个内外全科医学学士学位课程，课程6年制，包括1年的内外全科临床实习。该课程的开设将为澳门地区培养更多全科医学人才。

（四）台湾地区

从家庭医学列为医学生必修的核心课程、小区医学训练中心的成立、医学生新途径整合式教学改革，到毕业后一般医学训练计划的实施，台湾地区医学教育从过去侧重专科化的训练逐渐导向强调一般医学与小区医学的训练模式。当前，台湾地区实施的家庭责任医师制度是一种以人为中心、以家庭为单位、以小区为范畴的全人、全家、全小区的三全照护模式。而这项制度的落实，需要更加完善的全科医学教育体系。

1. 医学生的全科医学教育　台湾地区的医

学院学习时间为6年，包含了全科医学内容。以台湾中山医学大学为例，其本科教学模块之一即为“家庭暨社区健康”模块，内容涵盖了预防医学、老年医学、青少年医学、职业医学、社区家庭健康照护及长期照护实践等，并采用大班授课、小组问题导向学习，以及公共卫生和基层实地参访等形式。通过卫生署统一组织的考试后获得医师证书和限制性执业执照。

2. 毕业后一般医学训练 从2011年开始，台湾地区开始实施1年的毕业后一般医学训练，拟自2019年起，将其延长至2年。毕业后一般医学训练旨在让受训医师在临床指导教师的指导下学习各种常见一般性疾病的诊断、治疗与照护能力，从患者的照护中学习与患者、家属及医疗团队成员的沟通能力，重视医疗品质的改善与医疗资源的最佳运用，培养对专业的敬重与责任感，进而配合卫生政策，提供民众周全性及持续性的全人照护。训练内容涵盖了临床医学的基本课程，如内科、外科、急诊、儿科、妇产科、社区医学及选修课程。已经实施的1年毕业后一般医学训练，包含了4个月内科、2个月外科、2个月社区医学、1个月急诊医学科、1个月儿科、1个月妇产科和1个月选修课。而2年的毕业后一般医学训练则在第一年不分科训练（含一般医学内科、一般医学外科、急诊医学科及社区医学），第二年分一般医学内（儿）科组、一般医学外（妇）科组。完成毕业后一般医学训练合格后取得医师执业执照。所有未完成训练者不能进入下一阶段的专科培训。

3. 全科医学住院医师训练 即为全科医学的专科训练。台湾地区的住院医师训练课程依照不同的训练计划而略有差异，但大致类似于美国家庭医师学会的3年培训模式。第一年的住院医师主要接受医院临床各科的住院照护训练，而在家庭医学方面的培训较少，约照护25个家庭，到了第二及第三年住院医师阶段时，则加重了家庭医学门诊训练的分量，每周2~4次，可照护100~150个家庭。完成培训并由卫生主管部门甄审合格后，颁发家庭医学专科医生证书。

4. 全科医学继续教育 同其他专科的继续教育一样，要求每6年180点，其中医学课程162点，医学伦理、医疗相关法规和医疗品质18点。

思考题

1. 中英美全科医学教育模式有何异同点。
2. 分析国外全科医生培养模式对我国建立全科医生制度的借鉴。

（杨 华）

第三章　全科医学科研

第一节　全科医学科研思维

学习提要

1. 全科医疗实践中的各类问题都是全科医学研究的内容。

2. 医学科研思维与方法的掌握是全科科研工作的基础。

全科医学兴起于20世纪60年代末的欧美，于80年代末引入我国，经过了近30年的发展已初具规模。作为一门综合性的临床二级学科，全科医学不仅涉及基础医学、临床医学、预防医学、康复医学和人文社会科学等学科的相关理论和知识，而且涵盖了各年龄、性别、各器官系统以及各类健康问题和疾病。伴随着全科医学理念的深入和学科自身发展的需求，全科科研的重要性也日渐凸显。作为未来的全科高级医学人才，必须使自己跟上并引领学科的发展。

全科医疗实践中出现的各类问题，包括全科医疗临床问题、社区常见健康问题、基本医疗服务、基本公共卫生服务以及医疗相关政策、服务模式、运行机制等都是全科医学研究的内容。要解决这些问题不仅需要研究者具有严谨的、创造性的科研思维，而且科研方法的学习和训练也是十分必要的。医学科研思维与方法的掌握可以为今后独立进行研究工作奠定良好的基础。

一、医学科研的类型

医学科研的分类方法有许多种。

（一）按照学科领域分类

可分为基础医学研究、临床医学研究、预防医学与卫生学研究。

医学科研的研究内容可归纳为三大类：认识生命现象以及健康与疾病相互转化的规律；如何防止健康向疾病转化；如何促使疾病向健康转化。基础医学研究的主要任务是认识健康和疾病相互转化的规律，预防医学研究的任务就是防止健康向疾病转化，卫生学研究主要关注环境与健康的关系，而临床医学研究的重点则是促进疾病向健康的转化。全科医学科研是在基础医学研究的基础上侧重于临床医学和预防医学服务技术在基本医疗服务中应用的研究。其主要内容包括全科医疗临床问题研究、社区常见健康问题研究、健康教育学、行为学和社会医学研究、基本医疗服务、基本公共卫生服务以及医疗相关政策、服务模式、运行机制的研究等。

（二）按照活动的方式和场所分类

医学科研按照活动的方式和场所可分为临床研究、实验研究和调查研究。

临床研究是以患者为对象开展的疾病诊断和治疗的研究，研究场所主要是病房或门诊。其特点是受个体差异和环境因素的影响较大，需严格随机抽样并设立合理对照。临床研究以回顾性、分析性研究如病例分析或讨论、疗效观察居多，至于新的治疗手段如新的药物、新的医疗器械、新的手术术式刚开始用于人体时的研究则属于临床试验（clinical trail），是已经通过有关的实验室研究，安全性有了一定保证，允许其在人体或人群中进行的流行病学试验。

实验研究是在人为严格控制条件下对客观对象进行观察和分析的研究。研究场所主要在实验室。实验研究的特点是使用的工具与材料主要为仪器设备、动物、试剂或其他物品，可事先做好计划，能严格控制实验条件和各种影响因素，可多次重复，如新药的合成及临床前研究、医学动物模型的建立、细胞培养等。

调查研究也叫横断面研究或现况研究，是了解特定时间、特定人群中疾病或卫生服务的现状以及与之联系的各种因素分布情况的研究。研究场所主要是一定地区范围内的现场或社会。特点是无人为干预，调查和客观的观察记录是取得资料的主要手段。比如某年某地某病的患病率、某病在某地区内逐年发生变化的情况。

（三）按科研活动类型和具体特点分类

根据医学科研过程中的不同阶段特点及目前医学科研招标的资助渠道不同，医学科研又可分为基础研究、应用基础研究、应用研究和产业化研究四大类。全科科研人员有必要全面了解目前我国各类项目申报对研究类型界定的实际情况。

医学基础研究是为了揭示生命现象的本质和机制而进行的实验性或理论性工作，属于新知识、新理论的探索性、创造性活动。例如：细胞结构的研究、蛋白质组学的研究、机体神经内分泌调节机制研究等。其特点是以认识为目的，不考虑特定的具体应用，未知因素多，研究周期长，对研究手段要求高，成功率低，但一旦成功将形成新的学术观点和理论知识，对医学科研和社会产生深远影响。

医学应用基础研究是围绕医学健康领域特定的目标，为获得其机制、规律的新知识所进行的独创性研究。例如：降压药物作用新机制和新靶点的研究、传统中药复方的有效成分筛选和作用机制研究等。其特点是方向明确，强调独创性，有较明确的潜在应用价值，但实际应用价值往往要经过一段时间才能表现出来。近年来我国对基础研究的投入逐年上升，国家自然科学基金和各省市自治区设立的自然科学基金是我国资助基础性研究的最主要渠道，专门资助基础研究和应用基础研究。医学院校作为基础研究的主力军，在这方面有较强的实力和优势。

医学应用研究作为基础研究的延伸，是在基础研究揭示了一般规律的前提下，主要围绕疾病诊断、治疗和预防以及新药物、新生物制品、新医疗技术设备形成等进行的技术创新和积累。例如：干细胞治疗免疫性疾病的临床研究、糖尿病临床治疗方案的优化研究、新型诊断试剂的关键技术研究等。其特点是目标明确、不形成有形的产品、研究周期较短，成功率较高。应用研究主要解决防病治病中的理论问题和关键技术，提高防病治病的能力。我国对医学应用研究方面的经费资助和基础研究一样，主要来自国家财政拨款，如国家科技攻关项目、国家重点研发计划以及各省市自治区指定的社会发展项目。

医学产业化研究也称为开发研究，是面向产业和市场需求，将应用研究的成果进行推广物化的创造性活动。例如：新型药物涂层支架的产业化开发与转化研究、数字化 X 射线机核心技术研发及产业化研究、蛋白质分子标志物的临床检测技术及产品研发等。其特点是以产业和市场需求为导向，目标明确，有明显的实用价值，直接社会效益和经济效益明显。产业化研究和前三种研究的区别在于前三种研究主要是为了增加和扩大科学和技术方面的知识，而产业化研究则主要是为了把知识和技术直接应用于生产实践，转化为技术产品和生产力，通过市场加以推广和应用，以取得社会和经济效益。发展研究的资金来源除了政府拨款外，企业社会团体投入和个人捐赠也占了很大比例。

二、医学科研的实质

值得一提的是，研究类型的划分并不是绝对的，目前由于不同学科交叉渗透而形成的多学科研究、边缘学科研究等不一而足。但不论哪种类型的医学研究，其实质不外乎两个方面：一方面是通过描述生命现象形成经验知识；另一方面是通过阐明本质形成医学理论知识。

无论哪一类型的医学研究都是以观察和实验获得的事实为基础的。通过对观察和实验过程中的现象进行准确描述而形成的知识就是经验知识；但描述生命现象的经验知识有其局限性，它只阐明了生命现象的过程，却不能反映生命的本质以及生命过程之间的因果关系。因此，需要对经验知识做出理论的解释，阐明为什么会产生这样或那样的生命现象和过程，这个过程中形成的知识就是理论知识。

医学科研的过程就是一个对生命现象和过程从理论上进行思考的过程，它通过对经验知识的描述，使经验知识上升为理论。在医学科研实践中，当某一现象的内涵被揭示后，往往会有一些新的现象被观察到，进而提出新的问题；而这些问题的提出，又推动人们去设计新的实验方法，发明新的实验手段，探求新的结果，而新的结果又进一步丰富和充实了基本理论。如此循环反复，医学的进步与理论的发展互相推动，成为医学科研发展的持续动力。这一过程既遵循了医学发展的客观规律，又遵循了思维发展的客观规律。

三、医学科研的思路

任何一项医学科学研究，包括全科医学研究，虽然研究目的各不相同，但都遵循着一定的研究思路。首先要明确的是要解决什么问题，其次是通过什么途径和方法去解决，最后是如何分享研究成果。医学科研工作的基本过程可归纳为立题选题、制订计划、假说验证、应用推广几个阶段。

（一）立题选题

1. 科学问题的来源 医学科研首先需要立题，也就是提出科学问题，这是科学研究的起点。爱因斯坦说过“提出问题比解决问题更重要”。在日常医学实践中，我们常会观察到一些现象，但通常不会把观察到的现象当作问题来研究。因为看见现象并不等于发现问题，只有在医学实践中注意观察和认真思考，且对科学背景知识有深入了解，才能发现有价值的问题，并进一步追问是什么、为什么、怎么样。发现和提出问题的过程本质上是一种创造性思维活动，没有固定模式，但主要可以从以下几个方向着手：①关注日常工作实践中的问题；②从现有理论与经验事实的不一致中发现问题；③从不同学科发展的交叉融合点上发现问题；④在查阅文献中注意学科领域的空白点。

2. 立题的原则和步骤 如何在众多的医学科学问题中选择合适的问题进行研究体现了研究者的科研思维水平。科研选题一般来说切忌过大或过于笼统，范围越小、目标越具体越好，否则既增加工作量，又降低了问题的研究价值。基础研究要能够说明某一疾病现象的机制；应用研究要能进行某一治疗方法或检测手段的改进或创新；开发研究要能够达到一定社会和经济效益。因此恰当的选题应该遵循下面几个原则：①创新性原则，科研选题的创新性表现在概念上的创新、方法上的创新以及应用上的创新。具体来说，基础研究要求得到新观点、新概念、新结论，具有一定科学价值；应用研究要求发明新技术、新产品、新设备、新材料，具有一定应用价值；开发研究则是新成果的首次产业化、市场化、商品化。②需要性原则，需要性原则是指科研选题应面向社会需要和科学技术发展需要。也就是满足人民群众健康保障的需求和推动医学科技的发展，尤其是严重影响人们身体健康的重大疾病的防治方面的研究。③科学性原则，科学性原则是指科研选题的依据和设计是科学的。也就是科研选题与设计要从实际出发，实事求是，遵循基本的客观规律和科学理论。④可行性原则，可行性原则指科研选题应与主客观条件相符合。也就是要根据研究者已具备的或经过努力可以具备的条件进行选题，才能保证预定研究目标的实现。⑤效益性原则，效益性原则是指选题过程中要着眼于社会效益、经济效益，合理分配人力、物力、财力和时间。也就是科研选题时要充分考虑投入与产出比，力求以最小的投入获取最大的科研产出。

科研选题一般遵循以下步骤：①结合实际、确定方向；②科学思维、提出问题；③查阅文献、调查研究；④初步归纳、形成假说；⑤综合分析、确定选题。

（二）制订计划

研究计划的制订涵盖了科研项目申请书的撰写要求，基本内容包括：

1. 项目的立项依据 包括研究意义、国内外研究现状、项目创新之处、主要参考文献及出处。

研究意义要求回答“为什么要研究这个问题”，着重说明选此课题的出发点及主客观依据是什么，要体现选题的独创性及其实用性，必要时还需说明问题是基于什么临床经验、动物实验或其他间接经验提出来的。切忌过于简单或泛泛而论。

国内外研究现状分析是对所选问题研究现状的简要综述。先简要介绍有关问题研究的历史沿革，然后重点介绍有关这一问题近几年的研究进展和目前状况，关键突出全和新，最后进行综合性评价，包括有关课题的研究已经达到了什么地步，当前同类研究有何不足，有无相互矛盾的研究结果，有待进一步解决的问题是什么，推进解决这一问题的关键何在等，与课题的研究内容呼应来体现研究的必要性。

项目创新之处，是与现状分析中已查阅的文献和自己以往做过的工作相比较所体现出来的不同之处，至少是更进一步的地方。一般为课题研究内容中重点研究的部位，可归纳为几个创新点予以阐述，但不宜太多。值得注意的是，单纯反映项目难度和工作量的内容不是创新之处。

现况分析中引用的参考文献，包括重要的观点、数据、结论等，必须注明出处。参考文献不仅体现研究基础的科学性，也为读者提供了进一步研究的线索。列出的参考文献应是公开发表的，著录格式应规范化，目前多参照 GB/T 7714—2015《信息与文献 参考文献著录规则》。参考文献的选择要新，最好为近 3~5 年内发表的；要精，最好是所研究领域权威期刊。如果研究者既往相关成果在高水平期刊发表，也应在参考文献处列出。

2. 研究目标、研究内容和拟解决的关键问题 研究目标就是具体提出研究将解决的科学问题，要有一定高度；研究目标要集中，不可过于分散。可包括总体目标和分目标。

研究内容是根据研究目标决定研究的具体内容。研究内容是对课题进行确切的描述，重点说明研究最终要解决一个什么样的问题，可以分成几个方面，重点研究哪个方面，到达什么程度算是完成，将出现什么样的预期效果等。总之，要目标明确，内容具体，清晰地规划出研究任务。

拟解决的关键问题首先要找准关键问题，体现了申请者对研究内容的认知和把握程度。所以拟定问题要准确，不能刻意回避已经存在或可能存在的问题。一般是从关键步骤、关键技术、研究难点以及项目存在的主要风险上寻找拟解决的关键问题。在阐述每个关键问题时应提出具体应变措施或备用方案，关键问题不需太多，2~3 个就可。

3. 研究方案 包括拟采取的研究方法、技术路线及可行性分析。研究方法也就是通常所说的实验设计，是科研设计的核心部分，旨在阐明如何具体地进行研究，包括从何处入手、采用什么具体办法、分几个步骤、每个步骤需要做什么。好的实验设计可以减少实验误差，获取更多数据资料，保证实验结果的可靠性。研究方法应包括研究对象的种类、选用标准、抽样方法、样本含量、对照分组、处理因素的性质、质量、强度、施加方法，效应观察的项目或指标、检测方法、判断指标，以及数据资料的收集方法和统计学处理方法。具体的研究方法或实验设计一定包含三个基本要素（对象、因素、效应），并且遵循科研的三原则（对照、重复、随机化），具体将在后面章节进行讨论。

技术路线是包括研究内容、研究方法、实验方案等要素在内的研究途径，主要目的是清楚阐述“怎么做”，既可以时间顺序为主线，也可以研究内容为主线来设计。多采用技术线路图、流程图、示意图的形式来体现研究过程，其优点是一目了然，可以补充文字说明不够清楚的地方。

可行性分析就是设计研究方案时，要考虑研究对象的具体来源、预实验达到什么程度、还缺少什么条件以及解决的途径。这就涉及完成课题所需的主观条件和客观条件，也就是研究者在技术上有没有能力开展研究，现有的仪器设备、实验条件、人员配备、时间及经费等是否满足研究的需求，现有资源不足时是否有相关合作单位，合作单位的现有研究条件。

4. 年度研究计划及预期研究成果 年度研究计划有助于研究工作的如期进行，要考虑：①完成整个课题所需要的时间，研究工作共历时几年，分几个阶段；②几项主要工作的具体进度计划（各研究阶段所要达到的目标和时间）；③预期阶段性成果和最终成果的体现形式，如论文、专著、专利等。

5. 研究基础 研究条件是保证完成课题的重要基础。已具备的研究条件主要指人员条件和物质条件，人员条件包括研究组成员的数量和质量，特别是工作经验、现有技术水平以及投入研究的时间。作为课题主要研究者在科研方面曾经做过哪些工作，在研究方向上发表过的文章、承担并完成的课题、曾经获得的奖励，研究组成员的知识结构、能力结构和年龄结构。物质条件包括仪器、设备、材料、经费、研究对象等。

6. 经费预算 预算主要包括科研业务费、实验材料费、协作费、项目组织实施费。

一般情况下，科研经费不用于购置大型精密仪器设备，只用于添置个别研究中不可或缺的中小型仪器设备。经费预算还需事先落实研究中需要的一些特殊试剂，研究中的某些项目自身难以完成，需其他专业单位予以协作的，如单项检查费、化验费、特殊实验费、技术费等亦需考虑。此外，还有其他一些费用支出，包括前期调研、图书资料、人员培训、会议交流、交通差旅、办公用品、劳务费等都要合理。

（三）验证假说

当完成选题，确定研究工作的技术路线时，常常要对所得到的资料进行推测性的解释，也就是提出假说。然后根据这些假说，设计实验进行深入研究，以便验证或修改假说，最终使得假说上升为科学理论。对假说的验证包括逻辑分析和实践检验。逻辑分析是对假说中的概念的准确性和逻辑合理性进行分析论证，医学研究中对假说的验证需要通过设计实验来进行检验。

（四）成果推广

作为对前期科研工作的总结，成果展示是科研工作的一个重要环节。医学科研工作的价值最终都是通过成果体现出来的。医学科研成果按表达形式可分为医学论文、科研报告、专著、实物等。按形态分为有形成果和无形成果，如新药品、生物制品、医疗器械等是有形成果，而科技论文、实验研究报告、新工艺流程、新试验方法、新颁布实施的卫生标准等属无形成果。但是，不管医学科研成果以何种形式表达，最终都需要将整个活动过程和结果总结成文公布出来，这是任何科研成果不可缺少的组成部分。

研究报告和科学论文是成果总结的主要形式。一般说来，研究报告是为真实完整地记录研究工作的过程和进展并保存作为档案之用而撰写的学术资料，要求对研究活动的目的、意义、操作方法和过程、数据处理和论证经过以及经验教训等进行描述，要求尽可能详尽。而医学论文主要指在学术期刊发表或学术会议上交流的文章，是描述研究工作中的创新性成果、内容和体会，相对简洁。常见的医学论文类型包括：病例报告、临床分析、疗效观察、实验研究、调查报告、文献综述、医学述评等。需要特别提到的是，医学专著也是广义上的学术论文，一般而言是指超过 4~5 万字的，针对某一专门问题而写的论文。

医学论文的写作有一定格式，包括标题、作者、摘要、关键词、引言、方法、结果、讨论、结论、参考文献、致谢等方面。标题是科学论文的题目，大多数医学论文标题由研究对象、研究目的和研究方法三个要素组成，流行病学调查方面的论文标题则包括时间、地点、研究目的和研究方法四个要素。论文标题下应有作者的署名及所在单位名称和邮政编码。作者应是研究项目的承担者和主要合作者，所有署名均应告知并取得本人同意，并亲笔签名，还需注意知识产权的问题，一般以通信作者的单位为论文的第一单位。摘要是文章内容的简要概括，一般医学论文采用结构式摘要形式，包括目的、方法、结果和结论四部分。中英文摘要应一致。关键词是论文中最重要、最能反映主旨的词，应使用“医学索引”主题词表中的医学主题词，通常从标题和摘要中选出，一般要求 3~6 个。引言是正文的开始，主要介绍研究的来龙去脉，论文的背景知识、性质和意义，前人的研究成果、存在问题和空白点，提出研究的必要性。方法也称“材料和方法”，这一部分必须提供足够的细节以便他人能够重复实验。临床研究要包括病例的来源、选择的标准、例数、患者的性别、年龄、分组方法、疾病种类、病程、诊断标准、治疗方案、处理因素的详细情况（如药物名称、剂型、生产厂家、批号、给药方法、剂量、疗程标准）、观察方法、观测指标、判定标准、研究的统计学设计和数据处理方法、仪器的生产厂家和型号。结果是论文的核心部分，是将研究得出的所有数据整理、归纳并通过统计学分析，分层清晰表达出来。通常以文字、图、表、照片的方式来表达，一般以文字为主，可用图表或照片弥补文字的不足。图表的设计应符合统计学原理，表格用三线表，标题应置于表格上方，表注在表的下方；统计图必须简明、规范，图题应置于图的下方，图注可置于图的右方或下方；照片的格式和分辨率要符合要求，应标明染色方法和放大倍数。讨论是对结果进行分析和评价，形成自己的见解，表明研究结果说明了什么问题，得出了什么规律，解决了什么问题。结论必须与材料、结果、讨论相呼应，对前面提及的问题做出明确回答，结论应进一步明确自己的见解和观点。参考文献应是作者亲自阅读过的资料，包括已发表的专著、会议论文集、报纸文章、期刊文章、学位论文、报告、标准、专利等，必须按照规定的格式书写。参考文献应按其在论文中出现的先后次序加以编号。致谢主要是对研究有过贡献、但又不能列入作者名单的人员表示感谢。

思 考 题

1. 医学科研类型的常见划分法有哪些?
2. 医学科研工作的基本过程包括哪些方面?

（方宁远）

第二节 全科医学常用科研设计与科研方法

学习提要

1. 社区有大量的健康人群、各种疾病的高危人群和患者,全科医生可以依托社区及社区卫生服务中心获得一手的资料,开展各种研究。

2. 本节主要介绍观察性研究设计、实验性研究设计、药物临床试验设计、疾病预后研究设计等几种全科医学常用科研设计的基本原理、特点及类型、设计思路和研究实例。

医学科研设计是指为完成研究目的而制定的总体计划方案,包括专业思路、技术路线和具体方法的设计和统计学的设计。统计学设计通过控制误差、提高研究效率、确定数据管理和分析方法来保证研究的合理性和结果的可靠性。有关统计学设计的原理和方法可参阅医学统计学参考书或咨询相关统计学专家,这里不再介绍。

一、观察性研究设计

医学观察性研究是指研究者不采取任何人为干预措施或施加任何干预因素,直接通过现场调查获得来自人群或人群中的个体有关疾病或健康问题的数据资料。观察性研究可以为深入研究健康促进、疾病预防以及制定卫生决策提供科学依据。由于观察性研究主要通过现场调查的方式获取数据和资料,因此调查的设计尤为重要。本小节将在介绍调查设计的基础上,重点介绍现况研究、病例对照研究和队列研究三种常用医学研究的设计及方法。

（一）常见调查方法与调查设计

所谓调查是指调查者严格按照调查方案在现场通过提问、观察、测试来收集资料的过程。

1. 医学调查方法多种多样,常根据研究目的和内容的不同选用不同方法。常见的调查方法有以下几种:

（1）根据调查数据的性质:分为定性调查与定量调查。定性调查主要指通过采访和观察了解调查对象对某事物的态度、感受和行为等方面的问题。定量调查是按照一定量化标准收集数据,数据需通过统计学分析。

（2）根据调查对象的范围:分为普查和抽样调查。普查是指以特定范围人群中全部个体作为对象进行的调查,特定范围可以是某个地区、某个单位或某种特征（如患有某种疾病、具有某种特征、从事某种活动等）的人群。例如对某市全部环卫工人进行的健康调查。抽样调查是指从特定范围人群中选取一个样本人群进行调查,希望以样本的调查结果代表总体人群的实际情况。

（3）根据调查研究的目的:分成描述性调查和分析性调查。描述性调查主要目的是描述自然条件下疾病或健康状况在人群中的数量和分布特征,进而提出病因假设和线索。当所关心的问题在目标人群中仍未调查过或调查年代久远,目前状况不清楚时就需考虑描述性调查,如现况调查。分析性调查则是为探求自然条件下,不同人群发病情况与暴露因素间的关系。当所关心的问题在目标人群中已描述清楚并形成假设后,就考虑分析性调查,如病例对照研究和队列研究。

（4）根据获取调查数据的方法不同:分为访谈式问卷调查、电话调查、信访调查、现场调查、现场观察、查阅资料、体格检查、实验室检测、环境监测等。访谈式问卷调查是调查者根据设计好的调查问卷逐项询问调查对象来获取研究所需资料。电话调查是调查者根据设计好的调查问卷通过电话提问进行的调查。信访调查是通过邮寄问卷给调查对象,由调查对象根据填表说明填写问卷后寄回的一种调查方法。现场观察是指调查者直接查看事物或调查对象的行为并进行记录的方法。查阅资料是通过查阅被调查者的历史记录收集研究资料的方法。检验与检测是指借助操作、仪器或实验室技术获取数据资料的调查方法。

2. 所谓调查设计是指根据调查的目的制订尽可能严密的调查计划。完整的调查设计包括设计内容（包括立题依据、调查目的、调查方案、预期结果、研究基础、研究进度、经费预算等方面）、抽样方法和偏倚控制。

（1）设计内容

1）立题依据：立题依据作为调查研究的前提，是建立在一定前期工作（如文献综述、专家咨询、预调查等）的基础上。立题依据包括调查研究问题的提出及其重要性、国内外相关研究的进展及存在问题、本次调查拟解决的问题、拟采用的技术方法、预期目标及将产生的效益等内容。

2）调查目的：调查目的是指调查拟解决的问题。调查目的必须明确而具体，因为它直接影响到后续调查内容和调查方法的设计。医学调查的目的通常包括以下几方面：描述疾病的临床表现和分布特征、了解某一危害社区人群健康的疾病现况、探讨社区卫生服务存在的问题、筛查疾病相关危险因素和危险人群、检验病因假设、评价健康促进和疾病防治措施的效果、动态监测某一人群疾病发病率、患病率、死亡率的情况等。

3）调查方案：作为调查设计的核心内容，调查方案是指为实现调查目的所需完成的具体调查项目，有关方案的设计要尽可能全面、细致。

方案设计时首先要确定调查对象，一般根据以下四个步骤：①确定目标人群，目标人群是指调查结果和结论适用的人群，目标人群要根据调查者的实际能力和拥有资源以及研究目的来确认。目标人群可以是一个国家、一个省或市的人口，也可以是一个社区、一个机构或团体。对目标人群的定义要明确，应包括时间、地点、人员特征等信息，如2018年上海市某社区老年人。②确定研究人群，研究人群是指拟进行调查研究的人群。如采用普查法，目标人群就是研究人群；如采用抽样调查，通过随机法抽取的人群就是研究人群。③确定样本大小，根据设计方案、资料类型和可能涉及的统计分析方法来选择样本含量的计算方法，样本大小的确定可通过公式、计算机软件或查表获得。④确定纳入和排除条件，由于抽中的个体不一定都符合调查要求，需要根据调查目的制定具体调查对象的纳入和排除条件。

其次要确定调查因素，调查因素是调查研究中拟进行分析的变量，按性质可分为4类，即人口学因素（一般性资料）、直接作用因素（假设因素或自变量）、干扰作用因素（混杂因素或交互作用因素）和效应因素（目标因素或因变量）。例如一项研究拟调查吸烟对血压的影响，那么假设因素就是吸烟，目标因素是血压；干扰因素是年龄、体重指数、饮食习惯等；有关吸烟的设计包括开始吸烟年龄、吸烟种类、吸烟方式、平均每日吸烟支数、戒烟年龄等。

然后拟定调查表，也就是将选定的因素按照一定关系排列成便于现场使用的问卷表格。通常按照基本问题（调查对象的人口学问题）、主要问题（包括假设因素、效应因素、混杂因素）、检测项目等顺序排列。一般先将拟定的调查表在少数调查对象中进行预调查，观察各个因素的提问方式和受调查者的接受能力，进而修改项目的不足，完善问卷的设计，统一调查的方式。

接着组织实施调查，需要考虑的问题包括：培训每位调查员确保其对问卷的理解以及调查方法的一致；现场的组织分工、每日的工作量、问卷的回收管理、调查无应答的处理方案等。

最后进行资料的整理与分析，包括核对整理问卷、计算机录入数据和统计学的分析等。

4）预期结果：即推测调查可能得到的结果以及预期产出，产出多以论文或报告的形式呈现。

5）研究基础：设计调查研究时应充分考虑现有的基础，是否能够完成调查任务及影响可行性的因素如调查人员的数量与能力、研究经历与成绩、研究方法与技术、可用资源与条件、研究经费与时间等。

6）进度与经费预算：调查过程一般分为5个阶段，包括选题、设计、调查、分析和论文。设计时要对各阶段所需的时间做适当安排、经费做合理预算。

（2）抽样方法：调查最好的方法是普查，但多数情况下由于受人力、物力及时间限制，常选择抽样调查。抽样调查时需选择合理的抽样方法以确保选取的样本结果能反映出总体的实际情况。

1）随机抽样：是抽样调查中采用最多的方法。随机抽样可有效避免抽样过程中人为因素的干扰，减少样本的偏倚。

2）非随机抽样：当调查的目的不是为了推论总体时可选择非随机抽样方法。常见的有典型抽样，即选择目标人群中具有某些特征的人群为样本的调查，如某职业人群的调查；便利抽样，即选择愿意配合调查的人群进行的调查；碰巧抽样，即调查对象是偶然碰到的，如以学校、商场、医院等场所碰到的人为样本进行的调查。需要注意的是这些抽样获得的结果一般是为了总结经验或作为问题的初步探讨，不具有代表性。

（3）偏倚控制

1）什么是偏倚：由于医学调查研究对象的复杂性，在设计、实施和分析过程中不可避免会受到各种干扰因素影响，导致结果偏离真实情况，产生误差，这种研究结果与真实数值之间的差值称为偏倚。偏倚造成的结果与真值之间的差异具有方向性，一般将夸大真值的结果设为正偏倚，将缩小真值的结果设为负偏倚。比如在进行药物疗效评价时，如果选择一组病情较轻的患者作为试验组，其效果将会比药物的真实疗效好；反之，如果选择病情较重的患者作为试验组，其疗效将比真值低。所以应从研究的设计上来避免或控制偏倚的影响。

2）常见的偏倚有哪些：多数偏倚发生在调查研究的设计阶段。设计阶段可能产生的偏倚包括选择偏倚、信息偏倚、混杂偏倚。选择偏倚指选择调查对象的方法不当引起的偏倚，常见的选择偏倚有入院率偏倚、现患病例偏倚、无应答偏倚；信息偏倚是选择了不恰当的调查和检测方法导致得到的数据不准确而引起的偏倚，常见的信息偏倚有调查者偏倚、回忆偏倚；混杂偏倚指在资料分析过程中由于外界因素的干扰使研究结果发生偏离的现象，虽然混杂偏倚出现在资料的分析阶段，但需要在设计时采取措施进行控制。

3）偏倚的控制措施：

设计阶段控制偏倚的措施主要有下列几项：①选择适当抽样方法，特殊目的的调查研究如病例报告属于描述性研究，可选择典型样本，将目标人群局限化；而需要推论总体的调查则应以人群为基础，采用随机抽样。②采用盲法调查，调查者或调查对象一方不知道调查分组情况为单盲，双方均不知道为双盲，盲法调查可以避免来自调查者或调查对象主观因素的干扰，减少信息偏倚。③尽可能提高应答率，应对调查对象讲明研究的意义，选用简单易行的调查手段，并对敏感问题采用相应的技巧进行处理，制订无应答情况下的补救措施，尽可能提高应答率。④配对设计，通常将种族、年龄、性别、病程等作为配对因素，使试验组的每个研究对象匹配一个或几个对照，再进行比较。如研究小儿地中海贫血与生长发育的关系时，由于小儿生长发育同时受种族、性别、出生体重、母亲怀孕年龄、营养及社会经济条件等多重因素影响，因此必须严格控制这些影响因素，才能得出地中海贫血对小儿生长发育有无影响的结论。配对设计有助于消除某些可能的混杂偏倚。⑤分层分析，即根据临床特点，将研究对象按已知或可疑的混杂因素分成若干亚组然后进行比较。如比较两所医院近 20 年来脑外伤手术的死亡率时，如果未按病情轻重进行分层分析，只按统计出的死亡率进行比较，可能得出甲医院的手术死亡率大于乙医院，但实际情况是甲医院收治的复杂重症患者较多，乙医院收治的患者中病情轻的居多，按病情轻重分层后分析，发现两所医院不同病情脑外伤手术的死亡率是一样的。分层分析有助于控制选择偏倚和混杂偏倚。⑥多因素分析，通过借助计算机及 Logistic 回归模型可进行多因素分析以平衡研究中多种混杂因素的作用，进一步筛选出主要危险因素或预后因素，并确定各因素在决定病因和预后中的相对比重。⑦平衡调查，在调查设计时尽可能保证每个调查员调查的观察组与对照组人数的比例接近，考虑到每个调查员对问题的理解、技术的掌握不完全相同，平衡调查可以减少对比组间人为的差别。

（二）现况研究

现况研究是在特定时间内对特定人群中某种健康问题现在状况进行调查分析的方法。由于现况研究要了解的是目前的状况，因此要求在短时间内完成研究，相当于描述一个时间断面上的事件，因此也称为横断面研究。

1. 基本原理 现况研究是按照预先设计好的问卷，在人群中收集有关疾病或事件及其相关因素分布状况的资料，比较不同因素状态下（因素的有无或因素的多少）疾病的患病率或事件存在的程度。如果比较结果具有统计学意义，则认为分析因素对疾病或事件有影响。由于因素和疾病或事件在调查中同时被看见，未能区分时间先后顺序，因此，因素只能作为疾病病因的一个重要线索，或因果关系研究的假设。

2. 主要特点

（1）观察法研究：所有调查因素是人群固有或已存在的，如年龄、性别、民族、职业、文化程度、生活习惯、患病状况等。

（2）因素和疾病或事件同时观察到：不能确定因素与事件的因果关系。

（3）描述性研究：描述疾病或事件在自然状态下的分布特征。

（4）不专设对照组：根据研究人群内固有因素的暴露程度分组进行对比分析。

3. 研究类型

（1）普查：普查是对拟研究人群全部个体进行的调查。其优点是结果具有代表性，可如实反映人群实际情况。缺点是调查对象多、参与调查的人员多，难以控制漏查，系统误差较大。

（2）抽样调查：抽样调查是指从目标人群中选取一个样本人群进行调查，以样本人群的调查结果推测或代表总体人群的情况。其优点是与普查相比工作量小，可集中力量将调查工作做好，减少了系统误差。缺点是抽样误差不可避免。

4. 研究目的

（1）描述疾病特征：认识疾病的临床特征、危害程度、患病率、人群的易感性、分布状态、影响因素等是疾病防治的基础，通过在人群中进行现况研究，描述疾病特征，观察动态变化，评价治疗措施，有利于指导疾病的防治工作。

（2）探索病因线索：通过描述疾病频率在不同暴露因素状态下的差异，为病因未明疾病提供病因假说。

（3）确定高危人群：通过调查发现容易受某种疾病威胁的人群，有利于疾病的预防控制。

（4）提供卫生决策依据：通过对社区人群健康及卫生服务状况的现况研究，可以发现社区人群目前存在的主要公共卫生问题，为卫生管理部门制定政策提供依据。

5. 现况研究实例　齐士格等人为调查2013年我国60岁以上的社区居民跌倒伤害情况，选取2013年中国慢性病及其危险因素监测第四次现场调查中所有≥60岁居民进行分析。其采用面对面询问的方式收集≥60岁老年人群近6个月内的跌倒发生、跌倒伤害和就医情况等。该研究采用SAS 9.4软件完成所有数据整理和分析，以性别、年龄等作为分层因素进行统计学分析，所有调查结果（率）均经过复杂加权调整，包括抽样加权以及根据我国第六次人口普查数据进行事后调整。不同特征老年人群之间跌倒发生率及跌倒伤害发生率差异比较采用基于复杂抽样设计矫正的Rao-Scott χ^2检验完成，以p<0.05为差异有统计学意义。研究发现：我国≥60岁居民6个月内跌倒发生率为8.0%（95%置信区间7.5%~8.5%），跌倒发生率随年龄增长而增加；女性跌倒发生率（9.1%）高于男性（6.8%）。在发生过跌倒的老年人群中，52.6%出现受伤情况，女性老年人跌倒后受伤的比例（54.8%）高于男性（49.6%），差异有统计学意义（χ^2=10.2，p<0.01）。由此可见，我国≥60岁居民跌倒发生率在年龄、性别有明显差异。跌倒发生率随年龄增长而升高；老年女性跌倒发生率高于老年男性。跌倒伤害严重影响老年人群的身体健康和生活自理能力，应加强不同特征老年人群跌倒及跌倒伤害发生的预防和干预工作（表3-2-1）。

（三）病例对照研究

1. 基本原理　病例对照研究是在目标人群中选择一组已经确诊为某种疾病的患者为病例组，再在未患该病的人群中选择一组与病例组具有可比性的个体为对照组。根据回顾调查两组过去各种可能的危险因素的暴露史，比较两组间各个危险因素的暴露比例。如果两组间某因素的暴露比例差异具有统计学意义，则认为该因素与疾病间存在联系，在排除了误差和偏倚的影响后，依据专业知识做出某因素为该病危险因素的推断。

2. 主要特点

（1）观察法研究：研究的因素是研究对象固有或已存在的，通过询问、体检、实验室检查、查阅历史资料获得。

（2）分析性研究：根据病例组与对照组间某些因素的暴露程度有无差别，分析因素与疾病之间有无关系，达到探索和检验病因假设的目的。但病例对照研究结果不能证明因与果的时序关系，故不能得出因果关系的推论。

（3）回顾性研究：病例对照研究是从疾病开始追溯原因，从因和果的时序性来看是由“果”到“因”的研究，故又称为回顾性研究。

表 3-2-1 不同特征老年人 6 个月内跌倒发生率以及跌倒后受伤情况

特征	6 个月内跌倒发生率 /%				跌倒后身体受伤			
	跌倒人数	发生率 /(%, 95% 置信区间)	χ^2 值	p 值	人数	比例 /(%, 95% 置信区间)	χ^2 值	p 值
性别			74.1	0.000			10.2	0.001
男	3 331	6.8(6.3~7.2)			1 697	49.6(47.0~52.3)		
女	4 310	9.1(8.4~9.8)			2 374	54.8(51.8~57.8)		
年龄 / 岁			251.9	0.000				
60~	2 053	5.5(4.9~6.1)			1 107	52.6(49.7~55.5)		
65~	1 799	6.9(6.3~7.6)			981	54.4(50.8~58.0)		
70~	1 461	8.6(7.8~9.4)			724	49.6(45.9~53.2)		
75~	1 165	10.8(9.7~12.0)			607	50.0(45.3~54.8)		
≥80	1 163	12.6(11.6~13.7)			652	56.8(51.9~61.7)		
合计	7 641	8.0(7.5~8.5)			4 071	52.6(50.2~55.1)		

3. 研究的类型

(1)成组设计：在目标人群中，分别选择一定数量的病例与对照组成病例组与对照组，一般要求对照组的样本量大于或等于病例组。该设计适用于病例较多或研究成本较低的大样本研究。

(2)匹配设计：根据病例的某些特征选择对照，即对照在某些特定的因素或特征上与病例保持一致，使病例与对照之间保持较好的可比性，排除某些因素对研究结果的干扰。该设计较复杂，多用于病例较少、研究成本较高、研究投入有限、不易开展大样本研究的情况下。

4. 研究目的

(1)筛查危险因素：病例对照研究可以同时对多个因素进行统计学分析，并将因偏倚造成的虚假联系和非生物效应的因素排除，筛选出疾病相关危险因素。

(2)检验病因假设：病例对照研究是分析因素与疾病之间是否有联系的研究。但当病例组与对照组某个或某些因素暴露程度不同，并经统计学检验证实暴露与疾病有关联时，还不能得出因素与疾病之间存在因果关系的结论，还需前瞻性研究的验证。

5. 研究实例　王妮等人的研究旨在探索农村化肥施用量与低出生体重(LBW)发生风险的关系。其研究对象来源于某县 2007 年 10 月至 2012 年 9 月期间以人群为基础的出生人口监测系统，选择 LBW 病例进行随访，随访获得 153 例早产 LBW、179 例足月 LBW 和 204 例正常体重儿为对照组。按照以下标准选择病例组和对照组：①早产 LBW，出生体重 <2 500g，无任何体表缺陷、明确诊断的内脏畸形及代谢性疾病，<37 孕周的活产新生儿；②足月 LBW，出生体重 <2 500g，无任何体表缺陷、明确诊断的内脏畸形及代谢性疾病，≥37 孕周的新生儿；③对照组，与病例同期出生、居住在同一个村、无任何体表缺陷、明确诊断的内脏畸形及代谢性疾病、体重≥2 500g 且 <4 000g、≥37 孕周的新生儿。调查问卷由经过统一培训的妇幼保健医生对出生人口监测系统中的新生儿母亲进行随访完成。统计学方面，采用 EpiData 3.0 软件双录入建立数据库，使用 Stata 13 软件进行统计学分析。单因素分析采用 OR 值及其 95% 置信区间，自变量使用村级的化肥使用量。结果显示：家庭年化肥施用量和村级年化肥施用量与早产和足月 LBW 风险都存在关联(表 3-2-2)。通过该研究可以看出，妇女孕期暴露于化肥与 LBW 发生风险存在关联，提示农村化肥施用可能与其他不良妊娠结局发生风险有关，建议在妇女孕期尽量避免化肥暴露。

表 3-2-2　低出生体重（LBW）病例和对照组母亲暴露因素分析

暴露因素	对照组人数 /%	早产 LBW 组		足月 LBW 组	
		人数 /%	OR 值 /（95% 置信区间）	人数 /%	OR 值 /（95% 置信区间）
家庭化肥使用量 /（kg/a）					
不使用	126（61.77）	74（48.37）	1.00	90（50.28）	1.00
<100	18（8.82）	18（11.76）	1.70（0.83~3.48）	18（10.06）	1.40（0.69~2.84）
≥100	60（29.41）	61（39.87）	1.73（1.10~2.74）*	71（39.66）	1.66（1.07~2.57）*
村级化肥使用量 /（t/a）					
<50	107（57.52）	57（41.60）	1.00	75（45.18）	1.00
50~	48（25.81）	41（29.93）	1.60（0.94~2.71）	33（19.88）	0.98（0.57~1.67）
≥100	31（16.67）	39（28.47）	2.36（1.33~4.17）*	58（34.94）	2.66（1.57~4.51）*

注：*$p<0.05$

（四）队列研究

队列原指古罗马军团中的一个方队，作战时方队成员同步行进。队列研究中的队列指在某个问题上具有相同起点的一个人群（如同年出生、同时暴露或同时观察的一群人）。队列研究的设计是先看到人群的暴露情况，并以此为起点追踪到果，就像队列一样，研究人群同步走向将来某一时刻，等待结局的发生。因此也称为前瞻性研究、随访研究、纵向研究。

1. 基本原理　队列研究是先选定一个研究人群，即建立队列（队列成员应保证还没有结局事件发生，且将来有发生结局事件的可能），再根据某因素的暴露情况，将研究对象分成暴露组和非暴露组，或不同暴露水平组等。随访观察一段时间，统计各组结局事件（发病或死亡等）的发生情况，计算并比较各组结局事件的发生率。如果暴露组的发生率与非暴露组的发生率存在统计学差异，则推断暴露与结局事件可能存在因果关系，当暴露组的事件发生率高于非暴露组，该因素为危险因素，反之，该因素为保护性因素。

2. 基本特点

（1）观察法研究：队列研究的暴露因素是研究前已存在的或过去某一时期暴露过的。

（2）由“因”到“果”：队列研究是先确定暴露状态，再随访观察结局的发生，是由“因”到“果”的研究，是前瞻性的。这种研究思路与实验性研究相似，主要区别是实验性研究的暴露是人为决定的。

（3）设立对照组：队列研究通过设立不同暴露状态的对照组，对比分析暴露对结局事件的作用。对照组与暴露组除了暴露状态不同，其他方面尽可能一致。

3. 研究类型

（1）前瞻性队列研究：前瞻性队列研究是从研究对象目前的暴露状态开始，随访到将来某一时刻，结局事件需要等待一段时间才能观察到。有关暴露和结局资料是通过调查直接获得的。

（2）历史性队列研究：历史性队列研究是以过去某个时点的人群为基础建立队列，并根据当时资料记载的每个对象的暴露情况进行分组，剔除人群中已发生过研究事件的个体后，开始模拟随访到现在，比较各人群事件的发生率。相对前瞻性研究而言，是一种省时的方法。

（3）双向性队列研究：双向性队列研究是将历史性与前瞻性队列研究结合，在历史性队列的基础上，从现在开始继续随访一段时间。主要用于当历史性队列随访的时间不够，结局事件尚未出现，需补充随访至结局事件出现的情况。双向队列研究充分利用了历史资料的信息，有效节省了研究时间和投入。

4. 研究目的

（1）验证病因假设：由于队列研究能提供先“因”后“果”的时序关系证据，所以检验病因假设的能力要大于病例对照研究，一旦检验假设成立，因果关系的可能性就更大。

（2）探究疾病自然史：通过对人群的长期随

访观察,掌握疾病在个体和人群中发生、发展、消亡的自然过程。

(3)评价防治效果:需要特别指出的是队列研究评价的措施是研究前人群已经存在或自发的行为,而非研究开始后人为干预,这是与实验性研究的主要区别。例如戒烟人群患肺癌的危险性是否会降低。

5. 研究实例 张维森等人关于比较接尘、吸烟对死亡影响的研究,以 1989—1992 年广州市实施并建立的职工职业健康监护档案为基础资料,选年龄≥30 岁的 80 987 名接尘和无接尘职工为研究对象,进行前瞻性队列研究。结果显示,调整相关混杂因素后,接尘者和吸烟者全死因死亡相对危险度(RR)基本一致,但接尘者呼吸系统疾病死亡 RR 值高于吸烟者;接尘可协同吸烟致死亡危险性明显增加(表 3-2-3)。

表 3-2-3 职业接触粉尘或吸烟者死亡的 RR 值

死因	死亡例数	RR 值 /(95% 置信区间)	
		接尘	吸烟
全死因	1 593	1.24 (1.09~1.41)	1.22 (1.07~1.40)
呼吸系统疾病	90	2.41 (1.51~3.84)	1.89 (1.08~3.29)

二、实验性研究设计

全科科研中,除了常见的观察性研究外,还有实验性研究。实验性研究,就是尽可能排除外界影响,阐明某种因素作用于某一研究对象时所产生的效应或影响。而通过合理设计,可使用最少的实验观察次数及比较经济的人力、物力和时间,获得相对最优和可靠的结果。实验性研究作为医学科学研究的重要组成,与观察性研究的本质区别是研究中干预因素是根据实验目的人为施加给受试对象的。

(一)实验设计的基本要素

任何一项实验,都包括实验因素、受试对象、实验效应三个基本组成部分,也就是通常说的三个基本要素。

1. 实验因素 包括处理因素和非处理因素。处理因素种类很多,包括化学的(如药物、毒物、营养物、其他化学物质)、物理的(射线、针灸、按摩、温度等)和生物的(病毒、细菌、霉菌、寄生虫等)。而有些因素不是外加的,如受试对象本身具有的一些特征(如年龄、性别、体重等),有时也是要研究的因素。研究高血压发生率与父母高血压病之间关系时,要考虑的则是遗传因素,而遗传因素不是可随意"处理"的因素,所以称为非处理因素。

实验设计中因素的控制包括数量、质量和强度三方面。第一是数量,设计实验时,研究的因素可能只有一个,也可能同时对两个或多个因素进行研究。而每个因素又可设为两个或多个水平,即不同程度或等级,所以就有单因素多水平、多因素多水平之分。第二是质量,实验设计中对因素的质量要严格规定,也就是标准化。如因素是某种药品,对其生产厂家、剂型、批号、质量、储存方法等须有统一规定,否则会有较大的实验误差。第三是强度,对处理因素的研究,既要选择适宜的强度、又要保持实验过程中强度不变。如某药物的疗效观察,从最小有效剂量到最大不中毒剂量理论上都可行,但设计时应综合考虑,确定一个最适宜剂量,并且在施加方法上如给药方法、用药次数、疗程和间隔时间上保持一致,才能获得可靠的实验结果。

2. 受试对象 通常也称观察对象、实验对象。包括接受实验的人、动物、微生物等,以及某些物质或标本,如人或动物的离体器官、组织、细胞等。研究对象一般是以个体为单位,必需满足两个基本条件:一是对处理因素敏感,二是反应必须稳定。

受试者:包括患者和健康人,基本的要求是诊断明确,如研究某药对高血压患者的疗效,受试对象的高血压诊断必须明确。但并非符合诊断标准的都能选作研究对象,设计时还应考虑纳入标准、排除标准、退出实验的标准。如年龄过大、合并严重疾病、正在服用其他影响实验的药物、不能配合、无法随访、服药期间严重不良事件、未签署知情同意书等情况都不能入选。需要特别指出的是,在临床试验中,患者的依从性尤为重要,也就是受试者必须能够从始至终参加试验,并严格遵守各项要求,包括回答问题、接受治疗或对照、按时复查或接受随访等。因此合理设计尤为重要,比如实验的时间不宜过长,处理的因素尽可能简单易行，要求的内容不宜太多、太复杂。

实验动物：以人作为实验对象的医学研究不仅在时间和空间上存在局限性，还在伦理和方法学上受到种种限制。因此常常需要使用动物模型来替代。比如大多数疾病的实验观察和各种新药的疗效试验必须借助于动物、微生物等，或必须先在动物身上实验观察后才能进入临床试验并应用于临床。动物模型的使用有助于更方便有效地认识人类疾病的发生、发展规律和研究防治措施。医学常用的实验动物包括小鼠、大鼠、豚鼠、兔、猫、狗等。疾病动物模型可按种类分为整体动物、离体器官和组织、细胞株等；还可按产生的原因分为自发性动物模型和诱发性或实验性动物模型。任何模型都有其优点和不足之处，对研究者而言，需要考虑的是所选的模型是否能达到研究目的。建立和复制人类疾病动物模型应遵循一定的原则：尽可能与人类疾病相似；可重复性和一致性；可靠性和稳定性；适用性和可控性；经济可行。实验动物的选择应考虑研究内容、目的、技术条件和经济条件，还需考虑品系、年龄（月龄）、性别、体重、生理和解剖学特性、窝别、环境、营养和健康状况、微生物净化控制级别等方面的问题。

3. 实验效应　也叫预期效应，即因素作用于对象后所产生的结果。效应是具体的，它通过具体的观测指标来表达，或者是可以度量的物理量，或者是可以判断的正负反应。效应需要使用一定的观测指标（包括观察指标和检测指标），也可称为参数，来揭示观察对象的某些特征，或用作判断某些特定现象或事实的依据与标准。因此效应指标的选择很重要，如果指标设定不当，可能使一个很有意义的实验变得毫无价值。指标的选择要考虑到以下四方面的要求：第一，指标的性质要明确，如身高、体重、血压、血糖等都以计量指标来表示，而阳性或阴性、有或无、是或否这类的标准则是以计数指标来表示。还有一种是等级性（半定量）指标，比如治疗结果用治愈、显效、有效、无效、恶化来表示。一般而言，用计量指标反映事物的本质及变化要比计数资料更清楚准确，因而指标的设计中应尽可能考虑前者。第二，指标的主次要分明、数量要合适，与实验目的的关联性要强，特异性要高。第三，尽可能采用客观指标，也就是通过仪器或特定程序记录下来的各种数据资料，同时要减少需通过主观判断的客观指标（如X线读片、临床物理检查结果的表述）的主观性。第四，确保指标的精密与准确性。

（二）实验设计的基本原则

实验设计必须遵循统计学所要求的对照、随机和重复化三个原则。也就是设立对照组、随机化抽样及分组、有一定数量的重复观察样本。只有科学的设计才能得出令人信服的研究结论。

1. 对照原则　在医学研究中，为了确切地揭示某一实验因素的实质，显示其特有的效应，需要将实验因素从众多因素中分离出来，独立地加以研究，分离的方法就是设立对照。有了对照，就可从实验与对照两组效应指标的数据差别中找到实验因素的本质，识别真实的效应。对照的形式多种多样，主要有自身对照、组间对照、潜在对照和历史对照，可根据实验研究的目的及内容选择合适对照。

自身对照即实验和对照是同一个体，可以是自身同时对照，如同一患者两种植皮法的比较，比较效果上的差别；也可以是自身前后对照，如蛔虫病治疗前后粪便检出虫卵的情况来说明驱虫药的疗效。

组间对照即对两个以上个体群组分别采用相同或不同的形式各自施加一定实验因素以比较各自效应的大小。组间对照又可分为：组间平行对照，即对照组施加部分实验因素，但不是所研究的处理因素，如观察锌对儿童发育的影响，实验组儿童食用加锌面包，对照组儿童食用不加锌面包，处理因素是锌，非处理因素的面包量两组是相同的；组间相互对照，即几种处理因素互为对照，如三种方案治疗高血压，三种方案可互为对照以比较疗效的好坏；组间空白对照即对照组不施加任何处理因素，如观察某疫苗预防老年人肺炎的效果，实验组的老年人接种该疫苗，对照组的老年人不接种该疫苗，也不接种任何其他制剂；组间标准对照即用现有的标准或常规方法作为对照，如肝炎的保肝疗法、结核的抗结核疗法等作为标准组。

潜在对照即以公认的既有事实作为对照，如假设现在有一种药能治愈肌萎缩侧索硬化，那么过去未治愈而死亡的那些患者就是这种药物使用者的潜在对照。这种对照主要用于定性研究阶段，在积累一定病例后还应进行定量比较分析才更有意义。

历史对照即以过去的研究结果作为对照。不过这种对照一般只能作为参考，可比性较差，仅在一些病例数难以积累的罕见病研究中采用。

设立对照首先要有可比性，临床研究中不仅要求疾病的种类、诊断和标准、病情轻重必须一致，受试者的年龄、性别的构成也应大致相同。动物实验中则不仅要求两组动物的种属相同、窝别相同、性别相同，年龄、体重、健康状况也要一致。其次对照数量要足够，力求实验组和对照组样本含量相等。还要注意对照处理的均衡化，这样对照的结论才是可靠的。

2. 随机原则 所谓随机，是指每个受试对象接受每个处理的机会完全相等。实验设计时要考虑随机抽样，并在此基础上进行随机分组，使被抽取出来的每一个样本都有均等机会被分配到任何一组，也就是对照组和处理组的选择以及施于受试对象的实验顺序等都应随机化。随机抽样的方法主要有单纯随机抽样，即根据样本定义在可及范围内进行抽样，不附加任何条件或主观取舍；系统随机抽样，即在一个系统或系列中，按一定顺序机械地每隔若干个研究对象抽取一个做样本；分层随机抽样，即在一个总体的不同层次中分别抽取样本，以保证样本对总体的代表性，也便于各层次间的相互比较；整群随机抽样，即被抽取的不是个体样本，而是由个体组成的一个群体，调查研究中较常采用；多级随机抽样，即抽样过程分步骤完成，第一步先随机从总体中抽取一个或一些整群或分层作为初次抽样标本，第二步从该初级样本中抽取次级样本（个体）作为受试对象，以此类推。不过，采用上述方法得到的样本指标在估计总体指标时或大或小会有一些误差，这种误差称为抽样误差，抽样误差是难免的，只是在实验设计中应尽可能将其降至最低。

医学设计中较常采用的随机化方法是采用随机数字表（随机数字表可在医用统计方法、卫生统计学等专业书中查阅）进行随机分配。通过随机化，可以使所抽取的样本能够代表总体，缩小误差；又可使各组实验对象尽可能一致，消除和缩小非实验因素在组间的差别，提高实验因素的效应，也只有符合随机原则的资料才能应用统计分析方法得出科学的结论。

3. 重复原则 医学研究只有在反复验证的情况下得出的结论才可靠，但反复验证需要大量的人力、物力和时间，所以在实验设计中，如何使样本的数量恰到好处，达到既节约人力和经费，又满足数据处理的要求就尤为重要。一项研究应抽取多少样本才具有代表性并无统一标准，必须根据研究的具体要求做出估测，也就是样本含量估计。估计样本含量主要根据实验条件、主要指标及其统计分析方法、指标的性质、容许误差的大小、错误发生概率的大小等来确定。实验条件能严格控制的，样本含量可小些，反之就需要大些；效应指标为计量指标的，样本含量可小些，若为计数指标，则应多些；规定的容许误差小，所需样本数就要多一些，如容许误差大，样本数可少些；实验中可能发生假阳性错误和/或假阴性错误的概率越小，需要的样本数就越大。

估计样本含量的方法主要有经验法、计算法和查表法。经验法是指根据前人积累的经验作为参考标准。如临床研究中采用计量指标的设计一般认为30~40例患者即可，采用计数指标的资料需50~100例；我国新药临床试验一般应不少于300例（其中主要病种不少于100例），必须另设对照组；如为确认正常值范围的研究项目至少需要100人以上；肿瘤死亡率调查不能少于10万人口；估计人口年龄、性别构成的抽样应为总人口数的1/10。动物实验方面则主要根据研究内容和动物种类而定，如小白鼠，一般计量资料是每组10~20只，计数资料是每组20~40只，有时需要50~200只；使用大白鼠时数量可以减半；使用兔、犬等可仅有4~6只。计算法和查表法在医用统计方法、卫生统计学等专业书中有详细介绍，这里不再赘述。

（三）常用的实验设计方法

1. 完全随机设计 完全随机设计是将全部受试对象随机地分成若干组，然后按组别实施不同处理因素，这种设计保证了每个受试对象都有相同机会接受任何一种处理，而不受实验人员主观倾向的影响。其优点是设计和统计分析简单、缺点是非实验因素的影响被归入实验误差，影响了实验的准确性。该方法适用于实验条件、环境、实验动物差异较小的实验。

2. 配对设计 配对设计是将实验对象按照

影响效应的相同条件，如年龄、性别、体重、病情等配成对子，每对中两个实验对象随机分配到实验组和对照组中，接受不同处理因素。在动物实验中，常将种属、品系、性别相同，年龄、体重、窝别相近的两动物配成对子；人群试验中，则将处理因素以外的其他有关因素如健康状况、性别、年龄、生活条件、工作条件等相似的两人配成对子。配对好后，再把每对中的两个受试对象随机分配到实验组、对照组或不同的处理组。该设计的优点是事先对影响因素进行控制，减少组间误差，缺点是易损失样本含量，延长实验时间。该方法在临床研究、流行病学和病因学调查研究中常用。

3. **析因设计** 析因设计是一种多因素的交叉分组设计。在医学研究中，各因素不是独立的，各因素之间常有交互作用，当一个因素改变时，另一个或几个因素的效应也相应改变。当要比较各因素各水平间的差异，又要分析因素间的交互作用，也就是各因素合在一起的效果与它们的单独效应之和是否相同时可进行析因设计。析因设计的优点是可以对多个因素加以控制，排除其影响，并解决诸因素的交互作用，缺点是处理因素和水平不宜过多，否则实验量太大难以完成。

（四）研究实例

庄文珺等人通过休克加盲肠结扎穿刺法诱导建立小鼠间接性急性肺损伤（iALI）模型，研究 $CD4^+$ $CD25^+FoxP3^+$ 调节性T细胞（Tregs）在iALI小鼠病理生理过程中的作用及机制：设置假手术组（Sham组，8只）、盲肠结扎穿刺组（CLP组，10只）、失血休克组（Hem组，12只）为对照组；CLP+ Hem组（15只）以及行Tregs过继转移（AT）的CLP+Hem+AT组（14只）为实验组。于术后24小时处死小鼠并检测肺组织内Tregs数量、淋巴细胞及其亚型分布、中性粒细胞活性、细胞凋亡情况、细胞因子水平以及组织病理学改变，同时收集支气管肺泡灌洗液（BALF），检测蛋白渗出量以及细胞因子表达。体外细胞共培养检测活化T细胞增殖、IL-10、γ干扰素及诱导型一氧化氮合酶（iNOS）蛋白表达水平。结果发现：iALI小鼠肺组织 $CD4^+$ $CD25^+FoxP3^+$ 调节性T细胞百分比为（2.530 ± 0.086）%，绝对细胞数为（1.441 ± 0.090）× 10^4/ml，均明显高于其他对照组（$p<0.05$）。iALI小鼠接受过继转移Tregs治疗后肺组织中CD3阳性T细胞数目、髓过氧化物酶（MPO）活性、胱天蛋白酶3（caspase-3）活性以及BALF中蛋白渗出均明显下降（$p<0.05$），同时肺组织和BALF中的IL-10分别从（121.40 ± 43.76）ng/L增高至（201.00 ± 61.96）ng/L（$t=2.776$，$p<0.05$）和（206.20 ± 90.88）ng/L增高至（339.40 ± 109.5）ng/L（$t=2.477$，$p<0.05$）。肺组织病理学获得明显改善。过继转移Treg（AT-Treg）组活化T细胞增殖率明显低于天然型调节性T细胞（N-Treg）组（$t=7.485$，$p<0.01$），iNOS酶抑制剂*L*-单甲基精氨酸（*L*-NMMA）使活化T细胞增殖率显著降低（$p<0.05$）。可以得出，$CD4^+$ $CD25^+FoxP3^+$Tregs可减轻小鼠iALI肺部炎症反应，iNOS信号通路可能参与了这一过程。

三、药物临床试验设计

作为在人体进行的干预性研究，药物临床试验或临床研究是指任何在人体（患者或健康志愿者）进行的药物的系统性研究，以证实或发现试验药物的临床、药理学和/或其他药效学方面的作用、不良反应和/或吸收、分布、代谢及排泄，目的是确定试验药物的安全性和有效性。药物临床研究与一般的科学研究不同，由于是以人为研究对象，除了方案的科学性外，还需要考虑受试者的心理因素、知情同意、伦理道德等问题，同时药物临床试验须严格遵循相关的法规、标准和原则。比如药物临床试验必须获得原国家食品药品监督管理总局（CFDA）审批的药品临床试验批件、有符合规范的药检报告、内容齐备的研究者手册、具有资格的药物临床研究机构、合格的研究人员、规范化设计的新药临床试验方案、可操作的标准操作规程（SOP）等，因此临床试验设计有其特殊性。从2013年起，凡获国家食品药品监督管理总局临床试验批件并在我国进行临床试验（含生物等效性试验、药代动力学试验、Ⅰ、Ⅱ、Ⅲ、Ⅳ期试验等）的，均应登录药物临床试验登记与信息公示平台（www.chinadrugtrials.org.cn）按要求进行临床试验登记与信息公示。在欧盟临床试验网站（www.clinicaltrialsregister.eu）及美国临床试验网站（www.clinicaltrials.gov）上还可查阅已注册的临床试验方案和结果。

（一）临床试验分期

1. **Ⅰ期临床试验** Ⅰ期临床试验是指初步的临床药理学及人体安全性评价试验，又称为早期人体试验，包括耐受性试验和药代动力学研究，一般在健康受试者中进行。其目的是研究人体对药物的耐受程度，并通过药物代谢动力学研究，了解药物在人体内的吸收、分布、消除的规律，为Ⅱ期临床试验用药剂量及给药方案的制定提供重要依据。

2. **Ⅱ期临床试验** Ⅱ期临床试验研究重点在于评价药物对目标适应证患者的治疗作用和安全性。应用安慰剂或已上市药物作为对照药物对新药的疗效进行评价，在此过程中对疾病的发生发展过程对药物疗效的影响进行研究；确定Ⅲ期临床试验的给药剂量和方案；获得更多的药物安全性方面的资料。此阶段的研究设计可以根据具体的研究目的，采用多种形式，包括随机盲法对照临床试验。

3. **Ⅲ期临床试验** Ⅲ期临床试验是进一步验证药物对目标适应证患者的治疗作用和安全性，对药物的益处 / 风险进行评估，为药物注册申请的审查提供充分的依据。该期试验一般为具有足够样本量的随机对照试验（random control trial，RCT）。临床试验将对试验药物与安慰剂（不含活性物质）或已上市药品的有关参数进行比较。试验结果应当具有可重复性。

4. **Ⅳ期临床试验** Ⅳ期临床试验是指一种新药在获准上市后进行的在广泛使用条件下考察其疗效和不良反应的研究。由于上市前进行的前三期临床试验是对较小范围、特殊群体的患者进行的药品评价，患者是经过严格选择和控制的，而上市后许多不同类型的患者将接受该药品的治疗，所以有必要重新评价药品对大多数患者的疗效和耐受性。而且通过Ⅳ期临床试验可能发现一些在上市前的临床研究中因发生率太低而没有被发现的不良反应。

（二）临床试验的基本原则

1. **随机化** 是保证组间均衡、减少偏倚的重要手段，临床试验中受试者分配必须按照实验设计确定的随机分配方案进行，常用的随机化方法有固定随机化法和动态随机化法。固定随机化法是按照事先确定的概率给受试者分配干预或处理，在整个研究过程中分配概率保持不变。常见的有简单随机化、区组随机化和分层随机化。动态随机化是指在临床试验过程中患者随机分组的概率根据一定的条件而变化的方法，能有效保证各试验组间例数和某些重要的预后因素在组间的分布接近一致。现在常用的是最小化法、偏性掷币法。目前还有公司研发了适用于多中心临床试验的中央随机系统，可以通过网络实施各种随机化方法。

2. **对照** 临床试验中常用的对照形式有安慰剂对照、阳性对照、剂量反应对照、多组间对照。安慰剂对照是指对照组使用一种不含药物有效成分，但外观、色味、剂型都与试验药物相同且处置也一样的“伪药物”。阳性对照是指以公认有效的药物或现有的标准方法、常规方法作为对照。剂量反应对照是将试验药物设计成几个剂量，将受试者随机分入其中一个剂量组中。多组间对照是指在同一个临床试验中采用多种类型的对照组合。

3. **盲法** 盲法是指按照试验方案，使参与研究的受试者、研究者以及其他相关人员均不知道受试者所接受的是何种处理，避免人为因素对试验结果的干扰。根据设盲程度不同可分为双盲和单盲。双盲是指临床试验的受试者、研究者、进行疗效和安全性评价的医务人员、临床监察员、数据管理人员及统计分析人员都不知道受试者的分组情况。单盲是指除了受试者本人不知道外，其他参与试验的人员都知道受试者接受的是何种处理。临床试验中最常采用的是双盲临床试验，可有效排除主观因素的干扰。

4. **重复** 是指接受相同处理的受试对象不止一个，即每个处理组都要有一定的样本含量。

（三）病例报告表与数据管理

1. **病例报告表** 病例报告表（case report form，CRF）是临床试验中记录临床资料的文件，用于记录每名受试者试验过程中的数据。CRF 的设计需要有生物统计专业人员的参与。CRF 的内容要求简明确切，应当只包括与研究目的有关的信息，CRF 的设计原则包括以下几点：选择合适的项目、问题清晰明了、指标尽可能量化、次序合乎逻辑。国内外临床试验的 CRF 有一标准模式，合格的 CRF 应包含以下各个项目：①CRF 的首页，应包括研究方案编号、研究题目、受试者姓名、用药编号、研究中心名称或编号、研究者；②患者背景页，包括随访日期、性别、出生日期、身高、体重、诊断及诊断时间、既往病史及伴发疾病等；③入选及排除标准页，以表格形式设置入选和排除标准，只有当入选标准全部勾选"是"，排除标准全部勾选"否"时才能入组；④生命体征和有关检查，每次随访均应详细记录；⑤药品和日记的发放回收记录，准确记录药品和日记的发放和回收，也从侧面了解患者的依从性；⑥实验室检查，各种实验室检查均应记录，并附有原始报告；⑦不良事件表，包括不良事件的名称、开始结束时间、严重程度、与药物的关系、研究者的处理等。试验过程中如发生需要住院治疗、延长住院时间、伤残、危及生命或死亡、导致先天异常或出生缺陷，以及可能影响到受试者并需要药物或手术来防止上述结果的重要医学事件时，应立即报告有关单位；⑧合并用药表，主要用于判断有无违反合并用药的规定，合并用药指除了试验用药之外的其他药物；⑨疗效评价表，包括评价日期、评价人和具体评价内容；⑩完成和提前终止试验表，完成试验表应填写试验结束的日期及最后一次服用试验药品的日期，如因患者主动退出或由研究者剔除而提前终止的病例，需要填写终止理由等内容。

2. 数据管理　临床试验数据的管理包括数据的填写、数据检查核对、数据库的建立、数据的录入、审查、编码、更改、质控、数据库锁定、数据归档等。数据管理工作由三方面人员共同完成。研究者负责准确填写 CRF 并对数据管理员返回的数据疑问表进行核对并及时回复。监察员要定期检查试验进度及 CRF 填写，并对每份表格的各个项目进行核对，如发现错误及时通知研究者加以纠正。数据管理员负责将 CRF 数据准确录入数据库，进行相应的范围和逻辑检查，如果有无法解决的数据问题，应向研究者发出数据疑问表，请研究者解答，当确定数据无误后锁定数据库。

（四）统计分析

1. 分析数据集人群确定

（1）意向性分析（intention to treat，ITT）：是指临床试验的原始统计分析和评价应当按照初始随机化分组进行，不管受试者是否依从计划完成过程。简单的说就是不按患者在研究过程中实际所接受的治疗分组，仍按患者入组时的组别进行分析，即按治疗意向 ITT。比如将受试者随机分成标准疗法组和新药组，分到新药组的受试者要求采用标准疗法应予同意，最后比较两组疗效时，应将原先分到新药组而后来转到标准疗法组的受试者数据仍放回新药组进行统计分析。意向性分析原则要求分配到任一处理组中的受试者都应当做作为该组成员被随访、评估和分析。但由于临床情况错综复杂，患者对治疗的实施率不可能达 100%，因此 ITT 原则的理想情况在临床试验中不易完全达到。

（2）全分析集（full analysis set，FAS）：指在临床新药研究中，根据 ITT 的基本原则，主要分析包括所有经随机化分组的受试者。该数据集是由所有随机化的受试者中以最小的和合理的方法剔除某些病例后得出的。其目的在于保持原始随机化数据集的完整性，防止偏性，并为统计检验提供合理的基础。

（3）符合方案分析集（per protocol set，PPS）：指符合纳入标准、不符合排除标准、完成治疗方案的病例集合。即对符合试验方案、依从性好、完成病例报告表规定填写内容的病例进行分析，亦称为"可评价病例"样本，它是全分析集的一个子集。

（4）安全集（safety set，SS）：包括所有随机化后至少接受一次治疗的受试者，目的是用于安全性分析。

2. 缺失值和离群值　缺失值是临床试验中的一个潜在的偏倚来源。CRF 中的基本数据（如性别、出生日期、入组日期和各种观察日期）及主要指标（主要疗效和安全性指标）不能缺失。

离群值也称逸出值，是指在数据中有一个或几个数值与其他数值相比差异较大。对离群值除了从医学专业知识判断外，在资料统计学分析时，还应进行包括和不包括离群值两种结果比较。

3. 数据变换　资料中主要变量数据在分析之前是否进行变换（对数变换、平方根变换）及变换依据需在试验方案中说明，变换方法的选择应是公认常用的，最好参照以前研究中类似资料的变换。

4. 统计分析方法　临床试验应根据研究目的、试验方案和观察指标来选择统计模型。主要包括以下几方面：①描述性统计分析一般多用于人口学资料、基线资料和安全性资料，包括对主要指标和次要指标的统计描述；②参数估计、置信区间和假设检验是根据试验方案对主要指标和次要指标进行评价和估计的手段；③协变量分析评价药物有效性的主要指标除药物作用外，还有其他因素的影响，比如受试者的基线情况、不同中心受试者间的差异等，这些因素在统计学中可作为协变量处理。

（五）研究实例

贾坦等人进行的一项随机、开放、平行对照、多中心研究，2010 年 1 月至 11 月从 22 个研究中心，选择 18~75 岁的原发性轻 / 中度高血压患者（按《中国高血压防治指南（2005 年修订版）》诊断标准），以 1 : 1 : 1 的比例随机分入低剂量左旋氨氯地平（2.5mg/d），高剂量左旋氨氯地平（5.0mg/d）和马来酸氨氯地平（5.0mg/d）三个组中，并发放相应药物，治疗 8 周后进行门诊随访，观察临床疗效。评价疗效的主要指标为血压达标率，以治疗 8 周后血压降至 140/90mmHg 以下为达标，老年患者（≥65 岁）的降压目标是低于 150/90mmHg，有糖尿病、脑血管病、稳定性冠心病、慢性肾病的高血压患者的降压目标是 130/80mmHg 以下。降压达标率即为达到降压目标的人群在总治疗人群中的比例。对三组达标率的比较采用考虑中心效应的 CMH 方法。结果发现，三组组间血压达标率差异有统计学意义（$p<0.01$）。左旋氨氯地平 5.0mg 组的舒张压下降幅度[（14.24 ± 9.1）mmHg]高于左旋氨氯地平 2.5mg 组[（12.44 ± 9.3）mmHg]和马来酸氨氯地平 5.0mg 组[（12.74 ± 9.2）mmHg]，且差异有统计学意义（$p=0.04$ 和 0.01）。由此可以得出，左旋氨氯地平 5.0mg/d 治疗原发性高血压疗效优于马来酸氨氯地平 5.0mg/d 和左旋氨氯地平 2.5mg/d。

四、疾病预后研究

（一）概述

疾病预后是指预测疾病的发展过程与可能结局，包括判断疾病的特定后果（如治愈、复发、恶化、并发症、伤残、死亡）出现的可能性大小以及时间线索，如预测某段时间内发生某种结局的可能性。对疾病的预后进行研究有助于我们了解疾病的发展趋势，干预并改善疾病的结局，正确评价临床干预措施的效果。疾病的预后不仅是治愈或死亡，还包括从治愈到死亡之间的各种结局，如复发、缓解、恶化、残疾、发生并发症等各种情况，通常以概率的形式表达，如治愈率、缓解率、复发率、致残率、生存率、死亡率等。随着现代医学模式向生物 – 心理 – 社会医学模式的转变，能全面反映患者生物 – 心理健康综合状态的生存质量也成为疾病预后的一项重要指标。生存质量的评价是通过量表的测量来完成的。比较普遍使用的是健康调查简表（SF–36）、诺丁汉健康量表（NHP）等普适性量表，此外还有各种疾病的专用量表如癌症治疗功能评价量表（FACT）等。

疾病预后研究是基于对患者观察、分析和临床试验的结果，因此观察性研究方法和实验性研究方法都可用于疾病预后研究。常用的研究设计方法有队列研究、纵向观察性研究、随机对照试验等。

1. 队列研究 队列研究通过追踪和随访患有相同疾病但具有不同疾病特征或影响因素的患者的结局，查找疾病预后因素，并探讨预后因素对疾病预后的影响。根据收集资料的方法不同，队列研究可分为前瞻性和回顾性两种。前瞻性队列研究是对不同组患者经过一定时期追踪、随访并记录结局发生情况，比较不同组的死亡率、生存率等。而回顾性队列研究则是在疾病结局已发生的患者病历资料中查找相关预后因素，比较不同特征患者的结局。

2. 纵向观察性研究 纵向观察性研究是对某一疾病患者进行追踪、随访，并记录各种结局及其发生时间，以得到疾病的病死率、治愈率、生存率等。

3. 随机对照试验 随机对照试验是按照随机分配原则，将患者随机分配到试验组与对照组，使混杂因素在两组中尽可能保持平衡，以评价治疗干预措施的效果。

（二）生存分析

生存分析是疾病预后研究的主要分析方法。

1. 生存分析中常用基本概念

（1）起始事件与终点事件：起始事件是指患者进入研究时病程所处的阶段。由于不同病程阶段患者的临床表现不同，对治疗的反应也可能不同，因此在疾病预后研究中需要统一规定研究的起始时间，一般把反映生存时间起始特征的事件，如起病日、确诊日、手术日、出院日等作为研究的起点。终点事件是指某种处理措施失效的事件，又称失效事件或死亡事件，可以是某种疾病“发病”或“复发”、也可以是死亡、残疾等。由于疾病预后的多样性，研究中必须明确定义结局事件，以便结局指标（各种率）的计算。

（2）随访时间：是指从随访开始到随访结束的时间。随访期不同，疾病的结局状况也有差别。一般病程的疾病，随访期可以短些，病程长的疾病，随访期相应长些，但有些疾病病程长达数十年，这种情况下可以不规定随访时间，而是以终点事件的出现作为研究终点时间。此外对于定期随访，设置合理的随访间隔时间也很重要，有助于动态观察疾病的变化。

（3）终点时间：指按研究设计规定的随访结束的时间或是出现某种临床结局的时间。

（4）生存时间：是指随访观察持续的实际时间。广义的生存时间是指从某种起始事件开始到观察对象出现某种终点事件所经历的时间；狭义的生存时间是指患某种疾病的患者从发病到死亡所经历的时间。

（5）截尾：在随访观察中，有些观察对象结束随访的原因不是发生了终点事件，而是由于其他原因结束了随访，称为截尾。截尾原因主要有失访（失去联系）、退出（死于非研究因素如其他疾病或车祸等而退出研究）、终止（已到规定的观察随访结束时间仍未发生终点事件）。

（6）死亡概率与生存概率：死亡概率是指在某单位时段开始时存活的个体在该时段内死亡的可能性大小。生存概率是指在某单位时段开始时存活的个体到该时段结束时仍存活的可能性大小。

（7）生存率：指某个观察对象活过某一时刻的概率。

（8）生存曲线：是指将各个时点的生存率在坐标轴上连接在一起的曲线图。

2. 生存率的计算　生存率目前常用乘积极限法或寿命表法进行计算。

乘积极限法是1958年Kaplan-Meier提出的，因此又称Kaplan-Meier法，简称K-M法，是用概率乘法原理通过Kaplan-Meier生存曲线来估计生存率，在分析研究病例数较少的小样本资料时常用。Kaplan-Meier生存曲线是以时间t为横轴，生存率P为纵轴，表示时间与生存率关系的曲线函数。利用该曲线可以对某病例的预期生存时间大于t的概率做出估计。

寿命表法是利用概率乘法原理来估计各观察组对象在任一待定随访时期的生存率。也就是首先求出患者在治疗后各时期的生存概率，然后根据概率乘法原理，将各时期生存概率相乘，得出自观察开始到各时点的生存率。寿命表法适合分析研究病例数较多的大样本资料或无法确知研究结果出现时间的资料。

3. 疾病预后因素的分析方法　影响疾病预后的因素多种多样，如患者的一般情况（性别、年龄、营养状况、社会状况、经济条件、心理等）、疾病本身的情况（临床分期、病原体种类、病灶大小、病理组织学分型等）、治疗方法、患者的依从性等。疾病预后研究通过识别预后因素，有助于临床通过干预来改善疾病的预后。对疾病预后因素的分析可以采用单因素及多因素分析法。一般先做单因素分析进行初筛，再做多因素分析。目前常用的可以进一步筛选出疾病结局相关预后因素的统计模型有多元线性回归、Logistic回归、Cox模型等。其中Cox模型由于其在排除混杂因素影响、处理截尾数据方面的优越性在临床上应用较广。Cox模型的计算十分复杂，一般采用统计软件如SPSS、SAS、STATA等来计算。

4. 研究实例　Mattonen SA等一项关于利用^{18}F-氟代脱氧葡萄糖（^{18}F-FDG）PET/CT预测非小细胞肺癌预后的研究，通过比较原发性肿瘤、骨髓的^{18}F-FDG PET/CT放射学特征和单独临床特征，预测肺癌无病生存的准确性。该研究对2008—2016年间的两个不同队列的患者进行回顾性分析。在治疗前通过^{18}F-FDG PET/CT图像显示每一个肿瘤、其周围的半暗带以及L_3~L_5椎体的骨髓。通过PET的计算，总共有156种骨髓、512个肿瘤以及半影的放射学特征。在测试队列中，利用随机Sparse Cox回归查找可以预测肺癌无病生存的影像学特征。进而建立Cox比例风险模型并将其应用于测试队列中，然后在另外独立队列中进行验证。入组队列227人，其中

136名患者为测试组[平均年龄(60±9)岁,101名为男性],91名患者为验证队列组[平均年龄(72±10)岁;91名为男性]。最高临床模式包含疾病分期;单独增加肿瘤区域特征有利于预后预测(对数似然比,−158 *vs* −152;p=0.007)。增加骨髓特征参数特征更要有利于预后的判断(对数似然比,−158 *vs* −152;p=0.001),见表3-2-4。最好的预测模式是整合分期、两个骨髓质地特征、一个肿瘤及半暗带质地特点和两个半暗带质地特点(一致性,0.78;95%置信区间0.70,0.85;p<0.001)。在独立队列中,这种整合模式可以较好预测预后不良情况(一致性0.72;95%置信区间0.64,0.80;p<0.001)以及利用Kaplan-Meier法可以判断患者预后差的风险度。该研究建立起一种整合模型:通过^{18}F-FDG PET/CT检测患者包括原发性肿瘤、肿瘤半暗带和骨髓的质地特征来预测非小细胞肺癌无病生存概率,这种预测模式比单用临床特征进行预测更为准确。

表3-2-4 测试队列的Cox比例风险模型

特征	危险比	p值
临床特征		
分期	1.98(1.45,2.70)	<0.001
血液指标		
白细胞/(1 000/μl)	0.99(0.88,1.11)	0.81
血红蛋白/(g/dl)	0.99(0.82,1.20)	0.93
血小板/(1 000/μl)	1.00(1.00,1.01)	0.93
肿瘤特征		
半暗带区肿瘤代谢体积GLCM能量平均绝对差	0.69(0.40,1.19)	0.18
半暗带区GLCM熵	1.35(0.97,1.86)	0.07
半暗带区GLCM	1.17(0.84,1.63)	0.36
骨髓特征		
GLCM总平均偏度	0.52(0.32,0.84)	0.008
GLCM聚类趋势偏度	1.62(1.02,2.59)	0.04

注:GLCM,灰度共生矩阵

五、其他常用分析与评价

(一)荟萃分析

荟萃分析是对具有相同目的且互相独立的多个研究结果进行系统地综合评价和定量分析的一种研究方法,具体来说就是针对某一临床具体问题,搜集目前尽可能多的研究结果,采用临床流行病学评价文献的方法,筛选出符合质量标准的文献进行合成分析,从而得出更客观、全面的结论。荟萃分析结论的可靠性和有效性取决于选用的原始研究和报告的质量。荟萃分析的过程包括:提出研究问题、制定纳入和排除标准、检索相关研究、汇总基本信息、综合分析并形成结果报告。具体荟萃分析统计步骤:①异质性检验,荟萃分析的统计学要求只有同质的资料才能进行统计量的合并,因此需要对不同原始研究之间结果的变异程度进行检验,常用的检验方法是Q检验;②模型选择,根据异质性检验结果选择合并效应值的模型,若存在异质性,可选用随机效应模型合并效应量,反之则选择固定效应模型合并效应量;③亚组分析和荟萃回归,使用亚组分析和荟萃回归找出异质性来源,若异质性过于明显且无法用亚组分析、荟萃回归来解决,则放弃做荟萃分析;④发表偏倚检验,采用漏斗图法和Egger线性回归法对文献进行定性和定量的发表偏倚的检验,若存在发表偏倚,采用剪补法进行校正,重新合并效应值,最后计算失安全系数来保证荟萃分析结果的稳定性。

研究实例:为探讨PM2.5短期暴露与我国居民全因死亡和急诊之间的关系,李曼等研究者做了一篇相关性的荟萃分析。由两位作者独立通过计算机联机检索中国知网(CNKI)、万方数据知识服务平台(万方数据库)、PubMed和EMBASE,截止到2018年3月29日收集相关文献4 098篇。作者以空气污染、大气污染、颗粒物、PM、死亡、急诊等关键词或主题词检索CNKI和万方数据库,以particulate、particle、PM、air pollution、admission、mortality、China等关键词或主题词检索PubMed和EMBASE。文献纳入标准为:①研究暴露变量为PM2.5;②研究结局是全因死亡和急诊;③研究短期效应(效应时间<7日);④研究方法主要为时间序列研究或采用病例交叉设计。排除标准为:①文献的研究结果以绝对数(如死亡数)的形式表达;②系统综述;③重复报告、质量较差的文献;④研究的数据依赖他人研究数据或重复报道;⑤无法搜索到原文。而后采

用大气 PM2.5 浓度每上升 10μg/m^3 时居民每日全因死亡和急诊（门、急诊人次和急诊救护车派遣量）的相对危险度（RR）、超额危险度（ER）为效应值。摘录信息包括作者、发表年份、研究类型、结局事件、定量的暴露 - 反应关系（如 RR、ER 值）及其 95% 置信区间。对每篇纳入的文献按照 NOS 文献质量评价量表进行质量评分。以上过程均由两人独立平行完成，若意见不一致则由第三人裁决。研究首先描述所纳入文献的基本情况，具体荟萃分析步骤：①异质性检验，利用 Q 检验和 I^2 统计量检验研究间的异质性，以 α=0.10 为检验水准，若 p<0.10 或 I^2>50%，则表明各研究间存在异质性；②模型选择，根据异质性检验结果选择合并效应值的模型，若 p<0.10 或 I^2>50% 则使用随机效应模型，反之则选择固定效应模型合并效应值；③亚组分析和荟萃回归，使用亚组分析和荟萃回归找出异质性来源；④发表偏倚检验，采用漏斗图法和 Egger 法（非参数直线回归法）对文献进行定性和定量的发表偏倚的检验，若存在发表偏倚，采用剪补法进行校正，重新合并效应值。为确保荟萃分析结果的稳定性，最后计算失安全系数。然后采用 Excel 2010 软件整理相关原始数据，利用 Stata 14.0 软件荟萃分析模块进行统计学分析和绘制森林图，均为双侧检验。共纳入 33 篇原始文献，分别利用 39 组死亡数据和 4 组急诊量数据进行荟萃分析，结果显示，在 47.7~176.7μg/m^3 的浓度范围内，PM2.5 每上升 10μg/m^3，居民每日全因死亡增加 0.49%（95% 置信区间 0.39%~0.59%），全因急诊量增加 0.30%（95% 置信区间 0.10%~0.51%）。对死亡数据的亚组分析显示北方地区（ER=0.42%，95% 置信区间 0.30%~0.54%）合并效应值低于南方地区（ER=0.63%，95% 置信区间 0.44%~0.82%），研究期间 PM2.5 浓度 <75μg/m^3 地区的合并效应值（ER=0.50%，95% 置信区间 0.37%~0.62%）高于 PM2.5 浓度 ≥7μg/m^3 的地区（ER=0.39%，95% 置信区间 0.26%~0.52%）。该荟萃分析最终得出结论，在 47.7~176.7μg/m^3 的浓度范围内，PM2.5 短期暴露可能与全因死亡和急诊量增加有关。

（二）初级卫生保健过程评价研究

初级卫生保健过程评价是对社区医疗卫生机构的服务内容、服务模式、工作活动的分析研究。其目的是了解初级卫生保健系统的运转过程以及社区卫生服务提供的状况。对于全科医生而言，对社区医疗卫生机构提供的基本医疗及公共卫生服务的数量及覆盖程度，以及社区居民对服务的实际利用及客观体验开展分析是科研的一个重要内容。

研究实例：为了解国家慢性病综合防控示范区（示范区）自创建以来各项活动总体开展情况，李娟娟等人采用依据实施方案设计的问卷，调查全国参与示范区创建的机构各项目活动开展情况，每个示范区选取 8 个机构部门共完成 12 份问卷调查。结果发现，示范区实施情况实际得分占总分的 71.8%。示范区要求开展的 7 项活动中，百分制得分较高的为监测（88.0%）、保障措施（75.0%）、健康教育和健康促进（75.0%）；得分相对较低的是全民健康生活方式行动（67.7%）、社区诊断（66.7%）、高危人群发现和干预（64.7%）、患者管理（60.9%）。东、中、西三个地区在保障措施、健康教育和健康促进及高危人群发现和干预专项得分的差异有统计学意义。总体来讲，东部示范区实施情况优于中部和西部。示范区慢性病防控工作指标体系中的 23 项活动开展情况中，百分制得分最高的 5 项分别为政策保障、死因监测、肿瘤登记、心脑血管事件报告和烟草控制；得分最低的 5 项为平衡膳食、患者自我管理、口腔卫生、示范创建和基本公共卫生服务均等化。23 项活动总体得分结果为东部地区得分高于中部和西部地区，中部和西部地区得分基本一致。可见国家慢性病示范区创建各项工作总体实施情况良好，高危人群的发现和干预以及患者管理是示范区今后工作重点。

（三）初级卫生保健结果评价研究

初级卫生保健结果评价主要分析初级卫生保健工作的结果、影响以及引起的社会卫生状况变化，包括初级卫生保健服务工作的认知与态度，以及服务提供对社区人群健康状况的改善情况等。通过客观地收集特定时间与范围内社区人群的某种疾病或健康状况及相关因素信息获取评价资料。

研究实例：为了评价杭州市社区医务人员慢性病防治技能干预效果，刘庆敏等人采用平行对照、非随机分组的类实验设计，以杭州市下城、拱墅区作为干预区，西湖区作为对照区，以这 3 个区的 14 家社区医疗机构包括社区卫生服务中心和服务站的全部医疗工作人员作为研究对象，于 2009—2011 年在干预区开展为期 2 年的干预，对照区正常开展工作。综合性干预策略为组建社区联盟、结构性干预、健康教育等来加强社区医生的技术培训。干预方式主要有培训、讲座、主题日宣传及发放慢性病防治海报和台历等活动。该研究使用牛津健康联盟与北京大学联合设计的"中国杭州社区健康干预项目"调查问卷（基线与随访）进行调查，调查以自填式方式进行，调查内容涵盖调查对象基本特征、对接诊或服务的患者进行慢性病（血糖、血脂、血压）检查的比例、与患者交流慢性病危险因素及给予建议等。各指标按与患者进行检查或交流的比例分为四类：<10%，10%~，50%~，≥90%。在干预活动开展前，就干预区与对照区的基线情况进行分析，发现干预区的各类慢性病常规咨询、检测项目的开展均优于对照区。此干预评价采用干预前后情况的比较评价干预活动效果。计量资料比较采用 t 检验，分类资料比较采用 χ^2 检验，干预前后效果评价采用 Cochran-Mantel-Haenszel 检验，干预项目的开展与干预效果的关联分析采用多因素 logistic 回归模型。所有统计学分析均由 SAS 9.2 软件完成。经过 2 年慢性病相关技能的培训干预后，干预区医务人员对接诊或服务患者进行血胆固醇、血压、空腹血糖检测的比例高于干预前，差异有统计学意义（χ^2=7.97，p=0.05；χ^2=27.21，p=0.00；χ^2=21.32，p=0.00），对照区的血糖测量比例（31.19%）高于基线调查时比例（25.37%），差异有统计学意义（χ^2=15.29，p=0.00）。在干预区，平衡膳食、合理营养重要性的医患交流高于干预前，差异有统计学意义（χ^2=8.64，p=0.03）。多因素 logistic 回归分析显示，筛查常见慢性病的技能培训、管理慢性病患者的技能培训均与血胆固醇、血压和空腹血糖的检测相关联。因而，对社区医务人员实施一系列慢性病防治知识、技能的培训，能够在一定程度上推动医务人员慢性病相关检测的开展，并促进慢性病防治知识、技能的医患交流。

思考题

1. 现况研究、病例对照研究、队列研究的设计思路及这三种类型研究在因果关系判断强度上的差异是什么？
2. 实验设计的基本要素有哪些、需要遵循哪些基本原则？

（方宁远）

第四章　全科医学在健康管理中的应用

第一节　全科医学健康管理概述

学习提要

1. 健康是指身体和心理健康、社会适应良好和道德健康和谐；健康管理是借助一定的管理手段，加强疾病的防治和健康知识的传播；全科医学健康管理是以健康为核心，通过对个人、社区与家庭健康状况以及影响健康的危险因素进行全面检测、评估和干预以促进健康为目标的医学服务过程。

2. 全科医学健康管理是一种前瞻性卫生服务模式，以较少投入获得较大的健康效益，从而增加了医疗服务的效益，越来越受到我国政府，乃至全世界的重视。

一、全科医学健康管理的概念

（一）健康及相关概念

1. 健康（health）　近年来，世界卫生组织对健康的概念进行了不断完善。1948年，世界卫生组织（WHO）首次提出三维的健康概念："健康不仅仅是没有疾病和疾患，而是一种身体上、心理上、社会上的完好状态。"1978年，WHO在《阿拉木图宣言》中阐述了健康的含义：健康不仅与生物学因素密切相关，而且强调了心理、社会因素对其的影响，对个体而言，只有在身体、情绪、智力、精神和社会五个方面均健康才视为健康。1989年，WHO又进一步完善了健康的概念，指出"健康应包括身体健康、心理健康、社会适应良好和道德健康和谐"。

2. 亚健康（subhealth）　健康与疾病之间没有截然的界限，通常是一个连续的生命历程，两者之间存在着"第三状态""中间状态"或"过渡状态"。中国学者王育学教授于1996年将介于健康与疾病之间的这种非健康又非疾病的状态称为"亚健康"或"亚健康状态"。1997年，在北京召开的"首届亚健康学术研讨会"上，"亚健康"概念得到了学术界的一致认同。2006年，中华中医药学会在发布的《亚健康中医临床指南》中将亚健康定义为："亚健康是指人体处于健康和疾病之间的一种状态。处于亚健康状态者，不能达到健康的标准，表现为一定时间内的活力降低、功能和适应能力减退的症状，但不符合现代医学有关疾病的临床或亚临床诊断标准。"

3. 疾病（disease）　疾病是指"一定原因造成的生命存在的一种状态，在该状态下，人体的形态和功能发生一定的变化，正常的生命活动受到限制或破坏，最终表现出可觉察的症状，这种状态的结局可以是康复（恢复正常）或长期残存，甚至导致死亡"。关于疾病的概念，可以分为广义和狭义两类认识。广义的疾病是针对健康而言，只要不符合健康的定义，即认为是"病"了；狭义的疾病是根据疾病分类手册，具有一定诊断标准的、具体的疾病名称（包括综合征）。

（二）全科医学健康管理概念

1. 管理（management）　管理是指"包括制定战略计划和目标、管理资源、使用完成目标所需的人力和财务资本以及衡量结果的组织过程。其目的是节约资源，节省时间，充分利用、发挥现有设备技术的作用和人的积极性，以最小的投入获取最大的效益"。包括传统管理，集组织或雇主与管理者于一体的经验管理；科学管理，严格按照计划、组织、指挥、协调与控制5个管理要素进行管理；现代管理，强调以人为本、科学决策与调动人的内在活力及创造力的管理。

2. 健康管理（health management）　健康

管理是一项系统性工程，对个体或群体的健康危险因素及健康状态进行全面的监测、分析、评估和干预，主动地向其提供健康指导和教育，包括相关健康知识的认知、心理状态和行为方式的引导，所处的微观社会环境（包括家庭环境、工作环境、社区环境和卫生服务环境等）和宏观社会环境（包括患者所处的社会阶层，社会阶层之间的关系以及社会阶层结构的变迁等）的管理。

3. 全科医学健康管理（general medical health management） 全科医学健康管理是以全科医生制度为基石，以全科医学理论为指导，以基层医疗卫生服务为支撑，以适宜技术为手段，整合应用临床医学、预防医学、康复医学、人文社会学等知识，通过对个人、家庭与社区的健康状况以及影响健康的危险因素进行全面监测、评估和干预，有助于健康问题及其相关危险因素的早发现和及时处理，以促进健康为目标的全人、全程、全方位的医学服务过程。

WHO提出维护个体健康的因素包括15%遗传相关因素、17%环境因素、8%医疗条件和60%生活方式。全科医学健康管理适应新的生理－心理－社会医学模式，从以往以疾病诊疗为中心转变为以人为中心，不仅关注个体和群体健康状况相关的环境因素和生活方式，而且协调卫生系统内各个要素，促进诊疗管理服务的有效提供，涵盖个体的健康、亚健康和处于疾病不同阶段的全过程，借助基层首诊、可及、连续和综合等为特征的社区卫生服务开展健康管理，动员个人、家庭和群众主动参与，共同防控疾病及其发展，维护和提高居民健康水平和健康期望寿命，控制医疗卫生费用的支出。

二、全科医学健康管理的服务内容

（一）管理主体

全科医学健康管理是以卫生系统为载体，通过依托基层医疗机构的医疗条件、全科医生服务团队和相对固定的社区居民，在系统内为居民提供基础性健康管理。在健康管理服务链中，社区基层医疗机构是重要的组成部分，也是开展健康教育、预防和控制慢性病等管理服务的主要承担者。而经过系统医学教育或培训，并取得相应资质的医务工作者是实施健康管理的主体，通过社区范围内提供综合的、可获得的医疗健康管理服务，与患者建立持久的伙伴关系。

（二）管理对象

全科医学健康管理的对象是健康人群、亚健康人群以及处于疾病不同阶段的患者。全科医学健康管理的重点是儿童、孕妇、老年人和各种慢性非传染性疾病患者，例如2型糖尿病和原发性高血压患者等。针对健康人群，提供健康保健方面的管理，如对育龄妇女提供计划生育技术指导，以促进健康为目标；对亚健康人群，提供不良生活方式的干预与管理，以预防疾病发生为目标；对患者，尤其是高血压、冠心病等慢性病患者，提供连续的、协调的全程健康管理，以便捷医疗、减轻痛苦、提高疾病的控制率，以及预防和延缓患者的各种并发症为目标。

（三）管理内容

全科医学健康管理是一种前瞻性卫生服务模式，借助基层社区卫生服务，结合居民的个人意愿和健康管理需求，主动为社区居民提供长期签约管理服务，服务的内容包括：健康档案更新和维护、健康体检、健康风险分析与评估、疾病的预防、诊疗、长期随访，以及康复、生活方式指导、健康教育和健康促进、心理咨询与指导、健康知识咨询和推送等。

1. 健康档案更新和维护 健康档案是在传统意义的基础上扩大的病例记录，包括居民的基本信息及其动态更新维护、健康体检、历次临床诊疗记录，包括转诊、会诊，以及其他的与健康管理相关服务等内容。通过对健康档案的有效管理，使居民的健康相关资料记录全面、内容完整和连续。

2. 健康体检 健康体检是指针对受检者的健康与疾病状态，进行个体化的项目检测，评估疾病风险并给予相应的健康指导，是实施疾病早期预防和早期干预的基本途径及有效手段之一。健康体检主要包括核心项目及扩展项目。核心项目包括健康体检自测问卷、体格检查、实验室检查、辅助检查等，而扩展项目为慢性病早期风险筛查，包括心血管疾病、糖尿病、慢性阻塞性肺疾病、慢性肾病和部分恶性肿瘤等。

3. 健康风险分析与评估 通过收集个体身体健康信息，描述其健康水平与完成日常生活活动的能力，分析建立生活方式、环境、遗传和医疗卫生管理等危险因素与健康状态之间的量化关系，对个体健康状况及未来特定时间内患病率或死亡危险性进行量化评估。健康风险评估的内容主要包括个体评估与群体评估。个体评估的主要内容包括管理对象的基本健康信息、常见慢性病的风险评估、生活方式的分析、健康处方的制定以及就医和体检建议；群体评估的主要内容包括服务群体的健康信息综合分析、历史数据纵向比较以及主要健康问题分析及建议。

4. 疾病的管理　疾病的管理包括疾病的三级预防、突发事件的防控，即隐藏在“健康人群”内，可能突发为严重卫生问题的监测和预防、常见病、多发病、慢性病的诊疗和协调性转介、长期随访、纠正不良生活方式指导、疾病及相关知识的教育、心理调适和康复等健康管理等。疾病的健康管理强调以人为中心、以预防为主，有效整合三级预防并与其他健康管理策略联合进行。

5. 健康教育和健康促进　健康教育是指通过信息传播和行为干预，帮助个人和群体掌握卫生保健、疾病及其管理知识、树立健康观念、自愿采纳有利于健康的行为和生活方式的教育活动与过程。健康促进不仅包括健康教育的行为干预内容，还强调行为改变所需的组织、政策、经济、法律支持等策略。健康教育和健康促进的着眼点是促进个人或群体改变不良行为与生活方式，其目的是改变不良行为，消除或减轻影响健康的危险因素，从而预防疾病的发生，促进健康水平和提高生活质量。

6. 心理咨询与指导　心理咨询是指通过人际关系，运用心理学理论的方法，向居民提供帮助、启发，帮助其自强自立的过程。通过心理咨询与指导，促使居民在认识、情感和态度上改变，解决其在学习、工作、生活、疾病和康复等方面出现的心理问题，从而更好地适应环境。心理咨询与指导过程的基本过程包括与患者建立良好的资讯关系、搜集和分析相关信息资料，确定心理问题的范围和性质，明确咨询目标、鉴别诊断，与患者共同制定解决问题的方案，并追踪随访，巩固咨询成效。

7. 健康知识咨询与推送　通过定期或不定期地举办专题讲座或沙龙、借助电话、短信、互联网、科普宣传读物、视频媒介、杂志、手册等途径，向居民推送健康保健、疾病防治和管理知识，传播健康知识，帮助个体或群体树立科学的健康观，学习健康知识和保健方法，引导对健康和疾病的正确认知，提高自我健康管理意识。

三、全科医学健康管理的基本特征

全科医学健康管理是在社区范围内提供的基本卫生管理服务，主要包括基层首诊、连续性管理、综合性管理、协调性管理，以及以家庭为中心、以社区为导向五个基本特征。

1. 以基层首诊为基础　基层医疗卫生机构作为全科医学健康管理的载体，为居民提供基础性健康管理，如常见病、多发病的诊疗和长期管理、疾病的预防、传染病防控、健康教育与促进等，满足不同类型居民的大部分健康需求，是维护居民健康的“守门人”。另外，居民获得健康管理的可及性高。一方面，经济上可及，大部分的健康管理服务由政府通过保险、税收等形式为居民免费提供，降低居民及其家庭的疾病经济负担，使其能够获得维护健康最基本的健康管理服务。另一方面，时间和地理空间上可及，确保了居民及时到就近的社区获取健康管理的第一线服务。

2. 连续性管理　在健康管理过程中，全科医生关注和管理居民全生命周期的健康状态，及早发现和识别患者的健康问题，主动接触患者及其家庭，鼓励患者参与决策，充分考虑其想法、需求、喜好、习惯和选择，向患者提供切实可行的科学的治疗管理方案，同时加强其疾病管理知识、给予健康教育和健康支持等，和居民建立长期信任的合作伙伴关系。

3. 综合性管理　居民在维护健康的全过程，可能受到个人、家庭、社会等多方面的影响，产生生理、心理和社会等方面的综合反应。以全科医学为核心的健康管理是从维护健康的整体出发，提供集多学科诊疗、预防、康复、健康教育和健康促进、中西医并重，以及社会支持网络等一体化的健康管理服务。

4. 协调性管理　协调性管理是一种服务机制，在开展健康管理的过程中，全科医生不仅注重学科间的联系，而且，在区域内各级各类医疗和社会服务资源协作和利用方面，发挥全科医生的协调和纽带作用。基层医疗机构作为居民进入卫生系统的第一个环节，针对居民的健康状况和多样化的健康需求，在社区范围内，协调其他的社区健康管理服务和社会服务，在社区范围外，联系综合医疗机构的专科、专科医院、区域影像和检验中心等的诊疗支持，以及非政府组织和培训机构的辅助服务等（图 4-1-1）。

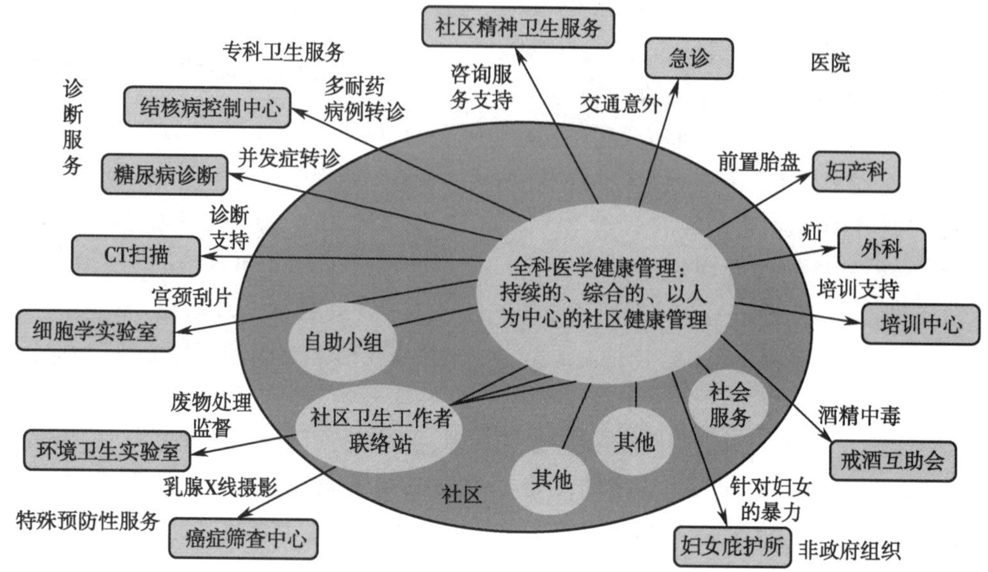

图 4-1-1 协调性管理在全科医学健康管理中的网络枢纽关系

5. **以家庭为中心、以社区为导向** 全科医学的健康管理是以患者为中心，鼓励患者及其家属主动参与和开展自我健康管理，不是被动接受健康管理服务。同时，从居民的生活环境中发现健康问题，不是孤立地诊疗疾病，从影响健康的主要社会因素着手并解决其健康问题。

四、全科医学健康管理的优势

全科医学健康管理的五个基本特征互为基础、相互支撑、相互促进，以协同方式满足居民绝大部分健康管理需求，注重管理质量、患者满意度以及卫生资源的有效利用，促进人群健康状况，改善患者在医疗卫生服务中的体验，并控制医疗费用。

1. 以基层首诊为基础的全科医学健康管理为居民提供了一个实施健康管理的起点，有助于全面促进全科医生向居民提供连续性、协调性和综合性管理服务，也有利于提高基层临床诊疗服务的安全性和患者的满意度。同时，体现了社区基层健康管理服务的公平性，无论收入的高低或支付能力的强弱，具有相同卫生服务需求的居民可以获得相应的基础卫生管理服务，具有相同的可及性。世界各国将“人人享有全科医学的健康管理”作为人人享有健康权的体现。

2. 连续性管理是其他特征有效发挥功能的有效支撑。通过在提供服务时间、流程和卫生健康信息等方面的连续，有助于全科医生同居民建立起长期稳定的服务关系，提高居民的就医黏性。另外，对临床诊疗有正向的促进作用，有利于疾病的早发现、早诊断和早治疗，有效控制疾病的发展，降低专科医疗的急诊率、门诊率和住院率，改善区域居民的健康状况，尤其对慢性病患者，降低其卫生成本。

3. 综合性管理注重对居民健康管理的整体性，尤其对多病共存的患者，解决了其需要在综合医疗机构多个学科就诊的健康问题，简化了居民的就医程序，便捷了居民的临床就诊，提高了社区健康管理服务的接受度和覆盖率，也有利于促进社区健康管理质量的提高。

4. 协调性管理通过与综合医疗机构、专科医院及其他社会服务系统信息共享并建立联系，畅通全科与专科服务之间的通道，有利于居民获得专科诊疗服务以及高技术诊疗手段，同时保障就诊过程的通畅，促进健康管理的连续性。另外，通过协调全科医疗、专科医疗、护理服务等卫生系统资源，以及社区网络等其他服务资源，降低卫生管理服务提供的碎片化，减少或避免重复性服务提供，节约医疗资源，促进卫生资源的优化配置。

5. 以家庭为中心、以社区为导向有助于发挥家庭和社区成员的相互关怀、互助促进的群体作用，营造促进健康的家庭氛围和社会环境，有助于改善区域健康水平。

五、全科医学健康管理的发展

20 世纪 70 年代初，针对世界上许多国家卫生服务不能满足广大居民的健康需求、人群健康差距大、对卫生服务体系满意度差，以及卫生费用迅速增长等问题，WHO 深入研究了“基层卫生服务工作方法与发展”问题，并同联合国儿童基金会等国际机构共同寻求发展国际初级卫生保健的新途径。

1975 年，中国政府将一份中国卫生现状报告提交给世界卫生组织，总干事长哈夫丹・马勒博士非常震惊：在当时世界人口平均寿命仅有 55 岁的状况下，中国人的平均寿命已达到 65 岁。究其原因，中国政府坚持预防为主的方针，建立了遍布城乡的三级医疗预防保健网和最基本的医疗保障制度，即合作医疗，多层次、多渠道培养了一支为广大居民提供防病治病的基层卫生技术队伍，近 130 万乡村和基层医生，把医疗卫生和健康管理工作的重点放到广大的农村地区，使中国居民享受了便捷、可及的基层健康管理服务。借鉴中国初级卫生保健的成功经验，WHO 经过调查和论证，1977 年 5 月，第 30 届世界卫生大会正式提出了一项全球性战略目标：到 2000 年，世界全体居民都应达到与其所处社会和经济生活相匹配的富有成效的健康水平，即“人人享有健康”。

1978 年 9 月，WHO 和联合国儿童基金会在哈萨克斯坦的阿拉木图联合召开了国际初级卫生保健会议，来自 134 个国家和 67 个国际机构的 3 000 名代表通过了著名的《阿拉木图宣言》，正式提出了“初级卫生保健”的概念，并认为初级卫生保健是实现“2000 年人人享有健康”目标的基本策略和关键途径。这次会议被公认为现代公共卫生和社区健康管理的里程碑。《阿拉木图宣言》指出：“初级卫生保健是基于切实可行、学术上可靠、技术上被社会接受的基本的卫生服务。该服务居民个人及家庭主动参与，居民、社区和政府负担得起，遍及所有人，人人享有健康权。”

2003 年 12 月，由卫生部、劳动和社会保障部及中国保险监督管理委员会三大部委联合举办的“健康管理与健康保险高峰论坛”会议上，首次正式发布引入“健康管理”新理念的倡议。随着我国卫生事业的不断发展，国家对于健康服务的政策日益完善。2015 年，在中国共产党十八届五中全会上提出了“健康中国”的新概念，将健康融入国家政策并上升到国家战略高度。“健康中国”的主要内容包括：①提供覆盖全民的基本公共卫生服务，加强重大疾病的防治；②健全优质、高效、整合型的医疗卫生服务体系，完善分级诊疗制度，为居民提供全生命周期的健康管理和服务；③健全医疗保险体系，完善药品供应保障机制；④从大健康、大卫生的角度着手，包括影响个体健康的社会环境，如治理环境污染、食品安全等，建设一个健康的社会环境；⑤发展健康产业；⑥培养自主自立的健康行为，提高居民的健康素养，形成健康生活方式。“健康中国”是一项系统工程，需要全社会参与，共建共享，把健康的“金钥匙”交给居民。“健康中国”是我国当前医疗卫生改革的核心内容，大力推动了我国全科医学健康管理工作的进展。

六、全科医学健康管理的展望

全科医学与健康管理服务在我国尚处于起步阶段，随着居民健康管理和疾病预防意识的增强、专业人才队伍的壮大以及互联网的发展，全科医学与健康管理服务将成为大健康领域中主要的增量市场。

1.“互联网 +”对全科医学与健康管理赋能　当前，医疗资源的有限性和专业技术人员数量相对不足，限制了全科医学健康管理的全面、全程提供，而通过自主的个人健康管理，不仅降低了居民对医疗资源的需求，而且不利于实现对各种疾病的有效预防。随着医疗物联网、医疗云和医疗大数据等“互联网 +”新技术的应用，有效促进了医疗健康行业数字化转型，“互联网 +”对全科医学与健康管理赋能主要体现在以下方面：

（1）健康医疗大数据与云平台：健康医疗大数据即医疗场景下的大数据。2018 年国家卫生健康委员会发布的《国家健康医疗大数据标准、安全和服务管理办法(试行)》中,对“健康医疗大数据”的定义为:在人们疾病防治、健康管理等过程中产生的与健康医疗相关的数据。健康医疗大数据是指人们在生命全周期、生活全方位、生产全过程当中所产生发生以及交互产生延伸的有关生理、心理、行为等的数据。面向各级医疗机构的大数据,通过云计算打造互联互通一体化的医疗健康服务平台,打破了各级医疗机构各科室间在传统医疗模式下信息孤立的局限性,使各部门实现了有效的协调和功能互补、医疗资源得到了更好的配置和利用。

(2)人工智能+医疗:人工智能是通过使计算机模拟人的某些思维过程和智能行为,如学习、推理、思考、规划等。“人工智能+医疗”是人工智能技术对于医疗产业的赋能现象。目前,人工智能在智慧健康管理多个场景(如随访)已经发挥作用,节约人力、物力,便捷了健康管理服务,提高服务效率和服务能力。

(3)物联网:物联网是互联网基础上的延伸和扩展的网络,将各种信息传感设备与互联网结合起来而形成的一个巨大网络,实现了在任何时间、任何地点,人、机、物的互联互通。通过智能硬件和物联网技术的融合,让健康管理服务真正走向“家庭”,实现了健康管理服务无边界、无距离、无时间限制的突破。

(4)5G:5G是一种全新的数字医疗网络,可以为健康管理带来更快的连接速度和更高的带宽。通过赋能医疗物联网、增强型移动宽带等,提供高数据传输速率、减少延迟、节省能源、降低成本、提高系统容量和大规模设备连接。

2. 我国政府重视“互联网+”新技术在健康管理中的应用 国内5G医疗政策陆续出台,国家“十三五”规划纲领中明确提出推进“健康中国”。2018年,国务院办公厅印发《关于促进“互联网+医疗健康”发展的意见》,以鼓励创新,推动互联网与医疗、公共卫生等深度融合,多措并举完善支撑体系,满足民众医疗卫生健康需求。2019年,政府工作报告明确提出改造提升远程医疗网络,国家卫生健康委员会和工信部也正在紧密合作推动5G在医疗健康领域的应用。在“互联网+医疗健康”的推动下,有效实现优质资源下沉,让民众在“家门口”能“看上病”和“看好病”,全科医学健康管理将站在中国新医改的前沿。

3. “互联网+”新技术在健康管理中的应用 未来的智慧健康管理可借助穿戴设备实时监测和记录个人的健康指标,如饮食、运动、体质和睡眠等,让居民了解自身的健康状况;识别疾病发生的风险,提醒用户关注自身的身体健康状况;提供和推送个体化健康管理方案,预防疾病的发生和发展。除此之外,用于健康管理的智能穿戴设备,通过和智能手机连接,将个人的电子病历等多渠道的健康数据进行整合,人工智能系统不仅可以为患者提供个体化的健康管理方案,还可以帮助患者规划日常健康管理安排。人工智能在全科医学健康管理方面的应用将主要集中在风险识别、心理健康、虚拟护士、在线问诊、健康干预以及基于精准医学的健康管理。智能化和个性化是未来智慧健康管理的两大发展方向。另外,通过手机或家庭智能终端,居民可以随时联系个人的家庭医生或家庭医学智能健康咨询服务平台,获得专业的病情分析、健康管理指导和建议。

随着“互联网+”新技术的发展,以及智能化医疗终端设备加速普及应用,健康管理信息化平台不断改造升级。全科医学健康管理将打破时间和空间限制,实现对个体健康指标连续和准确监测,为远程健康指导的推广应用突破技术瓶颈。未来的全科医学智慧健康管理的各环节将更加高度信息化、个性化和智能化,惠及更多的居民,满足其对不同健康管理的新需求。5G时代智慧健康管理作为一种新兴健康管理模式,在提供更优、更精准的医疗服务的同时,也存在着信息淹没、数据隐私安全等问题,需要在其发展过程中给予关注和妥善解决。

思考题

1. 你是如何理解“全科医学健康管理”这一概念?
2. 全科医学健康管理的特征包括哪些?

(吴 浩)

第二节　全科医学健康管理的路径

学习提要

1. 全科医学健康管理的路径包括健康状况检测和信息收集、健康风险评估和健康评价、健康危险因素干预和促进。

2. 健康危险因素干预和促进在全科医学健康管理过程中至关重要，其流程包括制订健康干预计划、健康干预计划的实施和监测评价干预实施方案。

全科医学健康管理的路径包括健康状况检测和信息收集、健康风险评估和健康评价、健康危险因素干预和促进（图 4-2-1）。

一、健康状况检测和信息收集

健康状况检测和信息收集主要是通过收集服务对象的健康信息，了解个体或群体居民的健康，有效维护健康。健康信息的采集方式主要分为问卷采集、健康体检、健康档案录入等 3 种方式。

（一）问卷采集

健康问卷（health questionnaire）又称健康危险因素调查问卷，是进行健康信息收集的常用工具。主要用途在于收集个体健康危险因素的信息，并进行评价；收集群体相关信息，确定健康影响因素以及了解服务对象的需求。

1. 问卷的分类　可分为非结构问卷和结构问卷两类。

（1）非结构问卷又称开放型问卷：指在问卷中只列举问题，不设立备选答案，调查对象根据自己的情况自由作答，适用于有深度的、调查人数较少的、资料不必量化的定性研究。

（2）结构问卷又称封闭型问卷：指在问卷中不仅列举问题，而且在每个问题后面附有备选答案，适用于大范围的现场调查。

2. 问卷调查表设计流程　问卷设计流程包括确定问卷结构、确定调查的主题和变量、初步拟定问卷题目、问卷初步使用、问卷质量评价。

（1）确定问卷结构　一份完整的问卷应包括封面信、填表说明和问题三个主要部分。

1）封面信指在问卷的首页附给调查对象的简短说明或调查员的自我介绍，用来说明调查目的、内容和要求，消除被调查者的紧张和顾虑。

2）填表说明解释问卷中某些调查项目的含义，并指导调查对象如何填写。

3）问题部分是根据研究假设最必需回答的重要问题，需符合当今客观实际情况，更容易被

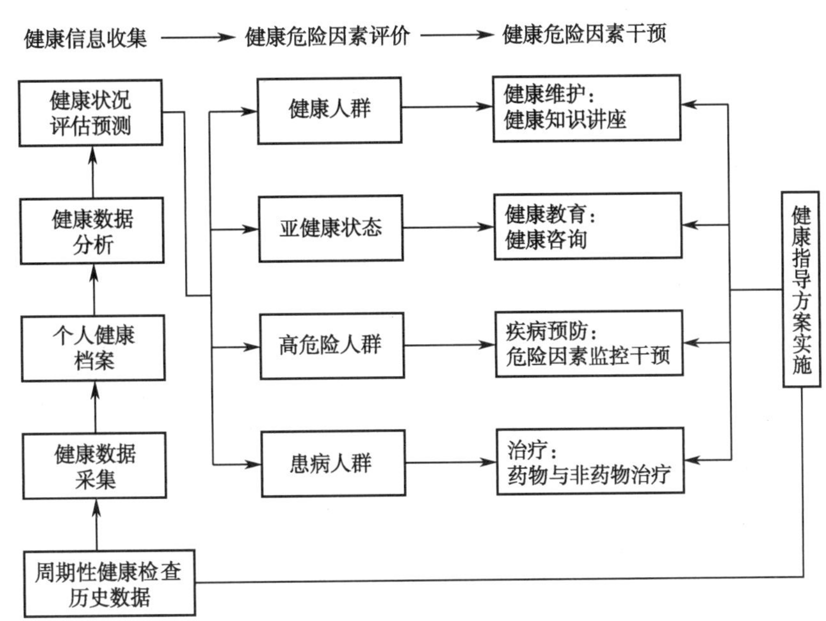

图 4-2-1　健康管理流程图

调查对象接受、理解并引起兴趣。设计时需要注意：①问题的语言，语言清楚、明白，避免使用专业术语；问题的提法应肯定和具有客观性；问题的语言要精确；②问题的结构，容易回答的问题在前，难回答的在后；按一定的逻辑顺序排列，同类或有关联的问题放在一起；敏感问题排在后面；自由回答或开放性问题排在后面；③问题的排列格式，用不同的字体区别各个问题的不同部分；每个问题应给予专门的说明或注明对调查员的提示；一般采用横排答案的格式；封闭式问题应事先编码；相似属性的问题应都用同一编码。

（2）确定调查主题和变量

1）一般资料：姓名、性别、身份证号、民族、血型、文化程度、婚姻、职业、收入、住房、居住地址、联系方式等。

2）健康状况：现病史、既往史、个人史、家族史等。

3）主要提问信息：根据各种防治指南、生活方式、心理健康状况、体检指标等。

4）确定变量类型：①数值变量，用来收集计量资料（如身高、体重、血压等）；②分类变量，用来收集计数资料，无序分类变量，如血型；③等级分类变量，如对某种现象的态度可分为非常赞同、赞同、一般、不赞同、非常不赞同五级。

（3）初步拟定问卷题目：每个问题都应该与主题密切相关；文字应浅显易懂，避免抽象式的提问；避免双重装填；避免诱导性的提问；尽量避免一些敏感性问题；题目数量适中，通常以回答者在半小时左右能够答完为度。

（4）问卷的初步使用：正式调查之前应进行小规模预调查，根据调查发现的问题对问卷做出修改。

（5）问卷的质量评价：①信度，指使用某调查问卷所获得结果的可靠性，即对同一或相似主体重复调查或测验，所得结果相一致的程度。②效度，指调查的有效性，即能真实、准确、客观地度量事物属性的程度。效度越高表示调查结果越能显示所调查对象的真正特征，包括内容效度、准则效度、建构效度。

3. 设计其他相关知识　标准问卷已被广泛使用过，并证明是令人满意的；对其可靠性和真实性可能已经做过评价，或即使尚未评价过，但通过使用可能已有充足的结果可以推断其是真实的。

（二）健康体检

健康体检（health examination）是健康信息的采集过程，是健康评估的基础，仍是我国现阶段健康管理的主要方式。通过周期性健康检查，发现健康人群、亚健康人群、高危人群、患病人群，为健康危险因素评价、干预管理提供基础数据。

1861 年，英国著名医学专家 Horace Dobell 首先提出：定期的检查可以预防罹患疾病及死亡；1922 年，美国医学会曾专门建议美国公民做一次健康检查；二战以后西方国家一度出现了各种类型的健康检查中心；1976 年，加拿大卫生福利部系统调研，提出周期性健康检查的概念。我国一直采用年度体检发现一些早期病例。

世界卫生组织对健康体检有原则性的规范，主要包括：所筛检的疾病应该是此地区流行率高的，从潜伏期到显性病变的自然病史应该具有明确特征，应有在疾病潜伏期或早期进行的可改善转归的干预方法，同时检查使用的方法一定要简单易行，准确度高，而且价格不可太昂贵。中国《健康体检管理暂行规定》中指出医疗机构应用医疗技术进行体检，应当遵守医疗技术临床应用管理有关规定，应用的医疗技术应当与其医疗能力相适应，不得使用尚无明确临床诊疗指南和技术操作规程的医疗技术用于健康体检。

健康体检的基本项目包括：基本健康信息收集（问卷问诊），体格检查（一般检查、物理检查），实验室与病理学检查（常规检查、生化检查、免疫学检查、病理学检查），影像学检查（心电图检查、X 线检查、超声检查）。针对我国主要慢性非传染性疾病及其风险因素的流行特点，除了设置基本体检项目外，还可专门设置心血管病和恶性肿瘤的风险筛查项目，如针对高血压、糖尿病、肺癌、消化道肿瘤等的早期风险筛查项目。

健康体检设计的注意事项：应充分考虑患者对健康的基本需求以及国家、社会及家庭的经济承受能力，尽量选择危险性小、费用少而预测价值高的项目，合理安排复查的频度。

（三）健康档案录入

健康档案是以个人健康为核心，动态测量和收集生命全过程的各种健康相关信息，满足居民个人和健康管理需要建立的健康信息资源库。通过健康信息采集，全面收集个人健康状况信息、建立健康档案，为被管理者进行健康危险因素分析和评价、及早发现其健康危险因素、为制定针对性的健康干预计划提供基础资料。

健康档案主要包括两部分内容，一部分是以问题为导向的健康问题记录，另一部分是以预防为导向的记录。以问题为导向的健康档案记录方式，要求医生在医疗服务中采用以个体健康问题为导向的记录方式。目前已成为世界上许多国家和地区建立居民健康档案的基本方法，包括个体及其家庭基本资料、健康问题目录及问题描述，问题进展、流程表等内容。社区卫生服务人员必须按照格式要求认真填写。以预防为导向的记录包括儿童计划免疫接种项目、周期性健康检查、健康教育等。

健康档案的服务对象为辖区内常住居民，包括居住半年以上的户籍及非户籍居民，以0~6岁儿童、孕产妇、老年人、慢性病患者、严重精神障碍患者和肺结核患者等人群为重点。健康档案服务内容包括个人基本情况、健康体检、重点人群健康管理记录、其他医疗卫生服务记录。健康档案的建立需秉持真实性、科学性、完整性、连续性及实用性等原则。健康档案的建立及管理流程图见图4-2-2、图4-2-3。

二、健康风险评估和健康评价

健康风险评估（health risk assessment）指用于分析测算某一个体或群体未来发生某种疾病或损伤，以及因此造成的不良后果的可能性大小，是一种对个体或群体未来健康趋势及疾病危险性的

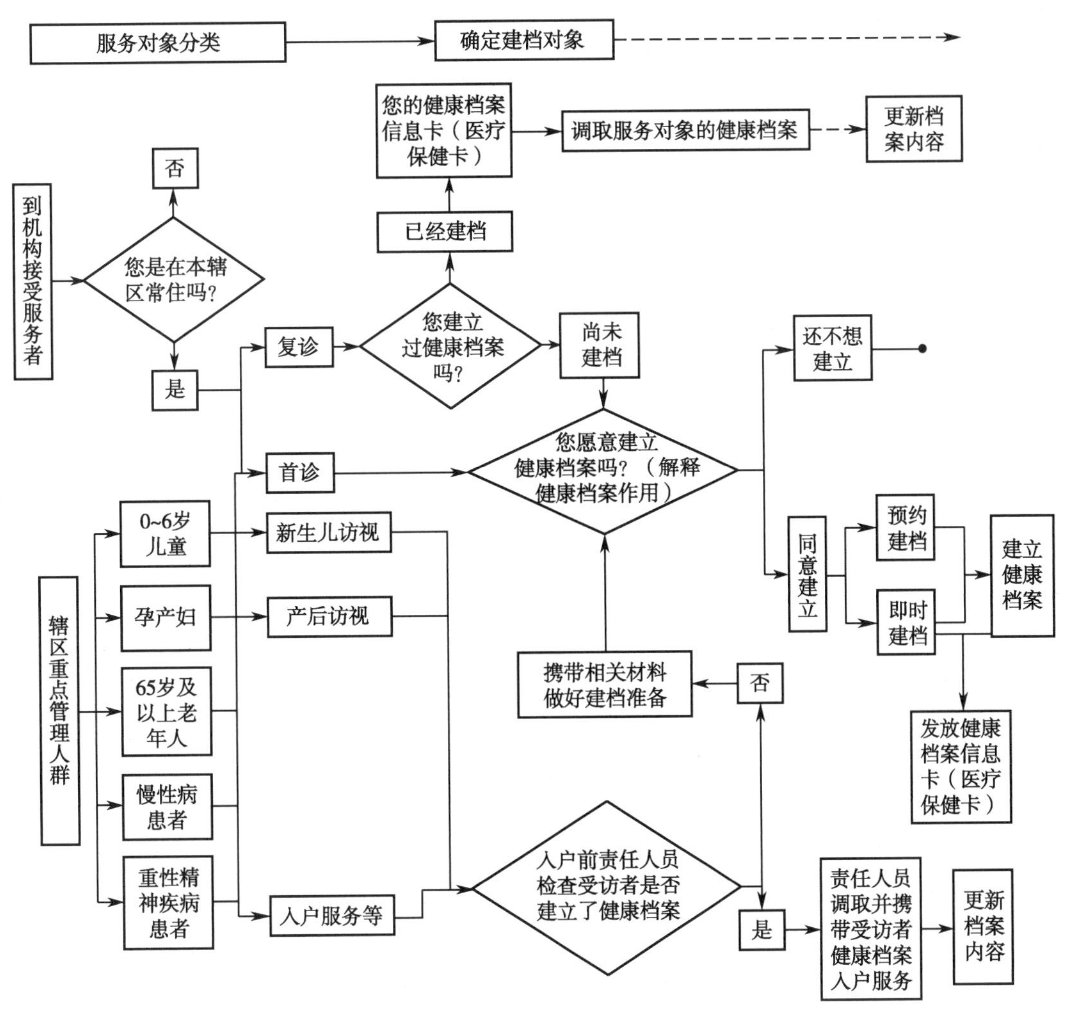

图4-2-2　健康档案建立流程图

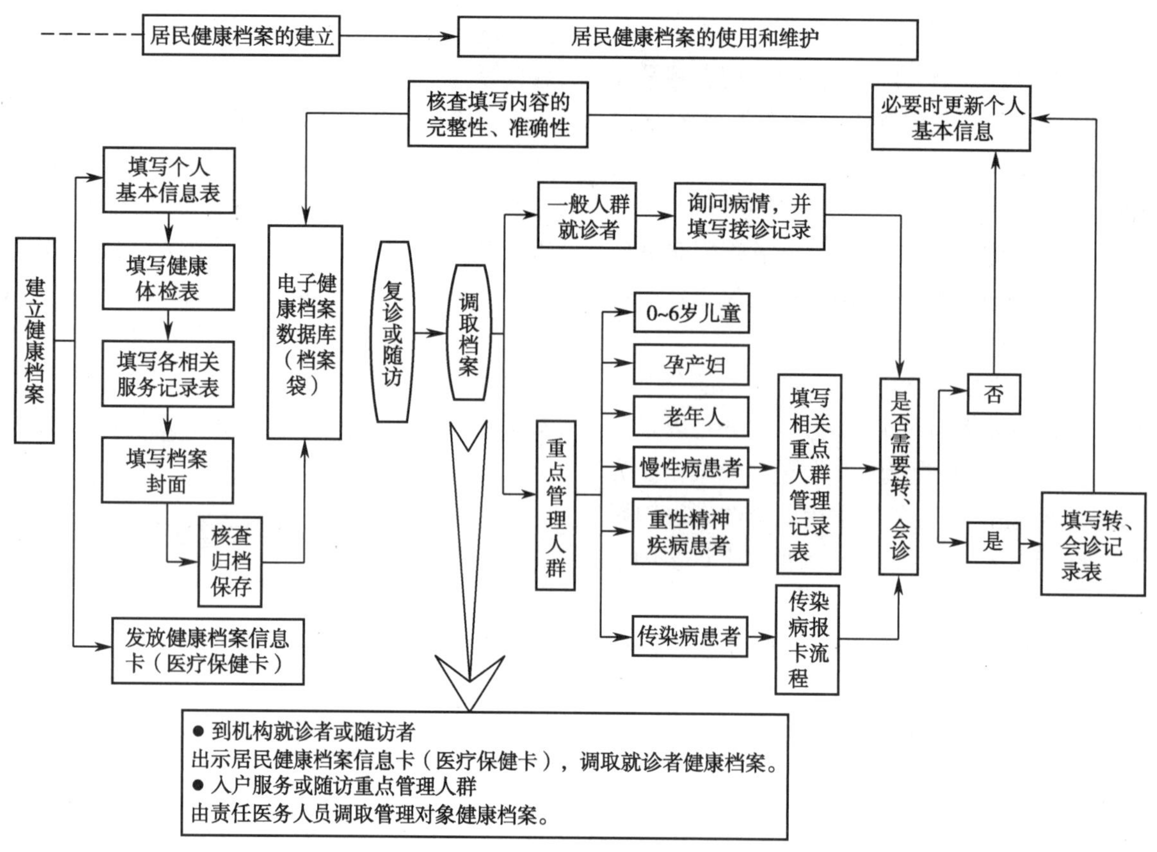

图 4-2-3 健康档案管理流程图

预测。它根据所收集的健康信息，对居民的健康状况及未来患病或死亡的危险性进行预测，并用数学模式法进行量化。

1940 年 Lewis C.Robbins 首次提出健康风险评估的概念，认为医生应该记录患者的健康风险，用于指导疾病预防工作的有效开展。他创造的健康风险表，赋予了医疗检查结果更多的预测性含义。20 世纪 50 年代，Robbins 制定了《十年期死亡率风险表格》；到了 20 世纪 60 年代后期，随着人寿保险精确算法在对患者个体死亡风险概率的量化评估中的大量应用，所有产生量化健康风险评估的必要条件准备就绪；1970 年 Robbins 和 Hall 针对实习医生共同编写了《如何运用前瞻性医学》手册，提供了完整的健康风险评估工具包，包括问卷表、风险计算以及反馈沟通等。健康风险评估也由传统的以死亡为结果的评估扩展到以疾病为基础的危险性评价。

健康风险评估有两种方法，一种是建立在单一危险因素和发病率的基础上，将单一因素与疾病的关系以相对危险性来表示强度，得出各种相关因素的加权分数即为患病的危险性，典型代表为美国卡特中心及美国糖尿病协会的评价方法。另一种是建立在多因素数理分析的基础上，采用统计学概率理论的方法来得出患病危险性与危险因素之间的关系模式，如多元回归、基于模糊数学的神经网络方法及 Mote Carlo 模式，典型代表为 Framingham 的冠心病模式。

健康风险评估按功能可分为一般健康状况评估、疾病风险评估、生命质量评估以及生活 / 行为评估。一般健康状况评估采取问卷调查形式，评价生活方式对健康的影响，增加个人改善健康的动力以及健康管理项目的参加率。疾病风险评估是采取前瞻性队列研究及循证医学的方法对特定疾病患病风险的评估，将服务对象分为健康、亚健康、高危、患病人群，分布施以不同的健康改善方案，并对其效果进行评价。生命质量评估是指了解人们对自己生活状况的感受和理解。生活 / 行为评估主要对体力活动、饮食、精神压力方面识别出不健康的行为方式，并提出改善建议。

健康风险评估的流程包括收集资料、危险度计算以及形成评估报告。通过问卷调查的形式，收集个人基本信息及个人行为、生活方式、环境、遗传、诊疗等方面的危险因素信息。常见的危险度计算包括人群10年死亡概率的计算、将危险因素转换成危险分数、计算组合危险分数、存在死亡危险、计算评价年龄、计算可达到的年龄、计算危险降低程度。健康风险评估报告的种类及各类报告的组合千差万别，较好的报告包括一份给受评估者个人的报告和一份总结了所有受评估者情况的人群报告。

健康风险评估可以帮助个体综合认识健康风险，制订个体化的干预措施，帮助人们修正不健康的行为，评估干预措施的有效性。此外，可评估群体健康风险的高低，根据人群分类结果制订健康干预和促进计划。

三、健康危险因素干预和促进

健康危险因素干预（health risk factor intervention）指对影响健康的不良行为、不良生活方式及习惯等危险因素，以及导致的不良健康状态进行综合处置的医学措施与手段，包括健康知识讲座、健康咨询、危险因素监控干预、药物与非药物治疗、康复。

（一）健康危险因素的干预策略

由于健康危险因素的规范性、复杂性与聚集性，因此健康干预一般采取综合干预的策略。在社区内针对不同的目标人群，有计划、有组织地实行一系列健康促进活动，改变人们的生活方式与行为，提高人群的健康水平，这个过程就是社区综合干预。社区综合干预要选择合适的干预类型，选择可行的、可接受的、干预效益好的因素进行干预，即干预一个危险因素能预防多种疾病的因素。世界卫生组织为社区健康干预工作推荐的策略是健康促进。

健康促进是促进人们维护和提高他们自身健康的过程，是协调人类与他们环境之间的战略，规定个人与社会对健康各自所负责任。健康促进的领域主要涉及5个方面：制定能促进健康的公共政策、创造支持环境、加强社区的行动能力、发展个人技能、调整卫生服务方向。《雅加达宣言》指出了21世纪健康促进的重点内容：提高社会对健康的责任感；增加健康发展的投资；巩固和扩大有利于健康的伙伴关系；增加社区的能力和给予个人权利；保证健康促进的基础设施；行动起来。

此外，开展多种形式的健康教育是健康促进的重要组成部分。健康教育应贯穿于三级预防的始终，通过信息传播和行为干预，帮助个人和群体掌握卫生保健知识，树立健康观念，自愿采纳有利于健康的行为和生活方式，从而预防疾病的发生，促进健康水平和提高生活质量。健康教育应提供改变行为所必需的知识、技能与服务，并促使人们合理利用这些服务。健康教育必须着眼于家庭、社区和政府部门，以期获得有效的支持，促进个体、群体和全社会的行为改变。根据教育对象和实施途径的不同，健康教育可分为社区健康教育、学校健康教育、医院健康教育、公共场所健康教育。

（二）健康危险因素的干预模式

1. 契约管理干预模式 每位签约居民都有自己的家庭医生，通过签约形式将健康管理者与被管理者之间的责任和义务固定起来，为管理对象制定个性化的干预方案，定期进行随访追访。

2. 自我管理干预模式 通过系列健康教育课程教给管理对象自我管理所需知识、技能以及沟通的技巧来帮助管理对象依靠自己解决健康危险因素给日常生活带来的各种躯体和情绪方面的问题。其目的在于提高管理对象的自我管理能力，从而对危险因素进行有效的管理。

3. 家庭管理干预模式 通过对患者家庭成员进行疾病知识教育或定期家访进行干预性训练两种结合的方法，提高管理对象的依从性和改善生活质量。如通过对糖尿病患者及家属进行共同的宣传教育，加强家庭参与和监督，改变家庭的不良生活方式，改善生活质量，提高遵医行为，达到血糖水平的满意控制。

4. 社区干预模式 常用的方法有建立健康档案、开展健康教育、进行行为和心理干预等。如对居民社区糖尿病患者进行有计划、有组织的一系列活动，以创造有利于健康的环境，改变人们的行为和生活方式，降低危险因素，从而促进健康，提高糖尿病患者的生活质量。

（三）健康危险因素干预的流程

1. 制订健康干预计划 根据个体及群体健康风险评估结果确定优先干预的健康危险因素，确定干预计划的短期及长期目标，并制订相应干预计划，形成一份具有科学性和可行性的健康干预计划，如阶段性健康管理干预计划、年度健康管理干预计划、个体干预计划及群体干预计划等。

2. 健康干预计划的实施 依据健康干预计划分阶段实施计划，分阶段实施健康危险因素干预计划，对方案实施过程进行监控及调整，评估干预过程及结果。根据干预对象不同，可分为个体实施方法及群体实施方法：①个体实施方法，坚持按计划分阶段实施，使用简单有效的工具，做好记录，力求做到互动的原则。对个体健康干预的指标进行考评，个性化健康教育是否落实、家庭保健员培训计划是否落实、是否按规定时限对干预对象进行随访、健康监测方案是否落实、不良生活方式或行为是否得到有效矫正、干预对象的满意度评价。②群体实施方法，按照分类指导找出共同点，进行阶段性的分级干预，针对核心问题，提高知识技能。对群体健康干预指标进行考评，如健康教育计划是否落实、不良生活方式和行为是否得到有效改善，危险因素的控制程度、群体健康水平是否提高，慢性非传染性疾病的患病率是否下降、干预群体的满意度评价。

3. 监测评价干预实施方案 按规定时限对干预对象进行电话随访或面对面健康指导，询问健康方案的执行情况，及时了解干预对象的健康状态，并按时完成阶段性健康管理工作总结，发现干预对象健康状况恶化要及时上报，以便及时发出健康预警，进行全面的干预管理。

（四）营造健康干预的支持性环境

各级政府、各个部门需要为社区人群维护和增进健康提供支持性环境及支持性网络，建立并强化支持性政策，包括法律、法规、政治结构、政策规则等，如控烟、全面健身、在社区内增加体育设施等。此外，除对干预对象做好健康教育外，还应做好干预对象家庭助理培训工作，通过培训提高家庭成员的健康意识，了解慢性非传染性疾病的基本常识和所需知识技能，在干预对象身边营造健康促进的良好氛围，如家庭保健员的培训。

总之，健康管理的实施是一个长期的、周而复始的过程，在实施健康干预措施一定时间后，需要评价效果、调整计划和干预措施。

思 考 题

1. 健康危险因素的干预模式有哪些？
2. 健康危险因素干预的流程包括哪些内容？

（吴 浩）

第三节 全科医学健康管理模式与实践

学习提要

1. 国外全科医学健康管理模式主要包括慢性病管理模式、创新型慢性病管理框架和以人为中心和整合型卫生服务的全球战略（PCIC）模式等。

2. 国内全科医学健康管理模式主要包括智慧家庭医生优化协同模式、“1+1+1”签约服务模式和“三师共管”服务模式等。

健康管理是对个体及群体的健康危险因素进行全面管理的过程，包括健康人群、亚健康人群、患病人群的健康危险因素进行全面监测、分析、评估、提供健康咨询和指导以及对健康危险因素进行干预。从政府到社区、从医疗服务机构到健康管理机构、从患者到医务人员，都积极参与健康管理，但是全科医生应处于主导地位。全科医生的健康管理主要服务内容是健康检测与监测、健康评估与指导、恶性疾患筛查与控制，从而提高国民的健康素质、减少恶性疾患发生的概率、降低慢性疾病的医疗费用，最终提高全国的健康水平。

随着健康管理行业的快速发展，健康管理逐渐进入民众的生活，成为大众健康生活中重要的环节，2016 年 8 月召开的全国卫生与健康大会上明确指出，要“把以治病为中心转变为以人民健康为中心，关注生命全周期、健康全过程”。在全球，人们对改善自我健康的方式越来越感兴趣，不只是身体，还有思想、精神、社会和地球的健康。生活方式和健康理念的转变，意味着健康管理模式不再是单一的疾病治疗，而是对整个健康生命周期的健康资源进行管理的过程。健康管理作为一种新兴的健康服务理念和服务方式,受到了世界各地的关注。

一、国外全科医学健康管理模式与实践

纵观世界现代卫生系统的发展,卫生服务领域以疾病诊疗为中心转向以健康管理为中心。在很多欧美国家地区,全科医学健康管理已经成为社区卫生服务中的主要公共卫生职能。目前,世界卫生组织提出具有代表性的健康管理策略和模式,主要有以下几种:

(一)慢性病管理模式

1. 模式的内涵　为了改善慢性病患者的健康结局,1998 年,美国学者 Wagner 首次提出慢性病管理模式(chronic care model,CCM)并将其应用到慢性病管理中。CCM 包含卫生系统、服务提供系统、决策支持、临床信息系统、自我管理支持和社区资源等六个基本要素。上述六个要素协同发展,重视卫生信息系统的临床应用、患者对个人患病情况的知情参与和自我管理,以及社区卫生医疗机构在慢性病管理中的优势功能的开发应用,旨在加强医患沟通与互动,最终目的是改善患者的健康结局(图 4-3-1、表 4-3-1)。

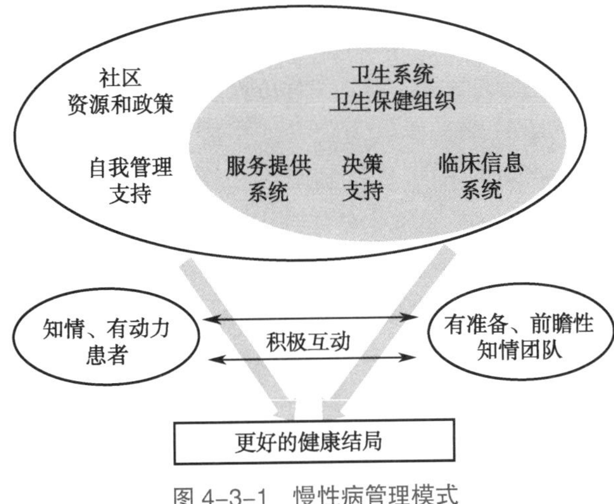

图 4-3-1　慢性病管理模式

表 4-3-1　CCM 模式的健康管理策略和措施

六个要素	职能	健康管理策略和措施
卫生系统	建立一个以促进安全和高质量的健康管理为中心的组织或卫生保健系统	①提供多种资源支持慢性病管理计划和综合改进健康管理策略 ②促进健康管理组织内部和外部的协调统一 ③基于健康管理的质量,提供有效的奖励和惩罚措施 ④重视糖尿病、高血压、冠心病的三级预防,并提出医疗保障制度
服务提供系统	提供有效的健康管理和自我管理支持团队	①明确团队成员的职责与分工,如慢性病管理的 3R[登记(registration)、追踪(recall)和年度检查(review)]为基本的健康管理要求 ②规定重点患者的个案管理计划的基本要求及其适用范围 ③因地制宜为不同患者提供符合其文化背景的健康管理
决策支持	提供既遵循科学证据又和患者偏好一致的健康管理计划	①将循证医学贯穿应用到健康管理中,使专业知识和健康管理相结合 ②运用已证实有效的健康教育和管理方法或模式,开展学术讲座和动机谈话 ③结合患者的健康状况和个人喜好,提供循证医学信息,鼓励患者参与,医患共同制定个体化自我管理计划和方案
临床信息系统	提供社区居民个人及群体的健康数据,有助于开展和实施快速、高效和积极的健康管理	①记录患者登录、健康信息的分享、健康需求、提醒/预警、健康评估、干预管理计划和效果,以及对健康管理团队的反馈等 ②健康管理人员和患者共享患者的健康信息 ③识别和锁定亚健康群体,及时提醒健康管理人员和患者主动干预
自我管理支持	患者在健康管理中为主要角色,健康管理人员为患者提供持续的支持,提高患者健康知识水平、信心以及解决健康问题的能力	①强调患者在健康管理过程中的核心地位,鼓励患者和家庭成员参与健康管理 ②社区医疗机构的健康管理团队提供持续的自我管理支持,如健康教育、技能培训、健康评估、心理社会支持评估、目标设定、健康管理计划、健康问题的解决策略和长期追踪随访。如血压、血糖的自我监测、用药依从性,药物不良反应的处理等,协助居民长期有效的个性化健康管理
社区资源和政策	把患者、社区干预项目和社区卫生服务联系起来,调动社区资源满足患者需求	①鼓励患者参与社区干预项目,如健康俱乐部、家庭护理机构和饮食项目组等 ②社区医疗机构参与健康管理,如筛查出高血压、糖尿病患者并进行长期的健康管理 ③倡导卫生政策以长期支持和改善居民的健康管理

2. 模式的特征 CCM主要特征:卫生系统关注重点从传统的患病后提供服务,向前瞻性预防和管理转变;提倡在患者和全科医生医师团队之间建立更高效的互动关系,注重改善患者的健康结局。

3. 模式的成效 美国是最早研究及初步应用CCM的国家,动员政府、医护人员、患者均参与到健康管理活动当中,政府在政策上支持,把慢性病健康管理工作作为公共卫生服务重点投入项目。CCM应用于慢性病防治和管理获得了较多的认可,一些实践评估结果显示,CCM的应用可显著改善慢性病服务质量和患者的行为结果,控制慢性疾病的进展,提高患者的健康状况和健康相关生命质量。但是,由于CCM的应用主要基于高收入国家,尤其是美国的经验总结得出,在中低收入国家的适用性循证证据不足。

4. 案例模式举例 20世纪70年代,慢性病自我管理首先在芬兰兴起,通过在社区组织干预慢性病患者饮食、行为习惯、体育锻炼等生活方式,传播健康知识,其目的是通过改善居民的生活行为方式,发挥基层医疗机构的预防功能,消除疾病的危险因素。20世纪90年代,美国斯坦福大学的学者正式提出了慢性病自我管理模式(chronic disease self-management program,CDSMP),该模式以社区患者自我管理教育课程为核心,由经过培训合格的人员,在社区对慢性病患者进行6周(每周一次,每次≥2.5小时)的小组干预。其干预和管理的重点集中在饮食、行为、心理、慢性病等方面,并整理、分析、评估疾病相关的基本资料,通过不断的健康教育与健康促进,使慢性病患者获得健康知识,制定慢性病管理的行为规范,建立健康的生活方式,逐步实现自我管理的目标,控制慢性病的发生、发展,延缓慢性病并发症的发展,使得慢性病患者的生活质量得到极大提高。该模式受到世界卫生组织(WHO)的高度赞赏,并向全世界各国推广,澳洲、欧洲、亚洲各国在政府政策支持的基础上得到广泛应用。

(二)创新型慢性病管理框架

1. 模式的内涵 结合亚洲、非洲、拉丁美洲等发展中国家的卫生体系发展和人群健康状况,基于CCM模式的基础上,WHO于2002年提出了创新型慢性病管理(innovative care chronic conditions,ICCC)框架。根据卫生服务和健康管理的提供情况,ICCC框架分为宏观、中观和微观三个层面。宏观层面主要指积极的政策环境,包括支持立法框架、强调领导作用、提倡政策一体化、加强伙伴关系、促进供资、发展和配置卫生人力资源六方面举措;中观层面主要指卫生保健组织和社区,卫生保健组织强调促进服务的协调性和持续性、通过领导和奖励鼓励高质量服务、组织和装备卫生保健工作团队、支持患者自我管理以及信息系统的使用;社区强调筹集和协调资源、提高公众对慢性病的认识、通过领导和支持鼓励改善结果、提供补充服务等;微观层面指患者及其家庭、社区伙伴以及卫生保健工作组,强调患者、社区伙伴以及卫生保健组三方的知情、积极主动、有准备。微观层面的三要素需共同努力才能使慢性病管理取得积极结果。同时,受宏观和中观层面的影响和支持。

ICCC框架为理论基础,从社区卫生服务机构角度出发,从宏观(政策)、中观(卫生保健组织和社区)和微观(患者及家庭)三个层面对慢性病管理进行剖析(图4-3-2)。

2. 模式的特征 ICCC框架的主要特征:①ICCC框架从宏观、中观和微观三个层面协作配合,强调政府、医护人员、患者等多方共同参与管理,重视各个层级政策和组织健康管理的协调性、灵活性和长期可持续性;②与CCM模式相比,内容更加具体,操作性更强,ICCC更适合中低等收入国家;③该模式以预防为重点,为慢性病患者提供一体化、综合化管理,增强自主管理意识及自我管理技能,提高患者的生存率,从根本上实现初级卫生保健工作的目标(表4-3-2)。

3. 模式的成效 加拿大将CCM模式扩展到预防和保健领域,形成了扩展的慢性病保健模式(expanded chronic care mode,ECCM)。同时,ICCC模式已广泛运用于墨西哥、摩洛哥、俄罗斯、卢旺达、英国等国家。有研究显示ICCC可以使患者加强锻炼、提高对疾病的认知、主动与保健提供者沟通等,从而改善患者的健康行为,还可以降低医疗费用,在提高患者自我保健和临床结局方面取得了较好的效果。

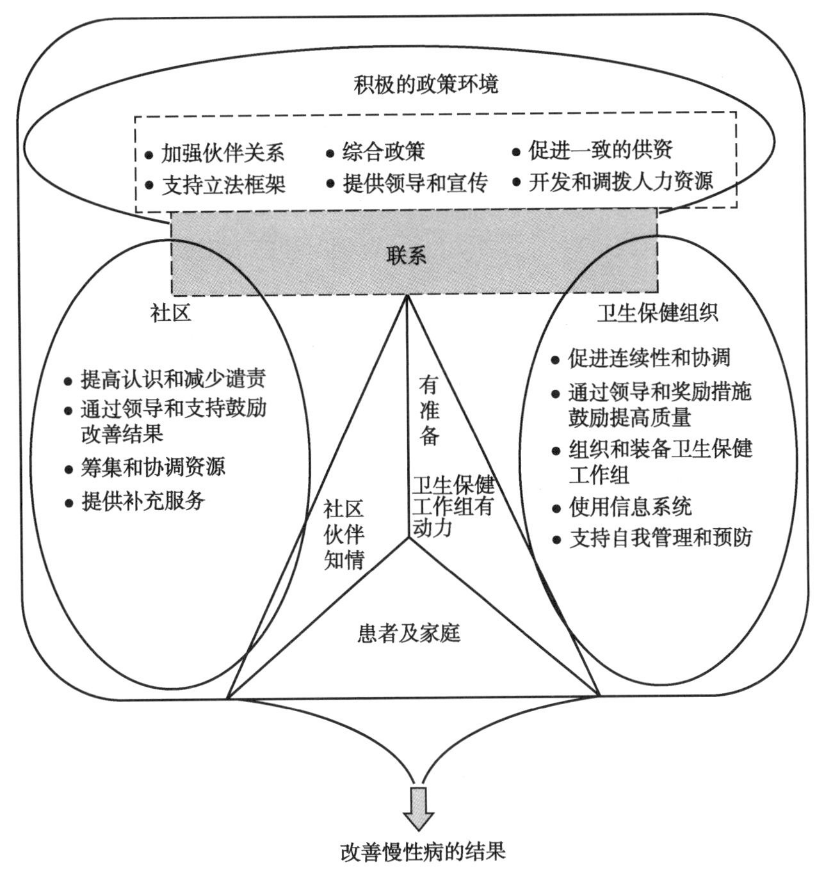

图 4-3-2　创新型慢性病管理框架内容

表 4-3-2　ICCC 框架的内涵和优势

	层面内容和职能	与 CCM 模式相比的优势
宏观层面（国家政策）	营造积极的政策环境，促使社区和医疗卫生组织协助慢性病患者及其家庭管理慢性病	强调政府参与及政策的支持、重视卫生系统内外相关部门的协作、促进融资，增加慢性病管理经费来源，开发和分配医疗资源、规范培养慢性病管理的全科医生
中观层面（保健组织和社区）	卫生部门，尤其是社区医疗卫生服务机构，应用卫生信息系统互联互通功能，组建和配备慢性病服务团队，通过领导激励慢性病管理质量的提高、加强支持患者自我管理，提供连续的和协调的卫生服务	以慢性病患者为重点签约服务对象，对签约慢性病患者及家庭成员提供基本诊疗、随访、健康教育等一体化服务；由原来的“决策支持”变为“有组织和装备良好的医疗团队”
微观层面（患者和家庭）	由患者、家庭和社区伙伴以及卫生保健组织三个要素构成，要求这三方互相配合、共同努力，使慢性病管理达到最佳的效果 加强社区医疗机构、患者和社区伙伴三者之间的互动整合	患者层面由原来的“被动了解”变为“知情的、主动的和有准备的”

4. 案例模式举例

（1）同伴支持管理模式：1985 年，Lorig 等首次提出同伴支持的理念，同伴支持是一种来自他人的支持措施。同伴支持是指具有相似疾病或身体状况经历的人们之间在生活实践、社会和心理情感方面的互助。同伴支持者通常本身患有该种疾病或受该种疾病的影响或困扰，对该疾病有切身体验。同伴支持管理模式（peer support management mode）主要通过同伴支持者的帮助和患者之间的经验分享，使患者获得慢性病自我管理的技能，得到充分的疾病控制以及健康生活方式的强化，从而达到改善健康的目标。美国的Wilson和Pratta首次报道同伴支持用于2型糖尿病治疗。2型糖尿病同伴支持者可以是糖尿病患者、患者家属或是陪护人员，也可为社区保健工作者。2006年Fisher等领导的同伴进步组织（Peers for Progress）国际项目正式成立。2010年WHO和美国家庭医师学会在世界范围内推荐同伴支持计划。

同伴支持管理模式以慢性病患者组成的小组、团体或俱乐部等为主体，通过其他基层医护人员、医疗体制、信息系统等对其进行辅助支持，开展慢性病管理。同伴支持管理的形式包括小组式支持、同伴互助式支持、医生－同伴帮扶、电话干预式支持以及互联网式支持等。同伴支持管理的步骤如下：先对同伴教育者进行培训，每周3次，每次1小时，2个月后经考核合格成为同伴教育者；确定自己的配对同伴，互留联系方式进行电话沟通，每周1次，记录通话时间和时长；通知具有相同问题的患者，利用多媒体课件和同伴教育者讲解亲身经历达到教育目的；患者参加小组讨论、病友座谈会，分享治疗经验、心得体会、用药情况等。

同伴支持管理模式不仅提高患者自信心、自我管理水平，还可提供心理支持，以改善治疗的依从性和预后。

（2）弗林德斯模式：弗林德斯模式（Flinders mode）是由Battersby及其同事提出，以认知行为疗法理论为基础，包括积极的患者、医师间互动、协助识别问题、行为干预、激励患者等5个基本组成部分。目前，该模式已确立了一套对患者自我管理水平评估并最终形成保健计划的评估工具，主要包括自我管理能力评估工具和保健计划工具。自我管理能力评估工具，即健康伙伴量表（是由患者进行自我测评的自我管理评估工具）、监测和反应随访量表（采用一系列的开放性问题，从更深层次了解患者的自我管理水平）、问题和目标的评估（从患者角度出发，识别其目前主要的健康问题，评估哪些目标可以通过努力达到）。保健计划工具，即慢性病管理保健计划，整合分析3个评估工具所获取的信息，确定患者自我管理最终存在的主要问题、相关干预策略、各自责任等。

弗林德斯模式把患者作为最终决策者，而卫生专业人员是服务提供者和指导者。该模式开展健康管理的内容：了解疾病情况、医患共同做出决策、跟进治疗方案、健康的生活方式、监测和管理疾病症状和体征，日常活动、情绪和社会生活管理。弗林德斯模式可以有效改善慢性病患者的健康状况和作为提高个人生活质量的"催化剂"。

（三）PCIC模式

1. 模式的内涵　PCIC是对2015年WHO提出的"以人为中心和整合型卫生服务的全球战略（people-centered and integrated health services，PCIC）"的简称。PCIC是一种以人为本的一体化健康管理服务模式。"以人为本的一体化服务"是让患者、家属和所在社区共同参与到诊疗服务和健康管理中，作为受益人，同时也是参与者。同时，服务体系也能以人性化、一体化的方式，根据患者的需求和偏好提供健康管理服务。"整合型卫生服务"是指将健康促进、疾病预防、治疗和临终关怀等在内的各种医疗卫生健康管理和服务提供整合在一起。根据患者的健康需求，协调各级各类医疗机构为患者提供终生性的连贯健康管理服务。

2. 模式的内容　PCIC模式是一种新兴模式，加强了基层卫生服务的核心地位，围绕居民个人及家庭健康需求组织健康管理和服务，通过信息化工具和数据共享，建立各级机构相互协作的健康管理服务提供体系，其终极目标是在合适的时间和合适的地点提供适当的健康管理服务。目前，PCIC模式正在被美国、中国、英国、澳大利亚和加拿大等世界多国建立和推进。PCIC模式的实施策略和措施见表4-3-3。

3. 模式的优势与成效　根据居民的健康需求，PCIC模式有效地促进社区个人与家庭、社区卫生工作人员、卫生系统及其他社会支持系统的功能协同与整合。PCIC模式可以有效地提高居民对不同层次卫生服务的利用度，促进卫生资源的配置与社区卫生需求更加匹配，提高基层健康管理服务效率。同时，提高居民健康管理的意识、疾病管理的参与度和自我管理能力，促进基层卫生服务满意度的提高并改善医患关系，有助于疾病的早发现和早干预，以及采用综合连续的适宜技术和服务有效控制疾病的发展，促进对居民健康的维护，降低疾病的经济负担和医疗成本。PCIC模式的成效见表4-3-4。

表 4-3-3 PCIC 模式的实施策略和措施

核心领域	实施策略和措施
1. 基层首诊制	①运用签约服务促进居民的健康管理 ②加强“守门人”制度，保证健康管理服务的连续性 ③通过开展预约就诊、在线沟通和家访等，提高健康管理的可及性
2. 跨学科团队	①建立跨学科团队 ②清晰界定团队成员的职责，根据团队需求和具体情况调整职责分工 ③对签约居民进行健康风险分层，提供主动的个体化健康管理
3. 纵向整合健康管理资源	基层、二级和三级医疗机构之间协作，建立健康管理服务网络，实现“三合一”原则，即“一个系统、一个人群、统一的资源”，确保健康管理的协调性和连续性
4. 横行整合	以患者为中心，加强一线医疗机构各类服务全面的横向整合，提供包括预防、治疗、康复和临终关怀等全面的健康管理服务
5. 医疗电子信息	①建立医疗卫生机构和患者可及的电子健康档案系统（EHR） ②建立沟通和服务管理功能，包括在线预约、电子会诊、短信服务和远程会议等 ③各级各类医疗卫生机构的电子健康档案系统具有互联互通的操作性
6. 统一的临床路径和双向转诊制度	①针对某一种疾病，采用统一的临床诊疗和转诊路径，明确各级医疗机构间的关系和责任范围 ②在一体化的医疗机构服务网络里，加强双向转诊，确保健康管理的连续性
7. 绩效考核	①采用一系列涉及医疗机构、管理团队和其他利益相关方的核心指标，包括健康管理过程、结果、质量、效率和患者体验等维度指标 ②通过定期考核和数据反馈，建立持续反馈循环，查找不足，促进健康管理质量不断改善
8. 医疗机构认证	制定符合国家和地方情况的健康管理服务质量标准，医疗卫生机构在规定的时间内完成预先设定健康管理的结构性 / 绩效目标，依据健康管理质量测量指标，建立透明可靠的认证程序

表 4-3-4 PCIC 模式的成效

受益方	模式的成效
个人及家庭	①促进居民对健康管理的参与度 ②改善获得健康管理的及时性 ③与参与健康管理规划的专业人员共同决策 ④提高自我管理健康问题和应对各种健康危机事件能力 ⑤改善获得社区健康管理服务的机会，尤其对于老弱病残人群
社区医务人员	①提高居民对社区健康管理工作的满意度、信任度和就医黏性，改善医患关系 ②协调有效的健康管理方式，减轻工作负荷 ③提升医务人员的健康管理技能和能力 ④获取学习新技能的教育和培训机会 ⑤提高社区居民的健康意识，改善健康结局和寻求健康的行为 ⑥更能响应社区居民的健康需求
卫生系统	①促使卫生资源的分配更接近社区居民的健康需求 ②改善公平性，保障人人享有社区健康管理的服务机会 ③提高转诊的诊断准确性、适宜性和及时性 ④加强社区健康管理的协调性和连续性，减少住院率和住院时间 ⑤减少不必要的卫生资源的重复使用和等待就诊的时间，节约卫生资源 ⑥降低疾病的死亡率和发病率

4. 案例模式举例

（1）凯撒医疗管理模式：凯撒医疗管理模式（Kaiser medical management model）是由凯撒医疗集团创建和推行，是美国健康保险组织中一个运营疾病和健康管理的典范。目前，凯撒医疗集团是美国较大的健康维护组织之一，于1933年由美国Kaiser与Garfield医师和几位资本家创办的一种新型医疗保险机构，是保险公司、医院集团和医生集团三者的有机结合。保险公司主要负责健康保险产品的筹资和销售，对参保人在集团系统内产生的健康管理服务付费，对系统外医生或医院服务消费不进行医疗费用支付；医院集团主要为参保人提供就医和健康管理服务场所；医生集团为参保人提供诊疗和健康管理服务。截至2016年6月，凯撒医疗集团拥有38家国家级医疗中心医院、遍及各地的诊所和外派边缘的护士，能够提供不同层次的健康管理服务，满足不同地区（甚至偏远地区）会员的健康管理需要。

（2）凯撒健康管理模式的特点

1）注重疾病预防和人群的健康管理：包括对参保人生活方式的管理、健康教育与健康行为促进、健康体检、疾病风险识别和早干预，以及制订健康促进和疾病康复计划。

2）提供连续一体化健康管理服务：整合卫生服务资源，在社区基地开展预防保健工作，全科和专科团队协同管理疾病，全程负责居民的健康。

3）强调以患者为中心：充分考虑居民的健康需求，注重人文关怀，鼓励参保居民及其家庭共同接受健康教育和参与临床决策，尊重并维护其知情权、选择权、隐私权和监督权，在保证医疗服务质量和安全的前提下，为患者提供健康管理方案，与其建立相互信任的长期伙伴关系，最大限度地促进居民健康。

4）充分发挥信息技术的支撑作用：通过利用电子健康档案（electronic health record，EHR）为居民提供个人完整的健康记录、临床决策、团队服务、电子会诊、转诊、短信服务、在线预约、远程医疗和监测等，为居民提供不同风险的个性化健康管理。

5）重建医、保、患关系：医疗服务、保险公司与参保对象成为利益共同体。医疗机构和保险公司是利益统一体，提供健康管理后的结余资金在集团内部进行再分配作为激励手段。另外，通过提供优质高效的健康管理服务提高服务对象的健康水平，降低疾病发生和就医成本，节约的资金可用于医生的收益分配。截至2016年6月，凯撒医疗集团的会员人数已达1 060万，收入607亿美元，净利润达30亿美元。

6）加强质量监控和管理：从对健康管理质量、管理流程和绩效监督三个方面加强健康管理质量监控和管理。首先，设定各级供方共同依据的疾病诊疗规范、指南、标准和临床路径，建立临床质量监控指标体系，加强供方之间慢性病管理服务一体化。另外，基于临床指南，主动识别服务对象是否合并某种危险因素、合并症或并发症，以及根据近期对健康管理服务的使用情况，对其进行不同级别的风险分层，给予不同程度的关注，提供个体化健康风险分层管理。再者，对医务人员的绩效进行考核监督。建立严密的考核测量体系，采用一系列标准同一核心指标，测量专业服务质量、服务效率、服务体验等绩效数据，保证绩效结果反馈给各级利益相关者，并不断改进服务质量。

（3）凯撒健康管理模式的优势

凯撒健康管理模式的优势主要体现在以下方面：①费用低廉，低价是很多居民选择参加凯撒医疗集团保险的最主要原因。凯撒按月收取固定金额的保险费，每次就诊再向参保对象收取部分自付费用，远远低于没有购买保险的非会员就医费用。②信息化程度高，2010年，凯撒投资了18亿美元用于电子病历系统的建设，完善的电子病历系统确保全面掌控患者健康信息，优化医疗资源配置，平衡调整医护人员，多渠道、多途径和全方位管理居民的健康，为居民提供连续、综合和个体化的健康管理服务。③控费服务，凯撒健康管理模式的核心逻辑是在保证医疗质量的情况下，削减医疗支出。控费服务是从多方面着手，保险制度是控费的原动力，预付费制度保证了医疗服务方的控费意愿，全科医生首诊制度是控费的有力保障，最重要的是，凯撒医疗集团提供的健康管理服务，从源头上控制参保会员的患病风险。

二、国内全科医学健康管理模式与实践

随着我国人口老龄化程度的不断加剧，人们

对于健康的关注度越来越高，传统的以医疗为主的卫生服务模式已不能满足人们日益增长的健康需求，科学、合理和有效的健康管理方式应运而生。目前，国家已经将防治慢性病列入“十二五”规划中，全面多领域的预防为主的健康管理理念已深入到家庭乃至整个医疗行业。目前，我国健康管理和全科医学还在探索发展阶段，且各个地区的发展水平差异较大。面对当下医疗卫生服务的挑战，除国家宏观层面的政策倾斜之外，全国各省市也相应出台了许多关于慢性病防治、健康管理服务等方面政策，从全科医学健康管理模式上进行了诸多探索。目前，国内开展的相对成熟和有成效的健康管理模式主要有以下模式。

（一）智慧家庭医生优化协同模式

1. 模式的内涵与构建

（1）模式的内涵：智慧家庭医生优化协同模式（intelligence family physician optimized coordination，IFOC）是以人为中心、以信息技术为支撑的基于智慧健康管理的家庭医生协同一体化服务。IFOC模式是在社区全科医生与辖区户籍居民自愿签订协议的基础上，围绕居民个人及家庭的健康服务需求，以人工智能、电子数据及互联网为支撑，为签约居民提供医病、养病、康复、居家护理等协同一体化的全程健康智慧管理新模式。

（2）模式的应用与推广：为了满足不同类型居民的健康需求，提供高质量、协调的、长期连续的健康管理，方庄社区卫生服务中心不断探索研究，借助“互联网+”信息技术手段，绑定医护团队，固定医患关系，动员各级各类医疗卫生服务机构资源和各种可利用的社会资源，提供一体化的健康管理服务。通过反复实践，形成以患者为中心，以家庭医生式签约服务为手段，以信息化为支撑的一体化服务模式，该模式有助于提高居民健康管理效率和改善居民的临床结局。IFOC模式已逐步在北京地区的社区卫生服务机构中推广。

2. 模式的构建 该模式是一种基于大数据的全程健康管理服务模式，充分利用互联网、人工智能、物联网等信息技术为支撑，通过搭建数据交换服务平台将健康信息运营服务机构与信息平台进行无缝对接，互联互通，构建患者全维度一体化健康档案，并以此为载体，开展大数据挖掘，实现疾病预警和预测，为医院业务、临床科研及健康服务的联动提供信息支撑。同时，通过移动医疗App、网站，向个人提供自助健康在线服务，如健康档案服务、健康咨询服务、健康教育服务、健康评估与指导服务以及辅助就医服务。并且将信息化的管理融入家庭医生签约服务模式中，为患者提供便捷的就医体验和延伸的医疗健康服务。具体服务内容见表4-3-5。

3. 模式的优势 IFOC模式的优势主要体现在以下方面：通过以家庭医生为核心，实现了医疗卫生系统内部的协同，快速匹配各种社会资源，包括社区护士、社区康复师、家庭保健员、社会工作者、居民委员会、社区志愿者、专科医疗机构等人力资源。患者与签约的家庭医生团队建立“一对一”责任制服务关系，充分体现了全科医生的职责和对患者的全人照顾。同时，实现了低成本医疗，为社会节约了医疗资源和医疗保险费用，真正体现了“健康守门人”作用，切实推进了基层首诊、双向转诊、急慢分治、上下联动分级诊疗模式的形成。再者，IFOC模式的构建实现了多方利益共赢：①从居民角度看，有利于其获得低成本、高质量、可持续、便捷、个性化服务，提高了健康需求获得感；②就医务人员而言，辅助指南系统的应用有助于全科医生规范诊疗和健康管理，合理用药系统的后台植入可以辅助社区医务人员熟悉药物特性、使用方法及指导合理用药；智能化慢性病管理系统协助医护人员开展精细化的疾病防治、教育和管理，大幅度提高了慢性病工作的管理水平；③对社会而言，借助信息化手段实现了慢性病管理的早发现、早预警、早干预，形成了低成本、高效率的按预警、分类分层管理；同时使得数据更加客观真实；预警更加及时；通过优化医疗和社会资源为居民提供服务，避免了医疗资源浪费，可以引导社区卫生服务从疾病治疗向健康管理转变，防止过度医疗。

4. 取得成效

（1）建立了连续、固定的医患服务关系：签约基于医患双方的意愿，患者有固定的医生提供连续性的健康管理服务，享受就诊优先权，通过签约服务数量决定接诊的数量，使家庭医生服务真正“落地”。

表 4-3-5 智慧家庭医生优化协同模式的特征和内容

模式特征		模式的内容
一固定	医患固定	医护服务团队为其签约居民提供固定、稳定、连续服务；明确团队成员职责，分工协作，规范提供健康管理
三协同	医医协同，精准转诊	加强医疗卫生服务互联互通，与多个类别医疗卫生机构建立支持互动平台，信息共享，开展远程预约就诊、双向转诊、远程会诊、在线咨询等服务，对疑难病、危重病的快速、精准转诊
	医社协同，整合资源	充分挖掘辖区内的各类医疗资源和社会资源，如家庭保健员、社会志愿者、居委会、社区日间照料、民政、残联等各资源，优化资源配置，提供综合的健康管理服务
	医养协同，为老服务	按照自愿的原则，通过政府购买服务的方式与老年人签订家庭医生服务协议，根据老年人的健康需求，开展居家医养结合健康管理
五智慧	智慧诊疗	基于患者的健康数据，智能化慢性病管理信息系统智能分析并预警提示，对慢性病患者提供个性化、精准管理健康管理；以症状为导向的梅奥临床诊疗系统，提供疾病诊断、检查、合理用药和健康教育等方面的提示或建议，规范社区诊疗服务和健康管理
	智慧档案	开放网络查询"居民健康信息平台"窗口，让居民获取社区健康资讯和通过健康档案了解其健康状况
	智慧 App	利用手机 App，便捷居民在线预约、在线咨询、检查 / 检验结果查询、健康管理规划等，促进医患互动；全程追溯"药品配送到家"配送进程，获取用药指导服务和服药提醒
	智慧上门	借助远程自测设备，监测患者血压和血糖，便捷居民自我健康管理；开展网格化信息管理，精准定位有特殊需求的居民，如居家养老上门服务、急救服务等
	智慧绩效	实时监测统计家庭医生团队的工作数量和管控服务质量，体现绩效

（2）促进了家庭医生签约服务的智能化：提供以辖区内老年人、孕产妇、儿童、残疾人、慢性病、结核病、严重精神障碍患者及贫困人口和计划生育特殊家庭人口为重点，优先签订家庭医生服务协议并提供针对性服务内容。以信息化手段实现了慢性病管理的早发现、早预警、早干预，形成了低成本、高效率的按预警、分类、分层管理。

（二）"1+1+1" 签约服务模式

1. 模式的内涵与构建

（1）模式的内涵："1+1+1" 签约服务模式即 1 个家庭医生 +1 个区级医疗机构 +1 个市级医疗机构的家庭医生签约服务；即居民可自愿选择一名辖区内社区卫生服务中心的家庭医生签约，并可再在全市范围内选择一家区级医院、一家市级医院进行签约。该签约服务模式优先满足 60 岁以上老年人、慢性病居民、孕产妇、儿童、计划生育特殊家庭、残疾人和贫困人员等重点人群签约需求，使其享有全程健康管理、优先就诊或转诊、慢性病长处方、延伸处方等服务，建立紧密型签约服务关系。

（2）模式的构建：2011 年上海市启动家庭医生制度试点，由社区卫生服务中心全科医生担任家庭医生，在自愿的原则下，通过健康管理服务过程的引导与发动社区，逐步与居民建立签约服务关系，引导居民认识、接触与逐步接受家庭医生服务，初步建立家庭医生与签约居民之间联系，称为上海家庭医生制度 1.0 版。2015 年，上海市启动新一轮的社区卫生服务综合改革，相继出台了《关于进一步推进本市社区卫生服务综合改革与发展的指导意见》和《关于完善本市家庭医生制度的实施意见》文件，明确提出实施家庭医生"1+1+1" 签约服务。2015 年 11 月，在家庭医生签约基础上，上海启动了 "1+1+1" 医疗机构组合签约试点，力求提升家庭医生初级诊疗能力与健康管理能力，逐步建立起分级诊疗制度，全面实现家庭医生"守门人" 的职能。

2. 模式的内容

（1）做实签约服务，引导就诊下沉社区，提高签约居民获得感："1+1+1" 签约后，居民在签约医疗机构组合内就诊，或通过家庭医生转诊至其他医疗机构，在就诊流程、预约等待、配药种类、配药数量等方面均可享有以下优惠服务。

1）预约优先转诊：搭建市级优先预约号源信息化平台，上级医院拿出50%的专科和专家门诊预约号源，提前50%时间优先向家庭医生与签约居民开放，实现签约居民优先转诊。

2）慢性病“长处方”用药：对于服务依从性好、病情稳定的慢性病签约居民，家庭医生可突破既往只能一次性开2周药量的限制，可以一次性开1~2个月药量，并通过多种形式进行用药后跟踪随访，保证医疗安全与效果。

3）延续上级医院处方：在签约上级医疗机构或经家庭医生转诊至上级医院就诊、返回社区居民，可以享用家庭医生延用上级医院专科医生处方服务（包括社区药库中没有的药品），通过第三方物流免费配送至社区卫生服务中心、服务站、居民就近药房或居民家里。

4）针对性健康管理：根据签约居民不同健康需求，定期评估患者的健康状况，开展家庭病床服务，提供个体化健康管理方案，并予以长期跟踪随访。

（2）健全机制，夯实签约服务配套支撑体系

1）完善社区卫生平台机制：推动社区卫生服务平台与养老机构、工厂企业、白领楼宇等建立契约服务关系提供约定服务，截至2018年底，上海养老机构与社区卫生服务机构签约服务率达到100%；另一方面，制定社区卫生服务平台资源整合基本规则与要素，鼓励与支持试点社区积极整合第三方健康保险、健康管理等资源，提升社区卫生服务能级，使广大居民多层次的服务需求能够通过平台获得针对性服务供给。

2）建立政府购买服务机制：上海市制订了6大类141项社区卫生服务基本项目，确定了政府保障基本卫生服务的范围，同时引入标化工作量标准，作为基本项目的“度量衡”。在此基础上，建立与标化工作量对应的岗位设置、绩效评价、财政补偿、薪酬核定标准，为政府购买服务提供了量化手段，促进政府职能转变和管理精细化。

3）探索签约服务激励机制：在长宁、徐汇、金山等区试点按照有效签约人数，支付签约服务费，结合服务质量与效果，探索按人头付费的制度。在“1+1+1”签约试点中，逐步在全市逐步推广家庭医生管理医保费用试点，细化签约服务考核指标体系，建立配套的签约服务费激励机制。

4）加强优质资源联动机制：强化公立医院对社区的支撑，二、三级医院均成立了对接社区卫生服务的部门。组建区域性影像、检验、心电图诊断中心，使社区诊断水平同质化。

5）贯穿信息技术支撑机制：建立社区卫生综合管理平台和分级诊疗支持平台，支撑预约转诊、处方延伸、药品物流配送、绩效考核管理等改革举措实施。开发社区卫生服务综合管理App，实时掌握全市每个区、社区、家庭医生签约情况、诊疗流向、频次费用、健康管理结果等指标，动态、客观反映各区、各社区的改革进展，以形成试点“自我督导、透明倒逼”机制。

3. 模式的优势 通过做实“1+1+1”模式各项签约服务，以及将签约服务与卫生服务体系各类资源对接，长处方减少患者往返医疗机构次数，通过家庭医生转诊使居民就诊更优先、更便捷，转诊更有针对性，以及全程医疗关怀和后续健康管理等，促使居民需求与最适宜的医疗资源紧密对接，有助于提升签约居民服务获得感，提高服务效率与改善患者的健康管理结局。另外，把社区卫生服务中心打造为政府履行基本卫生职责的公共平台、全科医生执业的工作平台、市场资源引入的整合平台、居民获得基本医疗卫生的服务平台、“医养结合”的支持平台。充分发挥平台的开放属性，通过平台整合各类体制内与市场上的资源，为家庭医生提供资源支撑，使家庭医生成为居民健康、卫生资源与卫生费用的“守门人”，更有助于为居民提供安全、便捷、可及、有效的卫生服务。再者，通过充分利用信息化技术，支撑公立医院、公共卫生机构和社区协同开展居民健康管理，推动“全专结合、防治结合”，有助于推动以往以诊疗为主转向对居民提供主动地全程健康管理，以及全面维护居民健康水平服务。

4. 主要成效

（1）签约覆盖稳步扩大：截至2018年8月底，上海市全部社区卫生服务中心均启动了“1+1+1”签约服务试点，“1+1+1”签约居民接近500万人，常住人口签约率超过1/5，60岁以上老年人签约率接近80%。

（2）就诊下沉效果明显：截至2018年8月底，已签约“1+1+1”医疗机构组合的居民，门诊在“1+1+1”签约医疗机构组合内就诊超过70%，

在社区卫生服务中心就诊接近 60%，在签约社区就诊也超过 50%。

（3）服务效率不断提升：截至 2018 年 8 月底，家庭医生为签约居民开具延伸处方约 180 万张，即原先只能在二、三级医院就诊配药的人次，在社区得到了有效解决。通过调整以结果为导向的签约考核指标，家庭医生对签约居民中高血压患者的血压、糖尿病患者的血糖有效控制等干预与随访主动性进一步加强。

（4）居民满意度提高：上海市质量协会用户评价中心每年对上海市十大行业服务质量测评显示，2016 年、2017 年上海市社区卫生服务中心行业测评结果均位列十大行业首位。另外，上海市社会调查研究中心调查结果显示，受访居民对家庭医生制度知晓率为 88%，92.1% 的居民表示家庭医生就诊方便，对家庭医生服务态度、服务效果满意度分别达到 95.5% 和 89.1%。

（三）“三师共管”服务模式

1. 模式的内涵与构建 “三师共管”服务模式是厦门市构建和推广的一套以医联体建设为支撑的健康管理服务模式。“三师”即 1 名三级医院的专科医师、1 名基层医院全科医师和 1 名经培训认证的健康管理师；“三师共管”服务模式以慢性病（高血压、糖尿病）为切入点，以构建整合型卫生健康服务体系为目标，创新设立以三师组合的“三师共管”分级诊疗模式，为居民提供连续性、一体化的卫生与健康服务。

2012 年始厦门市探索慢性病一体化管理，于 2014 年依托厦门市市民健康系统，“三师共管”模式初步形成。2016 年 8 月，厦门市医改办、卫生和计划生育委员会（卫计委）等部门联合下发《厦门市家庭医生基层签约服务实施方案（试行）》，以家庭医生作为签约服务与管理的核心主体，进一步推进和完善了“三师共管”服务模式。目前，厦门市正在按照国务院、卫计委的要求，对“三师共管”模式下糖尿病、高血压的长期管理效果进行规范科学评估。

2. 模式的构建

（1）以上下联动建设为切点，推动区域卫生资源纵向整合。以慢性病管理为突破口，以老年人为重点，“三师”分工协作，专科医生负责疾病的诊疗，定期到社区卫生服务中心巡诊、指导；全科医生负责执行治疗方案，评估签约对象健康状况，指导健康管理师业务及预约转诊；健康管理师负责对患者的健康教育，指导患者自我管理，向医师反馈患者病情变化，帮助患者预约医师，协助双向转诊等。

（2）以多快好省为品牌，开展签约惠民服务。在国家基本公共卫生服务项目及一般常见病、多发病的诊治基础上，享用“多快好省”的签约品牌服务。“多”：高血压、糖尿病等慢性病患者可开具 4~8 周长处方；“快”：即快捷的绿色转诊通道，优先获得预约综合医院专家门诊；“好”：即享用专属的签约服务区、诊疗服务区和收费结算处；以及专科医师个性化技术指导，家庭医生团队个性化健康管理，慢性病患者精细化管理。另外，优先有偿享用康复训练建档、康复训练和诊疗服务及彩超、肿瘤标志物等检查项目。“省”：签约参保人在基层医疗卫生机构或医保定点门诊部就医，门诊医疗费不设起付标准，同时，由家庭医生推荐转诊的，住院医疗费不设二次及以上起付标准。

（3）以信息化手段为支撑，建立“互联网 + 医疗”。厦门市开发上线家庭医生签约服务手机 App，即“厦门 i 健康”，与 PC 端签约系统无缝对接，使管理智能化，便捷开展咨询交流、预约挂号、健康教育、数据管理、质量控制、满意度调查等服务。并以建设全市健康大数据中心为契机，利用云机房，将市民健康系统、基层卫生服务、妇幼健康系统、公共卫生系统数据整合至云平台，推进数据融合共享。建立了厦门市 39 家基层医疗机构与上级医院的分级诊疗协作信息化平台，实现信息互联互通，检查检验、心电共享，建立“远程视频会诊系统”。另外，三师管理团队可通过软件直观了解所管理的慢性病患者人数、分布区域、服药、症状控制等情况，建立一个血压、血糖即时监测平台，通过可穿戴设备血糖仪、血压仪，实时监测，对签约居民进行及时的健康指导。为签约居民提供预约诊疗、候诊提醒、划价缴费、健康信息收集等一系列服务，增强居民对于签约服务的信任，提高健康管理的效率。

（4）以奖励性绩效考核为手段，形成三师利益共同体。签约服务费按 120 元 /（人 · a）标准确定，其中 20 元由签约居民以个人现金或医保健康账户支付，医保基金承担70元，财政分担30元。120元的签约服务费主要用于激励“三师共管”签约服务团队，不纳入绩效工资总额。其中20元由基层机构统筹用于家庭医生签约相关工作，80元由团队长（家庭医生）在考核后进行团队内自主分配，20元综合考核后按考核分数激励签约团队。

3. 模式的优势 “三师共管”服务模式以慢性病为切入点构建，有利于规范化健康管理扩展到冠心病、脑卒中、慢性阻塞性肺疾病、肿瘤等慢性病，同时带动常见病、多发病到社区首诊。另外，“三师共管”健康管理服务模式打破了不同层级医疗机构的服务界限，真正实现上下联动及转诊服务、业务协同和信息共享，更好地整合了服务资源。以上下联动建设为切入点，有助于推动区域卫生资源纵向整合。

4. 主要成效

（1）基层服务能力得到提升：2015—2018年，共计300余万诊疗人次“下沉”到社区首诊。基层医疗卫生机构门诊量大幅上升，2015年、2016年、2017年连续3年基层门诊量分别较前一年同比增长43.67%、36.96%、16.3%。居民在基层医疗卫生机构就诊率明显提高，2017年签约居民在社区卫生服务机构的就诊率达到了69.27%。

（2）医务人员积极性得到调动：2017年基层工作人员年平均收入水平17万元，是2010年平均不到7万元收入的2.45倍。签约管理的高血压、糖尿病患者规范管理率和控制达标率较“三师共管”前提升了20%以上，远高于全国平均水平。

（3）三级医疗机构患者结构得到优化：综合医院以慢性病为主的普通门诊量大幅度下降，逐步回归到以提供危重急症和疑难病症诊疗服务为主。2016年，医院总门诊量同比下降3.13%，出现了综合医院下降、基层上升的拐点，有助于形成合理就医秩序。

（4）百姓就医习惯趋于理性：截至2018年6月，家庭医生签约服务80.48万人，签约覆盖率达36.36%，65岁以上老年人签约覆盖率达73.83%，居民在签约基层医疗机构的首诊意愿达85.7%，对签约机构的总体满意度达94.28%。

（四）“1+X”管理模式

浙江省宁波市自2013年着手架构慢性病防治医防整合“1+X”模式以来，完善了全市慢性病防治体系，发挥了综合性医院技术支撑作用，在推进慢性病防治方面取得了一定成效。其主要做法：①强化医防结合，创新性建立“1+X”管理模式。即成立1个市慢性病预防控制中心，挂靠在市疾病预防控制中心，牵头统筹全市慢性病防治业务管理工作。以市级综合医疗机构为依托，成立4个临床指导中心分别为市心脑血管病防治临床指导中心、市糖尿病防治临床指导中心、市口腔疾病防治临床指导中心和肿瘤防治临床指导中心，通过竞争性形式分别挂靠在2家市级综合性医疗机构。又成立1个市精神疾病防治临床指导中心，挂靠在市康宁医院，形成了“1+X”的慢性病综合管理模式。2017年，为进一步适应新形势下慢性病防控的需求，慢性病防治指导中心由4个增加到7个，新增宁波市脑血管病、骨质疏松、呼吸系统疾病防治指导中心，挂牌时间为5年。②强化属地管理，构建慢性病社区健康服务模式。宁波市从2011年起，在浙江省率先开展契约式家庭医生制度服务试点。在全面推进慢性病社区综合防治过程中，利用属地化管理的优势，在浙江省率先推广慢性病自我管理小组和干预新技术试点工作，实现与家庭医生式服务模式及社区慢性病健康管理有效整合。

（五）其他模式

广东省深圳市是“院办院管”模式的代表。“院办院管”模式是医院通过兼并、收购、政府划拨或者自办等方式取得社区卫生服务中心的所有权、经营权等，负责对所属社区卫生服务中心人、财、物进行管理。医院作为法人机构举办社区健康服务中心，对其实施一体化、专业化、精细化的连锁式运营管理，促进大医院与社康中心合理分工，形成紧密型“医联体”，保障患者不管在医院还是基层医疗机构，都能获得诊疗方案一致、用药目录一致、质量保障机制一致的基本诊疗服务。在此基础上，2015年8月，深圳市罗湖区将人民医院、区中医院、区妇幼院、区康复医院、区医养融合老年病科医院和35家社康中心整合成唯一法人代表的法人单位，挂牌成立罗湖集团，打破过去不同规模档次的医院均举办社康中心，社康中心发展不均衡的问题，推动集团内各医院功能错位配置、医疗资源纵向流动，大力发展家庭医生服务，构建医院－社区协同服务格局，构建衔接更加紧密的“院前预防、院中诊疗、院后康复”服务链条。

目前，适合我国国情的健康管理模式还处于探索阶段。如何制定科学合理的慢性病管理政策，通过建立慢性病管理体系来满足不同病种的管理要求并保证政策有效的实施，以及培养专业的管理人员，对患者进行科学有效的管理，都是需要进一步深入探讨。随着国家的推动、个人健康意识的觉醒及在相关学者的共同努力下，相信我国的全科医学健康管理模式将会逐渐完善并发挥越来越大的作用。

思 考 题

1. 国外全科医学健康管理模式主要有哪些？
2. 国内全科医学健康管理模式主要有哪些？试述一种国内全科医学健康管理模式，并说明其优势。

（吴 浩）

第五章　全科医学临床思维

20世纪中期以来，随着经济和社会的发展，影响人类健康的疾病从各种急慢性传染病、寄生虫病及营养不良转变为以慢性非传染性疾病为主，疾病谱发生了根本性的转变。与此同时，人民群众的健康信念不断改变，对健康的需求也在不断增加，对全科医生的要求也越来越高。然而，医学发展过程中，各种新概念、新理论、新观念不断涌现，疾病种类不断细化，治疗方法不断改进，如何全面、准确地诊治患者错综复杂的疾病，满足患者的健康需求，解决患者的临床问题，是全科医生面临的挑战。全科医学整合了生物医学、人文社会科学、行为科学等多门科学的最新研究成果以及医疗实践经验，形成了独特的价值观和方法论。在实际临床工作中，全科医生的思维方法和思维模式也具有其独特性。本章将介绍和探讨全科医学临床思维概述、以健康问题为导向的全科医学临床思维以及如何进行全科诊疗决策。

第一节　全科医学临床思维概述

学习提要

1. 掌握全科医学临床思维的概念、特征和临床思维的要素。

2. 熟悉全科医学临床思维与其他专科医疗临床思维之间的不同之处。

全科医学是一门临床学科。全科医生作为居民健康的“守门人”，首先应该掌握的技能是为患者诊治疾病、解决问题、维护健康。这项技能需要全科医生拥有丰富的医学知识、科学的临床思维以及扎实的临床实践。对医生而言，医学知识和临床实践都相对容易获得，但科学的临床思维却是医生不易掌握而普遍缺乏的素养之一。本节将探讨全科医学临床思维的概念、特征以及临床思维的要素。

一、全科医学临床思维的概念

（一）临床思维及相关概念

1. 思维　思维（thinking）属于人类的高级智能活动之一。它是人脑间接地、概括地对客观事物的反映。人的思维是借助概念、表象和动作，在感性认识的基础上认识事物的一般的、本质的特征及其规律性联系的心理过程。换句话说，思维是人脑借助于语言对客观事物的概括，发现和探索客观事物的内在本质，以及与其他事物的联系和规律，并借助已有的知识和经验去推断未知事物的过程。思维过程的主要特征是间接性和概括性。思维的间接性表现在它以其他事物为媒介间接地认识事物。例如，医生难以直观感知到患者的心肌缺血，但是可以借助心电图描记的ST段抬高或下移以及T波的改变，间接地判断心肌缺血。思维的概括性表现在两个方面：①对一类事物共同本质特征概括性的认识，例如，在医院用于诊疗的工具很多，且用途各不相同，但都有一个共同的特征，即都是用于诊疗行为的工具，抓住这个特征，就可以统称为医疗器械；②对事物之间规律性的内在联系的认识，例如，严重腹水患者一般会有移动性浊音，这是对“严重腹水”和“移动性浊音”之间规律性的认识。

2. 临床思维（clinical thinking）　是医生利用医学科学、自然科学、人文社会科学和行为科学的知识，对临床资料进行综合分析、逻辑推理，从错综复杂的线索中找出主要矛盾并加以解决的过程。临床思维贯穿于疾病诊断和处理的全过程。

3. 临床诊断思维　在“生物医学模式”的引导下，多数医生将临床思维理解为临床诊断思维

(clinical diagnostic thinking)。临床诊断思维是指诊疗过程中,医生根据患者的症状、体征及相关辅助检查,结合自身经验和循证医学证据,进行诊断时所运用的科学、辩证的推理方法和思维过程,是将疾病的普遍规律应用到实际患病个体诊断之中的过程。这是医生应该掌握的基本技能之一,也是医疗实践过程的重要部分。

4. 临床诊疗思维(clinical diagnosis and treatment thinking) 是指在诊疗过程中,医生运用自身经验和循证医学证据,将疾病治疗的普遍规律应用到实际患病个体治疗之中的过程。

(二)全科医学临床思维及形成条件

1. 全科医学临床思维 近年来,随着医学模式由"生物医学模式"向"生物－心理－社会医学模式"的转变,医学专业人员对"临床思维"的理解也在逐步发生着改变。越来越多的专家学者认识到,除了疾病的诊断和治疗,疾病的预防和预后等一系列问题也非常重要。新型临床思维的概念,是指以患者为中心、以问题为导向、以证据为基础,运用医学科学、自然科学、人文社会科学和行为科学等科学知识,通过与患者充分的沟通和交流,进行病史采集、体格检查及必要的辅助检查,借助所有可以利用的最佳证据和信息,结合患者的家庭与人文背景,将多方面的信息进行批判性的分析、综合、类比、判断和鉴别,形成诊断、治疗、康复和预防的个性化方案并予以执行和修正的思维活动过程。这其实就是全科医学临床思维。

2. 形成全科医学临床思维的两个基本条件 全科医学临床思维不是脱离实际的凭空臆测,其形成必须具备两个基本条件,即扎实的医学知识和丰富的临床实践。所谓医学知识,是指基础医学知识和临床医学知识。作为一名全科医生,除医学知识外,还应主动了解自然科学、社会科学、人文科学、生活常识、社会经验等。这些知识看似与临床实践没有关系,但实际上随时可能成为全科医生诊疗过程中的关键点。所谓临床实践,包括直接和间接实践。直接实践即深入临床接触患者,通过问诊、体格检查和诊疗操作等临床活动参与患者的诊断和治疗过程,通过细致而周密地观察病情,发现问题、分析问题和解决问题,从而积累自身经验。间接实践则是通过阅读医学文献、参加临床病例讨论、专题讲座等,从他人的临床实践中获取经验或教训。临床实践离不开仔细的临床观察、经验的积累和理论的补充。

博观而约取,厚积而薄发。全科医生通过实践获得的资料越翔实、知识越广博、经验越丰富,临床思维过程就会越快捷,遇到具体问题时也就能够更加快速地做出正确的诊断和合理的处置。没有大量的临床实践不可能积累丰富的经验,也无法进行科学的临床思维。全科医学临床思维能力的培养是全科医生整个学习和培训过程中的重中之重,也是全科医生岗位工作中必须具备的核心能力。全科医学理论知识和操作技能可以在岗位工作中通过不断学习获得,但是全科医学临床思维能力需要通过前期的培养、深化和巩固,才能更好地应用到后期的学习和工作过程中。

二、全科医学临床思维的特征

全科医学临床思维不同于其他专科临床思维之处,主要在于其具有与专科思维不同的特征。全科医学临床思维的基本特征主要体现在以下几个方面:以患者为中心、以问题为导向、以证据为基础的临床思维;体现生物－心理－社会医学模式;遵循辩证思维、逻辑思维的基本认识规律;坚持科学的批判性思维。

(一)以患者为中心的系统思维模式

价值观的不同造就了思维方式的不同。以患者为中心的诊疗模式是全科医学的基本特征之一,其与专科医疗的以疾病为中心的诊疗模式相比有着根本的区别(表5-1-1)。

表5-1-1 两种诊疗模式的比较

	以疾病为中心的诊疗模式	以患者为中心的诊疗模式
主体	疾病	患者
世界观	微观世界(分子、细胞、组织、器官、系统)	宏观世界(家庭、经历、社区、国家、社会、生态)
学科代表	专科医学	全科医学
特点	线性、单纯、片面	连续、全方位
医学模式	生物医学模式	生物－心理－社会医学模式

以疾病为中心的临床思维是一种聚合思维，也称求同思维，相当于用显微镜去观察物体，就是把解决问题所能提供的各种信息聚合起来，得出一个正确的答案或一个最好的解决问题的方案。而以患者为中心的临床思维却是一种发散思维，又称求异思维，相当于用望远镜去观察物体，是指解决一个问题时，沿着各种不同的方向积极地思考，找出符合条件的多种答案、解决方法或结论的一种思维。前者更注重实质，而后者更注重背景和关系。实际上，专科医生与全科医生之间并不是对立的，而是非常需要相互合作，在专科医生对疾病进行深入、细致的分析之后，就需要全科医生对各种问题进行全面、系统的整合。

以患者为中心的系统思维具有以下特点：

1. 充分了解患者　公元前370多年以前，西方医学鼻祖希波克拉底曾说："了解你的患者是什么样的人，比了解他们患了什么病要重要得多。"以患者为中心的系统思维的基本特点就是进入患者的世界、了解患者的个性。当面对一位患者时，专科医生往往首先想到的是其所患的疾病，而以患者为中心的系统思维则要求我们首先考虑的是了解患者本身是什么样的人。在医学日益专科化的今天，对健康和疾病的理解使我们认识到，我们遇到的患者并不仅仅是生理疾病的载体，而是一个人患了疾病。我们不能只看见"病"，而看不见"人"。对患者的了解是对患者最基本的尊重。医学不仅是技术，更是人文艺术。全科医生应当明白"人不是问题，问题才是问题。"因为在许多决策过程中，与患者健康相关的价值观和情境可以与生理资料同等重要，甚至更加重要；而且心理、社会和情绪问题显然会影响到患者的生物学疾病，对心理、社会问题的探查也会为以患者为中心的全科医生提供许多潜在的线索。

2. 关注患者的就医背景　全科医生使用的模式有别于生物医学模式之处，在于他不仅追求生物学问题的诊断，还要回答另外一个问题，即患者为什么来看病，也就是患者的就医背景。在就医背景中，全科医生需要了解以下几个方面：①患者就诊的原因和需求；②患者就诊的期望；③患者的疾病因果观念；④患者的健康信念模式；⑤患者的患病体验；⑥患病对患者工作、学习或生活的影响或意义。全科医生可以使用系统整体性的问诊来了解患者的背景，包括个人背景、家庭背景、社会背景、疾病背景等。例如，在农忙季节，一位年轻力壮的小伙子因为腰背部疼痛来就诊，如果不了解他近段长时间在田间劳动，需要弯腰干农活的背景，而只是去关注腰背部疼痛这个疾病，则可能会误诊为结核或肿瘤，要求其进行进一步的X线或磁共振检查，如此不但没有解决患者的问题，还增加了其诊疗的花费。当患者的问题无法用生物医学的原理来解释时，或者当患者因轻微症状而反复就诊时，更应该详细询问患者的背景。全科医生只有充分了解患者的就医背景，才能更加深入地了解患者，与其建立一种持续的密切的医患关系，促进健康管理计划的顺利制订和实施。

3. 以生物－心理－社会的医学模式确认现存问题　生物－心理－社会医学模式是以人的整体健康为最终目标。疾病是个体的一部分而非全部，患者的需求和期望与生理疾病同等重要。全科医生通常采用生物－心理－社会的医学模式来确认现存问题（图5-1-1）。

首先，从生物医学的角度跨学科、全面、综合地考虑服务对象的健康问题与疾病的诊疗，要考虑有问题的器官系统与其他相关器官系统间的相互关系、局部与全身的临床表现及相互影响。其次，从生物医学领域延伸到患者领域，了解患者的患病体验和心理感受、所处的环境以及医疗保健

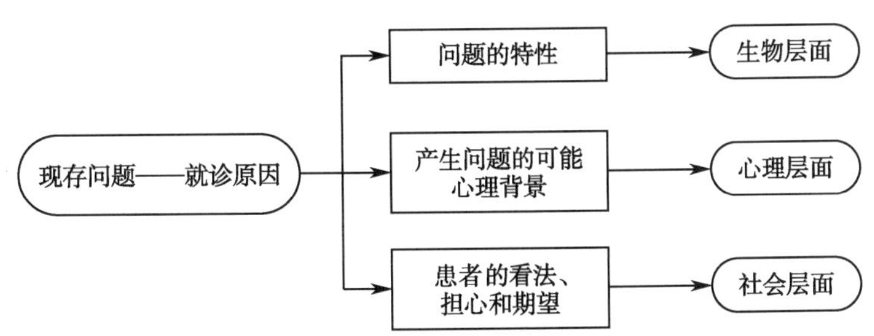

图5-1-1　以生物－心理－社会医学模式确认现存问题

体系等。例如一位高血压患者因近期血压控制不佳前来就诊,全科医生除了要给予降压治疗以外,还要深层探索血压控制不良背后是否隐藏着其他的原因,如有无其他诱因导致血压升高?有无生活压力?情绪如何?睡眠如何?是否坚持服药?该疾病对他的生活有多少影响?他有什么样的顾虑?希望医生给他什么样的帮助等,即从心理层面、社会层面进行分析。

4. 体现全人照顾的特点 以患者为中心的系统性思维体现了全科医学全人照顾的要求,即照顾完整的人、全面的家庭照顾、连续性的照顾和多学科的全面照顾。全科医生不仅服务于来就诊的患者,也服务于未就诊的居民,也就是同时服务于患者和健康人,还服务于家庭和社区;全科医生不仅负责疾病的诊疗,也负责疾病的预防、保健和康复;不仅治疗疾病,也治疗患者;不仅关心躯体的疾病,也关注心理、社会、道德、伦理等方面的问题;不仅关心现存的问题,更关注未来的问题,注重防患于未然。因此,全科医生不能只局限于医学领域,而是应该将社会科学和人文医学等相关领域的内容纳入全科医学临床思维体系中,对患者的社会、经济、文化、心理各个方面的因素加以考虑,帮助患者解决实际问题。

总之,全科医生要用以患者为中心的系统思维去了解患者所患的疾病,更要了解患病的人。在从事诊疗工作和健康服务的过程中,全科医生不是作为旁观者和指挥者,而是要与患者处于平等地位,与患者进行医患互动来发挥作用,要成为维护人的整体健康和提高人的生命质量的艺术家。

(二)以问题为导向的诊疗思维模式

以问题为导向的诊疗思维是以发现和解决个人、家庭、社区的疾病与健康问题为导向,综合运用临床医学、预防医学、心理学与社会科学等学科方法,对各种问题进行判断,了解其产生的原因及影响因素,确定健康需要,制订和实施相应的诊疗措施。它是一种以问题的发现、分析、诊断和处理为主线的疾病诊疗和健康照顾过程,强调以疾病与健康问题的发现和诊断为出发点,以问题的妥善处理、个体和群体的健康维护和健康促进为实现目标,并将以问题为导向的思维贯穿于整个服务过程中。全科医学是关于综合性处理社区居民常见健康问题的医学专科,是一个关于基层医疗、初级卫生保健、社区卫生服务的医学专科,其所涉及的内容中,常见病多于少见病及罕见病;健康维护问题多于疾病诊治;研究整体重于研究局部,因此,以问题为导向的诊疗思维非常重要。此项内容将在本章第二节详细介绍。

(三)以证据为基础的临床思维模式

以证据为基础的临床思维模式是一种科学的思维模式和临床决策方法。临床医学是证据科学和经验科学的结合。全科医生通过从众多的医学资源中寻找最佳的证据为患者提供更好的诊疗和健康照顾。随着循证医学越来越受到重视,以证据为基础的临床思维模式才能满足居民对健康的需求,才能提升居民对全科医生的信任。

以证据为基础的临床思维模式可以分为5个步骤,概括起来称为"5A程序",即提出问题(ask)、寻找证据(acquire)、评价证据(appraise)、应用证据(apply)和评价结果(assess)。具体见图5-1-2(见文末彩插)。

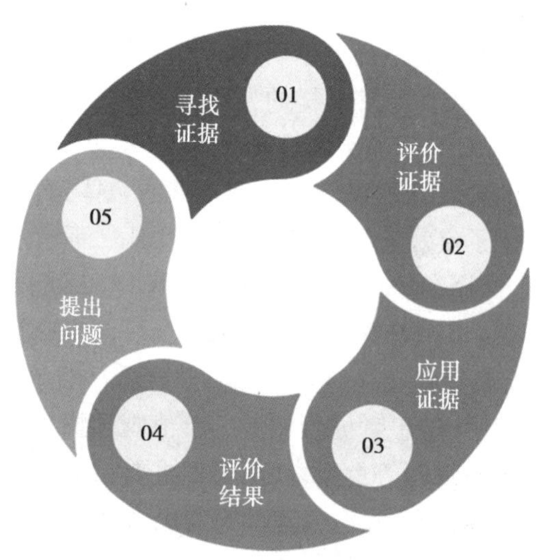

图5-1-2 以证据为基础的临床思维模式

1. 提出问题 主要是从工作中发现问题、提出问题。爱因斯坦曾经说过"提出一个问题,往往比解决一个问题更重要"。许多研究表明,重要的临床问题都是在日常临床工作中提出来的。问题的数量和类型取决于临床情况和医生的经验。作为全科医学研究生,更应该拥有一双善于发现问题的眼睛。例如患者的治疗措施、治疗效果、治疗花费等都可以作为问题提出来。

2. 寻找证据 书籍、文献、网络通常都是寻找证据的途径,可以充分加以利用。寻找证据的过程也是积累经验、丰富临床知识储备的过程。

3. 评价证据　并不是所有搜集到的证据都可以拿来应用,可以通过评价证据的可信度、重要性和实用性,筛选出可信度高、实用性强的重要证据。

4. 应用证据　将目前获得的最佳、最新的证据应用在临床和科研工作中。

5. 评价结果　对最佳证据应用于临床后的结果进行评价。

以上5个步骤不断循环,从而促进科学临床思维的形成与发展,提高全科医生的临床诊治水平。

三、全科诊疗思维与其他专科诊疗思维的不同

全科医学临床思维与其他专科医学临床思维有着很大的不同。认识到这些不同之处,能够帮助我们在临床实践中更好地应用全科医学临床思维,解决患者的实际问题。加拿大学者 Mc Whinney IR 曾指出,全科医疗中的临床诊疗思维与其他专科医疗的不同概括来说,主要体现在以下几个方面:

(一)疾病特点不同

1. 疾病早期线索较少　全科医生处理的疾病常常处于早期或未分化阶段,所能寻找到的线索较少且常常不典型。

2. 病史采集内容不同　全科诊疗的病史采集,需要同时考虑生物学因素和患者的心理、行为等背景因素。患者的知识和家庭背景在全科医疗建立诊断假设过程中起着重要作用。

3. 疾病及临床问题发生概率不同　同一种疾病在社区和医院的患病率不同,最初的诊断假设或临床问题列表的排序均可能不同。例如,同是肺炎,在社区发生链球菌感染的概率较大,而在医院发生金黄色葡萄球菌感染的概率相对更大。

(二)诊疗策略不同

1. 诊断模式不同　当全科医生诊断尚未分化的疾病时,通常不能像已经出现明显症状和体征时的疾病一样,能够做出一个明确的疾病诊断,而是常会出现如“水肿查因”“冠心病待排除”等诊断词语。

2. 诊断策略不同　寻找线索主要基于诊断假设,因而全科医生的诊断策略通常不同于其他专科医疗。

3. 检查方式不同　全科医生比较熟悉患者的病史和背景,并且社区能够开展的辅助检查项目有限,因此,全科医生更侧重于详细的问诊和体格检查。全科医疗中诊断的目标与其他专科不同,同一检查结果在不同诊疗环境中其验证假设的临床意义是不同的。

(三)诊疗目标不同

1. 疾病处理比诊断重要　全科医疗中诊断的目的是排除严重疾病,而不是获得确切的临床诊断。因此通常采用除外诊断法除外急危重症即可;对于自限性疾病则主要是观察随访;对于其他的疾病,全科医疗中诊断的目的是确定是否需要转诊;对于转诊的病例,同样不需要在全科医疗中明确诊断。

2. 体现连续性照顾　由于全科医疗具有连续性特点,全科医生与患者之间建立了长期良好的医患关系,全科医生更熟悉患者的病史,能及时感知临床问题的微妙变化,通常在明确症状并非由严重疾病所致之后,允许安排随访观察,利用时间作为诊断工具。

全科医学临床思维方法是科学的、辩证的,如何运用临床思维方法是艺术。我们重视临床思维方法的掌握和正确运用,可以帮助全科医生少走弯路,提高服务质量和效率。更为重要的是,临床问题的妥善解决不是单一的临床思维及其方法运用的结果,是高尚的职业道德、可信临床资料的搜集、渊博的专业知识、娴熟的技术技巧、丰富的临床经验、最佳的外部研究证据与正确的临床思维综合作用的结果,准确的病史采集和娴熟的体格检查技能在全科诊疗中尤为重要。

四、临床思维的要素

临床思维一般可以分为三个阶段,即临床资料收集过程、分析资料做出诊断的过程和通过观察病情的发展及治疗对诊断检验和修正的过程。获取真实、系统、完整、准确的临床资料是临床思维的开端,也是其必备要素。临床资料的收集过程,包括病史采集、体格检查和获得实验室和辅助检查资料。

（一）病史采集技巧

病史是从患者那里获得的第一手资料，也是医生进行临床思维的依据。医生收集病史的过程，是其调动全部感知能力，充分运用自己所有的知识，筛取各种可能有意义的病情资料，进行及时分析思考的过程。在全科医疗中，病史对于明确诊断至关重要，80% 的问题可以根据病史做出诊断。全科医生采集病史不是简单地听取患者讲述和记录，也不仅仅是按照某种表格的顺序进行询问和填写，而是应该结合患者的家庭和社会背景，运用自身所有的知识储备和感知能力，细心聆听患者的问题，同时注意患者的面部表情、语气、语调及姿势变化等，梳理出对诊断有意义的重要线索，进行及时分析思考。除了常规的问诊方法以外，全科医生最常采用的是 BATHE 问诊和 RICE 问诊。

1. BATHE 问诊方式 这种问诊方式是一种开放式的问诊方式，强调从患者的背景、情感、烦恼、自我管理能力四个方面收集信息，并对患者表达共情。具体如下：

（1）B——背景（background）：了解患者的就医背景、家庭和社会背景等。医生可以用简单的开放式问题引导患者表述出来访的背景，比如，“最近您的家里有什么事吗？”“最近您过得怎么样？”“从您觉得不舒服之前到现在，生活有什么变化吗？”等。

（2）A——情感（affect）：了解患者的情绪状态及情感变化，比如，“您觉得家庭生活如何？”“您觉得自己的工作怎么样？”“您的心情如何？”等。

（3）T——烦恼（trouble）：了解健康问题给患者带来的影响及其程度，比如，“您最担心的是什么？”“您最近的烦恼有哪些？”“这些问题对您的生活造成了哪些困扰？”等。

（4）H——处理（handling）：了解患者的自我管理能力，比如，“您是如何处理这个问题的？”“您的家人在处理这一问题时给了您什么意见或支持？”

（5）E——共情（empathy）：即换位思考，对患者的不幸表示理解、认同和同情，使他感受到医生对他的支持，比如，“是的，我能理解您的心情。”“您可真不容易啊！”等。

2. RICE 问诊方式 这种问诊方式提倡“患者也是专家”“助患者自助”等新理念，从患者就诊的原因、想法、顾虑、期望四个方面了解患者的问题及需求。具体如下：

（1）R——原因（reason）：了解患者就诊的原因，比如，“您今天为什么来看病？”“您哪里不舒服吗？”等。

（2）I——想法（ideas）：了解患者对自身状况的考虑，比如，“您觉得自己出了什么问题呢？”“您为什么这样考虑呢？”等。

（3）C——顾虑（concerns）：了解患者关心什么，比如，“您现在最担心什么？”“哪些事情让您觉得忧愁？”等。

（4）E——期望（expectations）：了解患者的需要，比如，“您这次来想让我帮您些什么？”“您需要我做什么？”等。

问诊是一门艺术，只有通过经验积累才能完全掌握，临床实践过程中一定要注意总结。采集病史的过程，医生不仅要了解疾病，还要了解患者本身，包括社会特性和个人性格，这个过程是建立良好医患关系的基础。正确的问诊方式和良好的问诊技巧不仅能够拉近医患距离，问诊过程中体现出的对患者的支持、理解与尊重，甚至能让交流本身起到一定的治疗作用。

（二）认真细致的体格检查

通过采集病史，全科医生对患者的病情已经有了一定的了解，并有了初步的诊断设想，但是对这些诊断是否能够成立尚难以肯定或否定，而体格检查则是对病史资料遗漏或不足的补充。通过体格检查，从患者身上寻找阳性或阴性体征，可使诊断结果更加接近实际病情。

体格检查时要求既要全面系统又要突出重点。所谓重点，是指在收集病史过程中发现的疑点要重点检查，对与疑点有关的体征做出有把握的肯定结论，无论是阳性或阴性，都对诊断有重要的意义。而全面系统检查则可以避免重要部位的诊断遗漏。例如，直肠肿瘤在临床上通过直肠指诊就能够进行诊断，但是，临床医生往往忽视直肠指诊的重要性，导致直肠肿瘤的漏诊和误诊。需要注意的是，在临床上由于疾病的发展变化，体格检查的结果也会有所变化，因此，当病情变化时应当再次进行体格检查，或者根据体格检查的变化判断疾病的变化情况。

另外，在体格检查时，应当注意人文关怀，注意时刻与患者的沟通。检查前征得患者同意，检查过程中注意了解患者体验和保护患者隐私，检查后应当及时告知检查结果并予以合理解释。多为患者考虑，注意换位思考。比如，在冬天，全科医生想为患者听诊心脏时，注意检查者手的温度和听诊器的温度。全科医生应当努力把全科医学的人文思想贯穿到每一个细节之中。

（三）正确判断实验室和辅助检查的意义

实验室检查和辅助检查是病史询问和体格检查的延伸。虽然有些疾病可以通过病史和体格检查做出诊断，但是选择合适的实验室和辅助检查有助于进一步支持诊断，使诊断更加可靠、完善和客观。对于诊断困难的病例，在临床需要的前提下，需要进行相应的实验室和特殊检查来协助诊断。全科医生要对各种常规检查的敏感性和特异性有充分的理解，在判读检查结果时，需要同时考虑患者的具体情况和实验室情况两方面的因素。例如，血清甲胎蛋白的明显升高对于原发性肝癌的诊断具有较高的敏感性，但是妊娠期妇女也会出现甲胎蛋白的升高，如果医生缺乏这方面的知识，有可能会导致错误判断。同时由于各种检查都存在一定的局限性，不能代替医生对患者的细心观察、体格检查和思考，因此既要全面理解和分析各种检查结果，也要注意与临床实际相结合。

由于某些疾病的病情是动态发展的，因此做出临床诊断后，还要不断验证。对于诊断不明确、治疗效果欠佳的情况需要不断思考，寻找可能的原因，并且注意动态观察病情变化，通过补充采集病史、反复体格检查和必要的辅助检查来验证诊断。临床思维不是一次完成的，而是一个反复观察、不断思考、充分验证的动态过程。

思考题

1. 全科医学临床思维有哪些特征？
2. 全科诊疗思维与专科诊疗思维有哪些不同？

（王留义）

第二节 以健康问题为导向的全科医学临床思维

学习提要

1. 掌握常用的临床推理方法和诊断思维方法。

2. 熟悉社区诊疗中常见的健康问题及其特点。

全科医疗是面向居民、面向家庭、面向社区的。全科医生的工作环境极其需要解决的临床问题均与在医院工作的其他专科医生有很大不同。在全科医疗实践中运用的临床诊断策略和方法也有一定的特殊性。这种特殊性进一步丰富了临床医学诊疗思维方法。

以问题为导向的临床诊疗思维（problem-oriented clinical diagnosis and treatment thinking）是指以发现、确定临床问题为出发点，以解释、解决临床问题为目标，综合运用适宜的临床诊断思维方法，对患者的各种临床问题进行初步诊断、鉴别诊断、修正或确定诊断，尽可能明确问题产生的原因及影响因素，为妥善处理临床问题提供科学、可靠的依据。以问题为导向的临床诊疗思维的目标不是为了诊断而诊断，其落脚点是妥善处理人的临床问题，维护和促进人的健康。以问题为导向的临床诊疗思维渗透着生物－心理－社会医学观、全人照顾理念、以人为中心的临床方法以及循证医学理论与方法，是全科医学临床思维的重要特征之一，也是全科医生需要掌握的基本方法之一。

一、全科医疗中常见的健康问题及其特点

全科医疗是以社区为导向的。在社区就诊的患者只有少部分到三级医院或教学医院就诊。社区中全科医生面临的医疗问题与医院医生遇到的医疗问题有很大不同。在社区中，全科医疗又是一种以门诊为主体的第一线医疗服务，其范围是宽广的，不为服务对象的性

别、年龄、背景或器官系统所限制。全科医生需要应对的临床问题也是广泛、多维而具有特色的。全科医学强调在社区环境中训练全科医生，尤其是训练他们的门诊接诊知识和技能，因为在社区他们可以拥有更多的接触现实问题的机会。

（一）社区常见的健康问题

社区居民的健康问题种类繁多，但常见的问题却相对集中，全科医疗中临床常见的问题有：高血压、糖尿病、慢性阻塞性肺疾病等慢性非传染性疾病，呼吸系统、消化系统、泌尿系统等常见的感染，吸烟、酗酒问题，超重与肥胖问题，营养不良问题，记忆力减退问题，计划生育和优生优育问题，青少年怀孕问题，计划免疫问题，各种预防保健问题和各种健康教育问题，经济、社会、家庭的其他问题等。此外，全科医生还要面对大量常见症状、疾病的诊断、治疗和干预等问题。

全科医疗中常见的30种症状占所有常见症状的85%左右，分别是：咳嗽或咳痰、流涕、咽痛、发热、耳鸣、消化不良、腹痛、腹泻、便秘、肩部疼痛、腿疼或痉挛、腰背痛、胸痛、皮疹、皮肤瘙痒、白带增多或瘙痒症、月经异常、咽部疼痛或不适、心悸、失眠、头晕或眩晕、头痛、便血、气短、视力障碍、下尿路症状、疲劳（乏力）、体重减轻、指（趾）甲问题、局部肿块。

全科医生所遇到的疾病种类和分布取决于其服务居民的人口特征和社区环境。下面列出了全科医疗中最常见的各系统的疾病，覆盖了基层医疗保健中诊断的前80%的疾病。全科医生应当能够很好地诊断和处理这些疾病。全科医疗中常见的疾病有：

1. **呼吸和耳鼻喉系统** 上呼吸道感染（病毒性或细菌性）、过敏性鼻炎、哮喘、慢性阻塞性肺疾病、耳道炎（急性或慢性）、（鼻）窦炎。

2. **心脑血管系统** 高血压、冠心病、心力衰竭、脑血管意外。

3. **消化系统** 胃肠炎（病毒性或细菌性，急性或慢性）、便秘、肠易激综合征、消化不良、结肠炎（溃疡性或非溃疡性）、痔疮、肝炎（急性或慢性）。

4. **泌尿生殖系统** 尿路感染、阴道炎（真菌性、细菌性、滴虫性，萎缩性等）、功能性子宫出血、更年期综合征、良性前列腺增生症。

5. **神经系统** 头痛（偏头痛、紧张性头痛等）、头晕或眩晕、脑卒中（康复期）、压迫综合征（如腕管综合征）。

6. **肌肉骨骼系统** 肌肉及软组织损伤、关节炎（骨关节炎、风湿性关节炎、痛风）、脊柱退行性疾病（颈椎病、腰椎病）、肩部综合征（肩周炎等）、腱鞘炎（网球肘、扳机指等）。

7. **内分泌系统** 糖尿病、甲状腺疾病、骨质疏松症、血脂代谢异常。

8. **精神心理问题** 抑郁、焦虑、依赖（烟草依赖、酒精依赖、药物依赖、互联网依赖等）、精神病等。

9. **恶性肿瘤** 胃癌、结肠癌、乳腺癌等。

10. **皮肤** 皮肤感染（细菌性、病毒性、真菌性）、湿疹、过敏性皮肤病（荨麻疹、药物不良反应等）、痤疮。

根据我国第五次国家卫生服务调查结果，排在前五位的分别是循环系统疾病、呼吸系统疾病、内分泌及营养和代谢疾病、肌肉骨骼系统和结缔组织疾病、消化系统疾病，五类疾病合计占两周患病的90.3%。城市与农村两周患病主要疾病类别相同，循环系统疾病的两周患病率最高，其次是呼吸系统疾病。循环系统两周患病率比2008年增加了1倍，内分泌、营养和代谢疾病的两周患病率比2008年增加了近3倍。城乡居民两周就诊的前15位疾病见表5-2-1。其中，有81.0%的家庭通常选择到基层卫生机构就医，城市为69.0%，农村为93.0%，比率均较2008年第四次国家卫生服务调查时明显升高。

按照疾病别分析两周患病情况，处于前五位的分别是：高血压、感冒、糖尿病、胃肠炎和脑血管病。城市糖尿病患病率较高，排在第二位；农村地区椎间盘疾病患病率较高，排在第五位。城市和农村高血压、糖尿病患病率差异较大，其余疾病患病率较为接近。

（二）社区常见健康问题的临床特点

全科医生在社区中要面对各种健康问题。与专科医生在医院接诊患者的症状谱和疾病谱相比，全科医生在基层涉及的症状、疾病或健康问题通常具有以下特点：

表 5-2-1 2013 年调查人口疾病两周患病率及构成

顺位	城乡			城市			农村		
	疾病名称	患病率/‰	构成/%	疾病名称	患病率/‰	构成/%	疾病名称	患病率/‰	构成/%
1	高血压	98.9	41.0	高血压	123.2	43.6	高血压	75.8	37.4
2	感冒	34.4	14.3	糖尿病	38.8	13.7	感冒	33.6	16.6
3	糖尿病	26.5	11.0	感冒	35.3	12.5	糖尿病	14.8	7.3
4	胃肠炎	7.5	3.1	胃肠炎	7.3	2.5	胃肠炎	8.0	4.0
5	脑血管病	6.1	2.5	缺血性心脏病	6.9	2.4	椎间盘疾病	6.4	3.2
6	椎间盘疾病	5.8	2.4	脑血管病	6.3	2.3	脑血管病	5.9	2.9
7	缺血性心脏病	5.1	2.1	椎间盘疾病	6.3	2.2	类风湿性关节炎	4.6	2.3
8	流行性感冒	4.1	1.7	流行性感冒	5.2	1.9	流行性感冒	4.4	2.2
9	类风湿性关节炎	4.1	1.7	类风湿性关节炎	3.8	1.4	慢阻性肺部疾病	3.6	1.8
10	慢阻性肺部疾病	3.4	1.4	慢阻性肺部疾病	3.5	1.2	缺血性心脏病	1.7	0.8
11	胆结石和胆囊炎	1.6	0.7	胆结石和胆囊炎	2.2	0.8	胆结石和胆囊炎	1.5	0.7
12	牙齿疾患	1.5	0.6	牙齿疾患	1.6	0.6	牙齿疾患	1.3	0.7
13	脱位扭伤和劳损	1.3	0.5	脱位扭伤和劳损	1.5	0.6	消化性溃疡	1.3	0.6
14	骨折	1.1	0.5	前列腺增生	1.3	0.5	脱位扭伤和劳损	1.2	0.6
15	消化性溃疡	1.1	0.4	慢性咽喉炎	1.0	0.4	骨折	1.1	0.6

1. 健康问题涉及医学范围广 专科医生诊治的通常是一类疾病，往往相对固定，变异性不大；而来全科门诊或社区门诊就诊的患者有很大一部分属于不清楚自身应该去哪一专科就诊的患者。全科医生通常是首诊医生，面对的是其所服务社区所有居民的疾病和健康问题，涵盖了不同年龄、性别、发病部位的疾病，以及各种生理、心理、社会原因导致的健康问题和疾病。他们所接触的患者遇到的临床问题常常没有经过其他医师筛选，临床评估诊断过程需要从整个医学范围内进行考虑。同时，社区还肩负着重点人群的健康照顾职责，包括 0~6 岁的儿童健康保健、妇女保健、老年保健，对于这些方面的知识也是必须掌握的。另外，来社区就诊的患者常常并不仅限于患一种疾病，而是多种疾病共同存在的个体。比如，一位来诊的冠心病患者，可能不仅伴有高血压和糖尿病，还有慢性胃炎，那么接诊的全科医生就需要掌握所有这些疾病的知识，在制定健康指导方案时，全面考虑患者的各种疾病以及这些疾病治疗之间的相互作用。

2. 多种维度的因素相互作用 躯体疾病可以伴随大量的心理、社会问题，精神疾患也可以伴随许多躯体症状，两者常表现为互为因果的关系。许多患者有明显的躯体症状，却没有明显的阳性体征和辅助检查结果异常，据此难以做出明确的躯体疾病诊断。心理、社会问题既可以是躯体疾病的原因，又可以是躯体疾病的表现，反之亦然。社区中，全科医生所接触患者的健康问题常常涉及生理、心理、知识、态度、情绪行为、人际关系、宗教信仰、文化、政治、经济等多个层面，以上因素之间又存在错综复杂的相互作用，最终影响着患者的患病体验。因而，全科医疗实践中更需要系统整体的思维方式，这也增加了全科医疗的复杂性。全科医生必须善于识别和处理这一类问题，不仅仅局限于对某一器官和系统疾病的诊治，而是需要重视各系统之间、躯体与精神之间的联系，具备从生理、心理、社会等多个维度对疾病或健康问题进行诊断的能力，能够从问题产生的生物源性、心理及社会源性着手，对问题进行分析、鉴别及有效的干预。

3. 早期、未分化健康问题常见 随着居民健康意识的提高，处于早期、未分化阶段的健康问题在全科医疗中越来越常见。在疾病和健康问题的早期，多数患者只是感觉不适，可能仅仅表现为情绪低落、性情暴躁、记忆力减退等，或者只有一些症状和不典型的体征，还未出现明确的疾病证据。这些可能是急性或重症疾病的早期表现，也可能是自限性、轻微的功能改变，这两种情况的鉴别诊断需要具备娴熟的临床诊断技能。因为疾病在早期或未分化阶段，往往是全科医生进行干预的最佳时期，所花费的成本最小，收效却很大。处理尚未分化的疾病是全科医生应当具备的核心能力之一。当然，也有居民受制于个人健康意识、对疾病的重视程度以及症状轻微等多种因素的影响，在疾病早期和未分化阶段很少主动就医，使其健康问题具有很大的隐蔽性。因此，全科医生需要不断追踪和动态了解所服务社区中的个人、家庭的健康档案和信息，了解各种疾病和健康危险因素的流行状态，掌握各种疾病的诱因、流行病学、自然过程和不同的临床表现等方面的知识，通过多方面知识和技能的掌握，有效应对潜隐、充满变异和不确定性的健康问题。

4. 慢性病及其健康问题常见 随着医学诊疗技术的进步以及人口老龄化进程的加剧，慢性病共病问题逐渐显现。慢性病共病（chronic disease coexistence）是指同一患者同时患有两种及两种以上的慢性疾病或健康问题。正如表 5-2-1 所示，慢性疾病占据了社区常见疾病谱的前几位，其往往需要全科医生提供连续性、综合性的医疗保健服务，特别是生活方式的干预指导。慢性疾病患者就诊频率高，是全科医生日常服务的主要对象。对于这些患者而言，重要的不是治愈疾病，而是如何预防疾病的发生、发展，并且适应环境的变化，积极融入社会生活之中。因此，需要全科医生采用系统整体论的方法提供全人照顾。

5. 健康问题的分类较为明显 在社区，全科医生所接触到的健康问题多于具体疾病，常见病、多发病多于少见病、罕见病。虽然全科医生面对的疾病和健康问题具有广而杂的特点，但是，由于现代社会中导致疾病的危险因素（如吸烟、饮酒、高热量高脂肪膳食、肥胖、缺乏运动等各种不良行为和生活方式等）广泛流行及大量聚集，使得大量健康危险因素以及健康相关问题的处理成为全科医生日常工作的重要内容。

总体上讲，全科医生在临床上需要处理的临床问题常常是症状、体征、辅助检查结果的异常以及与健康相关的心理、行为、社会适应等问题，健康问题多于疾病，常见病和多发病多于少见病和疑难重症。不仅如此，全科医生工作环境与医院的专科医生也存在很大差异。基层医疗机构一般缺乏齐全的高新仪器设备，可利用的实验室检查和各种辅助检查也十分有限。全科医生又很少有上级医生指导或其他专科医生的及时会诊，工作独立性强。再加之患者健康问题复杂多样，患者的症状或其他健康问题多数是慢性的、常见的、自限性的或一过性的，但也可能是急性的、严重的和少见的，需要全科医生具备良好的识别能力，所以，全科医师必须是一名杰出的诊断学家。

二、以问题为导向的诊断思维方法

在全科医疗门诊，患者就诊的主要原因与其他专科门诊相似，可能是为了明确不适症状和/或异常体征和/或异常检查结果的原因，也可能是为了确定某种诊断明确疾病的治疗方案，也有部分患者是为了预防疾病、健康咨询、开假条等其他目的就诊。本部分主要介绍患者因不适症状或异常体征与检查结果就诊过程中全科医生常用的诊断思维方法，其他以问题为导向的临床决策方法将在下一节进行探讨。

（一）临床推理过程

全科医学是一门隶属于临床医学的二级学科。临床医学的诊断思维、临床推理过程与方法同样适用于全科医疗实践。一个正确诊断或治疗方案的确立除了要求全科医生掌握诊疗疾病的基本理论、基本技能和临床经验外，还要求其必须具备正确的临床思维方法。临床思维虽然有许多方法，但没有固定的模式，在临床工作中通常是几种方法一起使用，互相补充。

一般情况下，临床推理过程主要包括 3 个步骤（图 5-2-1）：第一，确定临床问题；第二，寻找线索；第三，建立假设和诊断。尽管书面上的讨论是按照这 3 个步骤的顺序进行的，但在实际工作中，多数医师会同时考虑这 3 个步骤，并且不断地修订和完善诊断。

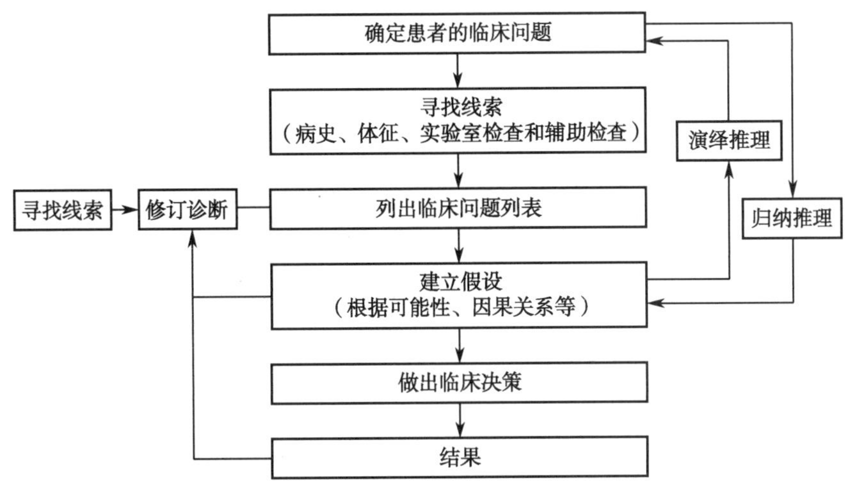

图 5-2-1 临床推理过程

（二）常用的临床推理方法

推理（reasoning）是指从临床医生获得临床资料或诊断信息之后到形成结论的中间思维过程。常用的推理方法有：演绎推理、归纳推理、概率推理、类比推理等。

1. **演绎推理**（deductive reasoning） 是指从一般到个别的推理方法，即从一般性的前提出发，通过推导（即“演绎”），得出具体或个别结论的过程。临床诊断中常采用的推理方法是假设－演绎推理（hypothetico-deductive reasoning）：首先提出诊断假设解释患者的临床问题，然后从普遍性原理出发，进一步有针对性地收集患者信息，选择实验室和辅助检查，或制定初步治疗方案，根据检查结果和/或治疗结果来验证假说是否正确，修正鉴别诊断，必要时回归患者以肯定、补充或排除初步诊断，得出最可能的诊断结论。假设－演绎推理过程是一个“如果……，那么……，但是……，因此（是，否）”的过程，即如果我们有一定的信息，那么某种假设可能是正确的，但我们通过检验检查获得了进一步的信息，因此，可以确认该假设是真的或是假的。在此过程中一般会形成一个经典的鉴别诊断列表。例如，患者因渐进性活动后胸闷、气促伴少尿及双下肢水肿来诊，推理出他患有心功能不全的可能诊断假说；如果在体格检查的时候发现颈静脉怒张、肝脏肿大、肝－颈静脉回流征阳性的体征，那么患者诊断为右心功能不全的诊断就得到了更多的证据支持，诊断也就更加可靠。而患者的辅助检查中N端前脑钠肽（NT-proBNP）明显升高、心脏超声提示右心室肥厚，则该假设诊断正确的概率进一步提高。如果再按照右心功能不全的治疗方案进行假设治疗，并且获得了很好的效果，患者的症状、体征都明显好转，那就说明该假设诊断是正确的；反之，则说明该假设诊断是错误的。

假设－演绎推理法通常先将患者的临床资料进行整合，找出主要问题，通过推理和想象提出可能的诊断假设。该方法是临床上最常用的诊断推理方法。假设演绎推理的详细诊断程序见图 5-2-2。

尽管假设－演绎推理法是一种高效且行之有效的诊断推理方法，在临床中应用广泛，但是其往往对于假设诊断数量和检查项目不加限制，有可能造成社区本就匮乏的医疗资源的过度利用。为了适应全社区居民健康“守门人”角色的要求，全科医生的临床思维应当是一种有限制的假设－演绎过程，即利用有限、低成本的诊疗手段获取最大的健康效果和经济效益。因此，全科医生更应该练好基本功，提升自身的物理诊断、临床思维和判断能力，并在诊疗过程中充分利用生物－心理－社会医疗模式的方法。

2. **归纳推理**（inductive reasoning） 是指从特殊到一般的推理方法，即从个别性前提出发，根据一类事物的部分对象具有某种性质，推出这类事物的所有对象都具有这种性质的推理。临床诊断常常是针对个体患者的。个体患者的症状、体征等临床表现、其他病史及相关检查结果也都是个别的、具体的或是特殊的，由此获得初步诊断却是一种普遍性的结论。例如，英国的弗莱明在

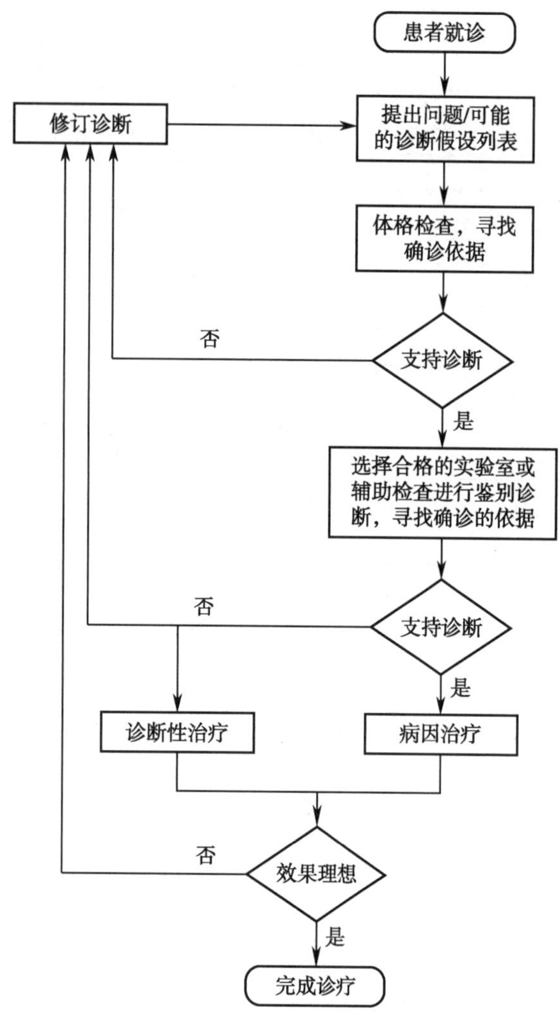

图 5-2-2 假设 - 演绎推理诊断流程图

一次意外中发现了青霉素，而经过澳大利亚弗洛里和钱恩的一系列临床实验，发现使用青霉素后不同患者的感染均被清除了，于是得出结论：这种后来被命名为盘尼西林的药物，对链球菌、白喉杆菌等多种细菌感染有显著疗效。

在归纳推理过程中，个别性的前提是真实的，但获得的一般性结论却未必真实，只是增加了诊断的可能性，永远有例外存在的可能。临床诊疗过程总是充满了各种不确定，而患者及家属往往因为需要一个确定性的答案来就诊。临床医生为了探寻这种不确定中的确定，总是如履薄冰。因此，临床医生需要了解、承认，并有能力分析和处理这种不确定性。

3. 概率推理（probabilistic reasoning） 是指利用特定症状、体征或诊断试验的诊断价值来确认或排除诊断的推理方法。在临床工作中，医生根据临床资料做出可能的临床诊断以解释患者症状、体征或辅助检查异常结果，通常不是一个诊断而是多个，一般根据每一个可能诊断发生的概率对这些诊断进行排序，形成鉴别诊断列表，使用不同的术语来表示可能性的大小，例如非常肯定或可靠、肯定或可靠、非常可能、可能、不可能、非常不可能、不能排除等，然后进一步完善相关资料，查找查找诊断依据，缩小诊断范围，获得最可能的诊断。对于检查前疾病发生概率的估计（验前概率）应选择与患者临床表现相似人群的流行病学资料，而不是一般人群的患病率。实际上是某种症状或症状群的预测值，即具有某种症状或症状群患者患某病的概率。对于检查后概率（验后概率）的变化则依据诊断试验的似然比来评估患某种疾病的可能性。全科医生熟悉社区患病率和个人背景资料，有利于以概率方法得出最可能的诊断。关于表述诊断可能性的词汇是模糊不确定的，患者通常难以理解。循证诊断常采用 0~100% 的定量方法描述某种疾病在某个患者身上发生的可能性，但鉴于临床工作的复杂性，临床医生极少使用 0 和 100% 来表述，例如，临床诊断中常见“发热待查，病毒性肺炎可能性大”“水肿待查，特发性水肿可能性大”。有时，临床上带有“问号”的诊断可能比带“句号”的诊断更符合科学，更有利于妥善处理患者的健康问题。

概率推断举例：一位 65 岁男性患者前来就诊。

患者：咳嗽得很厉害。

医生：感冒的可能 =70%，慢性支气管炎 = 15%，肺癌 =10%。

患者：咳嗽时有痰，且有时带血丝；15 岁起开始抽烟，2 包 /d。

医生：感冒的可能 =15%，慢性支气管炎 = 60%，肺癌 =25%。

患者：3 个月来，咳嗽越来越严重，并且体重下降了将近 30 斤（1 斤 =500g）。

医生：感冒的可能 =1%，慢性支气管炎 = 19%，肺癌 =80%。

4. 类比推理（analogical reasoning） 是指根据两个或两个以上患者的部分临床信息相同或相似，推出某个患者的其他临床资料与此类患者相同或相似，从而获得临床诊断的推理方法。类比推理过程中，医生不仅比较不同患者临床资料的相同点，也比较两者的不同点，以不同的方式去思考不同患者的临床问题。类比推理法常常需要和其他推理方法相结合，以提高临床诊断的准确性和效率。例如，实验医学的开拓者哈维，通过对人体心脏与水泵的类比分析，揭示了血液循环的奥秘。而19世纪奥地利的奥恩布鲁斯运用类比推理法将“酒桶和装酒量”与人的“胸腔和胸腔积液”进行类比，反复探索胸部疾病与叩击声音之间变化的关系，最终发明了叩诊这一方法。

5. **模型识别法**（model recognition） 是指对典型患者的识别，是对与已知疾病的图像或模型相符合的患者问题的即刻辨认，属于类比推理方法的一种。有些疾病的临床表现和检查结果会形成一些特定的组合，经反复的临床实践获得了证实，临床上常称之为疾病的“典型特征”。当我们遇到某个患者的临床表现和检查结果与之相同或相似时，会迅速地做出初步诊断。如发热、咳嗽、咯铁锈色痰，伴血白细胞数量增多，提示大叶性肺炎。使用模型识别方法需要临床医生记住疾病的典型表现或者以前的典型案例。需要注意的是，临床上可能会出现不典型的情况，模型识别的应用就会受到限制。

6. **临床预测规则**（clinical prediction rule）是指根据已被明确定义、广泛验证的疾病症状群，通过类比建立初步诊断或进行鉴别诊断、确定诊断，属于模型识别方法的一种。全科医疗中经常使用的Ottawa足踝损伤鉴别诊断标准、卒中风险预测ABCD2评分、深静脉血栓形成的Wells评分等都属于临床预测规则。

（三）从症状入手的诊断思维方法

基本的临床诊断思维方法包括从症状入手的诊断思维方法、从疾病入手的诊断思维方法和从系统入手的诊断思维方法，其中最常用的是从症状入手的诊断思维方法。症状是患者就诊的主要原因，同时也是疾病的基本信号和线索，因此，从患者主诉的症状、体征着手进行疾病诊断是最为常用的诊断思维方法，也最符合临床认知规律。该方法包括刻画诊断法、归缩诊断法、菱形诊断法和诊断三联征等多种方法。其中，诊断三联征是全科医生基于症状和体征的疾病快速识别和诊断的常用方法之一，在临床实践中应用较为广泛。

1. **诊断三联征** 当今医学领域中，知识更新速度日益增快，医学信息来源十分丰富，人民群众的医疗保健需求也越来越高，这使得全科医生面临的挑战越来越多。全科医生不可能精通所有疾病的诊断，即使专科医师在本学科领域也很难做到。因此，如何识别少见疑难疾病一直是基本医疗工作的难题。国外的学者提出了一个全科医疗中很实用的诊断思维方法，称为诊断三联征，在临床实践中值得借鉴。

诊断三联征是根据疾病具有识别特征的3个关键症状和体征，判断患者可能患有某种疾病的可能性。通常在全科医生遇到疑难、少见疾病时使用，为诊断提供线索避免漏诊，提高安全性。诊断三联征并非臆测或是“想当然”，而是建立在丰富的临床实践和研究基础上的经验医学。利用该诊断法获得的结论一般不作为初步诊断，而是考虑是否需要紧急处理或立即转诊。尽管学术上对该方法还有一些争议，但在基层医疗中很实用。Murtagh的《全科医学》一书为全科医生提供了一些诊断三联征的例子（表5-2-2），可供临床参考。

表5-2-2 Murtagh总结的诊断三联征（举例）

序号	诊断三联征	诊断提示	序号	诊断三联征	诊断提示
危及生命疾病			不易辨识潜在疾病		
1	发热、僵直、低血压	败血症	1	不适感、体重减轻、咳嗽	肺癌
2	发热、呕吐、头痛	脑膜炎	2	发热、肌痛或头痛、干咳	严重急性呼吸综合征
3	疲乏、头晕、晕厥	心律失常	3	不适感、盗汗、无痛性淋巴结肿大	非霍奇金淋巴瘤
4	发热、流涎、哮鸣音	会厌炎（儿童）	4	嗜睡、反应性动作迟缓、便秘	甲状腺功能减退
5	头痛、呕吐、意识障碍	蛛网膜下腔出血	5	不明原因发热、心脏杂音、栓塞	感染性心内膜炎
6	腹痛、闭经、阴道异常出血	宫外孕	6	乏力、多关节炎、发热或皮肤损害	系统性红斑狼疮

2. 刻画诊断法 刻画诊断法是指医生在接诊过程中运用严密的逻辑思维和熟练技巧，仔细问诊，重点刻画一个症状的特点，将其与某个疾病的典型症状进行类比，进而提供临床初步诊断的线索。该方法的重点是对临床症状的客观描述以及本质特征的准确把握，其逻辑思维具有规范、严密、有条理和可重复的特点。刻画一个症状的特征也有规范的程序和内容，一个症状的刻画内容至少包括以下9个方面：①患者的性别、年龄；②是否有诱因；③是急性起病还是慢性；④发生的部位、范围和性质；⑤严重程度；⑥缓解或加重的因素；⑦持续时间与病程；⑧伴随症状；⑨是否存在并存疾病等。刻画诊断法不仅要求对症状有全面细致的把握，也要求掌握疾病的特点。临床医生需要清楚地意识到患者的症状并不都是典型的，临床上变异性较大，而且，即便是看似典型的症状也不能单就症状来肯定是某种疾病，也可能不是想象中的疾病诊断。

3. 归缩诊断法 又称向导诊断法，适用于患者具有多个临床症状的情况，对症状的临床意义进行定位或定性分析，即进行交叉分析评估，以逐渐缩小诊断的范围。临床上也可能会将诊断直接定位于某个疾病，有利于有针对性地选择实验室和辅助检查以确定诊断。例如，某患者因"发热、咳嗽、咯铁锈色痰伴右下侧胸痛"就诊：将发热症状，归属于定性症状，可能是感染性疾病；对于咳嗽症状，可归属于定位症状，可能是胸部疾病；对于咯铁锈色痰，是一个特征性的定性症状，则考虑大叶性肺炎的可能性大；对于伴右下胸痛，又是定位症状，考虑可能是右下叶肺炎。由此，该患者的初步诊断是"右下叶肺炎可能性大"。再比如，某患者因"发热、尿频、尿急、尿痛2日"就诊：发热，属于定性症状，也考虑感染性疾病；而尿频、尿急、尿痛是定位症状，该患者初步诊断可考虑"泌尿系统感染"。但若进一步确诊是泌尿系统的哪个具体部位，是什么病原体感染，还需要进一步完善检查来确诊。在社区，通常结合尿常规结果，可以开始经验性治疗。

4. 现场即刻诊断法（spot diagnosis） 是指临床医生对从视觉和听觉采集到的症状做出的最初、即刻的反应，属于模型识别法的一种，是借助于非语言的模型进行的无意识识别。实施该方法的临床医生需要具有丰富的临床经验。例如，看见皮肤上的痤疮或听到犬吠样咳嗽，就能立即给予诊断。该方法常见于湿疹、痤疮、软疣和感染性结膜炎（红眼病）等疾病的初步诊断。国外全科医疗中，大约20%的接诊病例应用该诊断法，其中63%不需要进一步采集病史或使用其他诊断思维方法。

5. 从个别问题推理诊断法 是指当患者因多个症状就诊时，全科医生并不首先对症状群进行综合分析和概括（如采用"胸痛伴吞咽困难"来描述患者重要的症状、体征），产生先入为主的概念，而是在总体考虑之前，先从每一种个别症状体征入手，按照"3s规则"来分别解释每个问题。所谓"3s规则"是指对于每个问题，都应考虑至少3种解释，形成单独的鉴别诊断，以便尽可能快速明确患者的健康问题是否为急性问题，哪些是重要问题、关键问题或本质问题，以便能及时、正确、妥善地处理，最大限度地避免漏诊和误诊。"3s规则"不仅适用于解释产生症状的原因，也可用于解释选择实验室检查和各种辅助检查的原因、选择治疗方案的原因以及做出每个诊断的原因。总之，"3s规则"适合于医师对其做出的每个临床决策的解释，是一种更适合全科医生在基层接诊的诊断思维方法，可以有效地避免漏诊和误诊。

6. 利用时间帮助诊断法 是一种"等等看"的策略，利用疾病病程进行预测和诊断的方法。当在社区中遇到处于疾病早期或者未分化阶段的患者，无法用疾病解释该症状、体征，或者没有特异性的诊断方法确诊该疾病，同时排除了急危重症时，可采用这种"等等看"的策略，密切观察症状、体征的变化，连续随访患者，及时修正、补充或确定诊断，以便尽早妥善处理。例如，接诊一名主诉"腹痛、腹泻"的患者，如果没有报警症状或体征，并且考虑病毒性胃肠炎的可能性大，我们可以观察和对症治疗1~2周后，再判断是否需要考虑其他疾病或者进行进一步检查。全科医生在基层往往没有为患者进行全面检查和鉴别诊断的条件和设备，因而，在某种意义上讲，全科医疗中的诊断是复杂、困难且富有挑战的。

7. 除外诊断法 是指将可能的原因尽可能全面列出然后逐一排除，将无法排除的疾病作为诊断假设的方法。通常应用于不能肯定是某种疾病的情况，或者用于间接肯定某种疾病以确立诊断，在鉴别诊断中常常采用。在基层医疗中，全科医生会遇到的健康问题可能是恶性、危及生命的疾病或是轻症的小病，或是处于未分化状态或者是处于生物、心理、社会交界层面的问题，难以用疾病来解释，这种情况更适合采用除外诊断法，尤其在识别报警症状或体征，排除恶性疾病和危及生命的重要疾病时。例如，某患者因头痛就诊，可能是由于常见疾病如紧张性头痛或偏头痛引起，但在临床上必须常规排除恶性高血压、颞动脉炎和蛛网膜下腔出血等严重疾病，预防医疗风险。著名加拿大家庭医学学者 Anthony S. Dixon 曾讲"作为家庭医师，必须是经常诊断它不是什么，而不是肯定是什么"。

8. 菱形诊断法　是一种先发散、后集中的思维过程的形象描述，是从一个临床症状开始，尽可能全面地考虑该症状的病因，然后利用伴随症状、体征和/或辅助检查结果进行除外诊断，获得初步诊断。这种诊断法一般更适合在综合医院应用。

思　考　题

1. 社区常见健康问题的特点有哪些？
2. 常用的诊断思维方法有哪些？

（王留义）

第三节　全科诊疗决策思维

学习提要

1. 掌握全科医疗中临床诊疗决策思维原则、Murtagh 安全诊断策略。

2. 熟悉全科医生的诊疗流程和共同决策。

在基层，全科医生遇到的临床问题多数是不适症状而不是严重的疾病，这些不适症状在很多情况下不能用某种确切的疾病来解释，严重疾病的患病率也很低。因此，同样重视科学和人文精神的全科医生与侧重于生物医学的专科医生的临床诊疗策略是有差异的。比如，在临床诊疗过程中，全科医生常常不是等待完善了所有检查、应用程序诊断法确诊疾病后再进行治疗，这在专科医生的眼中可能被认为是不科学的，似乎是与专科医学的临床策略背道而驰。然而，对于处理一过性的、自限性的、无法用疾病解释的症状，全科医学的临床策略可能是更有效的，毕竟无论是专科还是全科，我们有着一致的目标，就是妥善处理患者的临床问题，满足患者的健康需要和需求，维护和促进健康。全科医学与专科医学在临床决策上的差异很少是由学科本身的特征所决定的，而是诊疗环境不同带来的结果。

一、全科医疗中临床诊疗决策思维原则

全科医疗中的临床诊疗决策思维原则包括以下九个方面。全科医生在日常诊疗实践中应当遵循的首要原则是以人为中心的原则。

（一）以人为中心的原则

全科医生在临床实践过程中的关注点始终是服务对象，是作为一个整体的人，而不仅仅是疾病或健康问题。例如，全科医生的关注点是发热的婴儿、想了解性传播疾病的青少年、有膝关节疼痛的搬运工人、腿部骨折的运动员，而不是发热、人类免疫缺陷病、关节痛、骨折。以人为中心的临床诊疗模式是要以生物-心理-社会医学模式以及全人照顾理念为指导，在临床诊断过程中，考虑微观世界和宏观世界，了解患者的期望、想法、感受、担忧等，与患者多沟通，充分尊重患者，共同对诊疗方法进行筛选、制订和实施。其基本点是关注患者，了解患者的背景与环境。对健康问题的认识和诊断在多数情况下是基于长期积累的对人的了解。以患者为中心的结局总是要比疾病为中心的结局要好，因为它们为直接指标，而非二级指标。例如，一项研究证明一个新药可以降低总胆固醇 20%（二级指标）是很有说服力的，但其说服力比不上另一项证明可以降低心血管死亡率（直接指标）的研究的说服力强。

（二）假设有病的原则

全科医生在接诊时，无论遇见因何种原因就诊的患者都应该首先建立一个该患者可能患有某种疾病，甚至是急性、严重疾病的可能，例如快速识别胸骨中部压榨性疼痛症状是不是由心绞痛或心肌梗死引起、头痛伴颈强直是不是由脑膜炎引起等，以避免误诊、漏诊，规避医疗风险。全科医生需要牢记我们要做的是排除诊断，而不是确定

诊断。排除一个危重疾病比诊断一个常见疾病更重要。全科医生需要具备快速识别急危重症的能力,掌握一些危及生命疾病的特异性、典型性的症状和体征,决定是否需要抢救治疗、紧急处理或立即转诊。

(三)假设是常见病的原则

全科医生的服务对象是以社区为范围的相对固定的人群。全科医生应当掌握社区疾病谱及患病率情况,熟悉该社区的人口结构及常见疾病。根据该社区的疾病概率,首先考虑常见病、多发病,但并不是忽视少见病。诊断三联征为全科医生提供了很好的鉴别少见疑难疾病的方法。

(四)假定是器质性疾病的原则

尽管基层全科医生比医院专科医生有更多的机会接触到功能性疾病,但是,对于健康问题的诊断和鉴别诊断来讲,总是应该首先建立一个可能是器质性疾病的诊断假设。社区通常不具备完善功能性疾病诊断依据的条件,这就需要全科医生运用协调性、综合性照顾的原则和方法,慎重诊断。出于对生命的尊重和健康的爱护,无论多么谨慎都是不过分的。

(五)重要疾病优先检查的原则

日常临床诊疗中的重要疾病是指一些危及生命的、恶性的以及急性需要立即处理的疾病,如恶性肿瘤、脑卒中、冠心病、心律失常、严重的感染,以及儿科、外科与妇科的急症等。判断某一症状可能是哪种疾病时,我们一般先列出一个疾病列表,按照可能发生概率的大小进行排序,同时要考虑先行检查重要疾病,尽可能不漏诊,同时规避医疗风险,减少医疗纠纷。一旦漏诊重要疾病,将会给患者及其家庭带来无法弥补的损失,造成医患双方都无法接受的后果。

(六)一元和多元有机结合的原则

患者就诊的症状常常不是一个,而是多个。对于涉及多个器官系统的症状群,可能是典型的,但临床上也常见不典型的症状群,尤其在基层,同病异症或同症异病的情况也是不少见的,我们需要考虑用一元论或多元论来解释。专科医疗通常采用一元论优先的原则,而在基层,建议按照“3s规则”先从个别问题推理,遵循一元和多元有机结合的原则。

(七)可能优于肯定的原则

在基层全科医疗中,特别是对于首次就诊的患者,全科医生做出一个肯定诊断是少见的现象,多数是初步诊断、印象诊断、可能的诊断,有时候需要先根据初步诊断制定处理方案。临床诊断并不总是先于临床治疗,这本身就是一种临床诊断策略。临床上,确诊疾病和治疗疾病所需要的临床信息往往有质的区别,而且通常做出治疗决策需要较少的临床信息。如果给予试验性治疗后,患者症状缓解,病情好转,可以支持某种疾病的诊断;反之,能排除该种疾病或支持其他疾病的诊断,重构诊断列表。解决患者的问题,治疗患者的疾病才是临床医生的目的,诊断未必是临床推理的最终结局。

(八)从整体观点出发的原则

从整体观点出发是指以生物–心理–社会医学模式为指导,合理运用系统整体论方法,践行全人照顾的理念,指导临床诊疗工作。其主要表现在以下三个方面:

1. 全身与局部相关联　对症状的分析先考虑是不是由全身疾病引起的,再考虑可能是局部器官系统的原因,例如,接诊一位鼻出血的患者,我们应当首先考虑有没有全身性的因素如血友病、血小板异常综合征、维生素缺乏、中毒等,排除这些情况之后,再考虑是不是炎症、鼻中隔偏曲、外伤等。

2. 微观与宏观相结合　同时考虑患者微观世界和宏观世界因素对健康的影响。病史采集内容除主诉、现病史等与疾病相关的资料外,还包括个人资料、家庭背景和社会情境等心理社会资料。

3. 既往与现存相联系　患者的健康状况是由并存的多种疾病共同作用的结果。在确认和处理患者现患问题的同时,考虑是否存在其他健康问题或疾病,始终关心患者的健康问题及其疾病发展。

(九)基于循证诊断的原则

1. 思维定式　一个典型的全科门诊医疗过程大约需要15分钟时间,全科医生通常需要解决3个完全不同的问题。因而,全科医生在忙碌的医疗实践中,临床诊断过程通常以一种“思维定式”为指导。思维定式是一种预先形成的、概念性的和标准的处理临床问题的方式。例如,对于一个发热和扁桃体化脓的儿童，一位医生的思维定式可能是直接用青霉素治疗，另一位医生的思维定式可能为先做化脓物培养，若培养结果显示链球菌阳性再进行治疗。这些思维定式的基础是医生早年接受训练时获得的非语言性知识，其形成于院校教育毕业前后的早期临床训练过程，并在之后的长期临床实践中，通过临床经验的积累、专家的指导、与同行的交流等在持续的职业发展中不断地被优化。思维定式为医生应对繁忙的工作提供了一种方式。然而，如果不能不断更新和优化，这些思维定式很快就会变得陈旧和过时。要做出正确的医学决策，医生需要首先检查他的思维定式。如果存在滞后，则需要更新。

2. 循证诊断　将循证医学的理论和方法运用到临床诊断过程中被认为是一种科学、定量的临床推理和诊断思维方法。循证诊断（evidence-based diagnosis）可以帮助我们定量地分析疾病发生的可能性，选择诊断性试验并解释检查结果，有助于提高诊断质量和效率。尽管目前其在基层医疗中的应用还有很多局限性，但将现有最佳证据、临床经验与患者的需求和意愿有机结合以提供最佳的临床决策是全科医生应当始终坚持和追求的重要原则之一。目前已有数个适用于基层的疾病诊疗指南发布，以后将会有更多的指南为全科医生的诊疗提供帮助。全科医生必须批判性地看待指南在其临床工作中的准确性和相关性。

3. 循证诊断的组成　循证医学试图通过批判性地评价现有的文献，为医生提供用于合理制定临床决策的经验证据。循证诊断过程的4个重要组成部分为：

（1）患者的问题：即临床工作中患者提出或遇到的问题，比如，“对于某种疾病，诊断试验A比诊断试验B更有效吗？灵敏度和特异度是多少？”“诊断试验C可以进一步明确某种疾病的诊断吗？”。

（2）干预方式：即查找可以回答该问题的最佳证据。

（3）对比干预方式：即评价诊断试验真实性、重要性，估计其临床应用的适用性。

（4）目标结局：决策是否可以将某个真实、重要的诊断试验应用于具体的患者，考虑其是否可获得、是否可支付得起、是否准确等。

4. 循证医学的证据　临床医生更倾向于将他们的精力集中于容易获得的、正确的和高度相关的证据（以患者为中心的证据）。从图5-3-1中可以看出，获取有用的医学信息的工作量与它们的质量呈反比。

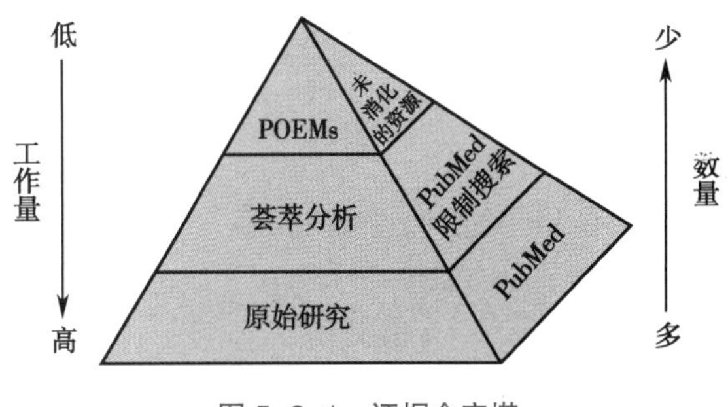

图5-3-1　证据金字塔

（1）原始研究：处于证据金字塔的底层，数量尽管很多，但大多数代表了研究者的一家之言。研究者对他们狭小领域内已经发表的资料相当熟悉，但是一位繁忙的医生阅读一篇不熟悉领域的文章类似于在一个晚宴上无意中听到了只言片语。在不清楚大背景的情况下，将只言片语运用到临床工作中是非常危险的。查阅这些研究的相关性和正确性需要统计学方法和研究设计方面的知识。要回答在某次接诊过程中遇到的临床问题，是相当耗费时间和精力的。

（2）系统回顾和荟萃分析：处于金字塔的第二层。这些研究关注一个题目，并尝试从既往公布的数据中得到结论。尽管是一个进步，医生仍然需要研究这些数据的选择和分析方法，以明确其与临床问题是相关的。通常，这些回顾性文章主要关注疾病为中心的结局，而非患者为中心的结局，因此，使得它们的相关性有所降低。例如，骨密度增高可能是骨折的二级指标，但它对患者来说并非具有内在相关性。

（3）事件证据（patient-oriented evidence that matters，POEM）回顾：处于金字塔的顶层。医生需要明确事件证据与他们的临床问题是否相关，但是工作量会明显减少。面向患者的事件证据回顾为临床接诊过程中遇到的问题提供最有用的信息。不幸的是，不是所有临床问题都有事件证据回顾。在这种情况下，医生必须退一层，直到找到相关的信息（表5-3-1）。

表 5-3-1 面向患者的事件证据资源

来源	网址
免费	
Bandolier	www.bandolier.org.uk
Cochrane Abstracts	www.cochrane.org/reviews/index.htm
National Guidelines Clearinghouse	www.guidelines.gov
付费	
American College of Physicians	www.acpjc.org
Clinical Evidence	www.clinicalevidence.org
Cochrane Reviews	www.cochrane.org/reviews/index/htm
Family Physicians Inquiries	www.fpin.org
Network InfoRetriever	www.infopoem.com
Journal of Family Practice	www.jfponline.com
Up To Date	www.uptodate.com

医学证据通常是相互矛盾的，特别是在原始研究或证据金字塔底层时尤其如此。方法学、研究人群、统计强度以及偏倚通常可以解释结果的不同，引起医学讨论。将这些文章放在它们合适的背景下，至少对于临床医生来说是困难的。证据金字塔的上层帮助消除有争论的证据，获得更可靠的结果。

通常可以用于回答临床问题的可靠的医学证据很少甚至没有。在这种情况下，临床医生必须依据他们的临床经验和医学背景知识。Haynes 定义了另一个金字塔，用于回答临床问题。这个金字塔是用于寻找最佳证据的服务工具金字塔，被描绘为证据金字塔的第三维（图 5-3-1）。金字塔的底层是用于寻找原始研究的工具。美国国立医学图书馆维护一个数据库（称为 Medline），里面包含超过 1 500 万的文章。不同的搜索引擎都可以搜索 Medline 以及其他数据库，以获得可能用于回答临床问题的文献。

在查找最佳证据用于指导临床决策时，很重要的一点是明确该患者情况下的标准治疗，也就是说，要遵循以患者为中心的前提。为此，在 2004 年美国家庭医学杂志联合了美国的多家学术杂志和全科医学组织，提出了一个属于家庭医学领域的循证标准，并建议使用这一标准对家庭医学和初级保健领域的论文进行质量评价。其名为 SORT（Strength of Recommendation Taxononmy），见表 5-3-2。这个标准更加重视以患者为导向的结局，如发病率、死亡率、症状改善、成本降低、生活质量等。

二、全科医生的诊疗流程

诊疗流程是疾病诊断过程中常用的工具。诊疗流程图的构建可以简明扼要地勾画出临床预防、诊断、治疗等关键环节及基本工作框架，为日常繁忙工作的全科医生提供逻辑性强、思路清晰、程序明确的临床诊疗工具。

全科医生诊疗流程图在数学领域中有一定的运算法则，它区别于一般意义上的流程图。它强调每一步都要医生根据患者的具体情况认真思考、“运算”分析，而后做出判断，而不是简单地依据流程和步骤照方抓药。它有明确的开始和结束，中间是一系列的过程和重要决策点。全科医生需要在关键决策点做出重要的决策判断（图 5-3-2）。在该流程图中，确定患者是否为急危重症是其关键步骤，也是全科医生在工作中首先要做出判断的重要环节。如果患者不是急危重症，则需要根据流程图所示，进一步检查后再慎重进行一次重复判断。在判断需要进行转诊时，应当制定明确的转诊指征，做好转诊前一系列必要准备。

表 5-3-2　适用于家庭医学研究的治疗评价的 SORT 标准

编码	定义	诊断	治疗 / 预防 / 筛查	预测
A	具有一致性的、高质量的、以患者为导向的证据	● 验证过的临床决策规则 ● 基于高质量研究的系统综述 ● 高质量的诊断性队列研究	● 结果一致的、基于 RCT 研究的系统综述 ● 高质量的个体 RCT 研究 ● “全或无”研究	● 基于高质量的队列研究的系统综述 ● 有高质量随访的预测性队列研究
B	不一致的，或质量有限的，以患者为导向的证据	● 未验证的临床决策规则 ● 基于低质量研究，或发现结果不一致的研究的系统综述 ● 低质量的诊断性队列研究，或诊断性病例对照研究	● 基于低质量的临床试验，或发现结果不一致的研究的系统综述 ● 低质量的临床试验 ● 队列研究 ● 病例对照研究	● 基于低质量的队列研究，或发现结果不一致的研究的系统综述 ● 回顾性队列研究，或随访较差的预防性队列研究 ● 病例对照研究 ● 病例系列研究
C	共识，以疾病为导向的证据，通常操作，专家意见，为诊断、治疗、预防和筛查的研究而进行的病例系列研究			

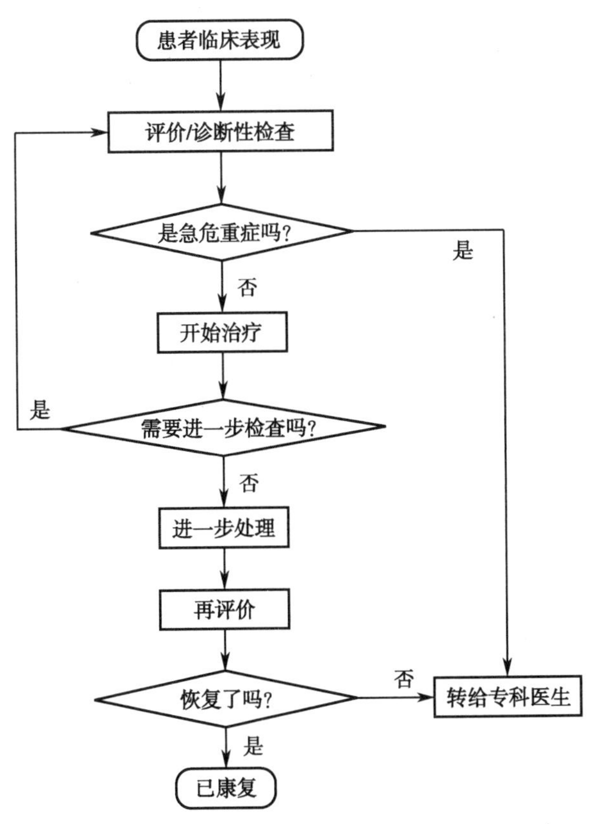

图 5-3-2　全科医生诊疗流程图

全科医生诊疗流程中应当注意以下几个方面的内容：

1. 注意识别或排除可能会威胁患者生命的关键问题　在临床医疗工作中，患者安全是第一问题。由于全科医生面对的大部分问题尚处于疾病的早期或未分化阶段，临床症状、体征并不典型，因此必须具备在疾病的早期阶段将严重的、威胁生命的关键问题识别出来，并及时进行转诊的技能。

2. 诊断鉴别分类和危险标识法　全科医生是居民健康的守门人，也是居民就诊的首诊医生。在接诊患者时，应当首先判断患者病情的轻、重、缓、急。通过病史和查体的结果识别患者是否为急危重症，并随即进行相应处理（图 5-3-3）。

对急危重症患者可以利用危险问题标识法（red-flag approach），即在疾病鉴别诊断时，根据一定的症状、主诉、病史和其他临床线索判断患者有无重要危险问题。例如，对于主诉乏力的患者，应用“red flags”鉴别其是否患有进行性或危及生命的疾病（表 5-3-3）。

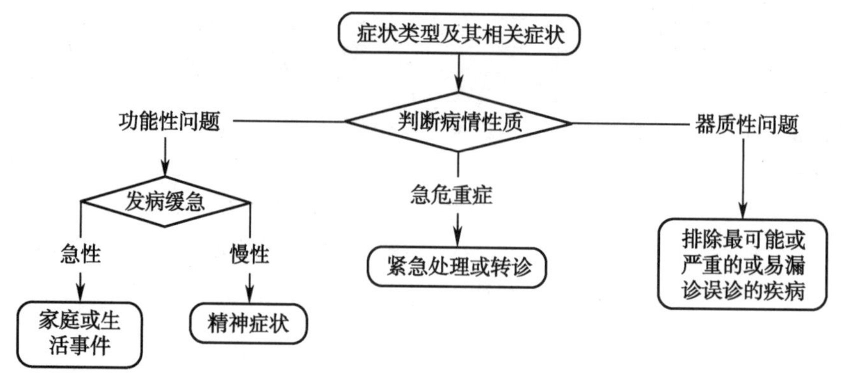

图 5-3-3 临床症状的诊断鉴别分类图

表 5-3-3 乏力患者的“red flags”应用

“red flags”	诊断
出现自杀念头，社交活动减少、退缩	重度抑郁症
有长期酒精、烟草或精神药物滥用史，最近突然停用	戒断综合征
体温 >39.5℃、脑膜炎、休克	重症感染
端坐呼吸、心脏扩大、心脏杂音	严重心衰
烦渴、多尿、体重下降	控制不良的糖尿病

3. **其他问题的相关要求** 对于已经明确或怀疑有危险问题的患者应该及时进行转诊；对于需要留观和治疗的患者需要告知患者可能的结果，在确认患者明白后，为进一步确定诊断则需要连续观察患者的病情变化。在此过程中，一定注意不能漏掉重要的检查项目或拖延宝贵的时间，以免患者的健康甚至生命受到损害和威胁。

三、全科医疗诊断思维三阶段模型

研究显示，在基层医疗实践中，全科医生在实际工作中的诊断程序并不总是按照传统教科书中所描述的采集病史、体格检查、归纳和分析临床资料后列出需要解决的临床问题、形成诊断假设、鉴别诊断、选择实验室和辅助检查来验证假设、进一步搜集和分析临床资料、做出最终诊断的步骤进行，而是通常在问诊的早期就形成了诊断假设，并在假设－演绎推理中指导后续的病史采集和体格检查。

英国全科医学学者 Heneghan C 和 Glasziou P 等提出了一个适合全科医生日常诊疗实践中使用的诊断思维三阶段模型，每个阶段运用一种或多种不同的临床推理方法（图 5-3-4）。

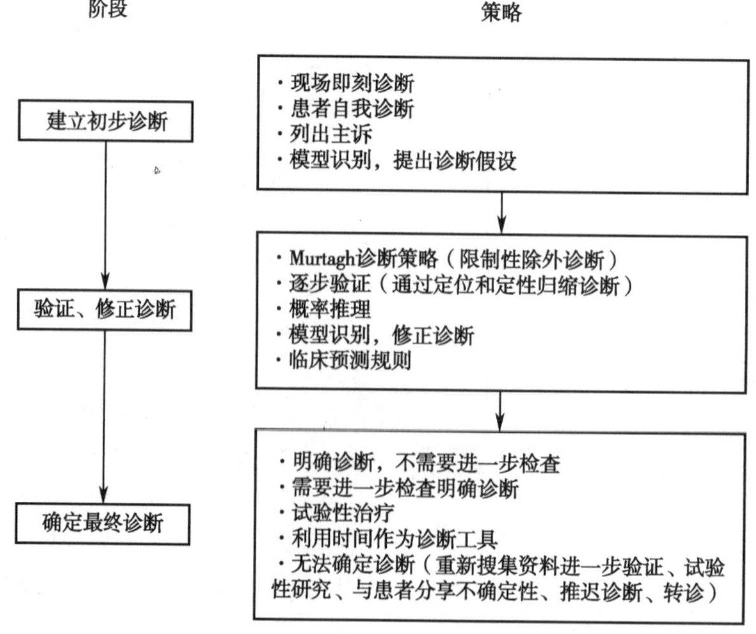

图 5-3-4 全科医疗诊断思维三阶段模型

1. 建立初步诊断　在问诊初期，通常采用现场即刻诊断法、自我诊断、列出主诉和模型识别方法建立初步诊断假设。

2. 验证、修正诊断假设　采用限制性除外诊断、Murtagh 诊断策略、定位和定性归缩诊断逐步验证、概率推理、模型识别验证诊断、临床预测规则等策略和方法验证诊断假设，修正诊断。

3. 确认最终诊断　对于某些疾病（如痤疮），若在第一阶段能够基本确定诊断，可以跳过第二步，直接确诊。

国外研究显示，在全科医疗中，不需要进一步检查，便能明确诊断的病例不足 50%，大多数病例需要通过进一步检查、诊断性治疗以及“等等看”策略，利用时间帮助诊断以确诊。对于仍不能诊断的病例，一般可选择以下策略：重新搜集资料进一步验证、试验性研究、与患者分享不确定性、推迟诊断、转诊至上级医院。针对具体的临床病例，一般不能通过单一的推理方法获得可靠的结论，往往需要综合运用多种临床推理方法，形成一定的临床诊断策略或诊断思维程序，来明确诊断。

四、Murtagh 安全诊断策略

全科医生在每天的医疗实践中面对的临床问题千变万化，充满了不确定性，这些问题的解决需要丰富的临床基本知识和扎实的临床基本技能。从某种意义上讲，学习知识要比培养技能更容易，特别是在临床上遇到相互矛盾的或者是两难的问题需要解决的时候。全科医生作为居民健康的“守门人”面对更多的挑战，需要处理更多的不典型、非特异性的症状或症状群，需要早期识别严重的危及生命的疾病并及时转诊，保障医疗安全和质量，规避医疗风险。为此，澳大利亚著名家庭医学专家 John Murtagh 根据其多年的临床经验和理论研究结果，提出了一种适合全科医生的、被普遍采用的、简单的安全诊断策略，多用于初步诊断常见病，尽快识别急性、严重的危及生命的疾病，分析并判断是否可能有导致某种症状、症状群、体征的容易被忽略或遗漏的疾病，可供我们学习和借鉴。Murtagh 安全诊断策略的基本诊断思维包括以下 5 个自问自答的问题：

（一）具有这种症状和体征的常见疾病有哪些

首先，列出引起某种症状的常见疾病有哪些；然后，搜集分析临床资料，提出诊断假设。这与假定有病以及假定是常见病的原则一致。常见病的列出主要依据医生的医学知识、临床经验、研究证据、患者资料以及对社区患病率等流行病学资料的了解。

（二）有没有重要的不能被忽略的疾病

该问题与假定是器质性疾病以及重要疾病优先检查的原则相一致，主要依靠医生的临床经验和判断。刻画诊断法、诊断三联征等都是有益的思维方法。在临床上，医生应注重总结、积累来自己和他人的临床经验，结合患者的实际情况，并不一定都是“三联征”，也可以是“四联征”或“五联征”，以帮助快速评估。任何时候都是可能优于肯定，避免危及生命的、重要的疾病漏诊和误诊。

（三）有没有容易被遗漏和忽略的疾病

重点针对不会危及生命的、轻症的疾病，也包括重大疾病的危险因素。这些健康问题、不适症状和疾病一样困扰患者，同样不能漏诊或忽视，例如，吸烟引起的腹痛、微量元素缺乏、经前综合征、围绝经期综合征等。

（四）患者是否患有潜在而常有许多共同特征的疾病

针对多个症状、不典型症状、缺少阳性体征的情况，患者可能患有重要疾病，也可能是轻症的小病、容易被忽略的潜在疾病，临床上需要考虑用一元论或多元论来解释，主要的、可能的疾病是什么，还有没有其他的原因等。John Murtagh 医生在《全科医学》中介绍了 7 种主要的潜在疾病，可供借鉴：①抑郁症；②糖尿病；③药物滥用；④贫血；⑤甲状腺和其他内分泌疾病；⑥脊柱疾病；⑦尿路感染。

（五）患者是不是有什么话还没有说

患者可能有意或无意地隐瞒或忽视一些症状，这种情况常可能与精神心理问题、性问题、药物滥用问题、家庭与工作背景因素等相关。与患者建立良好的、长期的、稳固的医患关系，尊重、关心、同情患者，了解患者，以及从整体观点出发的思维原则的合理运用等均有助于患者的表达，为临床诊断提供有益的线索。

五、由医生决策到医患共同决策的转变

在20世纪80年代以前，医疗决策都是由医生制定的。这种决策方式需要并可能引起患者对医生的信任。在这种家长制之下，患者以默认同意的方式，将其决定权全权交给医生。医生制定决策，患者接受决策，而且大部分患者喜欢这种方式。时至今日，许多患者仍然喜欢这种交流方式。有多少次，全科医生向患者解释一种治疗的风险和收益时，只听到患者说："哦，医生，您觉得应该怎么做？"1980年，一个有影响力的小组织成立：医疗决策制定社团（the Society for Medical Decision-Making）。这些年来，这个社团的工作引起了两个运动：循证医学和决策共同制定。

1. 共同决策（shared decision making） 又称为决策共同制定，指医生向患者充分解释医学证据，使患者获得足够的信息，成为自己的健康决策制定的积极参与者，然后由患者和医生经过充分沟通和讨论后共同做出诊治决定。共同决策的核心思想是充分尊重患者的价值观、文化背景、意愿和偏好等，因此，决策共同制定被称为一个"伦理的"过程。医生不仅在制定决策前为患者提供信息，还鼓励患者成为临床决策的参与者。共同决策的重要性不言而喻，并且它有助于在临床诊疗过程中减少过度诊断。

共同决策与知情同意是不同的。后者是一个法律性文书，着重于告知患者或其代理人风险和收益，而不是制定临床决策过程中的共同参与。共同决策也不是保护医学知情权益。后者指患者通过各种途径收集到信息再向医生提问，然后自己为其健康做决定。共同制定决策指构建一种医患关系，这属于医学研究院2000报告中明确的21世纪六种医疗服务目标之一。

2. 共同决策的发展 患者积极参与临床决策制定的趋势发展迅速。一个研究调查了1986—1990年间因慢性病就诊的患者，发现86%的患者倾向于"让我的医生为我做决定"。而仅仅10年后，一项研究调查了结节阴性的妇女是否接受辅助化疗的问题，84%的妇女倾向于共同制定决策的方式；1个星期后，在利用辅助工具研究了可能的风险和收益之后，又有10%的妇女表示倾向于共同制定决策的方式。这种患者参与临床决策制定的趋势改变，可能是由于医学知识逐渐普及到公共领域，以及逐渐发展的商品化社会。

3. 共同决策对医生的影响 共同决策越来越流行的趋势对临床医生来说是一种挑战，也是一种机遇。一方面，临床医生需要向患者解释清楚一项检查或者一项治疗的利弊关系，让患者清楚其中的关键内容，同时又需要规避风险，避免法律责任，这些都需要他们拥有丰富的专业知识和良好的医患沟通技能；另一方面，共同决策制定的过程增加了医患之间的沟通，而患者的参与度越高，医患之间的信任度、患者的满意度、患者治疗的依从性特别是生活方式改变方面的依从性也会越高，也可以说，医患共同决策改善了患者的疾病预后。

4. 共同决策模型 一个繁忙的接诊涉及直接且复杂的医学决策制定。患者在临床决策制定过程中的参与度取决于治疗的风险、获益的可能性、患者对自主性的要求。图5-3-5（见文末彩插）展示了这三个维度是如何相互作用的，以及共同制定决策是否是必需的。

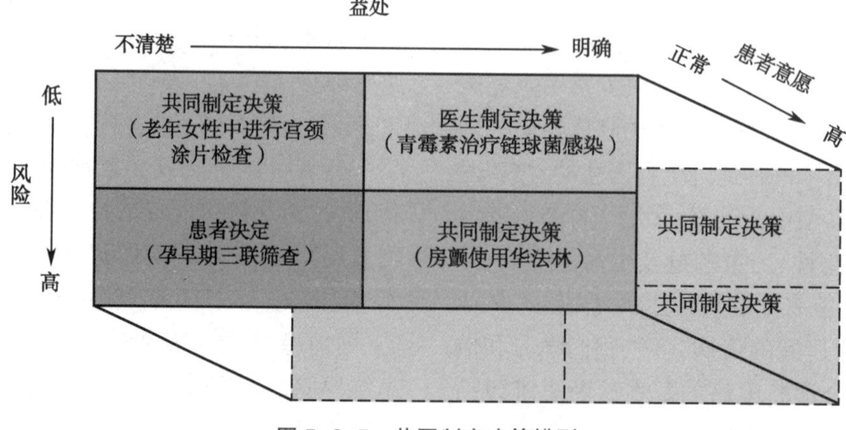

图5-3-5 共同制定决策模型

（1）医生决策：对于一个风险低且只涉及一个最佳治疗的决策，共同决定不太可能有帮助。医生可以放心地做这样的决策，只要向患者充分解释需要做什么和为什么。比如一个“聪明”的家庭医生做了链球菌感染的诊断，然后靠在椅子上请患者参与决定是否需要用青霉素治疗，这样的场面是可笑的、无益的，而且大大拖延了医生的进度。

（2）患者决策：当有大量的选择而且收益相似时，决定权在于患者的意愿。例如，一个年轻的平素健康的患者体检发现了血脂升高，由患者自己决定：开始他汀类药物治疗还是持续严格生活方式改变。这种参与方式很可能能够获得患者的依从，并且医患双方也能达成一致的意见。

（3）共同决策：当决策涉及显著的风险或宗教信仰，而收益的可能性不高时，患者需要被鼓励参与到决策制定中。这时，医生的角色为信息提供者，而非共同参与者。一个很好的例子是孕早期是否进行唐氏综合征的筛查。

在实际的临床应用中，究竟是由医生主动进行决策，或者完全由患者决策，还是医患双方共同决策，需要根据患者对参与度的要求进行调整。一些患者希望能够参与到决策制定中，而有些患者仍倾向于传统的医生指导的决策制定。全科医生需要根据具体的情况，灵活进行选择。

5. 共同决策中的统计学概念应用 在一个15分钟的接诊过程中，全科医生可能只有2~3分钟的时间用于解释一个特定治疗的可能风险和收益。为了能让患者理解这些可能性，有许多统计学概念被应用。最理想的模式取决于患者的情况和理解这些可能性的能力。相对危险度（relative risk ratio，RR）、绝对危险度（absolute risk ratio，ARR）、需要治疗数（number needed to treat，NNT），这些都是合理用于解释预期收益程度的概念。尽管NNT被认为是一个直观的概念，但是在实际应用中，患者对其理解仍会有一定困难，而ARR和RR则更直观。全科医生在实际应用中，可以将其变成通俗的语言，来与患者进行沟通。

总之，确定临床决策，是在医疗卫生系统下，循证医学的科学与共同决定艺术地结合（图5-3-6）。人们希望能和医生建立良好的关系，希望医生能够倾听他们的需要并且为他们做出指导，这些都需要全科医生在优秀的医患沟通基础上完成出色的临床决策制定。全科医生可以真正全面地了解患者，理解他们的价值观，他们的意愿和恐惧。当与循证医学知识相结合时，患者会更加信任并尊重全科医生。

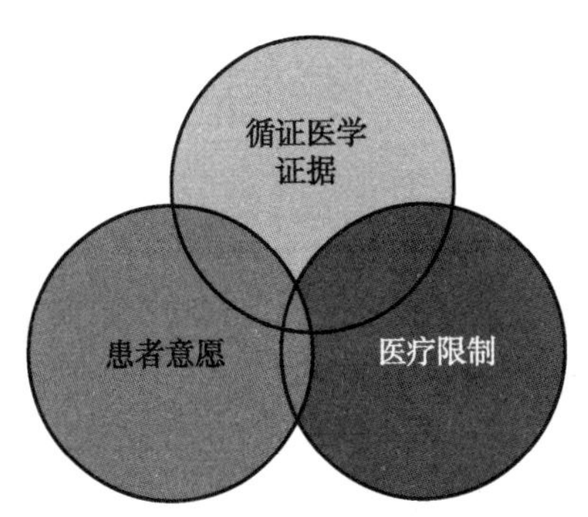

图5-3-6 临床决策制定模型

思 考 题

1. 全科医疗中临床诊疗思维原则有哪些？
2. Murtagh安全诊断策略有哪几个问题？

（王留义）

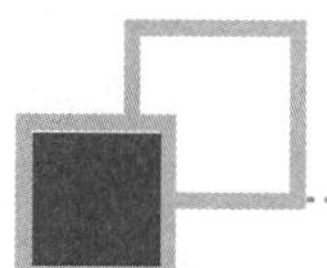

第六章　全科常见症状的识别与处理

第一节　头　　痛

学习提要

1. 头痛包括原发性头痛、继发性头痛及痛性脑神经病、其他面痛和其他头痛，引起头痛的敏感结构包括血管周围、颅内血管及颅骨外结构，头痛的产生是多种机制共同作用的结果。

2. 作为全科研究生应该全面掌握以下内容：

（1）头痛敏感组织的相关解剖、头痛的主要机制及分类。

（2）头痛的全科问诊模式及全面评估分析。

（3）原发性头痛的临床表现、诊断与鉴别诊断、治疗、管理与预防。

（4）继发性头痛的临床表现、诊断与鉴别诊断、治疗、管理与预防。

（5）结合文献检索、运用循证医学方法进一步拓展头痛管理的路径研究。

基础领域：头痛的相关解剖及主要机制——头痛的产生与颅内外各种痛觉敏感组织如硬脑膜、神经、肌肉等受牵拉、压迫或炎症的刺激、颅内外血管扩张等多种因素有关，也与吗啡肽、P物质、5-羟色胺（5-HT）等神经递质及前列腺素、血管活性肠肽等物质的参与有关。

一、概述

头痛（headache）系指从头颅眉以上至枕部下缘范围的疼痛。

（一）头痛的敏感组织

脑组织本身、蛛网膜、室管膜及硬脑膜（除外靠近血管部分），软脑膜、脉络膜丛对疼痛不敏感，而痛觉主要由三叉神经、面神经、舌咽神经、迷走神经以及颈$_{1\sim3}$神经（枕大神经、枕小神经、耳大神经）等支配并沿相应的神经结构传导至中枢。引起头痛的敏感结构还包括颅内血管及颅骨外结构（头皮和颈部肌肉、鼻窦黏膜）。具体见表6-1-1。

表6-1-1　引起头痛的敏感结构

组织类别	主要神经及结构
颅内结构	
血管周围	三叉神经、面神经、舌咽神经、迷走神经以及颈$_{1\sim3}$神经（枕大神经、枕小神经、耳大神经）
颅内血管	颅内静脉窦及其大分支（尤其是海绵窦周围的结构）、脑底部的硬脑膜、硬脑膜之中的动脉、软脑膜、蛛网膜之中的动脉（尤其是大脑前动脉和大脑中动脉的近端、颈内动脉的颅内段）、大脑镰、小脑幕以及上述传导头面部疼痛的神经
颅骨外结构	
头皮和颈部肌肉	骨膜、关节面、帽状腱膜、肌肉、皮下组织、头皮、脑膜中动脉、颞浅动脉
鼻窦黏膜	眼、鼻（包括鼻旁窦）、耳（外耳及中耳）、牙、口腔黏膜

（二）产生头痛的主要机制

1. 颅内痛觉敏感结构的牵拉或移位，如颅内血肿、颅内肿瘤、低颅压和脑积水等。

2. 颅内外动脉的扩张，多见于颅内感染、代谢性疾病、中毒性疾病等。

3. 颅内外感觉敏感组织炎症如脑膜刺激性头痛。

4. 颅外肌肉的收缩。

5. 传导痛觉的脑神经和颈神经直接受损或炎症，如三叉神经痛、枕神经痛等。

6. 高级神经活动障碍，如神经症和重症精神病。

7. 眼、耳、鼻、牙齿病变引起疼痛的扩散等。

8. 头痛过程中有致痛的神经介质如P物质、神经激肽A、5-羟色胺（5-HT）、组胺、降钙素基因相关肽（CGRP）、血管活性肠肽（VIP）和前列腺素E（PGE）等参与，导致痛觉产生。

文献检索：头痛的主要分类及指南——2004年头痛疾病国际分类（ICHD-I）将头痛分为原发性头痛、继发性头痛以及痛性脑神经病、其他面痛和其他头痛三大类。2013年6月发表国际头痛疾病分类第三版（beta版）；2018年国际头痛疾病分类第三版（ICHD-3）正式发布。

二、头痛的分类

2018年国际头痛疾病分类第三版正式发布，共分3部分，14类，分类如下：

1. 原发性头痛

（1）偏头痛。

（2）紧张性头痛。

（3）三叉自主神经性头痛。

（4）其他原发性头痛。

2. 继发性头痛

（1）头和/或颈部外伤所致的头痛。

（2）头和/或颈部血管疾患所致的头痛。

（3）非血管性颅内疾患所致的头痛。

（4）物质或其戒断所致的头痛。

（5）感染所致的头痛。

（6）内环境稳态失衡所致的头痛。

（7）头颅、颈部、眼、耳、鼻、鼻旁窦、牙齿、口腔或其他面部或颈部结构疾患所致的头痛或面痛。

（8）精神疾患所致的头痛。

3. 痛性脑神经病、其他面痛和其他头痛

（1）痛性脑神经病和其他面痛。

（2）其他头痛疾患。

应用领域：头痛的评估方法——头痛评估时，应特别注意具有全科医疗特色的问诊模式、问诊要点、临床思维及整体评估；特别注意头痛的躯体问题、既往情况、个人背景、心理背景、家庭背景及社会背景，全面进行评估。

三、头痛的临床思维

【案例一】张某，女，38岁，反复头痛2年，加重1个月，颞部紧压性疼痛，右侧为主，伴恶心、偶有呕吐，每次持续24小时，夜间可痛醒，有畏光、畏声，工作紧张时加重，影响日常生活，每次口服对乙酰氨基酚（散利痛）有效，卧床休息后好转。近1个月症状加重，伴有闪光，难以忍受，持续2~3天，伴恶心、偶有呕吐，无头痛家族史，既往工作压力较大。神经系统查体（-）。

（一）头痛的问诊

针对该患者的情况，首先运用全科医学的理念及整体评估的方法进行病史采集，应尽可能了解头痛的特征及相关因素。

1. 问诊模式　采用RICE问诊式，即R——原因（reason）：患者今天因为头痛等原因而来；I——想法（ideas）：患者认为头痛是出了什么问题？C——关注（concerns）：关注患者忧虑什么？E——期望（expectations）：患者期望医生可以帮助他做些什么？

结合BATHE问诊，即B——背景（background）：了解患者头痛相关的躯体、心理和社会背景；A——情感（affect）：了解患者因头痛引起的情绪状态；T——烦恼（trouble）：了解头痛对患者的影响及由此产生的担忧；H——处理（handling）：了解患者的头痛自我管理能力；E——共情（empathy）：对患者头痛等不幸/感受表示理解。

2. 问诊内容　作为全科医师，主要问诊内容包括年龄、出现时间、起病的方式，头痛的部位、性质和程度、头痛的持续时间和发作频率，先兆和伴随症状/体征、头痛的发作形式和经过，头痛的诱因和/或加重因素、有无基础疾病、既往史、家族史及个人嗜好，同时问诊时注意了解心理及社会背景、注意人文关怀，并根据问诊采集的病史进行整体相关分析（表6-1-2）。

表 6-1-2 头痛问诊过程的初步评估

问诊要点	特点	有关疾病
年龄及性别	青年女性	偏头痛、紧张性头痛等
	中年	紧张性头痛、丛集性头痛等
	老年	高血压病、脑血管性病变、颞动脉炎等
头痛的诱因	精神紧张诱因	肌收缩性头痛、非典型的偏头痛等
	药物因素	药物性
	与体位变化有关	紧张性头痛、典型的偏头痛等
头痛时间	清晨	脑肿瘤、癫痫性头痛等
	午后及晚上	紧张性头痛等
	疼痛不能入睡	脑肿瘤、颅内压增高、丛集性头痛等
起病方式	急性头痛	蛛网膜下腔出血、脑血管意外、炎症性头痛等
	慢性反复发作	紧张性、偏头痛，三叉神经痛等
头痛的部位	全头痛	脑肿瘤、紧张性头痛、低颅压性头痛、感染性头痛等
	偏头痛	血管性偏头痛，耳源性、鼻源性、牙源性头痛等
	前头痛	颅后窝肿瘤、丛集性头痛、三叉神经炎等
	眼部	颅内压增高、青光眼、丛集性头痛、三叉神经痛等
	偏侧头部	紧张性头痛、高血压头痛，颞动脉炎、牙源性等
	后头、颈部	蛛网膜下腔出血、高血压头痛、颈性头痛等
头痛性质	伴有电击痛	神经痛等
	搏动性头痛	血管性偏头痛等
	压迫感或紧迫感	紧张性头痛等
	刀割样或锥刺样	丛集性头痛等
持续时间及频度	发作性	偏头痛（血管性）等
	持续性	紧张性头痛、脑肿瘤、高血压性头痛等
	数日	耳鼻源性、牙源性、腰穿后头痛等
	数分钟、数小时或 1~2 日	神经性头痛、血管性偏头痛、丛集性头痛等
	数次 /d 或数次 / 周	紧张性头痛、丛集性头痛等
	持续进行性	脑肿瘤、颅内压增高、硬膜下血肿等
	睡眠中发作	脑肿瘤、丛集性头痛、蛛网膜下腔出血等
伴随症状	伴有先兆	偏头痛、脑血管或椎动脉供血不足等
	伴有视力障碍	脑肿瘤、颅内压增高、丛集性头痛等
	伴有恶心、呕吐	脑肿瘤、典型的偏头痛、脑膜炎等
	伴有自主神经症状	典型的偏头痛等
	脑神经麻痹及其他神经系统	脑肿瘤、硬膜下血肿、脑动脉瘤等
	伴有眩晕	颅后窝病变、如小脑肿瘤或椎基底动脉供血不足等
	精神症状	额叶肿瘤、神经性梅毒等
基础疾病	伴有各系统临床表现	感染征象，高血压、心肺疾病及心肺功能不全，低血糖，甲状腺功能紊乱和贫血，气体、金属等中毒等
完整的用药史	正在用药情况	药物性头痛
家族史	家族病史情况	心脑血管病、头部外伤、眼耳鼻喉科疾病史、齿科及精神疾病史等
个人嗜好	个人不良习惯	烟酒、偏食、经常低头伏案等
心理背景	心理问题	心理压力、心理状态等

（二）体征

1. 一般查体　应进行全面而有重点的检测，包括血压、脉搏呼吸和体温等生命体征，心、肺、腹在内的常规体格检查，重点是头、面及颈部的视诊、触诊，如头颅有无外伤、凹陷，鼻旁窦、颞颌关节等有无压痛；颈背部有无肌肉痉挛；有无颈项强直；皮肤有无神经纤维瘤或海绵状血管瘤。注意头痛的分布，对原发性头痛的诊断有鉴别意义。

2. 神经系统查体　神经系统查体是区分功能性头痛和器质性头痛的关键，注意其意识状态，有无视盘水肿，有无视网膜出血，有无语言、视觉及听觉障碍，有无脑神经麻痹体征，有无感觉和运动异常，肢体肌力是否正常，有无病理征及脑膜刺激征等，对头痛的鉴别诊断有重要价值。

3. 辅助检查

（1）实验室检查：包括血、尿常规、血生化检查、红细胞沉降率（血沉）、C 反应蛋白及内分泌改变，有关的脏器功能如心脏功能检查等，用于诊断或除外可能由器质性疾病导致的继发性头痛；对偏头痛者可检查其免疫、生化、血液流变学及某些递质的检查等。

（2）特殊检查：颅脑 CT 或 MRI 对颅内病变如肿瘤、脑血管病、寄生虫或脓肿等可明确其性质和部位，也可用于颈椎病变的诊断。脑脊液的生化检查和细胞学检查对颅内病变有重要价值，疑颅内感染、蛛网膜下腔出血、低颅压综合征时进行脑脊液常规、生化、细菌培养及压力测定等。眼科检查，用于诊断或除外眼部疾病，包括眼压测定、眼底及视野检查等。

（3）心理评估：对头痛患者进行心理评估，主要包括焦虑及抑郁评估，采用 SAS 焦虑自评量表，SDS 抑郁自评量表。

用于头痛病因诊断的常用实验室或辅助检查项目具体见表 6-1-3。

表 6-1-3　用于头痛病因诊断的常用实验室或辅助检查项目

检查项目	适用情况和 / 或具体内容
血常规	进行感染性或血液系统疾病的辅助诊断
血生化检查	评估器质性疾病导致的继发性头痛，如电解质、肝肾功能、血糖、C 反应蛋白、血沉等
脑脊液检查	评估蛛网膜下腔出血、颅内感染、低颅压综合征，包括脑脊液常规、压力测定、生化、细菌培养等
脑电图	偏头痛痫性发作、癫痫时可有异常
头颅 CT 扫描	颅内病变的诊断，尤其适用出血和钙化
头颅 MRI 检查	用于颅内病变的诊断，适于炎症性病变、脑水肿、肿瘤性病变及颅后窝、眶周、鼻窦病变，磁共振血管成像（MRA）可用于脑血管检查
脑血管造影	属创伤性检查，可用于诊断颅内血管病变、肿瘤性病变等，包括颅内动脉瘤等
颈椎 X 线，CT 或 MRI	用于颈椎病变的诊断
眼科检查	用于诊断或除外眼部疾病，包括眼压测定、眼底及视野检查
心理评估	SAS 焦虑自评量表，SDS 抑郁自评量表

四、头痛的诊断与鉴别诊断

> 拓展领域：头痛的诊断与鉴别诊断——首先是区别原发性和继发性头痛，在排除其他原因引起的继发性头痛的基础上，识别原发性头痛的分类、诊断标准。进一步区分器质性病变或非器质性病变，根据病史、查体及辅助检查等资料，结合头痛的评估路径进行鉴别诊断。

（一）原发性头痛的识别

原发性头痛在全科门诊较继发性头痛更常见，其虽无特异的阳性体征和实验室或影像学检查的异常发现，但它们各自有其特殊的临床表现，作为全科医师首先要拓展自己的思维，进行鉴别分析。常见原发性头痛的鉴别要点见表 6-1-4。

原发性头痛的部位见图 6-1-1（见文末彩插）。

表 6-1-4 常见原发性头痛的类型及鉴别

项目	偏头痛	紧张性头痛	丛集性头痛
年龄	20~40 岁	各年龄段,尤中年以后	30~50 岁
性别	女性多见	男女发病比例相近	男性多见
诱因	劳累、饮酒、巧克力、睡眠不佳、情绪因素和月经等	劳累、紧张、情绪障碍、头颈部肌肉紧张等	饮酒、巧克力、服硝酸甘油、体温升高等
头痛部位	颞部(多单侧)	多双侧或全头部	多单侧
放射	眼窝后或枕部	枕部	额部及颞部
先兆症状	可有	无	无
头痛性质	搏动性	压迫感或紧缩感	锐痛,刀割样
头痛程度	中 ~ 重度	轻 ~ 中度	重 ~ 极重度
持续时间	4~72 小时	几小时 ~ 几日	15~180 分钟
周期性	与月经有关	无	有从集发作期
伴随症状 / 加重因素	恶心和 / 或呕吐,畏光及畏声,可伴先兆症状;可因步行、上下楼等日常活动加重	可有畏光或畏声,或伴食欲减退;不因步行、上下楼等日常活动而加重	同侧结膜充血、流泪、流涕、眼睑水肿、额面部出汗、瞳孔缩小或眼睑下垂
家族史	多有	可有	多无

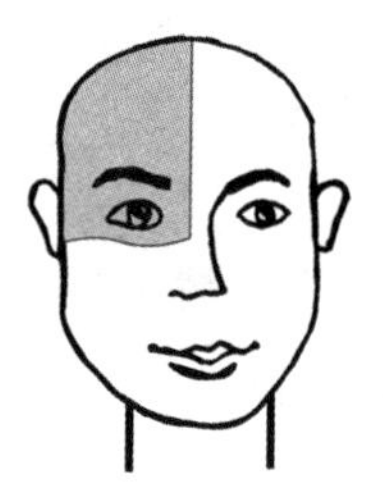

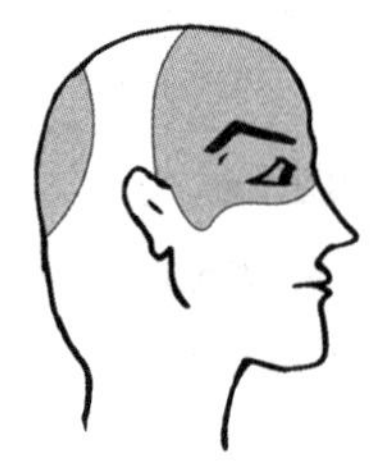

偏头痛典型的疼痛分布区(右侧)

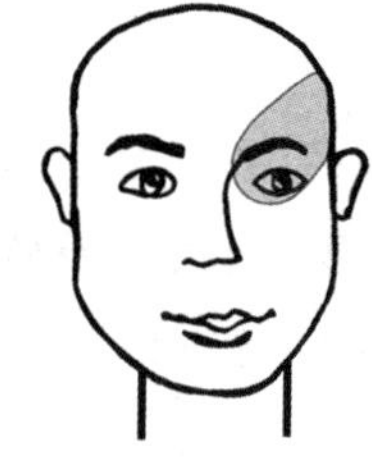

丛集性头痛典型的疼痛分布区

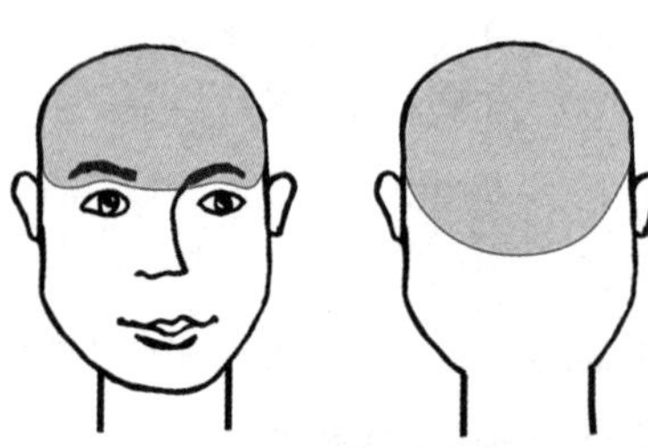

紧张性头痛典型的疼痛分布区

图 6-1-1 原发性头痛的部位

【案例一分析】该患者为青年女性,颞部紧压性疼痛,右侧为主,伴恶心、偶有呕吐,每次持续 24 小时,夜间可痛醒,有畏光、畏声,既往工作紧张时加重,影响日常生活,平时工作压力较大。根据以上评估初步考虑原发性头痛,偏头痛可能。

进一步分析判断原发性头痛的表现及评估标准:

1. 偏头痛(migraine) 是一组反复发作的头痛疾患,常为搏动性的头痛,多呈单侧疼痛,常伴恶心和呕吐,少数典型者发作前有视觉、感觉和运动障碍等先兆,可有家族史。

ICHD-3 对偏头痛进行如下分类:

(1)无先兆偏头痛:多无明确的先兆,持续时间较先兆偏头痛更长,可以持续数日。程度较先兆偏头痛轻。主要为一侧搏动性头痛,伴恶心、呕吐、出汗、畏光等症状。头痛的诱发因素包括强烈的情绪刺激,进食某些食物如乳酪、巧克力、饮酒,月经来潮及应用血管活性药物等。

（2）先兆偏头痛：包括典型先兆偏头痛、脑干先兆偏头痛、偏瘫性偏头痛和视网膜性偏头痛；最大特点是头痛前有先兆症状。视觉先兆最为常见，多为暗点、闪光和黑矇，部分有短暂的单眼盲或双眼的一侧视野偏盲，也可出现嗜睡、烦躁和偏侧肢体感觉或运动障碍。

（3）慢性偏头痛：是偏头痛的常见并发症，大多源自无先兆偏头痛，只有2%~3%的普通类型偏头痛患者会发展为慢性偏头痛。

（4）偏头痛的并发症：包括偏头痛持续状态、无脑梗死的持续先兆、偏头痛性脑梗死和偏头痛先兆触发的痫性发作。

（5）很可能的偏头痛：包括很可能的无先兆偏头痛和很可能的先兆偏头痛。

（6）可能与偏头痛相关的发作性综合征：包括复发性胃肠道紊乱、良性阵发性眩晕和良性阵发性斜颈。

国际头痛学会（IHS）制定的诊断标准（ICHD-3）如下：

（1）无先兆偏头痛诊断标准

1）符合下述第2~4项，发作至少5次。

2）未治疗或未成功治疗，每次头痛发作持续4~72小时。

3）头痛至少具备以下特征中的2项：①单侧性；②搏动性；③中或重度疼痛；④常规体力活动（如步行或上楼）会加重头痛，或头痛导致患者回避常规体力活动。

4）发作期间有至少1项以下表现：①恶心和/或呕吐；②畏光和畏声。

5）不能更好地符合ICHD-3其他诊断。

（2）先兆偏头痛诊断标准

1）发作次数>2次，且符合下述第2项。

2）一种或一种以上完全可逆的先兆症状：①视觉症状。②感觉症状。③言语和/或语言症状。④运动症状。⑤脑干症状。⑥视网膜症状。

3）以下4种特征中至少具备2种：①至少有一种先兆症状逐渐扩散≥5分钟，和/或2种或2种以上症状接连出现。②各种先兆症状单独出现持续5~60分钟。③至少一种先兆症状是单侧的。④先兆伴随头痛出现，或在其后60分钟之内出现头痛。

4）不能更好地符合ICHD-3其他诊断，并排除短暂性脑缺血发作。

（3）慢性偏头痛诊断标准

1）头痛（紧张性样和/或偏头痛样）每个月发作≥15日，持续3个月以上，并符合第2、3项诊断标准。

2）至少5次头痛发作，符合无先兆偏头痛第2、4项诊断标准，和/或符合先兆偏头痛第2、3项诊断标准。

3）每月病程≥8日，持续3个月以上，符合以下任何一项标准：①先兆偏头痛第3、4项诊断标准。②先兆偏头痛第2、3项诊断标准。③发作开始时患者认为是偏头痛，并使用曲普坦类药物或麦角衍化物得以缓解。

4）不能更好地符合ICHD-3的其他诊断。

2. 紧张性头痛（tension-type headache，TTH） 以前曾称为紧张型头痛，是头痛中最常见的一种。临床表现为双侧性，枕项部、颞部或额部多见，也可累及整个头项部。疼痛感觉多为压迫感、紧束感、胀痛、爆炸感、钝痛、酸痛等，可一阵阵地加重，无持续搏动感，无恶心（慢性紧张性头痛可有轻度恶心）及呕吐，不会同时伴有畏光和畏声，日常体力活动并不加重疼痛，持续数日，也可持续数周，疼痛多为轻至中度，多不影响日常活动。

ICHD-3根据发作频率和是否有颅骨膜压痛将TTH做了如下分类：①偶发性紧张性头痛（IETTH），偶发性紧张性头痛伴颅骨膜压痛、偶发性紧张性头痛不伴颅骨膜压痛；②频发性紧张性头痛（FETTH），频发性紧张性头痛伴颅骨膜压痛、频发性紧张性头痛不伴颅骨膜压痛；③慢性紧张性头痛（CTTH），慢性紧张性头痛伴颅骨膜压痛、慢性紧张性头痛不伴颅骨膜压痛；④可能的紧张性头痛，可能的偶发性紧张性头痛、可能的频发性紧张性头痛、可能的慢性紧张性头痛。

（1）IETTH诊断标准

1）符合下述第2~4项的发作至少10次，平均每月发作时间<1日，每年发作时间<12日。

2）每次头痛发作持续30分钟~7日。

3）头痛具有至少2项以下特征：①双侧性；②压迫感/紧束感（非搏动性）；③轻或中度疼痛；④常规体力活动（如步行或上楼）不会加重头痛。

4）以下两项均符合：①无恶心或呕吐；②不会同时兼有畏光和畏声。

5）不能更好地符合 ICHD-3 其他诊断。

（2）FETTH 诊断标准

1）符合下述第 2~4 项的发作至少 10 次，平均每月发作时间 1~14 日，持续至少 3 个月，每年发作时间≥12 日；<180 日。

2）每次头痛发作持续 30 分钟 ~7 日。

3）头痛具有至少 2 项以下特征：①双侧性；②压迫感 / 紧束感（非搏动性）；③轻或中度疼痛；④常规体力活动（如步行或上楼）不会加重头痛。

4）以下两项均符合：①无恶心或呕吐；②不会同时兼有畏光和声音恐怖。

5）不能更好地符合 ICHD-3 其他诊断。

（3）CTTH 诊断标准

1）符合下述第 2~4 项的发作，每月平均发作时间≥15 日，持续超过 3 个月，每年发作时间≥180 日。

2）每次头痛发作持续数小时至数日，或长期持续无缓解。

3）头痛具有至少 2 项以下特征：①双侧性；②压迫感 / 紧束感（非搏动性）；③轻或中度疼痛；④常规体力活动（如步行或上楼）不会加重头痛。

4）以下两项均符合：①畏光、畏声和轻度恶心三者中最多只有 1 项；②既无中度或重度恶心，也无呕吐。

5）不能更好地符合 ICHD-3 其他诊断。

3. 丛集性头痛　临床特点为某段时期内频繁出现短暂发作性、极剧烈的难以忍受的单侧头痛，发作时，5~10 分钟内达疼痛高峰，多持续 15~180 分钟（平均约 45 分钟）。症状可突然停止，也可缓慢缓解。疼痛多为同定位于一侧三叉神经第一支的分布区，即一侧眼球深部、眼眶及眶周、额部和颞部，并放射至鼻、颊、上颌骨、上腭、牙龈和牙齿，疼痛剧烈难忍，为持续性钻痛、撕裂牵拉痛、绞痛、烧灼痛、尖锐刺痛、压迫痛等，一般无搏动感。约 80% 患者每次发作都在同一侧。

根据既往发作的病史及典型临床表现，并排除其他疾病（如海绵窦、垂体等部位的疾病），通常可确诊，诊断与分型应参照 ICHD-3。

（1）丛集性头痛诊断标准

1）符合下述第 2~4 项的发作至少 5 次。

2）重度或极重度单侧眼眶、眶上区和 / 或颞部疼痛，未治疗时持续 15~180 分钟。

3）头痛伴有以下 1 项特征或 2 项特征皆有。

①发作时伴随头痛同侧的症状或体征，至少具备 1 项：A. 结膜充血和 / 或流泪；B. 鼻充血和 / 或鼻漏；C. 眼睑水肿；D. 额部和面部流汗；E. 额部和面部潮红；F. 耳肿胀感；G. 瞳孔缩小和 / 或上睑下垂。

②不安感或激越。

4）当此病活动时，超过一半时间，其发作频率为隔日 1 次至每日 8 次。

5）不能更好地符合 ICHD-3 其他诊断。

（2）发作性丛集性头痛诊断标准

1）发作符合丛集性头痛诊断标准的第 1~5 项，并连续发作（丛集期）。

2）至少有 2 个未经治疗的丛集期是持续 7 日 ~1 年，其间无头痛的缓解期≥1 个月。

（3）慢性丛集性头痛诊断标准

1）发作符合丛集性头痛诊断标准的第 1~5 项。

2）其间没有缓解期，或缓解期<1 个月，发作持续 1 年以上。

（二）继发性头痛的识别

【案例二】李某，男性，67 岁，经商，主诉突发头痛 2 小时。患者于 2 小时前突发头痛，曾呕吐胃内容物 1 次，非咖啡样，无意识不清，无发热，无癫痫发作，无外伤病史。患者起病以来神志清楚，精神食欲差，有便秘。

既往史：有高血压 10 年，最高血压 180/100mmHg，平时服用氯沙坦钾氢氯噻嗪片 1 片，1 次 /d，氨氯地平片 5mg，1 次 /d 后血压控制在 130~150/80~90mmHg。否认糖尿病、心脏病、肾脏疾病史。

个人史：经商，平时压力大，应酬多。不吸烟，但嗜酒，每日啤酒 5 瓶。

家族史：父亲有高血压病史，死于冠心病。

继发性头痛（除与精神疾病有关）均由器质性病变所致。临床常有基础病变引起的一些表现或客观的阳性体征，可进一步检查发现问题，具体识别要点见表 6-1-5。

表 6-1-5　继发性头痛的识别

疾病种类	代表性疾病	临床特点
颅脑外伤	外伤后综合征	发生于颅脑创伤后，呈局部或弥漫性的胀痛、跳痛，可伴意识障碍及颅内压增高征象
脑血管病变	脑出血 脑梗死 蛛网膜下腔出血	起病急，多伴不同程度的意识障碍和脑局灶损害定位体征，如偏瘫、偏身感觉障碍、失语等 蛛网膜下腔出血时头痛剧烈，持续时间长，脑膜刺激征（+）
心血管病变	高血压	常有头晕、头痛、心悸疲乏、血压升高，病因可分为继发性和原发性
脑肿瘤	肿瘤直接有关头痛 颅内高压或脑积水	头痛缓慢发生并呈进行性加重，可伴恶心、呕吐、视盘水肿等颅内压增高症，也可表现癫痫发作、肢体瘫痪等脑局灶损害征
颅内感染	脑膜炎 脑炎 脑脓肿	起病较急，表现为弥漫的全头部痛，程度较剧烈，常伴发热、恶心、呕吐，脑膜炎者脑膜刺激征阳性，脑炎可出现感觉或运动障碍、意识障碍、癫痫发作、精神异常等
感染	急性上呼吸道感染	病毒或细菌引起，有头痛、头晕、鼻塞、流涕、咳嗽，可伴发热、全身酸痛
头面部神经痛	三叉神经痛	呈电击样或火烙样剧痛，每次持续数秒至数十秒
精神疾病	抑郁症 神经衰弱 焦虑	头痛漫长迁延，程度轻至中度，可伴有头晕、心悸、气短，耳鸣失眠、腰背痛等躯体不适，无神经系统阳性体征，精神检查可发现患者存在的精神问题
五官疾病	急性青光眼 鼻窦炎	头痛较剧，伴眼痛结膜充血、视力障碍和眼压增高 头痛位于近病窦处，可伴鼻塞、脓血涕或局部压痛，额窦炎的疼痛以晨起重，午后渐轻，上颌窦炎反之，鼻腔检查可见鼻黏膜充血肿胀、鼻甲肥大或鼻道脓性分泌物

全科门诊的头痛病例以原发性头痛多见，但必须先除外继发性头痛，由于有些引起继发性头痛的疾病可能很严重，甚至危及生命。因此，作为负责首诊的全科医生，需要熟练掌握有继发性头痛临床特点，识别哪些头痛是属于急、危重症的，并予以及时处理（图 6-1-2）。

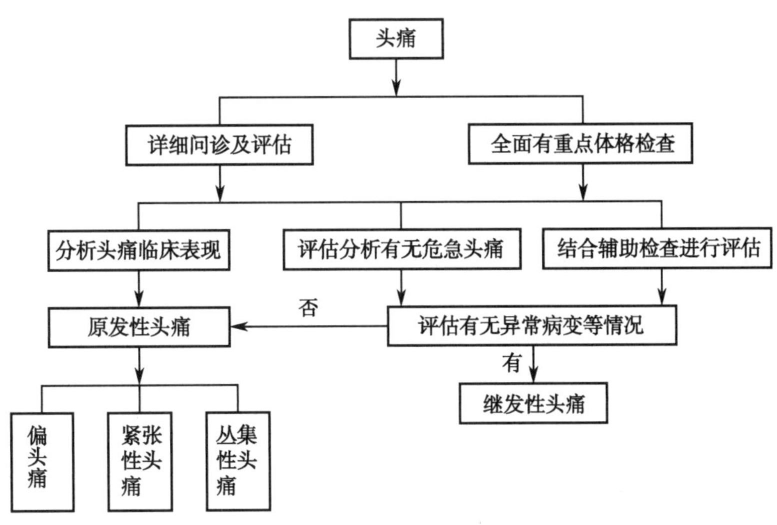

图 6-1-2　原发性头痛和继发性头痛评估流程

【案例二分析】该患者男性，老年患者67岁，主诉突发头痛2小时。患者无癫痫发作，无外伤病史。既往有高血压10年，最高血压180/100mmHg，经商，平时压力大，应酬多；不吸烟，但嗜酒，每日啤酒5瓶。家族史：父亲有高血压病史，死于冠心病。对该病例进行分析评估，并进行全面体格检查。

在进行评估时，运用Murtagh安全诊断策略：①可能的诊断是什么；②哪些严重的疾病一定不能漏诊；③哪些病因会被经常遗漏；④患者是否患有临床上症状多变的“伪装性疾病”；⑤患者是否在试图要告诉我们别的东西？

结合案例二最可能的诊断为高血压性头痛，予进一步体格检查，结果发现左侧肢体肌力下降，感觉减退等，需及时处理及治疗。

因此针对头痛患者评估的过程中，必须重视全面问诊、体格检查，并运用Murtagh安全诊断策略，做到以下几方面：

1. 首先考虑有否可能存在继发性头痛的临床状况 突发的严重头痛、50岁以后的首次头痛、与既往不同的头痛、近期逐渐加重的头痛、眼部等处的局限性头痛、每日晨起的头痛伴发热、头痛伴呕吐、头痛伴意识障碍头痛伴脑膜刺激征、头痛伴脑局灶损害征。

2. 是否有急危重的头痛，即关注红旗征

（1）脑血管意外：蛛网膜下腔出血、脑梗死、脑出血。

（2）颅内感染：脑膜炎、脑炎等。

（3）颅脑外伤。

（4）颅内占位性病变。

（5）高血压脑病。

（6）青光眼急性发作。

（三）有否被经常遗漏的头痛疾病

为了能及时准确地诊断头痛，避免误诊、漏诊，一方面我们要熟悉并掌握各种头痛疾病的主要临床特点；另一方面也要警惕某些表现比较隐匿的、容易忽略的疾病。

1. 颈源性头痛 颈、枕、肩部组织病变引起的同侧头痛，可因为颈部活动或处于非常规体位或颈、肩受压迫时加重，可伴颈部活动受限，疼痛可牵涉至同侧上肢。

2. 鼻源性、眼源性疾病 如鼻窦炎、屈光不正、青光眼，疼痛多位于鼻部，眶部、额颞部，可伴眼痛、流泪、视物模糊，用眼后加重，休息可缓解。

3. 头部带状疱疹 沿神经分布的成簇状疱疹，伴刀割样、闪电样或持续性烧灼痛，程度剧烈。如疼痛先于皮疹出现，则易误诊或漏诊。

4. 精神疾病引起的头痛及“伪装性疾病”。

5. 启发患者回忆是否用药引起药源性头痛 重视药物可能扩张颅内血管、影响中枢神经系统、过量使用及戒断等机制。导致头痛的主要药物有：

（1）血管扩张药：硝酸盐、钙拮抗剂、血管紧张素转化酶抑制剂、交感神经抑制药物、支气管扩张剂。

（2）非甾体抗炎药。

（3）组胺H_2受体拮抗药剂。

（4）镇痛剂：麦角胺、咖啡因、阿司匹林、可待因、其他阿片类药物。

五、头痛的干预原则

应积极预防和治疗各种原发病。重点是进行病因干预、对症治疗、预防复发、进行干预管理及心理疏导，同时掌握头痛的危急证处理方法。

（一）主要干预原则

积极预防和治疗各种原发病。虽然引起头痛的病因各种各样，但基本的处理有其共同性。

1. 对症止痛方法

（1）应用镇痛剂终止或缓解疼痛（镇痛剂的选择）：应根据患者的头痛特点和病因，并须兼顾药物可能的不良反应及患者的耐受性。对症治疗原则：①收缩扩张的血管，偏头痛发作时，及早使用麦角碱类药物。对非偏头痛类血管性头痛，常用含有咖啡因的复方解热止痛药。②松弛收缩的肌肉，适用于肌收缩性头痛，如按摩、热疗和痛点封闭等，或服用地西泮（安定）等。③封闭神经用于脑神经痛，如三叉神经痛、枕大神经痛等。④口服苯妥英钠或卡马西平也对止痛有效。

（2）其他镇痛方法：①规律的有氧运动有助于改善头痛，指导患者深呼吸、气功等放松疗法。②按摩、理疗或针灸等以改善局部血液循环，放松肌肉。③生物反馈疗法对部分紧张性头痛和偏头痛等血管性头痛也有较好的疗效。④对于颈椎增生引起的枕大神经痛应加用颈椎牵引。

2. 积极寻找并治疗原发疾病

（1）避免或消除诱发因素如受寒、劳累饮酒、进食咖啡、浓茶、巧克力或柑橘等，睡眠不足或过多情绪因素和药物因素等。

（2）纠正颅内压如颅内压高者给以脱水和利尿剂；低颅压者静脉给以低渗液等。

（3）感染性头痛应针对病原体进行积极的抗感染治疗。

（4）颅内肿瘤、脑脓肿、硬膜下血肿，必要时手术治疗。

（5）眼、耳鼻喉科疾病所致头痛应做相应的治疗等。

3. 心理治疗 偏头痛的心理治疗主要基于行为治疗，包括放松、生物反馈及认知治疗。焦虑者可酌情加用各种镇静剂或安定剂；有抑郁表现者加用抗抑郁剂。

4. 危急症的处理 全科医师在及早识别的危急症基础上，注意生命体征，对危急症积极处理，及时转诊。

（二）不同类型头痛的治疗原则

见表 6-1-6。

表 6-1-6 不同类型头痛的治疗原则

类别	常见病	治疗原则
继发性头痛	常见继发性头痛	应在明确诊断的基础上，积极治疗原发病，如为感冒所致，给予解热止痛剂，如非甾体抗炎药；如为颅内高压者，给予脱水、利尿剂，对低颅压者，静脉补充低渗液；高血压性头痛应积极进行降压治疗
原发性头痛	偏头痛	首先应清除或减少偏头痛的诱因，如避免情绪紧张、不服用血管扩张剂、不饮用红酒、不进食含奶酪的食物，仍有头痛发作的，宜在光线较暗的房间内安静休息，托吡酯（50~200mg/d），也可选用对乙酰氨基酚，首次 0.5~1.0g，口服，症状减轻后减量；给予β受体阻滞剂普萘洛尔和美托洛尔、钙离子拮抗剂氟桂利嗪预防治疗等
	丛集性头痛	发作时，可予吸氧，口服麦角胺 0.1~0.2g，或用肾上腺皮质激素，泼尼松 20~40mg/d，连续口服 3 日后减量
	紧张性头痛	失眠者可给予艾司唑仑（舒乐安定）、氯硝西泮（氯硝安定），有焦虑抑郁者可予盐酸氟西汀（百忧解）、盐酸舍曲林（左洛复）等，对乙酰氨基酚等非甾体抗炎药对缓解疼痛有益

（三）转诊原则

以下情况需转诊至专科，进一步诊治：

1. 经一般诊治，仍诊断不明确的，或治疗效果欠佳者。

2. 疑颅内感染、颅内占位、颅脑外伤或脑血管病变等急危重病变时。

3. 严重的全身情况，如心肺功能不全、尿毒症，气体或金属中毒等。

【案例一治疗分析】结合案例一评估初步考虑原发性头痛，偏头痛可能伴焦虑，采用心理治疗，避免或消除诱发因素如受寒，避免情绪紧张，不服用血管扩张剂，不饮用红酒，不进食含奶酪等食物，发作时口服托吡酯（50~200mg/d）。并进行随访观察，用钙离子拮抗剂氟桂利嗪预防治疗。

【案例二治疗分析】结合案例二最可能的诊断高血压性头痛，予进一步检查，包括中枢神经系统辅助检查，结果发现左侧肢体肌力下降，感觉减退，在注意生命体征、治疗高血压的基础上，给予立即转诊治疗。

（四）头痛的预防

作为全科医师管理头痛时应重心前移，积极预防，主要方法为：

1. 规律生活，劳逸结合，避免过度劳累，保证充足的睡眠。

2. 注意调整情绪，保持较好的心态。

3. 避免可能诱发头痛的食物或药物因素，如酒类、巧克力等。

4. 适当锻炼，紧张性头痛患者平时尤其要注意颈部姿势，勿长时间低头动作，可做颈肩部肌肉的放松运动。

5. 注意保暖，避免呼吸道等常见感染。

6. 对慢性基础疾病者应做好疾病的预防和管理积极控制病情。

研究领域：头痛的连续性管理——针对头痛的发病因素，研究如何进行头痛的全人、全程、连续性管理，目前国内外尚没有建立规范的干预管理路径，建议结合国内外指南、查阅文献、采用循证医学的方法、全科医疗疾病管理的技能进行探索研究。

（五）研究进展

包括查阅国内外头痛相关指南、查阅核心期刊文献等获得最新的头痛研究进展。

进展1：由成人头痛的基层医疗管理指南，提供全面的头痛支持管理方案

2015加拿大家庭医生学会（CFPC）发布了成人头痛的基层医疗管理指南，制定了一项临床实践指南，采用准则程序管理，由初级保健提供者和其他专家组成的多学科制定小组协商拟订程序，为头痛患者提供有循证证据的干预管理路径。建立了“成人头痛初级保健管理”模式，由多个学科的初级保健提供一套全面的管理方法，用于评估和管理成年人的头痛。包括成人头痛初级护理管理指南中的快速参考算法，原发性头痛的综合治疗要点，即一般治疗、常用药物、头痛的预防；强调患者的参与和自我管理，提供证据知情的干预实践工具。

进展2：发布急诊头痛管理指南，建立有效的头痛诊疗策略

2016法国急诊头痛管理指南关注的是在紧急情况下出现的头痛障碍患者的管理方法。其中突发性和/或不寻常的头痛应该被认为是继发性疾病，需要紧急进行分析评估，提供最近发作的头痛、近期进行性头痛、反复发作性头痛和慢性日常头痛这四种临床表现的诊断策略，紧急情况下急性偏头痛或偏头痛状态的治疗处理。

进展3：预防性药物治疗与非药物管理成为功能性头痛管理研究的热点

2016中国偏头痛防治指南提出预防为主的策略，对患者进行预防性药物治疗，目的是降低发作频率、减轻发作程度、减少失能及增加急性发作期治疗的疗效。预防性治疗的有效性指标包括偏头痛发作频率、头痛持续时间、头痛程度、头痛的功能损害程度及急性期对治疗的反应。非药物治疗的方法包括放松、生物反馈、音乐疗法、针灸及应对应激等，已有证据证明这些治疗方法可能较药物治疗更为有效。

（六）研究方向

建议结合国内外指南、查阅文献、采用循证医学的方法、全科医疗疾病管理的技能进行探索研究，建立头痛干预管理路径的研究。

包括针对患者头痛提出临床问题→全面收集有关研究证据→采用获得证据的研究方法→评价证据科学性和实用性→研究头痛路径管理的路径应用研究结果→进行效果评价研究。

思 考 题

1. 如何鉴别偏头痛、紧张性头痛和丛集性头痛？
2. 头痛的治疗原则与防治方法。

（方力争）

第二节 头晕与眩晕

学习提要

1. 头晕与眩晕根据病因可分为周围性、中枢性、精神疾病及其他全身疾病相关性、原因不明性。

2. 作为全科研究生应该全面掌握以下内容：

（1）前庭觉与前庭系统的解剖，头晕、眩晕的常见病因。

（2）头晕、眩晕的全科问诊模式及全面评估分析。

（3）常见前庭周围性病变、前庭中枢性病变的临床表现、诊断与鉴别诊断。

（4）头晕、眩晕的治疗、管理与预防。

（5）结合文献检索、运用循证医学方法进一步拓展头晕、眩晕管理的路径研究。

基础领域：前庭觉属于平衡感觉的一部分参与姿势与运动平衡的感受，前庭觉的异常会导致头晕、眩晕与平衡失调。前庭系统是人体平衡系统的重要组成部分，人的前庭系统可分为三部分：外周前庭系统、前庭中枢处理系统和运动输出系统。

一、概述

头晕(dizziness)是指头脑昏沉、头重脚轻、头胀、眼花等感觉。眩晕(vertigo)是指因平衡觉障碍或空间觉定向障碍引起的,而使患者感到外周环境或自身在旋转、移动或摇晃,是一种运动幻觉或错觉。

(一)前庭觉与前庭系统

前庭觉属于平衡感觉的一部分参与姿势与运动平衡的感受,与视觉和本体感觉共同构成平衡觉主体,前庭觉的异常会导致眩晕与平衡失调。

前庭系统是人体平衡系统的重要组成部分,人的前庭系统可分为三部分:外周前庭系统、前庭中枢系统和运动输出系统。

外周前庭系统:由前庭器官与前庭神经组成,前庭器官位于颞骨内的内耳迷路之中,由硬管(骨管)和软管(膜管)组成,可分为半规管和前庭两部分。骨性半规管分为水平半规管、前半规管和后半规管三部分,其内含有相应的三个膜半规管;骨性前庭内含有前庭囊,分为球囊、椭圆囊两部分。前庭神经与来自耳蜗的蜗神经共同组成第八对脑神经,即前庭蜗神经,经内听道进入颅腔内,然后进入脑干,主要至前庭神经核(图 6-2-1)。

前庭中枢系统:外周前庭的传入信息传入后,在三级中枢内进行加工处理。这三级中枢是脑干、小脑和大脑。脑干中的前庭中枢主要是前庭核复合体,是前庭神经冲动传导的中继站,具有接受、整合、调节前庭信息的功能,包括前庭内侧核、外侧核、上核和下核。小脑接受来自外周前庭感受器的神经传入纤维和来自前庭核复合体的次级传入纤维,将传入的信息进一步整合、分析后,继续向上一级中枢或相应的效应部位传导(如通过动眼神经核支配眼球的运动),并给予前庭神经核或外周前庭以反馈性的调节(图 6-2-2,见文末彩插)。

运动输出系统:指神经通路,包括前庭眼动通路、前庭小脑通路、前庭网状结构通路、前庭脊髓通路、视前庭相互作用通路、前庭植物神经通路、前庭皮层通路。

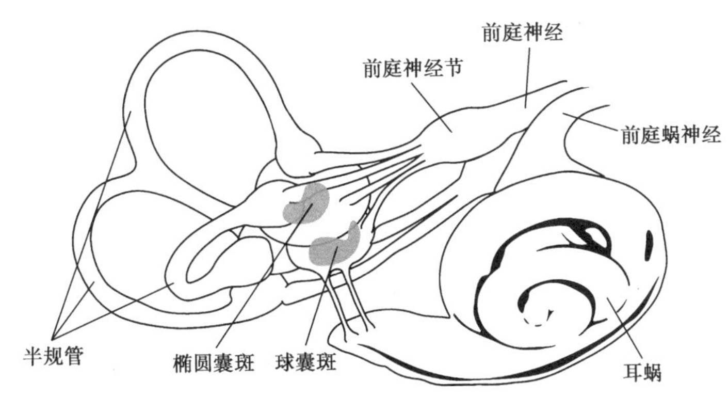

图 6-2-1　前庭器官

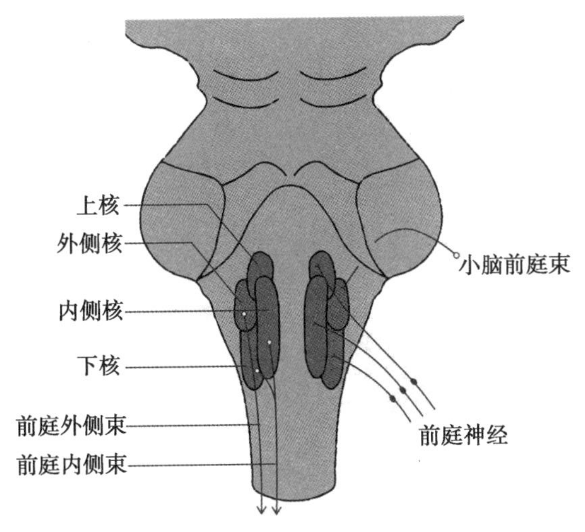

图 6-2-2　脑干前庭中枢

(二)头晕与眩晕的病因及发病机制

眩晕与头晕的发病机制不甚一致,但有时两者是同一疾病在不同时期的两种表现。眩晕根据病因可分为周围性和中枢性,头晕除可由上述两种病因造成外,也可由精神疾病、某些全身性疾病造成,此外尚有部分眩晕和头晕原因不明。一般而言,前庭系统疾病多表现为眩晕,而非前庭系统疾病仅表现为非眩晕性头晕。在全科医生就诊的患者中,前庭周围性病因最常见,非前庭非精神性病因次之,精神心理性病因不少见,前庭中枢性病因最少见。

1. 周围性　病变部位包括前庭感受器及前庭神经颅外段,多由耳源性疾患引起。良性阵发性位置性眩晕发病率最高，其次为梅尼埃病和前庭神经炎。

（1）良性阵发性位置性眩晕（BPPV）：由椭圆囊耳石膜上的碳酸钙颗粒脱落并进入半规管所致。特点为阵发性眩晕出现于头位变动过程中，Dix-Hallpike 或 Roll test 等检查可诱发眩晕和眼震。临床上大多数 BRRV 属于"管结石型"，极少部分 BPPV 属于"嵴帽结石性"。

（2）前庭神经炎（VN）：由病毒感染前庭神经或前庭神经元所致，表现为眩晕伴恶心、呕吐及眼震，无耳鸣和耳聋，眩晕持续时间可长达 24 小时以上，发病前常有上呼吸道感染病史。

（3）梅尼埃病（MD）：目前认为梅尼埃病是由内耳液体和离子稳态异常所致，该综合征表现为发作性眩晕、耳鸣和听力损失。

（4）迷路炎：由细菌、病毒侵犯骨迷路或膜迷路所致，表现为眩晕、恶心、呕吐、耳痛、听力障碍、外耳道流脓等。

（5）突发性感音性聋伴眩晕：表现为数分钟到数小时内急剧耳聋，以高频下降为主，1/3 到半数的患者出现眩晕。

（6）耳毒性药物所致眩晕：耳毒性药物是指造成听神经受损，中毒后表现为眩晕、耳鸣、耳聋等症状的药物，包括氨基糖苷类抗生素（如庆大霉素、链霉素、卡那霉素、新霉素等）、大环内酯类抗生素（红霉素）、利尿剂（呋塞米、依他尼酸等）、多肽类抗生素（万古霉素、多黏菌素）、水杨酸类解热镇痛药（阿司匹林等）、抗疟药（奎宁、磷酸氯喹等）、抗癌药（顺铂、长春新碱等）、重金属（汞、铅、砷等）等。

（7）其他少见疾病：如外淋巴瘘、大前庭水管综合征、前庭阵发症、耳硬化症、自身免疫性内耳病等。

2. 中枢性　病变部位包括前庭神经颅内段及以上相关联的结构（前庭神经核、前庭小脑、前庭中枢通路以及前庭皮质）。

（1）脑卒中：多见于后循环梗死。后循环梗死早期可出现发作性眩晕，常合并延髓性麻痹、复视、面瘫、面部感觉障碍等脑神经损害表现，有时合并霍纳综合征。

（2）后循环缺血：发作期间表现为眩晕、脑神经、脑干、小脑或枕叶损害症状，持续时间数分钟，发作间期无明显体征。

（3）颅内肿瘤：见于桥小脑角肿瘤、第四脑室内室管膜瘤、小脑星型胶质细胞瘤、听神经瘤、脑干肿瘤、脑转移瘤等。

（4）颅颈交界区畸形：颅后窝颅底骨性畸形压迫脑干下部及延髓上部可出现眩晕。

（5）多发性硬化（MS）：病灶累及脑干、小脑可出现眩晕。

（6）前庭性偏头痛：发病机制与偏头痛相同，核心症状是反复发作性的前庭性眩晕，可伴有畏光、畏声等类似于偏头痛的伴随症状，眩晕可发生在偏头痛之前、同时、之后、或分别在不同时间发生，持续时间数秒到数日不等。

（7）癫痫性眩晕：由前庭系统皮质中枢神经元异常放电所致的眩晕，通常迅速恢复，且反复频繁发生，发作与姿势改变无关。其病变部位可在顶内沟、颞叶后上回，顶叶中后回、左侧额中回、颞枕顶交界区等。

（8）药物损伤前庭中枢所致眩晕：卡马西平、苯妥英钠、重金属（汞、铅、砷等）、有机溶剂（甲醛、二甲苯、苯乙烯、三氯甲烷等）可损伤前庭中枢，导致眩晕。

（9）急性酒精中毒：导致半规管和小脑可逆性损害进而出现眩晕症状。

3. 精神疾病及其他全身疾病相关性　①精神性头晕：焦虑、抑郁情绪可导致头晕，反之头晕亦可影响情绪。②全身疾患相关性头晕：见于血液病（白血病、贫血等）、内分泌疾病（低血糖、甲状腺功能低下或亢进等）、心脏病导致的射血减少、低血压、体液离子或酸碱度紊乱、眼部疾患（眼肌麻痹、眼球阵挛、双眼视力不一致等）等。

4. 原因不明性。

文献检索：头晕和眩晕的概念在临床上容易混淆，以下的分类系统以症状为基础，对头晕、眩晕进行了一定的区分。1972 年 Drachman 等将头晕定义为一组非特异性的症状，它包括了眩晕、晕厥前（又称晕厥前兆）、失衡及头重脚轻感。我国头晕诊断流程建议专家组于 2009 年采用了该定义。

二、头晕与眩晕的分类

见表 6-2-1。

表 6-2-1　头晕、眩晕的分类

分类	鉴别诊断
眩晕（自己或周围旋转感）	内耳、前庭、脑干和小脑异常，鼻窦炎，药物毒性反应，惊恐发作，颈椎病
晕厥前头晕感	大脑供血不足、下肢静脉淤积、血容量不足、心脏疾病（心律不齐、心功能不全）、血管迷走神经现象
失去平衡感（站立时不稳感更强）	广泛的鉴别诊断——任何神经系统异常
其他（无法描述的头重脚轻感，或漂浮感不伴晕厥）	广泛的鉴别诊断，多与心理因素相关

应用领域：头晕、眩晕的评估方法——头晕、眩晕诊断时，病史的收集非常重要。全科医师应特别注意具有全科医疗特色的问诊模式、问诊要点、临床思维、整体评估；特别注意头晕、眩晕的躯体问题、既往情况、个人背景、心理背景、家庭背景及社会背景，全面进行评估。

三、头晕与眩晕的临床思维

【案例一】郑某，女，65 岁，反复眩晕 1 个月，体位转动时出现眩晕，头向右侧转动时为甚，有天旋地转感，伴恶心，偶有呕吐，无头痛，无胸闷，无耳鸣，无听力减退，无饮水呛咳，无吞咽困难，无肢体麻木、乏力，无言语含糊，无视物模糊，每次持续时间约 1 分钟左右。神经系统查体（-），右侧位置试验（+）。

（一）头晕、眩晕的问诊

针对该患者的情况，首先运用全科医学的理念及整体评估的方法进行病史采集，应尽可能了解头晕、眩晕的特征及相关因素。

1. 问诊模式　采用 RICE 问诊式，即 R——原因（reason）：患者就诊的原因（头晕、眩晕）；I——想法（ideas）：患者对自己头晕、眩晕症状的看法；C——关注（concerns）：患者忧虑的问题；E——期望（expectations）：患者期望医生可以帮助他做些什么？

结合 BATHE 问诊式，即 B——背景（background）：了解患者头晕、眩晕相关的心理和社会背景；A——情感（affect）：了解患者的情绪状态；T——烦恼（trouble）：了解头晕、眩晕对患者的影响程度；H——处理（handling）：了解患者的自我管理能力；E——共情（empathy）：对患者头痛等不幸表示理解 / 感受支持。

2. 问诊内容　作为全科医师，在问诊过程中，主要问诊包括年龄、出现时间、起病方式、诱因、发病特点、持续时间和发作频率、伴随症状、病情变化及经过、用药史、全身性疾病、感染接触史、外伤史、既往史、家族史及个人嗜好，同时问诊时注意了解心理及社会背景、注意人文关怀，并根据问诊采集的病史进行整体相关分析（表 6-2-2）。

（二）体征

1. 一般查体　应进行全面而有重点的检测，包括血压、脉搏、呼吸和体温等生命体征，心脏杂音听诊及心律检查在内的心血管查体，皮肤、黏膜查体等，目的是鉴别有无高血压、低血压、心律不齐、心力衰竭、贫血、全身感染、中毒、代谢紊乱、药物性因素等。

2. 神经系统查体　全面进行神经系统查体，注意意识状态，检查有无眼球震颤、有无共济失调、有无语言、视觉及听觉障碍，有无脑神经麻痹体征，有无感觉和运动异常，肢体肌力是否正常，有无病理征、脑膜刺激征等。平衡功能检查，包括常用的检查：Romberg（龙贝格征）、Mann（曼氏征）试验和单足站立试验等。对部分重症患者应做眼底检查，了解有无视盘水肿，有无视网膜出血等重症情况。

3. 神经 - 耳科学查体　包括自发性眼球震颤、视动性检查、前庭 - 眼反射以及前庭 - 脊髓反射等内容。眼球震颤、平滑跟踪、甩头试验和闭目难立征及加强试验均属于基础性的检查，对于鉴别中枢和周围前庭病变或判断前庭功能低下，具有极为重要的价值；位置试验对于良性阵发性位置性眩晕的诊断和鉴别诊断，具有重要的价值，其中 Dix-Hallpike 是诊断后半规管良性阵发性位

表 6-2-2　头晕、眩晕问诊过程的初步评估

问诊要点	特点	有关疾病
年龄及性别	青年女性	前庭性偏头痛等
	老年女性	良性阵发性位置性眩晕等
	中年	梅尼埃病等
持续时间	持续数秒	良性阵发性位置性眩晕、前庭阵发症、癫痫性眩晕等
	持续数分钟	后循环缺血、前庭性偏头痛、前庭阵发症、癫痫性眩晕等
	持续 20 分钟以上	梅尼埃病、前庭性偏头痛等
	持续数日	脑卒中、前庭神经炎、前庭性偏头痛等
	持续性	双侧前庭功能低下和精神心理性等
发作频率	单次	前庭神经炎、脑干或小脑卒中、迷路炎、药物性等
	反复发作性	梅尼埃病、前庭性偏头痛、后循环缺血、良性阵发性位置性眩晕、前庭阵发症、癫痫性眩晕、听神经瘤等
诱因	头位变化	良性阵发性位置性眩晕、颅后窝肿瘤、前庭性偏头痛等
	月经相关或睡眠剥夺	前庭性偏头痛
	大声或瓦氏动作	外淋巴瘘
	病毒、细菌感染	前庭神经炎、迷路炎等
	站立位	体位性低血压
	药物因素	药物性
伴随症状	恶心、呕吐	前庭神经炎、迷路炎等
	耳聋、耳鸣或耳胀	梅尼埃病、听神经瘤、突发性耳聋、迷路炎、外淋巴瘘、大前庭水管综合征、前庭阵发症、耳硬化症、自身免疫性内耳病等
	外耳道、中耳分泌物	迷路炎
	畏光、头痛或视觉先兆	前庭性偏头痛
	局灶性神经系统体征	中枢性（血管性、炎症性、肿瘤或变性病）
基础疾病	伴有各系统临床表现	血液病（白血病、贫血等）、内分泌疾病（低血糖、甲状腺功能低下或亢进等）、心脏病导致的射血减少、低血压、体液离子或酸碱度紊乱、眼部疾患（眼肌麻痹、眼球阵挛、双眼视力不一致等）等
完整的用药史	正在用药情况	耳毒性药物或药物损伤前庭中枢等
心理背景	心理问题	心理压力、心理状态等

置性眩晕的标准诊断试验方法；眼偏斜反应和摇头性眼震试验对于部分中枢和周围前庭病变的鉴别有帮助；瓦氏动作、耳屏压迫试验和强声诱发试验等对于某些少见的周围前庭病变，具有一定的参考价值；音叉检查是判断听力损失性质的常用方法之一，包括韦伯试验、林纳试验和施瓦巴赫

试验，可用于鉴别传导性或感音神经性听力损失。

（三）辅助检查

1. **前庭功能检查**　包括两部分，分别针对半规管和耳石器功能：冷热试验和视频头脉冲试验用于判断半规管的低频和高频功能，前庭诱发肌源性电位包括颈性前庭诱发肌源性电位和眼性前庭诱发肌源性电位，用于判断球囊和椭圆囊及其通路的功能。眼球震颤电流描记（electronystagmography，ENG）是目前研究眼球运动的一种比较精确的方法，可对前庭功能检查方法（如冷热试验等）进行记录和分析，以鉴别受检者前庭功能正常或异常，确定病变的部位。

2. **平衡功能检查**　静态或动态姿势描记、平衡感觉整合能力测试以及步态评价等。

3. **听力学检查**　包括纯音电测听和脑干听觉诱发电位，前者用于了解听力下降的程度及类型，后者主要用于蜗后病变的筛查。音叉检查是判断听力损失性质的常用方法之一，包括韦伯试验（Weber test）、林纳试验（Rinne test）和施瓦巴赫试验（Schwabach test）。可用于鉴别传导性或感音神经性听力损失。

4. **影像学检查**　MRI和CT等影像学检查用于诊断一些发生了结构改变的中枢或周围前庭病变，经颅多普勒超声（TCD）用于检测脑血管病变，数字减影血管造影（DSA）用于检测心脏和脑血管的病变。

5. **其他检查**　包括血常规、血生化、甲状腺功能、心肌酶谱、氧饱和度、血红蛋白、血药浓度测定、心电图、脑电图（EEG）、眼科检查等，用于判断是否存在贫血、低血糖、甲状腺功能低下或亢进、严重的心肌梗死或心律失常、心力衰竭、体液电解质或酸碱度紊乱、眼肌麻痹和屈光不正等疾患。此外，对头晕、眩晕患者，进行心理评估，主要包括焦虑及抑郁评估，采用SAS焦虑自评量表，SDS抑郁自评量表。

用于头晕、眩晕病因诊断的常用实验室或辅助检查项目见表6-2-3。

表6-2-3　用于头晕、眩晕病因诊断的常用实验室或辅助检查项目

检查项目	适用情况和/或具体内容
血常规	进行感染或血液疾病的辅助诊断
血生化检查	评估全身疾病相关性头晕，如电解质、血糖、血尿素氮、血肌酐、血钙、肝功等
甲状腺功能	对甲状腺功能低下或亢进进行评估
冷热试验和视频头脉冲试验	用于判断半规管的低频和高频功能
前庭诱发肌源性电位	用于判断球囊和椭圆囊及其通路的功能
纯音电测听	用于了解听力下降的程度及类型
脑干听觉诱发电位	用于蜗后病变的筛查
脑电图	用于癫痫性眩晕的判断
头颅CT扫描	用于颅内病变的诊断，对出血和钙化敏感。疑肿瘤时需行增强CT
头颅MRI检查	用于颅内病变的诊断，适于脱髓鞘病变、肿瘤性病变及颅后窝病变，MRA可用于血管检查
经颅多普勒超声	诊断颅内血管病变
脑血管造影	诊断颅内血管病变，肿瘤性病变等，是颅内血管病变的最敏感精确的检查手段，属创伤性检查
心血管造影	诊断心脏血管病变
眼科检查	用于观察眼底情况；诊断或除外眼肌麻痹、屈光不正等疾患
心理评估	SAS焦虑自评量表，SDS抑郁自评量表

拓展领域：头晕、眩晕的诊断与鉴别诊断

头晕、眩晕的诊断，首先是区别前庭系统疾患和非前庭系统疾患，眩晕提示前庭系统疾患，而非眩晕性头晕则更倾向于非前庭系统疾患，明确是前庭系统疾患后还应进一步区分是周围性病变还是中枢性病变。根据病史、查体及实验室检查有关资料、影像学检查结果等进行全面分析，做出诊断和鉴别诊断。

四、头晕与眩晕的诊断和鉴别诊断

对于眩晕而言，周围性和中枢性病变的临床表现、辅助检查、治疗以及预后等完全不同。鉴于此，实践中将脑干、小脑神经核以及核上性病变所造成的眩晕称为中枢性眩晕，反之，则称为周围性眩晕。周围性眩晕与中枢性眩晕的鉴别诊断见表 6-2-4。

表 6-2-4 周围性眩晕与中枢性眩晕的鉴别诊断

临床特征	周围性眩晕	中枢性眩晕
病变部位	前庭感受器及前庭神经颅外段	前庭神经颅内段及以上相关联的结构
程度	发作性、症状重	持续性、症状轻
持续时间	较短，数小时至数日，最多数周	较长，可数月以上
眼球震颤	幅度小、多水平旋转型，眼震快相向健侧	幅度大、形式多变、验证方向不一致
神经系统体征	无或仅有听力改变	脑干、小脑及顶颞叶损害体征
前庭功能试验	减弱、消失	可正常
自主神经症状	恶心、呕吐、出汗、面色苍白	较少见

（一）前庭周围性病变

前庭周围性病变是脑干神经核以下的病变，在全科医生就诊的患者中最常见，绝大多数系耳部疾患引起，除眼震和有时可能伴听力障碍之外，患者没有相关的神经系统损害的症状和体征，良性阵发性位置性眩晕、前庭神经炎、梅尼埃病等相对常见。

1. 良性阵发性位置性眩晕（benign paroxysmal positional vertigo，BPPV）

（1）临床表现：典型的 BPPV 发作是由患者相对于重力方向改变头位（如起床、躺下、床上翻身、低头或抬头）所诱发的、突然出现的短暂性眩晕（通常持续不超过 1 分）。其他症状可包括恶心、呕吐等自主神经症状，头晕、头重脚轻、漂浮感、平衡不稳感以及振动、幻视等。

（2）分类：目前尚无统一的分类标准，可按照病因和受累半规管进行分类。

1）按病因分类：①特发性 BPPV，病因不明；②继发性 BPPV，继发于其他耳科或全身系统性疾病，如梅尼埃病、前庭神经炎、特发性突聋、中耳炎、头部外伤、偏头痛、手术后（中耳内耳手术、口腔颌面手术、骨科手术等）以及应用耳毒性药物等。

2）按受累半规管分类：①后半规管 BPPV，最为常见；②外半规管 BPPV（水平半规管 BPPV），可进一步分为向地性眼震型和离地性眼震型；③前半规管 BPPV，少见类型；④多半规管 BPPV，为同侧多个半规管或双侧半规管同时受累。

（3）诊断标准

1）相对于重力方向改变头位后出现反复发作的、短暂的眩晕或头晕（通常持续不超过 1 分）。

2）位置试验中出现眩晕及特征性位置性眼震。

3）排除其他疾病，如前庭性偏头痛、前庭阵发症、中枢性位置性眩晕、梅尼埃病、前庭神经炎、迷路炎、上半规管裂综合征、后循环缺血、体位性低血压、心理精神源性眩晕等。

【案例一分析】该患者为老年女性，头位变动后出现反复发作的、短暂的眩晕，伴恶心、偶有呕吐，每次持续约 1 分钟，位置试验出现特征性位置性眼震，无脑神经损害表现。根据以上评估初步考虑前庭周围性病变，良性阵发性位置性眩晕可能。

2. 前庭神经炎（vestibular neuritis，VN）

（1）临床表现：多数患者在病前数日或数周内有上呼吸道感染或腹泻史。剧烈的外界旋转感常持续24小时以上，有时可达数日；伴随剧烈的呕吐、心悸、出汗等自主神经反应。

（2）诊断依据

1）眩晕发作常持续24小时以上，部分患者病前有病毒感染史。

2）没有耳蜗症状；除外脑卒中及脑外伤。

3）ENG检查显示一侧前庭功能减退。

3. 梅尼埃病（Ménière's disease，MD）

（1）临床表现：表现为发作性眩晕、听力下降和耳鸣及闷胀感。发作性眩晕多持续20分至12小时，常伴有恶心、呕吐等自主神经功能紊乱和走路不稳等平衡功能障碍，无意识丧失；间歇期无眩晕发作，但可伴有平衡功能障碍。双侧梅尼埃病患者可表现为头晕、不稳感、摇晃感或振动幻视。听力下降一般为波动性感音神经性听力下降，早期多以低中频为主，间歇期听力可恢复正常。随着病情进展，听力损失逐渐加重，间歇期听力无法恢复至正常或发病前水平。多数患者可出现听觉重振现象。疾病早期间歇期可无耳鸣和/或耳闷胀感，随着病情发展，耳鸣和/或耳闷胀感可持续存在。

（2）诊断标准

1）2次或2次以上眩晕发作，每次持续20分至12小时。

2）病程中至少有一次听力学检查证实患耳有低到中频的感音神经性听力下降。

3）患耳有波动性听力下降、耳鸣和/或耳闷胀感。

4）排除其他疾病引起的眩晕：如前庭性偏头痛、突发性聋、良性阵发性位置性眩晕、迷路炎、前庭神经炎、前庭阵发症、药物中毒性眩晕、后循环缺血、颅内占位性病变等；此外，还需要排除继发性膜迷路积水。

（二）前庭中枢性病变

【案例二】何某，男，67岁，主诉眩晕、头痛伴呕吐2小时。

患者2小时前无明显诱因出现眩晕、头痛，有天旋地转感，伴恶心、呕吐，呕吐物为胃内容物，非咖啡样，非喷射样，伴走路不稳，无口角歪斜，无饮水呛咳，无意识不清。

既往史：有高血压病史7年，最高血压180/100mmHg，平时服用“卡托普利、尼莫地平”，血压控制欠佳。否认糖尿病、心脏病、肾脏疾病史。

个人史：不吸烟，嗜酒，每日白酒半斤（1斤=500g）。

家族史：父母均有高血压病史。

前庭中枢性病变多位于脑干和小脑，少数见于丘脑、前庭皮质或颅底高颈髓。前庭中枢病变大致分为三类：一类为存在解剖结构改变的病灶且常能被影像学等检查所证实，除眩晕、头晕之外，患者往往合并中枢损害的其他表现，主要见于血管性、炎症性、肿瘤或变性病等；另一类则没有解剖结构的改变，除眩晕、头晕和头痛之外，患者没有中枢损害的其他表现，见于前庭性偏头痛；最后一类极为少见，如癫痫性眩晕。

1. 存在解剖结构改变的前庭中枢性病变

病因以脑梗死最多，其次为脑出血、多发性硬化、肿瘤、感染和变性病等。绝大多数的脑干和/或小脑病变同时伴随中枢神经系统损害的表现，神经影像等检查常能帮助确定病变的性质，极少部分表现为孤立性中枢性眩晕，一般见于病灶较小的脑梗死（表6-2-5）。

2. 前庭性偏头痛（vestibular migraine，VM）

（1）临床表现：表现为反复发作的自发性眩晕伴恶心，有时可有呕吐，发作时间可持续数十秒至数小时或数日，一般经过休息后或睡眠好转。发作时无或有明显头痛，头位变化时头晕加重，无特定方向性，可伴畏光、畏声、视觉先兆，可有视物模糊、偏盲，少数可出现短暂意识模糊。

（2）诊断标准

1）至少发作5次中到重度的眩晕/头晕，每次持续5分钟至72小时。

2）现病史或既往史中存在符合国际头痛疾病分类（ICHD）标准的偏头痛。

3）至少50%的眩晕、头晕发作合并下列症状中的一项：①头痛，至少符合2项，即位于头部一侧或呈搏动性或疼痛达到中到重度或活动后加重头痛；②畏光且惧声；③视觉先兆。

表 6-2-5 常见的存在解剖结构改变的前庭中枢性病变

疾病名称	临床特点	诊断要点
脑梗死	病初可出现发作性眩晕，持续数小时到数日，常合并延髓性麻痹、复视、面瘫、面部感觉障碍等脑神经损害的表现，有时合并霍纳综合征	①中老年患者，有脑血管病相关危险因素；②安静休息时发病；③脑神经损害表现；④CT 早期正常，24~48 小时后出现低密度灶
脑出血	轻症表现为突发性头晕或眩晕，持续数小时到数日，体检可见小脑性共济失调，大量出血的恢复期可出现头晕。可出现剧烈头痛和呕吐，伴脑神经损害表现，重者出现意识模糊或昏迷	①中老年患者，有脑血管病相关危险因素；②活动中或情绪激动时发病；③脑神经损害表现；④CT 可见出血病灶；⑤腰穿可见血性脑脊液
后循环缺血	一过性眩晕、眼震、站立或行走不稳，亦可出现其他一过性脑神经损害表现持续时间数分钟到数小时	主要依靠病史，短暂性、可逆性、反复发作的后循环缺血症状，结合必要的辅助诊断
多发性硬化	由于多发性硬化患者大脑、脑干、小脑、脊髓可同时或相继受累，眩晕可持续数小时到数日者，大多数患者在临床上表现为空间和时间多发性，即病变部位多发，时间上表现为缓解 - 复发的病程	主要依靠病史和临床体征，MRI 可提供病变时间及空间多发的证据。具体参考 McDonald MS 诊断标准
颅内肿瘤	眩晕、头晕可持续数周以上。小脑或脑干肿瘤主要表现为小脑性共济失调、脑神经和交叉性锥体损害，有时合并眩晕或头晕；桥小脑角肿瘤常见头晕发作，可见小脑性共济失调、病侧面部感觉障碍和外展神经麻痹、面瘫等体征	主要依靠典型症状和体征，结合影像学诊断

4）临床表现不能用其他疾病解释。除了 1）之外，若患者只存在 2）或 3），则应诊断可能的 VM。

3. 癫痫性眩晕（epileptic vertigo）

（1）临床表现：发作表现为躯体移动感和周围环境物体旋转感，患者感到姿势不稳、头重脚轻或躯体向一侧倾跌，意识无明显障碍，可伴面色苍白、出汗、呕吐等植物神经症状，个别伴有腹痛或肌肉小幅度的抽动。当发作扩散时因刺激颞横回前部的听觉中枢可引起幻听，历时数秒至数分钟恢复正常。其眩晕发作特点是突发突止，持续数秒或数十秒，少有眼震，与姿势改变无关。如果发生在夜间，患者在睡眠中可被眩晕发作唤醒，如果发生在站立时，可引起姿势控制的丧失，甚或摔倒。与其他类型单纯部分性发作一样，其亦可进展为复杂部分性或全面性癫痫发作，此时，对其临床先前的眩晕做出诊断并不困难，如出现意识改变、肢体抽搐、头眼偏转等提示癫痫发作的症状。

（2）诊断建议

1）眩晕发作时，脑电图上相应导联的异常放电。

2）需除外其他原因。

（三）非前庭系统疾患

1. 精神心理疾患 2015 年国际前庭疾病分类提出了持续性姿势性感知性头晕（persistent postural-perceptual dizziness，PPPD）的概念，用于特指客观检查没有明显异常而表现为慢性头晕的一类疾病，该概念是对以往概念姿势性恐惧性眩晕（phobic postural vertigo，PPV）和慢性主观性头晕（chronic subjective dizziness，CSD）的整合。

（1）临床表现：主要症状为非眩晕发作的姿势性头晕，由环境或者社会刺激因素（如人群）诱发的波动性站立不稳，这些症状不能由其他的神经科 - 耳科疾病来解释。

（2）诊断标准

1）头晕和 / 或姿势性不稳感持续 3 个月以上，发作超过 15d/月。

2）症状可为自发性，但常在直立位或置身于复杂的视觉环境中加重。

3）多在前庭病变或平衡障碍事件后急性或亚急性发病，缓慢起病者少见。

2. 全身性疾病 血液病（白血病、贫血等）、内分泌疾病（低血糖、甲状腺功能低下或亢进等）、心脏病导致的射血减少、低血压、体液离子或酸碱度紊乱、眼部疾患（眼肌麻痹、眼球阵挛、双眼视力不一致等）等全身疾病可能导致头晕。对于非眩晕性头晕的患者应重视全身疾病的病史采集、体格检查和辅助检查。

非眩晕性的体位性头晕提示体位性低血压，患者在直立位时收缩压和/或舒张压下降超过20mmHg和/或10mmHg，临床表现为将要摔倒的不稳感，可能伴随黑矇或视物模糊、恶心出汗等，但患者的意识并未丧失，症状多持续数秒到数十秒，极少超过数分钟，有时也称为晕厥前。患者出现上述表现或疑诊本病时，应行三位血压监测、直立倾斜试验及必要的心脏检查。

全科门诊的头晕、眩晕病例以前庭周围性病变最常见，其次是全身疾病相关性头晕。有些全身疾病、前庭中枢性病变可能很严重，甚至危及生命。因此，作为负责首诊的全科医生，需要熟练掌握这些疾病的临床特点，识别哪些头晕、眩晕是属于急、危重的，并予以及时处理。头晕及眩晕的评估路径见图6-2-3。

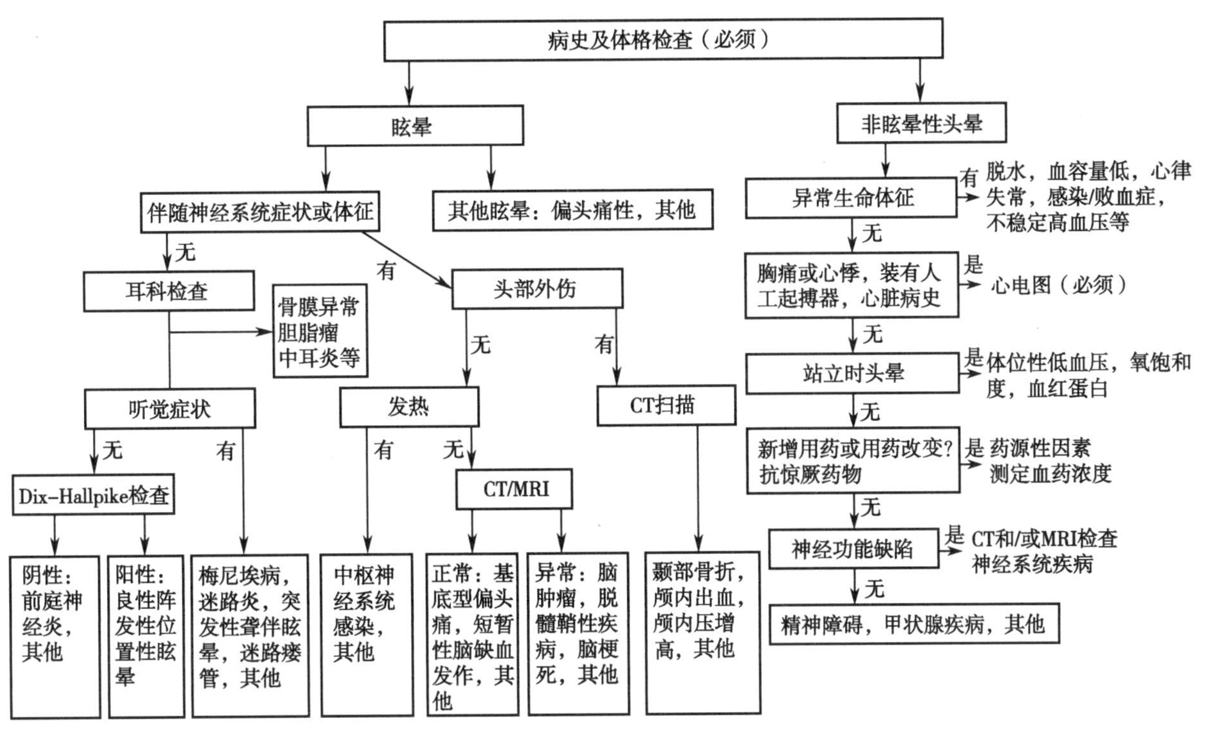

图6-2-3 眩晕及头晕的评估路径

【案例二分析】该患者老年男性，主诉突发眩晕、头痛伴呕吐2小时。既往有高血压病史7年，最高血压180/100mmHg，血压控制不佳。有酗酒史。家族史：父母具有高血压病史。根据分析评估，进行全面体格检查。

在进行评估时，运用Murtagh安全诊断策略：①可能的诊断是什么；②哪些严重的疾病一定不能漏诊；③哪些病因会被经常遗漏；④患者是否患有临床上症状多变的"伪装性疾病"；⑤患者是否在试图要告诉我们别的东西。

结合案例二最可能的诊断脑梗死，给予进一步检查，包括中枢神经系统辅助检查，结果发现左侧轮替试验缓慢，左侧跟膝胫试验差，闭目难立征阳性，脑膜刺激征阴性。需及时处理及治疗。

因此，针对头晕、眩晕患者评估的过程中，必须重视全面问诊、体格检查，运用Murtagh安全诊断策略，做到以下几方面：

1. 可能的诊断是什么 本例中患者为老年男性，有脑血管病相关危险因素，安静休息时发病，突发的眩晕、头痛伴呕吐，体格检查：左侧轮替试验缓慢，左侧跟膝胫试验差，闭目难立征阳性，最有可能的诊断是小脑梗死。

2. 哪些严重的疾病一定不能漏诊 脑梗死、脑出血、多发性硬化、颅内肿瘤、中枢神经系统感染、白血病、心脏病导致的射血减少、低血压、体液离子或酸碱度紊乱等。

3. 哪些病因会被经常遗漏 这类疾病往往比较少见，或者症状比较非特异性，因此容易被忽略，包括：低血糖，贫血，甲状腺功能低下或亢进及其他内分泌疾病。

4. 患者是否患有临床上症状多变的“伪装性疾病” 如精神心理疾患引起的眩晕、头晕。

5. 患者是否在试图要告诉我们别的东西 启发患者回忆是否服用可导致听神经以及前庭中枢受损的药物。

> 管理领域：头晕、眩晕的干预原则
>
> 首先，应积极预防和治疗各种原发病。重点是进行病因干预、对症治疗，预防复发、进行干预管理及心理疏导，同时掌握头晕、眩晕的危急症处理方法。

五、头晕与眩晕的干预原则

（一）干预原则

引起头晕、眩晕的病因各种各样。对于非前庭系统疾患，应给予相应的治疗；前庭系统疾患虽涉及多种疾病，但基本的处理有其共同性。

1. 基础前庭疾病的治疗 在某些情况下，治疗基础疾病可以缓解眩晕症状或改变疾病病程，如良性阵发性位置性眩晕、前庭神经炎、梅尼埃病、多发性硬化、前庭性偏头痛、椎基底动脉缺血等。

（1）良性阵发性位置性眩晕：①耳石复位，是目前治疗良性阵发性位置性眩晕的主要方法，对于不同半规管类型选择不同的复位方法，以手法复位为主，手法复位操作困难的患者可采用耳石复位仪辅助复位；EPLEY耳石复位法见图6-2-4。②手术治疗，对于诊断明确，1年以上规范耳石复位无效的难治性患者，可考虑手术治疗。

（2）前庭神经炎：急性期可采用皮质类固醇和抗病毒药物。

（3）梅尼埃病：①生活方式调整，包括适

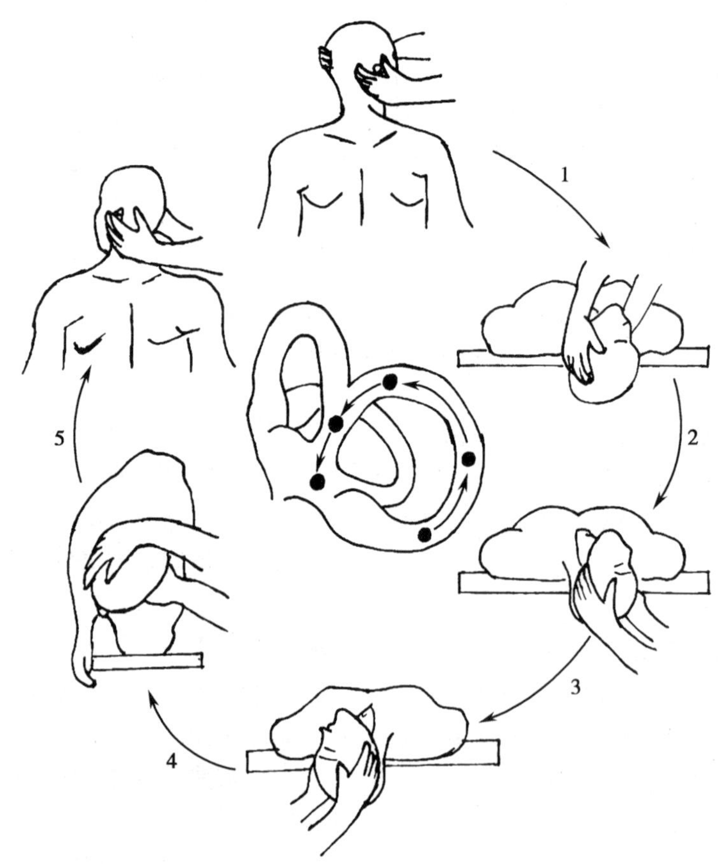

图6-2-4 EPLEY耳石复位法

具体操作：①患者取坐位，头向右侧转45°；②保持该头位使患者躺下头部呈悬垂位30°，保持30秒或直至症状消失；③患者经过中度头伸展，头缓慢向左侧旋转45°，保持30秒或直至症状消失；④患者向左侧卧位同时头部继续向左侧旋转45°，保持该体位1~3分钟；⑤缓慢回到坐位同时头部前倾30°。

当限盐（2~3g/d），限制咖啡因、尼古丁以及酒精的摄入等；②倍他司汀，改善内耳血供、抑制前庭核活动；③利尿剂，减轻内淋巴积水；④鼓室注射糖皮质激素，鼓室低压脉冲治疗，鼓室注射庆大霉素等；⑤手术治疗，对于眩晕发作频繁，6个月非手术治疗无效患者，可考虑手术治疗。

（4）前庭性偏头痛：三环类抗抑郁药、β受体阻滞剂、钙离子拮抗剂可预防前庭性偏头痛的发作。

2. 缓解眩晕症状 对于持续数小时或数日的急性发作的眩晕，可给予前庭抑制剂，包括抗组胺药（如美克洛嗪、茶苯海明、苯海拉明等）、苯二氮䓬类药（如地西泮、劳拉西泮、氯硝西泮、阿普唑仑等）、止吐药（如丙氯拉嗪、异丙嗪、甲氧氯普胺、多潘立酮、昂丹司琼等）等。前庭抑制剂对于非常短暂的眩晕（如良性阵发性位置性眩晕）无效，除非发作非常频繁。急性期的症状控制后应及时停药，以避免抑制中枢代偿机制的建立。

3. 前庭康复训练 对于单侧或双侧永久性外周前庭功能减退，前庭康复训练可促进患者的恢复；研究表明，中枢性前庭疾病亦可从前庭康复训练获益。

4. 生活方式干预

（1）患者教育：头晕、眩晕的诱因、主要表现特点及预防措施。

（2）多饮水，避免过量摄入盐及高脂肪食物，忌烟酒。

（3）注意休息，避免疲劳，避免心理应激。

（二）转诊原则

以下情况需转诊至专科医生：

1. 经一般诊治，仍诊断不明确的，或治疗效果欠佳者。

2. 疑颅内感染、颅内占位、颅脑外伤或脑血管病变等急危重病变时。

3. 严重的全身情况，如心肺功能不全等。

【案例一治疗分析】结合案例一评估初步考虑良性阵发性位置性眩晕，首先采用耳石复位治疗，若复位后仍有头晕、平衡障碍，可给予倍他司汀、银杏叶提取物等改善内耳微循环，若经过1年以上规范的耳石复位仍无效且活动严重受限，可考虑手术治疗。

【案例二治疗分析】结合案例二评估最有可能的诊断为小脑梗死，予进一步检查，包括中枢神经系统辅助检查，结果发现左侧轮替试验缓慢，左侧跟膝胫试验差，闭目难立征阳性，脑膜刺激征阴性。在注意生命体征的基础上，给予立即转诊治疗。

（三）头晕、眩晕的预防

作为全科医师管理头晕、眩晕时应重心前移，积极预防，主要方法为：

1. 规律生活，劳逸结合，避免过度劳累，保证充足的睡眠。

2. 注意调整情绪，保持较好的心态。

3. 避免可能诱发头晕、眩晕的食物或药物因素，如酒精、咖啡、茶等。

4. 注意保暖，避免呼吸道等常见感染。

5. 对慢性基础疾病者应做好疾病的预防和管理积极控制病情。

> 研究领域：头晕、眩晕的连续管理
>
> 结合案例一、案例二，针对全科医学诊疗过程中头晕、眩晕的常见病因，研究如何进行头晕、眩晕的连续管理，尤其是作为全科医师，如何进行全人全程的连续性管理；建议结合国内外指南、查阅文献、采用循证医学的方法、全科医疗疾病管理的技能进行探索研究。

（四）研究进展

包括查阅国内外头晕、眩晕常见病因的相关指南、查阅核心期刊文献等获得最新的研究进展。

进展1：良性阵发性位置性眩晕的治疗与管理

眩晕的患者中有17%~42%被诊断为BPPV。2017年，美国耳鼻咽喉头颈外科学会（AAO-HNS）更新发布了BPPV指南，该指南前一版于2008年发布。该指南从BPPV的诊断、辅助检查、治疗、管理等方面提出声明，强调患者教育与共同决策。该指南指出BPPV患者不应常规给予前庭抑制剂；应对影响BPPV治疗方案制定的修正因素进行评估（包括糖尿病、焦虑、头部损伤、高血压、脑卒中、跌倒风险等）；应在起始观察或治疗后1个月内对患者重新评估，记录症状持续或缓解的情况；医务人员需要对BPPV未缓解和/或合并潜在其他外周前庭或中枢神经系统病变的情况进行评估，或者转诊给具备此能力的医师；医务人员应对患者宣教BPPV对安全的影响、疾病的复发风险以及随访的重要性。

进展2：梅尼埃病的治疗与管理

2017年，中华耳鼻咽喉头颈外科杂志编辑委员会和中华医学会耳鼻咽喉头颈外科学分会出台了新版《梅尼埃病诊断和治疗指南》。该指南根据患者最近6个月内间歇期听力最差时0.5kHz、1.0kHz及2.0kHz纯音的平均听阈进行分期，并对不同的分期提出了可供选择的治疗方案。指南特别强调了患者教育和生活方式的调整，即向患者解释梅尼埃病相关知识，使其了解疾病的自然病程规律、可能的诱发因素、治疗方法及预后，做好心理咨询和辅导工作，消除患者恐惧心理，以及建议患者规律作息，避免不良情绪、压力等诱发因素，减少盐分摄入，避免咖啡因制品、烟草和酒精类制品的摄入。

（五）研究方向

建议结合国内外指南、查阅文献、采用循证医学的方法、全科医疗疾病管理的技能进行探索研究，建立头晕、眩晕干预管理路径的研究。

包括针对患者头晕、眩晕提出临床问题→全面收集有关研究证据→采用获得证据的研究方法→评价证据的科学性和实用性→研究头晕、眩晕路径管理的路径应用研究结果→进行效果评价研究。

思　考　题

1. 如何鉴别良性阵发性位置性眩晕、前庭神经炎和梅尼埃病？
2. 在问诊和查体过程中患者的哪些临床表现提示前庭中枢病变？

（方力争）

第三节　胸闷与胸痛

学习提要

1. 胸痛、胸闷是临床上常见的症状。胸痛的产生与胸壁内外各种痛觉敏感组织如心血管、神经等受缺氧、压迫或炎症的刺激等多种因素有关；胸闷的产生主要是因动脉血氧分压降低，刺激颈动脉窦和主动脉弓的化学感受器所致，一般与呼吸系统及循环系统疾病有关。

2. 胸痛、胸闷分为突发性和反复发作性，对于突发的急性胸痛、胸闷首先要识别和排除立即危及生命的胸痛病因。

基础领域：

胸痛相关的机制——胸痛的产生与胸壁内外各种痛觉敏感组织如心血管、神经等受缺氧、压迫或炎症的刺激等多种因素有关，也与吗啡肽、P物质、5羟色胺（5-HT）等神经递质及前列腺素等物质的参与有关。

胸闷相关的机制——胸闷的产生主要是因动脉血氧分压降低，刺激颈动脉窦和主动脉弓的化学感受器所致，一般与呼吸系统及循环系统疾病有关。

胸痛（chest pain）系指颈部下界至骨性胸廓下口范围的疼痛，包括紧缩压榨感、闷痛、针刺痛、灼烧感等。胸闷（chest tightness）指患者主观感觉空气不足或呼吸费力，客观上表现为呼吸运动用力，严重时可出现张口呼吸、鼻翼扇动、端坐呼吸等，并伴有呼吸频率、深度和节律的异常。

一、胸痛与胸闷的机制

（一）胸痛的敏感组织

胸部疼痛，可能来源于胸廓及胸廓内器官（胸壁、心脏、肺等），也可来源于胸廓以外器官（胃、腹段食管等），见表6-3-1。

表 6-3-1 引起胸痛的敏感结构

组织类别	主要敏感结构
胸壁	
浅层	皮神经,乳腺组织
深层	肋间神经,肋间肌,肋骨,壁层胸膜
胸腔	
心血管	冠状动脉(左冠状动脉前降支室间隔分支、前壁分支、左回旋支,右冠状动脉等),主动脉,心肌,心包,二尖瓣,主动脉瓣
肺	肺实质,脏层胸膜
食管	食管黏膜
其他	
膈肌	膈神经
胃	胃黏膜,胃体神经

（二）产生胸痛的主要机制

由于炎症、外伤、肿瘤浸润、化学物质刺激、缺血缺氧、平滑肌痉挛、机械系压迫或刺激,损伤了胸壁、心血管系统、呼吸系统及腹腔脏器,损伤的组织释放化学物质如 K^+、H^+、组胺、5- 羟色胺,缓激肽、P 物质及前列腺素,刺激肋间神经感觉纤维,脊髓后根传入纤维,支配心脏及主动脉的感觉纤维,支配气管、支气管、食管的迷走神经感觉纤维,膈神经感觉纤维均可引起胸痛(图 6-3-1)。

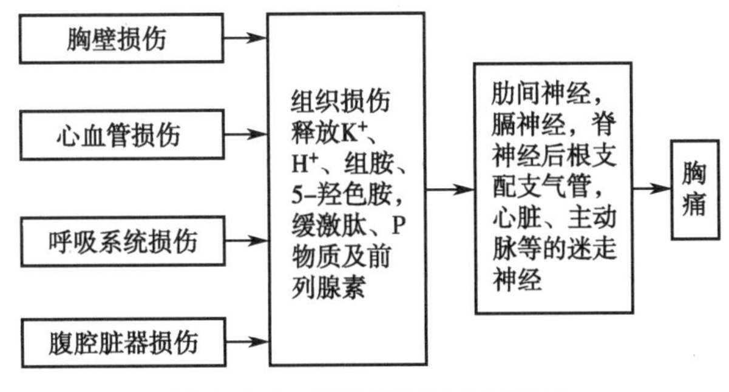

图 6-3-1 产生胸痛的主要机制

（三）产生胸闷的主要机制

肺源性胸闷的发生机制是:①气道阻塞、胸廓与膈运动障碍、呼吸肌力减弱与活动受限,使肺通气量降低、肺泡氧分压(P_AO_2)降低等;②肺实质疾病主要因肺通气 / 血流比例失调所致;③肺水肿、肺间质疾病主要因弥散,导致动脉血氧分压降低,而引起胸闷。心源性呼吸困难的发生机制是:①左心衰时,心肌收缩力减退或心室负荷加重,心功能减退,左心搏出量减少,导致舒张末期压力升高,引起肺淤血、肺泡张力增高、肺泡弹性降低、肺循环压力升高;②右心衰时,右心房与上腔静脉压升高,刺激压力感受器反射性兴奋呼吸中枢。血氧含量较少,酸性代谢产物增多,刺激呼吸中枢。淤血性肝大、腹水和胸水使呼吸活动受限。

> 应用领域:胸痛与胸闷的评估方法——胸痛与胸闷诊断时,全科医师应特别注意具有全科医疗特色的问诊模式、问诊要点、临床思维、整体评估;特别注意胸痛 / 胸闷的躯体问题、既往情况、个人背景、心理背景、家庭背景及社会背景,全面进行评估。

二、胸痛与胸闷的临床思维

【案例一】边某,男,78 岁,因“胸痛 1 日”就诊,胸骨后闷胀感,伴气急、出汗,伴恶心呕吐,症状持续存在并加重,当地医院查 BNP:1640ng/L;肌钙蛋白 3.35μg/L;心电图 V1~5 导联 Q 波形成;V3~5 导联 ST 段弓背向上抬高。查体:心率 114 次 /min,呼吸 24 次 /min,双肺呼吸音粗,双肺可闻及湿啰音。患者既往高血压病史五年,药物控制可。

（一）胸痛与胸闷的问诊

1. 问诊模式 采用 RICE 问诊式,即 R——原因(reason):患者今天因为胸痛 / 胸闷等原因而来;I——想法(ideas):患者认为胸痛 / 胸闷是出了什么问题;C——关注(concerns):关注患者忧虑什么? E——期望(expectations):患者期望医生可以帮助他做些什么?

结合 BATHE 问诊,即 B——背景(background):了解患者胸痛 / 胸闷相关的躯体、心理和社会背景;A——情感(affect):了解患者因胸痛 / 胸闷引起的情绪状态;T——烦恼(trouble):了解头痛对患者的影响程度;H——处理(handling):了解患者的胸痛胸闷自我管理能力;E——共情(empathy):对患者胸痛胸闷等不幸表示理解 / 感受支持。

2. 问诊内容 针对患者的情况,从多个角度对患者进行病史采集,应尽可能了解症状的个体特征。主要问诊包括起病的方式，胸痛的部位、性质和程度、胸痛 / 胸闷的持续时间和发作频率，伴随症状 / 体征、胸痛 / 胸闷的发作形式和经过，诱因和 / 或加重因素、有无基础疾病、既往史家族史及个人嗜好，同时问诊时注意了解心理及社会背景、注意人文关怀，并根据问诊采集的病史进行整体相关分析（表 6-3-2）。

（二）体征

1. 一般查体

（1）生命体征：体温、脉搏、呼吸、血压，疼痛评分（图 6-3-2）。左上肢或双上肢血压明显低于其余肢体血压时需警惕主动脉夹层。

表 6-3-2 胸痛与胸闷问诊过程的初步评估

问诊要点	特点	有关疾病
起病方式	急性胸痛	急性冠脉综合征、肺栓塞、主动脉夹层、气胸、气道梗阻、心功能衰竭等
	慢性反复发作	炎症、肿瘤、肋间神经痛、胸腔积液、慢性阻塞性肺疾病（COPD）、重度贫血、哮喘等
加重因素	持续，无缓解因素	急性冠脉综合征、肺栓塞、主动脉夹层、气胸、食管裂孔疝、气道梗阻等
	呼吸活动	肋间神经痛、胸膜炎症及肿瘤
	劳动	心绞痛、心功能衰竭
	空腹或进食	胃食管反流、食管炎等
	特定压力源	心理精神源性疾病
	特定姿势	颈椎病、胸椎疾病
伴随症状	面色苍白、皮肤湿冷、发绀	急性冠脉综合征等
	烦躁、面色苍白、大汗、四肢厥冷	主动脉夹层、肺栓塞等
	呼吸困难	急性冠脉综合征、气胸、肺栓塞、胸腔积液、心包压塞、气道梗阻、心功能衰竭、哮喘等
基础疾病	发热	炎症、肿瘤、胸腔积液等
	咳嗽	肺炎、肺癌、纵隔肿瘤、胃食管反流、气道梗阻等
	咯血	肺栓塞、肺癌等
	进食梗阻	食管癌
	高血压、高血糖、高血脂、肥胖	急性冠脉综合征、心绞痛、主动脉夹层、肺栓塞等
	静脉血栓事件	肺栓塞等
	马方综合征	主动脉夹层等
	吸烟史	肿瘤、气胸等

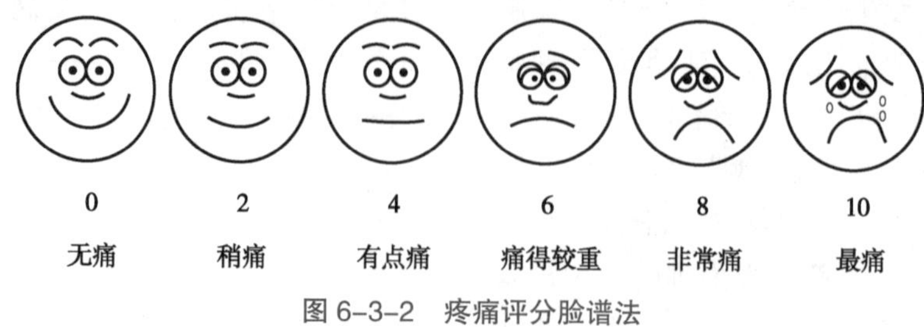

图 6-3-2 疼痛评分脸谱法

（2）颈部：心包压塞或右心衰时，会出现明显的颈静脉充盈。

（3）胸壁、脊柱：出现局限性触痛或压痛时，应警惕肋骨、脊柱病变；沿肋间神经走行分布的疱疹常提示带状疱疹引发的神经痛。

（4）胸部查体：视诊一侧呼吸运动减弱，触诊触觉语颤减弱、气管向健侧移位，叩诊为一侧过清音或鼓音，听诊同侧肺部呼吸音减弱或消失提示气胸，而叩诊为一侧浊音或实性提示大量胸腔积液。听诊一侧肺部有胸膜摩擦音提示胸膜炎。湿啰音可提示肺炎。双肺底湿啰音需警惕左心衰。

（5）心脏检查：心音低钝、奔马律等应警惕急性心肌梗死或心功能不全。心包摩擦音提示心包炎。心瓣膜区闻及的杂音提示瓣膜疾病，或主动脉肌层累及主动脉瓣。

（6）腹部查体：右上腹部触痛，提示胆囊或胃/十二指肠溃疡可能。触及肿大肝脏应警惕急性右心衰（可见于肺栓塞）。

（7）下肢查体：双下肢存在不对称水肿时，应警惕肺栓塞可能。双下肢出现对称性水肿时，需考虑右心衰等。

2. 辅助检查

（1）心电图：是诊断心肌梗死和心绞痛的重要手段，对诊断肺栓塞和急性心包炎有一定帮助。12导联心电图有助于判断心肌缺血部位。

1）典型心肌梗死心电图特点：除V2、V3导联外，2个或以上连续导联ST段弓背向上抬高超过0.1mV；V2、V3导联ST段弓背向上抬高达到0.15mV（女性）、0.2mV（40岁及以上男性）或0.25mV（40岁以下男性）。新发的左束支传导阻滞也提示心肌梗死发作。

2）典型心绞痛心电图特点：至少2个相邻导联ST段压低达到0.1mV或有T波改变，并呈动态变化。原心电图T波倒置在症状发作时“伪正常化”也有诊断意义。变异型心绞痛可表现为一过性的ST抬高。初始心电图正常，不能除外心绞痛发作，若胸痛持续不缓解，需每5~10分钟复查心电图。

3）肺栓塞异常心电图表现：V1~V4导联及Ⅱ、Ⅲ、aVF导联的T波改变及ST段异常；部分患者可出现$S_{Ⅰ}Q_{Ⅲ}T_{Ⅲ}$征（Ⅰ导联S波加深，Ⅲ导联出现Q波及T波倒置）。有时可见右束支传导阻滞、肺型P波、电轴右偏等右心室负荷增加的表现。

4）急性心包炎心电图异常表现：多导联ST段弓背向下抬高。

（2）X线摄影：胸部正、侧位片可用于诊断气胸、骨折、肺炎、胸膜炎、胸腔积液等；脊柱X线有助于诊断颈椎、胸椎疾病。

（3）超声心动图：可用于诊断心包积液、心肌梗死，及累及主动脉根部的主动脉夹层，对心功能衰竭也有诊断意义。超声心动图对诊断、鉴别诊断、危险分层及预后判断均有重要价值：肺栓塞面积较大的患者可见右心室壁局部运动幅度减弱、右心房/右心室扩大、室间隔左移、肺动脉近心端段扩张等；少数患者可发现肺动脉近心端血栓。对心功能衰竭患者而言，可探及心室或心房增大，射血分数降低。

（4）心肌标志物：常用心肌损伤标志物包括肌钙蛋白（cTn，包括cTnI，cTnT）、肌酸激酶同工酶（CK-MB）、肌红蛋白等。cTn是急性冠脉综合征定义与分型的主要标志物；当无条件时，CK-MB可作为替代的标志物。但cTn并非心肌梗死特有的标志物，其升高仅提示心肌细胞受损。

（5）D-二聚体、血气分析：血浆D-二聚体可用于肺栓塞的排除性诊断。血浆D-二聚体水平低于500μg/L可基本排除急性肺栓塞可能。多数肺栓塞患者血气分析可见PaO_2低于80mmHg并伴$PaCO_2$下降。

（6）进一步检查

1）CT检查：包括肺部CT、肺动脉CTA、主动脉CTA、冠状动脉CTA等，可用于诊断肺炎、胸膜炎、胸腔积液、肺部/胸壁/纵隔肿瘤、肺栓塞、主动脉夹层、急性冠脉综合征等。

2）食管检查：包括胃镜、食管造影等，可用于诊断胃食管反流、食管癌、食管裂孔疝等。

3）血管造影：冠状动脉造影可直接评估冠状动脉通畅情况。

4）运动试验：包括运动平板试验、核素心肌显像、负荷超声心动图托，可用于缺血性心痛的鉴别诊断。

三、胸痛与胸闷的诊断和鉴别诊断

拓展领域：胸痛的鉴别诊断——胸痛分为突发胸痛和反复发作胸痛，对于突发的急性胸痛首先要识别和排除立即危及生命的胸痛病因。有些危及生命的胸痛患者，可能看似情况良好，既无生命体征异常，也无体格检查异常，需要根据病史实验室检查有关资料，影像学检查结果等鉴别急性危及性胸痛，及时予以有效处理。临床上经常可见以胸闷为主诉的急性冠脉综合征患者，还有部分患者因胸部疼痛，不敢做呼吸活动或因呼吸急促而降低了呼吸效率，故而感觉胸闷。接诊胸闷患者时，一定要详细询问患者是否存在胸痛的情况。在处理时，也要考虑到急性冠脉综合征的可能，心电图及心肌损伤标志物检查不可或缺（图 6-3-3、图 6-3-4）。

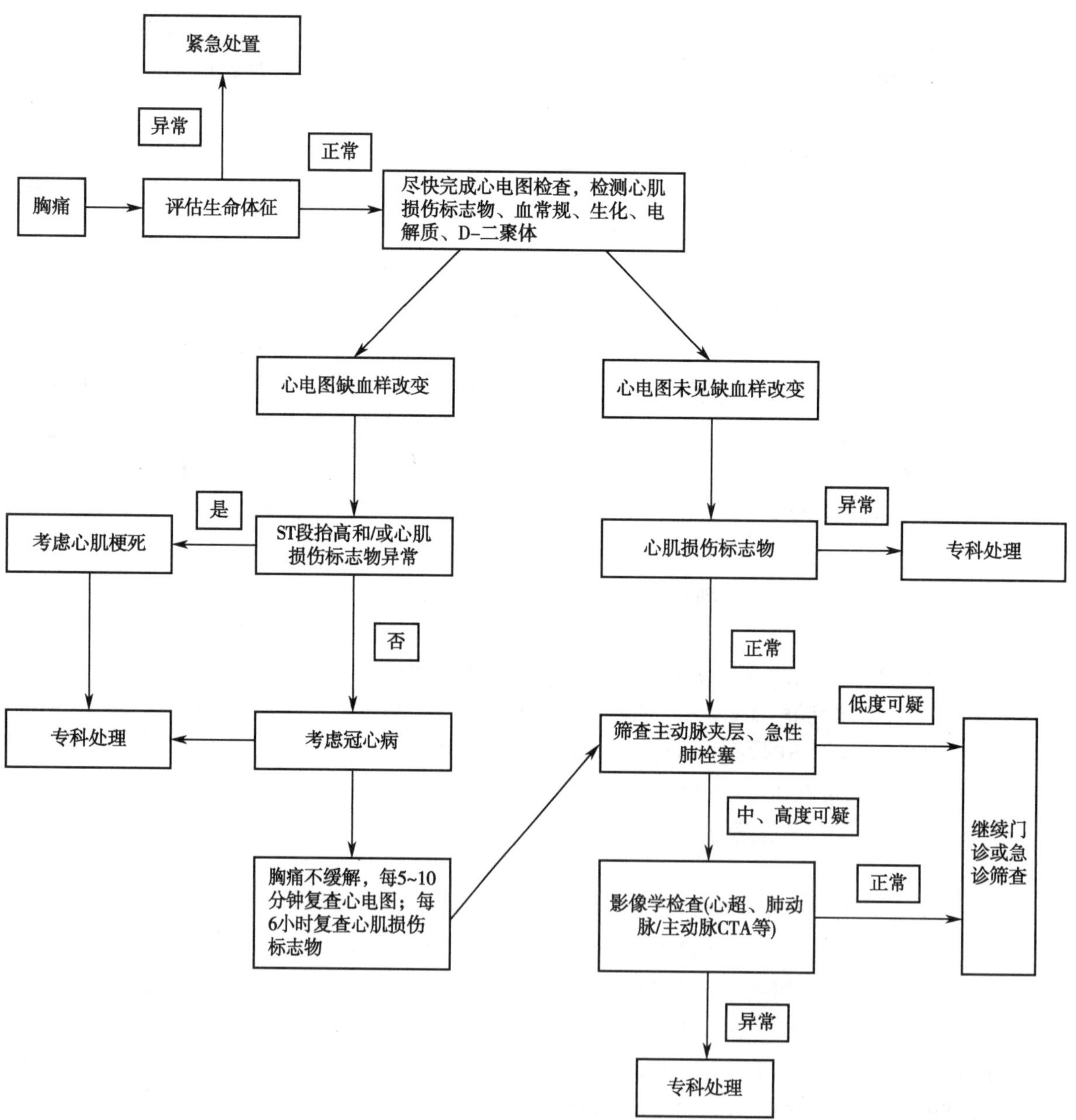

图 6-3-3 突发胸痛临床评估与诊断流程

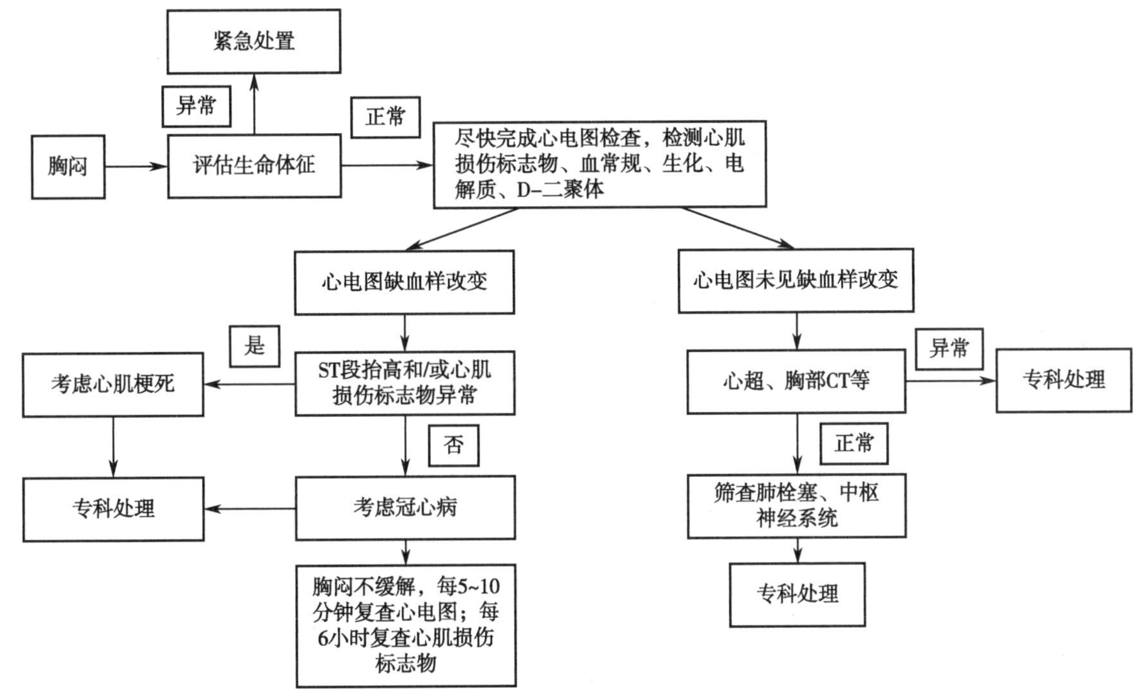

图 6–3–4　突发胸闷临床评估与诊断流程

（一）突发性胸痛与胸闷

突发胸痛与胸闷提示急性疾病，常有危及生命可能，需进行及时处理（图）。突发胸痛与胸闷的诊断思路见表 6–3–3、表 6–3–4。

【案例一分析】该患者为老年男性，急性胸痛，症状不缓解，辅助检查心肌酶上升，BNP 上升，心电图出现 Q 波，ST 弓背向上抬高，考虑心肌梗死。

表 6–3–3　突发胸痛的识别

疾病	临床特点	辅助检查
急性心肌梗死	有心血管疾病危险因素；突发心前区或胸骨后剧烈疼痛，伴有濒死感和恐惧感。持续时间长，服用硝酸甘油无效，可伴有休克、心力衰竭、心律失常等	心电图 ST 段弓背向上抬高；或 ST 段显著降低伴心肌坏死标志物升高。冠脉造影为诊断“金标准”
肺栓塞	有慢性血栓栓塞症的危险因素；突然发生一侧胸痛、呼吸困难、晕厥、发绀、咳嗽、咯血，查体见 P_2 亢进等	心电图出现出现 Ⅰ 导联 S 波加深，Ⅲ 导联出现 T 波倒置及 Q 波。心超提示肺动脉高压，三尖瓣关闭不全。D– 二聚体明显升高。肺动脉 CTA 为诊断“金标准”
主动脉夹层	中年以上，有高血压动脉硬化史；突然发生胸痛，可放射至头、颈、上肢、腰背、中下腹甚至下肢，疼痛剧烈可有休克征象，两上肢血压或上、下肢血压有明显差别	心超提示升主动脉增宽、主动脉夹层。主动脉 CTA 为诊断“金标准”
肋骨骨折	外伤史；呼吸时疼痛加重；查体见局部有压痛、骨擦感	胸部 X 线或 CT 可见骨折征象（X 线可能不明显）
心包炎	急性或亚急性发病，多见于青壮年，先有呼吸道感染症状；表现为持久性或间歇性胸痛，吸气与咳嗽可使疼痛加重，伴有发热、气促；查体可见心包摩擦音	心电图多导联 ST 段弓背向下轻度抬高；心超提示心包少量积液
胸膜炎	急性或亚急性起病；发热、咳嗽、气促；查体有胸膜摩擦音或一侧叩诊浊音，呼吸音减弱	胸部 X 线及 CT 可见少量胸腔积液
带状疱疹	亚急性发病；多表现为一侧剧烈疼痛；胸壁出现疱疹，呈带状分布	无
胸膜肿瘤	亚急性发病；胸痛伴血性胸腔积液，积液增长迅速等	胸部 X 线及 CT 可见占位；胸腔积液细胞学检查可见肿瘤细胞
膈下 / 肝脓肿	亚急性发病；寒战高热，下前胸部、侧胸或背部疼痛，右侧较明显；查体局部有压痛，胸膈运动减弱	血常规提示白细胞升高；腹部超声提示膈下 / 肝脏占位

表 6-3-4　突发胸闷的识别

疾病	临床特点	辅助检查
急性心肌梗死	有心血管疾病危险因素；突发心前区或胸骨后剧烈疼痛，伴有濒死感和恐惧感。持续时间长，服用硝酸甘油无效，可伴有休克、心力衰竭、心律失常等	心电图 ST 段弓背向上抬高；或 ST 段显著降低伴心肌坏死标志物升高。冠脉造影为诊断“金标准”
肺栓塞	有慢性血栓栓塞症的危险因素；突然发生呼吸困难或一侧胸痛，可伴晕厥、发绀、咳嗽、咯血等症状，查体 P2 亢进等	心电图出现Ⅰ导联 S 波加深，Ⅲ导联出现 T 波倒置及 Q 波。心超提示肺动脉高压，三尖瓣关闭不全。D- 二聚体明显升高。肺动脉 CTA 为诊断“金标准”
心功能衰竭	有心血管疾病病史，以胸闷气促为主诉，可出现端坐呼吸，严重者可出现颈静脉怒张、双下肢水肿、肝大（右心衰）和双肺底湿啰音、咳粉红色泡沫痰（左心衰）等	BNP 升高明显。心超提示心脏扩大、射血分数降低
自发性气胸	在持重物、深吸气、剧烈咳嗽后突然发病；一侧胸痛、呼吸困难、干咳；查体见肺叩诊过清音或鼓音、一侧呼吸音减低或消失	胸部 X 线或 CT 可见气胸征象
肋骨骨折	外伤史；由于疼痛影响呼吸活动，有时患者会首诉呼吸困难	胸部 X 线或 CT 可见骨折征象
气道梗阻	异物吸入或误咽病史，表现为呼吸困难，可出现三凹征	急诊气管镜发现异物（取异物）
喉头水肿	既往有慢性喉炎病史、服用药物或某些易过敏食物后需警惕。患者可自觉咽喉部梗阻感	急诊喉镜检查提示喉头水肿

进一步分析急性胸闷胸痛病因并进行鉴别诊断：

1. 急性心肌梗死诊断标准　根据典型临床表现、特征性的 ECG 改变、血清心肌标志物水平动态改变，3 项中具备 2 项即可确诊。

（1）典型临床表现：胸骨后或心前区剧烈的压榨性疼痛（通常超过 10~20 分钟），可向左上臂、下颌、颈部、背或肩部放射；常伴有恶心、呕吐、大汗和呼吸困难等。

（2）特征性的 ECG 改变：早期心电图表现为 ST 段弓背向上抬高（呈单向曲线）伴或不伴病理性 Q 波、R 波减低（正后壁心肌梗死时，ST 段变化可以不明显）。超急期心电图可表现为一异常高大且两支不对称的 T 波。

（3）血清心肌标志物改变：心肌肌钙蛋白是诊断心肌坏死最特异和敏感的首选心肌损伤标志物，通常在急性心肌梗死症状发生后 2~4 小时开始升高，10~24 小时达到峰值，并可持续升高 7~14 天。肌酸激酶同工酶对判断心肌坏死的临床特异性较高。

2. 肺栓塞的诊断

（1）评估患病可能，见表 6-3-5。

表 6-3-5　Geneva 评分标准

项目	原始版（分）	简化版（分）
既往肺栓塞或深静脉血栓病史	3	1
心率		
75~94 次 /min	3	1
≥95 次 /min	5	2
过去 1 个月内手术史或骨折史	2	1
咯血	2	1
肿瘤活动期	2	1
单侧下肢痛	3	1
下肢深静脉触痛和单侧肿胀	4	1
年龄 >65 岁	1	1

注：临床可能性根据各项得分总和推算，三分类法中，对于原始版评分标准而言总分 0~3 分为低度可能、4~10 分为中度可能、≥11 分为高度可能，对于简化版评分标准而言 0~1 分为低度可能、2~4 分为中度可能、≥5 分为高度可能；二分法中，对于原始版本评分标准而言 0~5 分为可能性小、≥6 分为可能，对于简化版评分标准而言 0~2 分为可能性小，≥3 分为可能

（2）休克与否，决定检查方向

1）伴休克或持续性低血压的可疑急性肺栓塞：评估患者是否可立即行CT肺动脉造影，可造影者行造影检查后，如阳性则急性肺栓塞特异性。

2）不伴休克或持续性低血压的可疑急性肺栓塞：评估急性肺栓塞的可能性（预测评分），如可能性大则行肺动脉造影，阳性者可确诊急性肺栓塞。

3. 主动脉夹层的诊断

（1）确定是否有主动脉夹层：主动脉患者通常表现为重度尖锐或"撕裂"样的后胸部或背部疼痛（左锁骨下动脉远端的主动脉夹层）或前胸痛（升主动脉夹层）。疼痛可放射至胸部或腹部的任何部位。它可以单独发生，或伴随晕厥、脑血管意外、心肌梗死、心力衰竭或其他临床症状或体征（表6-3-6）。

表6-3-6　主动脉夹层、动脉粥样硬化性主动脉瘤鉴别

	主动脉夹层	动脉粥样硬化性动脉瘤
主动脉直径	轻度扩张	明显扩张
主动脉壁厚度	正常（壁内血肿者显著增厚）	显著增厚
管腔表面	光滑	粗糙
附壁血栓	仅见于假腔内	管腔内
血流速度减慢	仅见于假腔内	管腔内
主动脉双管征	存在	不存在

（2）确定主动脉夹层的病因、分型、分类和分期：是决定其治疗策略的重要依据，通过病史和影像学检查之后综合判断。

（3）主动脉夹层影像学检查方法

1）主动脉彩超：包括经胸主动脉彩超和经食管主动脉彩超，优点是无创，无需造影剂，可定位内膜裂口，但是对于不累及升主动脉动脉的Stanford B型夹层准确性较差，对于合并COPD、肥胖患者准确率更低。

2）主动脉CTA：是目前最常用的检查方法，可观察到真假两腔，可提供主动脉全程的二维和三维图像，主要缺点是造影剂副作用以及主动搏动产生的伪影干扰。

3）主动脉MRA：无创，可以任何角度显示主动脉夹层、假腔和累及范围，准确性和特异性高，缺点是扫描时间长，不适宜不稳定以及体内有金属植入物患者。

4）主动脉DSA：诊断主动脉夹层的"金标准"，可显示内膜撕裂的部位、范围、出口、入口以及主动脉分支及主动脉瓣受累情况，缺点为有创操作。

4. 心功能衰竭诊断　根据临床表现和辅助检查进行综合诊断。

（1）临床表现

1）症状：发病急剧，突然出现呼吸困难、端坐呼吸、烦躁不安、呼吸频率达到30~40次/min，频繁咳嗽，严重时咳白色或粉红色泡沫样痰，患者有恐惧和濒死感。

2）体征：面色灰白、发绀、大汗、皮肤湿冷。心率增快，心尖部第一心音减弱、舒张期奔马律，P2亢进，双肺布满湿啰音和哮鸣音，血压下降、少尿、神志模糊，右心衰时可见颈静脉怒张、肝大。

（2）实验室和辅助检查

1）心电图：主要了解有无急性心肌缺血、心肌梗死和心律失常，可提供急性心衰病因诊断依据。

2）X片：肺门血管影模糊、蝶形肺门、重者弥漫性肺内大片阴影。

3）超声心电图：有助于评价急性心肌梗死的机械并发症、室壁运动失调、心脏结构与功能。

4）脑钠肽检测：心衰的生物学标志物，诊断急性心衰参考值NT-BNP>300pg/ml，BNP>100pg/ml。

5）心肌标志物检测：心肌肌钙蛋白（cTnT或cTnI）和肌酸激酶同工酶（CK-MB）异常有助于诊断急性冠脉综合征。

6）其他实验室检查：动脉血气分析，急性心衰时常有低氧血症。常规实验室检查：血常规、电解质、肝肾功能、血糖、C反应蛋白。

（3）临床急性心衰分级（表6-3-7、表6-3-8）

表 6-3-7 Killip 分级：用于急性心肌梗死心功能损害评价

分级	评价
Ⅰ级	无心衰
Ⅱ级	有心衰，肺部中下野湿啰音，可闻及奔马律，X 片肺淤血
Ⅱ级	严重的心衰，有肺水肿，布满湿啰音
Ⅳ级	心源性休克、低血压，发绀、少尿、出汗

表 6-3-8 Forrester 分级：主要用于急性心肌梗死患者，也可用于其他原因心衰评价

分级	评价
Ⅰ级	PCWP ≤18mmHg，CI>2.2L/（min·m²），无肺淤血及周围灌注不良
Ⅱ级	PCWP>18mmHg，CI>2.2L/（min·m²），有肺淤血
Ⅲ级	PCWP<18mmHg，CI ≤2.2L/（min·m²），周围组织灌注不良
Ⅳ级	PCWP>18mmHg，CI ≤2.2L/（min·m²），有肺淤血和组织灌注不良

注：肺动脉楔压（PCWP）；心脏指数（CI）

（二）反复发作性胸痛、胸闷

【案例二】严某，女，69 岁，因"反复活动后胸痛、胸闷 20 余年，加重 1 年"入院，患者活动后出现胸骨后隐痛，伴气急、口干、反酸嗳气，休息后可缓解，无咳嗽、咳痰等不适，1 年前因胸痛加剧，当时检查提示"冠心病"，植入支架 1 枚，治疗后胸痛胸闷症状未改善。既往高血压 2 年，药物控制可，查体无殊。

反复发作性 / 非致命性胸痛、胸闷的识别见表 6-3-9、表 6-3-10。

【案例二分析】患者老年女性，持续性胸骨后疼痛，症状不剧，伴有反酸嗳气，各项检查不支持冠心病，质子泵抑制剂（PPI）治疗后症状能缓解，考虑胃食管反流病。

针对胸痛胸闷患者评估的过程中，必须重视全面问诊、体格检查，按运用 Murtagh 安全诊断策略，做到以下几方面：

1. 首先考虑是否存在生命体征不稳定，需要紧急对症处理。

表 6-3-9 反复发作性 / 非致命性胸痛的识别

诊断	临床特点	辅助检查
稳定性心绞痛	有心血管疾病危险因素；发作性胸骨后压榨性疼痛，可放射至心前区、下颌、左上肢，持续数分钟，负荷增加时诱发，休息或用硝酸酯类药物后疼痛可缓解	发作时心电图呈缺血性 ST-T 改变
肋软骨炎	可持续数周或数月，呼吸及上臂活动时加重，肋软骨有压痛	无
肺炎、胸膜炎	病变侧胸膜性疼痛，持续性疼痛	胸片或胸部 CT 提示肺或胸膜病变
肋间神经痛	胸痛为刺痛、串痛并沿肋间神经分布，肋骨下缘可有压痛并沿肋间神经放射痛	无
急性白血病	贫血、出血、发热、前胸痛、胸骨压痛	血常规、骨髓检查可见异常
食管反流性疾病	胸骨后烧灼样痛，饱餐后平卧易发作，夜间好发	胃镜、质子泵抑制剂（PPI）试验、24 小时 pH 监测、食管测压提示食管病变
食管癌	多在吞咽时发作或加剧，常伴有吞咽困难	胃镜提示食管病变
纵隔肿瘤	胸痛伴有呼吸困难、咳嗽、声音嘶哑、吞咽困难及上腔静脉阻塞综合征	胸部 CT 提示纵隔占位
胃十二指肠溃疡	反复上腹痛伴烧灼痛，伴反酸等	胃镜检查提示消化性溃疡
胆囊或胰腺病变	右上腹或上腹疼痛	B 超或 CT 提示胆囊或胰腺病变
心脏瓣膜病	活动后胸闷明显，休息后可缓解。二尖瓣疾病患者可见"二尖瓣面容"。心脏听诊可闻及杂音	心脏超声提示心瓣膜病变
神经官能症	多见于青年或中年女性；伴有神经衰弱的症状；胸痛为短暂的刺痛或较久的隐痛，伴有胸闷、气促症状；与情绪相关；心肺检查无殊	无明显异常

表 6-3-10　反复发作性 / 非致命性胸闷的识别

诊断	临床特点	辅助检查
稳定性心绞痛	有心血管疾病危险因素；有时患者表现为胸闷感，负荷增加时诱发，休息或用硝酸酯类药物后疼痛可缓解	发作时心电图呈缺血性 ST-T 改变
COPD	反复发作，每次发作前常有受凉诱因，抗感染治疗有效	血常规提示白细胞升高，胸部 CT 可见肺气肿及部肺部炎症等
食管反流性疾病	胸骨后烧灼样痛，有时表现为胸闷。饱餐后平卧易发作，夜间好发	胃镜、PPI 试验、24 小时 pH 监测、食管测压提示食管病变
纵隔肿瘤	压迫气管时有呼吸困难、咳嗽等情况，还可能伴声音嘶哑、吞咽困难及上腔静脉阻塞综合征	胸部 CT 提示纵隔占位
心脏瓣膜病	活动后胸闷明显，休息后可缓解。二尖瓣疾病患者可见“二尖瓣面容”。心脏听诊可闻及杂音	心脏超声提示心瓣膜病变
神经官能症	多见于青年或中年女性；伴有神经衰弱的症状；胸痛为短暂的刺痛或较久的隐痛，伴有胸闷、气促症状；与情绪相关；心肺检查无殊	无

2. 是否有急危重的胸痛胸闷，即关注红旗征。

（1）急性心肌梗死。

（2）心功能衰竭。

（3）主动脉夹层。

（4）肺栓塞。

（5）张力性气胸。

（6）气道梗阻。

3. 是否遗漏了这些胸痛疾病　为了能及时准确地诊断胸闷、胸痛，避免误诊、漏诊，一方面我们要熟悉并掌握各种引起胸闷、胸痛疾病的主要临床特点；另一方面也要警惕某些表现比较隐匿的、容易忽略的疾病。

（1）纵隔疾病：纵隔炎、纵隔脓肿、纵隔肿瘤，及食管炎、食管裂孔疝、食管癌等。

（2）腹部脏器疾病：膈下脓肿、肝脓肿、脾梗死等。

4. 精神疾病引起的胸痛、胸闷及“伪装性疾病”。

5. 启发患者回忆是否用药引起药源性胸痛、胸闷。

> 管理领域：胸痛 / 胸闷的干预原则——首先，应积极预防和治疗各种反复发作性胸痛。重点是进行病因干预、对症治疗，预防复发、进行干预管理及心理疏导，同时掌握胸痛、胸闷的危急症处理方法。

四、胸痛与胸闷的干预原则

（一）急性胸痛、胸闷干预原则

处理急性胸痛、胸闷患者应分秒必争。经简单询问病史及初步体检后，应在安排辅助检查的同时即酌情给予相应处理；对于已准备转诊的患者，在等待转诊时，一定要做好院前处理，及时与患者及家属进行病情沟通。

1. 急性心肌梗死　心电监护、吸氧。予阿司匹林和硝酸甘油，必要时给予吗啡。联系上级医院，开通绿色通道并及时转诊。

2. 心功能衰竭　心电监护、吸氧。予控制入量、利尿及镇静，必要时给予吗啡。联系上级医院，开通绿色通道并及时转诊。

3. 气道梗阻　尽快解除梗阻，必要时行紧急气管切开并及时转诊。

4. 肺栓塞　心电监护、吸氧。联系上级医院，开通绿色通道并及时转诊。

5. 主动脉夹层　止痛镇静（哌替啶 50mg+异丙嗪 25mg 肌注），控制血压至 110/70mmHg。禁止抗凝、抗血小板治疗。联系上级医院，开通绿色通道并及时转诊。

6. 气胸　可予胸腔穿刺抽气或胸腔置管引流；情况严重者及时转院。

7. 肋骨骨折　对胸壁进行初步固定处理后

及时转院。

8. **心包炎、胸膜炎、肿瘤等**　转院治疗。

（二）反复发作性胸痛、胸闷干预原则

1. **缺血性心绞痛**　常用于治疗心绞痛的抗缺血药物有三类：β受体阻滞剂、钙通道阻滞剂、硝酸酯类。

（1）β受体阻滞剂：通过减慢心率和降低心肌收缩力来缓解心绞痛症状，是唯一被证实可预防已在心肌梗死患者发生再次梗死并改善生存率的抗心绞痛药物。不应用于血管痉挛性心绞痛患者。

（2）硝酸酯类：为内皮依赖性血管扩张剂，通过减少心肌需氧和改善心肌灌注，从而减低心绞痛发作频率和程度增加运动耐量，是治疗急性心绞痛的一线治疗药物。

（3）钙通道阻滞剂：通过扩张冠状动脉，改善心内膜下血供，扩张周围血管降低动脉压，减轻心脏负担。对于初使用β受体阻滞剂治疗不佳患者，可联合使用钙通道阻滞剂和β受体阻滞剂。当患者有β受体阻滞剂禁忌证或者有副作用时可使用钙通道阻滞剂替代治疗。

2. **慢性阻塞性肺疾病（COPD）**

（1）非药物干预：戒烟，接种疫苗防止呼吸道感染，氧疗，肺康复等。

（2）对于所有COPD患者均推荐支气管扩张剂，以缓解呼吸困难的间歇性加重。根据病情严重程度选用短效支气管扩张剂及/或长效支气管扩张剂。

（3）糖皮质激素：对高风险患者，建议吸入性长效糖皮质激素与支气管扩张剂联合制剂。

（4）急性加重期或重度COPD建议专科就诊。

3. **胃食管反流性疾病**

（1）生活方式干预：戒烟酒，清淡饮食，少食刺激性食物（如辛辣、浓茶、咖啡、巧克力等），抬高床头，避免睡前饮食。

（2）药物治疗：抑酸药，首选质子泵抑制剂（PPI）是首选用药，疗程至少8周，常用H_2受体拮抗剂，其余可用促动力药，黏膜保护剂等。

4. **肋软骨炎、肋间神经痛**非甾体抗炎药。

（三）胸痛与胸闷的预防

对于胸痛、胸闷应主动预防，主要方法为：

1. 健康生活，适当锻炼，避免过度及不健康饮食，避免过度劳累，保证充足的睡眠。

2. 控制体重，适当锻炼，避免高血压、高血糖、高血脂。

3. 呼吸道疾病患者注意保暖，避免呼吸道感染。

4. 高血压、高血糖、高血脂患者接受正规治疗，坚持服药，并对血压/血糖/血脂定期进行定期监控。控制效果不满意者立即至医院调整用药方案。

5. 定期体检，尽早发现疾病，及时处理。

【案例一分析】结合案例一评估初步考虑急性心肌梗死，转至专科处理。

【案例二分析】结合案例二考虑胃食管反流，通过内镜检查确诊，予质子泵抑制剂奥美拉唑等治疗。并注意生活习惯改变，抬高床头15~20cm，减少夜间反流。适当限制脂肪、巧克力、茶、咖啡等，戒烟戒酒，避免睡前3小时饱食。

研究领域：胸痛、胸闷的管理

胸痛很多时候起病很急，往往需要紧急处理，对于急性高危胸痛，时间就是生命。目前全球范围都建立了胸痛中心，以降低急性高危胸痛的死亡率。结合国内外指南、查阅文献、采用循证医学的方法、全科医疗疾病管理的技能进行探索研究，如何优化急性胸痛的管理。

（四）胸痛与胸闷研究进展

进展1：胸痛中心的设立

由于胸痛患者常处于需要紧急获得救助的危险情况，而传统的急诊部门设置常常无法最及时地为胸痛患者提供必要的援助，全球范围的医疗机构都开始了“胸痛中心”的设置。胸痛中心是为降低急性心肌梗死的发病率和死亡率提出的概念，通过多学科（包括急救医疗系统、急诊科、心内科和影像科等）合作，提供快速而准确的诊断、危险评估和恰当的治疗手段，从而提高早期诊断和治疗急性冠脉综合征的能力，降低心梗发生的可能性或减少心肌梗死面积，并准确地筛查出心肌缺血低危患者，达到减少误诊、漏诊和过度医疗，以改善患者临床预后的目的。胸痛中心的建设，能够使医疗机构的胸痛诊疗水平规范化、系统化、流程化、标准化，提高各种急性胸痛相关疾病的诊疗水平。

进展 2：规范急性胸痛患者时间管理

时间在急性胸痛患者处理的流程中至关重要。胸痛救治过程分为患者时段、医院时段和转运时段三个时段。由于整个胸痛救治流程涉及多个场合，多位参与者，因此，各项检查、操作和治疗的时间点非常容易出现混淆。因此，需要对相关人员、设备和各种场合，建立起"统一的时钟"，建立时钟统一方案和时钟统一管理制度，时间节点的记录要贯穿诊治的全过程，做到人工记录时间统一，设备时间统一，时间轴不出现逻辑错误。时间管理系统的建设包括医院设备的改进，医疗人员的培训，最终体现在《胸痛时间管理表》上。通过表格记录患者各个时间节点，力争有效减少血管再通时间，将心肌总缺血时间控制在 120 分钟之内。

进展 3：急性胸痛 2 小时快速诊断方案（2 小时 ADP）

2 小时 ADP 是由亚太地区 9 个国家和地区参与进行的 ASPECT 研究提出一种新的筛查方法，可对胸痛患者进行危险分类，可在急性胸痛患者入院后 2 小时识别短期主要不良心血管事件（MACE），此方案最主要特点是迅速（只需 2 小时），经济［采用心肌梗死溶栓治疗临床试验（TIMI）评分、心电图、单项 cTNT 两次］就可以识别出低危胸痛病例。按照 ADP 分类为阴性（心电图 +TIMI 评分 + 肌钙蛋白均阴性）的患者，预测其 30 日无 MACE 事件的敏感度和特异度均达到 99.7%。从而在整体上缩短胸痛患者的留院观察时间，减少医疗资源的浪费，该方案值得借鉴和推广，但是也存在一些争议。因为这种 ADP 分类方法并不完美，由于在整个研究人群中，ADP 阴性的患者比例甚低，仅为 19.8%，仍有 81.2% 的患者经 ADP 识别为阳性需要留院观察。而且，ADP 阳性的患者中，30 日 MACE 发生率仅为 19%，30 日无 MACE 率达 81%。因此，主要是 ADP 阴性率低；对于 ADP 阳性的病例，此 ADP 方法也未能给出高效的鉴别和危险分类方法。

思　考　题

1. 作为基层卫生部门的医生，遇到急性胸闷、胸痛的患者，在什么情况下考虑转诊至上级医院？在转诊之前应该进行哪些处理？
2. 怎样尽快地排查可能危及生命的诱发急性胸闷、胸痛的疾病？

（方力争）

第四节　发　　热

学习提要

1. 发热是临床极其常见的症状，也是促使患者就诊的重要原因。

2. 发热病因复杂，需详细认真了解病史，进行全面的体格检查和必要的辅助检查，综合分析，正确诊治。作为全科研究生应该全面掌握以下内容：

①发热的发生机制、病因与分类、临床特点、热型及临床意义。

②发热的全科问诊模式及全面评估分析。

③发热的诊断与鉴别诊断。

④发热的干预原则。

基础领域：在正常情况下，人体的产热和散热保持动态平衡，由于各种原因导致产热增加或散热减少，则出现发热。发热的病因很多，临床上可分为感染性与非感染性两大类，而以前者多见。发热患者在不同时间测得的体温数值分别记录在体温单上，将各体温数值点连接起来形成体温曲线，该曲线的不同形态（形状）称为热型，对诊断有提示作用。

发热（fever）是致热源直接作用于体温调节中枢，使体温调定点上移、体温调节中枢的功能障碍或者各种原因引起机体的产热增加或散热减少，导致体温升高超出正常范围（晨间口温 36.0~37.2℃），或 1 日之间体温相差 1.2℃以上时称为发热。直肠内温度一般比口腔高 0.3~0.5℃，腋窝温度比口腔低 0.2~0.4℃。

正常体温在不同个体之间略有差异，且常受机体内、外因素的影响稍有波动。在 24 小时内下午体温较早晨稍高，剧烈运动、劳动或进餐后体温也可略升高，但一般波动范围不超过 1℃。妇女月经前及妊娠期体温略高于正常。老年人因代谢率偏低，体温相对低于青壮年。另外，在高温环境下体温也可稍升高。

一、概述

（一）发生机制

1. 致热源性发热 致热源包括外源性和内源性两大类。

（1）外源性致热源：外源性致热源的种类甚多，包括：①各种微生物病原体及其产物，如细菌、病毒、真菌及细菌毒素等；②炎性渗出物及无菌性坏死组织；③抗原抗体复合物；④某些类固醇物质，特别是肾上腺皮质激素的代谢产物原胆烷醇酮；⑤多糖体成分及多核苷酸、淋巴细胞激活因子等。外源性致热源多为大分子物质，特别是细菌内毒素分子量非常大，不能通过血脑屏障直接作用于体温调节中枢，而是通过激活血液中的中性粒细胞、嗜酸性粒细胞和单核吞噬细胞系统，使其产生并释放内源性致热源，通过下述机制引起发热。

（2）内源性致热源：又称白细胞致热源，如白介素 1（IL-1）、肿瘤坏死因子（TNF）和干扰素等。一方面可通过血 - 脑脊液屏障直接作用于体温调节中枢的体温调定点，使调定点（温阀）上升，体温调节中枢必须对体温加以重新调节发出冲动，并通过垂体内分泌因素使代谢增加或通过运动神经使骨骼肌阵缩（临床表现为寒战），使产热增多；另一方面可通过交感神经使皮肤血管及竖毛肌收缩，停止排汗，散热减少。这一综合调节作用使产热大于散热，体温升高引起发热。

2. 非致热源性发热 常见于以下几种情况。

（1）体温调节中枢直接受损：如颅脑外伤、出血、炎症等。

（2）引起产热过多的疾病：如癫痫持续状态、甲状腺功能亢进症等。

（3）引起散热减少的疾病：如广泛性皮肤病变、心力衰竭等。

（二）病因与分类

不同病程的发热，其常见原因有所不同。病程少于 3 日的发热，通常是由于自限性病毒感染引起的，也应警惕其他感染性疾病；超过 4~5 日的发热需怀疑不太常见的感染。

1. 感染性发热 各种病原体如病毒、细菌、支原体、立克次体、螺旋体、真菌、寄生虫等引起的感染，不论是急性、亚急性或慢性，局部性或全身性，均可出现发热。

2. 非感染性发热 主要有下列几类原因。

（1）血液病：如白血病、淋巴瘤、恶性组织细胞病等。

（2）结缔组织疾病：如系统性红斑狼疮、皮肌炎、硬皮病、类风湿关节炎和结节性多动脉炎等。

（3）变态反应性疾病：如风湿热、药物热、血清病、溶血反应等。

（4）内分泌代谢疾病：如甲状腺功能亢进症、甲状腺炎、痛风和重度脱水等。

（5）血栓及栓塞疾病：如心肌梗死、肺梗死、脾梗死和肢体坏死等，通常称为吸收热。

（6）颅内疾病：如脑出血、脑震荡、脑挫伤等，为中枢性发热。癫痫持续状态可引起发热，为产热过多所致。

（7）皮肤病变：皮肤广泛病变致皮肤散热减少而发热，见于广泛性皮炎、鱼鳞癣等。慢性心力衰竭使皮肤散热减少也可引起发热。

（8）恶性肿瘤：各种恶性肿瘤均有可能出现发热。

（9）物理及化学性损害：如中暑、大手术后、内出血、骨折、大面积烧伤及重度安眠药中毒等。

（10）自主神经功能紊乱：由于自主神经功能紊乱，影响正常的体温调节过程，使产热大于散热，体温升高，多为低热，常伴有自主神经功能紊乱的其他表现，属功能性发热范畴。常见的功能性低热有：

1）原发性低热：由于自主神经功能紊乱所致的体温调节障碍或体温异常，低热可持续数月甚至数年之久，热型较规则，体温波动范围较小，多在 0.5℃以内。

2）感染治愈后低热：由于病毒、细菌、原虫等感染致发热后，低热不退，而原有感染已治愈。

此系体温调节功能仍未恢复正常所致，但必须与因机体抵抗力降低导致潜在的病灶（如结核）活动或其他新感染所致的发热相区别。

3）夏季低热：低热仅发生于夏季，秋凉后自行退热，每年如此反复出现，连续数年后多可自愈。多见于幼儿，因体温调节中枢功能不完善，夏季身体虚弱，且多于营养不良或脑发育不全者发生。

4）生理性低热：如精神紧张、剧烈运动后可出现低热。月经前及妊娠初期也可有低热现象。

（三）发热的临床过程及特点

发热的临床过程一般分为以下三个阶段。

1. 体温上升期　体温上升期常有疲乏无力、肌肉酸痛、皮肤苍白、畏寒或寒战等现象。皮肤苍白是因体温调节中枢发出的冲动经交感神经而引起皮肤血管收缩，浅层血流减少所致，甚至伴有皮肤温度下降。由于皮肤散热减少刺激皮肤的冷觉感受器并传至中枢引起畏寒。中枢发出的冲动再经运动神经传至运动终板，引起骨骼肌不随意的周期性收缩，发生寒战及竖毛肌收缩，使产热增加。该期产热大于散热使体温上升。体温上升有两种方式：

（1）骤升型体温：在几小时内达39~40℃或以上，常伴有寒战。小儿易发生惊厥。见于疟疾、大叶性肺炎、败血症、流行性感冒、急性肾盂肾炎、输液或某些药物反应等。

（2）缓升型体温：逐渐上升在数日内达高峰，多不伴寒战。如伤寒、结核病、布鲁氏菌病（brucellosis）等所致的发热。

2. 高热期　高热期是指体温上升达高峰之后保持一定时间，持续时间的长短可因病因不同而有差异。如疟疾可持续数小时，大叶性肺炎、流行性感冒可持续数日，伤寒则可为数周。在此期中体温已达到或略高于上移的体温调定点水平，体温调节中枢不再发出寒战冲动，故寒战消失；皮肤血管由收缩转为舒张，使皮肤发红并有灼热感；呼吸加快变深；开始出汗并逐渐增多。使产热与散热过程在较高水平保持相对平衡。

3. 体温下降期　由于病因的消除，致热原的作用逐渐减弱或消失，体温中枢的体温调定点逐渐降至正常水平，产热相对减少，散热大于产热，使体温降至正常水平。此期表现为出汗多，皮肤潮湿。体温下降有两种方式：

（1）骤降（crisis）：指体温于数小时内迅速下降至正常，有时可略低于正常，常伴有大汗淋漓。常见于疟疾、急性肾盂肾炎、大叶性肺炎及输液反应等。

（2）渐降（lysis）：指体温在数日内逐渐降至正常，如伤寒、风湿热等。

（四）热型及临床意义

1. 稽留热　是指体温恒定地维持在39~40℃以上的高水平，达数天或数周，24小时内体温波动范围不超过1℃。常见于大叶性肺炎、斑疹伤寒及伤寒高热期（图6-4-1）。

2. 弛张热　又称败血症热型。体温常在39℃以上，波动幅度大，24小时内波动范围超过2℃，但都在正常水平以上。常见于败血症、风湿热、重症肺结核及化脓性炎症等（图6-4-2）。

3. 间歇热　体温骤升达高峰后持续数小时，又迅速降至正常水平，无热期（间歇期）可持续1天至数天，如此高热期与无热期反复交替出现。常见于疟疾、急性肾盂肾炎等（图6-4-3）。

4. 波状热　体温逐渐上升达39℃或以上，数天后又逐渐下降至正常水平，持续数天后又逐渐升高，如此反复多次。常见于布鲁氏菌病（图6-4-4）。

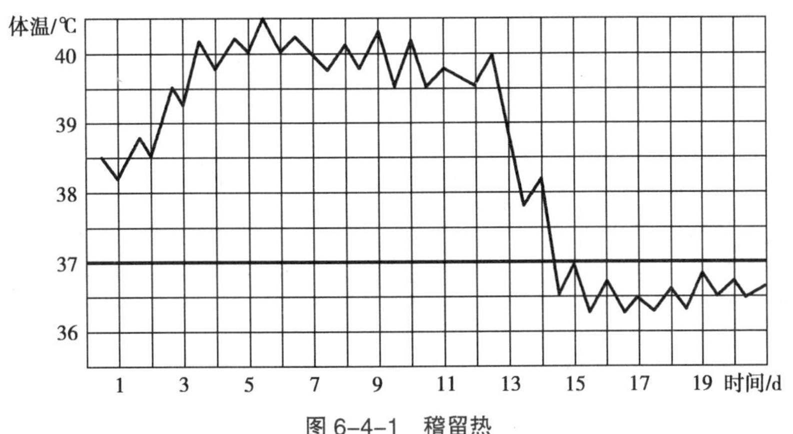

图6-4-1　稽留热

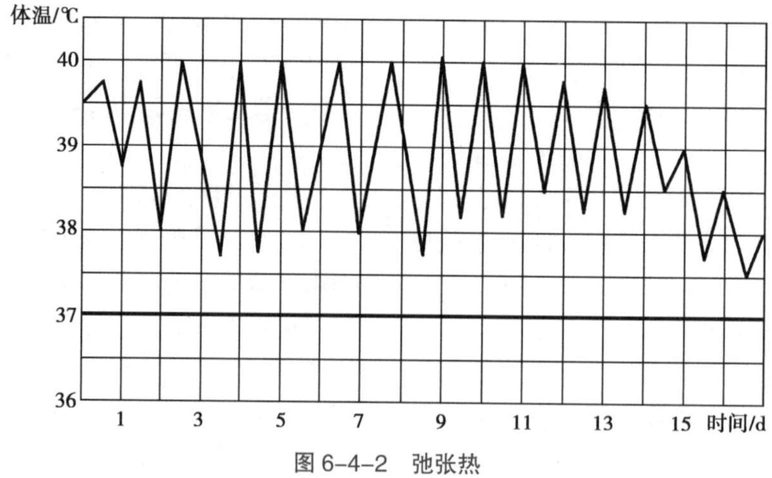

图 6-4-2　弛张热

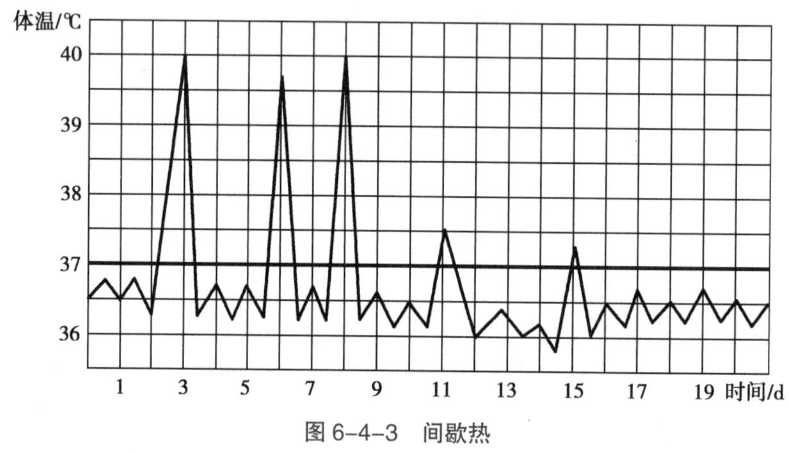

图 6-4-3　间歇热

5. 回归热　体温急剧上升至 39℃以上，持续数天后又骤然下降至正常水平。高热期与无热期各持续若干天后规律性交替一次，可见于回归热、霍奇金病等（图 6-4-5）。

6. 不规则热　发热的体温曲线无一定规律，可见于结核病、风湿热、支气管肺炎、渗出性胸膜炎等（图 6-4-6）。

不同的发热性疾病各具有相应的热型，根据热型的不同有助于发热病因的诊断和鉴别诊断。但必须注意：①由于抗生素的广泛应用，及时控制了感染，或因解热药或糖皮质激素的应用，可使某些疾病的特征性热型变得不典型或呈不规则热型；②热型也与个体反应的强弱有关，如老年人休克型肺炎时可仅有低热或无发热，而不具备肺炎的典型热型。

（五）发热的分类

以口腔温度为标准，按程度可将发热分为：

1. 低热　37.3~38℃。

2. 中等度热　38.1~39℃。

3. 高热　39.1~41℃。

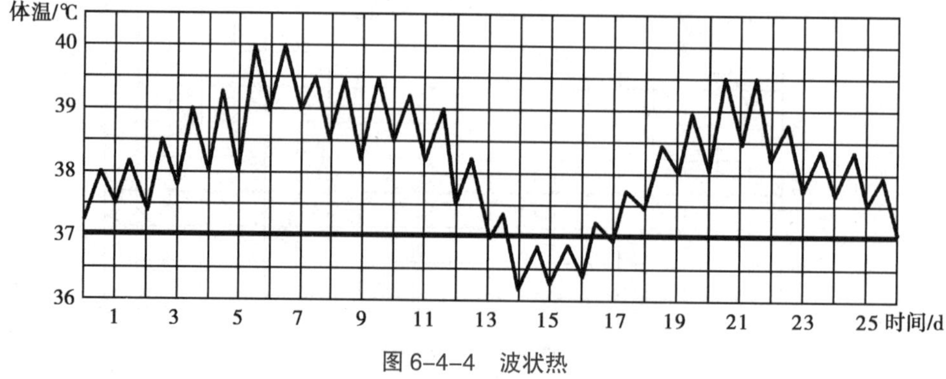

图 6-4-4　波状热

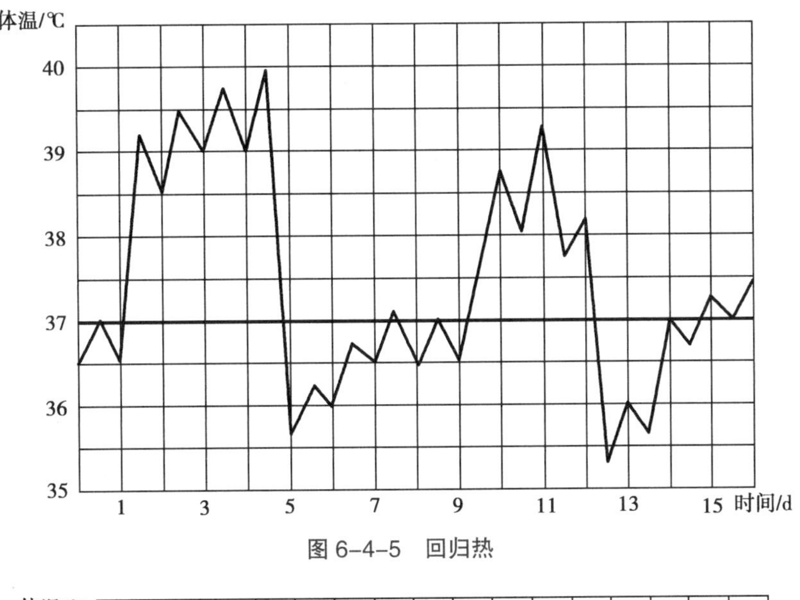

图 6-4-5　回归热

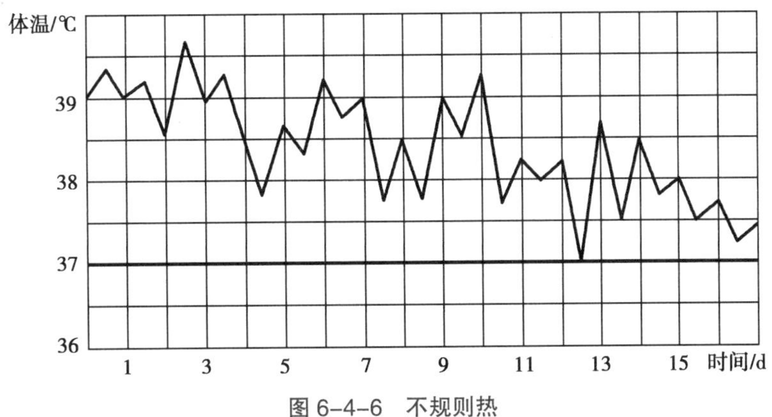

图 6-4-6　不规则热

4. **超高热**　41℃以上。

> 文献检索:《发热待查诊治专家共识》(2017)——可将发热待查分为 4 类:经典型发热待查和特殊人群的发热待查,特殊人群的发热待查又包括住院患者的发热待查、粒细胞缺乏患者的发热待查和 HIV 感染者的发热待查。

1. **经典型发热待查**　发热持续 3 周以上,口腔体温至少 3 次 >38.3℃(或至少 3 次体温在 1 日内波动 >1.2℃),经过至少 1 周在门诊或住院的系统全面的检查仍不能确诊的一组疾病。系统全面的检查应至少包括三大常规,粪便隐血试验、肝功能、肾功能、电解质、血培养、胸部 X 线片和腹部 B 超。且患者无免疫缺陷相关疾病史。

2. **住院患者的发热待查**　患者入院时无发热,入院后发热超过 3 日,口腔测体温至少 3 次 >38.3℃(或至少 3 次体温 1 日内波动 >1.2℃)。

3. **粒细胞缺乏患者的发热待查**　患者存在粒细胞缺乏(中性粒细胞计数 $<0.5\times10^9$ 个/L);发热超过 3 日,口腔测体温 >38.3℃(或体温 1 日内波动 >1.2℃);体液标本经培养 >48 小时后结果显示阴性。

4. **HIV 感染者的发热待查**　确诊 HIV 感染,住院患者发热超过 3 日或门诊患者发热超过 3 周,口腔测体温 >38.3℃(或体温 1 日内波动 >1.2℃)。

> 应用领域:发热的评估方法——发热诊断时,病史的收集非常重要. 全科医师应特别注意具有全科医疗特色的问诊模式、问诊要点、临床思维、整体评估;特别注意发热的躯体问题、既往情况、个人背景、心理背景、家庭背景及社会背景,全面进行评估。

二、发热的临床思维

【案例一】患者，男，23岁，发热6日。患者6日前无明显诱因下出现发热，最高体温40℃，伴咳嗽咳痰，咳少量白色黏痰，伴流涕，伴恶心、干呕，无胸闷、气急，无头痛，无尿频、尿急、尿痛，无腹痛、腹泻。既往体健，体格检查无明显阳性体征。

（一）发热的问诊

针对该患者的情况，首先运用全科医学的理念及整体评估的方法进行病史采集，应尽可能了解发热的特征及相关因素。

1. 问诊模式　采用RICE问诊式，即R——原因（reason）：患者今天因为发热等原因而来；I——想法（ideas）：患者认为发热是出了什么问题；C——关注（concerns）：关注患者忧虑什么？E——期望（expectations）：患者期望医生可以帮助他做些什么？

结合BATHE问诊，即B——背景（background）：了解患者发热相关的躯体、心理和社会背景；A——情感（affect）：了解患者因发热引起的情绪状态；T——烦恼（trouble）：了解发热对患者的影响程度；H——处理（handling）：了解患者的发热自我管理能力；E——共情（empathy）：对患者发热等不幸表示理解/感受支持。

2. 问诊内容　作为全科医师，在问诊过程中，要点包括：①起病时间、起病情况（缓急）、病程、程度（热度高低）、频度（间歇性或持续性）、诱因；②有无畏寒、寒战、大汗或盗汗；③多系统症状询问，如是否伴有皮疹、出血、黄疸、咳嗽、咳痰、咯血、胸痛、腹痛、呕吐、腹泻、尿频、尿急、尿痛、头痛、肌肉关节痛等；④患病以来一般情况，如精神状态、食欲、体重改变及睡眠；⑤诊治经过（拟诊、药物、剂量、疗效）；⑥传染病接触史、疫水接触史、疫区居留史等流行病学资料；手术史、流产或分娩史、用药史、职业特点等。同时问诊时注意了解心理及社会背景、注意人文关怀，并根据问诊采集的病史进行整体相关分析（表6-4-1）。

表6-4-1　急性发热问诊过程的初步评估

持续时间	临床特点	有关疾病
<3日	鼻塞，流涕，咽痛	上呼吸道感染
	咳嗽，呼吸困难，胸痛	下呼吸道感染
	右上腹痛，恶心，呕吐	胆囊炎
	腹泻，恶心，呕吐	胃肠炎
	左下腹痛，恶心，呕吐，血样腹泻	憩室炎
	转移性右下腹痛，恶心，呕吐	阑尾炎
	下腹不适，尿频，尿急，尿痛	膀胱炎
	肾区痛，尿频，尿急，尿痛	肾盂肾炎
	下腹痛，阴道分泌物	盆腔感染性疾病
	皮肤红、肿、热、痛	蜂窝织炎
	皮肤红、肿、热、痛，有波动感	脓肿
	近期用药史	药物热
4~14日	鼻塞，流涕，头痛，肌痛	流感
	鼻塞，流涕，嗅觉减退，头痛	鼻窦炎
	淋巴结肿大	EB病毒致单核细胞增多症
	腹泻	肠病毒感染
	心脏杂音，指甲下栓塞症	感染性心内膜炎
	牙痛	牙科感染
	右上腹痛，黄疸	肝胆感染：肝炎、胆囊炎、胆囊积脓
	皮肤红、肿、热、痛，有波动感	脓肿
	下腹痛，阴道分泌物	盆腔感染性疾病
	咽痛，肌痛，颈部淋巴结肿大	巨细胞病毒感染
	发热，疲劳，神经认知功能障碍	莱姆病

续表

持续时间	临床特点	有关疾病
4~14 日	近期旅游史	旅行获得性感染：伤寒、登革热、肝炎、疟疾、阿米巴病
	近期动物接触史	动物源性寄生虫病：布鲁氏菌菌病、Q 热、钩端螺旋体病、鹦鹉热
	近期用药史	药物热

（二）体征及辅助检查

1. 一般查体　应进行全面而细致的体格检查，包括血压，脉搏呼吸和体温等生命体征，心、肺、腹在内的常规体格检查，重点关注见表 6-4-2、图 6-4-7。

表 6-4-2　重点体格检查及相关疾病

关注重点	相关疾病
一般状况	恶病质提示重症结核、恶性肿瘤
皮肤黏膜	斑疹见于斑疹伤寒、丹毒 面部蝶形红斑、指端及甲周红斑提示为系统性红斑狼疮 环形红斑见于风湿热 丘疹和斑丘疹见于猩红热、药物热 玫瑰疹见于伤寒和副伤寒 睑结膜及皮肤少许瘀点，指端、足趾、大小鱼际肌有压痛的 Osler 小结节见于亚急性感染性心内膜炎 软腭、腋下条索状或抓痕样出血点见于流行性出血热 耳郭、跖趾、掌指关节等处结节为痛风石，见于痛风患者 皮肤散在瘀点、瘀斑、紫癜见于再生障碍性贫血、急性白血病及恶性组织细胞病 大片瘀斑提示弥散性血管内凝血 皮肤和软组织的化脓性病灶，常为发热病因，或败血症的来源 皮肤巩膜出现黄疸提示肝、胆道疾病、溶血性疾病和中毒性肝损害
浅表淋巴结	局部淋巴结肿大、质软、有压痛者，要注意相应引流区有无炎症 局部淋巴结肿大、质硬、无压痛，可能为癌肿转移 局部或全身淋巴结肿大、质地韧实有弹性、无压痛者可能为淋巴瘤 全身淋巴结肿大尚可见于急慢性白血病、传染性单核细胞增多症、系统性红斑狼疮等
头颈部	结膜充血多见于流行性出血热、斑疹伤寒、麻疹 扁桃体肿大，其上有黄白色渗出物可以拭去，为化脓性扁桃体炎 外耳道流出脓性分泌物为化脓性中耳炎 乳突红肿伴压痛为乳突炎、鼻窦压痛点有压痛提示鼻窦炎 检查颈部时注意有无阻力，阻力增加或颈项强直提示为脑膜刺激，见于脑膜炎或脑膜脑炎 甲状腺弥漫性肿大、质软（血管杂音）提示为甲状腺功能亢进
心脏	胸廓隆起常提示心脏肥大 胸骨下段压痛提示白血病、恶性组织细胞病 心脏扩大和新出现的收缩期杂音提示为风湿热 原有心瓣膜病，病程中杂音性质改变，需考虑感染性心内膜炎，应予查超声心动图、血培养
肺部	一侧肺局限性叩浊、语颤增强，有湿啰音，提示为大叶性肺炎 下胸部或背部固定或反复出现湿啰音，见于支气管扩张伴继发感染 一侧肺下部叩浊、呼吸音及语颤减低，提示胸腔积液

续表

关注重点	相关疾病
肺部	大量积液时患侧胸廓饱满，气管移向健侧，在年轻患者中以结核性胸膜炎多见，也可见于恶性肿瘤侵犯胸膜或结缔组织病
腹部	右上腹压痛、Murphy 征阳性伴皮肤巩膜黄染，提示为胆囊炎、胆石症发热
	中上腹明显压痛、肋腹部皮肤见灰紫斑（Grey–Turner 征）或脐周皮肤青紫（Cullen 征），甚至上腹部可触及肿块，见于坏死性胰腺炎
	转移性腹痛伴麦氏点压痛，多为阑尾炎
	右下腹或全腹疼痛伴明显压痛，有时在右下腹或脐周扪及腹块，腹壁或会阴部有瘘管并有粪便与气体排出，全身营养较差，可能为克罗恩病
	全腹压痛、反跳痛见于腹膜炎；肝大、质硬、表面有结节或巨块，提示为肝癌
	肝脾同时肿大，可见于白血病、淋巴瘤、恶性组织细胞病、系统性红斑狼疮、败血症等
	季肋点压痛、肾区叩击痛、提示上尿路感染
四肢	杵状指（趾）伴发热，可见于肺癌、肺脓肿、支气管扩张、感染性心内膜炎等
	多关节红肿、压痛见于风湿热、系统性红斑狼疮、类风湿关节炎
	化脓性关节炎、结核性关节炎、痛风的早期常侵犯单个关节
	腓肠肌剧烈疼痛，甚至不能站立与行走，常提示钩端螺旋体病
	多发性肌肉显著疼痛可见于多发性肌炎或皮肌炎
神经系统	发热伴意识障碍或 / 和脑膜刺激征见于中枢神经系统感染、中枢神经系统白血病或其他肿瘤

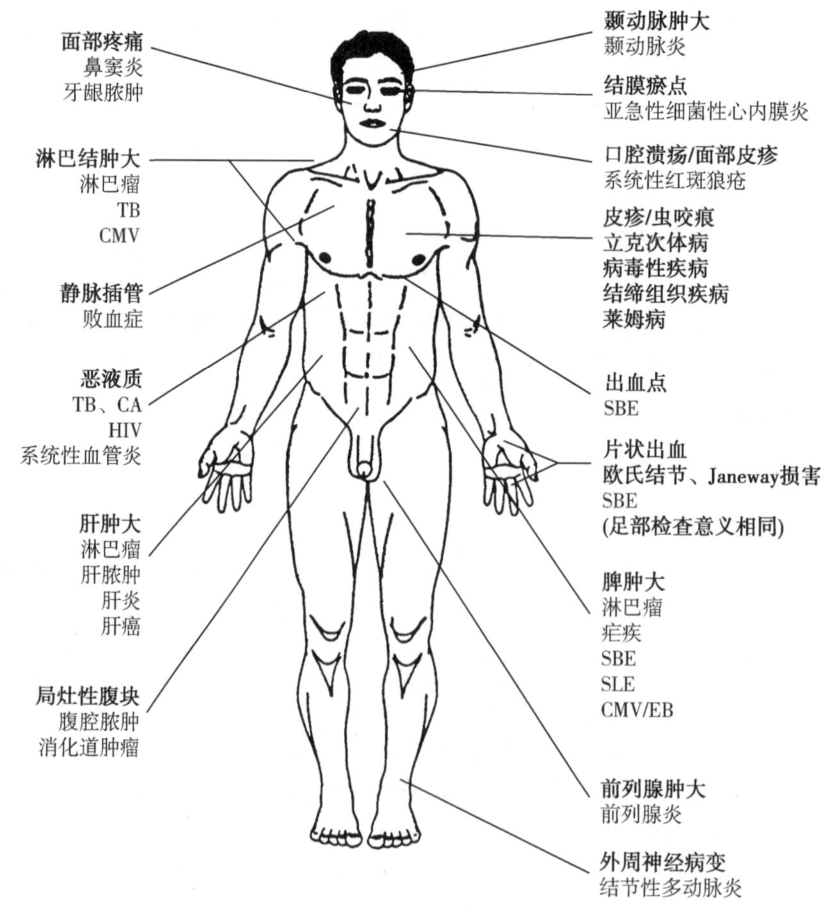

图 6-4-7 发热常见体征与可能病因

2. 辅助检查　血、尿、大便常规与X线胸片属发热的常规检查。血培养应列为未明原因发热的常规检查。其他检查根据临床提示，有针对性地选择应用，见表6-4-3。

表6-4-3　辅助检查及其临床应用与提示

辅助检查	临床应用与提示
血常规	白细胞总数及中性粒细胞升高，提示为细菌性感染，尤其是化脓性感染；也见于某些病毒感染如流行性出血热；成人Still病、风湿热亦有白细胞增多
	极度白细胞增多见于白血病及类白血病反应
	大多数病毒感染无白细胞增多，甚至减少；这一现象亦可见于某些细菌感染（如伤寒或副伤寒、结核病的某些类型）和某些原虫感染（如疟疾、黑热病）
	嗜酸性粒细胞增多见于寄生虫病、变态反应性疾病等
	在伤寒时，嗜酸性粒细胞消失是一个有力的诊断支持点
	绝对性淋巴细胞增多，见于传染性单核细胞增多症、传染性淋巴细胞增多症、百日咳、淋巴细胞性白血病等
	淋巴细胞减少，见于大多数病毒性感染，如严重急性呼吸综合征和高致病性禽流感肺炎等
	全血细胞减少伴发热，见于恶性组织细胞病、重型再生障碍性贫血、白细胞减少的急性白血病、全身血行播散性结核病、癌肿骨髓转移、黑热病、艾滋病等
尿常规	尿中白细胞增多，尤其是出现白细胞管型，提示急性肾盂肾炎
	尿中出现红细胞，可见于尿道感染、败血症等
	蛋白尿伴或不伴管型尿见于钩端螺旋体病、流行性出血热、系统性红斑狼疮等；蛋白尿也见于轻链型多发性骨髓瘤
大便常规	隐血试验阳性、大便红、白细胞均提示有胃肠道病变
X线胸片	提示伴有肺部病征的发热
血培养和骨髓培养	血培养对败血症、伤寒或副伤寒、布鲁氏菌病、感染性心内膜炎等疾病的病因学诊断具有决定性意义
	骨髓培养可提高诊断的敏感性
	对长期使用广谱抗生素、糖皮质激素、免疫抑制剂及化疗药物者，或严重疾病状态全身衰竭患者，要注意真菌或厌氧菌感染的可能，应加做血真菌和厌氧菌培养
各种传染病的病原学及血清学检查	可根据流行病学资料及临床表现的提示选择有关检查
骨髓涂片检查	原因未明的长期发热（尤其伴进行性贫血者）是骨髓涂片检查的指征。该检查对各种血液病具有确诊的价值
结缔组织病相关检查	原因未明的长期发热，疑有结缔组织病者可进行相关检查，包括血沉、C反应蛋白、蛋白电泳、免疫球蛋白、补体等常规项目，以及选择检查各种自身抗体如抗核抗体谱、类风湿因子、抗中性粒细胞胞浆抗体、抗磷脂抗体等
影像学检查	可选择B超、CT、PET/CT、MRI用于胸、腹及颅内病灶的诊断
	X线小肠钡剂造影用于消化道病变诊断
	逆行胰胆管造影或磁共振胰胆管成像用于胆道病变诊断
内镜检查	包括呼吸内镜（支气管镜、胸腔镜和纵隔镜），消化内镜（胃镜、结肠镜、小肠镜、胶囊内镜等），泌尿内镜（如膀胱镜），耳、鼻、咽喉镜等对诊断均有帮助
活体组织检查	淋巴结活检对原因未明长期发热而兼有淋巴结肿大者往往能为诊断提供重要依据，阳性发现对淋巴结结核、淋巴瘤及癌的淋巴结转移有确诊价值
	对某些诊断有困难的血液病如淋巴瘤、白血病、恶性组织细胞病、多发性骨髓瘤等骨髓活检可提高检出率

续表

辅助检查	临床应用与提示
活体组织检查	对诊断确有困难而有肝、脾大或腹膜后淋巴结或纵隔淋巴结肿大者，可考虑在B超或CT引导下行肝、脾、淋巴结穿刺或腹腔镜下取活检
	支气管镜下病变组织活检对支气管癌及支气管内膜结核有确诊意义
其他	疑感染性心内膜炎或心肌病者行超声心动图检查
	疑中枢神经系统感染者行脑脊液检查
	疑甲亢者行甲状腺功能检查
	PPD皮试作为结核病的辅助检查
	某些血清肿瘤标志物如AFP、CA19-9、CEA、CA125对消化系恶性肿瘤、PSA对前列腺癌具有辅助诊断价值
	炎症标志物对发热的鉴别也有参考价值，如降钙素原、C反应蛋白等
	生化、肝功能、血清酶学检查对内分泌疾病、肝炎、心肌炎或心肌梗死、肌炎的诊断有帮助

拓展领域：发热的诊断与鉴别诊断

临床上一般将热程在2周以内的发热称为急性发热。将发热持续3周以上，口腔体温至少3次>38.3℃，经完整的病史询问、体格检查及常规实验室检查后仍不能明确诊断者称为发热待查（FUO）。口腔体温上升达37.4~38℃并除外生理性原因者称为低热；低热持续1个月以上者称为慢性低热。需要详细的病史采集、全面的体格检查及动态变化的辅助检查协助诊断。

三、发热的诊断和鉴别诊断

【案例一分析】患者青年男性，急性起病，高热伴咳嗽、咳痰，根据以上评估初步考虑呼吸道感染。进一步血常规检查提示白细胞升高，胸部X线检查提示右侧肺炎，诊断考虑社区获得性肺炎。

（一）急性发热

临床上一般将热程在2周以内的发热称为急性发热。急性发热临床常见，且不少为高热，其中以急性感染占首位，包括各种病原体引起的传染病，全身或局灶性感染。而各种病原体中又以细菌最为常见，其次为病毒。诊断思路为定性－定位－定因（表6-4-4）。

表6-4-4　常见急性发热疾病的分类

急性发热	分类
急性感染性疾病	
病毒性感染	流行性感冒、其他病毒性上呼吸道炎、急性病毒性肝炎、流行性腮腺炎、流行性乙型脑炎、森林脑炎、淋巴细胞脉络丛脑膜炎、脊髓灰质炎、麻疹、风疹、天花、水痘、流行性出血热、新疆出血热、登革热、传染性单核细胞增多症、传染性淋巴细胞增多症、巨细胞病毒感染、艾滋病、严重急性呼吸综合征
细菌性感染	细菌性肺炎、支气管扩张并发感染、肺脓肿、胸膜炎、感染性心内膜炎、心包炎、急性肾盂肾炎、急性阑尾炎、急性胆道感染、急性梗阻性化脓性胆管炎、细菌性肝脓肿、急性腹膜炎、其他各种急性局灶性细菌感染、败血症、结核病、伤寒或副伤寒、急性细菌性痢疾、流行性脑脊髓膜炎、白喉、百日咳、猩红热、鼠疫、炭疽病、兔热病、鼻疽、类鼻疽、人感染猪链球菌病
非典型病原体感染	肺炎衣原体肺炎、鹦鹉热衣原体肺炎、肺炎支原体肺炎、军团菌病
真菌感染	深部真菌感染与真菌性败血症
立克次体感染	斑疹伤寒、恙虫病、Q热、猫抓病

续表

急性发热	分类
螺旋体感染	钩端螺旋体病、回归热、鼠咬热、莱姆病
寄生虫感染	疟疾、阿米巴病、急性血吸虫病、丝虫病、黑热病、旋毛虫病、弓形虫病
急性非感染性疾病	
风湿性疾病	风湿热、系统性红斑狼疮、成人 Still 病、原发性血管炎、类风湿关节炎急性发作、特发性炎症性肌病、白塞病、结节性脂膜炎
变态反应性疾病	药物热、血清病
血液病、恶性肿瘤	急性白血病、淋巴瘤、恶性组织细胞病、急性嗜酸性粒细胞浸润症、肝癌、其他恶性肿瘤
组织坏死与血液吸收	急性胰腺炎、急性溶血、急性心肌梗死、脏器栓塞或血栓形成、血栓性静脉炎、体腔积血或血肿形成、大面积烧伤
代谢紊乱	痛风急性发作、甲状腺危象、血卟啉病、重度脱水
其他	热射病、铸工病、未明热

1. 急性感染性发热　发热起病急，热度一般较高，多伴寒战或畏寒、全身肌肉和关节酸痛、头痛等毒血症状。一般可分为急性传染病和局限于某一脏器或组织的急性感染性疾病或 / 和来源于局灶感染的败血症。前者往往有传染病的流行病学资料，后者多伴有局部症状和体征。细菌性感染多有周围血白细胞总数和中性粒细胞数升高。此外，血降钙素原（PCT）浓度 >0.5ng/ml 提示细菌感染，有助于与病毒感染、结核感染鉴别，且降钙素原水平与细菌感染的严重程度呈正相关。但也要注意降钙素原正常或轻度增高不能排除细菌感染的可能。而血清 C 反应蛋白在细菌感染时可呈中等度至明显升高（表 6-4-5）。

表 6-4-5　不同感染部位的常见感染性病原体

感染部位	常见病原体	感染部位	常见病原体
口腔	消化球菌属 消化链球菌属 放线菌	上呼吸道	肺炎链球菌 流感嗜血杆菌 酿脓链球菌
皮肤软组织	金黄色葡萄球菌 酿脓链球菌 表皮葡萄球菌 巴氏杆菌属	下呼吸道（社区）	肺炎链球菌 流感嗜血杆菌 肺炎克雷伯菌 军团菌 支原体，衣原体
骨关节	金黄色葡萄球菌 表皮葡萄球菌 链球菌 革兰氏阴性杆菌	下呼吸道（院内）	肺炎克雷伯菌 铜绿假单胞菌 肠杆菌属 沙雷菌属 金黄色葡萄球菌
腹腔	大肠埃希菌，变形杆菌属 克雷伯菌属 肠球菌 杆菌属	脑膜炎	肺炎链球菌 脑膜炎奈瑟菌 流感嗜血杆菌 B 组链球菌 大肠埃希菌 李斯特菌
尿道	大肠埃希菌，变形杆菌属 克雷伯菌属 肠球菌 金黄色葡菌球菌（腐生）		

2. 非感染的急性发热　包括变态反应性疾病、风湿性疾病、组织坏死与血液分解产物的吸收、物理与化学因素、血液病与恶性肿瘤等。

【案例二】患者，女，68岁，反复发热3个月余，纳差乏力2个月。3个月余前开始无明显诱因午后低热，最高体温37.5℃，伴畏寒、盗汗，持续4~6小时后体温可自行降至正常。发热逐渐加重，最高可达39.7℃，下午达峰，退热药有效，氨曲南、头孢类抗生素治疗1周无好转。2个月前患者出现纳差乏力，伴恶心、进食后呕吐胃内容物，患病来体重下降15kg。入院查体：生命体征平稳，消瘦，左侧腋窝可及直径约1cm的淋巴结1枚，质韧，活动度可，无压痛。左肋下可及脾缘，双下肢轻度水肿。余未见明显阳性体征。外院辅助检查提示进行性加重的贫血，肾小球肾炎，炎症指标红细胞沉降率（ESR）、高敏C反应蛋白（hsCRP）升高，显著高球蛋白血症。

（二）发热待查（FUO）

是指发热持续3周以上，口腔体温至少3次>38.3℃，经完整的病史询问、体格检查及常规实验室检查后仍不能明确诊断者。这类患者的临床表现不典型或病情不呈典型临床经过；或临床医生对某些少见疾病或病变认识不足；某些疾病的病灶隐蔽，不易为常规检查手段所发现等因素所致难以明确发热的病因。《发热待查诊治专家共识》（2017）将发热待查分为经典型发热待查、住院患者的发热待查、粒细胞缺乏患者的发热待查和HIV感染者的发热待查4类。以下主要讨论经典型发热待查。

经典型发热待查是指发热持续3周以上，口腔体温至少3次>38.3℃（或至少3次体温在1日内波动>1.2℃），经过至少1周在门诊或住院的系统全面的检查仍不能确诊的一组疾病。系统全面的检查应至少包括三大常规，粪便隐血试验、肝功能、肾功能、电解质、血培养、胸部X线片和腹部B超。且患者无免疫缺陷相关疾病史。

1. 引起经典型发热待查的病因　引起经典型发热待查的病因超过200种，可以归纳为以下4类：感染性疾病、肿瘤性疾病、非感染性炎症性疾病、其他疾病。不同年龄组FUO的病因具有各自不同的规律：6岁以下患儿感染性疾病的发病率最高，特别是原发性上呼吸道、泌尿道感染或全身感染；6~14岁患儿结缔组织－血管性疾病和小肠炎症性疾病为最常见的病因；14岁以上的成人感染性疾病仍占首位，但肿瘤性疾病的发病率明显增高。

2. 经典型发热待查的诊疗流程建议　根据获得的诊断线索：首先，按以下思路顺序进行病因诊断与鉴别诊断则可显著提高诊断的准确率，即先考虑常见疾病的常见临床表现；其次，考虑常见疾病的少见临床表现；再次，考虑少见疾病的临床常见表现；最后，慎重鉴别少见疾病的临床少见表现。诊疗流程包括四个步骤：①判断是否属于经典型发热待查；②第一阶段初筛；③第二阶段特异性检查；④治疗（包括对症治疗及诊断性治疗）。

（1）初筛（第一阶段）：可在门诊或住院完成，需完善病史采集、体格检查和符合当地医疗水平的无创实验室及辅助检查。

1）病史采集：详细而有质量的病史采集是发现诊断线索的首要步骤，先按疾病发展顺序询问病史，然后针对重点线索追溯。一些关键病史往往因患者记忆不清而表述偏差，需反复核实。重视以下几点情况：

①判断是否为持续发热：患者必须同时满足发热待查定义中热程和体温变化的要求，发热应该为其主要临床表现，与疾病进程密切相关。有些患者虽病程长，但发热仅为一次，不能以发热待查的诊断思路来考虑。

②记录热程：热程长短对发热待查的病因分类诊断具有极大的参考价值。一般来说，热程短（数周），有乏力、寒战等毒性症状者，在抗菌药物应用、病灶切除、脓肿引流后发热即终止，全身情况也随之改善，有利于感染性疾病的诊断。如热程中等（数月），呈渐进性消耗、衰竭者，以肿瘤多见。热程长（数年），无毒性症状，发作与缓解交替出现，有利于结缔组织病的诊断。

③判断热型：随着临床上解热镇痛药、糖皮质激素及抗菌药物的普遍应用，典型的热型例如稽留热、弛张热、间歇热、波状热等已很少见，但仍需仔细询问发热规律。一些特殊热型有一定的诊断提示意义，例如：隔日热或三日热考虑疟疾可能。

④按系统顺序询问伴随症状：发热的伴随症

状有重要的诊断参考价值。为防止遗漏，可按照系统顺序逐一询问。常见全身症状：畏寒、寒战、出汗、消瘦、皮疹、皮肤颜色改变；呼吸系统：咳嗽、咳痰、咯血、气急、胸闷、胸痛；消化系统：纳差、吞咽困难、恶心、呕吐、呕血、口腔及肛门溃疡、咽痛、腹胀、腹痛、腹泻、便秘、黑便；循环系统：心悸、期前收缩（早搏）、水肿；泌尿生殖系统：尿频、尿急、尿痛、血尿、尿量、排尿困难、腰背酸痛、月经、生殖器溃疡、生殖器水肿；内分泌系统：多饮、多食、多尿、生长发育、毛发生长、男性乳头发育；血液系统：瘀点、瘀斑、淋巴结肿大；运动系统：肌肉酸痛、骨痛、肌无力、关节疼痛、关节僵硬；神经系统：头痛、头晕、癫痫、意识丧失。根据症状与体征的特点做出相应的诊断，阴性症状也需记录，可起到鉴别诊断的作用。

⑤获取所有外院相关检查结果：根据病史询问的病程进展，观察辅助检查结果动态变化，必要时制作治疗疗效观察表格。部分有创检查可要求借阅标本，重新读片。影像学资料需要按顺序排列后，亲自阅片，疑难者请放射科专家会诊。患者的成系列资料可能对于诊断提供线索。

⑥了解相关病史：患者的既往史与个人史非常重要，特别是一些流行病学史对于感染性疾病意义重大，往往是诊断的关键，例如：布鲁氏菌病多见于从事畜牧业（尤其是为动物接生）的人群中；同性恋者及静脉药瘾者的发热待查常以艾滋病或合并机会性感染的可能性较大；冶游史需考虑性传播疾病；有生食习惯者需考虑寄生虫疾病。另外需注意了解既往发热病史、用药史、外科手术史、输血史、动物接触史、职业史、业余爱好史及旅游史等。

2）全面的体格检查

①测量体温：在对发热待查患者着手进行观察前，首先必须确定患者是否发热。必要时可进行直视下口腔与直肠温度同时记录，有少部分患者为伪装热。每天至少测体温 4 次，可以为每日 6:00，10:00，14:00，18:00，根据需要可每 2~4 小时 1 次，测得 38℃以上体温时 30 分钟复测。测量体温需注意测量方法及换算，并予以相应记录。体温换算约为：肛温 –0.5℃ = 口温 = 耳温 +0.4℃ = 腋温 +0.5℃。

测量体温时可以同时测量心率，一般情况下，体温每升高 1℃，心率加快 10~15 次 /min。若出现心率未相应增加，需考虑相对缓脉或是伪装热。考虑中枢发热时，可同时测量多部位体温，例如口温 + 肛温，双侧腋温 + 肛温等，不符合体温测量换算规律需考虑中枢体温调节障碍，左右侧体温不一致等需考虑下丘脑综合征。

②细致有重点的入院体检：发热待查的入院常规体格检查应做到细致，并根据获得的病史有所重点检查。勿遗漏以下重要体检部位：眼睑、皮肤、甲床、颞动脉（老年人）、口腔（溃疡、牙龈）、浅表淋巴结（滑车）、乳突 / 鼻旁窦压痛、心脏杂音、肝脾触诊、外阴及肛门、“4”字征、神经病理征及脑膜刺激征等。男性患者的睾丸与附睾检查、女性患者的盆腔检查，以及肛门指诊均应列为发热待查体检常规。

③每日常规观察：包括每日观察一般情况，检查皮肤、甲床、淋巴结、五官、心、肺、肝、胆囊、脾、外阴及肛门、脊柱与四肢及神经系统等。要重视新出现的尤其是一过性的症状和体征，并据此完善有关的检查，对确诊可有相当重要的意义。

3）根据病史和体检的结果完善辅助检查：若对所有发热待查患者按照全部病因进行筛查，不但加重了社会与患者的经济负担，也使一些本来可以简单诊断的病例复杂化。因此，仔细询问病史，体格检查，按照发热待查诊断思路，寻找诊断线索是非常重要的。

诊断与鉴别诊断思路为根据诊断线索分析：①鉴别感染性疾病与非感染性疾病；②感染性疾病的定位，常见感染部位包括肺部感染、尿路感染、肠道感染、胆道感染等，多具有对应的局部症状，尤其不要遗漏感染性心内膜炎、结核病、局灶感染等；③非感染性疾病分为肿瘤性疾病，结缔组织病及其他类疾病，多为全身累及，少局部定位表现，需根据临床表现、实验室及辅助检查推论。肿瘤中最常见的为淋巴瘤，结缔组织病中最常见为系统性红斑狼疮（SLE）、成人 still 病等，其他类疾病中包括药物热等。根据可能的诊断，进入第二阶段特异性检查。

若未获得诊断线索，可进行发热病因的初步非特异性筛查以提供有用的病因诊断线索。适合作为发热待查非特异性辅助检查的项目多为价格便宜、较为普及、敏感性较高、无创或创伤极小的检查（图 6-4-8）。

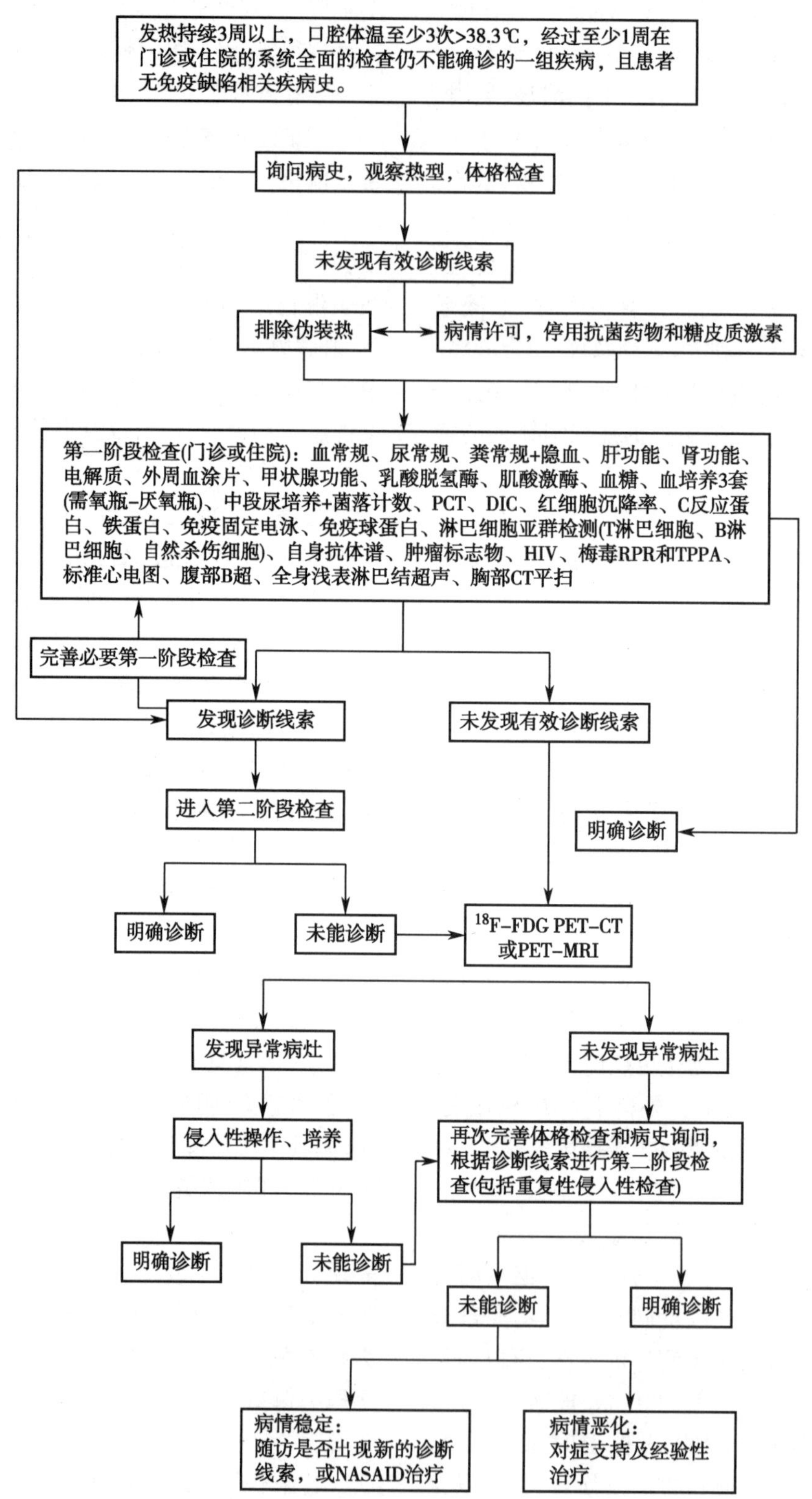

图 6-4-8　经典型发热待查诊疗的建议流程

（2）针对性检查阶段（第二阶段）：经过第一阶段的初筛，部分患者明确诊断；部分患者可获得诊断线索，进入第二阶段，进一步针对性选择所需特异性检查。第二阶段的检查较为复杂，部分为有创且费用较贵，建议住院期间完成。在制定检查策略时，应注意两个原则：①特异性高；②从无创到有创。

1）诊断线索引导下的特异性有创检查：①在发热待查伴淋巴结肿大的患者中，淋巴结活组织检查较淋巴结穿刺虽创伤范围大，但更易获得特异性结果。颈后、锁骨上或滑车上淋巴结更具诊断意义，临床上体检时需特别注意；肺门、纵隔或腹膜后淋巴虽活组织检查诊断价值高，但创伤大，若病情允许可延后。②当怀疑感染性心内膜炎、伤寒/肠源性发热等感染性疾病时，血培养阴性时，骨髓培养可提高阳性率，仔细阅读骨髓涂片可发现巴贝虫、组织胞浆菌、利什曼原虫、疟疾等病原体。如疑有血液系统疾病骨髓累及，骨髓涂片、骨髓活组织检查病理及骨髓流式细胞检查均具有诊断价值，建议一次完成，减少重复创伤。③在诊断困难的患者中，由于病灶分布的不均一性、病程进展等原因，多次重复的有创检查对于诊断是必要的，需提前告知患者。

2）正电子发射计算机体层显像仪（PET-CT）在发热待查诊断中的应用：在常规的辅助检查不能获得明确的线索时，可以考虑应用一些成本较高的全身性影像学筛查，以获得隐藏的发热病因线索。氟-18脱氧葡萄糖（^{18}F-FDG）PET-CT在发热待查中的地位也逐渐被重视。PET-CT/PET-MRI结合了PET和CT或MRI的功能，不仅可全身扫描，还可同时提供病灶的功能改变和形态改变，很好地弥补了CT或MRI的不足。发热待查应用PET-CT检查的诊断效率、路径、经济学价值以及结果评估仍有待大样本量分析验证。阳性PET结果具有较大的病灶指向性意义，但阴性结果未必“无用”。长期随访发现，经过前期检查无诊断依据，且PET-CT阴性患者多数预后良好。因为费用昂贵，对于哪一类发热待查患者采用PET-CT/PET-MRI检查仍是争论焦点。目前建议将其置于发热待查诊断的第二阶段仍未获得诊断线索者。在国内，由于常规检查不完善、PET-CT/PET-MRI结果判定不统一、临床医师对于辅助检查结果高度依赖等原因，需非常谨慎，避免将PET-CT/PET-MRI作为发热待查的常规检查手段。

PET结果依赖于^{18}F-FDG的摄取，为获得满意的成像效果需做到以下几点：①检查前不应用可能影响到糖代谢的药物，例如糖皮质激素等；②检查前空腹及停止补液治疗至少6小时；③糖尿病患者需调整好血糖水平，检查前需检测随机血糖。

【案例二分析】予完善抗核抗体谱、免疫固定电泳、布氏杆菌凝集试验、肥达外斐试验、胸腹盆腔增强CT、骨髓穿刺等检查，辅助检查提示骨髓浆细胞增多、高球蛋白血症、淋巴结肿大，并且在增强CT上淋巴结强化明显，均高度提示卡斯尔曼病（Castleman病），与家属沟通后于局麻下行左腋下淋巴结活检，病理检查回报：病变符合Castleman病（浆细胞型）。明确诊断后返回当地医院行化疗。

（三）慢性低热

口腔体温上升达37.4~38℃并除外生理性原因者称为低热；低热持续1个月以上者称为慢性低热。

有些高温作业的人、孕妇或女性排卵期，体温可较正常略高，但如离开高温环境或分娩后或排卵后，体温恢复正常，这种情况可称为生理性高体温，而非低热状态。

慢性低热可见于许多情况，一般可区分为器质性与功能性两大类，其中以器质性为常见；病因又以感染为多（表6-4-6）。

慢性低热的检查须注意下列情况：①病史，结核病史或结核患者接触史、咯血史、肝病史或黄疸史、局灶感染史、高温作业史等。②体格检查，需做全面体格检查，特别注意中耳炎、乳突炎、鼻窦炎、扁桃体炎、龋齿及齿根尖脓肿、前列腺炎等局灶性感染，贫血外貌，淋巴结与肝脾肿大，腹部压痛与包块，肾区叩击痛与压痛，脊柱压痛与纵轴叩击痛等。女性患者须考虑妇科检查。③实验室检查，应作血、尿、便三项常规检查和血沉测定。未能除外感染或结缔组织病时，做抗链球菌溶血素“O”滴度测定、血清蛋白电泳测定、血中狼疮细胞检查，以及有关的血清免疫学检查。怀疑肝脏疾

表 6-4-6 慢性低热疾病分类

器质性慢性低热	肝硬化
感染性慢性低热疾病	炎症性肠炎
结核病	失代偿性心瓣膜病
慢性非特异性局灶性感染	血液病
慢性病毒性肝炎	恶性肿瘤
巨细胞病毒感染	间脑综合征
梅毒	更年期综合征
艾滋病	**功能性慢性低热**
非感染性慢性低热疾病	感染后低热、手术后低热、功能性低热等
甲状腺功能亢进	
风湿性疾病	

病时做常规肝功能试验。结核菌素试验强阳性有助于活动性结核病的诊断，但阴性未能排除此病。患者有不能解释的贫血时，须做骨髓象检查。④影像学检查：X 线胸部透视应作为常规检查，需要时摄片。心电图描记、甲状腺吸碘 -131 试验、超声肝区检查、胃肠钡餐透视与钡剂灌肠、眼底检查等，可按需要选择行之。未除外胆道感染者，有指征作十二指肠引流和 / 或胆囊造影检查。疑为胸腹占位性变时做 B 超与 CT 检查。

（四）发热患者的转诊指征

1. 急危重症，基层医院难以实施有效救治者。

（1）高热伴昏迷、抽搐、谵妄及呼吸困难。

（2）高热伴休克或心功能不全。

（3）高热中暑。

（4）物理降温无效的高热。

2. 不能确诊的疑难复杂病例。

3. 急性传染病患者及不明原因的传染病患者，如严重急性呼吸综合征（SARS）、甲型 H1N1 流感等。

（五）发热待查诊疗的建议流程

见图 6-4-8。

四、发热的干预原则

（一）急性发热的干预原则

1. 体温控制

（1）体温≤39℃的发热：维持水、电解质的平衡而无需处理发热。退热治疗会干扰热型、掩盖体温与脉搏之间的关系（如相对缓脉）等，不但影响诊断及对预后的判断，更影响对治疗效果的评估。发热被认为是机体重要的防御机制，无论是物理降温或是药物退热都会减少甚至消除炎性介质的合成，减弱机体的防御过程所必须的。此外，退热治疗亦有不良反应。物理降温通过皮肤的热传导、对流和蒸发加速热量的流失，可引起寒战，血管收缩，冠脉痉挛和反射性的低体温。退热药物使用可引起体温骤然下降伴大量出汗，易导致虚脱或休克。同时退热药物常有一定肝肾毒性，存在胃肠道出血的风险。

（2）>39℃的过高温或高热：持续时间过长过高热除了增加代谢率外，还可引发过度免疫反应，引起酸碱平衡紊乱、细胞蛋白变性、组织缺氧和多系统损伤，甚至出现意识改变（如意识模糊、定向障碍、癫痫等）。此时应积极使用物理降温及退热药物使核心体温降至 39℃以下；同时维持水电解质的平衡，对症治疗予以镇静、抗癫痫。此时，不推荐在体温调控机制正常时单独使用物理降温。原因是会增加产热、代谢率和氧耗，仅推荐在退热药物下调体温调定点时联合使用。对于>40℃或可能有脑组织损伤或感染性休克风险的超高热患者，可在应用退热药物的基础上，用冷水或冰水擦拭皮肤或擦拭皮肤后使用风扇、冰毯和冰袋增加水分的蒸发，以达到快速控制核心体温、保护脏器的目的。

2. 病因治疗　急性感染性发热疾病根据病原体检测结果、耐药状况、病情严重程度经验性治疗，根据检测结果调整抗生素，根据疗效调整用药。

（二）发热待查的干预原则

1. 体温控制　同急性发热。

2. 诊断性治疗　临床怀疑一些特定的疾病但缺乏证据时，在不影响进一步检查的情况下，可进行诊断性治疗从而根据所得疗效做出临床诊断。例如，对于有流行病学史，疑为疟疾的患者，若多次血涂片或骨髓涂片中未能查见疟原虫，可试用抗疟疾药物进行治疗，治疗成功后可做出疟疾的临床诊断。对于疑为结核感染的患者，也可进行诊断性抗结核治疗。但需要指出的是对结核疑似患者进行诊断性治疗时观察时间应足够长，一般以 3~4 周以上为宜，治疗期间需注意抗结核药物的不良反应和病情的变化。其他如阿米巴性肝脓肿等疾病也是常见的可以采用诊断性治疗的病种。必须指出,诊断性治疗应选用特异性强、疗效确切及安全性大的治疗药物,剂量应充足并完成整个疗程,无特殊原因不得随便更换治疗药物。只有这样,诊断治疗有效后方可作为临床诊断的依据。

3. 抗感染药物的使用　在经典型发热待查中,抗感染药物的使用应严格基于临床病原学证据。在不能获取病原学证据但临床高度怀疑感染的情况下,临床医师需分析可能的感染部位,并进行经验性的病原学判断,严格把握抗感染药物使用指征。可在必要的实验室检查和各种培养标本采取后,根据初步临床诊断予以经验性抗感染治疗。目前在发热待查的临床实践中,存在着抗菌药物滥用的现象。不仅造成经济上的巨大浪费、病原学检查的阳性率下降,还可以导致药物不良反应、药物热、二重感染、产生耐药菌等情况,对原发病的正确诊断造成干扰。所以,在发热待查的临床实践中,抗感染药物的应用不应作为常规诊断性治疗的手段,对于临床怀疑感染性发热的患者,应积极留取标本,完善各项必要检查,寻找病原学依据。

4. 糖皮质激素的应用　糖皮质激素对于感染性和非感染性炎症都具有抑制作用,因而对包括感染、结缔组织病、肿瘤在内的大多数病因引起的发热待查都具有良好的退热作用。此外,激素还可扩张血管,改善微循环,增强心肌收缩力,提高机体对细菌内毒素的耐受力,可用于休克、多器官功能衰竭及严重炎症反应综合征等治疗。但由于疗效显著,基层医院在发热患者中滥用激素的现象日益严重。激素的滥用不但改变了原有的热型和临床表现,使诊断更加困难,长期应用还会使潜在的感染性疾病播散或诱发二重感染,延误必要治疗。因此,原则上不主张在病因未明的发热患者中使用激素,尤其不应作为退热药物使用。

5. 长期随访　4.7%~19.2% 的患者经系统全面地评估后仍不能诊断。对部分症状轻微,经过详细检查仍不能明确病因的发热待查患者,可在专科门诊进行长期随访,观察病情变化,部分患者需要非甾体抗炎药控制症状。若出现新的线索需重新入院按发热待查流程评估。部分观察患者长期病情无进展,预后良好。

(三)慢性低热的干预原则

对症治疗、病因治疗。

思　考　题

1. 发热患者病史采集需要注意哪些方面的问题?
2. 发热待查的诊断思路是如何的?

(方力争)

第五节　咳嗽与咳痰

学习提要

1. 咳嗽与咳痰反射的解剖通路、病理生理机制、病因及分类。咳嗽与咳痰的全科问诊技巧及整体评估、分析。

2. 咳嗽与咳痰的临床表现、诊断、治疗及转诊原则。综合文献检索进一步拓展咳嗽与咳痰管理的研究。

咳嗽(cough)系指人体清除呼吸道内分泌物或异物的保护性呼吸反射动作。咳痰(expectoration)是借助气管支气管黏膜上皮细胞的纤毛运动、支气管平滑肌的收缩及咳嗽时的用力呼气将气道内的痰液排出的过程。

一、概述

(一)咳嗽反射的解剖通路

主要由分布于咽喉、支气管、肺、胸膜的咳嗽感受器受刺激后通过舌咽、迷走神经传入通路,进入咳嗽中枢,然后发出冲动作用于相应肌群(呼气肌、膈肌和气管平滑肌)而产生一系列的呼吸肌群收缩运动。正常覆盖支气管上皮上一薄层,黏液是通过黏膜纤毛向上移动而清除,下列情况下咳嗽有助于气道的清洁:①吸入大量物质;②由于黏膜纤毛清除受损或形成过多的分泌物;③产生大量异常物质,如水肿液,脓液。每次咳嗽涉及一个复杂的反射弧,反射起始于感受器(表 6-5-1,图 6-5-1,见文末彩插)。

表 6-5-1　咳嗽反射的解剖通路

反射弧构成	主要分布及结构
神经末梢感受器	多分布于咽部第二级支气管之间的气管和支气管黏膜。其他部位如喉部、肺组织、胸膜甚至外耳道都有咳嗽感受器的分布 感受器又可分为机械感受器：分布于上呼吸道的神经末梢对异物敏感；化学感受器：分布在较小气道内的神经末梢对化学物质，尤其是对有毒的化学物质敏感
传入神经	通过迷走神经、舌咽神经、三叉神经和膈神经等传入。其中迷走神经传导的刺激来源于咽、气管、支气管和胸膜。舌咽神经传导来自于喉部的刺激。三叉神经则主要是鼻和鼻窦。膈神经传导来自心包和膈的刺激
咳嗽中枢	位于延髓
传出神经	舌下神经、膈神经和脊神经
效应器	膈肌和其他呼吸肌

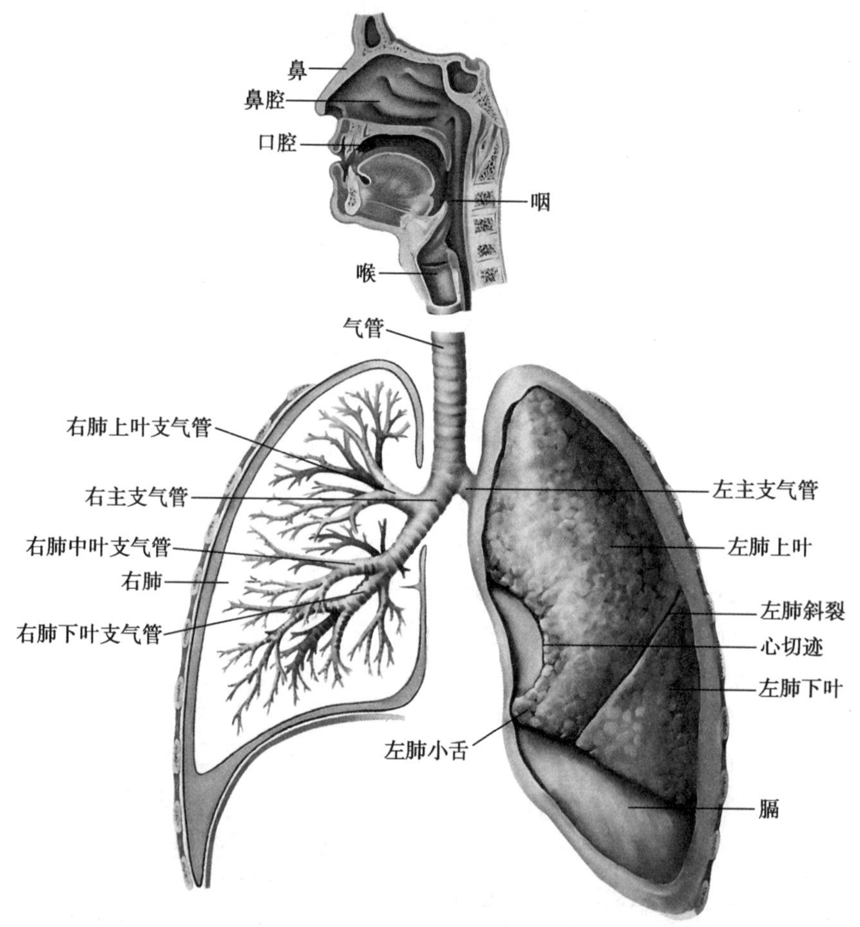

图 6-5-1　呼吸系统概观

（二）咳嗽的病理生理机制

咳嗽作为一种防御机制，主要有两种功能：防止异物进入下呼吸道，和清除呼吸道的异物和过多的分泌物。在咳嗽减弱达不到上述作用时，可能出现肺不张、肺炎、换气功能障碍、支气管扩张。有效的咳嗽取决于产生高速气流的能力和通过气道的速度，此过程决定于正常功能的输入和输出通路以及气流与气道黏液之间的有效接触。

（三）产生咳嗽及咳痰的病因

1. 呼吸道疾病　鼻咽部至小支气管整个呼吸道受到刺激时，均可引起咳嗽。刺激效应以喉部杓状间隙和气管分叉部黏膜最敏感。当肺泡内有分泌物、渗出物、漏出物进入小支气管即可引起咳嗽，或某些化学刺激物刺激分布于肺的神经纤维末梢亦可引起咳嗽。如咽喉炎、喉结核、喉癌等可引起干咳，气管支气管炎、支气管扩张、支气管哮喘、支气管结核及各种物理（包括异物）、化学、过敏因素对气管、支气管的刺激以及肺部细菌、结核菌、真菌、病毒、支原体或寄生虫感染以及肺部肿瘤均可引起咳嗽和/或咳痰。而呼吸道感染是引起咳嗽、咳痰最常见的原因。

2. 胸膜疾病　如各种原因所致的胸膜炎、胸膜间皮瘤、自发性气胸或胸腔穿刺等均可引起咳嗽。

3. 心血管疾病　二尖瓣狭窄或其他原因所致的左心衰竭引起肺淤血或肺水肿时，因肺泡及支气管内有浆液性或血性渗出物，可引起咳嗽。另外，右心或体循环静脉栓子脱落造成肺栓塞时也可引起咳嗽。

4. 中枢神经因素　从大脑皮质发出冲动传至延髓咳嗽中枢后可发生咳嗽。如皮肤受冷刺激或三叉神经分布的鼻黏膜及舌咽神经支配的咽峡部黏膜受刺激时，可反射性引起咳嗽。脑炎、脑膜炎时也可出现咳嗽。但人们还可以自主地咳嗽或抑制咳嗽。

5. 其他因素所致慢性咳嗽　如服用血管紧张素转化酶抑制剂后咳嗽、胃食管反流病所致咳嗽和习惯性及心理性咳嗽等。

（四）咳嗽的分类

见表 6-5-2。

表 6-5-2　咳嗽的分类

咳嗽的类型	临床特点
急性咳嗽	急性咳嗽 <3 周，急性咳嗽以普通感冒、急性支气管炎多见，急性咳嗽若迁延不愈则可转变为亚急性或慢性咳嗽
亚急性咳嗽	亚急性咳嗽 3~8 周，亚急性咳嗽则主要见于感染后咳嗽
慢性咳嗽	慢性咳嗽≥8 周，临床上通常将以咳嗽为唯一症状或主要症状、时间超过 8 周、胸部 X 线检查无明显异常者称为不明原因慢性咳嗽，简称慢性咳嗽。慢性咳嗽的常见病因为嗜酸性粒细胞性支气管炎、上气道咳嗽综合征（后鼻滴涕综合征）、咳嗽变异性哮喘、胃食管反流性咳嗽等
咳嗽的性质	**临床特点**
干咳	咳嗽无痰或仅咳少量白色黏液痰，多见于非感染性疾病或感染性疾病初期，如嗜酸性粒细胞性支气管炎、咳嗽变异性哮喘、变应性咳嗽、胃食管反流性咳嗽、急性咽喉炎、慢性咽喉炎、急性气管－支气管炎初期、喉及肺结核、喉癌、二尖瓣狭窄、原发性肺动脉高压、气管或支气管分叉部受压迫刺激（如淋巴结结核、肿瘤或主动脉瘤）、气管或支气管肿瘤、气管或支气管异物、胸膜炎、气胸等，亦可见于肺炎早期、轻度肺水肿、间质性肺炎、外耳道受刺激及心源性咳嗽等
湿咳	即有痰的咳嗽，多见于感染性疾病，如支气管扩张、肺脓肿、空洞性肺结核、急性肺水肿、急性支气管炎、慢性支气管炎、脓胸伴支气管胸膜瘘、弥漫性泛细支气管炎、肺寄生虫病等
咳嗽的时相	
晨间咳嗽	慢性支气管炎、支气管扩张、肺脓肿
日间咳嗽	胃食管反流性咳嗽、后鼻滴涕综合征
夜间咳嗽	咳嗽变异性哮喘、肺结核、支气管淋巴结结核、心力衰竭
运动后咳嗽	运动性哮喘
进食相关性咳嗽	指患者进食期间及进食 2 小时内诱发咳嗽或咳嗽加重，多在进食酸性、油炸、高脂肪食物时出现。见于胃食管反流性咳嗽、慢性咽炎、食管－气管瘘

应用领域：咳嗽的评估方法——咳嗽诊断时，病史的收集非常重要。全科医师应特别注意具有全科医疗特色的问诊模式、问诊要点、临床思维、整体评估；特别注意咳嗽的病史、个人背景、心理背景、家庭背景及社会背景，全面进行评估。

二、咳嗽与咳痰的临床思维

（一）咳嗽与咳痰的问诊

针对该患者的情况，首先运用全科医学的理念及整体评估的方法进行病史采集，应尽可能了解咳嗽与咳痰的特征及相关因素。

1. 问诊模式　采用RICE问诊式，即R——原因（reason）：患者今天因为咳嗽与咳痰等原因而来；I——想法（ideas）：患者认为咳嗽与咳痰是出了什么问题；C——关注（concerns）：关注患者忧虑什么？ E——期望（expectations）：患者期望医生可以帮助他做些什么？

结合BATHE问诊，即B——背景（background）：了解患者咳嗽与咳痰相关的躯体、心理和社会背景；A——情感（affect）：了解患者因咳嗽与咳痰引起的情绪状态；T——烦恼（trouble）：了解咳嗽与咳痰对患者的影响程度；H——处理（handling）：了解患者的咳嗽与咳痰自我管理能力；E——共情（empathy）：对患者咳嗽与咳痰等不幸表示理解/感受支持。

2. 问诊内容　作为全科医师，在问诊过程中，主要问诊包括年龄、出现时间、起病的方式，咳嗽与咳痰性质和程度、咳嗽与咳痰的持续时间和发作频率，伴随症状/体征、咳嗽与咳痰的发作形式和经过，咳嗽与咳痰的诱因和/或加重因素、有无基础疾病、既往史家族史及个人嗜好，同时问诊时注意了解心理及社会背景、注意人文关怀，并根据问诊采集的病史进行整体相关分析。

（二）咳嗽与咳痰的体征

1. 一般查体

（1）气管的位置：应特别注意气管的位置。肺纤维化、肺不张时气管移向患侧；气胸、大量胸腔积液时气管移向健侧。

（2）啰音：双侧肺底或弥漫性湿啰音，提示慢性支气管炎、淤血性支气管炎；肺尖部局限性细湿啰音，提示浸润性肺结核；局限性下肺野湿啰音，常提示支气管扩张；局限性上肺野湿啰音，常提示空洞型肺结核。干啰音或哮鸣音，支气管哮喘的喘鸣音常较广泛对称，以呼气期为主，而支气管结核、异物则为吸气期闻及，较为局限。

（3）其他：上腔静脉阻塞综合征提示纵隔肿块、中央型肺癌；颈部及锁骨上淋巴结肿大者应考虑肺癌、肺结核。慢性咳嗽伴杵状指须注意支气管扩张、慢性肺脓肿、支气管肺癌。同时也要注意心界是否扩大、瓣膜区有无器质性杂音等心脏体征。

2. 辅助检查（表6-5-3）

（三）产生咳嗽及咳痰的因素

见表6-5-4。

表6-5-3　用于咳嗽病因诊断的实验室检查及影像学检查的项目

检查项目	适用情况和/或具体内容
血常规	白细胞计数增加和/或中性粒细胞比例增高，提示细菌感染性病变 嗜酸性粒细胞增多，提示寄生虫或过敏性疾病 淋巴细胞增多，见于百日咳杆菌、结核分枝杆菌感染
血清学检查	血清总IgE或特异性IgE增高可协助过敏性疾病如变应性咳嗽、咳嗽变异性哮喘、支气管哮喘的诊断。血清结核抗体、支原体抗体检测、耶氏肺孢子菌肺炎血清特异性免疫学检查对肺结核、支原体肺炎及耶氏肺孢子菌肺炎的诊断有重要辅助诊断价值。怀疑急性风湿热、风湿性肺炎应作抗链球菌溶血素“O”测定
痰液检查	1）一般性状检查：了解痰液的量、颜色、性状及气味有诊断价值 2）显微镜检查：直接涂片检测、细菌培养、聚合酶链反应（PCR）检查、诱导痰细胞学检查

续表

检查项目	适用情况和 / 或具体内容
影像学检查	1）X 线胸片能确定肺部病变的部位、范围与形态，甚至可确定其性质，得出初步诊断，指导经验性治疗和相关实验室检查。不同细菌所致的细菌性肺炎其 X 线表现常有差异，如胸片示肺叶或肺段实变，无空洞见于肺炎球菌性肺炎；胸片示肺野或肺段实变，蜂窝状脓肿，叶间隙下坠见于肺炎克雷伯菌肺炎。胸片见卷发状阴影，考虑支气管扩张症 2）胸部 CT 检查有助于发现纵隔前后肺部病变、肺内小结节、纵隔肿大淋巴结及边缘肺野内较小的肿物 3）高分辨 CT 有助于诊断早期间质性肺疾病和非典型支气管扩张 4）MRI 能较 CT 更好地鉴别肺门附近的结节状病灶是血管断面还是肺癌病灶
食管 24 小时 pH 监测	是目前诊断和鉴别胃食管反流性咳嗽最为敏感和特异的方法
通气功能 + 气道反应性	有助于诊断和鉴别气道阻塞性疾病，如哮喘、慢性支气管炎和大气道肿瘤等
变应原检查	有助于过敏性疾病患者的病因诊断和指导避免变应原接触和脱敏治疗
纤维支气管镜与鼻咽镜检查	能有效诊断气管腔内的病变，如支气管肺癌、异物、结核等。但纤维支气管镜不作为常规检查 鼻咽镜检查如见鹅卵石样征和咽部黏液附着征，可协助诊断后鼻滴涕综合征
其他检查	咳嗽敏感性检查：常用辣椒素吸入进行咳嗽激发试验，咳嗽敏感性增高常见于变应性咳嗽、嗜酸性粒细胞性支气管炎、胃食管反流性咳嗽

表 6-5-4　产生咳嗽及咳痰的因素

感染因素	
上呼吸道疾患	感冒，鼻、鼻窦或扁桃体炎，急慢性咽炎或喉炎，急性会厌炎，喉结核等
气管、支气管疾患	急、慢性气管或支气管炎，支气管内膜结核，支气管扩张等
肺、胸膜疾患	细菌性、病毒性或支原体肺炎，肺脓肿，肺结核，胸膜炎，肺真菌病等
传染病和寄生虫病	麻疹、百日咳、钩端螺旋体病、急性血吸虫病、钩虫病等。感染是引起咳嗽的常见原因，上述感染疾病均因局部有炎性刺激而引起咳嗽
理化因素	
呼吸道阻塞	呼吸道分泌物、呕吐物或其他异物吸入呼吸道，支气管癌压迫气道，造成支气管狭窄、阻塞，肺不张，甚至出现局部肺气肿
呼吸道受压迫	可因纵隔肿瘤或淋巴结肿大，胸骨后甲状腺肿，食管病变，肺门或支气管淋巴结结核，弥漫性间质性肺纤维化，肺肿瘤，心包积液，气胸，胸膜肿瘤等引起
气雾刺激	吸烟，吸入冷空气，吸入刺激性工业气体如氨气等
过敏因素	过敏体质者，某些物质接触其呼吸道的迷走神经末梢可引起咳嗽，如过敏性鼻炎、支气管哮喘、热带嗜酸性粒细胞增多症等
其他原因	肝脓肿、膈下脓肿影响胸膜及肺，白血病、尿毒症和结缔组织病等系统性疾病所致肺浸润，后鼻部分分泌物滴流，胃食管反流等原因均可致咳嗽

（四）咳痰的性状不同对咳嗽有一定诊断的价值

见表 6-5-5。

（五）咳嗽、咳痰的伴随症状及病因

见表 6-5-6。

表 6-5-5 咳痰的临床表现特点及其诊断意义

临床特点	提示疾病
无色或白色黏液痰	单纯性支气管炎(缓解期)、支气管哮喘、肺炎早期、肺泡细胞癌
浆液性痰	气道过敏性疾病、弥漫性肺泡癌
大量脓性痰	支气管扩张症、肺脓肿、支气管胸膜瘘
脓痰伴恶臭	厌氧菌感染
黏液脓性痰	慢性支气管炎急性加重期、肺结核伴感染、哮喘合并感染
血性痰	支气管扩张症、支气管结核、中心性肺癌
脓血痰	肺脓肿、金黄色葡萄球菌肺炎、支气管扩张症
铁锈色痰	肺炎链球菌肺炎、肺血栓栓塞症
灰黄色黏痰	烟曲霉感染
果酱样痰	肺吸虫病
黄绿色痰	铜绿假单胞菌感染
巧克力色痰	阿米巴原虫感染
砖红色胶冻样痰	克雷伯菌感染
痰中硫磺颗粒	肺放线菌感染
粉红色浆液泡沫痰	急性左心衰竭
白色和痰牵拉成丝	白色念珠菌感染
暗黄绿色稠厚痰团粒	空洞型肺结核
灰色或黑色痰	肺尘埃沉着病、硅沉着病、煤硅肺病
棕色痰	肺含铁血黄素沉着症、左心衰竭
痰中结石	支气管结石症
痰中支气管管型	纤维素性支气管炎
大量稀薄浆液痰含粉皮样物	棘球蚴病

表 6-5-6 咳嗽、咳痰的伴随症状及病因

伴随症状	常见病因
咳嗽伴发热	急性呼吸道感染、肺结核、胸膜炎等
咳嗽伴胸痛	肺炎、胸膜炎、支气管肺癌、肺栓塞、自发性气胸等
咳嗽伴呼吸困难	喉头水肿、喉肿瘤、支气管哮喘、慢性阻塞性肺疾病、肺结核、重症肺炎、大量胸腔积液、肺水肿、气管或支气管异物等
咳嗽伴咯血	支气管扩张、支气管肺癌、肺结核、肺脓肿、二尖瓣狭窄等
咳嗽伴大量浓痰	肺脓肿、支气管扩张、肺囊肿合并感染、支气管胸膜瘘等
咳嗽伴哮鸣音	支气管哮喘、心源性哮喘、慢性喘息性支气管炎、弥漫性细支气管炎、气管或支气管异物、支气管肺癌等
咳嗽伴杵状指(趾)	慢性阻塞性肺疾病、支气管扩张、慢性肺脓肿、支气管肺癌等

三、咳嗽与咳痰的诊断和鉴别诊断

(一)急性咳嗽病因诊断

普遍认为普通感冒是急性咳嗽最常见的病因,其次为急性支气管炎,但具体数据尚比较缺乏。普通感冒还可合并诱发一些上呼吸道感染性疾病,如急性鼻窦炎、急性鼻炎、急性扁桃体炎、急性咽喉炎等。除了感染性疾病,理化刺激因子和变应原的急性暴露亦可能导致急性咳嗽。作为急性咳嗽的诊断程序,临床上首先要根据病史和体格检查的结果,判断急性咳嗽是否属于严重疾病或是普通疾病的一种表现,除了咳嗽外,普通感冒常表现为鼻塞、流涕、打喷嚏、咽喉痛等。值得注意的是,严重细菌性肺炎或病毒性肺炎早期亦可表现为感冒样症状。病史体征典型者直接做出诊断,必要时可进行检查(包括血常规、肺功能、病

原学、影像学等)。若患者急性咳嗽伴咳脓痰时,多提示急性支气管炎,常为普通感冒诱发。支气管哮喘、支气管扩张、慢性支气管炎或慢性阻塞性肺疾病(COPD)急性发作,根据病史常不难判断。还应考虑的其他疾病包括异物吸入、肺栓塞、肺炎、心功能不全等。表现为呼吸困难、咯血、胸痛三联征的典型肺栓塞不足 1/3,非典型肺栓塞愈来愈多,而咳嗽作为肺栓塞的常见症状之一,比例高达 37%~56%,早期常表现为干咳。

【案例一】一位 45 岁女教师因"咽痛、流涕、咳嗽 2 日"就诊。初步病史采集:2 日前着凉后出现咽痛,吞咽时明显,伴清涕、喷嚏,轻度咳嗽,睡前较重,无痰。自服"阿司匹林"后体温降至正常,咽痛、咳嗽无缓解,门诊就诊。无发热,无咯血、喘息、尿频、尿急、尿痛、腹痛、腹泻等症状。

初步病史采集后,因为患者咳嗽 2 日,伴有咽痛、清涕、喷嚏等上呼吸道症状,首先考虑为上呼吸道感染。对于此类患者,临床上随之需要考虑以下 3 个相关问题。

1. 该患者就诊时应询问哪些病史?

仔细询问病史对病因诊断有重要作用,问诊时应注意咳嗽性质、音色、节律和咳嗽时间、诱发或加重因素、体位影响、伴随症状等。了解痰液的颜色、气味及性状。

急性咳嗽也可能与充血性心力衰竭、肺栓塞等严重疾病相关,也可能是原有哮喘、支气管扩张等慢性疾病的急性加重,因此还要通过询问既往病史、职业史、可疑接触史、过敏史、完善相关查体除外严重疾病伴有发热等症状的患者,还要注意有无聚集发病或动物(特别是禽类)暴露史,警惕流感等呼吸道传染性病原所致的感染。

2. 该患者咳嗽最常见的原因是什么?

急性咳嗽最常见的病因为普通感冒,当健康成人具备以下 4 条标准时,可以诊断为普通感冒:①鼻部相关症状(如流涕、打喷嚏、鼻塞和鼻后滴流),伴或不伴发热;②流泪,咽喉部有刺激感或不适;③胸部体格检查正常。普通感冒的咳嗽常与鼻后滴流有关。该患者伴有咽痛、清涕、喷嚏等上呼吸道感染症状、咳嗽较轻,无痰,在完善体格检查后,应考虑普通感冒的可能性。

3. 病史采集结束后,下一步查体应重点做哪些方面?

对门诊就诊患者而言,应通过体检明确患者呼吸道感染部位,除外下呼吸道感染、支气管哮喘等疾病,应包括:上呼吸道相关的体格检查,如咽部和扁桃体是否存在充血、增大和脓性分泌等感染征象,鼻窦、腮腺以及头颈和锁骨上等浅表淋巴结有无肿大;气管是否居中,肺部呼吸音是否正常,有无干湿啰音,胸膜有无摩擦感和摩擦音,有无心界扩大、心脏杂音等异常体征。

【案例一分析】

1. 患者此次急性发病,症状及体征均符合普通感冒导致咳嗽的诊断,有过敏性鼻炎及幼时咳嗽喘息病史,应考虑合并支气管哮喘的可能性,但近期无反复发作,此次发作前未接触变应原。根据"由简单到复杂"的原则,首先考虑普通感冒的诊断。

2. 针对常见病因进行经验性治疗是明确咳嗽病因的重要手段,患者症状缓解和恢复对诊断具有重要的参考价值。治疗普通感冒以对症为主,首选第一代抗组胺药联合伪麻黄碱治疗,可有效缓解喷嚏、鼻塞等症状,一般无需用抗感染药物。用药后咳嗽缓解即可临床诊断。若用药后无效,还应进一步除外一些相对少见的急性感染性咳嗽,如衣原体感染或百日咳感染导致的咳嗽以及急性刺激或过敏引起的咳嗽。

(二)亚急性咳嗽病因诊断

亚急性咳嗽的病因分布研究资料较少,通常认为感染后咳嗽是最常见的原因。亚急性咳嗽通常始于急性上呼吸道感染,病程不断迁延,最终转归为感染后咳嗽。导致此类咳嗽的机制可能包括持续性后鼻滴涕、上气道刺激、分泌物积聚、气道高反应性等。另外,持续的刺激物或变应原暴露、某些非典型病原体感染、慢性支气管炎或 COPD 急性加重等亦可能导致亚急性咳嗽。

(三)慢性咳嗽病因诊断程序

常见慢性咳嗽病因的诊断应首先考虑咳嗽变异性哮喘(CVA)、上气道咳嗽综合征(UACS)、嗜酸性粒细胞性支气管炎(EB)和胃食管反流性咳嗽(GERC)等常见病因。国内慢性咳嗽病因调查结果显示,变应性咳嗽(AC)亦是慢性咳嗽的常见病因,上述疾病占慢性咳嗽病因的 70%~95%。

多数慢性咳嗽与感染无关，因此应避免滥用抗菌药物治疗。

1. 上气道咳嗽综合征（upper airway cough syndrome，UACS） 曾称鼻后滴漏综合征（post-nasal drip syndrome，PNDS）。UACS/PNDS 涉及鼻、鼻窦、咽、喉等多种基础疾病，症状及体征差异较大且多无特异性，因此，必须综合病史、体征及相关检查，在除外合并下气道疾病、GERC 等复合病因的情况下针对基础疾病进行治疗，咳嗽得以缓解，诊断方能确定。

推荐采用以下诊断标准：①发作性或持续性咳嗽，以白天为主，入睡后较少；②有鼻部和/或咽喉疾病的临床表现和病史；③辅助检查支持鼻部和/或咽喉疾病的诊断；④针对病因治疗后咳嗽可缓解。

2. 咳嗽变异性哮喘（cough variant asthma，CVA） 应根据慢性咳嗽病史及特点、支气管激发试验和抗哮喘治疗的有效性综合分析做出诊断。支气管舒张剂治疗有效缓解咳嗽是 CVA 的一个重要临床特征，但仍有部分（约 30%）哮喘患者对单纯支气管舒张剂治疗反应不佳，不建议将支气管舒张剂治疗有效作为一条诊断标准。但 PEF 平均变异率可作为一条诊断标准。诱导痰嗜酸性粒细胞增高和呼出气一氧化氮（FeNO）增高有助于 CVA 的诊断。

推荐采用以下诊断标准：①慢性咳嗽，常伴有明显的夜间刺激性咳嗽。②支气管激发试验阳性，或 PEF 平均变异率 >10%，或支气管舒张试验阳性。③抗哮喘治疗有效。

3. 嗜酸性粒细胞性支气管炎（eosinophilic bronchitis，EB） EB 临床表现缺乏特征性，部分临床表现类似 CVA，体格检查无异常发现，痰嗜酸性粒细胞增高是主要诊断依据。国内正常人诱导痰嗜酸性粒细胞比例 <2.5%。FeNO 检测诊断 EB 的敏感性较低，增高［FeNO>32ppb（ppb，十亿分之一）］提示嗜酸性粒细胞性相关慢性咳嗽（如 EB 或 CVA）。既往有接触面粉、异氰酸和氯氨等引起 EB 的报道，因此 EB 诊断时要考虑职业因素。EB 的诊断必须结合病史，诱导痰（或支气管灌洗液）嗜酸性粒细胞计数、气道反应性测定和激素治疗有效等综合判断。

推荐采用以下诊断标准：

（1）慢性咳嗽，表现为刺激性干咳或伴少量黏痰。

（2）X 线胸片正常。

（3）肺通气功能正常，无气道高反应性，呼气峰流速平均周变异率正常。

（4）痰细胞学检查嗜酸性粒细胞比例 $t \geq 2.5\%$。

（5）排除其他嗜酸性粒细胞增多性疾病。

（6）口服或吸入糖皮质激素有效。

4. 胃食管反流性咳嗽（gastroesophageal reflux cough，GERC） 推荐采用以下诊断标准。

（1）慢性咳嗽，以白天咳嗽为主。

（2）24 小时食管 pH 值。多通道阻抗监测 DeMeester 积分 ≥12.70，和/或 SAP ≥80%。症状指数≥45% 可用于 GERC 的诊断。但需要注意，少部分合并或以非酸反流（如胆汁反流）为主的患者，其食管 pH 值监测结果未必异常。食管 pH 值监测联合腔内阻抗能识别包括非酸反流在内的所有胃食管反流，是目前最灵敏可靠的 GERC 诊断手段。

（3）抗反流治疗后咳嗽明显减轻或消失。

5. 变应性咳嗽（atopic cough，AC） 推荐采用以下诊断标准。

（1）慢性咳嗽，多为刺激性干咳。

（2）肺通气功能正常，支气管激发试验阴性。

（3）诱导痰嗜酸性粒细胞不增高。

（4）具有下列指征之一：①有过敏性疾病史或过敏物质接触史；②变应原皮试阳性；③血清总 IgE 或特异性 IgE 增高。

（5）糖皮质激素或抗组胺药治疗有效。

临床上通常将以咳嗽为唯一症状或主要症状、时间超过 8 周、胸部 X 线检查无明显异常者称为不明原因慢性咳嗽，简称慢性咳嗽。慢性咳嗽是内科门诊患者最常见的病症，与典型支气管哮喘、肺部感染、肺纤维化和支气管肺癌等疾病不同，由于缺乏典型的相关症状、胸片检查无异常，一些临床医生简单地给患者戴上“支气管炎或慢性支气管炎”的帽子，给予止咳祛痰药或反复使用多种抗生素治疗均无效果。我们进行的流行病学调查显示，72% 的慢性咳嗽患者被诊为“支气管炎、慢性支气管炎或慢性咽喉炎”。实际上，慢性咳嗽的常见病因为嗜酸性粒细胞性支气管炎、后鼻滴涕综合征、咳嗽变异性哮喘、胃食管反流性咳嗽等，这些病因占了慢性咳嗽病因的 77%，而慢性支气管炎仅占 4%。另一方面，一些患者由于诊断不明，长期得不到有效的治疗，反复进行胸片、CT 等各种无意义的检查，不仅给患者的工作生活乃至心理带来极大的困扰，也导致医疗资源的严重浪费，增加了患者的经济负担（图 6-5-2）。

【案例二】王某，男，79 岁，主因"咳嗽、咳痰 10 年，加重伴气促 7 日"就诊。患者近 10 年来反复因受凉、劳累后出现咳嗽、咳痰，为白色黏痰，每年持续 3 个月以上，多次于当地医院就诊，诊断为"慢性支气管炎"，给予抗感染、化痰、平喘等治疗后好转。7 日前受凉后出现咽痛、咳嗽、咳黏痰，同时自觉气促，活动后明显。5 日前出现畏寒、发

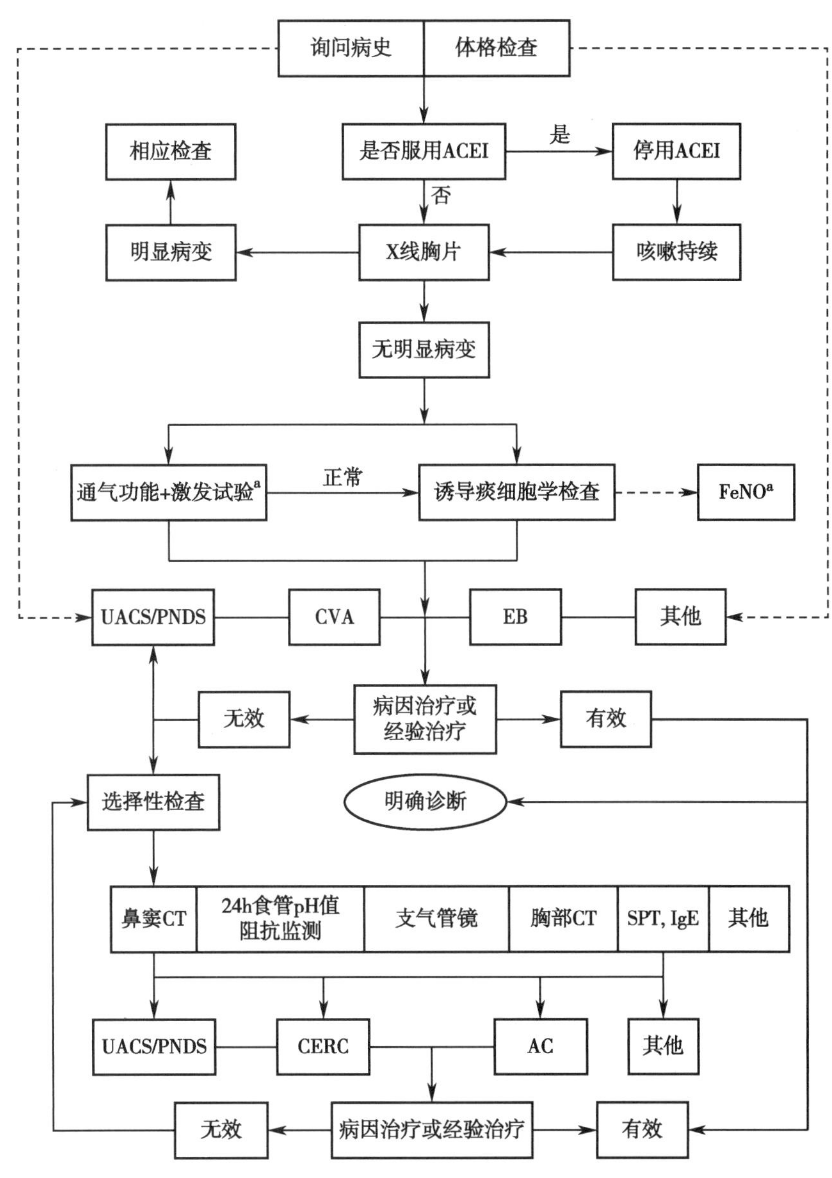

图 6-5-2　慢性咳嗽的诊断流程

注：(1) ACEI，血管紧张素转换酶抑制剂；FeNO，呼出气一氧化氮；UACS，上气道咳嗽综合征；PNDS，鼻后滴流综合征；CVA，咳嗽变异性哮喘；EB，嗜酸性粒细胞性支气管炎；纤支镜，纤维支气管镜；SPT，变应原皮试；IgE，免疫球蛋白 E；GERC，胃食管反流性咳嗽；AC，变应性咳嗽。(2) 对于经济条件受限或普通基层医院的患者，可根据病史和咳嗽相关症状进行经验性治疗。如果经验治疗无效，则应及时到有条件的医院进行检查诊断，以免延误病情。(3) a：呼气流量峰值（PEF）平均变异率 >10%，或支气管舒张试验阳性亦可作为诊断标准。FeNO 检查不可作为病因的确诊依据，但可以作为嗜酸性粒细胞性炎症相关咳嗽的参考指标

热(最高 38℃),伴食欲缺乏、乏力。自服头孢拉定治疗,未见明显好转。

患者既往高血压病史 20 年,口服硝苯地平缓释片治疗,血压控制较好。否认冠心病、糖尿病病史,否认结核、哮喘病史。吸烟 50 年,每日 30 支。否认饮酒史。

【案例二分析】

1. 患者为老年男性,长期大量吸烟史,反复咳嗽、咳痰 10 年,多次诊断为"慢性支气管炎",其症状呈进行性加重,慢阻肺可能性较大,但需行肺功能检查以明确诊断。

2. 判定患者适合在社区治疗还是应转诊到综合医院呼吸科专科治疗,需对患者病情进行评估。大多数一般状况较好、轻度慢阻肺急性加重期的患者可以在社区或门诊治疗,而中重度慢阻肺急性加重期的患者常需要住院治疗。患者现口服抗生素治疗无明显好转,且既往未明确诊断慢阻肺,应转诊至综合医院呼吸科专科就诊,进行肺功能检查,以明确诊断、给予综合评估及治疗。

(四)咳嗽咳痰的药物治疗

见表 6-5-7。

表 6-5-7 常用口服镇咳和祛痰药物及剂量

药物类型	名称	剂量
镇咳药		
中枢性镇咳药		
依赖性	可待因	每次 15~30mg,3 次 /d
	福尔可定	每次 5~10mg,3 次 /d
非依赖性	右美沙芬	每次 15~30mg,3 次 /d
	喷托维林	每次 25mg,3 次 /d
外周性镇咳药	那可丁	每次 15~30mg,3~4 次 /d
	苯丙哌林	每次 20~40mg,3 次 /d
	莫吉司坦	每次 100mg,3 次 /d
	苯佐那酯	每次 50~100mg,3 次 /d
祛痰药	愈创甘油醚	每次 200~400mg,3~4 次 /d
	氨溴索	每次 30~60mg,3 次 /d
	溴己新	每次 8~16mg,3 次 /d
	桉柠蒎	每次 300mg,2~3 次 /d
	乙酰半胱氨酸	每次 600mg,1~2 次 /d,或每次 200mg,3 次 /d
	羧甲司坦	每次 500mg,3 次 /d
	厄多司坦	每次 300mg,2 次 /d

(五)转诊与随访

咳嗽是临床最常见的症候,其构成病因复杂繁多。基层医师应熟知咳嗽的分类以及不同分类中的常见病因,能够根据病史、症状与体征正确评估病情,及时识别以咳嗽为突出症状的危及生命的疾病,并给予正确处理,迅速转诊至有治疗条件的上级医院诊治。对于临床常见的慢性咳嗽,即使在部分辅助检查条件缺乏情况下,亦能采用正确的经验性治疗方法成功缓解多数患者的咳嗽症状;对部分诊断不清或疗效不佳的咳嗽患者,能把握转诊条件和时机,适时转至具备更好医疗条件的上级医院进一步明确病因,避免延误病情;对于在综合医院明确病因的慢性咳嗽患者,转回社区医院后亦能根据指南对其进行规范的慢性病管理。

1. 紧急转诊 一般而言,单纯以咳嗽为唯一症状者涉及危急重者较少,但亦要警惕部分疾病由于症状不典型,咳嗽亦有可能为其早期或不典型表现。因此,在对咳嗽患者进行诊治时候,要注意是否同时存在其他一些"红旗征"(报警)症状提示危重症之可能,尽早进行鉴别、处置及转诊。

(1)气胸:诱发气胸的因素有剧烈运动、咳嗽、提重物或举重、肺大疱病史等。常表现为刺激性干咳伴突然气促、胸痛、胸闷。体查可见呼吸动度减弱,触觉语颤减弱或消失,叩诊鼓音,听诊呼吸音减弱或消失。气胸严重时纵隔向健侧移位。X 线胸片可提供重要参考依据。

(2)气管支气管异物:多见于儿童、老年人,急性期患者异物误吸后出现急性剧烈呛咳,伴面红耳赤、憋气、呼吸困难或呼吸不畅、吸气性喘鸣、声嘶、流泪、呕吐等症状。严重时可出现窒息、心脏停搏。

(3)肺栓塞:长期卧床、静脉曲张、心房颤动、创伤、肿瘤、妊娠和避孕药等是主要的危险因素。临床表现呈多样性,部分可表现为剧烈咳嗽,伴或不伴胸痛、呼吸困难、气促。血浆 D- 二聚体敏感性高但特异性低,心电图、X 线胸片及超声心动图对鉴别具有一定作用。

(4)肺水肿:临床表现为阵发性咳嗽伴大量白色或粉红色泡沫痰,极度呼吸困难或端坐呼吸、发绀、大汗淋漓,查体双肺布满对称性湿啰音。X 线胸片可表现为腺泡状致密阴影,呈不规则相互融合的模糊阴影，弥漫分布或局限于一侧或一叶，或从肺门两侧向外扩展逐渐变淡成典型的蝴蝶状阴影。

（5）急性心肌梗死：冠状动脉粥样硬化病史是重要危险因素，过劳、激动、暴饮暴食、寒冷刺激、便秘、吸烟饮酒是主要诱发因素，典型患者有胸骨后或心前区压榨性疼痛，但部分患者可仅表现为咳嗽、气促、心慌。心电图新出现 Q 波及 ST 段抬高和 ST-T 动态演变可提示诊断。

2. 普通转诊 慢性咳嗽最理想的治疗是针对病因的特异性治疗，但在基层医疗机构尚不具备准确病因诊断的条件下，可采用临床线索导向性治疗策略或可疑病因导向性策略进行经验性诊治。多数患者可在经验性治疗后达到缓解，但也有不少慢性咳嗽仍然得不到改善。在下列情况下应当考虑转诊至上一级医疗机构进行进一步诊治。

（1）治疗无效：针对慢性咳嗽常见病因进行了充分、规范治疗 2~4 周后，患者咳嗽症状仍无缓解，应考虑可能存在其他病因，需转诊至上级医院完善相关检查以明确病因。

（2）治疗仅部分有效，或未能排除某些严重或恶性病变，尤其存在其他临床线索，如长期吸烟、咳嗽加重、痰中带血、呼吸困难等，提示未能排除呼吸系统器质性病变甚至恶性病变等情况时应予以转诊。

（3）症状虽缓解，但是频繁反复发作，未能明确具体病因且影响患者生命质量，部分患者停药后容易复发，对患者亦造成较大困扰。因此疑似此类患者应转诊明确具体诊断。

（4）传染病病例：患者有盗汗、消瘦、痰中带血等症状，对于明确或疑似为结核等传染性疾病时，应按卫生法规、条例等要求及时转诊至专科医院进一步诊治。转诊：急性咳嗽的诊断主要应注意区分是否伴有重症疾病。根据病史、体格检查和选择相关检查进行鉴别。急性咳嗽有可能是一些严重疾病的征象，如急性心肌梗死、左心功能不全、肺炎、气胸、肺栓塞及异物吸入。

3. 随访 咳嗽尤其是慢性咳嗽患者的社区随访，应根据不同疾病组织本社区患者及其家属。开办学习班，俱乐部等，以多种形式集中进行系统的教育。可以通过讲座的形式宣传相关呼吸系统疾病防治知识，也可组织居民观看相关影音资料，阅读有关科普图书或文章等。让社区居民了解如慢性支气管炎，慢性阻塞性肺病等常见呼吸系统疾病的病因，特别是吸烟的危害以及大气污染，反复发生上呼吸道感染等因素的作用。帮助居民成立戒烟互助小组和健身锻炼小组，督促吸烟者尽快戒烟并坚持下去。同时适当进行体育锻炼以期增强体质，有效减少上呼吸道感染机会。

研究领域：咳嗽、咳痰的连续性管理

结合案例一、案例二，针对咳嗽的发病因素，研究如何进行咳嗽的连续管理，尤其是作为全科医师，如何进行全人全程的连续性管理，查阅文献、采用循证医学的方法、全科医疗疾病管理的技能进行探索研究。

四、咳嗽与咳痰管理的研究进展

包括查阅咳嗽、咳痰相关指南、查阅核心期刊文献等获得最新的咳嗽、咳痰。

进展 1：由成人咳嗽的基层医疗管理指南，提供全面的咳嗽支持管理方案中华全科医学杂志发表了《咳嗽基层诊疗指南（2018 年）》，其中除对咳嗽的概述、病因与发病机制、诊断方法与原则、急性咳嗽的诊治、亚急性咳嗽的诊治、慢性咳嗽的诊治原则、常见慢性咳嗽病因诊断及治疗、其他慢性咳嗽病因诊断及治疗、慢性咳嗽的经验性诊治、镇咳与祛痰治疗、中医中药治疗进行阐述外、亦对咳嗽的转诊进行了详尽的阐述。其中包含了紧急转诊与普通转诊：①紧急转诊，一般而言，单纯以咳嗽为唯一症状者涉及危急重者较少，但亦要警惕部分疾病由于症状不典型，咳嗽亦有可能为其早期或不典型表现。因此，在对咳嗽患者进行诊治时候，要注意是否同时存在其他一些“红旗征”（报警）症状提示危重症之可能，尽早进行鉴别、处置及转诊，例如：气胸、支气管及气管异物、肺栓塞、肺水肿、急性心肌梗死的患者。②一般转诊，慢性咳嗽最理想的治疗是针对病因的特异性治疗，但在基层医疗机构尚不具备准确病因诊断的条件下，可采用临床线索导向性治疗策略或可疑病因导向性策略进行经验性诊治。多数患者可在经验性治疗后达到缓解，但也不有少慢性咳嗽仍然得不到改善。在下列情况下应当考虑转诊至上一级医疗机构进行进一步诊治，如：①治疗无效，针对慢性咳嗽常见病因进行了充分、规范治疗2~4周后，患者咳嗽症状仍无缓解，应考虑可能存在其他病因，需转诊至上级医院完善相关检查以明确病因。②治疗仅部分有效，或未能排除某些严重或恶性病变，尤其存在其他临床线索，如长期吸烟、咳嗽加重、痰中带血、呼吸困难等，提示未能排除呼吸系统器质性病变甚至恶性病变等情况时应予以转诊。③症状虽缓解，但是频繁反复发作，未能明确具体病因且影响患者生命质量，部分患者停药后容易复发，对患者亦造成较大困扰。因此疑似此类患者应转诊明确具体诊断。④传染病病例，患者有盗汗、消瘦、痰中带血等症状，对于明确或疑似为结核等传染性疾病时，应按卫生法规、条例等要求及时转诊至专科医院进一步诊治。

进展2：发布与产生咳嗽咳痰症状的相关疾病的指南，建立有效的咳嗽咳痰诊疗策略

2018年间，国内外出台或修订了许多有关咳嗽咳痰的重磅指南，例如《中国成人医院获得性肺炎与呼吸机相关性肺炎诊断和治疗指南（2018年版）》《流行性感冒诊疗方案（2018年版修订版）》《支气管哮喘急性发作评估及处理中国专家共识》《急症患者的氧疗建议：临床实践指南》《GOLD慢性阻塞性肺疾病全球倡议：COPD诊断、治疗与预防全球策略》等，分别从造成急性、亚急性、慢性咳嗽的病因入手，从疾病的诊断、治疗、预防等方面论述，对提高全科医师对引起咳嗽、咳痰症状的疾病的诊疗上的救治水平，更新疾病诊治观念，提供了一定的指导意义和参考价值。

思考题

1. 对咳嗽的病因诊断，应注意什么？对慢性咳嗽者，特别要注意什么？
2. 反复发作的慢性咳嗽患者，夜间不咳，较敏感，如上述各项检查和针对性治疗均无效时，应除外什么？

（单海燕）

第六节 恶心与呕吐

学习提要

1. 发生机制与病因。全科问诊模式、全面评估分析及转诊原则。

2. 临床表现、辅助检查、诊断与鉴别诊断、治疗，前沿进展及治疗路径研究。

恶心（nausea）为上腹部不适、紧迫欲吐的感觉并常伴有迷走神经兴奋的症状，如皮肤苍白、出汗、流涎、血压降低及心动过缓等，常为呕吐的前奏。呕吐（vomiting）则是通过胃的强烈收缩迫使胃或部分小肠的内容物经食管、口腔而排出体外的现象。一般恶心后随之呕吐，但也可仅有恶心而无呕吐，或仅有呕吐而无恶心。两者均为复杂的反射动作，可由多种病因引起。

基础领域：恶心与呕吐的病理生理机制——呕吐的发生是一系列复杂的反射动作所产生的。

一、概述

（一）发生机制

呕吐是一个复杂的反射动作，其过程可分三个阶段，即恶心、干呕（vomiturition）与呕吐。恶心时胃张力和蠕动减弱，十二指肠张力增强，可伴或不伴有十二指肠液反流；干呕时胃上部放松而胃窦部短暂收缩；呕吐时胃窦部持续收缩，贲门开放，腹肌收缩，腹压增加，迫使胃内容物急速而猛烈地从胃反流，经食管、口腔而排出体外。呕吐与反食不同，后者系指无恶心与呕吐的协调动作而胃内容物经食管、口腔排出体外。

呕吐中枢位于延髓，它有两个功能不同的机构：一是神经反射中枢——呕吐中枢（vomiting center），位于延髓外侧网状结构的背部；二是化学感受器触发带（chemoreceptor trigger zone），位于延髓第四脑室的底面。前者接受来自消化道、大脑皮层、内耳前庭、冠状动脉以及化学感受器触发带的传入冲动，直接支配呕吐的动作；后者不能

支配呕吐的实际动作，但能接受各种外来的化学物质或药物（如阿扑吗啡、洋地黄、依米丁等）与内生代谢产物（如感染、酮中毒、尿毒症等）的刺激，并由此发出神经冲动，传至呕吐反射中枢再引起呕吐（图 6-6-1）。

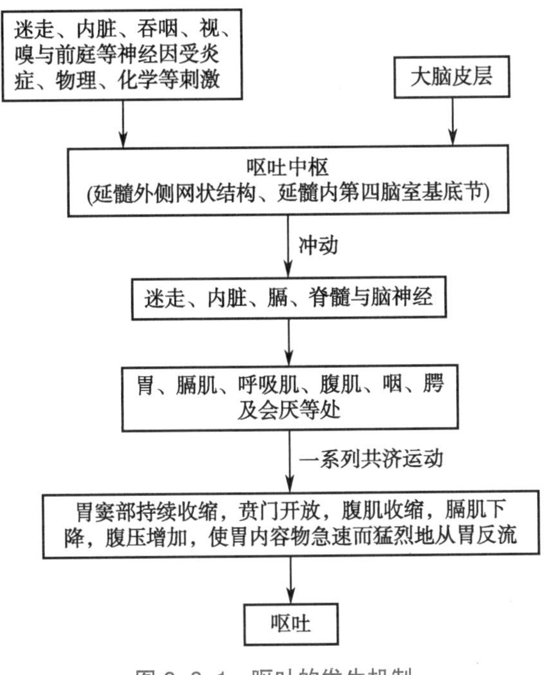

图 6-6-1　呕吐的发生机制

（二）病因

引起恶心与呕吐的病因很多，按发病机制可归纳为下列几类：

1. 反射性呕吐

（1）咽部受到刺激：如吸烟、剧烈咳嗽、鼻咽喉部炎症或溢脓等。

（2）胃十二指肠疾病：如食物或酒精中毒、急慢性胃肠炎、消化性溃疡、急性胃扩张或幽门梗阻、十二指肠壅滞等。

（3）肠道疾病：如急性阑尾炎、各型肠梗阻、急性出血坏死性肠炎、腹型过敏性紫癜等。

（4）肝胆胰疾病：如急性肝炎、肝硬化、肝淤血、急慢性胆囊炎或胰腺炎等。

（5）腹膜及肠系膜疾病：如急性腹膜炎。

（6）全身性疾病：如肾输尿管结石、急性肾盂肾炎、急性盆腔炎、异位妊娠破裂等。心肌梗死、心力衰竭、内耳迷路病变、青光眼、屈光不正等亦可出现恶心呕吐。

2. 中枢性呕吐

（1）颅内感染或颅脑损伤：如各种脑炎、脑膜炎、脑挫伤或颅内血肿。

（2）脑血管疾病：如脑出血、脑栓塞、脑血栓形成、高血压脑病及偏头痛等。

（3）癫痫：特别是持续状态。

（4）内耳前庭功能障碍：如迷路炎、晕动病等。

（5）全身疾病：如尿毒症、肝昏迷、糖尿病酮症酸中毒或低血糖引起脑水肿、颅内压升高等而致呕吐。

（6）药物与中毒：某些药物（如抗生素、抗癌药、洋地黄、吗啡等）可因兴奋呕吐中枢而致呕吐；重金属、一氧化碳、有机磷农药等中毒也可致呕吐。

3. 神经性呕吐　如功能性呕吐、神经性厌食等。

二、恶心与呕吐的临床思维

【案例一】患者男性，70 岁，以反复上腹胀满 2 个月，伴呕吐隔夜食物 2 周为主诉入院。2 个月前出现上腹胀满，加重 2 周伴呕吐，呕吐常于夜间发作，呕吐物中含有透明液体和部分消化的食物，有时含有餐前的食物，无胆汁，无恶臭。有时呕吐前自觉上腹部轻度不适，但通常无征兆。未出现过剧痛，最近感觉腹胀。自觉近几周体重有所减轻，感觉乏力和嗜睡。排便功能正常但次数减少。无发热或黄疸病史。既往史：结肠切除术后 5 年，3 年前心肌梗死病史。个人史：无饮酒及吸烟嗜好。

【案例二】患者男性，42 岁，6 小时前于饮酒后出现上腹剧痛，左上腹为甚，放射到后背部，呈持续性，阵发性加剧，伴频繁恶心、呕吐，呕吐物为胃内容物。自行服用“奥美拉唑”症状未见好转。既往体健，个人史及家族史无殊。

（一）问诊

> 应用领域：临床思路——发生恶心呕吐时，病史的采集非常重要。全科医生应特别注意全科医学的问诊模式、问诊要点、临床思维、整体评估；特别注意患者的躯体问题、既往情况、心理因素、个人背景、家庭及其社会背景，进行全面评估。

对于处理胃肠不适的患者，与传统问诊相比，全科医生问诊更强调协调患者 - 家庭 - 社会关系，更关注患者包括生理、心理在内的整体健康，关注与健康相关的家庭和社会背景因素，强调健康教育和疾病管理能力。通过开放性提问，鼓励患者自主表达。

1. 问诊模式 采用 RICE 问诊式，即 R——原因（reason）：患者今天因为恶心或呕吐等原因而来；I——想法（ideas）：患者认为恶心或呕吐是出了什么问题？ C——关注（concerns）：关注患者最担心的后果？ E——期望（expectations）：患者期望医生可以帮助他做些什么？

结合 BATHE 问诊，即 B——背景（background）：了解患者与恶心呕吐相关的躯体、心理和社会背景；A——情感（affect）：了解患者因恶心呕吐引起的情绪状态；T——烦恼（trouble）：了解恶心呕吐对患者的影响程度；H——处理（handling）：了解患者的恶心呕吐的自我管理能力；E——共情（empathy）：对患者恶心呕吐表示理解 / 感受支持。

2. 问诊内容 全科医生接诊的对象是以各种疾病症状为主诉的患者，涉及疾病不同阶段，一病多因与多病共存都很常见。因此，全科问诊内容仍应以经典的住院患者全面问诊为范本而展开。主要问诊包括姓名、年龄、出现时间、起病方式、恶心或呕吐的持续时间，先兆和伴随症状 / 体征、有无诱因或加重因素、有无基础疾病、既往史家族史、同时问诊时应注意了解患者的心理及社会背景、注意人文关怀。同时，患者以恶心、呕吐为主要症状，病程长，问诊时既要全面系统又要有针对性，才能为疾病的诊断提供有力证据。采集病史应从以下几个方面入手：

（1）诱因：有无不洁饮食，误服毒药，药物及酗酒史，女性患者有无停经史，有无高血压、糖尿病、肾病和腹部疾病及手术史，有无颅脑疾病及外伤史。

（2）呕吐时间与进食关系：晨间呕吐见于早孕反应，夜间呕吐见于幽门梗阻，餐后集体发病多为食物中毒。

（3）呕吐物性质：呕吐大量酸酵宿食见于幽门梗阻，呕吐物有粪臭见于低位小肠梗阻。

（4）伴随症状：呕吐伴腹痛和腹泻者见于急性胃肠炎，呕吐伴寒战、发热、黄疸者多见于急性胆囊炎、急性胆管炎。呕吐伴剧烈头痛可见于青光眼、颅内高压，呕吐伴眩晕、眼球震颤见于前庭病变、迷路炎、晕动症。

消化道症状的评估和治疗取决于一种牢靠的医患关系，这种关系能够允许医生发现、评估和传达潜在的心理社会因素在疾病中的作用。安慰患者、承认患者对疾病的认识，加强健康行为，必要时考虑精神药理学相关治疗是极其重要的。

（二）全面评估分析

1. 应确定是否为呕吐 发生呕吐后首先须与食管性反流相鉴别。食管性反流发生于进食后一段时间，而无恶心的先兆。呕吐常伴恶心先兆，以十二指肠疾病多见。

2. 详细询问病史 呕吐物的性质、颜色、呕吐量、呕吐与进食的关系对疾病的评估至关重要。呕吐物量大、呕吐呈周期发作，于进食后出现，呈喷射状，在阿托品注射后缓解，胃排空障碍缓解，呕吐也停止，见于溃疡活动期，或慢性胃炎急性发作。如呕吐发生在餐后 6~12 小时，多呈喷射状呕吐，甚至有隔夜宿食，多见于幽门梗阻。周期性大量胆汁性呕吐物为特征者是由于部分胃切除后空肠输出袢功能性梗阻引起。

3. 是否有伴随症状 呕吐伴腹痛可考虑腹腔脏器炎症、梗阻等，如胃炎、十二指肠溃疡、胃肠梗阻、穿孔以及阑尾炎。呕吐伴腹泻多见于急性胃肠炎或细菌性食物中毒。呕吐伴黄疸、右上腹痛、发热寒战，应考虑胆囊炎、胆石症。呕吐伴发热应首先考虑感染。育龄期妇女恶心伴有停经 40 日以上，应考虑妊娠呕吐，为进一步确诊应查尿妊娠试验。

【案例一分析】患者为老年患者，结肠切除术后 5 年，慢性起病，呕吐常于进食后发作，呕吐物为隔夜宿食或餐前食物，无胆汁，伴有腹胀。根据以上考虑幽门梗阻可能性大，可进一步行胃镜检查以确诊。

【案例二分析】该患者为中年男性，于饮酒后急性起病，疼痛部位为左上腹部，服用奥美拉唑症状未见好转，考虑急性胰腺炎可能性大。可进一步行腹部超声、血清淀粉酶和/或尿淀粉酶检查。积极处理原发病，进行胃肠减压，同时密切观察患者生命体征，防止休克。

（三）转诊原则

以下情况需转诊至专科医生：

1. 经一般治疗，治疗效果不佳或诊断不明确者。

2. 妊娠、颅内占位性病变患者需转诊至专科医生处进行专科诊治。

3. 伴有严重心、肺功能不全的患者需转诊至专科医院进行综合治疗。

三、恶心与呕吐的诊断和鉴别诊断

（一）临床症状

1. 呕吐的时间　晨起呕吐常见于育龄妇女早期妊娠、尿毒症、慢性酒精中毒或功能性消化不良；鼻窦炎患者因起床后脓液经鼻后孔流出刺激咽部，亦可致晨起恶心、干呕。晚上或夜间呕吐常见于幽门梗阻。

2. 呕吐与进食的关系　进食过程中或餐后即刻呕吐，可能为幽门管溃疡或精神性呕吐；餐后1小时呕吐称延迟性呕吐，提示胃张力下降或胃排空延迟；餐后较久或数餐后呕吐，见于幽门梗阻，呕吐物可有隔夜宿食；餐后近期呕吐，特别是集体发病者，多由食物中毒所致。

3. 呕吐的特点　进食后立即呕吐，恶心很轻，吐后又可进食，长期反复发作而营养状态不受影响，多为神经官能性呕吐。喷射性呕吐多为颅内高压所致。

4. 呕吐物的性质　带发酵、腐败气味提示胃潴留；带粪臭味提示低位小肠梗阻，不含胆汁说明梗阻平面多在十二指肠乳头以上，含多量胆汁则提示在此平面以下；含有大量酸性液体者多有胃泌素瘤或十二肠溃疡，无酸味者可能为贲门狭窄或贲门失弛缓症所致。上消化道出血常呈咖啡色样呕吐物。

5. 呕吐伴有听力障碍、眩晕等症状者需考虑前庭障碍性呕吐。

（二）体征

1. 一般检查　一般检查是对患者全身性的概括性观察，主要注重患者的生命体征，包括体温、呼吸、脉搏、血压。

2. 腹部检查　临床医生需要记住，对于有消化道不适主诉的患者，需要进行系统的体格检查，而不仅仅是腹部的体格检查。医生需保证患者舒适、放松，因为腹部体格检查（如果有体征，包括盆腔）可引起患者的剧痛、焦虑和尴尬。婴儿、儿童和孕妇在腹部体格检查时需要额外注意。检查技术和对结果的仔细讲解有助于缓解患者的焦虑。

为了避免触诊引起胃肠蠕动增加，使肠鸣音发生变化，腹部检查的顺序应为视、听、叩、触。

（1）视诊：腹部检查时，视诊非常重要，很多情况下可以通过直视发现病因，如肠梗阻的腹部膨隆和胃肠型，急性出血坏死性胰腺炎可出现左侧腰背部皮肤呈蓝色的Grey Turner征；宫外孕破裂可出现脐周或下腹壁皮肤发蓝的Cullen征。

（2）听诊：针对恶心呕吐的患者，着重注意听诊患者的肠鸣音。正常情况下，肠鸣音4~5次/min。肠蠕动增强时，肠鸣音达每分钟10次以上，但音调不是特别高亢，称肠鸣音活跃，见于急性胃肠炎。如次数多且肠鸣音响亮、高亢，甚至呈金属音，称肠鸣音亢进，见于机械性肠梗阻。数分钟才听到一次，称肠鸣音减弱，见于腹膜炎等。

（3）叩诊：正常情况下腹部叩诊大部分区域为含有气体的胃肠道，叩诊时为鼓音，肝、脾等实质性器官叩诊为浊音。当有麻痹性肠梗阻胃肠高度胀气和胃肠穿孔致气腹时，则可在肝浊音界内听见鼓音。

（4）触诊：腹部的压痛要依靠腹部触诊来发现，腹部常见疾病的压痛部位（图6-6-2）。

（三）辅助检查

1. 实验室检查根据病情选择做血、尿常规，肝肾功能，血清淀粉酶，血糖、酮体，电解质，血pH，尿妊娠试验，脑脊液常规，呕吐物毒理学分析等。

2. 特殊检查　腹部超声、X线腹部平片，胃肠道钡剂造影、胃镜、肠镜、颅脑CT、MRI、心电图、眼底、喉镜等检查。

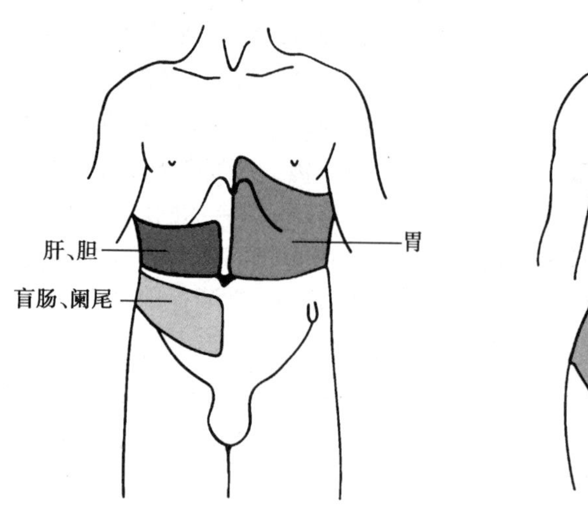

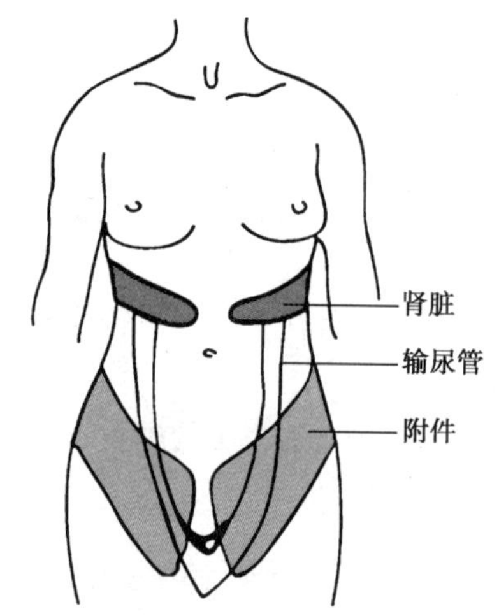

图 6-6-2 腹部常见疾病的压痛部位

（四）诊断

> 病因思考：呕吐的分类
>
> 根据发病原因不同可将呕吐分为五类：反射性呕吐、中枢性呕吐、前庭障碍性呕吐、神经官能性呕吐、剧烈运动后呕吐。
>
> 通过病因分类的方式进行诊断。

1. **反射性呕吐的识别** 反射性呕吐是周围性呕吐的一种类型。其特点为：有恶心先兆，吐后不感到轻松，胃虽已排空但仍干呕不止。见于腹腔器官的炎症（如阑尾炎、胆囊炎、胰腺炎、腹膜炎）、胆道蛔虫症、肠梗阻等（表 6-6-1）。

几组有意义的影像学图片（图 6-6-3）。

2. **中枢性呕吐的识别** 中枢性呕吐是中枢神经病变引起的呕吐。见于颅内压增高（脑膜炎症）、脑血管病（脑出血）、肿瘤、脑外伤、药物毒物代谢障碍等。其特点是呕吐常呈喷射状，常无恶心的先兆，吐后不感到轻松（表 6-6-2）。

几组有意义的影像学图片（图 6-6-4）。

中枢性呕吐与反射性呕吐的鉴别见表 6-6-3。

表 6-6-1 反射性呕吐的识别

疾病		特征
胃十二指肠疾病	急性胃炎	有不洁食物接触史，起病较急，中上腹不适、疼痛，以致剧烈的腹部绞痛，因常伴有肠炎而有腹泻，大便呈水样。
	幽门梗阻	喷射性呕吐，蠕动波，振水音，消化道手术史
	肠系膜上动脉综合征	进食后数小时后发作，采取俯卧位时可使症状缓解
	输出袢综合征	胃切除术后，周期性大量胆汁性呕吐
	十二指肠梗阻	呕吐伴腹痛，多位于上腹正中或偏右，可为间歇性隐痛乃至阵发性剧痛
其他消化系统	急性腹膜炎	早期常有脐周痛或中上腹痛伴恶心、呕吐
	急性病毒性肝炎	黄疸前期数日至一周可有食欲缺乏，恶心、呕吐、腹痛伴有或不伴有发热，黄疸出现后自觉症状减轻
	肠梗阻	呕吐、肠绞痛与排便排气停，反流性呕吐

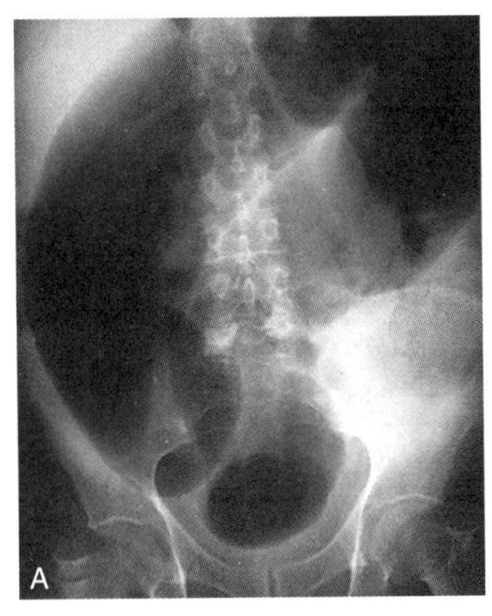

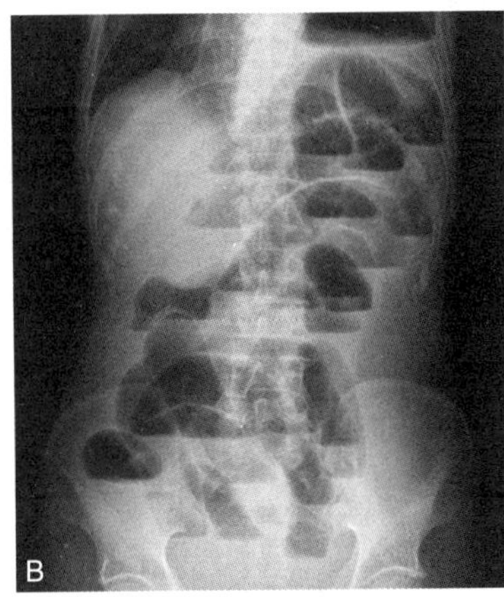

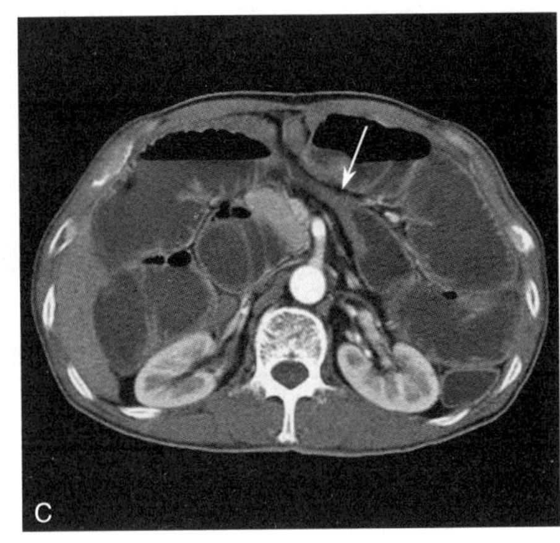

图 6-6-3　影像学图片

A. 乙状结肠扭转 X 平片：巨大的乙状结肠袢几乎充满整个腹腔；B. 立位腹平片：单纯性小肠梗阻，腹部多发阶梯状气液平面；C. CT 增强扫描：单纯性小肠梗阻，可见小肠扩张，积气、积液并气液平面，以及扩张肠管与塌陷肠管间的移行带（箭头）

表 6-6-2　中枢性呕吐的识别

疾病		特征
中枢神经系统疾病	脑血管病变	高血压脑病时血压急剧升高，导致脑水肿与颅内压升高，出现剧烈呕吐伴恶心呕吐。
	中枢神经系统感染	颅内感染时由于炎性渗出，可导致颅内压升高而可出现头痛及恶心呕吐等症状。
	颅内占位性病变	颅内占位性病变可出现呕吐、头痛、视力障碍。还常伴有不同程度脑神经损害。
	头外伤	脑震荡后可导致呕吐中枢受到刺激而导致的头痛伴呕吐，并非脑器质性损害。持续剧烈头痛伴喷射性呕吐与意识障碍者应考虑颅内血肿。
药物毒性作用		吗啡、洋地黄、环磷酰胺等药物可兴奋化学感受器触发带而引起恶心呕吐。

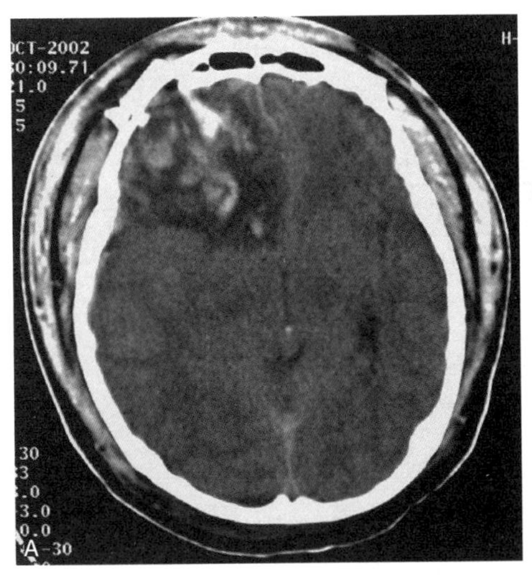

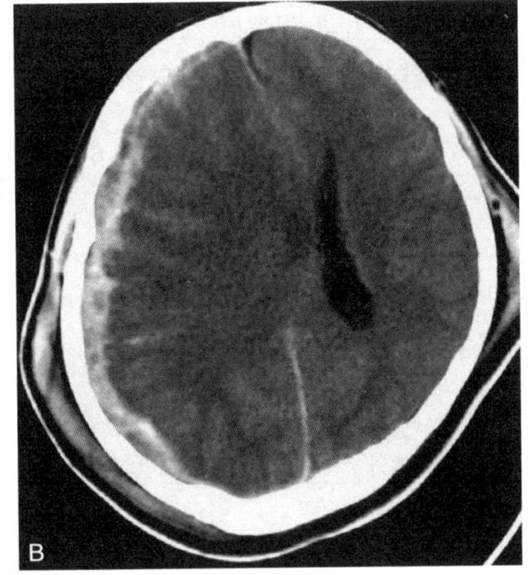

图 6-6-4　影像学图片

A. 脑挫伤；B. 急性硬脑膜下血肿

表 6-6-3 中枢性呕吐与反射性呕吐的鉴别

鉴别要点	中枢性呕吐	反射性呕吐
基本病变	神经系统疾病	消化系统疾病，药物毒物等
举例	颅内肿瘤	幽门梗阻
发作因素	咳嗽、弯腰等颅压升高因素	溃疡或肿瘤病变加重
恶心、干呕	不明显	明显
呕吐特点	喷射性，量不定	反射性、量偏大或潴留性
伴随症状体征	头痛或眩晕、脉缓、视盘水肿或神经系统异常	腹痛、腹胀，胃、肠型或振水音等

3. 前庭障碍性呕吐的识别见表 6-6-4。

表 6-6-4 前庭障碍性呕吐的识别

疾病	特征
迷路炎	本病是急性与慢性化脓性中耳炎的常见并发症，病理分为迷路周围炎局限性，迷路炎弥漫性浆液性，迷路炎与弥漫性化脓性迷路炎四种类型，而后者的病情最严重主要临床表现为，发作性眩晕、恶心、呕吐、眼球震颤等，诊断主要靠病史和耳科检查
梅尼埃病	本病以男性较多，多在中年，表现为突发的旋转性眩晕（多为水平性）、耳聋与耳鸣，眩晕发作时意识清醒，常伴有面色苍白、出冷汗、恶心、呕吐、血压下降等反射性迷走神经刺激，症状发作历时数分钟，乃至数小时以上，间歇期长短也各有不同
晕动病	本症状发生在航空、乘船、乘汽车或火车时，以苍白出汗，流涎，恶心，呕吐等为主要表现，原因未明，由于反复的俯仰运动旋转，或上下颠簸所致的迷路刺激起重要作用，迷路功能丧失的人，常不致患晕动病。精神因素可能有重要关系，有些身体健康的人，对乘车、乘船，完全不能耐受，有的虽能耐受，但在车船中嗅到不愉快的气味，或听到震耳的噪音等不良刺激，即可发生恶心、呕吐

4. 神经官能性呕吐的识别 呕吐发作和精神刺激有关。其特点是呕吐可立即发生，每次吐出量不多，吐毕又可再食，虽长期反复发作而营养状况影响不大。嗅到不愉快的气味、听到震耳的噪声、或见到厌恶的食物而出现的呕吐，称条件反射性呕吐，也属于神经官能性呕吐。对神经官能性呕吐需除外一切器质性病因方能确定诊断。

5. 剧烈运动后呕吐的识别 运动过程中可出现反复的腹痛、恶心呕吐等症状。其腹痛多位于脐周、右上腹或中上腹，可为绞痛，呈阵发性发作，无放射性。呕吐物为水样胃内容物或饭后食物。多伴有水样腹泻。

（五）鉴别诊断

见表 6-6-5。

表 6-6-5 常见疾病特点

疾病	病史	伴随症状	体征	实验室检查	特殊检查
感染、中毒	不洁饮食、集体发病	发热、腹泻、腹痛、肌痛	可有腹部压痛	粪便检查或培养（+）	毒物测定
急性梗阻、结石	起病急骤	激烈阵发性绞痛、发热	腹部压痛、反跳痛	血 WBC ↑，淀粉酶、胆红素 ↑	X 线、钡餐、B 超、CT 等
颅内感染、肿瘤、出血	脑部外伤史、高血压等	不同程度头痛、喷射性呕吐	脑膜刺激征、神经系统定位体征、视网膜视盘改变	脑脊液检查（+）	头颅 CT、MRI、EEG 等
晕动症、梅尼埃病		眩晕、耳鸣或听力减退			快速轮替、指鼻试验（+）、冷热试验、眼震电图

续表

疾病	病史	伴随症状	体征	实验室检查	特殊检查
胃轻瘫综合征	多有糖尿病病史或结缔组织病、尿毒症	腹胀		血糖、生化	核素、X线检查、胃排空试验、胃电图
慢性假性肠梗阻	结缔组织病、糖尿病史	腹胀、腹痛、便秘或便秘腹泻交替	腹部膨隆、肠鸣音变化	血糖、自身抗体、免疫指标	X线胃肠道钡餐、肠道动力检查

在临床实践中，还应特别注意器质性呕吐与神经性呕吐的鉴别（表6-6-6）。

表6-6-6 器质性与神经性呕吐的鉴别

鉴别要点	器质性呕吐	神经性呕吐
基本病变	存在	缺乏
神经因素	无	常伴倦怠、失眠、神经过敏、忧郁、焦虑等症状
恶心与呕吐	一般较明显	缺乏
呕吐运动	较剧烈、费力	较轻、不费力
与进食的关系	不定	餐后即吐
呕吐量	多	少
食欲	减退	正常
全身情况	差	尚好或稍差

（六）伴随症状及诊断意义

1. 伴腹泻者，多见急性胃肠炎或细菌性食物中毒、霍乱和各种原因的急性中毒。

2. 呕吐大量隔夜食物，且常在夜间发生，提示幽门梗阻、胃潴留或十二指肠淤滞。

3. 呕吐物多且有粪臭者可见肠梗阻。

4. 伴右上腹痛及发热、寒战或黄疸应考虑胆囊炎或胆石症。

5. 呕吐后上腹痛缓解常见溃疡病。

6. 伴头疼及喷射性呕吐常见颅内高压症或青光眼。

7. 伴眩晕、眼球震颤见于前庭器官疾病。

8. 正应用阿司匹林、某些抗生素及抗癌药物等，呕吐可能与药物副作用有关。

9. 已婚育龄妇女伴停经，且呕吐在早晨者应注意早孕。

10. 有肾功能不全、糖尿病、电解质紊乱、重症甲亢等病史，呕吐伴明显恶心者，应考虑尿毒症、酮症酸中毒、低钠、低氯、甲亢危象。

（七）治疗

积极寻找病因，对因治疗，对症支持治疗；合理药物治疗。遵循综合治疗和个体化治疗原则。治疗原则如图6-6-5所示。

1. **对症治疗** 在积极治疗病因的基础上，行必要的对症治疗。

（1）胃肠道疾病：包括食管、胃、十二指肠直至空肠、回肠、结肠及直肠在内的任何部位的病变都有可能引起恶心、呕吐。因消化道良性或恶性病变造成的狭窄或梗阻所致的呕吐，药物治疗是无效的，只有经扩张、置入支架或手术治疗，解除狭窄或梗阻之后，呕吐症状才会消失。对于贲

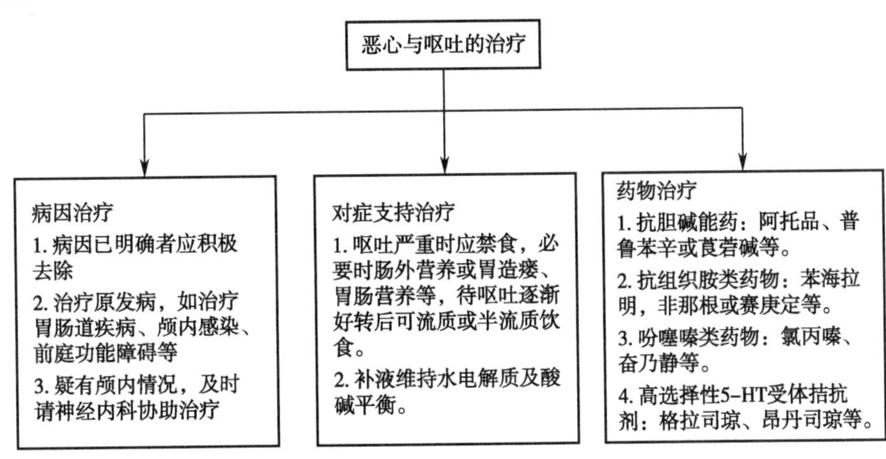

图6-6-5 恶心呕吐治疗原则

门失弛缓症患者，在未进行扩张或手术治疗之前，可选用钙离子通道拮抗剂或硝酸甘油餐前半小时口服，早期可改善呕吐及梗阻症状；或者试用肉毒杆菌毒素行狭窄局部注射治疗。胃肠道急性炎症性病变引起的呕吐，应积极选用抗生素并纠正电解质紊乱及补充维生素；胃肠动力障碍引起的恶心与呕吐，则可应用莫沙必利等促胃肠动力剂；如果呕吐是由胃肠道痉挛所致，则可应用东莨菪碱等抗胆碱能药物。

（2）肝脏、胆道及胰腺疾病：肝脏、胆道及胰腺疾病是导致恶心、呕吐的常见病因之一。恶心、呕吐可以是急性病毒性肝炎的早期症状，常与食欲减退、厌油腻食物及上腹部饱胀同时出现，随着护肝治疗及适当的休息之后，恶心与呕吐可逐渐消失。呕吐也是胆道梗阻或绞痛常伴随的症状，只有当胆道梗阻或炎症消除之后，呕吐才会停止；急性胰腺炎时常伴有恶心与呕吐症状，只有采用胃肠减压，减少胰液与胰酶的分泌等措施之后，呕吐才会逐步缓解或终止。

（3）中枢神经系统病变：包括各种原因所致的脑炎、脑膜炎、脑肿瘤、脑寄生虫病、脑血管病及颅脑外伤等病变，均可引起颅内压力增高而导致恶心、呕吐。治疗的重要措施之一是应用降低颅内高压、减轻脑细胞水肿的药物治疗，脱水治疗后，不仅可改善呕吐的症状，更重要的是起到了保护或恢复脑细胞功能的作用。

（4）药物所致的呕吐：多种药物有引起恶心与呕吐的不良反应，一般而言，只要立即停止应用引起呕吐的药物，呕吐症状就会减轻直至消失，因此并不需要应用镇吐类药物。目前临床上对某些恶性肿瘤或血液系统的恶性疾病（如白血病、恶性淋巴瘤、多发性骨髓瘤、恶性组织细胞病等）常采取联合化疗或放疗，或对某些恶性肿瘤采用抗癌药物行介入治疗。但无论在治疗过程中或治疗之后，均可引起较严重的胃肠道不良反应，最突出的表现是恶心与呕吐。为了预防或减轻此不良反应，常可应用镇吐药物进行治疗。必须指出，应用这些作用强的镇吐药物之后，也会产生中枢神经系统、心血管系统或胃肠道的不良反应，故应严格控制药物的剂量及间隔时间。

（5）神经、精神因素所致的呕吐：对此类原因所致的呕吐，心理治疗是关键。首先应消除患者的精神心理障碍，其次可配合药物治疗，常用的药物是镇静药与胃肠促动力剂，重者可采用多塞平或氟西汀等抗抑郁药物治疗。禁忌应用昂丹司琼（奥丹西龙）等强烈作用的镇吐药。

2. 药物治疗　不同的止吐药对不同类型的恶心有不同影响，如苯二氮䓬类用于预期性恶心，5-羟色胺拮抗剂多用于化疗引起的恶心。目前的药物治疗一般可分为两类：一类是用于抑制恶心和预防呕吐的药物（止吐剂）见表6-6-7，另一类是用于调节胃肠运动的药物（促动力）见表6-6-8。

表6-6-7　抑制恶心和预防呕吐的药物

药物		副作用
抗胆碱能药	东莨菪碱	心动过速，口干，便秘，尿潴留
抗组胺药	苯海拉明 桂利嗪	
吩噻嗪	异丙嗪	锥体外系副作用，迟发性运动障碍，QT延长
	氯丙嗪	
苯酰胺类	多潘立酮	情绪障碍，迟发性运动障碍，睡眠中断
5-HT_3拮抗剂	昂丹司琼	头痛，疲劳
	格拉司琼	便秘
苯二氮䓬类	劳拉西泮	共济失调，认知功能障碍，抑郁，头晕，嗜睡，构音障碍
	阿普唑仑	疲劳，易怒，记忆障碍，镇静

表6-6-8　调节胃肠运动的药物

药物	副作用
甲氧氯普胺	焦虑，情绪障碍，睡眠中断，迟发性运动障碍
多潘立酮	情绪障碍，迟发性运动障碍，睡眠中断
红霉素	恶心呕吐，腹泻

促动药物（表6-6-8）包括主要起促进作用的药物（如红霉素），以及既具有促吐性又具有抗排尿性的药物（如甲氧氯普胺）。红霉素通过激活肠平滑肌上存在的胃动素受体发挥作用，可能导致参与呕吐的迷走神经通路的调节。在饭前低剂量50~100mg服用时，它对控制胃排空延迟患者的恶心和呕吐是有效的。然而，当大剂量

(250~500mg，2~4 次 /d)作为抗生素使用时，它会引起恶心，可能伴有呕吐。

四、恶心与呕吐的研究进展

(一) 前沿进展

1. 胃肠疾病的心理社会因素　面对一个有急性或慢性消化道紊乱的患者，全科医生在评估患者病情时，应考虑到心理社会因素在恶心、呕吐患者中的作用。近年来，随着生理 - 心理 - 社会学模式的不断普及，越来越多的临床医生发现胃肠道症状与精神心理因素之间存在密切联系。

2. 新疗法　包括低剂量抗抑郁药，如三环类抗抑郁药(tricyclic antidepressants，TCAs)。回顾性研究显示，在糖尿病和非糖尿患者群中，慢性恶心和呕吐(包括周期性呕吐综合征)患者的症状有所减轻；然而，由于缺乏良好的前瞻性研究，这些症状的使用通常只适用于有中、重度或难治性症状的患者。对 37 例慢性功能性恶心患者的回顾性研究中，应用小剂量的三环类抗抑郁药，51% 的患者有完全反应，33% 的患者有中度症状减轻。阿米替林等三环类抗抑郁药对胃排空时间不长的患者的功能性上消化道症状(如消化不良)有一定的改善作用。对于其他症状，如慢性恶心，TCAs 很可能只对那些没有延迟胃排空的患者有益(表 6-6-9)。

表 6-6-9　非传统的治疗药物

药物		副作用
三环类抗抑郁药	阿米替林 去甲替林 多塞平	便秘，胃排空延迟
加巴喷丁		嗜睡
奥氮平		嗜睡、姿势低血压、头晕、消化不良、焦躁不安、体重增加

(二) 治疗路径

见图 6-6-6。

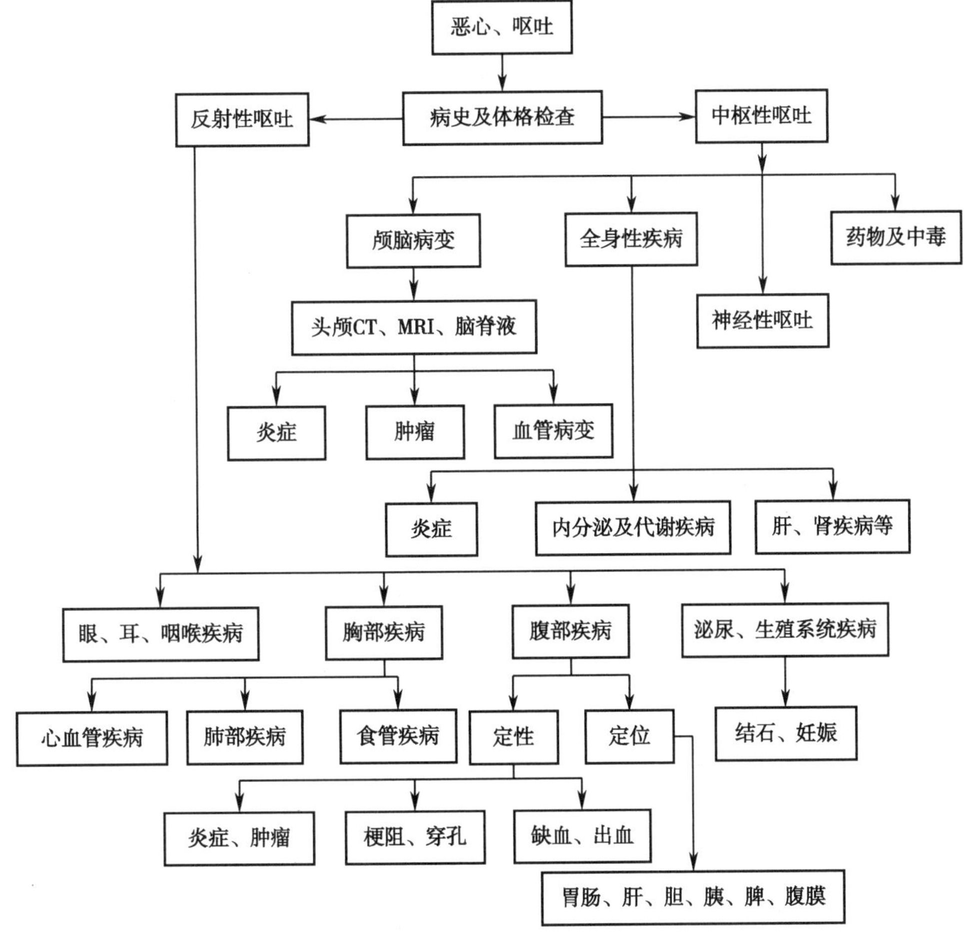

图 6-6-6　恶心与呕吐的治疗路径

思 考 题

1. 以恶心、呕吐为主诉的患者，医生除全面的体格检查外，还应注意哪些事项？
2. 对于需要进一步转诊的恶心与呕吐患者，全科医生首先需做哪些处理？

（单海燕）

第七节 腹 痛

学习提要

1. 腹腔内各脏器解剖位置及腹痛的发生机制。腹痛的全科问诊技巧及整体评估与分析。

2. 腹痛的病因、临床表现、辅助检查、诊断与鉴别诊断、治疗及预防。

腹痛（abdominal pain）系指从剑突向下与耻骨联合之间的疼痛，腹痛相关的病理生理机制与神经在内脏上的分布及体表感应部位有关。

一、概述

（一）腹腔境界、分区、表面解剖

1. 境界 腹部的上界为剑突和两侧的肋弓下缘，经第11、12肋游离缘直至第12胸椎棘突；下界为耻骨联合上缘，两侧的耻骨嵴、耻骨结节、腹股沟韧带、髂前上棘，循髂嵴至第5腰椎棘突。

2. 分区 四区分法及九区分法（图6-7-1、图6-7-2）。

为了定位的需要，以剑突-耻骨联合连线及双侧髂前上棘连线为界，腹部被划分为四个区，即右上腹、右下腹、左上腹、左下腹，此为四分法。也可被进一步分为右季肋区、右腰区、右腹股沟区、上腹区、脐区、下腹区、左季肋区、左腰区、左腹股沟区九个部分，此为九区分法。

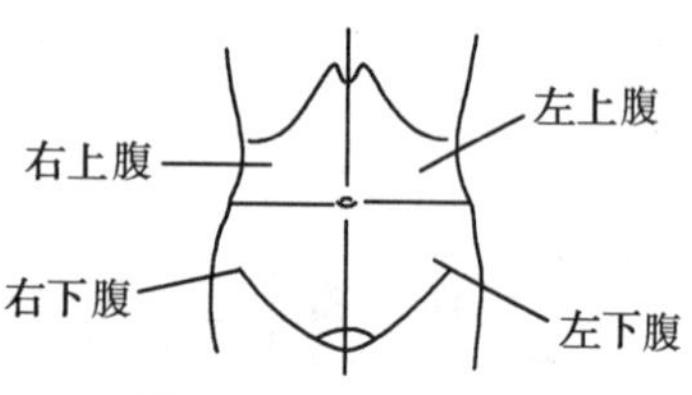

图6-7-1 四区分法

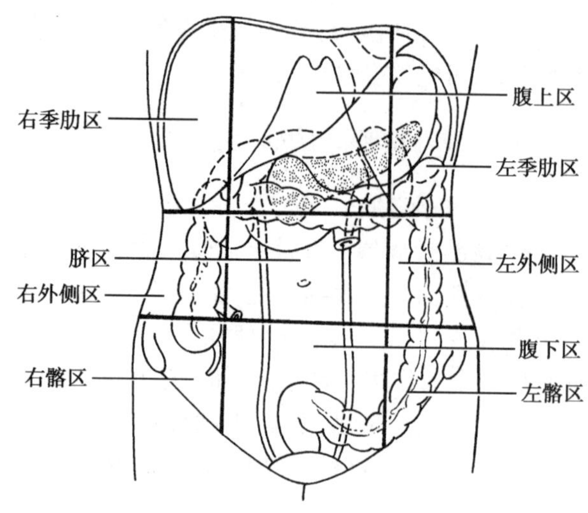

图6-7-2 九区分法

3. 表面解剖

（1）腹部体表标志见表6-7-1。

表6-7-1 腹腔表面解剖

腹部体表标志	位置或组成
肋弓下缘	由第8~10肋软骨+第11、12浮肋构成
剑突	是胸骨下端的软骨
腹上角	两侧肋弓至剑突根部的交角
脐	腹部中心
腹中线	胸骨中线的延续
髂前上棘	为髂嵴前方突出点
腹股沟韧带	腹部体表的下界
耻骨联合	是两耻骨间的纤维软骨连接
腹直肌外缘	相当于锁骨中线的延续
肋脊角	是两侧背部第12肋骨与脊柱的交角

（2）体表投影：根据九分法的腹腔脏器体表投影见表6-7-2。

（二）产生腹痛的主要机制

腹痛是一种主观感受，可由机械性（牵拉）和化学性（炎症）引起，A-σ纤维和C纤维传导。A-σ纤维能产生明确而定位清楚的冲动，存在于肌肉和皮肤。C纤维能产生钝性而定位差的冲动，存在于肌肉、腹腔内脏和壁腹膜。

1. 内脏性腹痛 是腹内某一器官的痛觉信号由交感神经传入脊髓引起其疼痛特点为：①疼痛部位不确切，接近腹中线；②疼痛感觉模糊，多为痉挛、不适、钝痛、灼痛；③常伴恶心、呕吐，出汗等其他自主神经兴奋症状。

表 6-7-2　腹腔脏器体表投影

右季肋区	上腹区	左季肋区
1. 右半肝大部分 2. 部分胆囊 3. 结肠右曲 4. 部分右肾	1. 右半肝小部分及左半肝大部分 2. 胆囊 3. 胃幽门部及部分胃体 4. 胆总管、肝动脉和门静脉 5. 十二指肠大部分 6. 胰的大部分 7. 两肾一部分及肾上腺 8. 腹主动脉及下腔静脉	1. 左半肝小部分 2. 胃贲门、胃底 3. 部分脾 4. 胰尾 5. 结肠左曲及部分胃体 6. 左肾
右腰区	**脐区**	**左腰区**
1. 升结肠 2. 部分回肠 3. 右肾下部	1. 胃大弯（胃充盈时） 2. 横结肠 3. 大网膜 4. 左、右输尿管 5. 十二指肠小部分 6. 空回肠各一部分 7. 腹主动脉及下腔静脉	1. 降结肠 2. 部分空肠 3. 左肾下部
右腹股沟区	**下腹区**	**左腹股沟区**
1. 盲肠 2. 阑尾 3. 回肠末端	1. 回肠袢 2. 膀胱（充盈时） 3. 子宫（妊娠后期） 4. 部分乙状结肠 5. 左、右输尿管	1. 大部分乙状结肠 2. 回肠袢

2. 躯体性腹痛　是由来自腹膜壁层及腹壁的痛觉信号，经体神经传至脊神经根，反映到相应脊髓阶段所支配的皮肤所引起，其特点是：①定位准确，可在腹部一侧；②程度剧烈而持续；③可有局部腹肌强直；④腹痛可因咳嗽、体位变化而加重。

3. 牵涉痛　指内脏性疼痛牵涉到身体体表部位，即内脏痛觉信号传至相应脊髓节段，引起该节段支配的体表部位疼痛，特点是：①定位明确；②疼痛剧烈；③有压痛，肌紧张及感觉过敏等。对牵涉痛的理解有助于判断疾病的部位和性质。

二、腹痛的临床思维

> 应用领域：腹痛的评估方法——腹痛诊断时，病史的收集非常重要。全科医师应特别注意具有全科医疗特色的问诊模式、问诊要点、临床思维、整体评估；特别注意腹痛的躯体问题、既往情况、个人背景、心理背景、家庭背景及社会背景，全面进行评估。

针对该患者的情况，首先运用全科医学的理念及整体评估的方法进行病史采集，应尽可能了解腹痛的特征及相关因素。

（一）问诊模式

采用 RICE 问诊式，即 R——原因（reason）：患者今天因为腹痛等原因而来；I——想法（ideas）：患者认为腹痛是出了什么问题；C——关注（concerns）：关注患者忧虑什么？ E——期望（expectations）：患者期望医生可以帮助他做些什么？

结合 BATHE 问诊，即 B——背景（background）：了解患者腹痛相关的躯体、心理和社会背景；A——情感（affect）：了解患者因腹痛引起的情绪状态；T——烦恼（trouble）：了解腹痛对患者的影响程度；H——处理（handling）：了解患者的腹痛自我管理能力；E——共情（empathy）：对患者腹痛等不幸表示理解 / 感受支持。

（二）问诊内容

作为全科医师，在问诊过程中，主要问诊包

括年龄、出现时间、起病的方式,腹痛的部位、性质和程度、腹痛的持续时间和发作频率,先兆和伴随症状/体征、腹痛的发作形式和经过,腹痛的诱因和/或加重因素、有无基础疾病、既往史家族史及个人嗜好,同时问诊时注意了解心理及社会背景、注意人文关怀,并根据问诊采集的病史进行整体相关分析(表6-7-3)。

表6-7-3 腹痛的问诊过程的初步评估

问诊要点	特点	有关疾病
年龄及性别	幼儿	腹泻和脱水、阑尾炎
	青壮年	消化不良、消化道溃疡、胆石症
	老年	肠梗阻、肿瘤
腹痛的诱因	食物诱因	进食油腻/生冷硬食物、暴饮暴食
	药物因素	药物性
	既往病史	既往腹部手术
	外伤	腹部外伤
腹痛的部位	中上腹部	胃、十二指肠和胰腺疾病
	右上腹部	胆囊炎、胆石症、肝脓肿
	右下腹部	阑尾炎
	脐部或脐周	小肠疾病
	下腹或左下腹部	结肠疾病
	下腹部	膀胱炎、盆腔炎及异位妊娠破裂
	全腹/疼痛部位不定	急性弥漫性腹膜炎、机械性肠梗阻、急性出血坏死性肠炎
腹痛的性质和程度	突发中上腹剧烈刀割样痛或烧灼痛	胃、十二指肠穿孔
	中上腹持续性隐痛	慢性胃炎/胃、十二指肠溃疡
	上腹部持续性钝痛或刀割样疼痛呈阵发性加剧	急性胰腺炎
	持续性、广泛性剧烈腹痛伴腹壁肌紧张或板样强直	急性弥漫性腹膜炎
	阵发性剑突下钻顶样疼痛	胆道蛔虫症
发作时间	餐后疼痛	胆胰疾病、胃部肿瘤或消化不良
	周期性、节律性上腹痛	胃、十二指肠溃疡
	女性月经前后	子宫内膜异位症、卵泡破裂
与体位关系	左侧卧位疼痛减轻	胃黏膜脱垂
	膝胸位/俯卧位疼痛减轻	十二指肠壅滞症
	前倾位/俯卧位疼痛减轻	胰腺癌
	直立时减轻	反流性食管炎
伴随症状	伴发热寒战	急性胆道感染、胆囊炎、肝脓肿、腹腔脓肿
	伴黄疸	胆胰疾病、急性溶血性贫血
	伴休克同时贫血	腹腔脏器破裂
	伴休克同时无贫血	动脉供血不足胃肠穿孔、绞窄性肠梗阻、肠扭转、急性出血坏死性胰腺炎、心肌梗死、大叶性肺炎
	伴呕吐、反酸/嗳气	胃肠道梗阻、胃十二指肠溃疡、胃炎
	伴腹泻	消化吸收障碍、肠道炎症、肿瘤
	伴血尿	泌尿系结石
其他	个人不良习惯	酗酒、暴饮暴食、不洁饮食
	心理问题	肠易激综合征

（三）心理评估

对腹痛患者，常规应进行心理评估，主要包括焦虑及抑郁评估，以排除心理问题导致的腹痛，采用SAS焦虑自评量表，SDS抑郁自评量表。评价标准：40~49分以上为存在焦虑/抑郁状态；50~59分为轻度焦虑/抑郁，60~69分为中度，70分以上为重度。面对一个有急性或慢性消化道功能紊乱的患者，通过开放性提问，鼓励患者自主表达，家庭医生常常可以得到一个以患者为中心的、间接的病史。生理疾病往往是与社会心理事件相关的，因此对症状的描述应涵盖包括疾病的发生和发展的疾病史和社会史。整个过程中，患者的问题应该能反映出疾病相关的生物学和心理学因素。消化道症状的评估和治疗取决于一种牢靠的医患关系，这种关系能够允许医生发现、评估和传达潜在的心理社会因素在疾病中的作用。安慰患者、承认患者对慢性疾病的适应、加强健康行为、考虑精神药理学相关的治疗是极其重要的。在日间医疗机构，对于患者胃肠道症状，无法找到特异的生理或解剖结构方面的病因已是常见情况，而非特例。虽然胃肠道功能性紊乱代表了一类“无客观证据的疾病”，但一些患者并不将其视为合乎情理的，尤其是在生物－心理－社会学的模式下。这个现象常常导致医生（或患者强迫医生）过多地做一些不必要的、昂贵的、有创的检查去寻找相关的病因，而不是直接聚焦于症状的控制和可能的心理学并发症。家庭医生应该和患者划清界限，以避免不必要的纠缠，有指征时，应该考虑转诊到有功能性胃肠疾病经验的心理医疗机构，以协助症状的控制。

三、腹痛的诊断和鉴别诊断

（一）体格检查

1. 一般查体　应进行系统的体格检查，包括血压，脉搏呼吸和体温等生命体征，心、肺、腹在内的常规体格检查。

2. 腹部查体　医生需保证患者处于舒适、放松的状态，因为腹部体格检查可引起患者的剧痛、焦虑和尴尬。婴儿、儿童和孕妇在腹部体格检查时需要格外的注意。检查技术和对结果的仔细讲解有助于缓解患者的焦虑。

（1）腹部视诊：内容包括腹部外形（腹部膨隆/凹陷）、呼吸运动、腹壁静脉、胃肠型和蠕动波以及腹壁其他情况等。应注意腹部外形是否对称，有无全腹或局部的膨隆或凹陷，有腹水或腹部肿块时，还应测量腹围大小。

（2）腹部触诊：触诊是腹部检查的主要方法，对腹部体征的认知和疾病的诊断具有重要意义。腹部触诊可采用浅部触诊法和深部触诊法，一般从左下腹开始，逆时针方向进行触诊，最后检查病灶所在的部位。检查患者腹壁紧张度，是否存在压痛和/或反跳痛，触诊肝脏时可采用单手触诊法或双手触诊法，脾脏一般采用双手触诊，胆囊触诊一般采用单手滑行触诊。

（3）腹部叩诊：腹部叩诊的主要作用在于叩知某些脏器的大小和叩痛，胃肠道充气情况，腹腔内有无积气、积液和肿块等。直接叩诊法和间接叩诊法均可应用于腹部，但一般多采用间接叩诊法，因其较为准确。腹部叩诊内容包括腹部叩诊音、肝浊音界、移动性浊音、肝脏叩击痛、肋脊角叩击痛、膀胱叩诊等。

（4）腹部听诊：腹部主要听诊部位在上腹部、脐部、下腹部、脾区、左腹部、左下腹部、肝区、右腹部、右下腹部，听诊顺序一般从上至下，从左至右。听诊的主要内容有：肠鸣音、血管杂音、摩擦音和搔刮试验等。妊娠5个月以上的妇女还可在脐下方听到胎心音（130~160次/min）。

> 拓展领域：肛门指诊是常被漏掉的重要的腹部体格检查。虽然肛门指诊可能给患者带来不适和尴尬，但医患双方不应该忽视肛门指诊，而应以一种平静、温和的态度对待。肛门指诊时，检查者需要评价肛门内外的情况，如肛门括约肌的强度，有无痔、肛裂、肛瘘、团块，男性前列腺异常，粪便性质。肛门镜检可以直接观察到直肠－肛管内的情况，如有指征，可考虑附加使用。在女性患者中，由于消化道和泌尿生殖道方面的不适常难以区分，所以盆腔检查可能为腹部不适的诊断提供额外的信息。

（二）辅助检查

1. 实验室检查　常规查血常规、尿常规、便常规、血生化检查，合并腹泻时查粪便常规，粪便培养/便球杆比，育龄期妇女可查人绒毛膜促性腺激素（HCG）。血常规白细胞总数及中性粒细胞增高提示炎症病变,尿常规中出现大量红细胞提示泌尿系统结石、肿瘤或外伤,有蛋白尿和白细胞则提示泌尿系统感染。脓血便提示肠道感染,血便提示狭窄性肠梗阻、肠系膜血栓栓塞、出血性肠炎等。血淀粉酶增高提示为胰腺炎。

2. **X线检查** 观察内容:肺部阳性表现、膈肌位置及运动;膈下游离气体;小肠积气、液气平面;结肠内气体;阳性结石(图6-7-3~图6-7-7)。

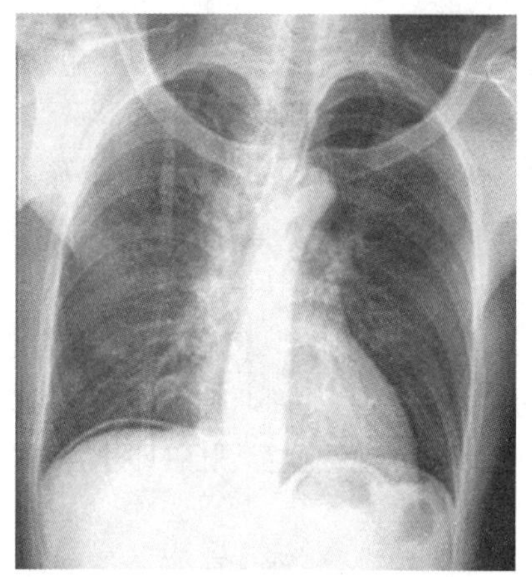

图6-7-3 膈下游离气体

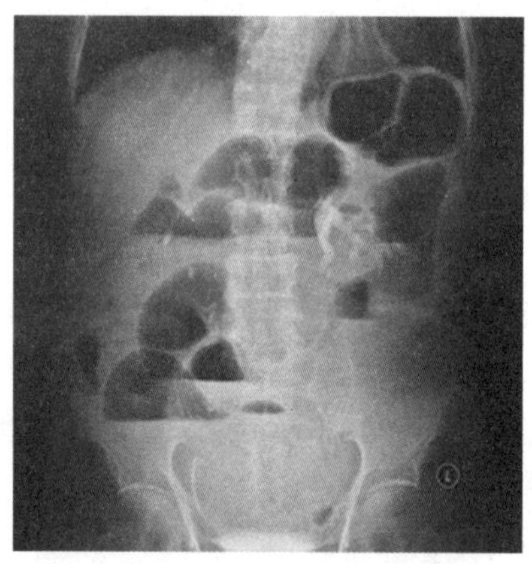

图6-7-4 肠道液气平

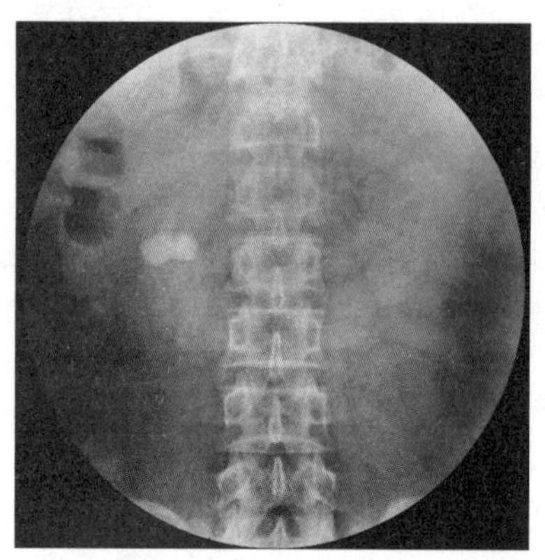

图6-7-5 右侧输尿管结石

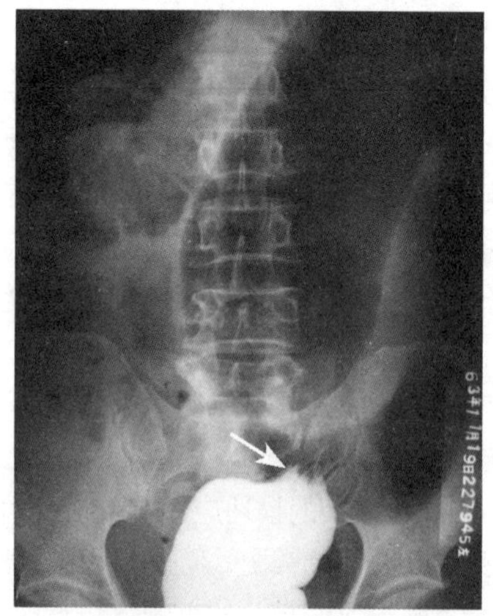

图6-7-6 乙状结肠扭转

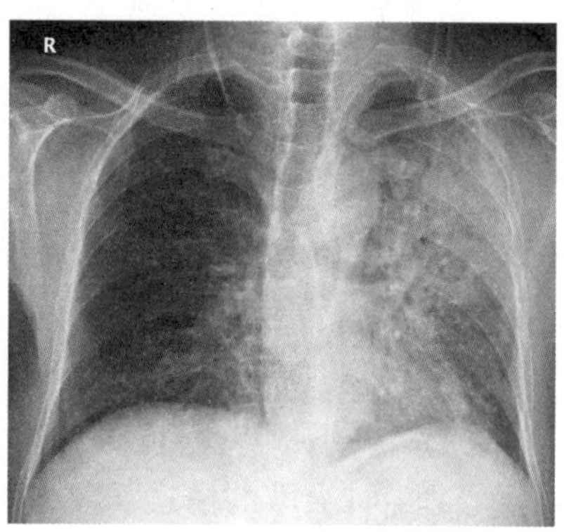

图6-7-7 左上肺大叶性肺炎

3. **B超检查** 肝、胆、胰、肾等病变评价的首选方法,对腹腔实质脏器的损伤、破裂、占位病变有重要诊断价值,可清楚分辨腹腔病变的来源和性质,与内镜结合拓展了B超的应用范围(图6-7-8、图6-7-9)。

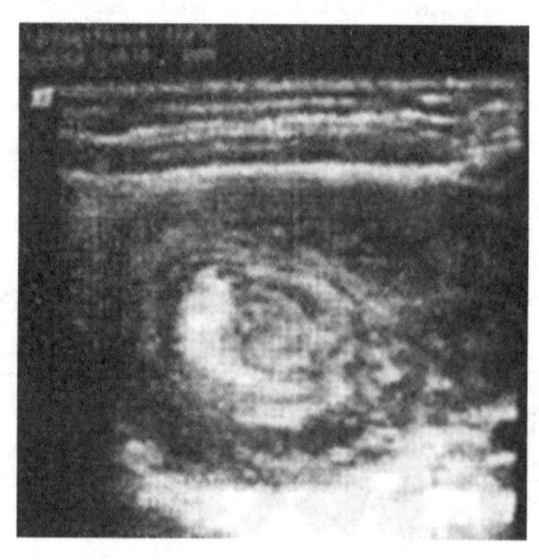

图6-7-8 肠套叠

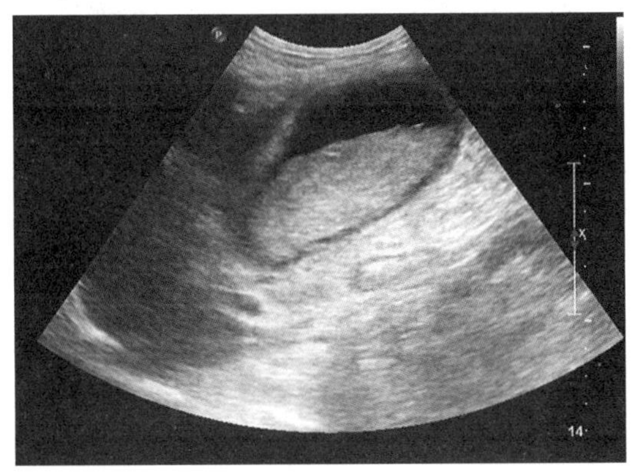

图 6-7-9　急性胆囊炎腹部超声表现

4. CT 检查　在急腹症诊断中的应用逐渐增加，诊断速度与 B 超相似，且不受肠管气体干扰，对实质性脏器破裂出血、腹腔脏器占位、急性胰腺炎的液体积聚、出血坏死等有重要诊断价值。

（1）部分阳性 CT 表现见图 6-7-10、图 6-7-11。

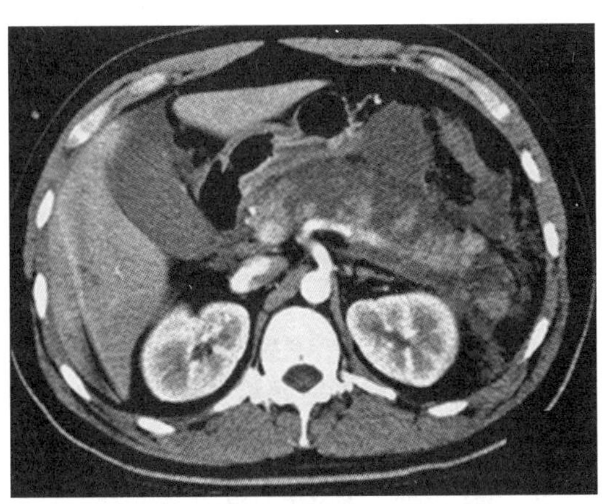

图 6-7-10　急性坏死性胰腺炎

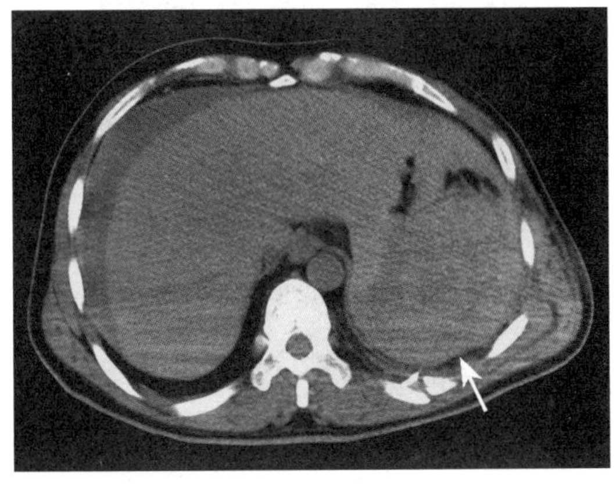

图 6-7-11　脾脏破裂

（2）三维血管重建见图 6-7-12、图 6-7-13。

5. MRI/ 磁共振胰胆管成像（MRCP）　与 CT 检查类似，成像无重叠，对比分辨率高，对软组织病变优于 CT，广泛应用于肝、胆、胰等脏器的病变（占位、梗阻、胆胰管扩张等），无创伤、安全、准确性较高。可拓展进行磁共振血管成像（MRA）（图 6-7-14~ 图 6-7-18）。

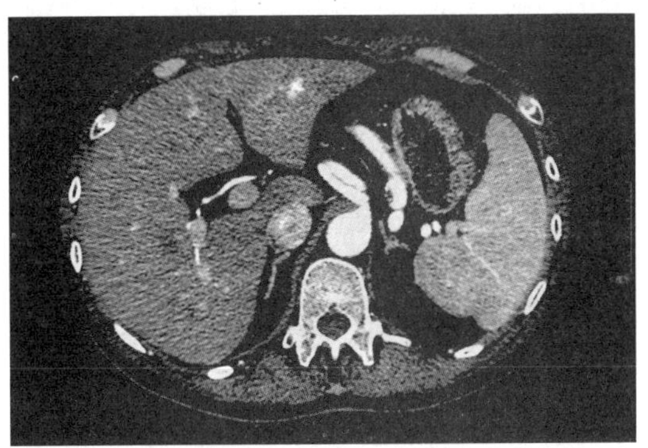

图 6-7-12　腹腔主动脉夹层的 CTA 显像

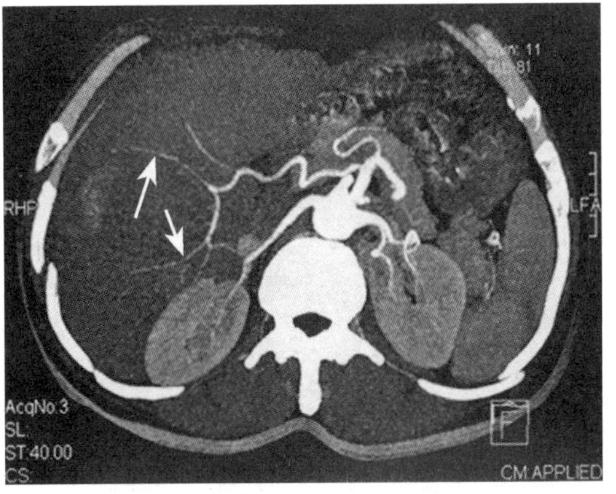

图 6-7-13　肝 CTA 显像

肝右叶占位造成肝动脉受压移位

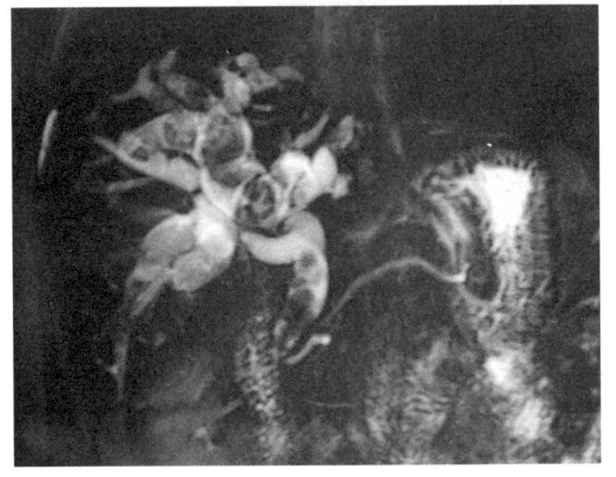

图 6-7-14　MRCP 图像

肝内外胆管多发大小不等低信号结石，

肝内外胆管明显扩张

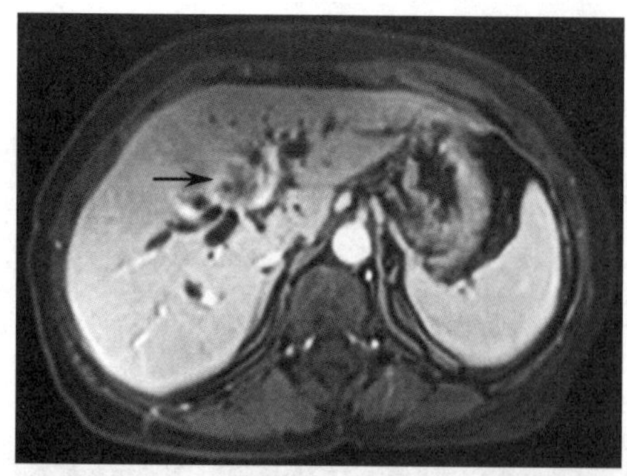

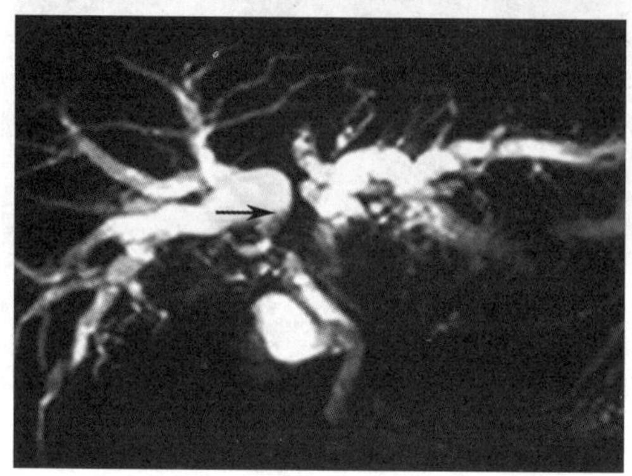

图 6-7-15　肝门胆管癌的 MRI 图像

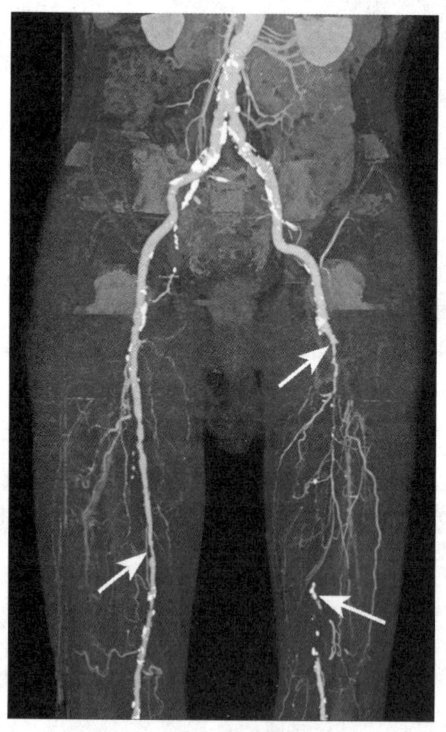

图 6-7-16　外周血管 CTA
可清楚显示外周大血管形态特征

6. 内镜检查　慢性腹痛时常用检查，具有诊断和治疗的双重价值（图 6-7-19、图 6-7-20，见文末彩插）。

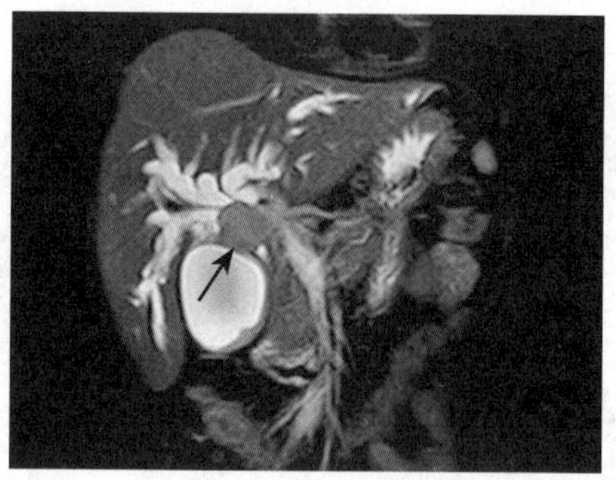

图 6-7-17　肝 MRI T_2WI
肝门部低信号肿块致肝内胆管明显扩张，胆囊增大

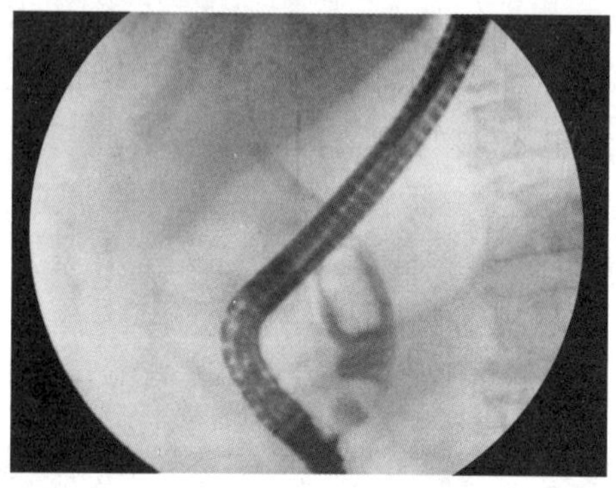

图 6-7-18　内镜逆行胰胆管造影（ERCP）
经十二指肠逆行性胰胆管造影显示胆总管下段结石

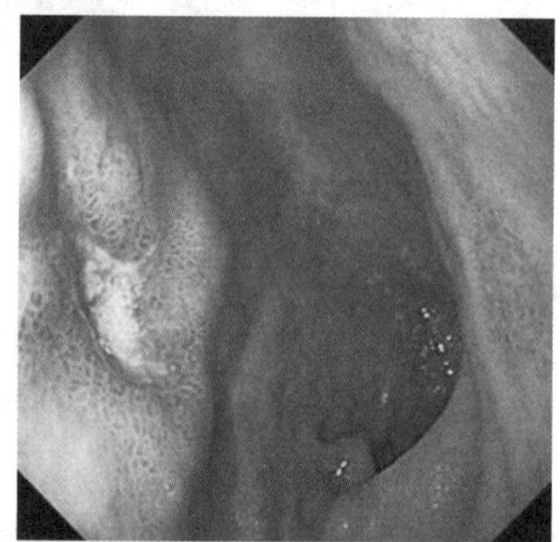

图 6-7-19　十二指肠球部溃疡

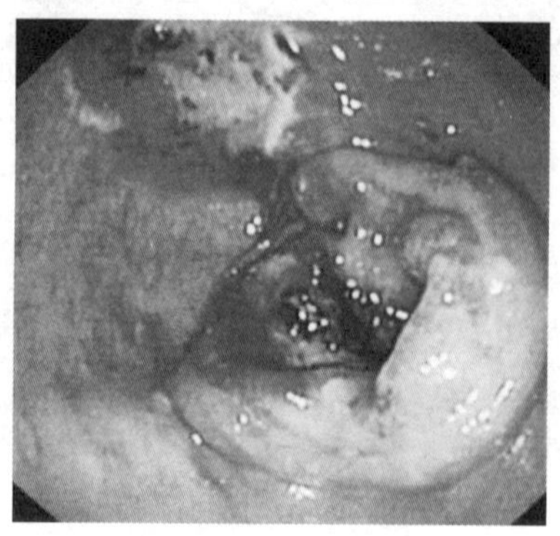

图 6-7-20　结肠癌

（三）诊断、鉴别诊断及治疗

拓展领域：腹痛的初步诊断——急性腹痛/慢性腹痛

腹痛的诊断，首先是区别急性和慢性疼痛痛，根据病史、查体及实验室检查有关资料，影像学检查结果等方面逐步缩小鉴别诊断的范围，结合所掌握的理论知识做全面而辨证的分析，找出其规律性以明确诊断。

【案例一】男，35岁，农民，因间断上腹痛5年、加重1周来诊。患者自5年前开始间断出现上腹胀痛，空腹时明显，进食后可自行缓解，有时夜间痛醒，无放射痛，有嗳气和反酸，常因进食不当或生气诱发，每年冬春季节易发病，曾看过中医好转，未系统检查过。1周前因吃凉白薯后再犯，腹痛较前重，但部位和规律同前，自服中药后无明显减轻来诊。发病以来无恶心、呕吐和呕血，饮食好，二便正常，无便血和黑便，体重无明显变化。

1. 慢性腹痛的诊断、鉴别诊断及治疗

（1）慢性腹痛常见疾病：相对于急性腹痛而言，慢性腹痛病史较长，但由于病因不同，病史的长短有很大区别，由数月至数年，甚至数十年不等。一般均为间断或偶尔发生，或者无规律可言。性质不定，多为隐痛或钝痛，也可以出现绞痛，但持续时间不长，否则患者就会以急腹症就诊。慢性腹痛的机制属于内脏痛，一般情况下，刺激强度较弱，粘连牵扯、系膜牵拉、慢性缺血、肠管水肿、慢性炎症、管道或肌肉一过性张力失调等均可引起慢性腹痛。慢性腹痛常见疾病见表6-7-4。

表6-7-4　慢性腹痛常见疾病

食管疾病	食管裂孔疝、食管癌等
胃、十二指肠疾病	慢性胃炎、消化性溃疡、功能性消化不良等
胰腺疾病	慢性胰腺炎、胰腺癌等
小肠疾病	克罗恩病、肠结核、肠易激综合征等
大肠疾病	慢性结肠炎、慢性阑尾炎等
肠系膜、腹膜、网膜疾病	肠系膜淋巴结炎、急性腹膜炎、结核性腹膜炎等
胃肠道寄生虫病	原虫病、蠕虫病等
胃肠道传染病	慢性细菌性痢疾、慢性阿米巴痢疾等
肝脏疾病	慢性病毒性肝炎、原发性肝癌、脂肪肝等
胆系疾病	慢性胆囊炎、胆结石等
泌尿生殖系统疾病	慢性膀胱炎、肾盂肾炎等
其他	腹型恶性淋巴瘤、腹型肺吸虫病等

（2）慢性腹痛的鉴别诊断思维程序

1）是否因腹壁病变引起的慢性腹痛？

慢性腹直肌损伤：多有腹部突然或过度用力受伤史，疼痛产生和腹部用力或剧烈咳嗽有关。腹部压痛较表浅，仰卧起坐时加重。一段时间后可减轻或自愈，可因腹部用力不当反复发作轻重不等。白线疝：上腹正中线局限性疼痛，咳嗽加重，时轻时重，有时无感觉。检查白线处有压痛，或皮下可及软结节，无压痛，不能还纳或可以还纳，较大的疝还纳后，可在深部触及孔洞。腹壁皮神经牵拉综合征：腹部皮神经在腹直肌侧缘穿过筋膜走向皮下，如筋膜孔松弛或增大，则腹部用力或咳嗽时腹膜外脂肪突出，牵拉皮神经引起疼痛，可持续一段时间或短时间即自愈，以后可反复发作。多发生在肥胖妇女，临床特点是腹痛及压痛局限在腹直肌外侧边缘某一点。

2）是否是恶性肿瘤引起的慢性腹痛？

对于40岁以上出现不明原因慢性腹痛，伴有食欲不振、乏力、消瘦的患者，特别注意排除恶性肿瘤，比较常见的有结肠癌、胃癌，少见的有小肠恶性淋巴瘤，可形成溃疡，或呈息肉样生长，常侵犯邻近肠系膜及其淋巴结。腹痛位置不定，腹部轻度压痛，可摸到肿块，消化道症状较明显，全身情况恶化较快。消化道造影可有所发现。如患者有上腹部隐痛，并牵涉后背痛，伴有食欲不振，体重减轻，应想到胰腺癌。

3）是否是肿瘤以外其他器质性疾病引起的慢性腹痛？

引起慢性腹痛的器质性疾病较多，各种病都要想到，各个病都有其特点，只要想到，并抓住特点，结合各种特殊性检查，可以肯定或排除：①肠粘连，多有手术史腹部损伤史、急性胰腺炎等腹腔内创伤或炎症的历史。腹痛位置不定，程度不等，也无规律可言。一般不影响进食也能维持体重。除非引起肠梗阻，只能凭印象诊断。②慢性阑尾炎和慢性阑尾病，慢性阑尾炎均有比较明确的急性阑尾炎病史，未经手术而治愈，以后经常右下腹痛，局部有压痛。钡灌肠造影阑尾多不显影。慢性阑尾病而无急性阑尾炎史，多见于年轻女性，表现为经常右下腹痛，和慢性阑尾炎相像，但阑尾无慢性炎症，多和阑尾过长（8cm）、阑尾排空不畅、或有粪石存在有关，钡灌肠造影可有发现。③慢性肠系膜血管供血不全，多发生于小肠，也可发生于结肠，多见于患有动脉硬化的老年患者，腹痛范围广泛部位不定，多发生于餐后、肠管血供需求增多时。选择性血管造影（selective angiography SAG）有助于诊断。④肠道炎性疾病，多有长期腹泻史，患者一般以此作为主诉求医，但有些早期 Crohn 病患者，尚未出现明显狭窄，大便也无异常，则难诊断，可在排除其他器质性疾病后，综合考虑。⑤内脏下垂，多见于女性瘦弱患者，常觉全腹不适，下坠感，饭后更重。全消化道造影可见肠管下垂移位，胃下垂尤为明显。⑥慢性胰腺炎。⑦慢性胆囊炎及胆囊结石。⑧移动性盲肠症，盲肠正常位于腹膜后或腹膜间位，偶可带有系膜而位于腹腔内，移动时可牵拉系膜产生疼痛，有时可很剧烈。常和体位变动有关。不影响进食，大便也无异常。检查右下腹有压痛，左侧卧时，压痛点内移。钡灌肠造影有助于诊断。⑨结核性腹膜炎，多见于儿童或青壮年，病史较长，觉全腹不适，轻度疼痛，胀满。低热、乏力、盗汗，腹部检查有位置不定的轻压痛，揉面感。血沉快，可伴有其他部位结核病。

4）如果是女性，是否是妇科疾病引起？

①慢性盆腔炎：见于已婚妇女，下腹坠痛不适，平时白带较多，妇科盆腔检查可确定。②子宫内膜异位症：见于生育年龄女性。常有不育史。因异位子宫内膜多在子宫周围及盆腔，故疼痛多在下腹部，特点是发生在月经期。妇科盆腔检查可确定。反复出血可形成积血囊肿（巧克力囊肿），如破裂可有急腹症表现。

5）有无功能性慢性腹痛的可能？

对做出这种诊断应慎重，必须经过包括各种特殊检查在内的各种检查，确实不能找到器质性疾病的证据才可以考虑。因个别功能性慢性腹痛目前认为和某些特殊的功能障碍有关，故大致可分为三类：①肠易激综合征（irritable bowel syndrome，IBS），是近年来开始认识的一种十分复杂的综合征，既有精神心理因素，又有肠道功能紊乱及临床表现。女性成人多见，病史长，但体重能维持。觉全腹隐痛不适，间有短暂绞痛，可伴有食欲不振、餐后饱胀、轻度恶心等消化道症状。诊断此病的依据是大都伴有排便习惯的异常，腹部症状和排便关系密切，表现为便秘或大便次数增多，大便秘结成块，或不成形，甚至水样，有便急或排不尽感排便后腹痛或腹部不适消失。②提肛肌综合征：下腹坠痛，肛门不适，有时发作肛门抽痛，由于盆底协同失调所致。其特点是伴有排便异常，如有排便困难，便秘，偶有肛门溢液，应想到此病。③功能性腹痛综合征（FAS），将各种器质性和功能性疾病排除后最后可考虑 FAS 的诊断。有的资料表明，如 IBS 的发生率为 9%，则 FAS 的发病率仅 2%。特点是几乎全为女性，年轻人较多见，病史至少在 6 个月以上，腹痛不规律，程度不一，和情绪有关，大便基本正常，体重不减。

（3）慢性腹痛的治疗

1）病因治疗：应积极诊断腹痛病因，原因未明时应慎用止痛剂。

2）药物治疗

①解痉止痛药：山莨菪碱，具有松弛平滑肌，解除血管痉挛及镇痛作用；普鲁苯辛，选择性胃肠道平滑肌解痉作用，用于胃、十二指肠溃疡及胃炎、胰腺炎引起的腹痛。

②抑酸剂，主要用于消化性溃疡、肥厚性胃炎。H_2 受体拮抗剂如西咪替丁，雷尼替丁，法莫替丁等。

③质子泵抑制剂如奥美拉唑等。

【案例一分析】该患者为中年男性，空腹时明显，进食后可自行缓解，有时夜间痛醒，无放射痛，有嗳气和反酸，常因进食不当或生气诱发，每年冬春季节易发病。慢性病程，周期性发展的，节律性上腹疼痛，是疑诊消化性溃疡的重要病史。根据以上评估初步考虑十二指肠球部溃疡可能性大。

2. 急性腹痛的诊断、鉴别诊断及治疗

【案例二】男性，72 岁，突发上腹痛 1 日，入院前晚餐进食较多并少量饮酒，后出现上腹饱胀不适，闷堵感，至夜间 3 点突感上腹痛，心慌呕吐 2 次，腹痛加重难忍，向左肩背部放射，行走加重头晕、大汗，无腹泻，无肛门停止排便排气，无发热。血常规、肝肾功能、电解质、血糖、淀粉酶正常。尿常规、尿淀粉酶正常。全胸片及腹部立位平片未见异常。腹部 B 超未见异常。既往有胆囊炎，高血压病史。体检：腹软，上腹轻压痛，余无阳性体征。

（1）急性腹痛常见疾病

1）急性腹痛常见腹部原因见表 6–7–5。

2）急性腹痛常见腹外原因见表 6–7–6。

（2）急性腹痛的鉴别诊断思维程序

1）急性腹痛定性诊断：是内科还是外科疾病引起的急性腹痛？见表 6–7–7。

表 6–7–5　急性腹痛常见腹部原因

	感染 / 炎症	穿孔 / 破裂	梗阻 / 扭转
胃肠道疾病	急性胃（肠）炎、急性出血坏死性肠炎、结肠憩室炎、梅克尔（Meckel）憩室炎、炎性肠病、急性阑尾炎、急性系膜淋巴结炎等	消化性溃疡穿孔、胃癌穿孔、急性肠穿孔	急性肠梗阻、急性胃扭转
肝脏、胆道、胰腺、脾脏疾病	急性肝炎、肝脓肿、急性胆囊炎、急性胆管炎、急性胰腺炎、胰腺囊肿等	肝脏破裂 / 出血、脾脏破裂 / 出血	胆道蛔虫症、胆石绞痛、急性胆囊扭转、急性脾扭转
泌尿系统疾病	急性肾盂肾炎、急性膀胱炎等		肾、输尿管结石
妇产科疾病	急性输卵管炎、输卵管积脓、子宫内膜炎	异位妊娠破裂、卵巢囊肿破裂、子宫破裂	卵巢扭转、妊娠子宫扭转
腹壁、腹膜疾病	急性腹膜炎（原发、继发）、急性盆腔炎		
腹部血管病变	肠系膜动脉急性阻塞、肠系膜动脉粥样硬化、肠系膜静脉血栓形成、急性门静脉血栓形成、急性肝静脉血栓形成、脾梗死等		

表 6–7–6　急性腹痛常见腹外原因

胸部疾病	肋间神经痛、膈胸膜炎、急性心肌梗死、急性心包炎、急性右心衰、下叶肺炎、气胸、肺梗死等
血液系统疾病	急性溶血、镰状细胞危象、急性白血病
神经系统疾病	带状疱疹、脊髓痨、神经根压迫、腹型癫痫等
代谢障碍疾病	糖尿病酮症酸中毒、低血糖状态、尿毒症等
变态反应及结缔组织病	腹型过敏性紫癜、腹型风湿热、结缔组织病
药物相关性疾病	铅中毒、麻醉药物戒断

表 6–7–7　急性腹痛定位诊断

临床表现		内科急性腹痛	外科急性腹痛
起病情况		不定	急骤
前驱症状		有	一般无
腹痛		由重到轻、间歇发作、含糊而不固定	由轻到重、由含糊到明确、由局限到弥漫
全身中毒反应		先于腹痛出现	后于腹痛出现
腹膜刺激征	压痛	+ –	+
	反跳痛	–	+
	肌紧张	+ –	+
腹膜刺激征演变		片段、减轻或消失	持续、进展
其他部位体征		常有	无

2）急性腹痛定位诊断：是内科还是外科疾病引起的急性腹痛？见表 6–7–8。

3）急性腹痛病因诊断：是哪种病理生理机制引起的急性腹痛？

表 6-7-8 急性腹痛定位诊断

部位	腹内病变	腹外病变
右上腹	肝脏:肝脓肿破裂、肝癌破裂等 胆囊与胆管:胆道蛔虫、急性胆囊炎和胆管炎、胆石绞痛、胆囊扭转等 结肠肝曲:结肠癌梗阻	右膈胸膜炎、右肋间神经痛、急性心梗、急性右心衰等
左上腹	脾:脾梗死、脾破裂、脾扭转 结肠脾曲:结肠癌梗阻,结肠脾区缺血	左膈胸膜炎、左肋间神经痛
右下腹	阑尾:急性阑尾炎 回肠:末端回肠炎、回肠憩室、克罗恩病 卵巢、输尿管:右侧卵巢囊肿扭转等 肾脏、输尿管:左侧肾结石、左输尿管结石、右侧肾盂肾炎	脊柱病变(脊髓痨、椎间盘突出、胸腰椎压缩性骨折等)、右侧骶髂关节积脓、带状疱疹等
左下腹	结肠:急性乙状结肠憩室炎、左侧嵌顿性腹股沟疝或股疝、溃疡性结肠炎 肾脏、输尿管:左侧肾结石、左输尿管结石、左侧肾盂肾炎	左侧骶髂关节积脓等
上中腹	胃十二指肠:急性胃肠炎、急性胃扩张、急性胃扭转、消化性溃疡急性穿孔 胰腺:急性胰腺炎、胰腺脓肿 小肠:急性出血性坏死性小肠炎 肠系膜:肠系膜动脉急性梗阻、肠系膜静脉血栓形成、急性肠系膜淋巴结炎 腹主动脉和门静脉:腹主动脉瘤、夹层动脉瘤	急性心梗、急性心包炎
下腹部	急性盆腔炎、异位妊娠破裂	
弥漫性或部位不定	腹膜:急性原发性或继发性腹膜炎 肠:急性肠穿孔、急性机械性肠梗阻肠缺血性病变 大网膜:大网膜扭转	铅或铊中毒、尿毒症、急性血卟啉病、糖尿病酮症酸中毒、腹型癫痫、神经性腹痛等

感染/炎症:起病慢,腹痛由轻转重,呈持续性;病变部位有固定压痛,腹膜刺激征局限于病变局部,可随病变加重而扩展范围;严重时出现感染中毒性休克表现;体温升高,脉搏加快,白细胞总数和中性粒细胞均增高。

穿孔/破裂/出血:腹痛常突然发生或突然加重,呈持续性剧痛,常伴有休克;腹膜刺激征明显,肠鸣音减弱或消失并可有气腹和腹腔渗出液;结合原发病史,急性腹膜炎腹腔穿刺抽出食物残渣或脓液等化验白细胞计数高,超声、X线和等检查,诊断可以确立。

梗阻/扭转:起病急,腹痛呈持续性阵发性加剧,有腹胀、恶心呕吐、肛门停止排便排气。腹痛剧烈,常伴有轻度休克;可扪及有明显疼痛的包块;早期无明显腹膜刺激征,随着脏器坏死的发生而出现。严重者可出现中毒症状和中毒性休克。结合病史和各种化验超声X线和CT检查可做出诊断血管病变;患者多有动脉粥样硬化、心脏病、糖尿病史,起病急骤,腹痛剧烈持续,腹膜炎弥漫、较轻,早期症状与腹部体征不符,晚期可出现中毒性休克等表现。CTA、选择性肠系膜动脉造影等有助于诊断。

对诊断一时尚难明确或有待鉴别的病例,情况允许者,可行动态观察,进一步搜集诊断资料观察期间给予适当治疗,如禁食、输液、胃肠减压、抗炎等处理通过观察和治疗,有些病例可能得到缓解;有些病例往往随着时间推移,病变进展,症状和体征变得明显或典型可反复多次实验室、X线、超声等检查的发现和必要时再行其他特殊检查,诊断最终将得以明确或修正。

【案例二分析】定性：腹痛轻重反复，腹部轻压痛，血象正常——内科疾病。定位：中上腹，常规腹部立位平片、腹部B超正常——腹外疾病？结合老年患者，有高血压基础病，在排除常见消化系统急腹症的基础上，需排除心血管系统疾病。

思 考 题

1. 腹痛的诊断思路？
2. 中枢介导的腹痛综合征？

（单海燕）

第八节 呕血与便血

学习提要

1. 呕血与便血的病因、临床表现、诊断与鉴别诊断、治疗与预防。

2. 呕血与便血的全科问诊技巧及整体评估、分析，综合文献检索、运用循证医学方法进一步拓展基层医疗中成人呕血和便血管理的研究。

呕血（hematemesis）是指上消化道（指屈氏韧带以上的部位，包括食管、胃、十二指肠、肝、胆、胰等）疾病或者全身性疾病所致的上消化道出血，血液经口腔呕出。便血（hematochezia）是指上、下消化道疾病或全身性疾病所致的消化道出血，血液从肛门排出。

一、概述

基础领域：呕血与便血相关的病理生理机制——呕血与便血的产生与消化道黏膜受到炎症刺激、肿瘤侵犯、曲张静脉破裂出血或全身性疾病如血液病引起凝血功能障碍等多种因素有关。

（一）消化系统解剖

消化系统由消化道和消化腺组成。消化道可分为口腔、咽、食管、胃、小肠和大肠，其中小肠包括十二指肠、空肠和回肠，大肠包括盲肠、阑尾、结肠、直肠和肛管。屈氏韧带（Treitz 韧带）是上下消化道分界线。消化腺可分为大消化腺（大唾液腺、肝和胰）和小消化腺（唇腺、颊腺、舌腺、食管腺、胃腺和肠腺）。消化系统的组成见图 6-8-1（见文末彩插）。

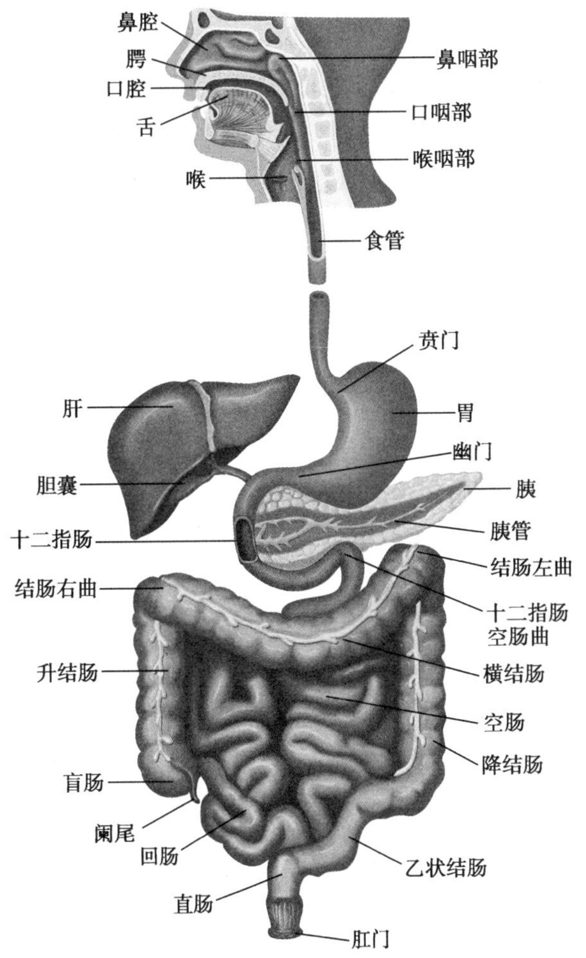

图 6-8-1 消化系统组成图

（二）呕血与便血的发生机制

1. 上消化道疾病

（1）消化性溃疡：上消化道黏膜损伤、糜烂、溃疡、炎症等可致出血。如出血量较多或速度较快，血液反流入胃或积聚入胃，引起呕吐反射，发生呕血；如出血量少或速度较慢，则不引起呕吐反射，全部血液由肠道排出形成便血。

（2）食管裂孔疝：主要是食管炎和疝囊炎所致，可引起慢性失血导致贫血。

（3）食管贲门黏膜撕裂：剧烈咳嗽、妊娠呕吐、酗酒等任何能引起胃内压骤然升高的因素，促使食管远端黏膜撕裂。

（4）食管癌、胃癌：恶性肿瘤组织破溃可导致出血，当肿瘤侵犯大血管时，特别是胸主动脉，可造成致命性大出血。

（5）食管胃底静脉曲张破裂：门静脉高压后，形成食管和胃底部侧支循环开放，当门静脉压突然升高，曲张的静脉破裂，出血量大，呕暗红色或鲜红色血液。

（6）胆道出血：多因胆道感染、蛔虫及结石所引起，呕出的血可混有细长条状小血块，是胆道出血所具有的特征。

（7）胰腺疾病：急性重症胰腺炎可并发胃肠道黏膜出血与灶性坏死，主要发生于小肠以上的消化道，临床表现为呕血与便血；胰腺癌引起出血者罕见，发生出血时多已属晚期而失去手术时机。

2. 下消化道疾病

（1）肛管疾病：排便时腹内压增高，引起痔内静脉丛压力增高，加之粪便硬结，可导致痔破裂出血；粪便干结患者排便时用力过猛，可反复损伤肛管皮肤而形成慢性溃疡，表现为便血，量少而色鲜红；肛瘘常继发于肛管直肠周围脓肿，多见脓性分泌物流出，很少为血性。

（2）肠道炎症性疾病：不同部位肠黏膜出现充血、水肿、糜烂、溃疡等，可表现为脓血便、鲜血便等。

（3）肠道肿瘤：肠道恶性肿瘤组织破溃，可表现鲜红色血便，伴有脓液或黏液血便。小肠良性肿瘤出血较少。小肠血管瘤可因感染、破裂出现急性大出血。

（4）血管病变：肠套叠、缺血性肠病等因肠黏膜缺血、糜烂、坏死，肠管水肿、大量浆液渗出，大量血性液体渗出，可解暗红色血便。

3. 全身性疾病　白血病、再生障碍性贫血、血小板减少性紫癜等血液病，常因血小板数量减少、质量异常导致出血。血友病因凝血因子缺乏导致凝血活酶生成障碍而引起出血。尿毒症患者其尿素分解产物可刺激消化道黏膜，导致其糜烂、溃疡、出血。遗传性出血性毛细血管扩张症，毛细血管由于缺乏弹性纤维及平滑肌，导致其血管壁脆性增加并呈瘤样扩张，易引起出血。

（三）呕血与便血的常见病因

1. 上消化道疾病

（1）食管疾病：食管溃疡和食管炎、食管裂孔疝、食管憩室炎、食管癌、食管异物、食管贲门黏膜撕裂综合征、食管损伤等。门脉高压所致的食管静脉曲张破裂及食管异物戳穿主动脉均可造成大量呕血，并危及生命。

（2）胃及十二指肠疾病：最常见消化性溃疡，其次有急性糜烂出血性胃炎、胃癌、十二指肠憩室、糜烂性十二指肠炎等。

（3）门脉高压引起的食管胃底静脉曲张破裂或门脉高压性胃病出血。

2. 上消化道邻近器官或组织的疾病　胆道结石、胆道蛔虫、胆囊癌、胆管癌及壶腹癌出血均可引起大量血液流入十二指肠，导致呕血。此外，还有急、慢性胰腺炎，胰腺癌合并脓肿破溃，主动脉瘤破入食管，胃、十二指肠或纵隔肿瘤破入食管等。

3. 下消化道疾病

（1）肛管疾病：痔、肛裂、肛瘘。

（2）直肠疾病：溃疡性结肠炎、结核性直肠溃疡；直肠息肉、直肠乳头状瘤、直肠癌、直肠类癌、邻近部位的恶性肿瘤或脓肿侵犯直肠；有创性检查或异物所致肛管或直肠损伤、放射性直肠炎等。

（3）结肠疾病：急性细菌性痢疾、阿米巴痢疾、溃疡性结肠炎、结肠憩室、假膜性肠炎；结肠息肉、结肠癌、原发性肠道淋巴瘤；子宫内膜异位症、门脉高压性肠病、非甾体消炎药相关性肠病等。

（4）小肠疾病：急性出血坏死性肠炎、肠结核、克罗恩病、空肠及回肠憩室炎或溃疡；小肠肿瘤、小肠血管瘤、黑色素斑－胃肠息肉病；恒径动脉综合征（Dieulafoy 病）、肠套叠等。

4. 腹腔内血管疾病　缺血性肠病、门静脉血栓形成。

5. 全身性疾病

（1）血液系统疾病：再生障碍性贫血、血小板减少性紫癜、过敏性紫癜、白血病、血友病、霍奇金病、遗传性毛细血管扩张症、弥散性血管内凝血及其他凝血机制障碍（如应用抗凝药过量）等。

（2）急性传染病与寄生虫病：肾综合征出血热、斑疹伤寒、伤寒、钩端螺旋体病等。

（3）结缔组织病：系统性红斑狼疮、皮肌炎、结节性多动脉炎累及上消化道。

（4）维生素缺乏：维生素 C 缺乏症、维生素

K 缺乏症。

（5）中毒或药物毒性作用：细菌性食物中毒、有毒植物中毒（毒蕈、棉籽、苍耳子）、化学性毒物中毒。

（6）其他：尿毒症、肺源性心脏病、呼吸功能衰竭、遗传性出血性毛细血管扩张症、白塞病、淀粉样变性、血卟啉病等。

二、呕血与便血的临床思维

应用领域：呕血与便血的评估方法——呕血与便血诊断时，病史的采集非常重要。全科医生应特别注意全科医学的问诊模式、问诊要点、临床思维、整体评估；特别注意患者的躯体问题、既往情况、心理因素、个人背景、家庭及其社会背景，全面进行评估。

【案例一】陈某，男，50 岁，已婚，农民，反复黑便 1 个月，呕血 1 日。1 个月前开始解成形黑色软便，量 40~50g/d，伴腹部隐痛，未予重视。1 日前，家中聚餐时饮白酒半斤（1 斤 =500g），感恶心，呕鲜血 1 次，约 600ml，混有食物残渣，解柏油样便 1 次，约 300ml，伴腹痛、腹胀，头晕、心悸及出冷汗，由家人急送医院。发病以来，乏力明显，食欲差，体重未见明显变化。患慢性乙型病毒性肝炎病史 30 年，未治疗。否认消化性溃疡及肿瘤疾病史。无家族遗传性疾病史。无吸烟史。就诊时脉搏（P）115 次 /min，血压（BP）80/52mmHg。

（一）呕血与便血的问诊

针对该患者的情况，首先运用全科医学的理念及整体评估的方法进行病史采集，应尽可能了解呕血与便血的特征及相关因素。

1. 问诊模式 采用 RICE 问诊式，即 R——原因（reason）：患者今天因为呕血、便血等原因而来；I——想法（ideas）：患者认为呕血、便血是身体出了什么问题；C——关注（concerns）：关注患者忧虑什么？ E——期望（expectations）：患者期望医生可以帮助他做些什么？

结合 BATHE 问诊，即 B——背景（background）：了解患者呕血、便血相关躯体、心理和社会背景；A——情感（affect）：了解患者因呕血、便血引起的情绪状态；T——烦恼（trouble）：了解呕血、便血对患者的影响程度；H——处理（handling）：了解患者的呕血、便血自我管理能力；E——共情（empathy）：对患者呕血、便血等不幸表示理解 / 感受支持。

2. 问诊内容 作为全科医师，在问诊过程中，主要问诊包括年龄、性别、诱因、起病缓急、病程长短、出血部位、呕血与便血的次数、颜色、量、以及伴随症状，有无基础疾病、既往史、家族史及个人嗜好，同时问诊时注意了解心理及社会背景、注意人文关怀，并根据问诊采集的病史进行整体相关分析。呕血与便血的初步评估见表 6-8-1。

表 6-8-1 呕血与便血的问诊过程的初步评估

问诊要点	特点	常见疾病
出血部位	鼻咽部	鼻衄、鼻息肉、鼻部肿瘤
	口腔	牙龈炎、拔牙
	消化道	消化性溃疡、胃肠道肿瘤、急性糜烂出血性胃炎、食管 - 胃底静脉曲张破裂、痔
年龄	儿童	肠道息肉、肠套叠
	老年人	胃癌、胃溃疡、直肠癌
	青年人	十二指肠溃疡、肠道炎症性疾病
诱因	周期性、节律性	消化性溃疡
	不洁饮食	急性胃肠炎、急性出血坏死性肠炎
	大量饮酒	食管 - 胃底静脉曲张破裂、食管贲门黏膜撕裂综合征、应激性溃疡
	吞食异物史	食管损伤
	剧烈咳嗽、呕吐致腹压增加	食管贲门黏膜撕裂综合征
	用药史	急性糜烂出血性胃炎
	大便硬结	痔、肛裂、肛管或直肠损伤

续表

问诊要点	特点	常见疾病
呕吐物颜色	鲜红色 咖啡样物	食管出血 血液与胃液接触
便血颜色	鲜红色 柏油样便 暗红色	痔、肛裂、结肠及直肠出血 胃癌、胃或十二指肠溃疡、急性糜烂出血性胃炎、直肠癌、结肠癌、溃疡性结肠炎、多发性肠息肉
呕血量	失血性周围循环衰竭表现	食管－胃底静脉曲张破裂出血或侵蚀大血管的恶性肿瘤等引起消化道大出血
便血量	少量 中等量 大量	痔、溃疡性结肠炎、肠息肉、直肠癌、结肠癌 肠系膜及门静脉血栓形成 上消化道出血、急性出血性坏死性肠炎、肠伤寒等
血与大便关系	便后滴血，与大便不相混杂 与大便相混杂，伴黏液	痔、肛裂、直肠息肉、直肠癌 结肠癌、结肠息肉、溃疡性结肠炎
伴随症状	伴慢性周期性节律性上腹痛 伴肝脾肿大、蜘蛛痣 伴黄疸、寒战、右上腹绞痛、绞痛后出血 伴腹部肿块 伴进行性吞咽困难、进食梗阻感 伴吞咽疼痛 伴里急后重 伴发热 伴皮肤黏膜出血 伴皮肤黏膜毛细血管扩张	消化性溃疡 肝硬化门脉高压、肝癌引起胃底－食管静脉曲张破裂 胆道出血 肠套叠、克罗恩病、结肠癌、肠结核及肠道恶性淋巴瘤 食管癌 食管溃疡、感染 痢疾、直肠炎及直肠癌 败血症、流行性出血热、钩端螺旋体病、肠道淋巴瘤、白血病等 流行性出血热、重症肝炎、过敏性紫癜、白血病等 遗传性毛细血管扩张症
既往史	胆石症、血液系统疾病、结缔组织疾病、慢性肝病、消化道肿瘤病史 胃肠道手术史、外伤史、局部放射治疗史	相应疾病 吻合口溃疡、应激性溃疡、急性胃黏膜病变
个人史	精神紧张、休息不佳 饮酒	消化性溃疡 应激性溃疡，食管－胃底静脉曲张破裂
完整用药史	正在用药情况	糖皮质激素、非甾体抗炎药、抗凝药等
家族史	家族病史情况	家族性结肠息肉病、肿瘤家族史
个人嗜好	个人不良习惯	便秘、嗜酒、久坐、排便时间长等
心理背景	心理问题	心理压力大、焦虑或抑郁

（二）体征

1. 一般查体　首先应确定生命体征是否稳定，评估血流动力学状态，有无心动过速、脉搏细弱、低血压、末梢湿冷、意识状态等。如提示血流动力学不稳定，提示有急性出血。注意体位、面容，有无苍白、黄疸、水肿、皮肤出血点、肝掌及蜘蛛痣等。并进行口腔、鼻腔、咽喉部、全身浅表淋巴结、心肺等部位全面的检查。

2. 腹部查体

（1）视诊：观察腹部外形（有无局部膨隆或凹陷）、腹壁静脉（有无静脉曲张及曲张静脉的血流方向）、胃肠型和蠕动波、其他情况（有无皮疹、手术瘢痕等）。

（2）触诊：腹部是否有腹壁紧张度增加、是否有压痛及反跳痛、是否触及肿大的脏器或腹部肿块。

（3）叩诊：是否有移动性浊音等。

（4）听诊：有无肠鸣音变化、可否闻及血管杂音等。

3. 必要时行肛门指诊，了解有无痔、肛裂、肛瘘、直肠包块等。

（三）辅助检查

1. **实验室检查**　常规检查血常规、尿常规、粪便常规、呕吐物或排泄物隐血试验、血生化、凝血功能、肿瘤标志物等，评估全身情况并排除部分全身性疾病。呕吐物和粪便隐血试验用于诊断消化道出血。血培养及粪便培养可协助感染性疾病诊断。

2. **特殊检查**　腹部B超可发现肝、胆、胰腺的病变。影像学X线及CT检查可明确十二指肠球后溃疡、食管裂孔疝、肠道肿瘤、憩室、炎性肠病等疾病病变部位。内镜检查应该在生命体征稳定的基础上进行，可更加直观了解胃及肠道病变情况，包括电子胃镜、电子结肠镜、小肠镜等，用于明确消化道出血病因。在急性消化道出血时内镜视野模糊，钡餐检查又属禁忌证时，可选用选择性动脉造影找到出血点并治疗。放射性核素检查对回肠远端憩室有重要价值。辅助检查及其临床意义见表6-8-2。

表6-8-2　呕血与便血的辅助检查项目及其临床意义

检查项目	临床意义
血常规	估计失血程度，进行感染性或血液疾病的辅助诊断
粪便检查	粪便隐血试验可提示出血量，粪便检查有助于细菌性痢疾、阿米巴痢疾的诊断
呕吐物隐血检查	评估上消化道出血的方法
血生化检查	评估全身基本情况，如肝肾功能、电解质、血沉、C反应蛋白等
凝血功能	针对凝血功能障碍性疾病的辅助诊断
肿瘤标志物	辅助诊断肿瘤性疾病
X线钡餐及钡灌肠	可发现容易漏诊的病因，如十二指肠球后溃疡、食管裂孔疝，用于小肠的恶性淋巴瘤、息肉、憩室、肠结核、炎性肠病等的诊断，但仅适用于出血已停止和病情稳定者
CT检查	可发现肠道占位性病变、炎症性病变、憩室、门脉高压等
消化道内镜检查	可直接明确呕血、便血的病因，并可行活检协助诊断
数字减影血管造影	可显示出血病灶，用于上述检查仍不能明确出血部位及原因者，并可进行局部填塞止血
放射性核素检查	多用于小儿回肠远端憩室及其他不明原因便血的诊断

【案例一分析】该患者为中年男性，反复黑便、呕血，发病前大量饮酒，伴腹痛、腹胀，伴头晕、心悸及出冷汗，既往有乙肝病史多年，查体发现血压降低，脉搏细数，蜘蛛痣、肝大及移动性浊音阳性。根据以上评估初步考虑为肝硬化引起的食管-胃底静脉曲张破裂出血并周围循环衰竭，不除外大量饮酒引起的急性胃黏膜损伤。

三、呕血与便血的诊断和鉴别诊断

> 拓展领域：呕血与便血的诊断与鉴别诊断——呕血与便血的诊断，首先确定出血部位，根据病史、查体及实验室检查、影像学检查结果等方面逐步缩小鉴别诊断的范围，结合所掌握的理论知识做全面而辨证的分析，找出其规律性以明确诊断。

（一）呕血部位的识别

呕血是指血液通过呕吐动作经口腔呕出，一般先有恶心感，继之发生反射性呕吐，需要与鼻出血、扁桃体手术、拔牙所致的鼻咽部及口腔部出血相鉴别；另外还需要同呼吸道出血所致的咯血鉴别，呕血与咯血的鉴别见表6-8-3。

（二）呕血与便血的常见的病因和鉴别诊断

具体内容见表6-8-4。

【案例二】张某，女，26岁。间歇性便后出血1年，加重2日，患者1年前无明显诱因反复出现排便后出血，色鲜红，每次量约2ml，每日排便1~2次，未诊治。2日前患者排便后出血量增多，每次量约5ml。病程中无恶心、呕吐，无腹痛、腹胀、里急后重感，无发热及体重减轻，无头晕、心悸及出汗。既往体健，平时排便时间较长，喜欢吃辛辣食物。

表 6-8-3 呕血与咯血的鉴别

项目	呕血	咯血
基础疾病	肝硬化胃底-食管静脉曲张、消化性溃疡	支气管扩张、肺结核
出血先兆	上腹部不适、恶心、头晕	咳嗽、喉痒、胸闷
出血方式	呕出	咳出
出血内容物	暗红色，混有食物残渣及血块	鲜红色，有泡沫，混有痰液
血液酸碱度	酸性	碱性
大便检查	常伴柏油样便，大便潜血试验阳性	一般粪便正常，除非吞下血液

表 6-8-4 呕血与便血的常见的病因和鉴别诊断

病因	指示性所见	诊断方法
食管		
食管溃疡和食管炎	疼痛多位于胸骨后或剑突下，伴反酸、胃部灼热，有吞咽梗阻感	胃镜检查
食管裂孔疝	烧灼痛多见，位于胸骨后或剑突下，向左肩、颈、前胸放射，伴胃灼热、反流、嗳气、呕吐等	X线钡餐或胃镜检查
食管损伤	有误食强酸碱、食管器械检查等诱因，胸骨后疼痛	X线钡餐或胃镜检查
食管贲门黏膜撕裂	有胃内压增高的诱因，剧烈呕吐，呕出胃内容物后出现呕血	急诊胃镜检查
食管癌	进行性吞咽困难，间断呕血、黑便，伴有消瘦、贫血等的全身表现	食管钡餐、胃镜检查加组织活检
食管胃底静脉曲张	有慢性肝病或门脉高压证据，突然呕血，呕暗红色或鲜红色血液，出血量大，进展迅速，查体见肝病面容、黄疸、肝掌、蜘蛛痣、腹壁静脉曲张、脾大、腹水等表现	腹部B超、CT、胃镜检查
胃、十二指肠		
急性糜烂出血性胃炎	在急性病变或应激情况下突然发生出血，可出现黑便，伴有反酸、胃灼热、恶心、呕吐等	胃镜检查
消化性溃疡	上腹部慢性、周期性、节律性腹痛，呕吐物多为咖啡色，少数出血量大时呕吐暗红色或鲜红色血液	X线钡餐或胃镜检查
胃癌	上腹部无规律隐痛，伴有消瘦、贫血，出血表现为少量、慢性出血，或可单纯表现为柏油样便。查体腹部可触及包块、左锁骨上窝淋巴结肿大	胃镜检查及组织活检
十二指肠憩室	呕血和黑便伴有上腹疼痛	胃镜检查
糜烂性十二指肠炎	右上腹疼痛，伴有反酸、胃灼热、呕血、便血	胃镜检查
肝、胆、胰		
胆道出血	发热、寒战和上腹部绞痛后出现呕血、黑便，出血可自行停止，反复出现，具有周期性。查体可触及胆囊增大	腹部B超、CT、胃十二指肠镜检查
胰腺疾病	以呕血为主的反复消化道出血，伴有消化不良、消瘦。查体上腹部有压痛，可扪及包块	腹部B超、CT、MRI检查
肠道		
小肠血管瘤、血管畸形	青年患者突然出现呕血、便血，便血量>呕血量	小肠镜检查、出血期间行肠系膜血管造影
小肠肿瘤	中、老年患者，腹痛、呕血、便血等，伴有腹胀、营养不良等。腹部有压痛、可扪及腹部包块及肠梗阻等体征	小肠镜检查、出血期间行肠系膜血管造影、放射性核素 ^{99m}Tc 标记红细胞检查

续表

病因	指示性所见	诊断方法
克罗恩病	右下腹或脐周疼痛，腹泻，多无脓血便及黏液，伴有发热、消瘦及胃肠外等表现，下腹部可有压痛，扪及腹部包块，可出现肠梗阻、肠瘘、肛周病变等	大便常规、结肠镜检查加组织活检、腹部X线检查
肠结核	低热、盗汗、消瘦和肠外结核病史，有腹痛、腹泻、便秘等症状。腹部有压痛，可扪及腹部包块等	结肠镜检查加组织活检、腹部X线检查
肠伤寒	急性起病，发热、头昏、乏力、神志淡漠、便血等表现，相对缓脉、肝脾肿大、皮肤出现“玫瑰疹”等	肥达试验和大便培养
急性出血坏死性肠炎	不洁饮食后突然出现发热、腹痛、腹胀、呕吐、腹泻、血便、粪便恶臭等，可见肠型，脐周和上腹部压痛等	大便常规、大便培养、结肠镜及腹部X线检查
溃疡性结肠炎	腹痛多位于下腹部，多在排便前加重，排便后缓解，为黏液脓血便，常伴有肠外表现	大便常规、结肠镜检查
阿米巴痢疾	果酱样黏液便，腹部有压痛	大便常规查阿米巴滋养体、结肠镜检查
急性细菌性痢疾	发热、腹痛、腹泻及脓血便，有里急后重、腹部压痛等	大便常规、培养
缺血性结肠炎	中、老年患者，有动脉硬化等病史，突然发生的间歇性腹痛、便血和腹泻，左下腹压痛，直肠指诊带血	结肠镜检查加组织活检
结、直肠息肉	间断性便血或多次大便隐血阳性，腹部体征较少	结肠镜检查
结、直肠肿瘤	排便习惯改变伴大便带有黏液和血液，消瘦。腹部可扪及肿块，直肠指诊可扪及包块、指套检带血等	结肠镜检查加组织活检
肛裂	周期性、规律性肛周局部疼痛及便秘、便后滴血等	一般不宜做直肠指诊及肛门镜检查
痔	便时带血或滴血，排便及蹲位时可见痔脱出。直肠指诊可扪及包块	直肠指诊及肛门镜检查
全身		
主动脉夹层破裂	有胸痛、呼吸困难、突发性呕出大量鲜红色血液。可有胸腔积液、心脏杂音、血压升高等体征	胸部CT、MRI检查
肠系膜上动静脉瘘	外伤、感染和腹部手术后突然出现大量呕血、便血，腹部血管杂音和腹水	腹部超声、腹部CT和腹部血管造影
过敏性紫癜	有感染、药物、特殊饮食史，腹痛、呕吐、呕血或便血，多变、不固定的腹痛，皮肤可见过敏性紫癜	血常规、内镜检查

（三）便血的评估流程

见图6-8-2。

在进行评估时，运用Murtagh安全诊断策略：可能的诊断是什么？哪些严重的疾病一定不能漏诊？哪些病因会被经常遗漏？患者是否患有临床上症状多变的“伪装性疾病”？患者是否想要告诉我们别的什么？

针对便血患者评估的过程中，必须重视全面问诊、体格检查，按运用Murtagh安全诊断策略，做到以下几方面：

1. 首先考虑哪些常见疾病会出现便血？

下消化道疾病（包括肛管疾病、直肠疾病、小肠疾病等）、上消化道出血、全身性疾病等均可出现便血。但需注意的是一些类似便血的临床情况，比如口服某些中草药、铁剂、铋剂时，大便可呈暗褐色或黑色，但大便隐血阴性；食用过多肉类、

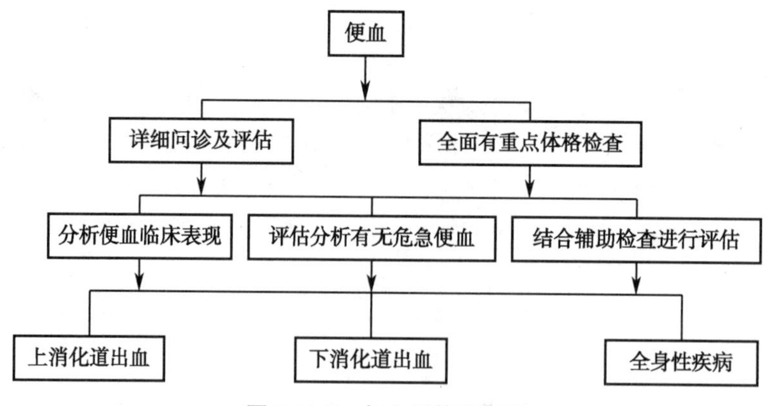

图 6-8-2 便血评估流程图

动物血制品及内脏后，大便隐血可阳性，但素食后可转阴；口服酚酞制剂，大便有时可呈鲜红色。该患者为青年女性，间歇性便血，且多为便后出血，既往常进食辛辣刺激食物，且排便时间较长，考虑痔并出血。

2. 是否有急危重的便血不能被忽略?

（1）食管－胃底静脉曲张破裂出血。

（2）急性出血性坏死性肠炎。

（3）肠套叠。

（4）急性门静脉血栓形成。

（5）尿毒症。

（6）结肠或直肠肿瘤。

3. 有否经常被遗漏的便血疾病?

为了能及时准确地诊断便血，避免误诊、漏诊，一方面我们要熟悉并掌握各种便血疾病的主要临床特点，另一方面也要警惕某些表现比较隐匿的、容易忽略的疾病。如肛管疾病中肛裂、肛瘘均可引起便血，其诊断主要依靠于肛门检查，但肛门检查是常被漏掉的重要的体格检查。虽然肛门检查可能给患者带来不适和尴尬，但医患双方不应该忽视肛检，而应以一种平静、温和的态度对待。

4. 是否患有潜在的常被掩盖的疾病?

某些全身性疾病，如血卟啉病、败血症等以及容易被忽略的传染性疾病，如肾综合征出血热、伤寒等。

5. 患者是否想要告诉我们别的什么?

启发患者回忆是否用药引起便血可能药物有：糖皮质激素、非甾体抗炎药、萝芙木制剂如利血平、抗生素，以及其他药物：肾上腺素、甲状腺素、可待因、氨茶碱、洋地黄等。

四、呕血与便血的干预原则

管理领域：呕血和便血的干预原则——首先，应积极预防和治疗各种原发病。重点是进行病因干预、对症治疗，预防复发、进行干预管理及心理疏导，同时掌握便血的危急症处理方法。

（一）主要干预原则

积极预防和治疗各种原发病。虽然引起呕血和便血的病因各种各样，但基本的处理有其共同性。

1. 止血治疗

（1）药物：①应用维生素 K、氨甲苯酸、凝血酶等全身止血药物；②应用生长抑素类药物；③应用质子泵抑制剂。

（2）内镜 / 介入 / 手术治疗：内镜不但可镜下止血，还可对原发病进行治疗；在 CT 血管造影明确消化道出血的部位，而内镜无法有效止血情况下，可选择数字减影血管造影下栓塞或灌注止血药物治疗；不明原因且持续出血患者，经药物、内镜及介入治疗无效需考虑手术探查。

2. 积极寻找并治疗原发疾病

（1）避免或消除诱发因素：如进食浓茶或浓咖啡、睡眠不足、便秘或过多情绪因素和药物因素等。

（2）消化性溃疡：给予抑酸、止血、修复黏膜、抗 *Hp* 治疗，若出血量大，给予补液、输血支持治疗，积极处理并发症。

（3）胃底食管静脉曲张：给予抑酸、止血、降低门脉压力、修复黏膜、给予补液、输血支持治疗，必要时内镜及手术治疗。

（4）炎性肠病：给予氨基水杨酸制剂、糖皮质激素等药物抑制炎症反应。

（5）细菌性痢疾、阿米巴痢疾等感染性疾病：积极抗感染治疗。

（6）肠道肿瘤、肠套叠患者必要时行手术治疗。

3. 危急重症的处理　全科医师应及早识别的危急症基础，注意生命体征，在对症处理的基础上，及时转诊。

（二）转诊原则

1. 诊断不明确的患者。

2. 予止血等治疗后，病情无缓解或出血进行性加重者。

3. 需要内镜下止血、介入治疗、急诊外科手术的患者。

4. 有严重基础疾病者。

5. 生命体征不平稳者。

（三）呕血与便血的预防

作为全科医师管理呕血、便血时应重心前移，积极预防。

1. 规律生活，劳逸结合，避免过度劳累，保证充足睡眠。

2. 调整情绪，保持较好的心态。

3. 注重饮食卫生、少饮浓茶及浓咖啡、保持良好排便习惯。

4. 避免食用可能诱发呕血或便血的食物或药物。

5. 对慢性基础疾病者做好疾病的预防和管理，积极控制病情。

（四）呕血、便血诊治流程

见图 6-8-3。

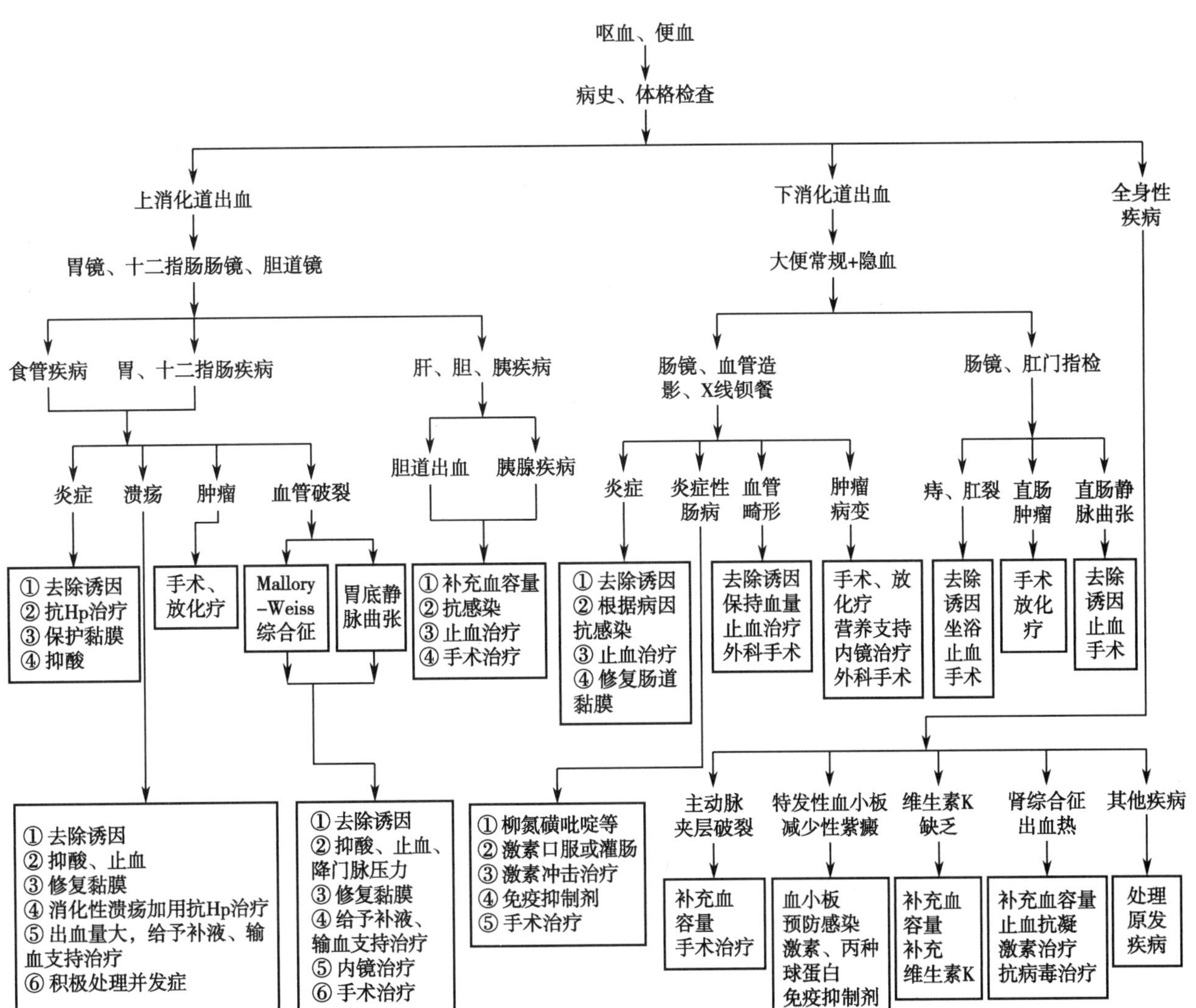

图 6-8-3　呕血、便血诊治流程图

五、研究进展

> 研究领域：消化道出血的连续性管理——结合案例一和案例二，针对呕血、便血的发病因素，研究如何进行呕血、便血的连续管理，尤其是作为全科医师，如何进行全人全程的连续性管理，查阅文献、采用循证医学的方法、全科医疗疾病管理的技能进行探索研究。

参照消化道出血的相关疾病的指南，建立有效的消化道出血诊疗策略。近年来，国内外出台或修订了许多有关消化道出血的指南，例如《急性非静脉曲张性上消化道出血诊治指南（2018年，杭州）》《应激性溃疡防治专家建议（2018版）》《急性下消化道出血的诊断和管理（2019年英国胃肠病学会）》《2018香港专家组联合建议：消化道出血患者贫血的管理》《小肠出血诊治专家共识意见（2018年，南京）》等，分别从上消化道出血、下消化道出血入手，从疾病的诊断、治疗、预防等方面论述，对提高全科医师在消化道出血疾病诊疗上的救治水平，更新疾病诊治观念，起到了一定的指导意义和参考价值。

思 考 题

1. 呕血与咯血鉴别的问诊应注意什么？
2. 消化道出血时如何识别活动性出血？转诊指征如何把握？

（顾申红）

第九节 肥胖与消瘦

> 学习提要
>
> 1. 肥胖与消瘦的定义、病因与发病机制、临床表现、诊断与鉴别诊断、治疗与预防。
>
> 2. 肥胖与消瘦的全科问诊技巧及整体评估、分析，综合文献检索、运用循证医学方法进一步拓展基层医疗中成人肥胖和消瘦管理的研究。

一、肥胖

肥胖（obesity）是指体内脂肪绝对增多或比例增高而导致的一种状态。是引起心脑血管疾病、糖尿病等慢性非传染性疾病的危险因素与病理基础，因此全科医生必须重视肥胖患者的管理。

（一）肥胖的病因及测量方法

> 基础领域：肥胖相关的病因及发病机制——肥胖是能量摄入超过能量消耗，能量平衡和体重调节失衡、遗传、环境、炎症等个体与外部条件等多因素相互作用的结果。

1. 肥胖病因　肥胖的病因与发生机制较复杂，主要见于以下几方面：

（1）遗传因素：肥胖具有家族聚集倾向，大部分原发性肥胖具有遗传倾向，遗传因素的影响占40%~70%。

（2）环境因素：主要是不良生活方式引起热量摄入过多、体力活动减少等；此外还包括具有类雌激素作用的多种环境内分泌干扰物对肥胖发生的促进作用。

（3）内分泌因素：下丘脑、垂体和靶器官的病变引起能量调节失衡。

（4）炎症：血清炎症因子升高，促进炎症细胞在脂肪中浸润，引起胰岛素抵抗。

（5）药物因素：长期应用胰岛素、糖皮质激素等可引起医源性肥胖。

2. 肥胖的测量方法　肥胖按病因分为原发性肥胖与继发性肥胖。原发性肥胖又称单纯性肥胖。按体内脂肪分布分为普通型肥胖、腹型肥胖、臀型肥胖。

> 文献检索：肥胖的判定——2013年4月18日我国颁布了《中华人民共和国卫生行业标准——成人体重判定》，并于2013年10月1日正式实施。该标准适用于18岁及以上成人超重和肥胖及向心性肥胖的判定。

（1）体重判定

1）体重分类：按体重指数（BMI）分类，见表6-9-1。

表 6-9-1　成人体重分类

体重分类	BMI/（kg/m²）
肥胖	≥28.0
超重	24.0~<28.0
体重正常	18.5~<24.0
体重过低	<18.5

2）向心性肥胖：以腰围判定。男性腰围≥90cm，女性腰围≥85cm。

（2）体重判定相关术语及定义

1）身高：站立位从头部最高点到足底的垂直距离，一般以 cm 为单位。

2）体重：人体称量得到的身体重量。

3）体重指数（body mass index，BMI）：是目前国际最常用来度量体重与身高比例的工具，计算方法是体重（kg）与身高（m）平方的比值。

4）腰围：即经脐点的腰部水平围长，以髂嵴连线中点与腋中线肋弓下缘的水平位置处的体围周径长度计算。

（3）测量方法

1）身高测量

A. 测量条件：被测者赤足、免冠，足跟靠拢，室内温度为 25℃左右，最好为晨起空腹状态下进行。

B. 测量工具：立柱式身高计，有抵墙装置。滑测板应与立柱垂直，靠墙置于平整地面，滑动自如。

C. 测量方法：被测者赤足，取立正姿势站在身高计底板上，挺胸收腹，两臂自然下垂，脚跟靠拢，脚跟、骶骨部和两肩胛间紧靠身高计的立柱上，脚尖分开约 60°，双膝并拢挺直，两眼平视正前方，头部保持正立位置。测量者站在被测者左右前方，手扶滑测板轻轻向下滑动，移动身高计的水平板至被测人头顶，应松紧适宜，确认姿势正确后读数。

D. 读数与记录：确认测量者的眼睛与滑测板底面在同一个水平面上时，读取立柱上所示数字，以 cm 为单位，记录到小数点后一位。

2）体重测量

A. 测量条件：测量前应通知受测者，多于晨时进行，应保持空腹及排泄完毕的状态，室温 25℃左右。

B. 测量工具：经计量认证的体重秤，放置在坚固的水平地面上，分度值 0.1kg。使用前应以 20kg 标准砝码校准体重计，测量时将体重计放平稳并调零。

C. 测量方法：被测者脱去鞋、帽子等外物，取出随身携带物品如钱包等，平静站立于体重秤踏板中央，两腿均匀负重。

D. 读数与记录：被测者保持直立状态，待数值稳定后测者准确记录体重秤读数，精确到 0.1kg。

3）腰围测量

A. 测量工具：腰围尺。

B. 测量部位：以髂嵴连线中点与腋中线肋弓下缘的水平位置处的体围周径长度计算。

C. 测量方法：应提前告知被测者，空腹，站立位，两眼平视前方，腹部放松，两臂自然下垂，双脚合并（两腿均匀负重），测量时平缓呼吸，不应收腹或屏气。在双侧腋中线肋弓下缘和髂嵴连线中点处做标记。用腹围尺围绕身体 1 周，平静呼气末读数。

D. 读数与记录：测试者目光应与腹围尺刻度在同一水平面上读数，以 cm 为单位，精确到小数点后 1 个单位。重复测量 1 次，两次测量的差值不得超过 1cm，取两次测量的平均值。

（二）肥胖的临床思维

> 应用领域：肥胖的评估方法——肥胖诊断时，病史的收集非常重要。全科医师应特别注意具有全科医疗特色的问诊模式、问诊要点、临床思维、整体评估；特别注意肥胖的躯体问题、既往情况、个人背景、心理背景、家庭背景及社会背景，全面进行评估。

【案例一】陈某，男，18 岁，学生，体重进行性增长半年，头晕 2 个月。近半年因考试焦虑出现暴饮暴食，体重进行性增长，近半年体重增加 20kg，目前体重为 110kg。2 个月前无诱因出现头晕，呈昏沉感，头晕与转颈及体位改变无关，头晕发作时无胸闷、心悸、头痛、恶心、呕吐、黑矇及出汗等伴随症状，于社区门诊测末梢血血糖 6.7mmol/L，血压 122/88mmHg，持续约 1 小时，经休息后头晕缓解。后上述症状反复出现。再次于门诊就诊，测血压值 128/90mmHg，末梢血空腹血糖 7.0mmol/L。近期大小便正常，既往体健，无服用药物史。身高 170cm，平素不喜欢运动。家族无肥胖成员。

1. 肥胖的问诊　针对该患者的情况，首先运用全科医学的理念及整体评估的方法进行病史采集，应尽可能了解肥胖的特征及相关因素。

（1）问诊模式：

采用 RICE 问诊式，即 R——原因（reason）：患者今天因为肥胖而来；I——想法（ideas）：患者认为肥胖是身体出了什么问题；C——关注（concerns）：关注患者忧虑什么？ E——期望（expectations）：患者期望医生可以帮助他做些什么？

结合 BATHE 问诊，即 B——背景（background）：了解患者肥胖相关躯体、心理和社会背景；A——情感（affect）：了解患者因肥胖引起的情绪状态；T——烦恼（trouble）：了解肥胖对患者的影响程度；H——处理（handling）：了解患者自身体重的管理能力；E——共情（empathy）：对患者肥胖的烦恼表示理解 / 感受支持。

（2）问诊内容：作为全科医师，在问诊过程中，主要问诊包括姓名、年龄、职业、肥胖症状出现时间和方式，有无基础疾病，既往史、家族史及个人嗜好，同时问诊时注意了解心理及社会背景、注意人文关怀，并根据问诊采集的病史进行整体相关分析。肥胖问诊过程的初步评估见表 6-9-2。

2. 体征

（1）一般查体生命体征及心肺腹常规检查。

（2）重点查体：身高、体重、BMI、腰围、肱三头肌皮褶厚度（男 >2.5cm，女 >3.0cm）、腰臀比（男 >0.90，女 >0.85）。

（3）精神状态及智力检查：精神状态及智力

表 6-9-2　肥胖问诊过程的初步评估

问诊要点	病史特点	有关疾病
年龄及性别	儿童	体质性肥胖、过早喂养固体食物
	青壮年	单纯性肥胖
	老年	2 型糖尿病、阻塞性睡眠呼吸暂停综合征、代谢综合征、库欣综合征
肥胖时间	短期	暴饮暴食致单纯性肥胖、药物性肥胖
	长期	基础疾病所致肥胖
既往史	是否有导致肥胖的基础病	糖尿病、甲状腺功能减退等
完整的用药	有无使用激素或胰岛素等药物	药物性肥胖
伴随症状	痛性皮下结节	痛性脂肪病（Dercum 病）
	下肢黏液性水肿	甲状腺功能减退症
	智能低下	普拉德 - 威利综合征（Prader-Willi 综合征）
	精神异常	下丘脑性肥胖
	失明、神经性耳聋	阿尔斯特伦综合征（Alstrom 综合征）
	生殖系统发育不良	肥胖生殖无能综合征、劳 - 穆 - 比综合征（Laurence-Moon-Biedl 综合征）
	睡眠节律异常	间脑性肥胖
	闭经、泌乳、不孕	垂体性肥胖、双侧多囊卵巢综合征
	通气功能减低	肥胖 - 通气不良综合征
	头痛、颅骨板增生	颅骨内板增生症
	伴皮肤紫纹、满月脸、痤疮	库欣综合征
	腹水、呕吐、水肿	肝肾综合征、肝衰竭
家族史	家族人群肥胖情况	家族遗传性肥胖
个人嗜好	个人不良习惯	不爱运动、嗜好高糖高脂高热量食物、饮酒、饮食过量
心理背景	心理问题	自卑、焦虑、抑郁

异常常存在于内分泌代谢相关性肥胖症患者，对肥胖有影响的内分泌激素有甲状腺激素、性腺激素、肾上腺糖皮质激素及胰岛素等。

3. 辅助检查

（1）实验室检查：血、尿、粪常规、血生化测定等。

（2）特殊检查：下丘脑及垂体功能相关检查、周围腺体激素水平检测，皮肤皱褶卡钳测量皮下脂肪厚度，X 线软组织拍片计算皮肤脂肪厚度，颅脑 CT 或 MRI 对颅内病变等可协助明确其性质和部位，B 型超声可以明确有无肾上腺皮质改变等。

（3）心理评估：对肥胖患者，进行心理评估，主要包括焦虑及抑郁评估，采用焦虑自评量表（SAS），抑郁自评量表（SDS）。

用于肥胖病因诊断的常用辅助检查项目具体见表 6-9-3。

表 6-9-3 用于肥胖病因诊断的常用辅助检查项目

检查项目	适用情况和 / 或具体内容
血常规	进行常规检查
血生化检查	评估器质性疾病导致的肥胖，如肝肾功能、电解质、血糖、白蛋白等
相关激素检测、地塞米松抑制试验	继发性肥胖
胰腺影像、胰岛素、C 肽	胰源性肥胖
颅脑 CT 或 MRI 检查、靶腺激素	间脑性肥胖、垂体性肥胖、甲状腺疾病等
心理评估	SAS、SDS

（三）肥胖的诊断和鉴别诊断

拓展领域：肥胖的诊断与鉴别诊断——肥胖的诊断，首先是区别单纯性和继发性肥胖。根据病史、查体及实验室检查有关资料，影像学检查结果等方面逐步缩小鉴别诊断的范围，结合所掌握的理论知识做全面而辨证的分析，找出其规律性以明确诊断。

【案例一分析】该患者为青年男性，因考试焦虑出现暴饮暴食，体重进行性增长，近半年体重增加 20kg，平素不喜欢运动。根据以上评估初步考虑单纯性肥胖可能性大。

1. 单纯性肥胖的识别 单纯性肥胖在日常门诊中较多见，无特异的阳性体征和实验室或影像学的检查，但常有明确的病史作为鉴别诊断的依据，日常接诊时应注意开阔思维。单纯性肥胖的识别见表 6-9-4。

表 6-9-4 单纯性肥胖的识别

项目	体质性肥胖	获得性肥胖
年龄	幼时至成年	20~25 岁
性别	男女发病比例相近	男女发病比例相近
诱因	肥胖家族史、食欲良好、过早喂固体食物	营养过度、活动量减少、遗传因素
脂肪细胞性质	全身脂肪分布均匀，脂肪细胞呈增生肥大	脂肪细胞肥大无增生
疗效	限制饮食及加强运动疗效差	饮食控制和运动减肥效果好

2. 继发性肥胖的识别 继发性肥胖系由基础疾病所致，临床上常有基础病变引起的一些临床表现。继发性肥胖的识别见表 6-9-5。

【案例二】邓某，女，46 岁，职员，近 1 年体重增长 15kg，出现向心性肥胖、满月脸，脸上痤疮增多，全身多处皮肤出现紫纹。患者身高 155cm，目前体重为 80kg，平素工作压力不大，近期无服用药物史。曾于社区医院测血压 146/90mmHg，手指末梢血糖值 10mmol/L，测血压正常。因近期失眠、情绪波动大而就诊。

在进行分析评估时，运用 Murtagh 安全诊断策略：可能的诊断是什么？哪些严重的疾病一定不能漏诊？哪些病因会经常被遗漏？患者是否患有临床上症状多变的“伪装性疾病”？患者是否在试图要告诉我们别的什么？

表 6-9-5 继发性肥胖的识别

代表性疾病	临床特点
库欣综合征	向心性肥胖、满月脸、痤疮、皮肤紫纹、水牛背、四肢相对躯体来说较瘦
多囊卵巢综合征	见于女性，肥胖、全身多毛呈男性化、月经稀少或闭经
间脑性肥胖	肥胖、食欲波动、睡眠紊乱或嗜睡、体温调节异常、多汗或无汗、尿崩症、性功能减退等
甲状腺功能减退	除了肥胖，还伴有甲状腺功能减退的其他症状，如疲倦、记忆力下降、怕冷、皮肤干燥等
肥胖生殖无能综合征	肥胖部位多为颈胸及乳房等处，伴有生殖器官不发育或发育不良
下丘脑性肥胖	脂肪多分布于面部、颈部及躯干部，皮肤细嫩、手指尖细、智力发育低下、尿崩症等

因此针对肥胖患者评估的过程中，必须重视全面问诊、体格检查，按运用 Murtagh 安全诊断策略，做到以下几方面：

（1）首先应考虑患者最可能的诊断：是单纯性肥胖还是继发性肥胖？导致继发性肥胖的最常见的原因，如库欣综合征、甲状腺功能减退等是否存在？该患者中年女性，出现向心性肥胖、满月脸，脸上痤疮增多，全身多处皮肤出现紫纹，BMI>28kg/m^2，家族无遗传性肥胖史，考虑库欣综合征可能性最大。

（2）是否存在伴有严重疾病的肥胖。

1）肿瘤。

2）阻塞性睡眠呼吸暂停综合征。

3）代谢综合征。

（3）被经常遗漏的肥胖疾病。

1）内分泌疾病：如库欣综合征、多囊卵巢综合征、性功能减退等。

2）先天性疾病：Pader-Willi 综合征、Laurence-Moon-Biedl 综合征等。

3）早期妊娠。

（4）精神性疾病引起的肥胖或伪装性疾病：精神疾病常伴肥胖，尤其服用抗精神病药后更明显。

（5）患者是否在试图要告诉我们别的什么：启发患者回忆是否应用可引起肥胖的药物，如糖皮质激素、胰岛素、抗精神病药。

全科门诊以单纯性肥胖多见，但必须注意排除继发性肥胖及可能引起的严重并发症，全科医生应熟练掌握其评估流程，肥胖的评估流程见图 6-9-1。

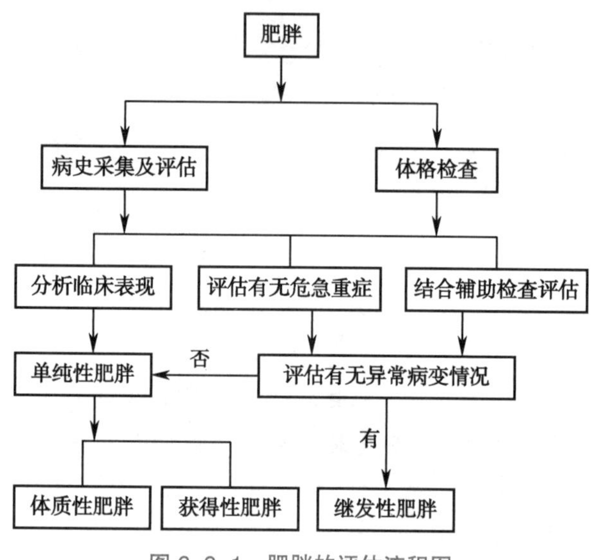

图 6-9-1 肥胖的评估流程图

（四）肥胖的干预原则

> 管理领域：肥胖的干预原则——健康人群应进行群体预防，降低其患病率。针对高危人群应采取选择性干预。肥胖患者积极治疗原发病并防止各种并发症。

2016 年美国内分泌临床医师协会 / 美国内分泌学学院（AACE/ACE）指南指出：治疗肥胖的主要结果和治疗目标应该是通过减重来预防和治疗肥胖相关并发症从而改善患者的健康状况，而并非为了减重本身。关于患者超重相关并发症的风险和现有负担的评估是治疗的关键组成部分，应该被纳入临床决策和减重治疗计划当中。

1. 主要干预原则　积极预防和治疗各种原发病。

（1）生活方式干预

1）医学营养治疗：保证蛋白质等营养的前提条件下，使机体的正负能量得到平衡。生活习惯方面提倡清淡饮食，戒烟戒酒，戒食高热量高脂肪高糖食物。根据目标人群制定合适的方案，优化食物结构。具体有以下几点：①限制总的能量摄入，每日供给能量约 1 000kcal（1cal=4.19J）。②优质蛋白质，如牛奶、鱼、鸡蛋等。③限制脂肪，脂肪摄入量应 < 总摄入量的 25%~30% 之间。④限制糖类，糖类摄入量应 < 总摄入量的 40%~55% 之间。

2）运动锻炼计划：在控制能量的同时制定适当的运动方案以帮助患者形成良好的运动习惯。对于有心肺不全患者，需注意制订个体化运动处方。

（2）药物治疗：经生活方式干预体重仍不达标者，可加用减肥药物，如奥利司他等。

（3）手术治疗有吸脂术、切脂术和各种减少食物吸收的手术，需由专科医生进行评估并实施。

（4）病因治疗：继发性肥胖者针对病因治疗。

（5）心理治疗：部分肥胖患者有一定程度的自卑、抑郁，甚至有自杀倾向，应予以心理疏导，必要时加用抗抑郁药物，严重者转专科医生。

2. 不同类型肥胖的治疗　不同类型肥胖的治疗原则见表 6-9-6，表 6-9-7。

表 6-9-6　肥胖的治疗

类别	治疗原则
单纯性肥胖	行为治疗、医学营养治疗、运动疗法同时进行，必要时结合药物治疗
继发性肥胖	除了上述单纯性肥胖疗法外，药物治疗可选择中枢性减肥药、非中枢性减肥药及兼有减重作用的降糖药物，必要时可行外科手术治疗

表 6-9-7　超重及肥胖伴相关并发症减重及临床治疗目标

诊断	并发症	减重目标	临床目标
超重 / 肥胖（BMI ≥ 25kg/m²，部分地区 BMI ≥23kg/m²）	MS 及糖尿病前期	10%	预防 T_2DM
	T_2DM	5%~15%	HbA1c 下降；降糖药物使用减少；糖尿病缓解（尤为病程短的患者）
	血脂异常	5%~15%	TG 下降；HDL-C 升高；非 HDL-C 下降
	高血压	5%~15%	SBP 和 DBP 下降；减少降压药物的使用
	非酒精性脂肪性肝病	5% 或更多	减少肝细胞内脂肪堆积
	脂肪性肝炎	10%~40%	减轻肝脏炎症和纤维化
	多囊卵巢综合征	5%~15% 或更多	排卵；月经规律；多毛减轻；雄激素水平下降
	女性不孕	10% 或更多	排卵；怀孕及生育
	男性性腺功能低下	5%~10% 或更多	血清睾酮水平增加
	睡眠呼吸暂停	7%~11% 或更多	改善症状；睡眠呼吸暂停低通气减轻
	哮喘 / 气道高反应性	7%~8% 或更多	改善第 1 秒用力呼气量；改善症状
	骨关节炎	≥10% 5%~10% 或更多联合运动	改善症状；增加功能
	压力性尿失禁	5%~10% 或更多	减少尿失禁发作次数
	胃食管反流病	10% 或更多	减少症状发作的次数；减轻症状发作的程度
	抑郁	不确定	减轻症状；改善抑郁量表评分

注：MS，代谢综合征；T_2DM，2 型糖尿病；HbA1c，糖化血红蛋白；TG，甘油三酯；HDL-C，高密度脂蛋白胆固醇；SBP，收缩压；DBP，舒张压

3. 转诊原则

（1）经一般诊治治疗效果欠佳者。

（2）疑似继发性肥胖者。

（3）伴有其他临床问题，需快速减重者。

【案例一治疗分析】结合案例一评估初步考虑单纯性肥胖，焦虑引起的暴饮暴食，采用心理治疗，避免或消除诱发因素如考试所致焦虑，避免情绪紧张，注意休息，并进行随访观察，严密监测患者血压及血糖情况。

【案例二治疗分析】结合案例二最可能的诊断库欣综合征，予以进一步完善相关检查明确疾病，帮助患者调整情绪，注意生命体征，监控高血压、高血糖，并予以转诊。

4. 肥胖的预防 作为全科医师应该把预防作为首要任务，可采取的主要方法为：

（1）合理饮食。

（2）适当运动锻炼。

（3）避免熬夜。

（4）保持良好心态。

肥胖的三级预防见表 6-9-8。

表 6-9-8 肥胖防治的三级预防

项目	定义	预防方法
一级预防	预防超重和肥胖的发生	健康教育；营造健康的生活环境；促进健康饮食习惯和规律的体力活动
二级预防	已经发生超重和肥胖的患者，预防体重进一步增加和肥胖相关的并发症的发生	通过 BMI 进行筛查；肥胖诊断和并发症评估；治疗：生活方式及行为干预和 / 或减重药物治疗
三级预防	通过减重治疗消除或改善肥胖相关并发症并预防疾病的进展	生活方式、行为干预及减重药物治疗；可考虑手术治疗

二、消瘦

消瘦（emaciation）是指由于各种原因造成体重低于正常低限的一种状态。目前国内外多采用体重指数（BMI）判定消瘦，BMI<18.5kg/m^2 为消瘦。

（一）消瘦的病因

基础领域：消瘦相关的病理生理机制——各种原因使机体摄入营养物质减少或机体对营养物质的消耗增加，形成负氮平衡而引起消瘦。

1. 与消瘦密切相关的器官及组织 机体营养物质不足或机体对营养物质的消耗过多，均可使体重减轻，所以消瘦与消化系统、内分泌系统器官组织密切相关，详见表 6-9-9。

表 6-9-9 与消瘦密切相关的器官及组织

组织类别	主要器官组织结构
消化管	消化管始自口腔，终于肛门。包括口腔、咽、食管、胃、小肠（又分十二指肠、空肠、回肠）、大肠、肛门
消化腺	包括肝、胰、唾液腺等
内分泌系统	主要是各种内分泌腺如垂体、甲状腺、甲状旁腺、胰腺、肾上腺、性腺等

2. 产生消瘦的主要机制 多种原因使机体摄入营养物质（糖类、蛋白质和脂肪）减少或机体对营养物质消耗增加，形成负氮平衡而引起消瘦。

3. 引起消瘦的病因

（1）营养物质摄入不足

1）吞咽困难：①口腔疾病，如口腔炎、舌癌等；②食管、贲门疾病：如食管癌、贲门癌等；③神经肌肉疾病，如延髓性麻痹等。

2）进食减少：①神经精神疾病，如神经性厌食、抑郁症、反应性精神病等；②消化系统疾病，如慢性胃炎、胰腺炎、胆囊炎、肝硬化及糖尿病引起的胃轻瘫等；③呼吸系统疾病，肺功能不全；④循环系统疾病，心功能不全；⑤肾脏疾病：慢性肾功能衰竭；⑥慢性感染性疾病，慢性重症感染。

（2）营养物质消化、吸收障碍

1）胃源性：重症胃炎、溃疡、倾倒综合征、胃切除术后、胃泌素瘤和皮革胃等。

2）肠源性：各种肠道疾病及先天性乳糖酶缺乏症、短肠综合征等。

3）肝源性：肝炎、肝硬化、肝癌等。

4）胰源性：慢性胰腺炎、胰腺癌、胰腺大部切除术后等。

5）胆源性：见于慢性胆囊炎、胆囊癌、胆囊切除术后、胆道功能障碍综合征、原发性硬化性胆管炎、肝胆管癌等。

（3）营养物质利用障碍：糖尿病患者，因胰岛素缺乏，血糖不能被机体利用，从尿排出而消瘦。

（4）营养物质消耗增加

1）内分泌代谢性疾病：甲状腺功能亢进症、1型糖尿病等。

2）慢性消耗性疾病：结核病、肿瘤、慢性感染等。

3）大面积烧伤：大量血浆从创面渗出，发生负氮平衡而致消瘦。

4）高热：机体代谢率提高，加之患病状态食欲差，引起消瘦。

（5）减肥：主动限制饮食，加大运动量，服用减肥药物。

（6）体质性消瘦：个别人生来即消瘦，无任何疾病征象，可有家族史。

（二）消瘦的临床思维

> 应用领域：消瘦的评估方法——消瘦诊断时，病史的收集非常重要。全科医师应特别注意具有全科医疗特色的问诊模式、问诊要点、临床思维、整体评估；特别注意消瘦的躯体问题、既往情况、个人背景、心理背景、家庭背景及社会背景，全面进行评估。

【案例一】张某，男性，27岁，软件工程师，消瘦1个月。近1个月来该工程师因赶项目进度常常加班，睡眠不足，三餐不能按时进行，偶有上腹部不适，精神疲倦，大小便正常，1个月来患者体重减轻4公斤（1公斤=1kg）。既往无特殊疾病史。

1. 消瘦的问诊　针对该患者的情况，首先运用全科医学的理念及整体评估的方法进行病史采集，应尽可能了解消瘦的特征及相关因素。

（1）问诊模式

采用RICE问诊式，即R——原因（reason）：患者今天因为消瘦等原因而来；I——想法（ideas）：患者认为消瘦是出了什么问题；C——关注（concerns）：关注患者忧虑什么？E——期望（expectations）：患者期望医生可以帮助他做些什么？

结合BATHE问诊，即B——背景（background）：了解患者消瘦相关的躯体、心理和社会背景；A——情感（affect）：了解患者因消瘦引起的情绪状态；T——烦恼（trouble）：了解消瘦对患者的影响程度；H——处理（handling）：了解患者的消瘦自我管理能力；E——共情（empathy）：对患者消瘦等不幸表示理解/感受支持。

（2）问诊内容：作为全科医师，在问诊过程中，主要问诊包括年龄、出现时间、起病的方式，消瘦程度、消瘦的持续时间，伴随症状/体征，消瘦经过，消瘦的诱因、有无基础疾病、既往史、家族史及个人嗜好，同时问诊时注意了解心理及社会背景、注意人文关怀，并根据问诊采集的病史进行整体相关分析。消瘦问诊过程的初步评估见表6-9-10。

2. 体征

（1）查体：应进行全面体格检查，包括血压、脉搏、呼吸和体温等生命体征，心、肺、腹在内的常规体格检查，重点是皮肤、黏膜、全身浅表淋巴结、甲状腺、腹部检查。皮肤皱褶处、口腔及齿龈黏膜处、关节伸面是否有色素沉着；全身浅表淋巴结是否肿大，注意有无左或右锁骨上淋巴结肿大；甲状腺有无肿大；腹部有无包块、腹水及压痛等。

（2）辅助检查

1）实验室检查：血、尿、粪便常规及潜血试验、血生化、内分泌激素水平如甲状腺激素水平及肾上腺功能等、风湿免疫指标、肿瘤标志物、血沉、B型钠尿肽、凝血功能、血培养、乙肝病毒检查等。

2）特殊检查：心脏彩超可判断是否心功能不全、有无心脏瓣膜赘生物；胸腹部CT对胸部、腹部肿瘤可明确部位，协助了解其性质；骨髓检查或淋巴结活检可明确血液系统疾病和恶性淋巴瘤；胃肠镜可协助诊断食管癌、胃炎、胃溃疡及炎性肠病；肝脏CT或MRI可协助诊断肝硬化及肝癌。

表 6-9-10 消瘦问诊过程的初步评估

问诊要点	特点	有关疾病
年龄及性别	婴幼儿 年轻女性 青壮年 中老年	喂养不当、慢性腹泻 甲状腺疾病、神经性厌食、结缔组织病 炎性肠病 慢性疾病如糖尿病、炎性肠病、恶性肿瘤、牙齿脱落、痴呆
消瘦的诱因	食欲改变、恐惧体重增加、超负荷运动、反复暴饮暴食后诱导呕吐 工作、家庭压力大 长期饮酒 特殊用药史（二甲双胍、苯丙胺、5-羟色胺再摄取抑制药、二甲双胍、利尿剂、抗生素、左旋多巴等） 有计划控制饮食、增加运动量 输血史、静脉毒品注射史	厌食症、神经性厌食 焦虑、抑郁、应激性体重减轻 酒精依赖 药物作用或副作用 减肥 获得性免疫缺陷综合征（AIDS）
消瘦时间	急性 慢性	恶性肿瘤、严重感染疾病、减肥 慢性器质性疾病
伴随症状	吞咽困难 上腹部不适、疼痛者 下腹部不适、疼痛者 上腹痛、呕血 黄疸 腹泻 便血 咯血 发热 多尿、多饮、多食 怕热多汗、心悸、震颤多动、突眼、大便次数增多 皮肤黏膜色素沉着、低血压 情绪低落、自卑、食欲减退 新发皮疹、关节疼痛 心悸、呼吸困难、咳嗽等	口、咽及食管疾病 胃炎、溃疡病、胃癌及胆囊、胰腺等疾病 慢性肠炎、慢性痢疾、肠结核及肿瘤等 溃疡病、胃癌等 肝、胆、胰等疾病 慢性肠炎、慢性痢疾、肠结核、短肠综合征、倾倒综合征及乳糖酶缺乏症等 炎性肠病、肝硬化、胃癌等 肺结核、肺癌等 慢性感染、结核及肿瘤等 糖尿病 甲状腺功能亢进症 原发性肾上腺皮质功能减退症 抑郁症 结缔组织病 慢性心功能不全、慢性阻塞性肺疾病、肺癌
基础疾病	各系统临床表现	感染性疾病、心肺功能不全、消化系统疾病、内分泌系统疾病、恶性肿瘤、精神性疾病如抑郁症和焦虑症
完整的用药史	正在用药情况	治疗肥胖、抑郁症、心力衰竭、糖尿病等药物
家族史	家族疾病史情况	体质性消瘦、糖尿病
心理背景	心理问题	心理精神性疾病

3）心理评估：对有精神心理症状患者，可进行心理评估。主要包括焦虑及抑郁评估，采用焦虑自评量表（SAS），抑郁自评量表（SDS）。评价标准：40~49 分以上为焦虑 / 抑郁状态可能；50~59 分为轻度焦虑 / 抑郁，60~69 分为中度，70 分以上为重度。具体见表 6-9-11。

表 6-9-11　用于消瘦病因诊断的常用实验室或辅助检查项目

检查项目	适用情况和 / 或具体内容
血常规	进行感染性或血液疾病的辅助诊断
血生化检查	评估器质性疾病导致的继发性消瘦，如肝肾功能、电解质、血糖、血沉、C 反应蛋白等
尿常规	有无泌尿系感染、肾脏疾病、糖尿病
粪便常规及潜血试验	消化道肿瘤、炎性肠病、肠道寄生虫
激素检查	诊断甲状腺功能亢进症、原发性慢性肾上腺皮质功能减退症
骨髓穿刺、淋巴结活检	白血病、淋巴瘤
肿瘤标志物检查	用于对肿瘤的筛查
甲状腺、腹部、心脏彩超	用于诊断甲状腺疾病、腹部器质性病变、感染性心内膜炎
肝脏 CT 或三维重建	诊断肝硬化、肝癌
传染病筛查	用于诊断慢性乙型病毒性肝炎、HIV 感染
心理评估	SAS、SDS
血沉	感染性疾病、恶性疾病、贫血等

拓展领域：消瘦的鉴别诊断首先是区别单纯性消瘦和继发性消瘦，单纯性消瘦有体质性消瘦及外源性消瘦之分；继发性消瘦是指因某种疾病或服用某种药物所致的消瘦。应详细询问家族史、个人史及既往病史，结合实验室及影像等辅助检查，寻求消瘦的病因，根据基础疾病进行治疗。

（三）消瘦的诊断和鉴别诊断

1. 单纯性消瘦的识别　单纯性消瘦有体质性消瘦及外源性消瘦之分，体质性消瘦是指生来即消瘦，无任何疾病征象，常有家族史；外源性消瘦指受饮食、生活习惯等因素影响所致消瘦，经过休息、补充营养等调整后，可恢复至原来水平。

【案例一分析】该患者为青年男性，近期工作繁忙、饮食及睡眠不规律，生活习惯改变，体重减轻，大小便正常，查体无特殊，初步考虑单纯性消瘦，经过合理安排饮食及休息，消瘦可改善。

2. 继发性消瘦的识别

【案例二】李某，女性，29 岁，多食、多汗、心悸、消瘦 1 年。患者于 1 年前开始无明显诱因出现多食易饥，伴怕热、多汗、心悸、胸闷、乏力，每餐进食量比原来明显增多，每日进食 5~6 餐，并出现失眠、性情急躁、双手发抖、大便次数增多等现象，无多尿。1 年来患者体重减轻约 8kg。既往无特殊疾病史。父母均有高血压病。

继发性消瘦（除与精神疾病有关）均由器质性病变所致。临床常见基础病变引起的一些表现或客观的阳性体征，即使是精神障碍引起的消瘦，可进一步检查发现问题，具体见表 6-9-12。

表 6-9-12　继发性消瘦的识别

疾病种类	常见疾病	临床特点
消化系统疾病	口腔炎、慢性萎缩性胃炎、胰腺炎、胆囊炎、肝硬化等	一般均有食欲不佳、恶心呕吐、腹胀、腹痛、腹泻等症状
心血管系统	慢性心力衰竭	有胸闷、心悸、气促、下肢水肿等表现
呼吸系统	慢性阻塞性肺疾病	咳嗽、咳痰、喘息、气短、胸闷
神经系统疾病	神经性厌食症、延髓性麻痹和重症肌无力	表现厌食、吞咽困难、恶心呕吐等
内分泌代谢疾病	甲状腺功能亢进	可伴有怕热多汗、性情急躁、震颤多动、心悸、突眼和甲状腺肿大
	1 型糖尿病	可有多尿、多饮、多食和消瘦

续表

疾病种类	常见疾病	临床特点
内分泌代谢疾病	原发性肾上腺皮质功能减退症	可伴有皮肤黏膜色素沉着、乏力、低血压及厌食、腹泻等
	希恩综合征	见于生育期妇女，有产后大出血病史，可有消瘦、性功能减退、闭经、厌食、恶心呕吐和毛发脱落等
风湿免疫系统疾病	系统性红斑狼疮、白塞病、系统性硬化症	症状多，消瘦是其中一种表现
精神性疾病	抑郁症	情绪低落、自卑、无自信心、思维缓慢、睡眠障碍、食欲差等
药物性消瘦	二甲双胍、苯丙胺、泻药、氨茶碱、对氨基水杨酸钠、雌激素、抗生素、甲状腺制剂、左旋多巴、非甾体抗炎药（NSAIDS）	嗜睡、口干、痛性痉挛、消化不良、味觉改变、上腹部不适、焦虑等
恶性疾病	胃癌、肝癌、胰腺癌、结肠癌、恶性淋巴瘤和骨髓瘤	体重减轻可能是主要症状，也可有其特有的症状和体征
感染性疾病	败血症、结核、感染性心内膜炎、HIV 感染、寄生虫感染、骨髓炎	可伴有低热、盗汗、乏力、咯血等 病情进展缓慢，出现全身虚弱、体重减轻和发热等 根据感染病菌和部位不同，可伴有其特异性症状和体征
其他	创伤、大手术后、口腔溃疡、牙病、下颌关节炎、半乳糖代谢缺陷、苯丙酮尿症	创伤、大手术后、口腔溃疡、牙病等不能进食导致营养物质缺乏；遗传性疾病如半乳糖代谢缺陷、苯丙酮尿症有生长发育迟缓、精神亢奋、皮肤干燥等

全科门诊的消瘦病例首先要区分是单纯性消瘦还是继发性消瘦，作为负责首诊的全科医生，需要熟练掌握单纯性消瘦、继发性消瘦的临床特点，识别患者是否存在引起消瘦的疾病，予以及时处理。消瘦的诊断流程见图 6-9-2。

【案例二分析】患者为青年女性，多食、消瘦、怕热、多汗及心悸，食欲亢进，并出现失眠、急躁、排便增多等现象。发病时间长，无明显诱因，查体发现甲状腺肿大及结节。根据病史分析评估，进行全面体格检查。

在进行评估时，运用 Murtagh 安全诊断策略：可能的诊断是什么？哪些严重的疾病一定不能漏诊？哪些病因会被经常遗漏？启发患者回忆是否用药引起药源性消瘦？患者是否想要告诉我们别的东西？

因此针对消瘦患者评估的过程中，必须重视全面问诊、体格检查，运用 Murtagh 安全诊断策略，做到以下几方面：

（1）患者可能的诊断是什么？

首先判断是否单纯性消瘦，患者是否生来即消瘦；直系亲属是否属消瘦体格；热量及蛋白质摄入是否充足；生活习惯有无改变；是否存在工作压力过大、精神紧张、过度疲劳等情况；生长发育期的幼儿是否喂养不当；妊娠、哺乳期妇女饮食是否合理。该患者有高代谢综合征，甲状腺肿大，最可能的诊断是甲状腺功能亢进症，需进一步检查，包括甲状腺功能、甲状腺超声等，并及时治疗。

（2）是否有急危重的消瘦。

1）恶性肿瘤：肺癌、肝癌、胃癌、胰腺癌、淋巴癌等。

2）重症感染：骨髓炎、重症结核、败血症等。

3）心功能不全。

4）呼吸衰竭。

5）尿毒症。

（3）有无遗漏某些容易被遗忘的消瘦疾病：为了能及时准确地诊断消瘦，避免误诊、漏诊，一方面我们要熟悉并掌握各种消瘦疾病的主要临床特点；另一方面也要警惕某些表现比较隐匿的、容易忽视的疾病。

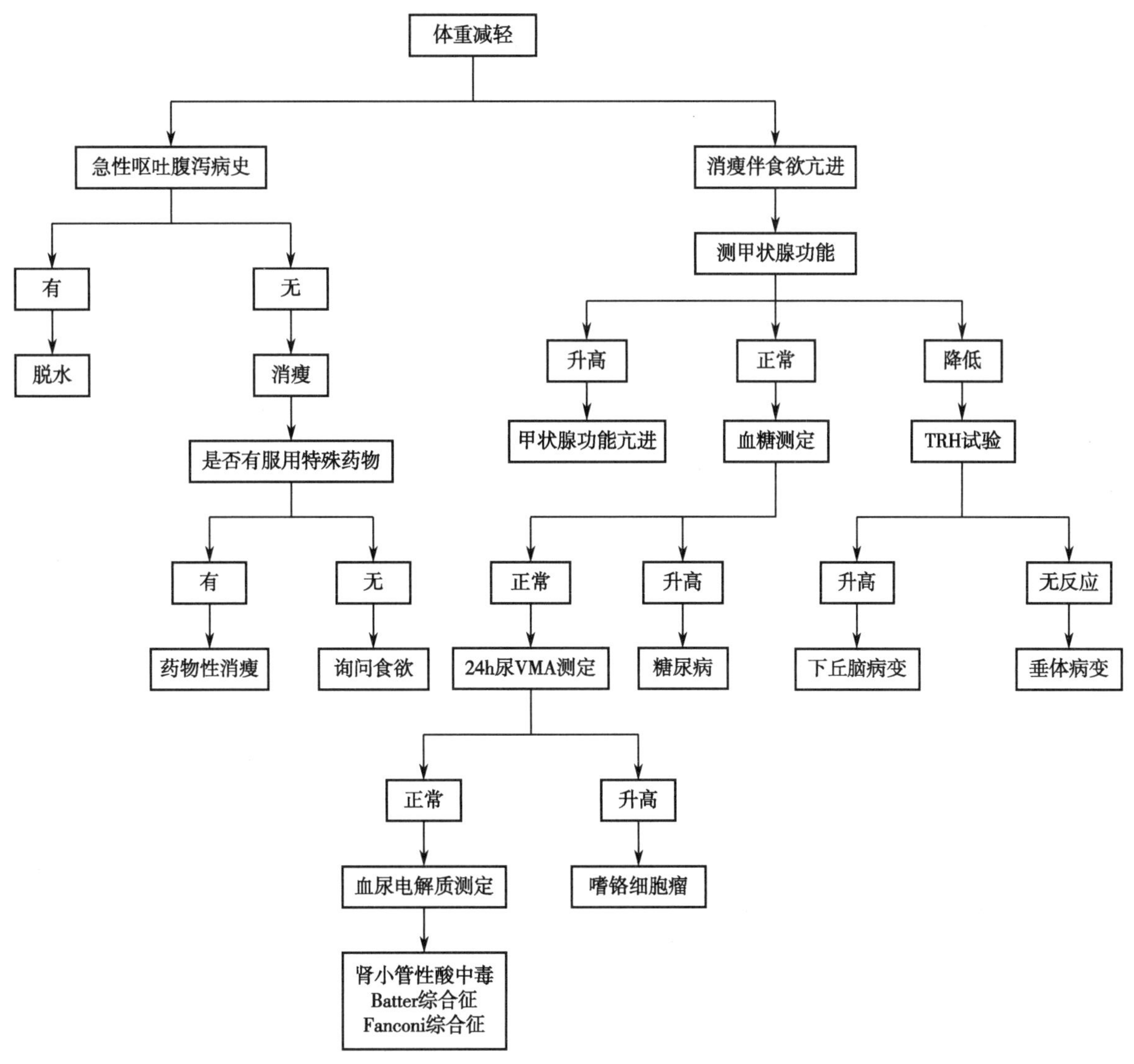

图 6-9-2 消瘦的诊断流程图

1）神经精神疾病。

2）结缔组织病。

3）其他系统疾病如贫血、酒精依赖等。

（4）启发患者回忆是否用药引起药源性消瘦。

导致消瘦的主要药物有：①降糖药，二甲双胍、胰高血糖素样肽-1受体激动剂（GLP-1）；②甲状腺制剂；③苯丙胺；④利尿剂；⑤5-羟色胺再摄取抑制药；⑥茶碱；⑦左旋多巴；⑧抗生素等。

（5）患者是否想要告诉我们别的什么？

患者是青年女性，是否节食减肥、或存在难言之隐、或有应激情况等，应积极予以引导，采用开放性问诊以获取更多的信息。

（四）消瘦的干预原则

> 管理领域：消瘦的干预原则——首先，应积极预防和治疗各种原发病，重点是进行病因干预、对症治疗，预防复发、进行干预管理及心理疏导，同时掌握消瘦的危急症处理方法。

1. 主要干预原则　积极预防和治疗各种原发病。虽然引起消瘦的病因各种各样，但基本的处理有其共同性：

（1）合理膳食：无论是单纯性消瘦还是继发性消瘦，合理膳食是干预的最基本措施。

（2）补充营养素制剂：消瘦严重或有膳食摄入困难的情况，需要补充营养素制剂，根据情况选择肠内营养及肠外营养（静脉营养）制剂。

（3）适当选用助消化药物、促胃肠动力药。

2. 积极寻找并治疗原发疾病

（1）针对病因治疗：各个系统疾病选择相应的药物治疗，如甲状腺功能亢进症予抗甲亢药物、糖尿病予降血糖药物或胰岛素、胃食管反流病予抑胃酸及促胃肠动力治疗、慢性心功能不全予抗心衰治疗、感染性疾病根据病原体选择抗感染治疗等。

（2）健康教育：宣传酗酒的危害；指导患者合理用药；关注口腔健康；指导合理饮食、运动及作息；创伤时或大手术后适当增加蛋白质摄入等。

（3）心理干预：了解患者的家庭背景、工作、学习，给予心理支持及疏导，必要时转心理专科行心理干预。

（4）危急症的处理：及早识别危急症，注意生命体征，在对症处理的基础上及时转诊。

3. 转诊原则　以下情况需转诊至专科进一步治疗。

（1）明显消瘦原因未明者。

（2）考虑有严重器质性疾病者。

（3）严重心理精神疾病者。

（4）经社区处理消瘦症状无缓解者。

【案例一治疗分析】结合案例一初步考虑外源性消瘦，应指导患者合理安排饮食、休息，适当补充营养，适度锻炼。

【案例二治疗分析】结合案例二考虑诊断甲状腺功能亢进症，予进一步行甲状腺彩超检查后，不能排除恶性甲状腺结节，立即转诊专科进一步诊疗。

4. 消瘦的预防　作为全科医师管理消瘦时应重心前移，积极预防。

（1）规律生活，劳逸结合，避免过度劳累，适当锻炼，保证充足的睡眠。

（2）注意调整情绪，保持良好的心态。

（3）合理应用引起消瘦的药物。

（4）感染性疾病患者及时治疗。

（5）有慢性基础疾病者应做好疾病的管理。

研究领域：肥胖与消瘦的综合医疗管理——结合案例一和案例二，针对肥胖与消瘦的诱发因素，研究如何进行综合性的、连续性的医疗管理，尤其是作为全科医生，如何进行全程的长期的管理。目前国内尚未规范建立干预管理路径，建议查阅文献、采用循证医学的方法、全科医疗疾病管理的技能进行探索研究。

思考题

1. 肥胖和消瘦的诊断与鉴别诊断的要点分别有哪些？
2. 基层医疗中成人肥胖治疗与预防有哪些新进展？

（顾申红）

第十节　四肢关节痛与腰背痛

学习提要

1. 四肢关节与腰背痛的病因与发病机制、临床表现、诊断与鉴别诊断、治疗与预防。

2. 四肢关节痛与腰背痛的全科问诊技巧及整体评估、分析，综合文献检索、运用循证医学方法进一步拓展关节痛与腰背痛管理的研究。

一、四肢关节痛

关节痛（arthralgia）是由于局部关节病变或全身性疾病累及肢体一个或多个关节的疼痛或不适感，可伴关节渗出、肿胀、红斑或触痛，以关节疼痛为代表的临床症状。临床上分为急性关节痛和慢性关节痛。急性关节痛的临床特点即起病急，病程短，在6周以内，多为单关节受累；慢性关节痛的临床特点即起病隐匿，病程6周以上，常累及多个关节，可反复发作而无明显缓解期。

（一）四肢关节痛的病因分类

> 基础领域：关节痛的相关病理生理机制——关节受外力牵拉、挤压、撕裂或肿瘤压迫、或炎症产生的化学物质刺激、或关节腔积液产生的机械压迫等所致。

1. 四肢关节的相关解剖　关节由软骨、关节囊和关节腔三个部分组成，周围软组织包括韧带、肌腱、滑囊、筋膜等。重点关节的解剖见图 6-10-1、图 6-10-2（见文末彩插）。

2. 四肢关节痛的病因及发生机制

（1）外伤：包括急性损伤与慢性损伤。急性损伤是因外力碰撞关节，引起关节骨质、肌肉、韧带等结构改变，造成关节脱位或骨折，血管破裂出血，组织液渗出，出现关节肿胀疼痛；慢性损伤是由于关节长期承受机械损伤、负重、过度活动、或四肢关节扭伤处理不当或骨折愈合不良等所致的关节疼痛。

（2）变态反应和自身免疫：因药物、病原微生物及其产物、异种血清与血液中的抗体形成免疫复合物，沉积在关节腔引起组织损伤和关节病变。

（3）感染细菌侵入关节内：关节穿刺时消毒不严格、外伤后细菌侵入关节或关节邻近骨髓炎、软组织炎症、脓肿蔓延及败血症时细菌经血液到达关节内。

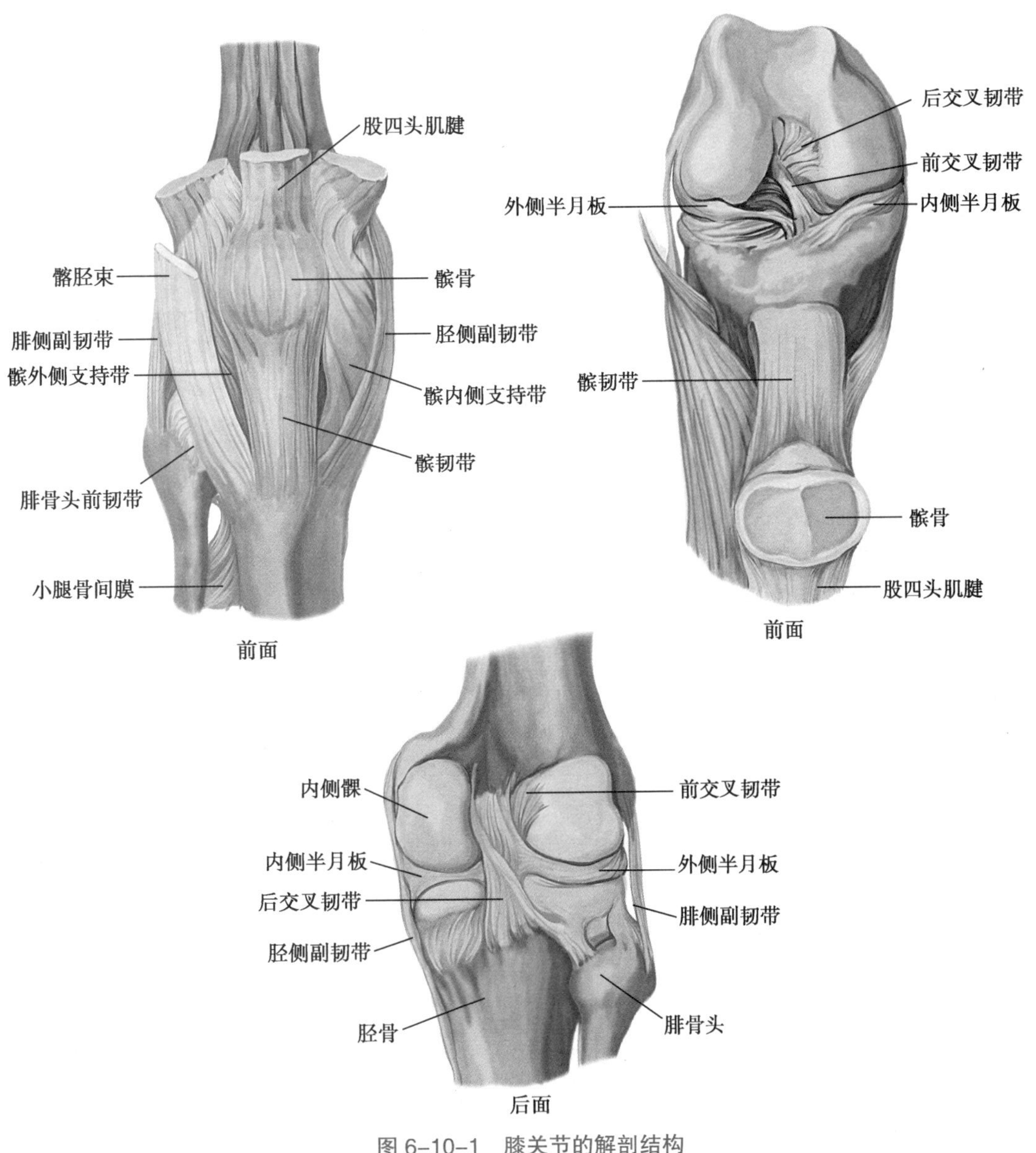

图 6-10-1　膝关节的解剖结构

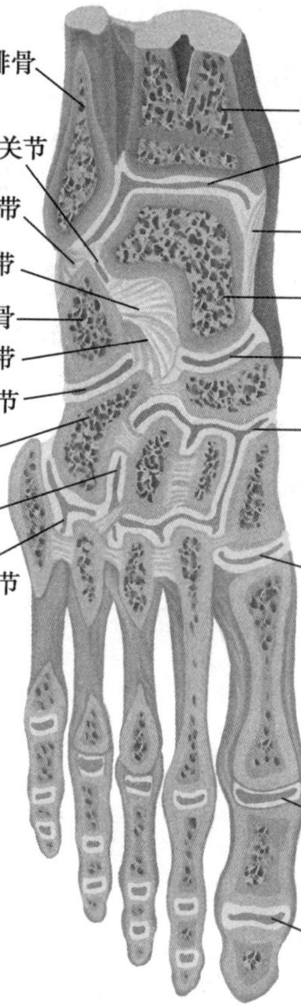

（4）骨关节肿瘤：分为良性骨肿瘤与恶性骨肿瘤。肿瘤组织对关节及其周围组织压迫、侵犯等引起的疼痛。

（5）代谢性骨病：维生素D代谢障碍、骨质疏松性关节病、脂质代谢障碍、嘌呤代谢障碍及某些代谢性内分泌疾病等引起均可引起关节疼痛。

（6）退行性关节病：又称增生性关节炎。与遗传、增龄、肥胖、吸烟、创伤、感染等因素有关。病理变化为关节软骨及软骨下组织损伤、骨关节边缘有骨赘形成、滑膜充血水肿。

3. 四肢关节痛的常见病因分类（表 6-10-1）

图 6-10-2　踝关节的解剖结构

> 应用领域：关节痛的评估方法——关节痛诊断时，病史的收集非常重要。全科医师应特别注意具有全科医疗特色的问诊模式、问诊要点、临床思维、整体评估；特别注意关节痛的躯体问题、既往情况、个人背景、心理背景、家庭背景及社会背景，全面进行评估。

表 6-10-1　病因分类

病程	病因	常见疾病
急性关节痛	细菌感染与感染变应性	细菌性关节炎、病毒性关节炎、结核性变态反应性关节炎
	自身免疫性与变态反应	风湿性关节炎、过敏性紫癜（关节型）、药物变态反应性关节炎
	代谢障碍	急性痛风性关节炎
	创伤	创伤性关节炎
慢性关节痛	骨性关节病	骨关节炎
	自身免疫性慢性关节炎	系统性红斑狼疮、类风湿关节炎、血清阴性脊柱关节病、结节性多动脉炎、硬皮病、皮肌炎、混合性结缔组织病、干燥综合征、白塞病、银屑病性关节炎
	慢性感染	结核性关节炎、梅毒性关节炎
	血液病	血友病性关节病变
	关节周围组织疾病继发	肩关节周围炎、肩手综合征、冈上肌腱炎、肱骨外上髁炎、股骨头缺血性坏死、甲状旁腺功能亢进症
	其他病因	大骨节病、慢性肺性肥大性骨关节病、特发性肥大性骨关节病、老年性骨质疏松、多发性骨髓瘤、骨转移癌

（二）四肢关节痛的临床思维

【案例一】李某，女性，已婚，68 岁，退休多年，反复双膝关节肿痛 3 年，加重 1 个月。双膝关节酸胀疼痛为主，晨起关节僵硬，持续 10~15 分钟，活动后可缓解。上下楼梯时疼痛明显。近 1 个月爬楼梯后症状加重。病程中无发热，无关节绞锁感。精神可，睡眠差，大小便正常。父亲有骨性关节炎病史。查体：生命体征平稳，焦虑情绪,体型肥胖,BMI 30kg/m²,心肺(-),双膝关节肿胀,局部皮温正常,压痛(+),双侧浮髌试验(-),可闻及骨擦音。

1. 关节痛的问诊　针对该患者的情况,首先运用全科医学的理念及整体评估的方法进行病史采集,应尽可能了解关节痛的特征及相关因素。

(1)问诊模式

采用 RICE 问诊式,即 R——原因(reason):患者今天因为关节痛等原因而来;I——想法(ideas):患者认为关节痛是出了什么问题;C——关注(concerns):关注患者忧虑什么? E——期望(expectations):患者期望医生可以帮助他做些什么?

结合 BATHE 问诊,即 B——背景(background):了解患者关节痛相关的躯体、心理和社会背景;A——情感(affect):了解患者因关节痛引起的情绪状态;T——烦恼(trouble):了解关节痛对患者的影响程度;H——处理(handling):了解患者的关节痛自我管理能力;E——共情(empathy):对患者关节痛等不幸表示理解/感受支持。

(2)问诊内容:作为全科医师,在问诊过程中,主要问诊包括年龄、出现时间、起病的方式,关节痛的部位、性质和程度,关节痛的持续时间和发作频率,伴随症状/体征,关节痛的经过,关节痛的诱因和/或加重因素,有无基础疾病,既往史、家族史及个人嗜好,同时问诊时注意了解心理及社会背景,注意人文关怀,并根据问诊采集的病史进行整体相关分析。关节痛问诊过程的初步评估见表 6-10-2。

表 6-10-2　关节痛问诊过程的初步评估

问诊要点	特点	有关常见疾病
年龄及性别	青少年	风湿热、感染性关节炎
	老年	退行性骨关节炎、类风湿关节炎、肿瘤、痛风
	女性	系统性红斑狼疮、结缔组织病
	青壮年男性	血友病、外伤
诱因	有无外伤史	外伤性关节炎
	最近 2 周内是否注射动物血清	血清病性关节炎
	有无关节腔内注射史	化脓性关节炎
受累关节数量	单关节痛	化脓性关节炎、痛风、短暂性滑膜炎
	多关节痛≥5 个关节	感染、自身免疫性疾病、风湿热、毒血症
起病方式	急性起病	感染、痛风、外伤、关节腔内出血
	隐匿性起病	结核、自身免疫性疾病
部位	手部关节	类风湿关节炎、骨关节炎、银屑病关节炎、免疫系统疾病
	肩关节	肩周炎、风湿性多肌痛
	髋关节	强直性脊柱炎、髋关节结核、股骨头缺血性坏死
	膝关节	骨关节炎、运动损伤等
	踝关节和足跟	骨关节炎、血清阴性脊柱关节病
	跖趾关节	痛风、骨关节炎、类风湿性关节炎、银屑病关节炎等
	全身性	多发性骨髓瘤、转移癌、Still 病等
	游走性	风湿热
加重缓解因素	暴饮暴食、饮酒、海鲜后加重	痛风
	劳累后加重,休息时减轻	退行性关节炎、化脓性、结核性、外伤
	活动后减轻、久坐、久躺后加重	类风湿关节炎、血清阴性脊柱关节病
	寒冷、潮湿加重	风湿热、骨关节炎、类风湿关节炎
	痛醒史	结核
	夜间加重	痛风、生长性疼痛

续表

问诊要点	特点	有关常见疾病
伴随症状	发热、畏寒、寒战	感染性关节炎
	低热、盗汗、咳嗽	结核
	贫血、发热、出血	血液系统疾病，急性白血病
	皮疹及皮下结节	骨关节病、风湿免疫病
	腹痛、血尿、皮肤紫癜	过敏性紫癜
	晨僵	骨性关节炎、类风湿关节炎
	腹痛、腹泻、血便	克罗恩病、溃疡性结肠炎
	心情低落	心因性关节痛
	口干、眼干、猖獗龋	干燥综合征
用药史	用药导致痛风、诱发狼疮	氢氯噻嗪、异烟肼、青霉素、普萘洛尔、利血平、甲巯咪唑等
个人史	职业	潜水员减压病、网球运动员、水电工
	饮酒	痛风
	情绪低落，遇事激动	焦虑、抑郁、纤维肌痛综合征
家族史	家族病史情况	痛风、血友病、糖尿病、银屑病、风湿免疫性疾病
个人嗜好	个人不良习惯	嗜啤酒、过度从事极限运动
心理背景	心理问题	焦虑、抑郁等

2. 体征

（1）全身检查：生命体征、意识状态、营养状况、姿势、步态、皮肤、淋巴结以及心肺腹与神经系统等常规检查。其中皮损与关节痛密切相关（表 6-10-3）。

（2）四肢关节检查：检查应从肩关节、肘关节、腕关节、掌指关节、指间关节、髋关节、膝关节、踝关节、足趾关节的顺序检查。按视、触、动、量顺序进行（表 6-10-4）。

3. 辅助检查及临床意义（表 6-10-5）

表 6-10-3 关节痛伴皮损类型及临床意义

关节痛伴皮损的类型	临床意义
面部蝶形红斑、盘性红斑	系统性红斑狼疮
牛皮癣	银屑病关节炎
皮肤环状红斑、皮下结节	风湿热
关节隆突部或受压部的皮下结节	类风湿关节炎
耳郭、跖趾、指间和掌指关节结节	痛风性关节炎
口腔、外阴溃疡	白塞病关节炎

表 6-10-4 四肢关节检查

方法	主要内容	
视诊	形态检查	长短、粗细、局部肿块、瘢痕及窦道
	局部关节检查	肿胀、压痛、运动范围，肢体位置
触诊	皮温、关节周围软组织、有无水肿、浮髌试验	
动诊	日常生活运动功能检查	
量诊	轴线、肢体长度、肢体周径、肌力、关节活动度	

表 6-10-5 关节痛相关辅助检查及临床意义

检查分类	检查项目	临床意义
常规检查	血常规，生化系列	了解有无化脓性炎症及重要脏器功能状态
炎症指标	红细胞沉降率，C 反应蛋白，降钙素原	了解有无炎症或风湿性疾病活动；随访病情
特异性检查	类风湿因子、ASO、抗核抗体谱、HLA-B27、肿瘤标志物、抗中性粒细胞胞质抗体	风湿免疫性疾病的诊断及对肿瘤有无提示作用
影像学检查	X 线检查、CT、MRI	了解关节有无骨折、骨性关节炎及软组织病变等
关节腔穿刺	关节积液生化、常规	明确关节腔炎症性质
其他检查	骨髓检查，尿本周蛋白，骨扫描	了解有无骨髓病变及恶性原发性骨肿瘤、继发性骨肿瘤、骨折

拓展领域：四肢关节痛的鉴别诊断——诊断与鉴别诊断。四肢关节痛的诊断，首先要明确关节痛按病因的分类。根据病史、查体及辅助检查等方面的资料逐步缩小鉴别诊断的范围，结合所掌握的理论知识做全面而辨证的分析，找出其规律性以明确以明确诊断。

（三）四肢关节痛的诊断与鉴别诊断

1. 常见急性关节痛的识别（表 6-10-6）

2. 常见慢性关节痛的识别（表 6-10-7）

全科门诊的关节痛病例以慢性关节痛多见，但由于有些急性关节痛的病情可能很严重，因此，作为负责首诊的全科医生，需要熟练掌握急慢性关节痛的临床特点，识别关节痛的急危重症，并予以及时处理。关节痛的社区处理见图 6-10-3。

【案例一分析】该患者为老年女性，慢性双膝关节疼痛，晨起关节僵硬，<30 分钟，上下楼梯时疼痛明显。病程中无发热，无关节绞锁感。根据分析评估，进行体格检查。

在进行评估时，运用 Murtagh 安全诊断策略：可能的诊断是什么？哪些严重的疾病一定不能漏诊？哪些病因会被经常遗漏？患者是否患有临床上症状多变的“伪装性疾病”？患者是否在试图要告诉我们别的东西？

表 6-10-6　引起急性关节痛常见病因的病史特点

	外伤性关节炎	化脓性关节炎	痛风
好发年龄	任何年龄	任何年龄	>40 岁，有年轻化趋势
性别	男性多见	无性别差异	男女之比 10∶1
诱因	外伤	外伤、医源性操作、血流感染	高嘌呤饮食、疲劳、损伤、应激
部位	外伤关节	感染关节	第一跖趾、足弓、踝、膝
特点	剧烈	单关节、下肢负重关节多见	刀割样、咬噬样，剧烈，夜间痛醒
发作形式和持续时间	依据外伤情况	依据感染情况	数日至数周
伴随症状	骨折、肌腱韧带损伤	发热，全身中毒症状	发热、头痛、恶心、寒战

表 6-10-7　引起慢性关节痛常见病因的病史特点

	骨关节炎	类风湿关节炎	强直性脊柱炎	系统性红斑狼疮
好发年龄	中老年	30~50 岁	15~30 岁	15~45 岁
性别	女性多见	男女之比 1∶3	男性多见	男女之比 1∶7~9
诱因	天气变化、过度使用关节	不明	有家族史	有家族史
部位	膝、脊柱、髋、踝、远端指间关节	近端指间、掌指、腕、肘、足趾关节	骶髂、脊柱、肩、髋、膝、踝关节	近端指间、腕、膝、踝、肘、肩关节
特点	轻到中度隐痛，活动后加重	反复发作、对称性、多关节疼痛	难以定位的钝痛	反复发作、对称性、游走性疼痛，很少致畸
发作形式和持续时间	隐匿起病，早期间歇性，晚期持续性	持续性	隐匿起病，开始为单侧、间歇性，后来为双侧、持续性	依据狼疮活动程度变化
伴随症状	晨僵（<30 分钟）	晨僵（>1 小时）、关节肿胀、发热、关节畸形、发热、贫血、多浆膜腔积液	急性虹膜炎	发热、乏力、皮疹、口腔溃疡、光过敏、多浆膜腔积液、泡沫尿

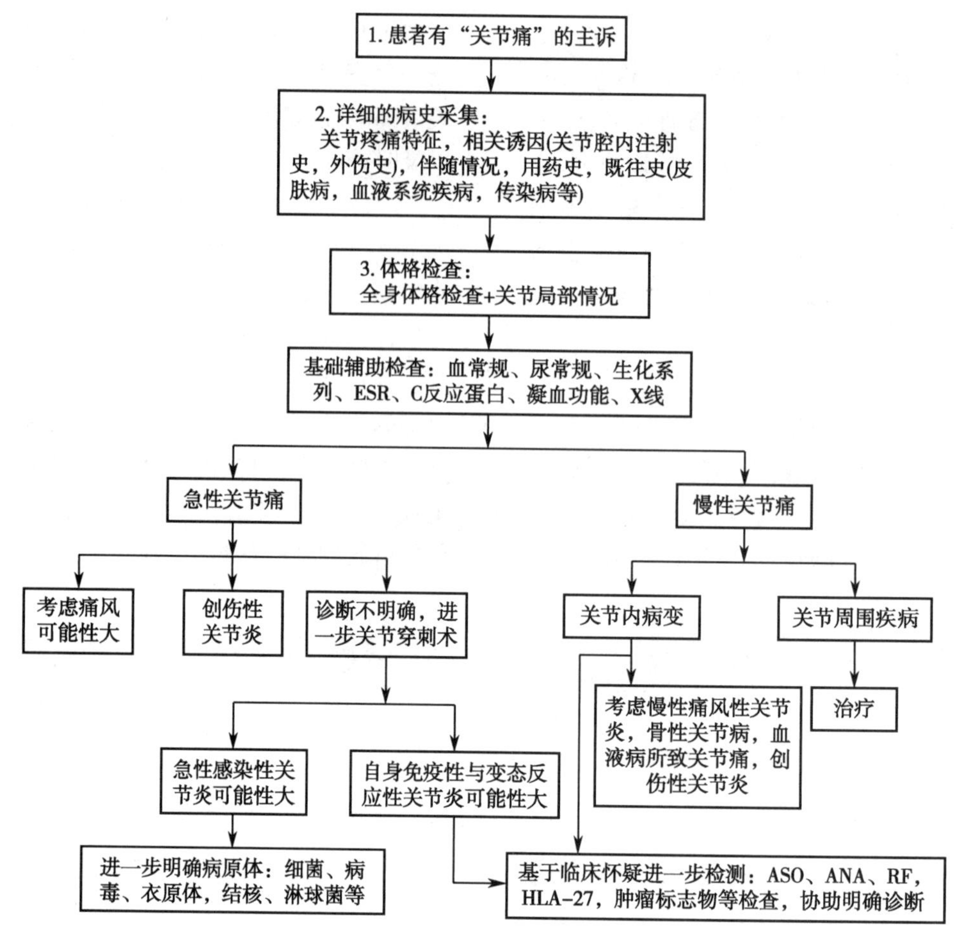

图 6-10-3 关节痛的社区处理流程图

因此针对关节痛患者评估的过程中，必须重视全面问诊、体格检查，按运用 Murtagh 安全诊断策略，做到以下几方面：

（1）首先考虑可能的诊断？

该案例为中老年女性，发于负重的双膝关节，上下楼困难，关节晨僵 <30 分钟，双膝关节肿胀，压痛（+），可闻及骨擦音，最可能的诊断双膝骨性关节炎。引起慢性膝关节疼痛的还有可能为风湿性关节炎、痛风性关节炎、结核性关节炎等。

（2）是否有急危重的四肢关节疼痛，即关注红旗征。

1）严重感染：化脓性关节炎、心内膜炎、布鲁菌病、风湿热等。

2）恶性肿瘤。

3）关节腔出血。

4）特殊感染性关节炎。

（3）有否经常被遗漏的引起四肢关节痛的疾病：为了能及时准确地诊断关节痛，避免误诊、漏诊，一方面我们要熟悉并掌握各种关节痛疾病的主要临床特点；另一方面也要警惕某些表现比较隐匿的、容易忽略的疾病。

1）慢性痛风性关节炎：急性痛风性关节炎发作未正规治疗，转为慢性，可累及任何关节。

2）甲状旁腺功能亢进症：可出现骨痛、高钙血症、多尿、口渴等症状。

3）风湿性多肌痛：多见于老年女性，以四肢及躯干近端肌肉疼痛为主要特点的疾病。

4）血液系统疾病：如多发性骨髓瘤、白血病、血友病等均可引起骨痛。

5）关节腔积液：关节滑膜炎是引起关节腔积液主要原因，膝关节为负重关节，运动多，最易受累，主要表现有关节红、肿、痛等。

6）股骨头缺血性坏死：主要表现为髋关节、大腿内侧，可放射至膝部。

7）药物因素：氢氯噻嗪、异烟肼、青霉素、普萘洛尔、利血平、甲巯咪唑等药物可诱发痛风或药物性狼疮，继而出现关节痛。

（4）是否存在“伪装性疾病”或精神心理疾

病引起的关节痛。

1）银屑病：以红斑、鳞屑为主，可并发关节炎。

2）克罗恩病：以消化系统表现为主，可伴关节炎。

3）白塞病：30%~50% 患者可出现关节痛，以膝关节受累最多见。

4）抑郁症：临床上一些抑郁症患者常表述四肢关节不适等各种症状，在排除器质性病变后方可考虑。

（5）患者是否在试图要告诉我们别的东西？

患者是否存在难言之隐或应激情况，应积极予以引导，采用开放性问诊以获取更多的信息。

（四）四肢关节痛的干预原则

> 管理领域：四肢关节痛的干预原则——首先，应积极预防和治疗各种关节痛疾病。重点是进行病因干预、对症治疗，预防复发、进行干预管理，同时掌握关节痛的急症处理方法。

1. 干预原则　缓解疼痛、改善或恢复功能、延缓疾病进展，提高生活质量。其中缓解疼痛是基石。

（1）非药物治疗

1）急性关节痛

A. 健康教育：①告知患者药物起效时间；②处理后若疼痛不缓解或转为慢性关节痛应及时就诊；③适量运动，预防下肢静脉血栓。

B. 物理治疗：PRICE 原则，即 protect，护膝、护腿或棉垫保护关节；rest，休息以减轻症状；ice，冰敷，每次 15 分钟，每日数次；compressing，弹力绷带加压包扎；elevation，抬高受累关节。

2）慢性关节痛

健康教育：①了解疾病预后；②避免久站、久坐、久跪、久蹲等不良姿势；③了解药物用法及不良反应；④肥胖者运动体重；⑤建议使用减轻关节负荷的助步器等，辅以按摩、水疗等物理治疗；⑥在非负重状态下，采用步行、游泳等方式进行关节肌肉锻炼，保持关节活动度，增强肌力及关节稳定性。

（2）药物治疗

1）镇痛治疗：主要应用非甾体抗炎药（NSAIDs）止痛，包括对乙酰氨基酚、布洛芬、双氯芬酸钠等。常见不良反应为消化不良、消化道溃疡、出血等。故先选择局部外用贴剂，如无效方改为口服制剂或针剂，最大限度降低药物不良反应的发生。在 NSAIDs 无效后，可考虑应用阿片类药物。如曲马多，为弱阿片类药，适用于重度疼痛。

2）病因及辅助治疗：根据关节痛的病因进行针对性治疗。如骨关节炎使用氨基葡萄糖和软骨素；在排除化脓性关节炎等禁忌证后关节腔内可注射激素、玻璃酸钠以抗炎、减轻疼痛；痛风性关节炎急性期卧床休息、应用非甾体抗炎药或秋水仙碱治疗，慢性缓解期降尿酸。

（3）心理治疗：关节痛的心理治疗主要基于认知行为治疗，焦虑者可在专科医生指导下酌情应用抗焦虑药物。

（4）危急重症的处理：全科医师在及早识别危重急症的同时，注意观察生命体征，在对症处理的基础上，及时转诊。

2. 转诊原则

（1）关节痛诊断不明者。

（2）治疗后症状无缓解或加重者。

（3）考虑存在关节痛的危急重症者。

（4）生命体征不平稳者。

【案例一治疗分析】结合案例一评估初步考虑双膝骨性关节炎，目前双膝关节炎疼痛，无明显畸形及活动障碍，可先采用非药物治疗加药物治疗。具体治疗计划如下：①非药物治疗，健康教育、运动指导、物理治疗。②药物治疗，依托考昔片 60mg，每日一次，口服；硫酸氨基葡萄糖胶囊 0.5g，每日三次，口服。

3. 关节痛的预防　作为全科医师管理关节痛时应重心前移，积极预防，主要方法为：

（1）合理饮食，营养均衡，避免进食可能诱发关节痛的食物。

（2）避免长时间保持一种不良姿势或爬楼梯。

（3）适量运动，避免肥胖。

（4）保持良好心态，提高机体免疫力。

（5）对有引起关节痛的慢性基础疾病者应做好疾病的预防和管理。

二、腰背痛

腰背痛（low back pain，LBP）系指从肋缘至臀皱褶下缘及两侧腋中线之间区域的疼痛、肌肉紧张或僵硬,伴或不伴腿部疼痛。严重可引起患者运动功能障碍,使其生活质量下降,并且给家庭及社会带来沉重的负担。是临床常见症状之一。多数腰背痛呈良性过程,但少数可以是严重疾病的表现之一,一旦延误,后果严重。

（一）腰背痛的病因

> 基础领域:腰背痛的病理生理机制——腰背痛的产生是所在区域或临近组织、器官的神经、肌肉、骨骼、内脏等受牵拉、压迫或炎症的刺激所致,也与致痛物质如H、K、组胺、前列腺素、缓激肽、渗透压等参与有关。也可能与精神因素有关。

1. 腰背部的解剖结构　主要是脊柱,具体包括皮肤、皮下组织、筋膜、肌肉、韧带、椎骨及椎间盘、硬膜、脊髓、神经、下腔静脉、主动脉、腹膜后组织(肾脏、肾上腺、胰腺、淋巴结)及腹腔、盆腔脏器。

2. 产生腰背痛的病因

（1）机械性腰背痛:如腰肌劳损或扭伤、胸腰椎退行性疾病、先天性脊柱畸形、外伤性骨折等。

（2）特异性腰背:肿瘤、感染、炎性脊柱关节病、代谢性病变、变异性骨炎(Paget 病)、舒尔曼脊柱后凸(Scheuermann 脊柱后凸)、镰状细胞性贫血、蛛网膜下腔出血等。

（3）内脏疾病牵涉的腰背痛:盆腔疾病、腹膜后疾病、腹腔疾病。

（4）其他腰背痛:病因不确切,包括社会心理因素所致,一般疼痛较轻微,无严重基础疾病,对症处理即可,预后好。产生腰背痛的解剖结构见图 6-10-4~ 图 6-10-6(见文末彩插)。

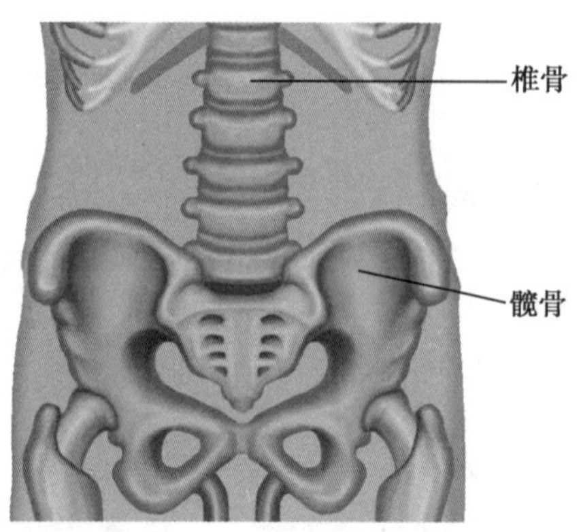

图 6-10-4　产生腰背痛的骨骼结构

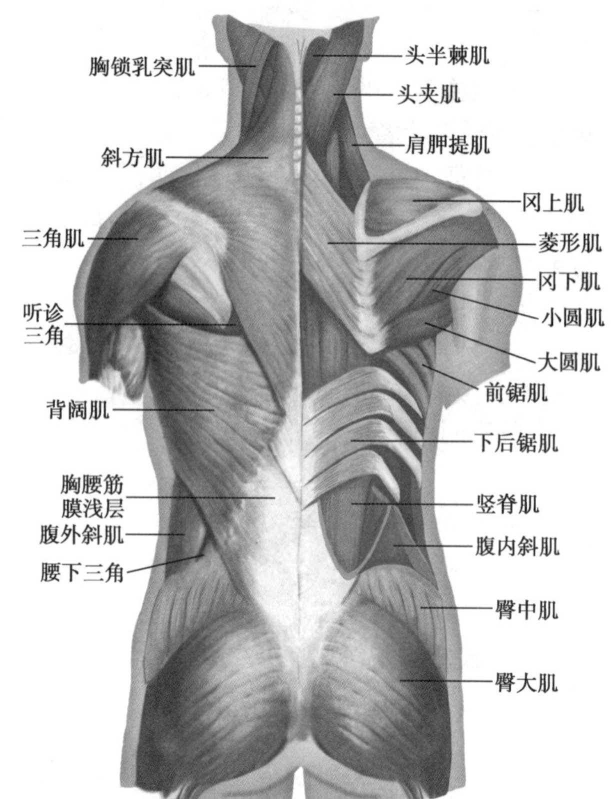

图 6-10-5　产生腰背痛的肌肉结构

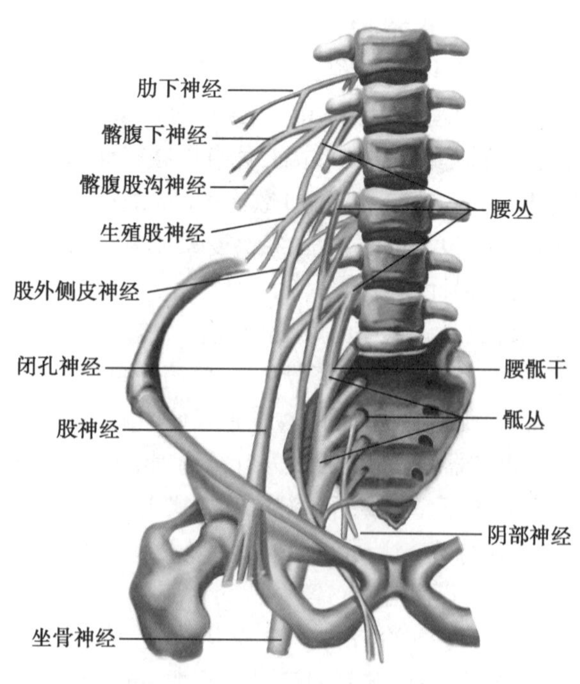

图 6-10-6　产生腰背痛的神经结构

（二）腰背痛的临床思维

> 应用领域：腰背痛的评估方法——腰背痛诊断时，病史的收集非常重要。全科医师应特别注意具有全科医疗特色的问诊模式、问诊要点、临床思维、整体评估；特别注意腰背痛的躯体问题、既往情况、心理因素、家庭背景及社会背景，全面进行评估。

【案例二】王某，男，40岁，矿工，反复腰背痛10余年，加重1个月。腰背部闷痛，活动后加重，休息时缓解。1个月前弯腰持重后症状加重，伴左下肢疼痛、麻木，无大小便失禁，无发热、乏力、盗汗、消瘦等。大小便正常，睡眠可。既往体健，无外伤史，母亲有肺结核病史，无其他家族疾病史。爱人家庭主妇，作为家中经济支柱，一直从事高强度工作。吸烟20年，每日1包，饮酒10余年，每日半两白酒（1两=50g）。体格检查：生命体征平稳，神清，心肺听诊无异常，腰椎侧凸，前屈活动受限，腰$_4$~腰$_5$间隙有压痛，直腿抬高试验阳性，左小腿外侧和足背痛觉、触觉减退，腱反射无减弱或消失。

1. 腰背痛的问诊　针对该患者，首先运用全科医学的理念及整体评估的方法进行病史采集，了解腰背痛的临床特点及相关影响因素。

（1）问诊模式

采用RICE问诊式，即R——原因（reason）：患者今天因为腰背痛等原因而来；I——想法（ideas）：患者认为腰背痛是出了什么问题；C——关注（concerns）：关注患者忧虑什么？E——期望（expectations）：患者期望医生可以帮助他做些什么？

结合BATHE问诊，即B——背景（background）：了解患者腰背痛相关的躯体、心理和社会背景；A——情感（affect）：了解患者因腰背痛引起的情绪状态；T——烦恼（trouble）：了解腰背痛对患者的影响程度；H——处理（handling）：了解患者的腰背痛自我管理能力；E——共情（empathy）：对患者腰背痛等不幸表示理解/感受支持。

（2）问诊内容：作为全科医师，在问诊过程中，主要问诊包括年龄、出现时间、起病形式式，腰背痛性质和程度、腰背痛的持续时间，伴随症状/体征、腰背痛的经过，腰背痛的诱因和/或加重及缓解因素、有无基础疾病、既往史、家族史及个人嗜好，同时问诊时注意了解心理及社会背景、注意人文关怀，并根据问诊采集的病史进行整体相关分析。腰背痛问诊过程的初步评估见表6-10-8。

2. 体征　应进行全面而有针对性的查体，以便定位及协助病因诊断。重点是运动系统、神经系统的视诊、触诊、叩诊及腰骶椎特殊试验。

（1）一般查体：生命体征（体温、脉搏、呼吸、血压）、意识状态、体型、皮肤、浅表淋巴结及心、肺、腹常规体格检查。

（2）运动系统查体：视诊姿势、步态、脊柱生理曲度、活动度、肌肉分布；触诊检查椎旁肌肉对称性，有无触痛、肌肉痉挛和肿块；叩诊检查脊柱及椎体棘突是否有叩痛。

（3）神经系统查体：对于伴有下肢症状，怀疑神经根和脊髓受累患者，需进行神经系统的感觉、肌力和反射三方面检查。

1）感觉检查：进行温度觉、触觉、痛觉、震动觉、本体感觉检查，来判断脊髓损伤平面。

2）肌力检查：进行屈髋、伸膝、伸踝、伸趾、屈踝功能检查。

3）反射检查：进行腹壁反射、跟腱反射、Babinski征检查。

（4）腰骶椎特殊试验

1）摇摆试验：受试者平卧，屈膝、屈髋，双手抱膝。检查者扶患者双膝，左右摇摆，如出现腰部疼痛即为阳性，多见于腰骶部病变。

2）拾物试验：将物品置于地上，嘱受试者拾起。如受试者以一手扶膝蹲下，用手接近物品时腰部挺直，即为拾物试验阳性。

3）直腿抬高试验（Lasegue征）：受试者仰卧，双下肢伸直，检查者一手握患者踝关节，一手置于大腿伸侧，分别直腿抬高下肢，腰与大腿抬高不足70°，且伴下肢后侧放射性疼痛，即为阳性。见于腰椎间盘突出症和单纯性坐骨神经痛。

4）屈颈试验（Linder征）：受试者取仰卧位、坐位或直立位均可，检查者一手放于胸前，另一手放于枕后，上抬头部，使颈前屈，如出现下肢放射痛，即为阳性。见于腰椎间盘突出症"根肩型"。

5）股神经牵拉试验：受试者俯卧，髋、膝关节伸直，检查者将一侧下肢抬起，如出现大腿前方放射痛，即为阳性。见于高位腰椎间盘突出症。

表 6-10-8 腰背痛问诊过程的初步评估

问诊要点	特点	有关常见疾病
年龄及性别	青少年	结核
	青少年男性	强直性脊柱炎
	青年女性	致密性髂骨炎
	中青年	腰椎间盘突出症、肌纤维组织炎、韧带炎、脊柱滑脱
	中老年	脊柱退行性骨关节炎、韧带炎
	中老年女性	骨质疏松症、更年期综合征
加重的诱因	劳累或活动	腰肌劳损、腰椎管狭窄、椎间盘突出症
	天气变冷或潮湿阴冷环境	风湿性疾病
	咳嗽、喷嚏或深呼吸	腰椎间盘突出症
	月经期	盆腔妇科疾病
缓解因素	休息	神经性跛行
	活动	强直性脊柱炎
	体位（坐位或弯腰）	椎管狭窄
出现时间	准确时间	外伤、感染引起的急性病变
	模糊时间	腰肌劳损、脊柱退行性骨关节炎等慢性病变
起病方式	急性起病	多见于扭伤及外伤
	缓慢疾病	腰肌劳损、脊柱退行性骨关节病、肿瘤
疼痛性质	跳痛	化脓性炎症
	酸痛	腰肌劳损、结核性脊椎炎等
	闷痛	骨骼疾病
	锐痛或刺痛	腰椎间盘突出压迫坐骨神经
疼痛程度	剧痛	外伤、神经痛、结石、化脓性脊柱炎、脊椎肿瘤、蛛网膜下腔出血等
	钝痛	腰肌劳损、肌纤维组织炎、强直性脊柱炎、盆腔脏器炎症
	隐痛	结核性脊椎炎、骨关节炎
持续时间	持续性	腰肌劳损、类风湿性关节炎
	间歇性	神经性跛行
伴随症状	脊柱畸形	外伤、先天性脊柱畸形，脊柱结核
	活动受限	强直性脊柱炎
	血尿	外伤、强直性脊柱炎、腰背部软组织急性扭挫伤、泌尿系结石或肿瘤
	尿频、尿急、尿痛、白带增多	泌尿生殖系感染导致反应性关节炎
	大小便失禁、便秘、尿潴留	肿瘤或腰椎间盘膨出症
	下肢放射痛	腰椎间盘突出压迫坐骨神经
	感觉异常、运动功能受损	肿瘤、椎间盘病变伴发神经受累
	长期低热	脊柱结核、类风湿性关节炎
	高热	椎旁脓肿、化脓性脊柱炎
	消瘦	结核、肿瘤
	皮疹	银屑病关节炎、带状疱疹
	慢性腹泻、便血	肠病性关节炎
	反酸、嗳气和上腹胀痛	消化性溃疡、胰腺病变
	眼炎或视力下降	脊柱关节病变关节外表现
基础疾病	伴有各系统临床表现	肿瘤、内脏病史、骨质疏松症、结核、风湿病等
完整的用药史	正在或既往用药	药物副作用如抗凝药引起神经根周围严重出血
		糖皮质激素引起骨质疏松症
		免疫抑制剂引起感染性疾病如结核
家族史	家族疾病	结核、肿瘤、风湿病
个人嗜好	不良习惯	吸烟、日照不足等
心理背景	心理问题	心理因素如对工作不满或焦虑和抑郁

（5）精神因素：精神因素可以引起多种躯体症状，包括腰背部疼痛，为排除精神因素，可以行头部压迫试验、捏脊试验、扭转试验或坐位直腿抬高试验。

3. 辅助检查

（1）常规检查：血常规、尿常规、大便常规、血沉、C 反应蛋白、血清降钙素原、血清碱性磷酸酶、X 线片。

（2）特殊检查：抗链球菌溶血素“O”、类风湿乳胶试验、HLA-B27、CT 检查、磁共振成像（MRI）检查、放射性核素扫描（ECT）骨显像、椎间盘造影、脊髓造影等。

（3）心理评估：对腰背痛患者，进行心理评估，主要包括焦虑及抑郁评估，采用焦虑自评量表（SAS），抑郁自评量表（SDS）。

腰背痛病因诊断的辅助检查项目及临床意义见表 6-10-9。

表 6-10-9　用于腰背痛病因诊断的辅助检查项目

检查项目	检查目的或优势
血常规	鉴别机械性腰背痛和炎症性腰背痛
尿常规	鉴别是否存在泌尿系统疾病
C 反应蛋白、血沉	炎症性腰背痛、风湿病活动期、肿瘤
血清降钙素原	炎症性腰背痛
血清碱性磷酸酶	孕妇、佝偻病、骨折愈合期、骨质疏松、骨细胞癌等
抗链球菌溶血素“O”	风湿热活动
类风湿乳胶试验	类风湿可能
HLA-B27	强直性脊柱炎
X 线片	了解有无骨骼、关节病变及泌尿系结石
CT 检查	了解有无脊柱创伤
MRI 检查	了解有无脊柱、骶髂关节疾病及骨和软组织的炎症
ECT 骨显像	了解有无骨转移、应力性骨折、骨髓炎等
椎间盘造影	椎间盘源性腰痛
脊髓造影	了解椎管内病变及病变节段、范围；鉴别脊髓病的原因
心理评估	评估是否存在焦虑和抑郁

（三）腰背痛的诊断与鉴别诊断

> 拓展领域：腰背痛的诊断与鉴别诊断——腰背痛的诊断，首先要明确腰背痛按解剖部位、症状持续时间及病因的分类，根据病史、查体及辅助检查等方面的资料逐步缩小鉴别诊断的范围，结合所掌握的理论知识做全面而辨证的分析，找出其规律性以明确诊断。

1. 按解剖部位分类　腰背痛是初级卫生保健机构门诊常见症状之一，为了进行定位诊断，要掌握按解剖部位的分类，详见表 6-10-10。

2. 按症状持续时间分类　急性腰背痛、亚急性腰背痛、慢性腰背痛。急性腰背痛症状持续时间小于 6 周，亚急性腰背痛症状持续时间在 6~12 周之间。慢性腰背痛疼痛持续时间大于 12 周。

3. 按病因分类　内脏疾病牵涉痛、特异性腰背痛、机械性引起的腰背痛和其他腰背痛。特异性腰背痛指有特定病因的腰背痛。机械性腰背痛为机械性因素引起的腰背痛，机械性因素包括外伤、肿瘤等破坏性疾病所致的压迫或骨折等。特异性腰背痛指有特定病因的腰背痛。其他腰背痛为病因不明的腰背痛。

腰背痛的病因分类及常见疾病见表 6-10-11。

【案例二分析】该患者为中年男性，慢性腰背痛，伴下肢放射痛，弯腰持重物时疼痛加重，休息时缓解，不伴结核中毒症状。既往有吸烟史，一直从事高强度工作，母亲有肺结核病史。根据分析评估，进行体格检查。

在进行评估时，运用 Murtagh 安全诊断策略：可能的诊断是什么？哪些严重的疾病一定不能漏诊？哪些病因会被经常遗漏？患者是否患有临床上症状多变的“伪装性疾病”？患者是否试图要告诉我们别的东西？

因此，针对腰背痛患者评估的过程中，必须重视全面问诊、体格检查，运用 Murtagh 安全诊断策略，做到以下几方面：

（1）首先考虑患者腰背痛可能诊断：年龄在 20~40 岁之间，长期从事高强度工作，在慢性腰背痛基础上近期疼痛加重，并出现下肢放射痛，直腿

表 6-10-10　腰背痛的解剖部位分类及常见疾病、临床表现

分类	常见疾病	临床表现
脊椎病变	脊椎骨折	外伤史，足或臀部先着地，骨折处有压痛、叩痛，可能有脊椎畸形，并有活动障碍
	腰椎间盘突出	多见于青壮年，常有搬重物史，腰痛和/或坐骨神经痛，咳嗽、喷嚏或深呼吸时加重，卧床休息可缓解
	退行性脊柱炎	多见于 50 岁以上，腰部酸痛、僵直，活动后不适好转，但过多活动腰痛加重，平卧位可缓解，腰椎无明显压痛
	结核性脊椎炎	腰椎最易受累，夜间疼痛明显，伴结核中毒症状。晚期可出现冷脓肿、脊柱畸形、脊髓压迫症状
	化脓性脊柱炎	发病前常有外伤、腰椎手术、腰穿等诱发因素，腰背疼痛剧烈，有明显压痛及叩痛，伴全身中毒症状
	脊椎肿瘤	恶性肿瘤骨转移。顽固性、剧烈腰背痛，伴放射性神经根痛，休息不能缓解，药物治疗效果不明显
脊柱旁组织病变	腰肌劳损	腰扭伤未完全治愈或累积性损伤，腰骶部酸痛、钝痛，劳累后加重，休息时缓解
	腰肌纤维组织炎	天气变冷、潮湿阴冷环境或慢性劳损诱发。腰背部弥漫性疼痛，晨起时明显，适当活动后减轻，过多活动疼痛加重。轻叩腰背部疼痛缓解
脊神经根病变	脊髓压迫症	椎管内肿瘤、椎间盘突出等。神经根激惹征，剧烈烧灼样或绞榨样疼痛，有定位性疼痛，咳嗽、喷嚏等动作疼痛加重，并可有感觉障碍
	蛛网膜下腔出血	除血液刺激脊膜和脊神经后剧烈腰背痛外，同时有头痛、恶心、呕吐颅内压高症状和脑膜刺激征
	腰骶神经根炎	下背部、腰骶部疼痛，沿臀部向下肢放射，弯腰、咳嗽、用力加重，卧床膝部屈曲缓解。严重可有节段性感觉障碍、腱反射减退等
内脏疾病	泌尿系统疾病	肾盂肾炎、泌尿系结石、肿瘤等均可引起腰背痛，不同疾病疼痛程度、性质不同，有原发病的症状及体征。肾盂肾炎有明显腰痛、叩痛。肾结石出现肾绞痛，叩痛明显。肾肿瘤出现腰背部疼痛，多为钝痛、胀痛
	盆腔器官疾病	男性前列腺炎或肿瘤可引起腰骶部疼痛，同时伴有排尿不畅、尿频、尿急症状；女性附件炎、宫颈炎、盆腔炎等可引起腰骶部疼痛，同时伴有下腹坠胀感
	消化系统疾病	胃、十二指肠溃疡及十二指肠后壁慢性穿孔可引起腰背部疼痛，同时有上腹部疼痛。急性胰腺炎可出现左侧腰背部放射痛；部分胰腺癌可出现腰背痛，卧位疼痛加重，坐位前倾疼痛减轻。溃疡性结肠炎和克罗恩病除可出现下腰部疼痛外，同时有消化道功能紊乱症状
	呼吸系统疾病	背痛同时有呼吸系统疾病相关症状及体征，脊柱无阳性体征

表 6-10-11　腰背痛的病因分类及常见疾病

内脏疾病牵涉痛	特异性腰背痛	机械性腰背痛
盆腔疾病 前列腺炎 子宫内膜异位症 盆腔炎	肿瘤 恶性淋巴瘤 骨髓瘤 白血病 脊髓肿瘤 腹膜后肿瘤 转移性骨肿瘤	拉伤 韧带 筋膜 肌肉
肾脏疾病 肾结石 肾小球肾炎 肾盂肾炎 肾周脓肿	感染 脊柱结核 病毒感染 化脓性骨髓炎 椎间盘炎 硬膜外或椎旁脓肿	椎间盘源性疼痛 椎间盘被纤维组织取代 椎间盘撕脱或变性
主动脉瘤破裂	免疫性（炎性脊柱关节病） 强直性脊柱炎 银屑病关节炎 肠病性关节炎 反应性关节炎	椎间盘突出压迫 脊髓受压 神经根病变
	骨硬化或韧带骨化 致密性骨炎 弥漫性特发性骨肥厚症	脊柱关节退行性变 椎间关节面钙化和退变 椎间隙变窄
消化系统疾病 胰腺炎 胰腺癌 胆囊炎 消化性溃疡或并穿孔	舒尔曼脊柱后凸 变形性骨炎 镰状细胞性贫血 蛛网膜下腔出血	腰椎滑脱 腰椎管狭窄 骨折 脊柱侧凸

抬高试验阳性，从以上临床特点考虑为腰椎间盘突出症所致慢性非特异性腰背痛，累及坐骨神经。但因其有结核接触史，需警惕脊柱结核可能，目前无结核中毒症状，可能性不大。

（2）是否有急危重的腰背痛，即关注红旗征。

1）有下述病史的患者出现腰背痛，需警惕：①暴力外伤；②转移癌、多发性骨髓瘤、胰腺癌等肿瘤；③全身性应用糖皮质激素；④滥用药物；⑤艾滋病；⑥脊柱旁组织脏器严重疾病（主动脉瘤破裂、消化道穿孔等）；⑦严重脊椎脊髓疾病；⑧严重感染。

2）有以下症状需警惕：①进行性加重的非机械性腰背痛；②有神经系统症状；③全身不适；④消瘦；⑤合并胸痛。

3）体征：①腰椎活动度受限持续加重；②腰椎畸形；③神经系统阳性体征。

（3）被经常遗漏的腰背痛疾病：为了及时准确地诊断腰背痛，我们一方面要掌握各种能引起腰背痛疾病的临床特点；另一方面也要警惕某些表现比较隐匿、容易忽略的疾病。

1）十二指肠球后溃疡穿孔：在腰背痛出现前已有消化道症状，疼痛与脊柱活动无关。

2）脊柱关节病：溃疡性结肠炎、克罗恩病、银屑病等均可累及脊柱出现腰背痛，问诊及体格检查时注意详细询问病史、消化道症状及皮疹等。

3）带状疱疹：沿神经分布的成簇状疱疹，持续性、烧灼样疼痛。如疼痛先于皮疹出现，则易误诊或漏诊。

4）跛行：最常见原因为疼痛，主要由血管源性、神经源性、脊髓源性所致。

5）前列腺炎：可引起腰骶部酸胀，但一定存在排尿改变。

6）妇科疾病：子宫内膜异位症、慢性盆腔炎等。

（4）精神疾病引起的腰背痛及“伪装性疾病”

1）甲状旁腺功能亢进症：早期骨痛，尤其是腰背痛，长期高钙血症导致肾小管浓缩功能障碍出现口渴和结石出现肾绞痛。血清碱性磷酸酶、高钙血症、低磷血症是诊断主要线索。X线检查提示骨质疏松。

2）脊柱痛风：痛风性关节炎最易累及第一跖趾关节，严重可累及脊柱等。

3）镰状细胞性贫血：血红蛋白β链第6位上谷氨酸被缬氨酸替代形成血红蛋白S。临床上表现为溶血性贫血和血栓形成，当出现镰状细胞梗死型危象时可出现腰背痛。

4）抑郁症：可出现躯体症状如腰背痛，但对于有躯体症状患者必须排除器质性疾病，方可考虑，且此诊断需专业心理医生诊断。

（5）患者是否试图告诉我们别的东西：如是否存在Munchausen综合征或异常应激等情况，应注意开放性问诊及耐心倾听等以获取更多的信息。

（四）腰背痛的干预原则

> 管理领域：腰背痛的干预原则——首先，应积极预防和治疗各种原发病。重点是进行病因干预、对症治疗，预防复发、进行干预管理及心理疏导，同时掌握腰背痛的危急症处理方法。

1. 干预原则 积极预防和治疗各种原发病。无论是急性还是慢性腰背痛，其治疗目标是缓解疼痛、改善躯体功能，预防复发及残疾，维持工作能力。治疗方法有药物治疗、物理/康复治疗、认知行为疗法等。

（1）药物治疗

1）非甾体抗炎药：具有抗炎、镇痛作用，是腰背痛常用药物。因此类药物可能对胃肠道和心血管系统有损害，故使用前需进行风险评估。

2）肌松剂：包括苯二氮䓬类和非苯二氮䓬类药物，临床常用非苯二氮䓬类药物。

3）阿片类药物：包括弱阿片类和强阿片类药物。其他方法无效时使用。

4）抗抑郁药：治疗腰背痛的辅助用药，常用三环类抗抑郁药。

（2）物理/康复治疗

1）运动疗法：包括主动运动和有氧运动。建议在专业人员指导下进行。

2）物理疗法：包括经皮神经电刺激、超声波疗法等，但目前其临床疗效存在争议。

3）其他康复治疗：常规治疗基础上辅以针灸或推拿治疗。

（3）有创治疗：包括封闭注射、脊柱融合术等，临床疗效不确切。

（4）心理治疗：主要基于认知行为疗法，焦虑者可酌情加用镇静剂，抑郁者可酌情加用抗抑郁药物。

（5）危急重症的处理：全科医师作为首诊医师，要先关注其是否为危急重症，是否需要转诊，在转诊前注意监测生命体征和对症处理。

2. 转诊原则 以下情况需转诊至专科医生：

（1）诊断不明确或手术指征明确者。

（2）经治疗效果欠佳者。

（3）合并重要脏器疾病。

（4）生命体征不稳定者。

【案例二治疗分析】结合案例二最可能的诊断为腰椎间盘突出症，虽病程长，但经休息可缓解，可先选择非手术治疗。具体方案如下：①卧床三周，带腰围逐步下地活动；②非甾体抗炎药抗炎、镇痛；③牵引疗法；④理疗。

全科医师作为居民健康守门人，需要掌握腰背痛的临床特点，识别患者引起腰背痛的疾病，予以及时处理和治疗。急慢性腰背痛诊疗流程见图6-10-7。

3. 腰背痛的预防 作为全科医师管理腰背痛时应重心前移，积极预防，主要方法为：

（1）尽量去除腰背痛危险因素，如吸烟、肥胖、久坐。

（2）保持正确的站姿、坐姿、卧姿。

（3）经常锻炼，避免长时间弯腰。

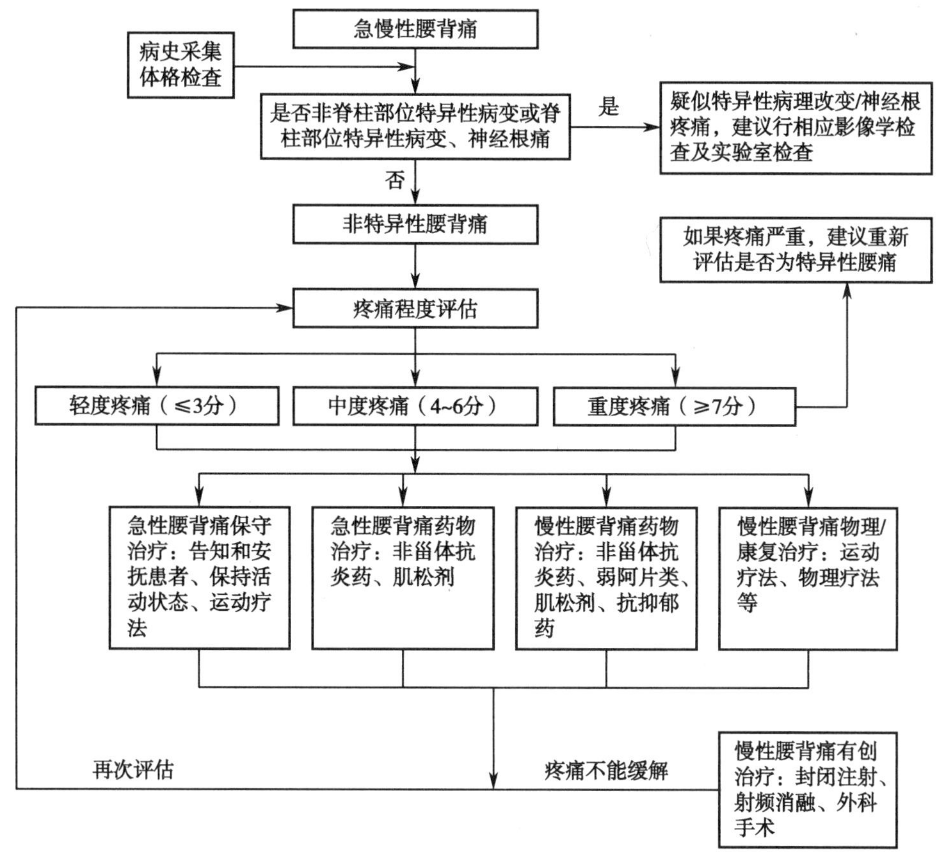

图 6-10-7 急慢性腰背痛诊疗流程

（4）劳逸结合，避免过度劳累，保证充足的睡眠。

（5）调整情绪，保持良好心态。

（6）对有引起关节痛的慢性基础疾病者应做好疾病的预防和管理。

思 考 题

1. 急性关节痛与慢性关节痛在处理上有何不同？哪些情况需要转诊？
2. 腰背痛的病因与分类有哪些？全科医生的整体评估中应关注哪些方面？

（顾申红）

第七章　全科常见慢性病的管理

第一节　心脑血管疾病

一、原发性高血压

学习提要

1. 我国成人高血压的患病率为 23.2%，高血压的知晓率、治疗率和控制率仍处于较低水平。高血压严重并发症致残和致死率高。目前我国高血压诊断标准仍为≥140/90mmHg，增加了血压在 130~139/85~89mmHg 范围患者的心血管危险分层，以更好识别中高危人群及时干预。

2. 高血压患者的基层规范管理尤为重要，包括诊断、治疗及长期随访管理工作，识别出高危患者并及时转诊，使降压达标，降低并发症发生风险。

全球高血压的患病率持续升高，高血压成为全球过早死亡的首位原因。我国高血压患者的管理形势仍十分严峻。人类对高血压的认识，从 20 世纪 30 年代的“不用治”，到近代血压目标值 140/90mmHg，亦有指南提出更严格的标准，越来越意识到早期干预、早期达标的重要性。近年来各大指南变革，对高血压的危险分层更加细化，更加重视诊室外血压监测手段（家庭自测血压和 24 小时动态血压），依据其获得的血压水平来进行诊断。生化、影像与遗传基因检测多种技术更加成熟，以更好地用于诊断和评估。

高血压是以体循环动脉收缩压和 / 或舒张压升高为主要特点的心血管综合征，可分为原发性高血压（essential hypertension）和继发性高血压（secondary hypertension）。

（一）流行病学

高血压患病率和发病率在不同国家、地区或种族之间有差别，工业化国家较发展中国家高，美国黑种人约为白种人的 2 倍。高血压患病率、发病率及血压水平随年龄增长而升高。高血压在老年人较为常见，尤以单纯收缩期高血压为多。

我国自 20 世纪 50 年代以来进行了 5 次（1959 年、1979 年、1991 年、2002 年和 2012 年）较大规模的成人血压普查，高血压患病率分别为 5.11%、7.73%、13.58%、18.80% 和 23.2%，患病率总体呈明显上升趋势。2015 年的调查发现我国 18 岁以上人群高血压知晓率、治疗率和控制率分别为 51.5%、46.1% 和 16.9%，较以往调查明显升高，但仍处于较低水平。

我国人群高血压的患病率仍呈升高趋势，随年龄增长而升高。有两个显著的特点：从南方到北方，高血压患病率递增；不同民族之间高血压患病率存在差异。

（二）高血压的诊断

目前绝大多数国际指南中都以收缩压（SBP）≥140mmHg（1mmHg=0.133kPa）和 / 或舒张压（DBP）≥90mmHg 诊断高血压，且均没有针对年龄因素进行高血压的诊断和分级调整。近年多项研究表明，血压 130~139/80~90mmHg 的人群，发生心脑血管疾病的风险也比血压 <120/80mmHg 的人群明显增高。2017 年美国心脏病学会发布的美国成人高血压预防、检测、评估和管理指南首次将高血压定义修改为血压≥130/80mmHg，引起了国际、国内广泛争议，这一定义体现了对高血压的早期干预、更多获益的重要意义。

目前《中国高血压防治指南 2018 年修订版》对高血压定义未变，即在未使用降压药物的情况下，非同日 3 次测量诊室收缩压≥140mmHg 和 / 或舒张压≥90mmHg。由于诊室血压测量次数较少，血压又具有明显波动性，需要数周内多次测量来判断血压升高情况，如有条件可进行 24 小时动态血压监测或家庭血压监测辅助诊断（表 7-1-1）。

表 7-1-1　诊室及诊室外高血压诊断标准

单位：mmHg

分类	收缩压		舒张压
诊室	≥140	和 / 或	≥90
动态血压监测			
日间	≥135	和 / 或	≥85
夜间	≥120	和 / 或	≥70
24 小时平均	≥130	和 / 或	≥80
家庭自测血压	≥135	和	≥85

2018 年欧洲高血压指南提出高血压诊断切点仍为诊室血压≥140/90mmHg，与我国诊断标准一致，但 2 个指南均增加了血压在 130~139/85~89mmHg 范围患者的心血管危险分层，以更好识别中高危人群及时干预。

（三）病情评估

目的是评估心血管病发病风险、靶器官损害及并存临床情况，是确定高血压治疗策略的基础。初诊及以后每年建议评估一次。

1. 评估内容

（1）病史：应全面详细了解患者病史，包括生活方式、心理社会因素。

（2）详细的体格检查。

（3）实验室检查：基本项目包括血、尿常规、生化、心电图等；有条件可完善超声心动图、动态血压监测、颈动脉超声、尿白蛋白 / 肌酐、眼底、胸片等；必要时可完善继发性高血压相关项目以鉴别。

2. 危险评估和预后　高血压患者的预后不仅与血压水平有关，而且与是否合并其他心血管危险因素以及靶器官损害程度有关。因此从指导治疗和判断预后的角度，应对高血压患者进行心血管危险分层，将高血压患者分为低危、中危、高危和很高危。具体危险分层标准根据血压升高水平、其他心血管危险因素、糖尿病、靶器官损害以及并发症情况见表 7-1-2。用于分层的其他心血管危险因素、靶器官损害和并发症见表 7-1-3。根据以往我国高血压防治指南实施情况和有关研究进展，《中国高血压防治指南 2018 年修订版》对影响风险分层的内容作了部分修改，增加 130~139/85~89mmHg 范围；将心血管危险因素中高同型半胱氨酸血症的诊断标准改为≥15mmol/L；将心房颤动列入伴发的临床疾病；将糖尿病分为新诊断与已治疗但未控制两种情况，分别根据血糖（空腹与餐后）与糖化血红蛋白的水平诊断。

（四）治疗

1. 治疗原则　高血压治疗三原则为达标、平稳、综合管理。高血压治疗的根本目标是降低高血压的心、脑、肾与血管并发症发生和死亡风险。除高血压急症和亚急症外，对大多数高血压患者而言，应根据病情，在 4 周内或 12 周内将血压逐渐降至目标水平。

2. 降压目标　目前对于高血压不同人群治疗目标仍有争议，需要积累更多临床证据来验证。SPRINT 研究表明，更积极降压能让患者有更大的获益，当血压降至 130/80mmHg 以下时，与标准降压方案（<140/90mmHg）相比，相对死亡风险降低了 27%。基于此，2017 年美国高血压指南推荐高血压治疗目标值 <130/80mmHg，引发了广泛的争议，质疑是否忽略了过度降压带来的风险。

表 7-1-2　高血压患者心血管危险分层

其他心血管危险因素和疾病史	血压 /mmHg			
	SBP130~139 和 / 或 DBP 85~89	SBP140~159 和 / 或 DBP 90~99	SBP160~179 和 / 或 DBP 100~109	SBP ≥180 和 / 或 DBP ≥110
无		低危	中危	高危
1~2 个危险因素	低危	中危	中 / 高危	很高危
≥3 个危险因素，靶器官损害，或 CKD3 期，无并发症的糖尿病	中 / 高危	高危	高危	很高危
临床并发症，或 CKD ≥4 期，有并发症的糖尿病	高 / 很高危	很高危	很高危	很高危

CKD：慢性肾脏疾病

表 7-1-3 影响高血压患者心血管预后的重要因素

心血管危险因素	靶器官损害	伴发临床疾病
● 高血压（1~3 级） ● 男性 >55 岁；女性 >65 岁 ● 吸烟或被动吸烟 ● 糖耐量受损和/或空腹血糖受损	● 左心室肥厚 心电图 Sokolow（SV_1+RV_5）>3.8mV 或 Cornell（$RaVL+SV_3$）>244mV·ms； 超声心动图 LVMI 男性≥125g/m²，女性≥120g/m²	脑血管病 脑出血，缺血性脑卒中，短暂性脑缺血发作 ● 心脏疾病 心肌梗死，心绞痛，冠状动脉血运重建，慢性心力衰竭
● 血脂异常 TC ≥5.7mmol/L（220mg/dl）或 LDL-C >3.3mmol/L（130mg/dl）或 HDL-C <1.0mmol/L（40mg/dl） ● 早发心血管病家族史（一级亲属发病年龄男性 <55 岁，女性 <65 岁） ● 腹型肥胖（腰围男性≥90cm，女性≥85cm）或肥胖（BMI ≥28kg/m²） ● 高同型半胱氨酸血症（≥15μmol/L）	● 颈动脉超声 IMT ≥0.9mm 或动脉粥样硬化斑块 ● 颈股动脉 PWV ≥12m/s ● eGFR<60ml/（min·1.73m⁻²）或血肌酐轻度升高 115~133μmol/L（1.3~1.5mg/dl，男性），107~124μmol/L（1.2~1.4mg/dl，女性） ● 尿微量白蛋白 30~300mg/24 小时或白蛋白/肌酐≥30mg/g	● 肾脏疾病 糖尿病肾病，肾功能受损肌酐≥133μmol/L（1.5mg/dl，男性），≥124μmol/L（1.4mg/dl，女性） 尿蛋白≥300mg/24 小时 ● 周围血管病 ● 视网膜病变 出血或渗出，视盘水肿 ● 糖尿病 新诊断：空腹血糖≥7mmol/L（126mg/dl），餐后血糖≥11.1mmol/L（200mg/dl） 已治疗但未控制：（HbA1c）≥6.5%

注：TC，总胆固醇；LDL-C，低密度脂蛋白胆固醇；HDL-C，高密度脂蛋白胆固醇；BMI，体重指数；LVMI，左心室质量指数；IMT，颈动脉内膜中层厚度；ABI，踝臂指数；PWV，脉搏波传导速度；eGFR，估测的肾小球滤过率

基于既往研究的证据，《中国高血压防治指南2018年修订版》推荐一般患者血压目标需控制到140/90mmHg以下，在可耐受和可持续的条件下，其中部分有糖尿病、蛋白尿等高危患者的血压可控制在130/80mmHg以下。虽然也有一些证据提示在一些特殊人群中更高或更低的血压目标，但这主要取决于患者对治疗的耐受性和治疗的复杂程度。

虽然一些研究显示，老年高血压患者较一般高血压患者的血压目标更高，但近期的一些研究亚组分析也显示更低的血压目标（SBP<130mmHg）对老年人群有益，应注意年龄增高并不是设定更高降压目标的充分条件。对于老年患者，医生应根据患者合并症的严重程度，对治疗耐受性及坚持治疗的可能因素进行评估，综合决定患者的降压目标。《中国高血压防治指南2018年修订版》推荐老年高血压患者的血压应降至150/90mmHg以下，如能耐受可降至140/90mmHg以下。对于80岁以上高龄老年人降压的目标值为<150/90mmHg。

各个指南对于不同人群的血压目标值见表7-1-4。

表 7-1-4 不同人群的降压目标值指南推荐 血压单位：mmHg

人群	2017 年美国高血压指南	2018 年 ESC 指南（DBP 均建议 70~79）	中国高血压指南 2018 年修订版
一般高血压	<130/80	第一目标 <140/90，可耐受 <130/80	<140/90，可耐受 <130/80
老年			
65~79 岁	<130/80	如能耐受 SBP 130~139	<150/90，可耐受 <140/90
≥80 岁	<130/80	如能耐受 SBP 130~139	<150/90
糖尿病	<130/80	<130/80，老年 SBP 130~139	<130/80
慢性肾脏病	<130/80	SBP 130~139	有蛋白尿 <130/80 无蛋白尿 <140/90
冠心病	<130/80	<130/80，老年 SBP 130~139	<140/90，可耐受 <130/80
卒中	<130/80	SBP 120~129，老年 SBP 130~139	<140/90

3. 生活方式干预　对确诊高血压的患者，应立即启动并长期坚持生活方式干预。生活方式干预可以降低血压、预防或延迟高血压的发生、降低心血管病风险，应该贯穿高血压治疗全过程，必要时联合药物治疗。

（1）减少钠盐摄入，增加钾摄入：每人食盐量以不超过 6g/d 为宜；注意各种隐性盐摄入，如味精、酱油、腌制品等；每日增加新鲜蔬菜和水果以补充钾摄入。

（2）合理膳食：饮食以水果、蔬菜、低脂奶制品、富含食用纤维的全谷物、植物来源的蛋白质为主，减少饱和脂肪和胆固醇摄入。

（3）减轻体重：BMI<24kg/m^2，男性腰围<90cm，女性<85cm。

（4）戒烟限酒：每日酒精摄入量男性不超过 25g，女性不超过 15g；每周酒精摄入量男性不超过 140g，女性不超过 80g。

（5）增加运动：运动可以改善血压水平，规律运动，每周 4~7 天，每天 30~60 分钟的中等强度有氧运动。

（6）减轻精神压力，保持心态平衡。

4. 药物治疗

（1）降压药物治疗的时机：在改善生活方式的基础上，血压仍≥140/90mmHg 和 / 或高于目标血压的患者应启动药物治疗。

（2）降压药物应用基本原则。

1）起始剂量：一般患者采用常规剂量；老年人及高龄老年人初始治疗时通常应采用较小的有效治疗剂量。根据需要，可考虑逐渐增加至足剂量。

2）长效降压药物：优先使用长效降压药物，以有效控制全天血压，更有效预防心脑血管并发症发生。

3）联合治疗：对血压≥160/100mmHg、高于目标血压 20/10mmHg 的高危患者，或单药治疗未达标的高血压患者应进行联合降压治疗，包括自由联合或单片复方制剂。对血压≥140/90mmHg 的患者，也可起始小剂量联合治疗。

4）个体化治疗：根据患者合并症的不同和药物疗效及耐受性，以及患者个人意愿或长期承受能力，选择适合患者个体的降压药物。

5）药物经济学：高血压是终生治疗，需要考虑成本 / 效益。

（3）降压药物选择：目前常用降压药物可归纳为五大类，即利尿剂、β 受体阻滞剂、钙通道阻滞剂（CCB）、血管紧张素转换酶抑制剂（ACEI）和血管紧张素Ⅱ受体阻滞剂（ARB），以及由上述药物组成的固定复方制剂。为便于记忆，将五大类药物用 A、B、C、D 简称。此外 α 受体阻滞剂和新型药物肾素抑制剂有时应用于某些高血压人群。

A：ACEI 和 ARB。两类药物降压作用明确，尤其适用于慢性心力衰竭、心肌梗死后、糖尿病、慢性肾脏疾病、代谢综合征、蛋白尿患者，有充足证据证明可改善预后。用于蛋白尿患者，可降低尿蛋白，具有肾脏保护作用。长期应用有可能导致血钾升高，应定期监测血钾和血肌酐水平。禁忌证为双侧肾动脉狭窄、高钾血症及妊娠妇女。

B：β 受体阻滞剂。适用于伴快速性心律失常、冠心病、慢性心力衰竭、交感神经活性增高以及高动力状态的高血压患者。常见的不良反应有疲乏、肢体冷感、激动不安、胃肠不适等，还可能影响糖、脂代谢。二 / 三度房室传导阻滞、哮喘患者禁用。

C：CCB。包括二氢吡啶类 CCB 和非二氢吡啶类 CCB。二氢吡啶类 CCB 可与其他 4 类药联合应用，尤其适用于老年高血压、单纯收缩期高血压、伴稳定性心绞痛、冠状动脉或颈动脉粥样硬化及周围血管病患者。二氢吡啶类 CCB 没有绝对禁忌证，但心动过速与心力衰竭患者应慎用。急性冠脉综合征患者一般不推荐使用短效硝苯地平。临床上常用的非二氢吡啶类 CCB，也可用于降压治疗，常见不良反应包括抑制心脏收缩功能和传导功能，二度至三度房室阻滞；心力衰竭患者禁忌使用。

D：利尿剂。主要是噻嗪类利尿剂，分为噻嗪型利尿剂和噻嗪样利尿剂两种，前者包括氢氯噻嗪和苄氟噻嗪等，后者包括氯噻酮和吲达帕胺等。适用于老年高血压、单纯收缩期高血压或伴心力衰竭患者，也是难治性高血压的基础药物之一。噻嗪类利尿剂可引起低血钾，长期应用者应定期监测血钾，并适量补钾，痛风者禁用。保钾利尿剂如阿米洛利、醛固酮受体拮抗剂如螺内酯等也可用于控制难治性高血压。

α受体阻滞剂：不作为高血压治疗的首选药，适用于高血压伴前列腺增生患者。

（4）降压药物的联合应用

1）联合用药的适应证：血压≥160/100mmHg或高于目标血压20/10mmHg的高危人群，往往初始治疗即需要应用2种降压药物。如血压超过140/90mmHg，也可考虑初始小剂量联合降压药物治疗。

2）联合用药方案

我国临床主要推荐应用的优化联合治疗方案是：二氢吡啶类CCB+ARB；二氢吡啶类CCB+ACEI；ARB+噻嗪类利尿剂；ACEI+噻嗪类利尿剂；二氢吡啶类CCB+噻嗪类利尿剂；二氢吡啶类CCB+β受体阻滞剂。可以考虑使用的联合治疗方案是：利尿剂+β受体阻滞剂；α受体阻滞剂+β受体阻滞剂；二氢吡啶类CCB+保钾利尿剂；噻嗪类利尿剂+保钾利尿剂。

3）单片复方制剂（single-pill combination，SPC）：是常用的一组高血压联合治疗药物。通常由不同作用机制的两种或两种以上的降压药组成。与随机组方的降压联合治疗相比，其优点是使用方便，可改善治疗的依从性及疗效，是联合治疗的新趋势。

我国传统的单片复方制剂：包括复方利血平（复方降压片）、复方利血平氨苯蝶啶片、珍菊降压片等，此类复方制剂目前仍在基层较广泛使用，尤以长效的复方利血平氨苯蝶啶片为著。

目前我国上市的新型的单片复方制剂主要包括：ACEI+噻嗪类利尿剂，ARB+噻嗪类利尿剂；二氢吡啶类CCB+ARB，二氢吡啶类CCB+ACEI，二氢吡啶类CCB+β受体阻滞剂，噻嗪类利尿剂+保钾利尿剂等。由不同机制的两种药物组成，使用方便，可改善依从性。

（5）药物治疗方案：根据患者是否存在合并症及血压水平，选择合适的药物，优选长效药物。除心力衰竭及体位性低血压风险较大的高龄初始用药患者建议从小剂量开始外，其他高血压患者可从常用起始剂量开始。

1）无合并症高血压药物治疗方案见图7-1-1。

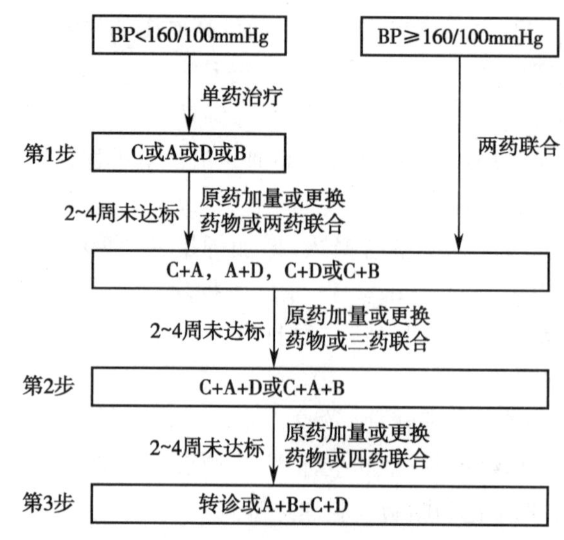

图7-1-1 无合并症高血压药物治疗方案推荐

2）有合并症高血压药物治疗方案（注：合并症急性期建议转诊治疗）见表7-1-5。

表7-1-5 有慢性合并症的高血压治疗方案推荐

患者特征	第一步	第二步	第三步
心肌梗死	A+B	A+B+C或A+B+D	转诊或A+B+C+D
心绞痛	B或A或C	B+C或B+A或A+C	B+C+A或B+C+D
心力衰竭	A+B	A+B+D	转诊或A+B+D+C
脑卒中	C或A或D	C+A或C+D或A+D	C+A+D
糖尿病或慢性肾脏疾病	A	A+C或A+D	A+C +D

5. 综合干预管理 高血压患者选择降压药物时应综合考虑伴随的合并症，对于已患心脑血管疾病患者及具有某些危险因素的患者，应考虑给予相应的药物治疗，以降低心血管疾病再发及死亡风险。具体建议如下：

（1）抗血小板治疗：高血压伴有缺血性心脑血管病的患者，推荐进行抗血小板治疗。

（2）调脂治疗：高血压伴血脂异常的患者，应在治疗性生活方式改变的基础上，积极降压治疗以及适度降脂治疗。对动脉粥样硬化性心血管病（ASCVD）风险低中危患者，当严格实施生活方式干预6个月后，血脂水平不能达到目标值者，则考虑药物降脂治疗。对ASCVD风险中危以上的高血压患者，应立即启动他汀治疗。采用中等强度他汀类治疗，必要时采用联合降胆固醇药物治疗。

（3）血糖控制：目标为 HbA1c<7%；空腹血糖 4.4~7.0mmol/L；餐后 2 小时血糖或高峰值血糖 <10.0mmol/L。容易发生低血糖、病程长、老年人、合并症或并发症多的患者，血糖控制目标可以适当放宽。

6. 转诊 需转诊人群主要包括起病急、症状重、怀疑继发性高血压以及多种药物无法控制的难治性高血压患者。妊娠和哺乳期女性高血压患者不建议基层就诊。转诊后 2~4 周基层医务人员应主动随访，了解患者在上级医院的诊断结果或治疗效果，达标者恢复常规随访，预约下次随访时间；如未能确诊或达标，仍建议在上级医院进一步治疗。

（1）初诊转诊

1）合并严重的临床情况或靶器官损害，需要进一步评估治疗。

2）多次测量血压水平达 3 级，需要进一步评估治疗。

3）怀疑继发性高血压患者。

4）妊娠和哺乳期妇女。

5）高血压急症及亚急症。

6）因诊断需要到上级医院进一步检查。

（2）随访转诊

1）至少三种降压药物足量使用，血压仍未达标。

2）血压控制平稳的患者，再度出现血压升高并难以控制。

3）血压波动较大，临床处理有困难者。

4）随访过程中发现严重临床疾患或原有疾病加重。

5）怀疑与降压药物相关且难以处理的不良反应。

6）高血压伴发多重危险因素或靶器官损害而处理困难者。

（3）下列严重情况建议急救车转诊

1）意识丧失或模糊。

2）血压≥180/110mmHg 伴剧烈头痛、呕吐，或突发言语障碍和 / 或肢体瘫痪。

3）血压显著升高伴持续性胸背部剧烈疼痛。

4）血压升高伴下肢水肿、呼吸困难，或不能平卧。

5）胸闷、胸痛持续至少 10 分钟，伴大汗，心电图示至少两个导联 ST 段抬高，应以最快速度转诊，考虑溶栓或行急诊冠脉介入治疗。

6）其他影响生命体征的严重情况，如意识淡漠伴血压过低或测不出、心率过慢或过快，突发全身严重过敏反应等。

（4）上级医院转回基层社区的条件

1）高血压诊断已明确。

2）治疗方案已确定。

3）血压及伴随临床情况已控制稳定。

（五）基层高血压管理流程

基层医疗卫生机构应承担原发性高血压的诊断、治疗及长期随访管理工作，识别出不适合在基层诊治的高血压患者并及时转诊。管理目标是降压达标，降低并发症发生风险。具体管理流程见图 7-1-2。

（六）高血压长期随访管理

1. 未达标患者

随访频率：每 2~4 周，直至血压达标。

随访内容：查体（血压、心率、心律），生活方式评估及建议，服药情况，调整治疗。

2. 已达标患者

随访频率：每 3 个月 1 次。

随访内容：有无再住院的新发合并症，查体（血压、心率、心律，超重或肥胖者应监测体重及腰围），生活方式评估及建议，了解服药情况，必要时调整治疗。

3. 年度评估 除上述每 3 个月随访事项外，还需再次测量体重、腰围，并进行必要的辅助检查，同初诊评估，即血常规、尿常规、生化（肌酐、尿酸、谷丙转氨酶、血钾、血糖、血脂）和心电图。有条件者可选做：动态血压监测、超声心动图、颈动脉超声、尿白蛋白 / 肌酐、胸片和眼底检查等。

（七）展望

目前我国高血压控制率仍很低，需要广大医务人员共同努力，尤其是加强基层高血压患者长期随访、健康教育、生活方式指导方面可有利于控制率提高。有条件的可进一步建立高血压及相关疾病远程管理平台，通过具有远程传输功能的电

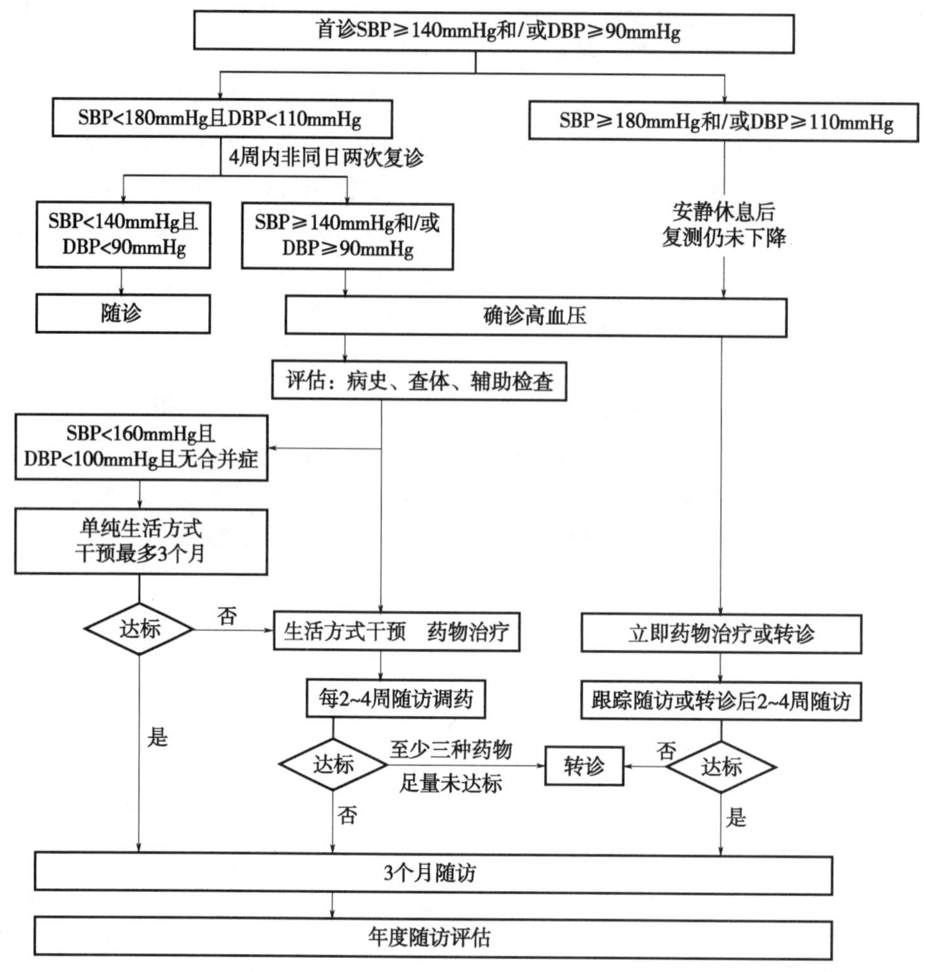

图 7-1-2　基层高血压管理流程图

子血压计监测患者的院外血压数据，使患者足不出户就可以得到医生的指导建议，实现患者门诊随访之间的院外血压的动态管理，进一步提升基层高血压管理的质量。

不同个体高血压患者要结合患者特点个体化用药，规范药物治疗，联合药物治疗、单片复方制剂应用可增加依从性和血压控制率。高血压管理将更加关注于找到导致血压升高的真正原因，从而"对症下药"，做到"防患于未然"。钙通道阻滞剂（CCB）、利尿剂、β 受体阻滞剂、ACEI、ARB 五类药物仍作为高血压治疗的基础用药，肾素抑制剂作为一类新型降压药，对心脑血管事件的影响尚待大规模临床试验评估。近年来新兴一些器械降压治疗方法，如去肾交感神经术（RDN）、压力感受性反射激活疗法、髂动静脉吻合术、颈动脉体化学感受器消融等，安全性和疗效仍不明确，仍处于临床研究阶段。基于器械多种降压治疗方案需要进一步临床研究去验证，寻找药物外治疗方法。

二、冠状动脉粥样硬化性心脏病

学习提要

1. 冠心病患病率和死亡率逐渐增加，是国家实施综合防治管理策略的主要慢性病，临床类型包括慢性心肌缺血综合征和急性冠脉综合征。针对患者进行危险分层评估，治疗方面前者以预防心肌梗死、改善症状为原则，后者要及时识别、住院治疗、防治并发症发生。

2. 冠心病患者的基层规范管理尤为重要，包括控制危险因素、二级预防及长期随访管理工作，识别出高危患者并及时转诊，降低并发症发生风险。

冠状动脉粥样硬化性心脏病（coronary atherosclerotic heart disease，CHD）是指冠状动

脉发生粥样硬化引起管腔狭窄或闭塞,导致心肌缺血缺氧或坏死而引起的心脏病,简称冠心病,也称缺血性心脏病。

冠心病是国家实施综合防治管理策略的主要慢性病。冠心病早已成为发达国家人们健康的主要杀手,随着全球化进程的加速,心血管病已在发展中国家蔓延。充分认识冠心病及该病带来的巨大疾病负担,对进一步研究防治策略意义重大。要控制我国冠心病负担的增长,应采取预防为主的方针,控制危险因素,将慢性病防治关口前移,重心下移,切实健全分级诊疗体系。

（一）流行病学

冠心病是动脉粥样硬化导致器官病变的最常见类型,严重危害人类健康。本病多发生于 40 岁以上成人,男性发病早于女性,经济发达国家发病率较高;近年来发病呈年轻化趋势,已成为威胁人类健康的主要疾病之一。据《中国心血管病报告 2017》推算心血管疾病现患人数 2.9 亿,其中冠心病 1 100 万。近 10 年来我国居民冠心病死亡率快速增加,2015 年城市和农村居民冠心病死亡率达到 110.87/10 万和 110.91/10 万,农村已略高于城市水平。急性心肌梗死的死亡率也呈上升态势,2015 年城市和农村居民急性心肌梗死死亡率达到 56.38/10 万和 70.09/10 万,农村也是明显超过城市水平。

（二）冠心病的分类

从提高诊治效果和降低死亡率出发,临床上分为两大类:①慢性心肌缺血综合征(chronic ischemic syndrome, CIS),包括稳定型心绞痛、缺血性心肌病和隐匿性冠心病等,其中稳定型心绞痛是其中最常见和最具代表性的临床类型;②急性冠脉综合征(acute coronary syndrome, ACS),包括不稳定型心绞痛(unstable angina, UA)、非 ST 段抬高型心肌梗死(non-ST-segment elevation myocardial infarction, NSTEMI)和 ST 段抬高型心肌梗死(ST-segment elevation myocardial infarction, STEMI)。

（三）冠心病的筛查、诊断与评估

1. 冠心病的筛查　35 岁首诊行心电图检查。对有冠心病高危因素的人群,建议每半年检查心电图,根据有无症状必要时可行运动平板试验或冠状动脉 CT 检查。

2. 冠心病的诊断

（1）稳定型心绞痛的诊断:根据典型的发作特点,休息或含服硝酸甘油后缓解,结合年龄和存在的冠心病危险因素,除外其他疾病所致的心绞痛,即可建立临床诊断。心绞痛发作和缓解时可观察到心电图检查 ST-T 动态改变,支持心绞痛诊断。可疑患者如未捕捉到发作时心电图者根据情况可行心电图负荷试验或冠状动脉 CTA 检查,以明确诊断。

（2）急性冠脉综合征的诊断:不稳定型心绞痛的疼痛部位、性质、发作时心电图改变与稳定型心绞痛类似,常在休息或轻微活动下即可诱发,1 个月内新发的或症状恶化的心绞痛也属于不稳定型心绞痛;心肌梗死的疼痛程度更剧烈,持续时间多超过 30 分钟,多伴心律失常、心力衰竭或休克,含服硝酸甘油多不缓解,心电图有动态演变。对于怀疑 ACS 患者,除心电图外,立即进行心脏标记物检查,其中肌钙蛋白(cTn)是最敏感和最特异的生物标记物,也是用于诊断和危险分层的重要依据之一。对反复胸痛、心电图及 cTn 正常但疑似 ACS 患者,建议有创治疗策略前根据情况选择运动负荷检查或冠状动脉 CT 检查明确。

3. 评估

（1）稳定型心绞痛患者的危险分层评估:对于稳定型心绞痛患者应进行危险分层以指导治疗决策。根据不同检查结果进行评估:①低风险,心血管年死亡率 <1%;②中等风险,心血管年死亡率 1%~3%;③高风险,心血管年死亡率 >3%。具体见表 7-1-6。

（2）非 ST 段抬高急性冠脉综合征患者的危险分层评估:结合患者病史、症状、生命体征和体检发现、心电图和实验室检查,给出初始诊断和最初的缺血性及出血性风险分层。

1）临床表现:除了高龄、糖尿病、肾功能不全外,发病时临床表现可预测早期预后。静息性胸痛比劳力后胸痛预后差,胸痛发作频繁、就诊时心动过速、低血压、心力衰竭和新出现二尖瓣反流,均提示预后不良。

2）心电图:ST 段下移的导联数和幅度与心肌缺血范围相关,缺血范围越大风险越高。

3）生化指标:cTn 升高及幅度有助于评估短期和长期预后,就诊时超敏肌钙蛋白(hs-cTn)水平越高,则死亡风险越大。

表 7-1-6 各种无创性检查方法判断预后风险的定义

检查方法	预后风险定义
负荷心电图	高风险：Duke 评分≤-11 分 中风险：Duke 评分 -10 分~-4 分 低风险：Duke 评分≥5 分
无创影像检查	高风险：缺血面积 >10%（SPECT 检查 >10%；CMR 新发充盈缺损≥2/16 或多巴酚丁胺诱发的功能障碍节段≥3；负荷超声心动图异常≥3 个左心室节段） 中风险：1%≤缺血面积≤10% 低风险：无心肌缺血
CTA	高风险：重要供血部位的冠状动脉高度狭窄（三支血管近段狭窄，尤其是前降支近段狭窄，左主干病变） 中风险：冠状动脉近中段高度狭窄，非高风险类型 低风险：冠状动脉正常或仅见少许斑块

注：应用负荷心电图判断预后风险可参照 Duke 运动平板评分，根据运动时间、ST 段压低程度和运动中出现心绞痛的程度进行危险分层，Duke 运动平板评分 = 运动时间（min）-5 × ST 段下降（mm）-（4× 心绞痛指数），其中心绞痛指数定义为，运动中未出现心绞痛评 0 分，运动中出现心绞痛评 1 分，因心绞痛终止运动试验评 2 分

4）缺血风险评估：常用的评分模型包括全球急性冠状动脉事件注册（GRACE）风险评分和心肌梗死溶栓治疗临床试验（TIMI）风险评分。GRACE 风险评分对入院和出院提供了最准确的风险评估，涉及参数较多，GRACE2.0 风险计算器可直接评估住院、6 个月、1 年和 3 年的病死率，还能提供 1 年死亡或心肌梗死联合风险。TIMI 风险评分包括 7 项指标，使用简单，但识别精度不如 GRACE 风险评分和 GRACE2.0 风险计算。

5）出血风险评估：对接受冠状动脉造影的 ACS 患者，CRUSADE 和 ACUITY 评分对严重出血具有合理的预测价值，而 CRUSADE 评分的鉴别价值更高。但尚不明确药物治疗或口服抗凝药治疗时上述评分方法的价值。

（3）急性 ST 段抬高型心肌梗死的危险分层评估：危险分层是一个连续的过程，需根据临床情况不断更新最初的评估。高龄、女性、Killip 分级Ⅱ~Ⅳ级、既往心肌梗死史、心房颤动、前壁心肌梗死、肺部啰音、收缩压 <100mmHg、心率 >100 次 /min、糖尿病、cTn 明显升高等是 STEMI 患者死亡风险增加的独立危险因素。溶栓治疗失败、伴有右心室梗死和血流动力学异常的下壁 STEMI 患者病死率增高。合并机械性并发症的 STEMI 患者死亡风险增大。冠状动脉造影可为 STEMI 风险分层提供重要信息。

（四）冠心病的治疗

1. 稳定型冠心病的治疗

治疗目的：预防心肌梗死和猝死，改善预后，延长患者的生存期；减少缺血发作和缓解症状，提高生活质量。

（1）药物治疗：缓解症状及预防心血管事件。

1）缓解症状、改善心肌缺血的药物主要包括三类：β 受体阻滞剂、硝酸酯类药物和钙通道阻滞剂（calcium channel blocker，CCB）。该类药物应与预防心肌梗死和死亡的药物联合使用，其中 β 受体阻滞剂兼有两方面的作用。

①β 受体阻滞剂：只要无禁忌证，应作为初始治疗药物。倾向于选择 β1 受体阻滞剂如琥珀酸美托洛尔、比索洛尔，治疗期间心率宜控制在 55~60 次 /min。

②硝酸酯类：长效硝酸酯类适用于慢性长期治疗，不适用于心绞痛急性发作，急性发作可选用硝酸甘油。每天用药应注意足够的无药间期（8~10 小时），以减少耐药性发生。

③CCB：二氢吡啶类药物对血管的选择性更佳，推荐应用长效制剂。非二氢吡啶类药物可降低心率，地尔硫䓬治疗劳力性心绞痛较维拉帕米不良反应小。心力衰竭患者急性期避免应用 CCB，尤其是短效的二氢吡啶类及有负性肌力作用的非二氢吡啶类。当心力衰竭患者伴严重的心绞痛，其他药物不能控制而需应用 CCB 时，可选择安全性较好的氨氯地平或非洛地平。

④其他药物：曲美他嗪、尼可地尔、伊伐雷定。

2）改善预后的药物：此类药物可改善患者预后，预防心肌梗死、死亡等不良心血管事件的发生。主要包括抗血小板药物、调脂药物、β 受体阻滞剂和血管紧张素转换酶抑制剂（angiotensin converting enzyme inhibitor，ACEI）或血管紧张素Ⅱ受体拮抗剂（angiotensin receptor blocker，ARB）。

①抗血小板药物：无ACS及经皮冠状动脉介入治疗（percutaneous coronary intervention，PCI）病史者推荐阿司匹林长期服用。PCI术后患者，建议给予双重抗血小板治疗（dual antiplatelet therapy，DAPT）6个月，必要时可根据临床具体情况评估缺血和出血风险后考虑延长或缩短DAPT疗程。

②调脂药物：如无禁忌，使用他汀治疗，推荐LDL-C目标值<1.8mmol/L，若不达标，可考虑与其他调脂药物联合应用。若LDL-C基线值较高，现有调脂药物标准治疗3个月后难以降至基本目标值，可考虑将LDL-C至少降低50%作为替代目标。

③ACEI/ARB：对于冠心病患者，尤其是合并高血压、LVEF ≤40%、糖尿病或慢性肾病的高危患者，只要无禁忌证，均可考虑使用ACEI或ARB。

（2）血运重建：对强化药物治疗下仍有缺血症状及存在较大范围心肌缺血证据的稳定型冠心病患者，如预判选择PCI或冠状动脉旁路移植术（coronary artery bypass grafting，CABG）治疗的潜在获益大于风险，可根据病变特点选择相应的治疗策略。

（3）危险因素管理：包括血脂管理、血压管理、糖尿病患者血糖管理。

（4）生活方式干预：包括体育锻炼、体重管理、戒烟、酒精管理、社会心理因素管理。

1）体育锻炼：建议所有稳定型冠心病患者在日常锻炼强度基础上，每周至少5天进行30~60分钟中等强度的有氧锻炼，以增强心肺功能。建议根据体育锻炼史和/或运动试验情况进行风险评估来指导治疗和改善预后。

2）体重管理：目标体重指数18.5~24.9kg/m^2。减重治疗起始目标为体重较基线下降5%~10%，如成功，可尝试进一步减重。

3）酒精管理：不推荐饮酒。建议非妊娠期女性每天酒精摄入量不超过15g，男性不超过25g。

2. 非ST段抬高型急性冠脉综合征的治疗

（1）一般治疗：卧床休息、持续心电监测。伴血氧饱和度<90%、呼吸窘迫或其他低氧血症高危特征患者，辅助氧疗。治疗后仍有持续胸痛患者，可使用吗啡。不应给予非甾体抗炎药（阿司匹林除外），因为这类药物有增加主要心血管事件的发生风险。

（2）抗心肌缺血药物治疗：包括硝酸酯类、β受体阻滞剂、CCB、尼可地尔、ACEI/ARB。

1）硝酸酯类：推荐舌下或静脉使用硝酸酯类药物缓解心绞痛。

2）β受体阻滞剂：如无禁忌证，早期使用（24小时内），并建议长期使用。

3）CCB：持续或反复缺血发作、存在β受体阻滞剂禁忌的患者，非二氢吡啶类药物应作为初始治疗，除外临床有严重左心室功能障碍、心源性休克、PR间期>0.24秒或二、三度房室传导阻滞而未置入心脏起搏器的患者。在应用β受体阻滞剂和硝酸酯类药物后患者仍存在心绞痛症状或难以控制的高血压，可加用长效二氢吡啶类CCB。

4）尼可地尔：推荐用于硝酸酯类不耐受的患者。

（3）抗血小板治疗

1）阿司匹林：如无禁忌，患者均应口服阿司匹林首剂负荷量150~300mg（未服用过阿司匹林的患者）并长期服用75~100mg/d。

2）P2Y12受体抑制剂：除非有禁忌证，阿司匹林基础上应联合1种P2Y12受体抑制剂，并维持至少12个月。国内目前常用的有氯吡格雷和替格瑞洛。无论采取何种治疗措施，一旦确诊，均应尽快给予该类药物。

建议NSTE-ACS患者接受至少1年的DAPT，根据缺血或出血风险的不同，可以选择性的缩短或延长DAPT的时间。

3）血小板糖蛋白Ⅱb/Ⅲa受体拮抗剂（GPI）：可在PCI过程中使用，尤其是高危（cTn升高、合并糖尿病等）或血栓并发症患者。不建议早期常规使用。

（4）抗凝治疗：除非有禁忌证，所有患者均应在抗血小板治疗基础上常规接受抗凝治疗，根据治疗策略及缺血、出血时间风险选择不同药物。常用药物包括普通肝素、低分子肝素、磺达肝癸钠和比伐卢定。

（5）他汀类药物治疗：如无禁忌证，尽早启动强化他汀治疗，并长期维持。

（6）血运重建治疗：包括PCI和CABG。

1）PCI治疗：对具有至少1条极高危标准的

患者选择紧急侵入治疗策略（<2 小时）；对具有至少 1 条高危标准患者选择早期侵入治疗策略（<24 小时）；对具有至少 1 条中危标准的患者选择侵入治疗策略（<72 小时）。无下表中任何一条危险标准和症状无反复发作的患者，建议在决定有创评估之前先行无创检查以寻找缺血证据。具体风险标准见表 7-1-7。

表 7-1-7 NSTE-ACS 患者有创治疗策略风险标准

危险分层	症状及临床表现
极高危	血流动力学不稳定或心源性休克；药物治疗无效的反复发作或持续性胸痛；致命性心律失常或心脏停搏；心肌梗死合并机械并发症；急性心力衰竭；反复的 ST-T 动态改变，尤其是伴随间歇性 ST 段抬高
高危	心肌梗死相关的肌钙蛋白上升或下降；ST-T 动态改变；GRACE 评分 >140
中危	糖尿病；肾功能不全；LVEF<40% 或慢性心力衰竭；早期心肌梗死后心绞痛；PCI 史；CABG 史；109<GRACE 评分 <140
低危	无任何上述提及的体征

2）CABG：左主干或三支血管病变且左心室功能减低（LVEF<50%）的患者（尤其合并糖尿病时），CABG 后生存率优于 PCI。稳定后的 NSTE-ACS 患者进行非急诊 CABG 的时机应个体化。

3. 急性 ST 段抬高型心肌梗死的治疗 STEMI 是冠心病最危重的临床类型，宜及早发现、及早住院，并加强住院前的就地处理。

（1）院前急救：尽早识别疑似 AMI 患者，尽早呼叫“120”急救中心，帮助 AMI 患者安全、快速地转运到医院。首次医疗接触（FMC）的 10 分钟内完成心电图检查，对于明确的 STEMI，应尽早开始再灌注治疗。

（2）住院治疗

1）一般治疗：卧床休息、持续心电、血压及血氧饱和度监测、吸氧、建立静脉通道、对症吗啡镇痛。

2）抗血小板治疗

①阿司匹林：如无禁忌，立即嚼服肠溶阿司匹林 300mg，继以 75~100mg/d 口服。

②$P2Y_{12}$ 受体抑制剂：STEMI 直接 PCI 患者，应给予负荷量替格瑞洛 180mg，后 90mg，2 次 /d 至少 12 个月；或氯吡格雷 600mg 负荷量，后 75m/d，至少 12 个月。静脉溶栓患者，如年龄≤75 岁，给予氯吡格雷 300mg 负荷量，后 75mg/d 维持 12 个月。未接受再灌注治疗患者可给与氯吡格雷 75mg/d 或替格瑞洛 90mg，2 次 /d 至少 12 个月。拟行 CABG 患者术前需停用，择期 CABG 停用氯吡格雷或替格瑞洛 5 日，急诊时至少停用 24 小时。

③GPⅡb/Ⅲa 受体拮抗剂：不常规使用，高危患者或造影提示血栓负荷重、直接 PCI 过程中根据情况使用。

3）抗凝治疗

①直接 PCI 患者：普通肝素，维持活化凝血时间（ACT）250~300 秒，或普通肝素联合 GPⅡb/Ⅲa 受体拮抗剂，维持 ACT 200~250 秒；或比伐卢定（合用或不合用 GPⅡb/Ⅲa 受体拮抗剂），维持至 PCI 术后 3~4 小时。

②静脉溶栓患者：至少接受 48 小时抗凝治疗（最多 8 天或至血运重建）。可用普通肝素、低分子肝素或磺达肝癸钠。

③溶栓后 PCI 患者：应用普通肝素患者，根据 ACT 结果考虑是否应用 GPⅡb/Ⅲa 受体拮抗剂。应用低分子肝素患者，根据末次时间确定是否需要追加。

发病 12 小时内未行再灌注治疗或发病 >12 小时患者，须尽快给予抗凝治疗。

4）再灌注治疗

①溶栓治疗：快速、简便，在不具备 PCI 条件的医院或因各种原因使 FMC 至 PCI 时间明显延迟时，对有适应证的 STEMI 患者，静脉内溶栓是较好的选择。要严格掌控适应证与禁忌证。溶栓剂建议优先采用特异性纤溶酶原激活剂。

溶栓血管再通的间接判断标准：A. 60~90 分钟内心电图抬高的 ST 段至少回落 50%；B. cTn 峰值提前至发病 12 小时内，CK-MB 酶峰提前到 14 小时内；C. 2 小时内胸痛症状明显缓解；D. 2~3 小时内出现再灌注心律失常。上述四项中心电图变化和心肌损伤标记物峰值前移最重要。

②介入治疗：包括直接 PCI、溶栓后 PCI、FMC 与转运 PCI、未接受早期再灌注治疗 STEMI 患者的 PCI。优先将发病 12 小时内的 STEMI 患者送至可行直接 PCI 的医院，行直接 PCI。若已

在无直接PCI条件医院的患者，若能在FMC后120分钟内完成转运PCI，则将患者转运至可行PCI的医院实施直接PCI。

③CABG：患者出现持续或反复缺血、心源性休克、严重心力衰竭，而冠状动脉解剖特点不适合行PCI或出现心肌梗死机械并发症需外科手术修复时可选择急诊CABG。

5）其他药物治疗

①抗心肌缺血治疗：β受体阻滞剂、硝酸酯类、CCB。

②其他治疗：ACEI/ARB、醛固酮受体拮抗剂、他汀类药物。

6）右心室梗死：多与下壁心梗同时发生，易出现低血压，治疗时要注意维持有效的右心室前负荷，避免使用利尿剂和血管扩张剂。

7）并发症及处理：包括抗心力衰竭治疗、抗心律失常治疗、预防心源性休克及机械性并发症的识别及处理。

（五）冠心病的转诊

1. 上转至二级及以上医院的标准

（1）社区出诊或社区管理的冠心病患者，出现下列情况之一，应及时上转至二级及以上医院救治：

1）首次发生心绞痛。

2）无典型胸痛发作，但心电图ST-T有动态异常改变。

3）稳定型心绞痛患者出现心绞痛发作频率增加，胸痛加重，持续时间延长，硝酸甘油对胸痛患者效果不好，活动耐量减低或伴发严重症状。

4）反复心绞痛发作，心电图有或无ST段压低，但有明显心衰症状或合并严重心律失常。

5）胸痛伴新出现的左、右束支传导阻滞。

6）首次发现陈旧性心肌梗死；新近发生或可疑心力衰竭。

7）急性冠脉综合征患者。

8）不明原因晕厥、血流动力学不稳定。

9）出现其他严重合并症，如消化道出血、脑卒中等需要进一步检查者；需要做运动试验、核素成像检查、超声心动图、冠脉CT、冠状动脉造影等检查者。

对于病情较重、风险较高的患者应在维持生命体征稳定条件下，及时转诊至有冠心病急症救治能力的二级以上医院救治。

（2）社区管理的冠心病患者，出现以下情况之一应当上转至二级及以上医院进一步治疗：

1）抗血小板、抗凝药物需要调整。

2）他汀类药物治疗LDL-C达标困难或由不良反应，需调整药物。

3）血糖及血压等重要危险因素不能控制。

4）稳定期患者每半年至1年转上级医院进行病情评估。

2. 转回基层医疗卫生机构的标准

（1）诊断明确，治疗方案确定，患者病情稳定，尚不需要介入治疗等。

（2）已完成血运重建治疗（冠脉介入或搭桥手术），进入稳定康复期。

（3）症状相对稳定，无明确冠心病直接相关症状。

（六）冠心病患者的管理

基层医疗卫生机构主要任务是为诊断明确、病情稳定的疾病稳定期患者、康复期患者提供康复、护理服务，开展健康教育，指导患者控制危险因素。

1. 冠心病患者的处理

（1）建立冠心病患者病例管理档案。

（2）控制冠心病危险因素。

1）建议患者戒烟、控制饮酒。

2）建议控制体重。

3）建议患者健康的生活方式。

4）治疗伴随疾病，如高血压、糖尿病、血脂异常等。

（3）健康教育

1）疾病基本知识：如告知患者急性加重的症状及如何紧急处理，指导患者在病情变化时及时就诊。

2）家庭保健知识：告知患者合理的饮食结构，进行规律适度的体力活动。

3）药物使用知识：比如抗血小板药物应用，PCI术后患者双抗使用时间，他汀类作用、疗程及血脂控制目标，药物治疗期间注意出血性风险评估及他汀类药物的副作用监测，必要时复查血常规、肝功能及肌酸激酶等。

4）给予患者心理支持，避免患者有过重心理负担，正确对待疾病。

（4）药物治疗

1）无药物不良反应者，维持目前药物治疗方案，观察治疗反应，督促患者每月随访。

2）告知患者在服用抗心绞痛药物治疗中可能会出现的不良反应及注意事项。

3）告知患者冠心病药物治疗是长期治疗，切忌症状好转自行减药或停药。

4）如果出现药物不良反应，建议并协助患者转诊至上级医院，并在1周内随访。

2. 冠心病的预防

（1）一级预防

1）控制血压，治疗目标 <140/90mmHg，若为糖尿病患者治疗目标为 <130/80mmHg。

2）合理饮食结构及热能摄入，避免体重超重。防治高脂血症，降低人群血脂水平。

3）戒烟、控制饮酒。

4）积极治疗糖尿病。

5）避免长期精神紧张、过分激动。

6）病情稳定患者，积极参加体育锻炼。

（2）二级预防：也就是常说的ABCDE原则，包括抗血小板药、ACEI/ARB、硝酸酯类药物、降压药、β受体阻滞剂、控制血脂、戒烟、降糖、饮食控制、运动和教育等。

（七）展望

抗血小板治疗是冠心病尤其是急性冠脉综合征治疗的基石，有效的抗血小板治疗能改善患者的近期和远期临床预后，及预防介入并发症的发生。近年来新型抗血小板药物的不断出现及大量循证医学的研究对冠心病抗血小板治疗有了一定程度的进展。双重抗血小板治疗时间及药物的选择各个指南强调要给予评估个体出血风险以指导选择，仍需更多大规模临床研究，以期得到最安全、最有效的抗血小板治疗方案。

PCI治疗是冠心病血运重建治疗的重要部分，支架技术也在不断发展进步，从裸支架到药物洗脱支架（drug eluting stent，DES），到目前的完全生物可吸收支架。近年完全生物可吸收支架成为新一代支架的发展方向。目前多种完全生物可吸收支架已开始在中国进行临床试验。ABSORB China研究显示使用完全生物可吸收支架1年支架内晚期管腔丢失不劣于金属DES。

急性ST段抬高型心肌梗死仍是冠心病患者最危险的类型，如何提高STEMI的诊治水平、改善患者的预后，历来是我国基础研究工作者和临床医生面临的挑战。以往研究已证实，心肌梗死大小是决定STEMI患者远期心血管不良事件发生率的重要因素之一，因此，应进一步探索新的药物或机械治疗手段，减低缺血/再灌注损伤、缩小心肌梗死范围。目前对优化非梗死相关动脉病变的处理策略、完全血运重建的最佳时间以及静脉溶栓或PCI后短期和长期的最佳抗栓方案和β受体阻滞剂和ACEI应用，还需深入研究。就心肌梗死后风险分层而言，STEMI期间和心肌梗死后早期如何采用优化治疗方案减低室速/室颤患者心脏性猝死风险尚不清楚。尽管植入型心律转复除颤器（implantable cardioverter defibrillator，ICD）对左心室射血分数减低的患者有益，但对预防猝死的风险分层流程还需研究。STEMI并发严重心泵衰竭是预后不佳的重要预测因素，除对非梗死相关动脉急诊PCI和标准药物治疗外，目前对应用正性肌力药物和/或血管扩张剂及辅助循环装置的证据还很有限。尽管主动脉内球囊反搏（intra-aortic balloon counterpulsation，IABP）疗效不够满意，左室辅助循环装置和体外膜氧合（extracorporeal membrane oxygenation，ECMO）应用逐年增多，但仍需更多的临床试验以证实其在治疗心源性休克中的有效性。应用心肌细胞替代治疗或基因疗法以期修复已死亡的心肌组织或预防心室重构，但其真正的有效性和安全性还不清楚，需要大量的基础研究和临床试验加以明确。

三、脑血管病

> **学习提要**
>
> 1. 脑血管疾病已成为危害成人健康和生命的重要疾病，由于脑血管病的高致残率及高死亡率，控制危险因素、长期随访管理就显得尤为重要。
>
> 2. 脑血管病具有症状多样化、病情轻重不一的特点，基层医生需重视院前急救转运、早期诊断、早期治疗、早期康复、早期预防，指导患者合理就医和规范诊疗，最终加强脑血管病的防治管理，降低脑血管病的患病率、致残率及死亡率。

脑血管疾病（cerebrovascular disease，CVD）是指脑血管病变所引起的脑功能障碍。广义上，脑血管病变包括由于栓塞和血栓形成导致的血管腔闭塞、血管破裂、血管壁损伤或通透性发生改变、血黏度增加或血液成分异常等。脑卒中(stroke)是指由于急性脑循环障碍所致的局限或全面性脑功能缺损综合征或急性脑血管病事件。

(一)流行病学

随着我国国民经济的快速发展,人们生活条件和生活方式的明显改变,加之迅速到来的人口老龄化,导致国民的疾病谱、死亡谱发生了很大的变化。目前脑血管病已成为危害我国中老年人身体健康和生命的主要疾病。据原卫生部统计中心发布的人群监测资料显示,无论是城市或农村,脑血管病近年在全死因顺位中都呈现明显前移的趋势。

1. 患病率 现有流行病学统计,2012—2013年我国居民脑血管病患病率约为844.5/10万人,据此推算我国现有脑血管病患者约1 125万。

2. 发病率 不完全统计,我国脑血管病发病率约为202/10万人,每年新发脑血管病患者约270万人。

3. 死亡率 2012年我国脑血管病死亡率约为115/10万人,每年卒中相关死亡110万。

脑血管病是致残率很高的疾病。据统计,在存活的脑血管病患者中,约有四分之三不同程度地丧失劳动能力,其中重度致残者约占40%。目前,全国每年用于治疗脑血管病的费用估计要在100亿元以上,加上各种间接经济损失,每年因本病支出接近200亿元人民币,给国家和众多家庭造成沉重的经济负担。

(二)脑血管疾病分类

脑血管疾病的分类方案是临床进行疾病诊断、治疗和预防的标准,长期依赖分类方法较多。

近20年来我国脑血管病分类一直采用1995年中华医学会神经病学分会第四届脑血管病学术会议制定的分类方法。近年来,随着脑血管病研究的深入和检查治疗技术手段的进步,对脑血管病的认识不断更新,原分类方法已无法满足临床的需求。中华医学会神经病学分会和中华医学会神经病学分会脑血管病学组结合1995年中国脑血管病分类方法及近年来国内外对脑血管病分类的新认识,对以往的脑血管病分类经过多次讨论、修订,重新改写成了《中国脑血管疾病分类2015》(表7-1-8)。

表7-1-8 2015年脑血管疾病分类(简表)

Ⅰ. 缺血性脑血管病 1. 短暂性脑缺血发作 2. 脑梗死(急性缺血性脑卒中) 3. 脑动脉窃血综合征 4. 慢性脑缺血 Ⅱ. 出血性脑血管病 1. 蛛网膜下腔出血 2. 脑出血 3. 其他颅内出血	Ⅲ. 头颈部动脉粥样硬化、狭窄或闭塞 Ⅳ. 高血压脑病 Ⅴ. 颅内动脉瘤 Ⅵ. 颅内动脉畸形 Ⅶ. 脑血管炎 Ⅷ. 其他脑血管疾病

(三)脑血管疾病危险因素

脑血管病的危险因素大致可分为以下两类:一类是机体方面的,难以或不能加以改变的因素,如年龄、性别、种族、家族史;另一类是环境性的,是可能控制的,如膳食结构、吸烟等(表7-1-9),常见的危险因素如下:

表7-1-9 脑血管疾病危险因素

不可干预的危险因素	可干预的危险因素
年龄	高血压病
性别	糖尿病
种族	心脏病,特别是心房颤动
家族史	高脂血症
	无症状性颈动脉狭窄
	口服避孕药
	高尿酸血症
	吸烟
	酗酒
	肥胖(BMI≥28kg/m^2)

(四)预防

脑血管病的预防包括一级预防和二级预防。一级预防又称病因预防,即通过早期改变不健康的生活方式、积极主动地控制各种危险因素,目的是在发病前防止和减少脑血管病的发病,降低脑血管病的发病率。二级预防指针对发生过脑血管病的患者,通过寻找发病原因、纠正可干预的危险因素、治疗可逆性病因,达到预防或降低复发危险性的目的。

1. 一级预防

（1）防治高血压：高血压是脑血管疾病最重要的危险因素，控制血压是脑血管疾病预防的核心环节。有研究结果显示，在控制了其他危险因素后，收缩压每升高10mmHg，脑卒中发病的相对危险增加49%，舒张压每增加5mmHg，脑卒中发病的相对危险增加46%。控制高血压可明显减少脑卒中，同时也有助于预防或减少其他靶器官损害。我国人群高血压病的知晓率仅为30.2%，治疗率24.7%，控制率6.1%，远低于西方人群。建议：

1）一般患者血压控制在140/90mmHg以下。

2）老年患者血压控制在150/90mmHg，如能耐受，应进一步降低。

3）糖尿病或肾病患者血压在可耐受情况下控制在130/80mmHg以下。

4）单侧颈动脉狭窄>70%，收缩压避免低于130mmHg，双侧颈动脉狭窄>70%，收缩压避免低于140mmHg否则有增加脑缺血的风险。

5）根据血压情况可以单用或联合应用降压药物，保持血压长期达标。

6）合理生活方式防治高血压病，包括饮食原则是低盐、低脂、高维生素、适量蛋白质和能量供给；保持心境愉快，避免不良情绪刺激；保持生活规律；戒烟，限酒，嗜酒者男性每日饮酒精<20~30g，女性<15~20g，孕妇不饮酒；适量运动，BMI保持在20~24kg/m^2。

（2）防治糖尿病：糖尿病史脑血管疾病重要的危险因素，糖尿病患者发生缺血性脑卒中的风险增加了3.6倍。脑血管病的病情轻重和预后与糖尿病患者的血糖水平以及病情控制程度有关。因此，应重视对糖尿病的预防和控制见表7-1-10。

（3）防治高脂血症：低密度脂蛋白胆固醇升高是颈动脉粥样硬化的危险因素，与脑血管疾病有相关性，有研究发现他汀治疗可使缺血性脑卒中的发生风险减少19%~31%。除了应用降脂类药物控制血脂以外，治疗性生活方式改变（therapeutic lifestyle change，TLC）是治疗血脂异常的首要步骤，必须贯穿治疗的全过程，包括减少饱和脂肪酸和胆固醇的摄入、戒烟、减轻体重、增加有规律的体力活动等。

表7-1-10　糖尿病患者糖化血红蛋白目标值建议

糖化血红蛋白	适用人群
<6.5%	病程较短、预期寿命较长、无并发症、未合并心血管疾病的2型糖尿病患者，其前提是无低血糖或其他不良反应
<7.0%	大多数非妊娠成年2型糖尿病患者
<8.0%	有严重低血糖史、预期寿命较短、有显著的微血管或大血管并发症，或有严重合并症、糖尿病病程长，尽管进行了糖尿病自我管理教育、适当的血糖监测、接受有效剂量的多种降糖药物包括胰岛素治疗，仍很难达到常规治疗目标的患者

（4）心脏病：各种类型的心脏病都与脑血管疾病密切相关，尤其是心房颤动。非瓣膜病性房颤的患者每年发生脑卒中的危险性为3%~5%，是同年龄组的6倍，大约占血栓栓塞性卒中的50%，而有效的抗凝治疗可显著降低脑卒中的发生率。

对于心房颤动患者栓塞低危者，可不需要抗凝治疗，对于中危患者应考虑抗凝治疗，高危患者需进行抗凝治疗（危险分层见表7-1-11）。

表7-1-11　心房颤动患者脑栓塞的危险分层

$CHADS_2$		CHA_2DS_2-VASc	
年龄>75岁	1分	65~74岁	1分
高血压病	1分	>75岁	2分
糖尿病	1分	高血压病	1分
充血性心力衰竭	1分	糖尿病	1分
卒中/TIA史	2分	充血性心力衰竭	1分
		女性	1分
		血管性病（心肌梗死史、周围动脉病、主动脉斑块）	2分
		卒中/TIA史	

注：0分低危；1分中危；≥2分高危；TIA，短暂性脑缺血发作；$CHADS_2$/CHA_2DS_2-VASc：非瓣膜性房颤患者脑卒中的风险分层

（5）颈动脉狭窄：颈动脉狭窄是缺血性脑血管疾病的重要危险因素，多由动脉硬化引起。狭窄程度超过70%的患者，每年脑卒中的发病率为

3%~4%。目前,对无症状性颈动脉狭窄患者一般不推荐手术治疗或血管内介入治疗,首选阿司匹林等抗血小板药或他汀类药物治疗。对于重度颈动脉狭窄(>70%)的患者,在有条件的地方可以考虑行颈动脉内膜切除术或血管内介入治疗术。

(6)戒烟:吸烟是脑血管疾病的独立危险因素,大量前瞻性研究和病例对照研究结果证实,吸烟者发生缺血性卒中的相对危险度为2.5~5.6。应通过健康宣教等多种方法,鼓励和支持戒烟。

(7)限酒:人群研究证据已经显示,酒精摄入量对于出血性卒中有直接的剂量相关性。但对于缺血性卒中的相关性目前仍然有争议。对不饮酒者不提倡用少量饮酒来预防心脑血管病,孕妇更应忌酒。饮酒者一定要适度,不要酗酒;男性每日饮酒的酒精含量不应超过20~30g,女性不应超过15~20g。

(8)控制体重:肥胖者缺血性脑卒中的发病危险高于非肥胖者的2.2倍,近年有几项大型研究显示,腹部肥胖比体重指数(BMI)增高或均匀性肥胖与卒中的关系更为密切。成年人的BMI(kg/m^2)应控制在<28或腰/臀围比<1,体重波动范围在10%以内。

2. 二级预防

(1)首次卒中发病机制的正确评估:了解首次卒中的病因学机制,对于积极有效地进行卒中的二级预防至关重要。如缺血性卒中的病理生理学机制主要分为4种类型:动脉硬化血栓形成性梗死、心源性栓塞、腔隙性梗死和原因不明型。故在对患者实施干预措施前需要明确初次卒中发作的类型及相关的危险因素,这对患者进一步治疗方案的选择具有重要指导意义。

(2)卒中后的血压管理:脑卒中无论是初发还是再次发作,高血压都是一种密切相关的危险因素。所有合并高血压的患者均应在改变生活方式的基础上,合理选用降压药物治疗。对于缺血性脑卒中或TIA患者,若病情稳定,发病数日后,如果收缩压≥140mmHg或舒张压≥90mmHg,应启动降压治疗。但当急性缺血性脑梗死患者收缩压>220mmHg,应积极使用降压药物降低血压,可使用静脉降压药物控制血压,根据患者的临床表现调整降压速度,160/90mmHg可作为参考的目标值。

(3)抗血小板治疗:对于缺血性卒中后的患者,建议使用抗血小板药物治疗,具体药物应需要根据患者的接受程度及实际情况(包括经济情况等)做出合理的选择。单独应用阿司匹林的剂量为50~150mg/d,一次服用。有条件者、高危人群或对阿司匹林不能耐受者可选用氯吡格雷75mg/d。使用抗凝剂有增加颅内出血的风险,只有在诊断为房颤(特别是非瓣膜病房颤)诱发心源性栓塞的患者才适宜应用抗凝剂。

(五)短暂性脑缺血发作

短暂性脑缺血发作(transient ischemic attack, TIA)是由颅内血管病变引起的一过性或短暂性、局灶性脑或视网膜功能障碍,临床症状一般持续10~15分钟,多在1小时内,不超过24小时。不遗留神经功能缺损症状和体征,结构性影像学(CT、MRI)检查无责任病灶。

TIA是脑卒中的危险因素,一次TIA发作后,脑卒中发生率一个月内为4%~8%,一年内为12%~13%,5年内为24%~29%。TIA频繁发作者48小时内发生缺血性脑卒中的概率可达50%。

1. 诊断

(1)临床特点

1)年龄、性别:TIA好发于老年人,男性多于女性。

2)TIA的临床特征:①发病突然;②局灶性脑或视网膜功能障碍的症状;③持续时间短暂,一般10~15分钟,多在1小时内,最长不超过24小时;④恢复完全,不遗留神经功能缺损体征;⑤多有反复发作的病史。

3)TIA的症状:多种多样,取决于受累血管的分布。

①颈内动脉系统的TIA:多表现为单眼(同侧)或大脑半球症状。视觉症状表现为一过性黑矇、雾视、视野中有黑点、或有时眼前有阴影摇晃光线减少。大脑半球症状多为一侧面部或肢体的无力或麻木,可以出现言语困难(失语)和认知及行为功能的改变。

②椎－基底动脉系统TIA:通常表现为眩晕、头晕、构音障碍、跌倒发作、共济失调、异常的眼球运动、复视、交叉性运动或感觉障碍、偏盲或双侧视力丧失。注意临床孤立的眩晕、头晕、或恶心很少是由TIA引起。椎－基底动脉缺血的患者可

能有短暂的眩晕发作，但需同时伴有其他神经系统症状或体征，较少出现晕厥、头痛、尿便失禁、嗜睡、记忆缺失或癫痫等症状。

（2）辅助检查：CT 或 MRI 检查大多正常，CTA、MRA 和 DSA 检查可见血管狭窄、动脉粥样硬化斑块。TCD 检测可发现颅内动脉狭窄，并可进行血流状况评估和微栓子监测。

2. 治疗 TIA 是卒中的高危因素，需对其积极进行治疗，整个治疗应尽可能个体化。

（1）控制危险因素［参照上述“（四）预防”相关内容］。

（2）抗血小板治疗：已证实对有卒中危险因素的患者行抗血小板治疗能有效预防中风。大多数 TIA 患者首选阿司匹林治疗，推荐剂量为 50~300mg/d。有条件者、高危人群或对阿司匹林不能耐受者可选用氯吡格雷 75mg/d。

（3）其他：抗凝治疗不作为常规治疗，对于伴发房颤（特别是非瓣膜病性房颤）的 TIA 患者，推荐使用抗凝治疗。低灌注性 TIA 患者除抗血小板药物外，还要扩容治疗，权衡降压速度与幅度对患者耐受性和血流动力学的影响，决定降压治疗的调整。

（六）脑梗死

脑梗死指因脑部血液循环障碍，缺血、缺氧所致的局限性脑组织的缺血性坏死或软化，其根本原因是在颅内或颅外动脉狭窄或闭塞下，侧支循环又不足以起到代偿性的供血时，而出现局部脑组织发生缺血性坏死。依据脑梗死的发病机制和临床表现，通常将脑梗死分为脑血栓形成、脑栓塞和腔隙性脑梗死，不同类型之间的病因既有共性，又存在一定的差异。最常见的病因：脑血栓形成为动脉粥样硬化和动脉炎；脑栓塞为心源性和非心源性栓子；腔隙性脑梗死为高血压、动脉粥样硬化和微栓子等。不同类型脑梗死的治疗和预防基本原则是一致的，急性期治疗方法应依据疾病的类型、发病后的治疗时间窗、疾病的严重程度、躯体的基础疾病及并发症的不同进行选择，实施个体化治疗方案。

1. 诊断

（1）临床特点

1）本病好发于中老年人，多在静态状态下发病，尤其是在夜间发生，醒后发现功能障碍，部分患者可先有 TIA 发作。

2）病情多在几小时或几日内达到高峰，部分患者症状可进行性加重或波动。

3）临床表现决定于梗死灶的大小和部位，主要为局灶性神经功能缺损的症状和体征，如偏瘫、偏身感觉障碍、失语、共济失调等，部分可有头痛、呕吐、昏迷等全脑症状。

（2）影像学检查：脑的影像学检查可以直观地显示脑梗死的范围、部位、血管分布、有无出血、陈旧和新鲜梗死灶等，帮助临床判断组织缺血后是否可逆、血管状况，以及血流动力学改变。帮助选择溶栓患者、评估继发出血的危险程度。

1）CT 扫描：头颅 CT 平扫是最常用的检查，但是对超早期缺血性病变或皮质下小的梗死灶不敏感，在 24 小时以后，可逐渐显示出梗死区为低密度影，边界不清。

2）MRI：标准的 MRI 序列（T_1、T_2 和质子相）对发病几个小时内的脑梗死不敏感。弥散加权成像（DWI）可以早期显示缺血组织的大小、部位，甚至可显示皮质下、脑干和小脑的小梗死灶。早期梗死的诊断敏感性达到 88%~100%，特异性达到 95%~100%。

3）脑血管影像检查：MRA、CTA 和 DSA 可发现血栓动脉的部位、动脉狭窄及脑动脉硬化情况，有时还可发现动脉瘤、血管畸形等。MRA 不应用造影剂，更适合老年患者；CTA 较 MRA 更准确，但需要造影剂；DSA 为血管影响诊断“金标准”，但属于有创检查。

4）经颅多普勒超声（transcranial doppler，TCD）：亦可应用超声检查判断颅内外血管狭窄或闭塞、血管痉挛、侧支循环建立程度，了解颅内脑动脉血流动力学情况。

2. 治疗 脑梗死的治疗应在一般内科综合支持治疗的基础上，可酌情选用改善脑循环、脑保护、抗脑水肿降颅压等措施。通常按病程可分为急性期（1 个月），恢复期（2~6 个月）和后遗症期（6 个月以后）。重点是急性期的分型治疗，腔隙性脑梗死不宜脱水，主要是改善循环；大、中梗死应积极抗脑水肿降颅压，防止脑疝形成。在 <6 小时的时间窗内有适应证者可行溶栓治疗。

（1）溶栓治疗：溶栓治疗是急性期最有效的治疗，尽管病变中心部位已经是不可逆性损害，但是及时恢复血流和改善组织代谢就可以抢救梗死周围仅有功能改变的半暗带组织，避免形成坏死。根据患者的具体情况，选择溶栓治疗方案，静脉溶栓首选重组组织型纤溶酶原激活剂（rtPA），无条件采用rtPA时可用尿激酶替代，在有经验和有条件的单位，可以考虑进行动脉内溶栓治疗。

（2）防治脑水肿和脑疝：脑大动脉主干梗死可很快出现缺血性脑水肿，进一步增大脑梗死的范围，还可引起颅内压增高，严重者发生脑疝。因此，大面积脑梗死后，应积极治疗脑水肿。

甘露醇是最常用的脱水剂，但肾功能不全者慎用。甘油果糖也是一种高渗脱水剂，其脱水作用温和，肾功能不全者也可考虑使用。呋塞米对合并有高血压病、心功能不全者更加适合。此外可根据患者情况酌情选用白蛋白、七叶皂苷钠等。

（3）抗血小板治疗：多数无禁忌证的不溶栓患者应在卒中后尽早（最好48小时内）开始使用阿司匹林，溶栓的患者应在溶栓24小时后使用阿司匹林。

（4）扩容治疗：对一般缺血性脑梗死患者而言，目前尚无充分的随机临床对照研究支持扩容升压可改善预后，但对于脑血流低灌注所致的急性脑梗死如分水岭梗死可酌情考虑扩容治疗，但应注意可能加重脑水肿、心功能衰竭等并发症。

（5）神经保护剂：使用神经保护剂，如胞磷胆碱、吡拉西坦等，可能减少细胞损伤、加强溶栓效果，或者改善脑代谢，但是目前尚缺乏大样本的多中心、随机、双盲、对照临床实验结果。

（6）中药治疗：动物实验已经显示一些中药单成分或者多种药物组合如丹参、川芎嗪、三七、葛根素、银杏叶制剂等可以降低血小板聚集、抗凝、改善脑血流、降低血液黏度等作用。临床经验也显示对缺血性卒中的预后有帮助。但是，目前没有大样本、随机对照研究显示临床效果和安全性。

（7）手术治疗：对于大面积脑梗死，有可能发生或已经发生脑疝者，应急诊手术，去骨瓣减压和清除梗死组织。

（七）转诊标准

1. 上转至二级及以上医院的标准

（1）社区初诊或在社区管理的脑血管病患者，突发以下疑似脑血管病急性症状，应当及时转诊：

1）一侧肢体无力或麻木，可伴有或不伴有面部麻木。

2）一侧面部麻木或口角歪斜。

3）说话不清或理解语言困难。

4）双眼向一侧凝视；一侧或双眼视力模糊或丧失。

5）眩晕伴呕吐。

6）既往少见的严重头痛、呕吐。

7）意识障碍或抽搐。

8）全面认知障碍，比如记忆力下降或丧失。

9）其他突然加重的情况。

（2）社区管理的脑血管病患者，出现以下情况之一，应当转诊至上级医疗机构进一步治疗：

1）出现新的严重临床疾病或原有疾病加重。

2）患者服用相关二级预防药物后仍出现血压、血糖、血脂等危险因素且难以控制，临床处理有困难。

3）患者服用相关二级预防药物后出现不能解释或难以处理的不良反应。

（3）脑血管病患者如有以下情况之一，可以转诊：

1）患者有中医药治疗需求，基层医疗卫生机构不能提供者。

2）经中医药治疗24小时后症状、体征未改善或症状加重者。

2. 下转至慢性病医疗机构的标准

（1）下转至基层医疗卫生机构：患者诊断明确，治疗方案确定，病情稳定，不伴有需要继续治疗的并发症或合并症，需要进行长期二级预防管理。日常生活基本自理，存在轻度功能障碍，无需住院康复治疗，可行社区或居家持续康复。

（2）下转至康复医院、护理院：病情稳定的恢复期患者，存在较严重的功能障碍，需要持续住院康复、护理的患者。

（3）经中医药治疗，病情稳定，已确定中医辨证治疗方案或中成药治疗方案者。

（八）分级诊疗

1. 目标 充分发挥团队服务的作用，指导患者合理就医和规范诊疗，加强院前急救转运、早期诊断、早期治疗、早期康复、早期预防再发和危险因素综合管理的分级诊疗，发挥中医药在脑血管病防治及康复方面的作用，降低脑血管病复发率、致残率及死亡率。

2. 分级诊疗服务流程（图 7-1-3）

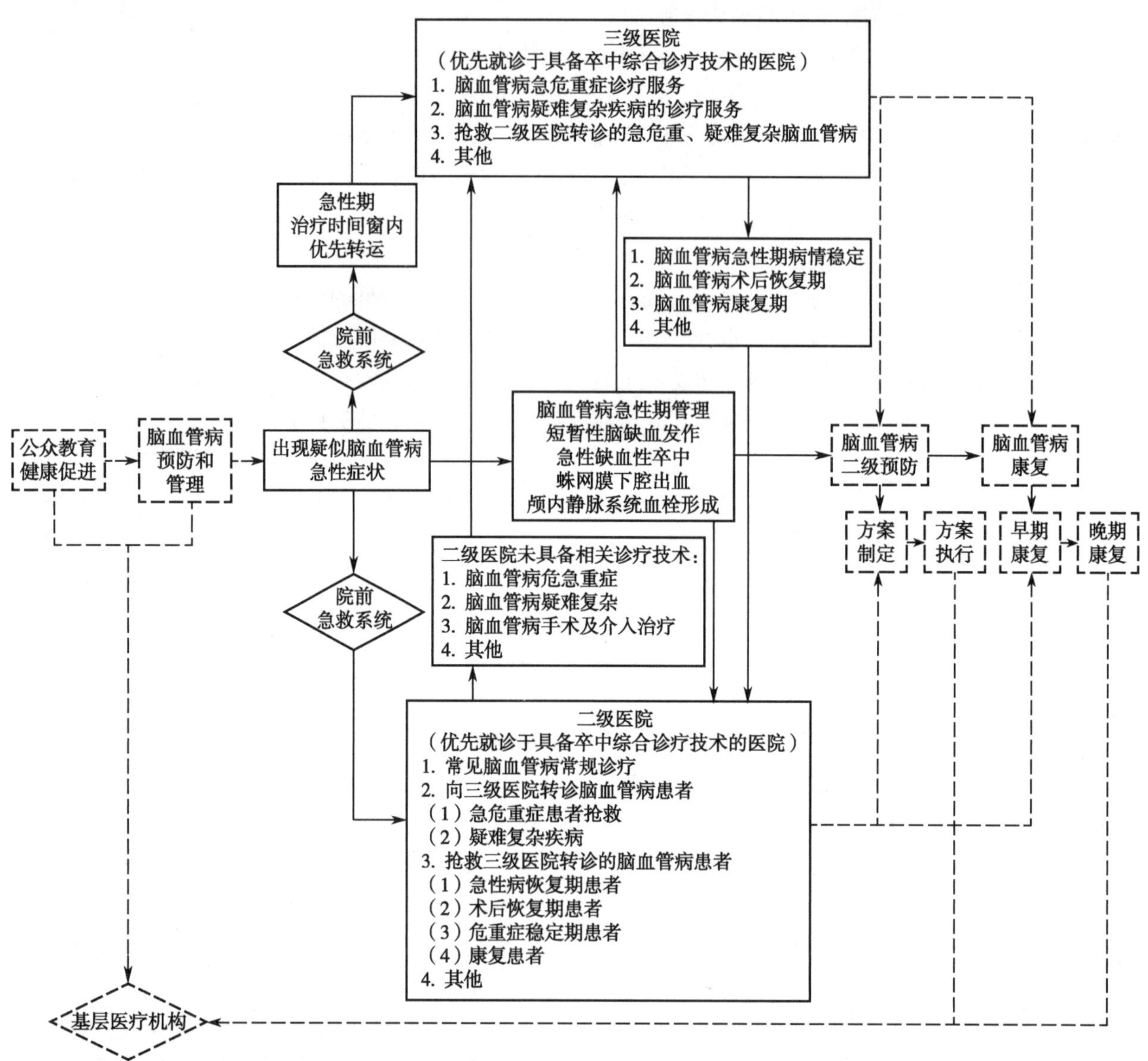

图 7-1-3 脑血管病分级诊疗服务流程

3. 分级诊疗服务模式

（1）城市三级医院：主要提供急危重症和疑难复杂疾病的诊疗服务。收治脑血管疾病急性期患者，下级医疗机构转诊患者，为患者提供相应诊疗服务，开展疾病早期康复，制定脑血管病二级预防方案。

（2）城市二级医院：主要接收三级医院转诊的脑血管病恢复期患者、术后恢复期患者及危重症稳定期患者。提供规范的二级预防，早期检查诊断，实施一般性诊断和治疗性干预，维持患者生命体征和基本监护，早期和持续康复治疗等。对超出自身诊疗服务能力的患者转诊至上级医疗机构。

（3）慢性病医疗机构：根据自身的功能定位和能力水平，主要为诊断明确、病情稳定的疾病稳定期患者、康复期患者提供治疗、康复、护理服务。基层医疗卫生机构开展公众教育，普及脑血管病症状识别、正确呼救急救系统、知晓脑血管病危险因素等知识；开展脑血管病患者筛查和管理，高危人群管理；开展脑血管病二级预防，包括血压、血糖、血脂等监测，药物依从性、治疗效果和不良反应的监测。康复医院主要开展脑血管疾病患者康复治疗。护理院为脑血管病患者提供护理服务。

（九）展望

脑血管病是一组因脑血管病变引发的疾病，具有高发病率、高死亡率和高致残率的特点，目前已成为我国居民第一位死亡原因和成人致残原因，给社会、患者及其家庭带来沉重负担。随着研究的不断进展，脑血管病的诊疗也在发生着变化。我们需要紧跟脑血管疾病的诊疗进展，掌握最新的指南建议，以为患者提供更专业的诊疗服务，提高患者生存质量。

阿司匹林作为经典的抗血小板药物，在脑血管疾病二级预防中的作用是毋庸置疑的，但是作为一级预防，自 1988 年至今，已有多项临床研究及荟萃分析关注于阿司匹林在心脑血管一级预防的作用，但随着研究的进展，阿司匹林在脑血管疾病一级预防中的作用正逐渐走下神坛。2015 年我国脑血管病一级预防指南中明确指出：①不推荐阿司匹林用于脑血管病低危人群的脑卒中一级预防。②对于无其他明确的脑血管病危险因素证据的糖尿病或糖尿病伴无症状周围动脉性疾病的患者，不推荐阿司匹林用于脑卒中一级预防。③在脑卒中风险足够高的个体中，可以使用阿司匹林进行脑血管病预防。对更高风险的患者，使用阿司匹林预防脑血管疾病是合理的，其获益远超过风险。④可以考虑阿司匹林用于预防慢性肾病患者[肾小球滤过率 <45ml/（min·$1.73m^{-2}$）]首次脑卒中的发生。但这一建议并不适用于严重肾病患者[4 或 5 期，肾小球滤过率 <30ml/（min·$1.73m^{-2}$）]。但是在 2019 年 3 月在新奥尔良召开的美国心脏病学会上新发布的，美国心脏病学会 / 美国心脏协会（ACC/AHA）联合制定的心血管疾病一级预防指南中，阿司匹林作为一级预防的范围再次被缩小，该指南指出，对于年龄 40~75 岁、CVD 风险高但出血风险不增高的成年人，可以考虑采用低剂量（75~100mg/d）阿司匹林进行 CVD 一级预防。对于年龄 70 岁以上的成年人，低剂量（75~100mg/d）阿司匹林不应常规用于 ASCVD 一级预防。对于出血风险增高的成年人，低剂量（75~100mg/d）阿司匹林不应用于 ASCVD 一级预防。那今后在脑血管疾病的一级预防中阿司匹林的作用又将何去何从，仍值得我们进一步关注。

思　考　题

1. 对于目前我国人群高血压知晓率、治疗率和控制率仍处于较低水平现状，全科医生在长期高血压管理中如何做可能会利于这一现状改善？
2. 对于脑血管疾病，基层医院出现哪些情况需考虑向二级及以上医院转诊？

（王晶桐）

第二节　呼吸系统疾病

一、慢性阻塞性肺疾病

学习提要

1. 慢性阻塞性肺疾病诊断主要参考肺功能，依据肺功能分级、症状控制、急性发作次数对慢阻肺病情进行综合评估。

2. 慢性阻塞性肺疾病稳定期控制药物主要包括支气管舒张剂、抗炎药、祛痰剂等，近年来糖皮质激素在控制疾病中的地位逐渐下降，主要获益人群为嗜酸性粒细胞计数升高的患者。

慢性阻塞性肺疾病（chronic obstructive pulmonary disease，COPD）简称慢阻肺，是最常见的呼吸系统慢性疾病，预计到 2020 年，慢阻肺将成为人类为第三位死因，其发病率呈明显上升趋势，患病率高、疾病负担重，对人民群众的健康构成了严重威胁。流行病学资料显示，我国 40 岁及以上成年人中慢阻肺患病率高达 13.7%，慢阻肺总死亡人群占全球的 31.1%。这一现状与疾病存在的众多危险因素及防控措施不到位密切相关，同时也说明我国在慢阻肺的防治中，存在一些问题。主要表现在：①疾病认知水平低下，我国社会各界对慢阻肺的认知普遍不足，广大群众对慢阻肺的知晓率低，慢阻肺的科学知识普及工作，仍任重道远；②我国戒烟、控烟举措远落后于发达国家；③慢阻肺诊断不足，主要体现在肺功能检查普及率低以至慢阻肺诊断率、知晓率低。鉴于慢阻肺目前在国人中患病率、病死率高，其防治任务十分艰巨，提高基层及全科医学从业人员对于这一疾病的认识具有重要意义。

（一）流行病学

根据柳叶刀杂志发表的2040年全球预期寿命预测地图显示，2016年全球慢阻肺死亡人数高达2 934万人，中国慢阻肺死亡人数高达876万人，而到2040年，预计这组数据将分别飙升至4 410万人及1 521万人，中国慢阻肺死亡人数占全球慢阻肺死亡人数的1/3，远高于中国肺癌年死亡人数。

2007年我国7个地区20 245名成年人中开展的人口学调查结果显示，40岁以上人群中慢阻肺的患病率高达8.2%，2018年中国成人肺部健康研究（CPHS）对10个省市50 991名人群调查显示，20岁及以上成人的慢阻肺患病率为8.6%，40岁以上则高达13.7%，首次明确我国慢阻肺患者人数近1亿，男性发病率高于女性，分别为11.9%及5.4%，其中仅12%的人群既往曾行肺功能检查。其发病率之高，疾病负担之重，已经成为与高血压、糖尿病“并驾齐驱”的慢性疾病。

（二）慢阻肺的诊断及评估

根据慢性阻塞性肺疾病全球倡议（The Global Initiative for Chronic Obstructive Lung Disease，GOLD 2019），慢阻肺是一种常见的、可治疗、可预防的疾病，通常由于显著暴露于有毒颗粒或气体导致气道和/或肺泡异常所导致。主要临床表现为持续性呼吸系统症状和气流受限，肺功能检查时吸入支气管扩张剂后第1秒用力呼气容积/用力肺活量（FEV_1/FVC）<0.7可确定存在持续气流受限。

慢阻肺的诊断应根据临床表现、危险因素接触史（主要是吸烟）、体征及实验室检查等综合分析确定。典型的慢阻肺的诊断要点包括：呼吸困难、慢性咳嗽或咳痰；危险因素暴露史；肺功能检查吸入支气管扩张剂后FEV_1/FVC<0.7即不完全可逆的气流受限，且除外其他疾病。对于基层或社区医院，可参考以下流程进行慢阻肺诊断（图7-2-1）。

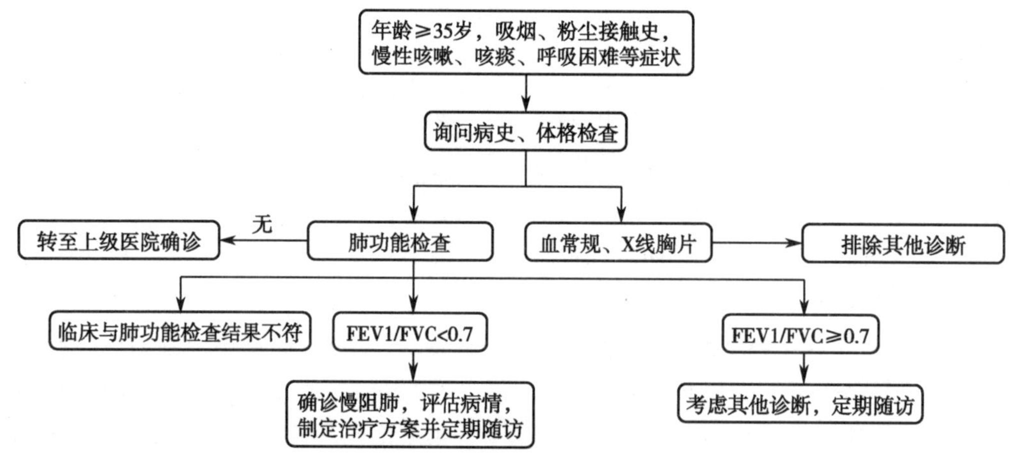

图7-2-1 基层或社区医院慢性阻塞性肺疾病诊断流程

对于稳定期慢阻肺的患者，目前主张采用综合指标体系评估病情严重程度，具体包括如下几个方面：

1. 症状评估 目前常用的的是改良版英国医学研究委员会呼吸困难问卷（mMRC问卷）（表7-2-1），或慢阻肺患者自我评估测试（CAT）问卷（表7-2-2）：

2. 肺功能评估 根据GOLD分级，慢阻肺患者吸入支气管扩张剂后FEV_1/FVC<0.7；再根据其FEV_1下降程度进行气流受限的严重程度分级，具体见表7-2-3。

表7-2-1 改良版英国医学研究委员会呼吸问卷（mMRC）

评价等级	严重程度
mMRC 0级	只在剧烈活动时感到呼吸困难
mMRC 1级	在快走或上缓坡时感到呼吸困难
mMRC 2级	由于呼吸困难比同龄人走得慢，或者以自己的速度在平地上行走时需要停下来呼吸
mMRC 3级	在平地上步行100m或数分钟需要停下来呼吸
mMRC 4级	因为明显呼吸困难而不能离开房屋或者换衣服时也感到气短

表 7-2-2 慢阻肺患者自我评估测试问卷(CAT)

症状	评分	症状
我从不咳嗽	□0□1□2□3□4□5	我总是在咳嗽
我一点痰也没有	□0□1□2□3□4□5	我有很多很多痰
我没有任何胸闷的感觉	□0□1□2□3□4□5	我有很严重的胸闷的感觉
当我爬坡或上一层楼梯时,没有气喘的感觉	□0□1□2□3□4□5	当我爬坡或上一层楼梯时,感觉严重喘不过气来
我在家里面能够做任何事情	□0□1□2□3□4□5	我在家里做任何事情都很受影响
尽管我有肺部疾病,但我对外出很有信心	□0□1□2□3□4□5	由于我有肺部疾病,对离开家一点信心都没有
我的睡眠非常好	□0□1□2□3□4□5	由于我有肺部疾病,睡眠相当差
我精力旺盛	□0□1□2□3□4□5	我一点精力都没有

注:数字 0~5 表示严重程度,请标记最能反映你当前情况的选项,在数字前面的□里打√,每个问题只能标记一个选项

表 7-2-3 慢阻肺患者气流受限严重程度的肺功能分级

肺功能分级	肺功能第第 1 秒用力呼气容积(FEV_1)占预计值百分比(FEV_1%pred)
GOLD 1 级:轻度	FEV_1%pred≥80%
GOLD 2 级:中度	50%≤FEV_1%pred<80%
GOLD 3 级:重度	30%≤FEV_1%pred<50%
GOLD 4 级:极重度	FEV_1%pred<30%

3. 急性加重风险评估 上一年发生 2 次及以上中度急性加重或 1 次以上导致住院的急性加重,或 FEV_1%<50%,均提示急性加重的风险增加。

根据症状、肺功能改变及急性加重风险等,可对稳定期慢阻肺患者的病情严重程度做出综合评估(图 7-2-2),并根据评估结果,选择稳定期主要治疗药物。

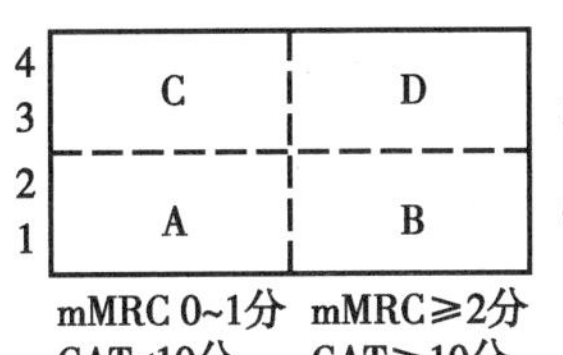

图 7-2-2 慢性阻塞性肺疾病综合评估

4. 慢性合并症的评估 慢阻肺患者常合并发生心血管疾病、骨骼肌功能障碍、代谢综合征、骨质疏松、抑郁、焦虑等,肺癌风险亦较普通人群增加,应定期评估慢阻肺的合并症情况(表 7-2-4)。

表 7-2-4 慢阻肺合并症评估

合并症或并发症	检查项目	检查频率
高血压	监测血压	定期
心血管疾病	BNP、心电图、心脏超声,注意肺动脉压力	每年或按需
代谢综合征	血脂谱、血糖	每年
肺栓塞	D- 二聚体、CTPA、下肢静脉超声	必要时或按需
肺炎、肺癌	X 线、胸部 CT	每年
焦虑抑郁	焦虑抑郁量表	每年
骨质疏松	骨密度	每年

注:BNP,脑钠肽;CTPA,肺动脉 CT 血管造影

5. 慢阻肺机制不明 容易引起多器官、系统功能障碍,影响患者生活质量及寿命,临床很难以单一的症状或者肺功能情况评价患者的预后。故目前有学者开发了多维评估工具,针对患者症状、活动耐力、气流受限程度等进行综合评估。常用多维评估工具包括 2004 年由 Bartolome R. Celli

博士等人在新英格兰杂志上提出的BODE指数（表7-2-5）以及DOSE评分（表7-2-6），两者评分越高，患者住院率及死亡风险更高。前者因为涉及运动耐力，对于丧失活动能力的患者，评估困难，DOSE评分简便易行，可行性高，更适用于社区及基层医院，DOSE评分≥4分表明入院风险及死亡率升高。

表7-2-5 BODE指数

项目	0	1	2	3
BMI/（kg/m^2）	>21	≤21		
FEV_1%pred	≥65	50~64	36~49	≤35
mMRC	0~1	2	3	4
6MWT/m	≥350	250~349	150~249	≤149

注：BMI，体重指数；6MWT，6分钟步行试验

表7-2-6 DOSE指数

DOSE评分	mMRC评分	FEV_1%pred	吸烟与否	加重次数/a
0	0~1	>50%	否	0~1
1	2	30%~49%	是	2~3
2	3	<30%	—	>3
3	4	—	—	—

注：—，无

6. 慢阻肺急性加重期病情评估　慢阻肺急性加重是指患者呼吸道症状急性加重，超过日常变异水平，常规用药方案无法控制病情，需要调整治疗。对于急性加重的患者，首先应寻找急性加重的原因，其次需根据患者呼吸频率、喘憋程度、血气分析、影像学资料等评估患者病情以决定门诊或住院治疗。

（三）慢阻肺的治疗

1. 稳定期的治疗

（1）治疗目标：减轻症状，改善活动耐量和改善一般健康状况，预防疾病进展，预防急性加重，减少病死率。

（2）患者教育与管理：教育与督促患者戒烟，减少室外空气污染暴露，减少生物燃料接触，使用清洁燃料，改善厨房通风，减少职业粉尘暴露及化学物质暴露。

（3）稳定期药物治疗方案：稳定期治疗原则应根据病情及评估严重程度不同，选择不同的治疗方案。稳定期用药主要包括支气管扩张剂（表7-2-7），抗炎药物主要包括糖皮质激素及磷酸二酯酶-4抑制剂罗氟司特，祛痰药及抗氧化剂等。近年来一些研究发现，吸入性糖皮质激素（inhaled corticosteroid，ICS）治疗增加患者肺炎风险，尤其对于重度慢阻肺患者，需要权衡ICS的风险－效益比，ICS在近年来全球慢阻肺倡议中的地位有所下降，主要适用于慢阻肺合并嗜酸性细胞升高的患者。目前多推荐根据稳定期患者症状、肺功能、急性加重风险等，做出综合评估，将患者分为A、B、C、D四组（图7-2-2），并根据该评估结果选择稳定期的初始治疗（表7-2-7）、随访治疗药物。随访中，如起始治疗适合，可维持原治疗方案，如不适合，则针对主要症状治疗（呼吸困难或急性加重，如同时存在，首先解决急性加重），见表7-2-8；根据患者现有治疗放入图7-2-3中相应位置，并及时调整、评估及回顾疗效。

表7-2-7 常用支气管扩张剂

机制	药物	作用持续时间/h
SABA	非诺特罗	4~6
	左旋沙丁胺醇	6~8
	沙丁胺醇	4~6
	特布他林	4~6
LABA	福莫特罗	12
	茚达特罗	24
	奥达特罗	24
	沙美特罗	12
SAMA	异丙托溴铵	6~8
	氧托溴铵	7~9
LAMA	阿地溴铵	12
	格隆溴铵	12~24
	噻托溴铵	24
	芜地溴铵	24
茶碱类	氨茶碱	最长达24
	茶碱缓释片	最长达24

注：SABA，短效β_2受体激动剂；LABA，长效β_2受体激动剂；SAMA，短效抗胆碱能药物；LAMA，长效抗胆碱能药物

表 7-2-8　慢阻肺稳定期严重程度评估及初始治疗药物选择

综合评估分组	特征	肺功能分级	上一年急性加重次数	mMRC 分级	初始治疗药物
A 组	低风险，症状少	GOLD 1~2 级	≤1 次中度急性加重（未导致住院）	0~1 分	LABA 或 LAMA
B 组	低风险，症状多	GOLD 1~2 级	≤1 次次中度急性加重（未导致住院）	≥2 分	LABA 或 LAMA
C 组	高风险，症状少	GOLD 3~4 级	≥2 次中度急性加重或≥1 次导致住院的急性加重	0~1 分	LAMA
D 组	高风险，症状多	GOLD 3~4 级	≥2 次中度急性加重或≥1 次导致住院的急性加重	≥2 分	LAMA 或 LAMA+LABA* 或 ICS+LABA** * 临床症状明显，CAT>20 分 **EO 大于等于 300/μl

注：LABA，长效 β_2 受体激动剂；LAMA，长效抗胆碱能药物；ICS，吸入性糖皮质激素；EO，嗜酸性粒细胞计数

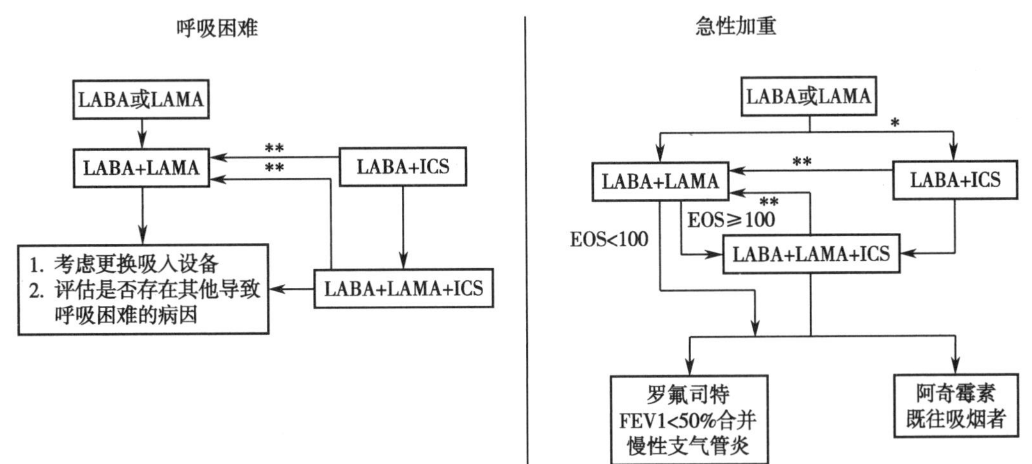

EOS=嗜酸粒细胞（/μl）
*若EOS≥300/μl，或EOS≥100/μl，且≥2次中度急性加重或1次住院治疗
**若发生肺炎，无ICS应用适应证或ICS治疗无效，考虑给予ICS降阶梯治疗或调整其他吸入装置或不同化学成分药物

图 7-2-3　慢性阻塞性肺疾病随访期药物治疗方案

（4）长期家庭氧疗：具体指征为动脉血氧分压（PaO_2）≤55mmHg，或动脉血氧饱和度（SaO_2）≤88%，伴或不伴高碳酸血症；PaO_2 为 55~60mmHg，或 SaO_2<89%，伴有肺动脉高压、右心衰竭或红细胞增多症［红细胞比容（HT）>0.55］。常用鼻导管吸氧，流量 1.0~2.0L/min，每日吸氧持续时间 >15 小时，维持 SaO_2 在 88%~92%，保证组织的氧供。

（5）免疫调节治疗：对于所有年龄≥65 岁的患者，推荐注射肺炎链球菌疫苗，包括 13 价肺炎球菌结合疫苗（PCV13）及 23 价肺炎球菌多糖疫苗（PPSV23）。

（6）康复治疗：肺康复在于改善呼吸困难、健康状况及运动耐量，最好持续 6~8 周，推荐进行每周两次指导下的运动训练，包括耐力训练、间歇训练、抗阻 / 力量训练，同时予营养指导，保证营养均衡摄入。

2. 急性加重期治疗　对于急性加重的患者，首先应确定导致病情急性加重的原因，最常见的原因包括细菌或病毒感染。应根据患者病情严重程度决定门诊或住院治疗，主要通过症状、X 线胸片或 CT、动脉血气等综合判断。治疗主要包括以下几个方面：

（1）控制性氧疗：慢阻肺患者有潜在 CO_2

潴留风险，一般给予控制性氧疗，吸氧浓度为28%~30%（1.75~2.25L/min 左右）。

（2）抗感染：因细菌感染是诱发慢阻肺急性加重最常见的原因，故抗感染治疗在慢阻肺急性加重的治疗中具有重要地位。主要应用指征包括症状加重合并脓性痰或需要机械通气治疗。启动抗菌治疗之前，应首先评估患者有无铜绿假单胞菌感染的危险因素，包括：①近期住院史；②经常（>4 次 /a）或近 3 个月内抗菌药物应用史；③病情严重（FEV_1%pred<30%）；④近期系统性应用糖皮质激素（近 2 周服用泼尼松 >10mg/d）。对于无铜绿假单胞菌风险的患者，可根据病情严重程度、细菌耐药情况、费用及潜在的依从性等，选择 β 内酰胺类、头孢菌素类、大环内酯类、氟喹诺酮类药物；存在铜绿假单胞菌感染危险因素的患者，推荐抗铜绿假单胞菌的 β 内酰胺类包括头孢他啶、头孢哌酮等，加或不加酶抑制剂，同时可酌情加用氨基糖苷类药物或环丙沙星等喹诺酮类药物。

（3）支气管扩张剂：药物选择同稳定期用药，对于喘息严重者，可予较大剂量雾化吸入治疗，或同时给与茶碱类药物静脉输注。

（4）糖皮质激素：住院患者推荐在支气管扩张剂基础上加用口服或静脉糖皮质激素。常用口服泼尼松 30~40mg/d，起效后逐渐减量，疗程10~14 日，或静脉给予甲泼尼龙，一般 40mg/d，3~5 日，有效后可改为口服并逐渐减量。

（5）机械通气及其他对症支持治疗，急性加重症状缓解后，纳入慢阻肺稳定期管理。

（四）转诊

当患者病情加重，无法在社区或基层医院治疗时，需要进一步向上级医院转诊，根据患者情况，分为紧急转诊及常规转诊。

1. 紧急转诊　当慢阻肺患者出现重度急性加重，经过紧急处理后症状无明显缓解，需要立即住院或行机械通气治疗时，应考虑进行紧急转诊至普通病房或监护病房进一步治疗：

（1）普通病房指征

1）症状急性加重，静息状态下存在呼吸困难。

2）重度慢阻肺急性加重，需要调整治疗。

3）出现新的体征或原有体征加重（如发绀、神志改变、外周水肿等）。

4）伴随严重的合并症（心力衰竭或新出现的心律失常）。

5）急性加重，初始药物治疗失败。

6）高龄患者。

7）诊断不明确者。

8）院外治疗无效或医疗条件差。

（2）监护病房指征

1）对初始急诊治疗反应差的严重呼吸困难。

2）意识状态改变，包括意识模糊、昏睡、昏迷。

3）持续性低氧血症（PaO_2<40mmHg）或进行性加重和 / 或严重或进行性加重的呼吸性酸中毒（pH<7.25），氧疗或无创通气治疗无效。

4）需要有创机械通气治疗。

5）血流动力学不稳定、需要使用升压药物。

2. 普通转诊

（1）因确诊或随访需求或条件所限，需要做肺功能等检查。

（2）经过规范化治疗症状控制不理想，仍有频繁急性加重。

（3）为评价慢阻肺合并症或并发症，需要做进一步检查或治疗。

（五）基层慢阻肺的管理流程

基层医院应承担慢阻肺患者接诊、初步诊断、必要时转诊、判断能否纳入分级诊疗服务、定期随访、评估等工作，目的是减轻患者症状，提高患者生活质量，减少急性发作，改善远期预后，具体参考以下流程（图 7-2-4）。

（六）展望

慢阻肺是一种可防、可控的疾病，为进一步提高我国慢阻肺的诊治及防控水平，构建合理的分级诊疗、管理制度，普及肺功能检查，提高临床医师对该病的认知及诊疗水平、普及 GOLD 发布的全球策略、制定推广适用于我国的诊疗指南，推广社区综合防治，为社区及基层医院配备新型稳定期治疗药物，开发新型治疗药物等均至关重要，2018 年我国第一个 LABA+LAMA 复合制剂被批准上市，新的治疗理念的普及，有望为慢阻肺的防控迎来新的突破。

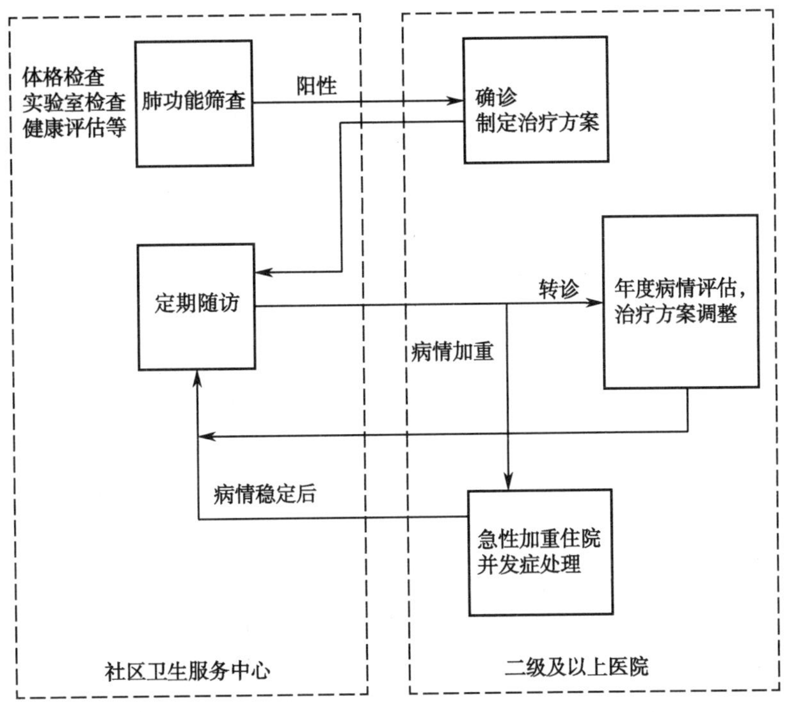

图 7-2-4 基层医疗卫生机构慢性阻塞性肺疾病分级诊疗管理

二、肺炎

> **学习提要**
>
> 1. 社区获得性肺炎最常见的病原体是肺炎链球菌和肺炎支原体，特殊人群如高龄、免疫抑制或存在基础病的患者革兰氏阴性菌感染更为常见。
>
> 2. 接诊社区获得性肺炎患者时，注意评估病情，尽早识别重症肺炎，早期转诊，对于治疗效果欠佳的患者，注意鉴别肿瘤、结核及其他肺感染性疾病可能。

肺炎（pneumonia）是指肺泡、远端气道和肺间质的感染性炎症，临床上通常以咳嗽、咳痰、发热、寒战、胸痛为主要表现，X 线胸片或 CT 等可见至少一处透光度下降阴影或类似表现，后者主要有别于细支气管以近的气道感染如气管 - 支气管炎。根据发生场所不同，可将肺炎分为社区获得性肺炎（community acquired pneumonia，CAP）、医院获得性肺炎（hospital acquired pneumonia，HAP）。CAP 是指在医院外罹患的肺实质（含肺泡壁，即广义上的肺间质）炎症，包括具有明确潜伏期的病原体感染在入院后于潜伏期内发病的肺炎，是肺炎中最为常见的类型，亦是基层及全科医疗中的常见病、多发病，是基层及全科医师需要重点掌握的内容，本节主要讲述 CAP 相关内容。

（一）流行病学

CAP 是全球第六大死因，在各个年龄组中都有较高的发病率和死亡率，是威胁人类健康的重要疾病。不同地区、不同年龄段人群 CAP 发病率存在一定差异，随年龄增加，CAP 发病率逐渐升高。我国目前尚缺乏 CAP 发病率及死亡率的数据。据 2013 年中国卫生统计年鉴记载，2008 年我国肺炎的患病率为 1.1‰，较 2003 年的 0.9‰有所上升。2012 年我国肺炎的死亡率平均为 17.46/10 万，25~39 岁、65~69 岁、>85 岁人群的死亡率分别为 <1/10 万、23.55/10 万、864.17/10 万。2013 年一项国内 CAP 年龄构成比的研究显示，16 585 例住院的 CAP 患者中，65 岁以上人群（28.7%）的构成比

远高于26~45岁青壮年(9.2%)。

我国成年人中,最常见的CAP病原体为肺炎链球菌和肺炎支原体,其他常见病原体包括流感嗜血杆菌、肺炎衣原体、肺炎克雷伯菌及金黄色葡萄球菌,CAP中铜绿假单胞菌及鲍曼不动杆菌感染相对少见。特殊人群如高龄、免疫抑制人群或存在基础疾病的患者(如充血性心力衰竭、心脑血管疾病、慢性呼吸系统疾病、肾功能衰竭、糖尿病等),肺炎克雷伯菌及大肠埃希菌等革兰氏阴性菌感染更为常见。随着病毒检测技术的发展与应用,呼吸道病毒在我国成人CAP病原学中的地位逐渐受到重视,研究显示,我国成人CAP中病毒检出率为15.0%~34.9%,其中流感病毒最为常见,其他包括副流感病毒、鼻病毒、腺病毒、人偏肺病毒及呼吸道合胞病毒等。病毒检测阳性的患者中,需警惕合并细菌及非典型病原体感染可能,5.8%~65.7%可合并存在。病原体耐药方面,我国CAP患者中肺炎链球菌对大环内酯类抗生素耐药率高。在我国包括北京、上海、西南等多地区开展的CAP致病菌及耐药性研究显示,肺炎链球菌对大环内酯类药物的耐药率为63.2%~75.4%,高于欧美国家,对口服青霉素的耐药率达24.5%~36.5%,对二代头孢菌素的耐药率为39.9%~50.7%,对注射用青霉素及三代头孢的耐药率较低(分别为1.9%和13.4%)。

(二)CAP的诊断及评估

1. 诊断标准

(1)社区发病。

(2)肺炎相关临床表现

1)新近出现的咳嗽、咳痰或原有呼吸道疾病症状加重,伴或不伴脓痰、胸痛、呼吸困难及咯血。

2)发热。

3)肺实变体征和/或闻及湿啰音。

4)外周血白细胞计数 $>10\times10^9$/L或 $<4\times10^9$/L,伴或不伴细胞核左移。

(3)胸部影像学见新出现的斑片状浸润影、叶或段实变影、磨玻璃影或间质性改变,伴或不伴胸腔积液。

符合第(1)、(3)及第(2)条中任何1项,并除外肺结核、肺部肿瘤、肺感染性间质性疾病、肺水肿、肺不张、肺栓塞、肺嗜酸性粒细胞浸润及肺血管炎等后,可建立临床诊断。

重症CAP的诊断标准:符合下列1项主要标准或≥3项次要标准:

主要标准:

1)需要气管插管行机械通气治疗。

2)脓毒性休克经积极液体复苏后仍需要血管活性药物支持治疗。

次要标准:

1)呼吸频率≥30次/min。

2)氧合指数≤250mmHg。

3)多肺叶浸润。

4)意识障碍和/或定向障碍。

5)血尿素氮≥7.14mmol/L。

6)收缩压<90mmHg,需要积极的液体复苏。

2. 病情评估 CAP病情评估,对于决定是否需要转诊、抗感染药物及辅助支持治疗至关重要。

CAP有多个评分系统,用于评价疾病严重程度、死亡风险并进一步指导治疗场所选择,评价体系涉及的指标越多,对病情判断越准确,但过于复杂的评分系统,难以在基层及社区中用于快速判断病情。对于社区及基层医疗机构,推荐CURB-65(C:confusion,意识错乱;U:uremia,尿毒症;R:respiratory rate,呼吸频率;B:blood pressure,血压)、CRB-65用于判断患者治疗的场所,CRB-65相较于CURB-65评分,减少了尿素氮指标,积分判断标准相同,适用于无法进行临床生化检测的机构(表7-2-9)。肺炎严重指数(pneumonia severity index,PSI)对于判断患者是否需要住院治疗敏感性及特异性高见表7-2-10,评分系统复杂,CURXO评分可用于预测急诊重症CAP,简单易行。

表7-2-9 CURB-65评分系统

指标	计分
新出现的意识障碍(confusion)	1
尿素血症(uremia):BUN>7mmol/L(20mg/dl)	1
呼吸频率(respiratory rate)>30次/min	1
血压(blood pressure):舒张压<60mmHg或收缩压<90mmHg	1
年龄≥65岁	1

注:0~1分,低危,病死率1.5%,门诊治疗;2分,中危,病死率9.2%,住院治疗;≥3分,高危,病死率22%,住院治疗,可能需要住ICU病房,建议转诊。BUN,血尿素氮

表 7-2-10　PSI 评分系统

项目：年龄（女性 -10）加危险因素得分总和	指标	计分
居住养老院		10
基础疾病	肿瘤	30
	肝病	20
	充血性心力衰竭	10
	脑血管病	10
	肾病	10
体征	意识状态改变	20
	呼吸频率≥30 次 /min	20
	收缩压 <90mmHg	20
	体温 <35℃或≥40℃	15
	脉搏≥125 次 /min	10
实验室检查	血气 pH<7.35	30
	尿素氮≥11mmol/L	20
	血钠 <130mmol/L	20
	血糖≥14mmol/L	10
	红细胞比容 <30%	10
	PaO_2<60mmHg（或指氧饱和度 <90%）	10
胸部影像	胸腔积液	10

注：低危，Ⅰ级（<50 分，无基础疾病）、Ⅱ级（51~70 分）、Ⅲ级（71~90 分），门诊治疗；中危，Ⅳ级（91~130 分），住院治疗；高危，Ⅴ级（>130 分），住院治疗，可能需要住 ICU 病房

3. 病原体　参考年龄、宿主状态、发病季节、危险因素及其他临床特点，初步判断 CAP 可能的病原体。宿主状态是影响 CAP 病原体分布的重要因素，是经验性治疗的重要参考要点见表 7-2-11、表 7-2-12。

表 7-2-11　影响 CAP 病原体的宿主因素

宿主因素	常见病原体
酒精中毒	肺炎链球菌、厌氧菌、G- 杆菌、结核分枝杆菌
近期抗菌药物治疗	耐药肺炎链球菌、铜绿假单胞菌
COPD 或吸烟	肺炎链球菌、流感嗜血杆菌、卡他莫拉菌
口腔卫生不良	厌氧菌
结构性肺病	铜绿假单胞菌、洋葱伯克霍尔德菌、金黄色葡萄球菌
流感流行	肺炎链球菌、流感嗜血杆菌、金黄色葡萄球菌
毒瘾	金黄色葡萄球菌、厌氧菌

表 7-2-12　不同病原体肺炎的临床表现

病原体	临床特点
细菌	急性起病，伴有寒战、脓痰、褐色痰或血痰，胸痛，外周血白细胞明显升高，CRP 升高，肺部实变体征或湿啰音，影像学可表现为肺泡浸润或实变呈叶、段分布
支原体、衣原体	中青年，基础疾病少，持续咳嗽，无痰，肺部体征少，外周血白细胞无明显升高，影像学可表现为上肺及双肺病灶、小叶中心结节、树芽征，磨玻璃影及支气管壁增厚，病情进展可呈实变
病毒	具有季节性，可有流行病学接触史或群聚发病，急性上呼吸道症状，肌痛，外周血白细胞正常或减低，抗菌治疗无效，影像学表现为双侧、多叶间质性渗出，磨玻璃影，可伴有实变

（三）CAP 的治疗

CAP 的主要治疗包括抗感染治疗、其他辅助治疗及治疗后的再评估以进一步调整治疗的过程。

1. 抗感染治疗　依据患者的基础情况、病情选择治疗场所，抗感染药物的选择参考影响病原体的宿主因素、所在地区和医疗机构的抗菌药物敏感性监测资料。中华医学会呼吸病学分会推荐的抗感染方案具体如表 7-2-13。抗感染治疗一般可于热退 2~3 天且主要呼吸道症状明显改善后停药，应用中需根据病情严重程度、缓解速度、并发症及不同病原体调整治疗，肺部阴影吸收常滞后于临床症状，不应以肺部阴影吸收程度作为停药指征。通常轻、中度 CAP 患者抗感染疗程 5~7 天，重症及伴有肺外并发症的患者，可适当延长抗感染治疗疗程。非典型病原体治疗疗程可延长至 10~14 天，金黄色葡萄球菌、铜绿假单胞菌、肺炎克雷伯菌或厌氧菌等容易导致肺组织坏死的病原体，抗菌治疗疗程可延长至 14~21 天。初始治疗后 48~72 小时应对病情和诊断再次进行评价，病情稳定后可转换成口服抗菌药物序贯治疗。

2. 其他辅助治疗　除抗感染外，根据患者症状，可酌情给予化痰、止咳、退热等对症支持治疗，对于基础疾病多、一般情况差的患者，注意根据患者脏器功能调整药物剂量，并注意监测药物不良反应。

表 7-2-13　不同人群 CAP 的初始经验性抗感染治疗的建议

基础情况	常见病原体	初始经验性抗菌药物选择
无基础疾病的青壮年	肺炎链球菌、肺炎支原体、流感嗜血杆菌、肺炎衣原体	①氨基青霉素、青霉素类 / 酶抑制剂复合物 ②一、二代头孢菌素 ③多西环素或米诺环素 ④呼吸喹诺酮类 ⑤大环内酯类
有基础疾病或老年人	肺炎链球菌、流感嗜血杆菌、肺炎克雷伯菌等肠杆菌属、肺炎衣原体、流感病毒、呼吸道合胞病毒、卡他莫拉菌	①青霉素类 / 酶抑制剂复合物 ②二、三代头孢菌素（口服） ③呼吸喹诺酮类 ④青霉素类 / 酶抑制剂复合物、二代头孢菌素、三代头孢菌素联合多西环素、米诺环素或大环内酯类
需住院（非 ICU）治疗患者可选择静脉或口服给药		
无基础疾病青壮年	肺炎链球菌、流感嗜血杆菌、卡他莫拉菌、金黄色葡萄球菌、肺炎支原体、肺炎衣原体、流感病毒、腺病毒、其他呼吸道病毒	①青霉素 G、氨基青霉素、青霉素类 / 酶抑制剂复合物 ②二、三代头孢菌素、头霉素类、氧头孢烯类 ③上述药物联合多西环素、米诺环素或大环内酯类 ④呼吸喹诺酮类 ⑤大环内酯类
有基础疾病或老年人	肺炎链球菌、流感嗜血杆菌、肺炎克雷伯菌等肠杆菌属、流感病毒、呼吸道合胞病毒、卡他莫拉菌、厌氧菌、军团菌	①青霉素类 / 酶抑制剂复合物 ②三代头孢菌素或其酶抑制剂复合物、头霉素类、氧头孢烯类 ③上述药物单用或联合大环内酯类 ④呼吸喹诺酮类

3. 初始治疗后评估　应在治疗 48~72 小时对病情进行再次评估，评估内容包括：呼吸道及全身症状、一般情况、意识、生命体征、血常规、生化、血气分析、CRP 等指标，症状及体征持续缓解不明显或加重者，应复查 X 线胸片或胸部 CT。对于达到临床稳定的患者，可以认定为初始治疗有效，临床稳定标准需符合下列所有 5 项指标：①体温≤37.8℃；②心率≤100 次 /min；③呼吸频率≤24 次 /min；④收缩压≥90mmHg；⑤吸入空气条件下，氧饱和度≥90%（或者动脉血氧分压≥60mmHg）。

对于病情急性进展、治疗后症状及体征缓解不明、生命体征不平稳、出现局部或全身并发症如肺炎旁胸腔积液、脓胸、肺脓肿、脓毒血症及转移性脓肿的患者，需要再次确认 CAP 的诊断，排除其他非疾病如充血性心力衰竭、肺部肿瘤、肺结核、肺栓塞等，排除其他因素所致后，调整抗感染治疗，对于病情危重、疑难患者在评估转运风险后及时转诊至上级医疗机构进一步治疗。

4. 疾病管理　诊疗过程中，对患者应加强宣教，督促患者戒烟、避免酗酒，同时指导营养支持，保持口腔健康、保持良好卫生习惯。对于特定疾患者群，可推荐预防接种肺炎链球菌疫苗。主要包括：①年龄≥65 岁；②年龄<65 岁但伴有慢性肺部疾病、慢性心血管疾病、糖尿病、慢性肾功能不全、慢性肝病、免疫功能低下、功能或器质性无脾；③长期居住养老院或其他医疗机构；④吸烟者。流感疫苗可以保护易感人群，接种范围可以较肺炎链球菌疫苗更广。

（四）转诊

如果患者病情重，超出了所在医疗机构的诊治能力，无法在社区或基层医院就诊时，需要考虑转诊，依据病情紧急程度，分为紧急转诊及普通转诊。

1. 紧急转诊

（1）符合上述重症 CAP 诊断标准。

（2）病情危重的不明原因肺炎转诊同时，需按照感染控制相关规定处置，并配合疾控机构对病例开展相关调查处置和实验室检测。

（3）初始治疗失败，生命体征不稳定。

重症 CAP 患者病情危重，转运风险高，根据病情和相关评估，做好转运前准备，包括呼吸支持、建立静脉通路、维持血流动力学稳定等基础及人员、设备保障。

2. 普通转诊

（1）合并基础疾病较多，如慢性心功能不全（NYHA Ⅲ ~ Ⅳ级）、慢性肾脏病 3~5 期、肝硬化失代偿、糖尿病。

（2）免疫抑制宿主发生 CAP。

（3）初始治疗失败，生命体征稳定。

（4）出现局部或全身并发症，如脓胸、肺脓肿，生命体征稳定。

（5）年龄≥65 岁，有基础疾病患者，评估存在超广谱 β- 内酰胺酶（extended-spectrum beta-lactamase，ESBL）菌（有产 ESBL 菌定植或感染史、曾使用三代头孢菌素、有反复或长期住院史、留置植入物以及肾脏替代治疗等）等耐多药感染风险。

（6）CAP 诊断尚未明确，需要进一步鉴别诊断。

（五）基层 CAP 的管理

基层医院对于 CAP 的诊治，可遵循以下诊疗思路，并参考图 7-2-5 的诊断流程。

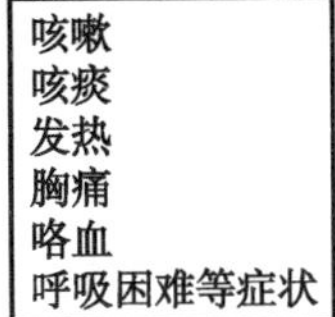

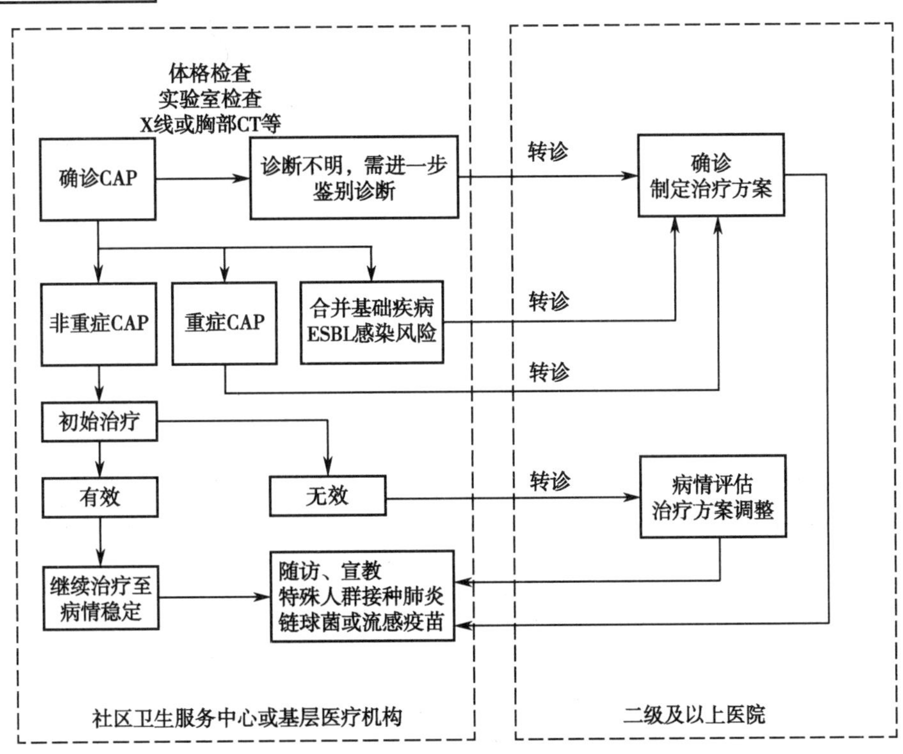

图 7-2-5 社区获得性肺炎基层管理流程

CAP：社区获得性肺炎；ESBL：超广谱 β- 内酰胺酶

1. 判断 CAP 诊断是否成立，对于疑诊患者，注意与结核及其他非感染病因鉴别。

2. 评估 CAP 严重程度，选择治疗场所。

3. 推测 CAP 可能的病原体及耐药风险。

4. 合理安排病原学检查，及时启动经验性抗感染治疗。

5. 动态评估 CAP 经验性抗感染治疗效果，初治失败时查找原因，及时调整治疗方案。

6. 随访，加强健康宣教。

（六）展望

我国人口众多，CAP 发病率高，其预防是 CAP 管理的一项重要措施，而肺炎链球菌

（肺炎球菌）及流感疫苗接种在其中扮演了重要的角色。目前常用的肺炎链球菌疫苗包括23价肺炎链球菌多糖疫苗（pneumococcal polysaccharide vaccine，PPV）、肺炎链球菌结合疫苗（pneumococcal conjugate vaccine，PCV），其中13价肺炎链球菌结合疫苗可覆盖我国70%~80%肺炎链球菌的血清型，有良好的免疫性，目前我国尚未上市，已上市的PCV23可预防侵袭性肺炎链球菌感染，联合流感疫苗，适合于高龄或一般情况差、合并症较多的人群。疫苗的发展为CAP的管理，提供了新的可能与方向。

三、支气管哮喘

学习提要

1. 支气管哮喘是一种慢性气道炎症性疾病，治疗目标为控制哮喘症状，尽可能减少急性发作、肺功能不可逆损害和药物相关不良反应的风险。

2. 哮喘的阶梯式治疗及规范化自我管理对于哮喘的控制症状与减少发作至关重要。

支气管哮喘（asthma）是一种慢性气道炎症性疾病，与气道高反应性的发生和发展有关。随着经济发展及居民生活方式的改变，我国哮喘的患病率呈现快速上升趋势，成为危害人民健康的重要的慢性呼吸道疾病之一。临床研究结果表明，规范化的诊断和治疗，特别是实施有效的管理对提高哮喘的控制水平，改善患者生活质量具有重要作用。基层医疗机构是哮喘防治的主要力量，但目前我国广大基层医院缺乏开展支气管哮喘规范化诊治的客观条件，如缺乏肺功能检查的检测设备、哮喘治疗药物不全以及医师教育体系不健全等，加强对基层医生哮喘新知识的培训，为基层医院提供治疗哮喘的一线药物，在基层医院推广肺功能检查，开展各种形式的继续教育活动对支气管哮喘规范化诊治在基层的推广和普及尤为重要。

（一）流行病学

近年来全球范围内支气管哮喘患病率呈逐年上升趋势，我国哮喘平均患病率也逐年上升。目前，全球至少有3亿哮喘患者，中国哮喘患者约3 000万。亚洲成人哮喘患病率为0.7%~11.9%（平均≤5%）。2010年在我国8个省市进行的“全国支气管哮喘患病情况及相关危险因素流行病学调查（CARE研究）”，采用多级随机整体抽样入户问卷调查，共调查164 215名14岁以上人群，结果显示，我国14岁以上人群哮喘患病率为1.24%。

与此相反，哮喘的控制现状令人堪忧。全球哮喘防治创议（GINA）强调哮喘治疗目标是实现“哮喘的总体控制”，在达到当前控制的基础上降低未来风险。2006年亚太哮喘见解与现实第2阶段调查结果显示，亚太地区哮喘患者只有2.5%达到哮喘控制。2008年在我国大陆10个一线城市的三级甲等医院呼吸专科门诊进行的哮喘患者控制现状的调查结果显示，28.7%的患者达到哮喘控制，基层医院的哮喘患者控制率则更低。随着近年来哮喘规范化治疗在全国范围内广泛推广，我国哮喘患者的控制率有着一定提高，在2010年CARE研究中，40.5%的哮喘患者达到GINA标准的哮喘控制，但仍低于发达国家（加拿大47%，美国45%）。曾参与2008年哮喘控制调查的10个城市在2016年调查中哮喘控制率为39.2%，与2008年（控制率28.7%）比较，有较大程度提高。

（二）支气管哮喘的诊断、分期与分级

1. 支气管哮喘的诊断标准 包括典型的临床症状和体征，以及可变气流受限的客观检查。2016年新版指南强调了肺功能在哮喘诊断中的作用，避免过度诊断和用药、或诊断不足的现象。具体标准如下：

（1）反复发作喘息、气急、胸闷、咳嗽等，多与接触变应原、冷空气、物理、化学性刺激以及上呼吸道感染、运动等有关。

（2）发作时双肺可闻及散在或弥漫性、以呼气相为主的哮鸣音。

（3）上述症状和体征可经治疗缓解或自行缓解。

（4）可变气流受限的客观检查：①支气管舒张试验阳性，吸入支气管舒张剂后，第1秒用力呼气容积（FEV_1）增加≥12%，且FEV_1增加绝对值>200ml；②支气管激发试验阳性；③呼气流量峰值（peak expiratory flow，PEF），平均每日昼夜变

异率（连续 7 日，每日 PEF 昼夜变异率之和 /7）>10% 或者 PEF 周变异率 >20%｛（2 周内最高 PEF 值 - 最低 PEF 值）/［（2 周内最高 PEF 值 + 最低 PEF 值）× 1/2］× 100%｝。

符合上述症状和体征，同时具备气流受限客观检查中的任一条，除外其他疾病所引起的喘息、气急、胸闷和咳嗽，可以诊断为支气管哮喘。支气管哮喘的诊治流程见图 7-2-6。

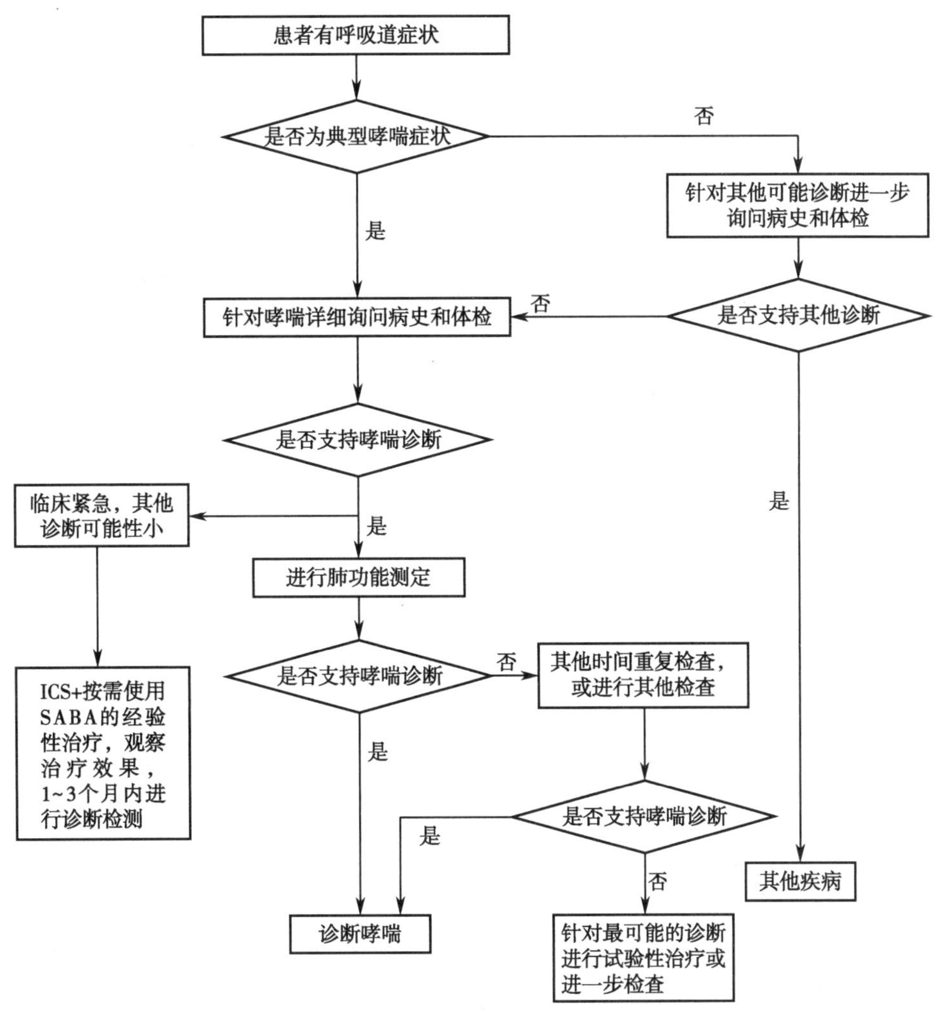

图 7-2-6　支气管哮喘的诊治流程

ICS：吸入性糖皮质激素；SABA：短效 β_2 受体受体激动剂

2. 支气管哮喘的分期和分级　支气管哮喘根据临床表现可分为以下 3 期：

（1）急性发作期：是指喘息、气促、咳嗽、胸闷等症状突然发生，或原有症状急剧加重，常有呼吸困难，以呼气流量降低为特征，常因接触变应原、刺激物或呼吸道感染诱发。

（2）慢性持续期：是指患者每周均不同频度和 / 或不同程度地出现症状（喘息、气急、胸闷、咳嗽等）。

（3）临床缓解期：指经过治疗或未经治疗症状、体征消失，肺功能恢复到急性发作前水平，并维持 1 年以上。

支气管哮喘根据发作时病情的严重程度分为轻度、中度、重度、危重 4 级，具体见表 7-2-14。

（三）支气管哮喘的评估

目的是评估患者是否有合并症（如变应性鼻炎、鼻窦炎、胃食管反流、肥胖、阻塞性睡眠呼吸暂停低通气综合征、抑郁和焦虑等），评估哮喘的触发因素（如职业、环境、气候变化、药物和运动等），评估患者的药物使用情况（如药物用量、药物吸入技术、长期用药的依从性以及药物的不良反应），评估患者的临床控制水平见表 7-2-15，还包括患者有无未来哮喘急性发作的危险因素。

表 7-2-14 哮喘急性发作病情严重程度分级

临床特点	轻度	中度	重度	危重
气短	步行，上楼	稍事活动	休息时	—
体位	可平卧	喜坐位	端坐呼吸	—
说话方式	连续成句	单句	单词	不能讲话
精神状态	可有焦虑，尚安静	时有焦虑或烦躁	常有焦虑。烦躁	嗜睡或意识模糊
出汗	无	有	大汗淋漓	—
呼吸频率	轻度增加	增加	>30 次 /min	—
辅助呼吸肌活动及三凹征	常无	可有	常有	胸腹矛盾呼吸
哮鸣音	散在，呼吸末期	响亮，弥散	响亮，弥散	减弱，乃至无
脉率 /（次 /min）	<100	100~120	>120	脉率变慢或不规则
奇脉	无，<10mmHg	可有，10~25mmHg	常有，10~25mmHg（成人）	无，提示呼吸肌疲劳
最初支气管舒张剂治疗后 PEF 占预计值或个人最佳值 %	>80%	60%~80%	<60% 或 100L/min 或 作用时间 <2 小时	—
PaO_2（吸空气）/mmHg	正常	≥60	<60	<60
$PaCO_2$/mmHg	<45	≤45	>45	>45
SaO_2（吸空气）/%	>95	91~95	≤90	≤90
pH 值	—	—	—	降低

注：只要符合某一严重程度的某些指标，而不需满足全部指标，即可提示为该级别的急性发作

表 7-2-15 哮喘控制水平分级

	哮喘症状控制水平		
	良好控制	部分控制	未控制
过去 4 周，患者存在： 1. 日间哮喘症状 >2 次 / 周 2. 存在夜间因哮喘憋醒 3. 使用缓解药物次数 >2 次 / 周 4. 存在哮喘引起的活动受限	无	存在 1~2 项	存在 3~4 项

评估的主要方法包括症状（喘息、气急、胸闷或咳嗽等），肺功能（主要为 FEV_1 和 PEF），哮喘控制测试（asthma control test，ACT）问卷（附件 1），呼出气一氧化氮（fractional concentration of exhaled nitric oxide，FeNO），痰嗜酸性粒细胞计数和外周血嗜酸性粒细胞计数。其中，FEV_1 和 PEF 能反映气道阻塞的严重程度，是客观判断哮喘病情最常用的评估指标。ACT 得分与专家评估的患者哮喘控制水平具有较好的相关性，且问卷不要求测试患者的肺功能，简便、易操作，适合在缺乏肺功能设备的基层医院推广应用。FeNO 测定可以作为评估气道炎症和哮喘控制水平的指标，也可用于判断吸入激素治疗的反应。

（四）支气管哮喘的治疗

哮喘是一种慢性气道炎症疾病，需要在医生指导下坚持长期治疗。哮喘治疗目标在于达到哮喘症状的良好控制，维持正常的活动水平，同时尽可能减少急性发作、肺功能不可逆损害和药物相关不良反应的风险。经过适当的治疗和管理，绝大多数哮喘患者能够达到这一目标。

1. 药物治疗　治疗哮喘的药物可以分为控制药物和缓解药物两大类：

（1）控制药物：主要通过抑制气道炎症，预防哮喘发作，需要长期使用。首选吸入性糖皮质激素（ICS），还包括白三烯调节剂、长效β受体激动剂（须与 ICS 联合应用）、缓释茶碱、色甘酸钠等。

（2）缓解药物：能迅速解除支气管平滑肌痉挛、缓解气喘症状，通常按需使用。首选速效吸入性β受体激动剂，还包括全身用糖皮质激素、吸入性短效抗胆碱药物、茶碱及口服β受体激动剂等。

1）糖皮质激素：最有效控制哮喘气道炎症的药物。慢性持续期哮喘主要通过吸入和口服途径给药，吸入为首选途径。吸入制剂常见药物

有倍氯米松，氟替卡松，布地奈德，曲安奈德，口服制剂常见药物包括泼尼松，泼尼松龙及甲泼尼龙。

2）β_2 受体激动剂：可分为短效（维持时间 4~6 小时，如沙丁胺醇，特布他林）和长效（维持时间 10~12 小时）β_2 受体激动剂，后者又可分为快速起效（如福莫特罗）和缓慢起效（如沙美特罗）的长效 β 受体激动剂。

3）白三烯调节剂（LTRA）：包括半胱氨酰白三烯调节剂和 5- 脂氧合酶抑制剂，是 ICS 之外唯一可单独应用的长期控制性药物，可作为轻度哮喘的替代治疗药物和中重度哮喘的联合用药。

4）茶碱：具有舒张支气管平滑肌及强心、利尿、兴奋呼吸中枢和呼吸肌等作用，低浓度茶碱具有一定的抗炎作用。

5）其他治疗哮喘药物还包括抗组胺、抗过敏药物，如酮替芬、氯雷他定和曲尼司特等具有抗过敏和较弱的平喘作用。

（3）关于治疗方案

1）初始治疗方案：一旦哮喘诊断明确，应根据患者具体情况选择合适的治疗方案，应尽早开始治疗。成人哮喘患者推荐吸入低剂量 ICS 作为初始治疗方案；若患者大多数天数有哮喘症状、夜醒每周 1 次及以上或存在任何危险因素，推荐中高剂量 ICS 或低剂量 ICS/LABA 治疗；对于严重的未控制哮喘或有哮喘急性发作者，推荐短程口服激素，同时开始选择大剂量 ICS 或中剂量 ICS/LABA 作为维持治疗。此外，近期研究显示按需应用 ICS/LABA（布地奈德 / 福莫特罗）治疗轻度哮喘有效且不良反应更低，是治疗轻度哮喘的选择之一。

2）长期治疗方案：哮喘的治疗是一个长期持续的过程，需要根据症状控制水平和危险因素水平，按照哮喘阶梯式治疗方案进行升级或降级调整，以获得良好的症状控制并减少急性并发症。实施过程中需要对患者进行持续性的监测和评估，逐步确认维持哮喘控制所需的最低治疗级别，保证治疗的安全性及医疗成本。评估频率取决于初始治疗级别、治疗的反应性和患者的自我管理。

①升级治疗原则：当目前级别的治疗方案不能控制哮喘，症状持续或发生急性发作，应给予升级治疗。此外，治疗依从性差、吸入技术掌握不佳以及存在未去除的诱发哮喘加重的危险因素等是哮喘难以控制的常见原因，升级治疗前应除外或纠正这些影响哮喘控制因素。升级治疗根据患者情况可选择持续升级治疗、短程加强治疗或日常调整治疗。

②降级治疗原则：当哮喘症状控制且肺功能稳定至少 3 个月后，治疗方案可考虑降级，若患者存在急性发作危险因素或固定性气流受限，需要在严密监控下进行降级治疗；降级治疗应避开患者呼吸道感染、妊娠或旅行期间。每一次降级治疗都应视为一次试验，使患者参与到治疗中，记录哮喘状态（症状控制、肺功能、危险因素），密切观察症状控制情况、PEF 变化，并定期随访，确保患者有足够的药物恢复到原来的治疗方案，警惕病情反复。通常每 3 个月减少 ICS 剂量 25%~50% 是安全可行的。若患者使用最低剂量控制药物达到哮喘控制 1 年，并且哮喘症状不再发作，可考虑停用药物治疗（表 7-2-16）。

表 7-2-16　哮喘的阶梯式治疗方案

治疗方案	第 1 级	第 2 级	第 3 级	第 4 级	第 5 级
首选控制药物	不需使用药物	低剂量 ICS	低剂量 ICS/LABA	中 / 高剂量 ICS/LABA	添加治疗，如噻托溴铵，口服激素，IgE 单克隆抗体，抗 IL-5 药物
其他可选控制药物	低剂量 ICS	LTRA 低剂量茶碱	中 / 高剂量 ICS 低剂量 ICS/LTRA（或加茶碱）	加用噻托溴铵 中 / 高剂量 ICS/LTRA（或加茶碱）	—
缓解药物	按需使用 SABA 或 ICS/ 福莫特罗复合制剂				

注：该推荐适用于成人、青少年和≥6 岁儿童；茶碱不推荐用于 <12 岁儿童；6~11 岁儿童，第 3 级治疗首选中等剂量 ICS；噻托溴铵软雾吸入剂用于有哮喘急性发作史患者的附加治疗，但不适用于 <12 岁儿童；ICS，吸入性糖皮质激素；LTRA，白三烯调节剂；LABA，长效 β_2 受体激动剂；SABA，短效 β_2 受体激动剂

2. **非药物治疗**　非药物治疗可减轻哮喘患者的症状、减少未来急性发作风险。临床工作中，应关注并识别有急性发作高危因素的哮喘患者，制定相应的干预策略以减少未来急性发作的风险。如脱离变应原、戒烟或避免香烟暴露、适当体育运动、健康饮食等。

3. **自我管理**　规范化哮喘自我管理对于哮喘的控制与防治急性发作非常重要，尤其适用于症状和肺功能评分较高、曾因哮喘发作而急诊就医以及对疾病严重程度缺乏恰当认知的患者。哮喘自我管理的包括以下内容包括：

（1）哮喘自我管理相关的健康教育：包括哮喘的疾病特征和预后，哮喘的常见诱发因素（表 7-2-17），哮喘的预防和治疗，吸入装置的使用指导和培训，用药和随诊的依从性教育等。

表 7-2-17　常见的哮喘诱发因素

诱发因素	变应原或相关触发因素
急性上呼吸道感染	病毒，细菌，支原体
室内变应原	尘螨，家养宠物，真菌，蟑螂
室外变应原	花粉，草粉
职业性变应原	油漆，饲料，活性染料
食物	鱼，虾，蛋，牛奶
药物	阿司匹林，抗生素
非变应原因素	寒冷，运动，精神紧张，焦虑，劳累，刺激性食物，烟雾（烟草、油烟、大气污染）

（2）哮喘自我管理的工具：包括 ACT 评分表，呼气流量峰值（PEF），哮喘日记及书面哮喘行动计划。应用 ACT 评估可以让患者知道自己的哮喘控制水平，而每日自我 PEF 监测的目的在于让患者了解自己支气管的通气情况，以便及早识别急性发作的先兆，有助于及时采取有效措施防止或减少急性发作的次数。

（3）哮喘急性发作先兆的识别和处理：多数哮喘急性发作前都有不同程度的前驱症状和表现，及时发现哮喘急性发作的先兆表现，并采取相应处理措施，可减少严重的哮喘急性发作。对于哮喘先兆发作的识别有 2 种方法，一种是依据症状，哮喘急性发作前有咳嗽、胸闷、气促，第二种方法是根据 PEF 监测结果，如何患者的 PEF 值在近期下降至正常预测值或个人最佳值的 60%~80% 甚至更低，应警惕近期急性哮喘发作。

4. **长期管理和随访**　哮喘长期管理的目标包括：①达到良好的症状控制（ACT 评分 >20 分），并维持正常活动水平；②最大程度减少哮喘发作、肺功能不可逆损害和药物相关不良反应的风险。

选择治疗方案和监测治疗反应时，应兼顾哮喘控制的两个方面，即症状控制和减少未来风险，以达到哮喘的“整体控制”。全科医生为哮喘患者建立健康档案，定期对哮喘急性发作患者和慢性持续期患者进行随访，随访内容包括以下内容：

（1）评估哮喘控制水平：检查患者的症状或 PEF 日记，评估症状控制水平（ACT 评分），如有加重应帮助分析加重的诱因。

（2）评估有无并发症：长期反复发作或感染可致慢性并发症，如慢性阻塞性肺疾病、支气管扩张、间质性肺炎、肺纤维化或肺源性心脏病。

（3）评估肺功能：哮喘初始治疗 3~6 个月后应复查肺功能，随后多数患者应至少每 1~2 年复查 1 次，但对具有急性发作高危因素、肺功能下降的患者，应当缩短肺功能检查时间。

（4）评估自我管理情况：包括依从性、吸入装置正确使用情况、药物使用情况，哮喘行动计划等。

（五）支气管哮喘的预后

哮喘的转归和预后因人而异，通过合理治疗与管理，基本可以控制哮喘的症状，避免急性发作，部分可达到临床治愈。而不规范治疗或依从性差，哮喘则会反复发作，病情逐渐加重，气道不可逆性损害和重塑，持续气流受限，可并发慢性阻塞性肺疾病和肺源性心脏病，预后较差。

（六）支气管哮喘的转诊

当患者出现以下情况，建议向综合医院呼吸专科转诊：

1. 轻、中度急性发作在治疗 24 小时后，效果不佳或病情加重者；

2. 虽属中度发作，但来势急，尤其具有哮喘相关死亡高危因素者；

3. 初次病情评估时病情属重度和危重度急性发作者。

对于第 2 种和第 3 种情况，患者须经急救处理，待病情稍稳定即可做转院处理。转院途中应保证氧供，建立静脉通道，做好气管插管等急救准备。

其他普通转诊还包括：因确诊或随访需求需要做肺功能检查；为明确变应原，需要做变应原皮肤试验或血清学检查；经过规范化治疗哮喘仍然不能得到有效控制。哮喘急性发作的管理流程见图 7-2-7。

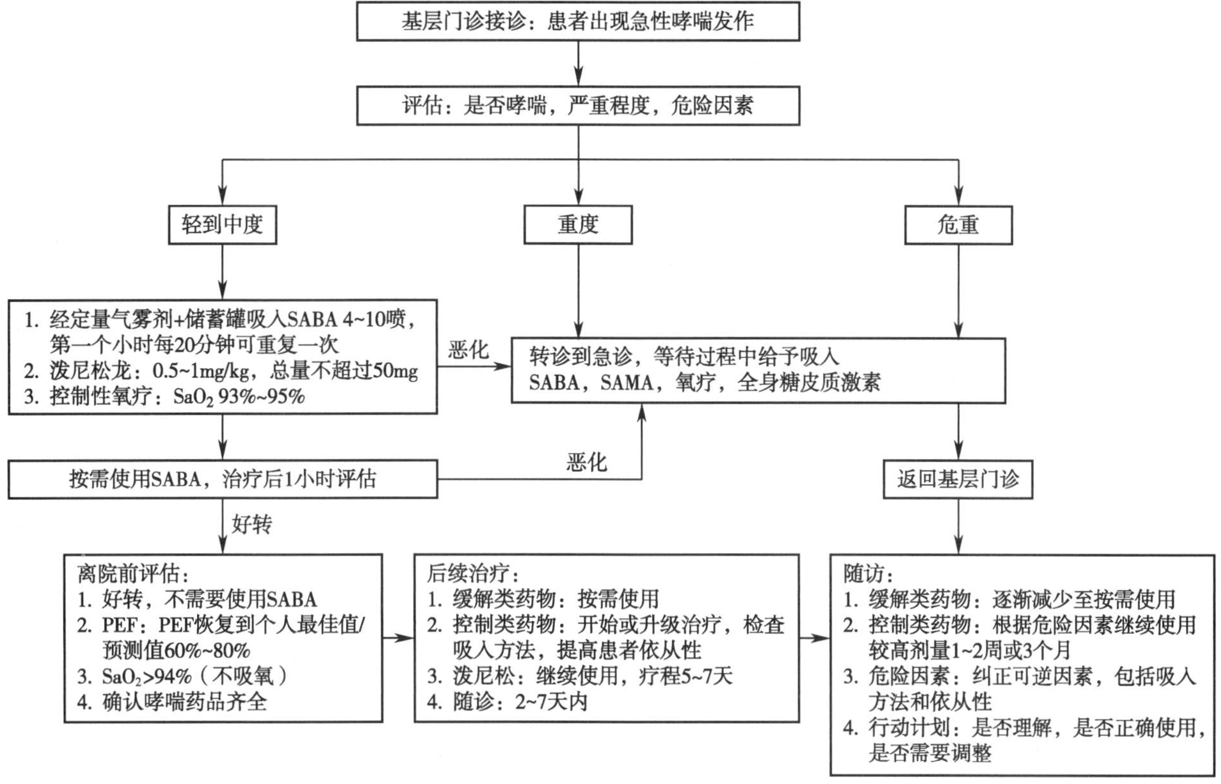

图 7-2-7 哮喘急性发作的管理流程

SABA：短效口服 β_2 受体激动剂；SAMA：短效抗胆碱能药物；PEF：呼气流量峰值；SaO_2，动脉血氧饱和度

（七）展望

尽管大多数哮喘患者通过规范药物治疗症状能得到很好的控制或改善，但仍有 5%~10% 的患者难以控制，严重影响了患者的生活质量，造成较大的社会和经济负担，多种治疗难治性哮喘的新药物和方法应运而生。生物制剂在哮喘治疗中逐渐开展。抗 IgE 药物如奥马珠单抗（omalizumab）是一种单克隆抗体，可以与游离的 IgE 结合，阻止肥大细胞，嗜碱性粒细胞和树突状细胞等细胞的活化，下调 IgE 的 Fc 区域（FcεRI）的高亲和力受体。2 型靶向生物制剂如抗 IL-5 受体单克隆抗体在治疗重度 EOS 型哮喘得到一定疗效。目前，已有 3 种抗 IL-5 信号通路靶向疗法获批用于治疗重度嗜酸性粒细胞性哮喘患者，包括 Nucala、Cinqaero、Fasenra。Nucala 和 Cinqaero 靶向 IL-5，通过抑制 IL-5 对嗜酸性粒细胞表面受体的结合作用，可降低血液、组织、痰液中嗜酸性粒细胞水平。而 Fasenra 靶向结合嗜酸性粒细胞表面的 IL-5 受体，能直接耗竭嗜酸性粒细胞。特异性免疫治疗通过皮下注射常见吸入变应原（如尘螨、豚草等）提取液，可减轻哮喘症状和降低气道高反应性，适用于变应原明确，且在严格的环境控制和药物治疗后仍控制不良的哮喘患者。支气管热成形术（bronchial thermoplasty，BT）是一种新兴非药物治疗手段，通过可控的射频热量消融气管壁平滑肌，可减轻气管收缩，具有较好的疗效且安全性高。目前已被美国食品药品监督管理局和我国原国家食品药品监督管理总局批准用于难治性支气管哮喘的临床治疗。

移动通讯技术应用在哮喘药物管理、肺功能指标监测、哮喘急性发作管理等方面的研究取得了一定程度的进展。将移动物联网技术运用到疾病的健康管理中，主要在家庭、社区和医院开展。家庭健康管理是社区和医院进行健康管理的基础和前提，患者个人可利用高科技设备对自身状况和一般生命体征进行健康状况评价和监控。社区健康管理则是家庭和医院进行健康管理的枢纽，可通过收集的患者信息建立电子档案，动态监测并制定干预措施，与当地医院进行远程对接，为患者提供更加专业的服务，同时实现社区患者信息与大医院共享，就诊时医生可直接提取所需电子档案。积极推广通讯技术管理模式可能有利于提高我国哮喘防治水平。

思考题

1. 全科医师如何联系实际，运用可获取的手段，评估社区获得性肺炎病情、推测可能的病原体，并制定治疗、评估方案？
2. 全科医师如何指导支气管哮喘患者的自我管理和院外治疗？

附件 哮喘控制测试（ACT）问卷

问题	1分	2分	3分	4分	5分	得分
在过去的4周内，在工作、学习或家中，有多少时候哮喘妨碍您进行日常活动	所有时候	大多数时候	有些时候	很少时候	没有	
在过去的4周内，您有多少次呼吸困难？	每天不止1次	一天1次	每周3~6次	每周1~2次	完全没有	
在过去的4周内，因为哮喘症状（喘息、咳嗽、呼吸困难、胸闷或疼痛），您有多少次在夜间醒来或早上比平时早醒？	每周4晚或更多	每周2~3晚	每周1次	1~2次	没有	
在过去的4周内，您有多少次使用急救药物治疗（如沙丁胺醇）？	每天3次以上	每天1~2次	每周2~3次	每周1次或更少	没有	
您如何评价过去4周内您的哮喘控制情况？	没有控制	控制很差	有所控制	控制很好	完全控制	

注：ACT问卷得分判读，20~25分，哮喘得到良好控制；16~19分，哮喘部分控制；5~15分，哮喘未控制

（王晶桐）

第三节 内分泌代谢性疾病

一、2型糖尿病

学习提要

1. 糖尿病是国家实施综合防治管理策略的主要慢性病。2017年全球糖尿病患病率估计8.8%，糖尿病的诊断采用世界卫生组织（1999年）诊断标准。评估2型糖尿病病情及并发症发生风险，是确定治疗策略的基础。

2. 关注2型糖尿病的三级预防目标和实施，在治疗过程中应遵循综合管理的原则。

随着人口老龄化与生活方式的变迁，2型糖尿病（type 2 diabetes mellitus）从少见病变成一个流行病，我国糖尿病患病率从1980年的0.67%飙升至2013年的10.4%。相应地，科学技术的发展也带来我们对糖尿病的认识和诊疗上的进步，如：持续葡萄糖监测、无创血糖监测，更多且不良反应较少的新型降糖药物不断推出，针对肥胖2型糖尿病患者的代谢手术治疗等。

糖尿病是国家实施综合防治管理策略的主要慢性病。2009年起，糖尿病基层防治管理工作作为国家基本公共卫生服务项目在全国推广实施；2015年起，糖尿病作为国家分级诊疗首批试点疾病，依托家庭医生签约制度推动糖尿病患者的基层首诊、基本诊疗和防治管理。然而，我国糖尿病的防治管理仍然面临巨大挑战。2013年中国慢性病及其危险因素监测报告显示，全国糖尿病知晓率、治疗率和控制率分别为38.6%、35.6%

和33.0%。糖尿病发病日趋年轻化，这一趋势是导致糖尿病后期负担加重的重要因素，主要是由于起病较早的糖尿病患者病程较长且会逐渐出现多种并发症。糖尿病可以合并或并发视网膜、肾脏、神经系统和心脑血管系统的损伤，是我国导致失明、肾衰竭、心脑血管意外和截肢的主要病因，疾病负担沉重，防治任务艰巨，基层糖尿病防治能力和全国糖尿病基层防治的同质化水平亟待提高。

（一）流行病学

全球糖尿病地图（第8版）报告显示，2017年全球糖尿病患病率（20~79岁）为8.8%，意味着约有4.25亿成人糖尿病患者，预计到2045年，糖尿病患病率会达到9.9%，患者可能达到6.29亿人。其中，84.5%的糖尿病患者来自低收入和中等收入国家。女性的糖尿病患病率约为8.4%，男性患病率约为9.1%，不论男性还是女性，均在65~79岁年龄段患病率最高。2017年全球糖耐量异常（IGT）（20~79岁）的患病率为7.3%，预计到2045年会达到8.3%。

2017年，我国约有1.144亿糖尿病患者（20~79岁），约占全球糖尿病患者的27%，已成为世界上糖尿病患者最多的国家，特点如下：

1. 男性高于女性（11.1%比9.6%）。

2. 66.2%的糖尿病患者为老年患者。

3. 各民族间的糖尿病患病率存在较大差异：满族15.0%、汉族14.7%、维吾尔族12.2%、壮族12.0%、回族10.6%、藏族4.3%。

4. 经济发达地区的糖尿病患病率明显高于不发达地区，城市高于农村（12.0%比8.9%）。

5. 未诊断糖尿病比例较高：2013年全国调查中，未诊断的糖尿病患者占总数的63%。

6. 肥胖和超重人群糖尿病患病率显著增加，肥胖人群糖尿病患病率升高了2倍。

（二）糖尿病的诊断与分型

目前我国糖尿病的诊断仍采用世界卫生组织（World Health Organization，WHO）（1999年）标准，以静脉血浆血糖为依据，空腹血糖、随机血糖或口服葡萄糖耐量试验（OGTT）后2小时血糖是糖尿病诊断的主要指标，没有糖尿病典型临床症状时必须重复检测以确认诊断。具体诊断标准如下（表7-3-1）：

表7-3-1 糖尿病诊断标准

诊断标准	静脉血浆葡萄糖/（mmol/L）
①典型糖尿病症状（烦渴多饮、多尿、多食、不明原因的体重下降）加上随机血糖或加上	≥11.1
②空腹血糖或加上	≥7.0
③葡萄糖负荷后2小时血糖，无典型糖尿病症状者，需改日复查确认	≥11.1

注：①空腹状态指至少8小时没有进食热量；②随机血糖指不考虑上次用餐时间，一天中任意时间的血糖不能用来诊断空腹血糖异常或糖耐量异常；③急性感染、创伤或其他应激情况下可出现暂时性血糖增高，若没有明确的高血糖病史，须在应激消除后复查，重新评定糖代谢状态

糖化血红蛋白（HbA1c）检测有助于糖尿病的诊断。2011年WHO建议在条件具备的国家和地区采用HbA1c诊断糖尿病，诊断切点为HbA1c≥6.5%。我国2010年进行“中国糖化血红蛋白教育计划”，随后国家食品药品监督管理总局发布了《糖化血红蛋白分析仪》的行业标准，原卫生部临床检验中心发布了《糖化血红蛋白实验室检测指南》，并实行了国家临床检验中心组织的室间质量评价计划，我国的HbA1c检测标准化程度逐步提高，但各地区差别仍较大。对于采用标准化检测方法并有严格质量控制的医院，可以开展用HbA1c作为糖尿病诊断及诊断标准的探索研究。

按WHO（1999）病因分型体系将糖尿病分为1型糖尿病、2型糖尿病、特殊类型糖尿病和妊娠糖尿病（gestational diabetes mellitus，GDM）四个主要类型。特殊类型糖尿病是病因学相对明确的糖尿病。随着对糖尿病发病机制研究的深入，特殊类型糖尿病的种类会逐渐增加。随着精准医学的发展，我国有研究者就中美流行病学调查的新诊断糖尿病患者群，通过人工智能中的聚类方法，以年龄、体重指数、血糖水平、胰岛素敏感性指数及胰岛细胞功能指数等5个维度进行了分型并进行了探究。将糖尿病重新分为4个亚型：严重胰岛素缺乏糖尿病、严重胰岛素抵抗糖尿病、中度肥胖相关糖尿病和中度年龄相关糖尿病。该研究迈出了中国人群的糖尿病精准分型及治疗的第

一步。

（三）2 型糖尿病的评估

评估糖尿病病情及并发症发生风险，是确定糖尿病治疗策略的基础。初诊时及以后每年建议评估一次。评估内容包括糖尿病相关病史、合并症和并发症情况，评估脏器功能和患者自我管理情况等。

1. 病史　详细询问糖尿病、并发症和伴随疾病的临床症状；了解既往治疗方案和血糖控制情况，包括总体水平（HbA1c 是理想的监测指标）、实际血糖波动情况（幅度大小和影响因素）、血糖变化的特点（空腹或餐后血糖升高为主，短期还是长期高血糖）；影响血糖控制的因素，包括饮食和运动情况、现有降糖药治疗方案（剂量、方法）和低血糖发生的风险等。要求和督促患者自测血糖，获知患者血糖变化的特点，为调整降糖治疗打好基础。

2. 评估患者是否合并高血压、心脑血管疾病、血脂异常、高尿酸血症（痛风）和肥胖等合并症，了解糖尿病家族史情况，了解日常生活方式，包括吸烟、饮酒等。凡是糖尿病患者均应定期进行身高、体重（计算 BMI）、腰围、血压测定，鼓励患者学会自己测量脉率，学会触摸足背动脉搏动。

3. 评估并发症和脏器功能　通过眼底检查、足部 10g 尼龙丝检测、尿液白蛋白 / 肌酐比值（urinary albumin-to-creatinine ratio，UACR）测定、颈动脉 B 超、心电图和 128Hz 音叉检查等进行糖尿病并发症的早期筛查，了解是否存在糖尿病并发症及损伤程度。根据既往病史、体征、相关检查了解主要脏器功是否存在异常或潜在的功能不全，包括心、脑、肺、肾、胃肠道（应用阿司匹林有无出血风险）和泌尿系功能等。

4. 评估患者的自我管理水平　从智能和体能方面判断患者的自我管理能力。从糖尿病知识获取程度和自我健康需求判断患者的自我约束力。从患者实际医疗需求和医疗经费是否充足了解患者治病的财力（个人、家人和社会支持的总和）资源和社会支持力度。

（四）2 型糖尿病的三级预防

2 型糖尿病的三级预防目标分别是：一级预防目标是控制 2 型糖尿病的危险因素，预防 2 型糖尿病的发生；二级预防的目标是早发现、早诊断和早治疗 2 型糖尿病患者，在已诊断的患者中预防糖尿病并发症的发生；三级预防的目标是延缓已发生的糖尿病并发症的进展、降低致残率和死亡率，并改善患者的生存质量。

1. 2 型糖尿病的一级预防指在一般人群中开展健康教育，提高人群对糖尿病防治的知晓度和参与度，倡导合理膳食、控制体重、适量运动、限盐、控烟、限酒、心理平衡的健康生活方式，提高社区人群的糖尿病防治意识。多项随机对照研究显示，IGT 人群接受适当的生活方式干预可延迟或预防 2 型糖尿病的发生。糖尿病前期患者应通过饮食控制和运动以降低糖尿病的发生风险，并定期随访及给予社会心理支持，以确保患者的生活方式改变能够长期坚持下来。定期检查血糖，同时密切关注其他心血管危险因素（如吸烟、高血压、血脂异常等），并给予适当的干预措施。

2. 2 型糖尿病防治中的二级预防指在高危人群中开展疾病筛查、健康干预等，指导其进行自我管理。成年人中糖尿病高危人群的定义为在成年人（>18 岁）中，具有下列任何一个及以上的糖尿病危险因素者：①年龄≥40 岁。②有糖尿病前期：糖耐量受损（IGT）、空腹血糖受损（IFG）或两者同时存在史。③超重（BMI ≥24kg/m^2）或肥胖（BMI ≥28kg/m^2）和 / 或中心型肥胖（男性腰围≥90cm，女性腰围≥85cm）。④久坐生活方式。⑤一级亲属中有 2 型糖尿病家族史。⑥有妊娠糖尿病史的妇女。⑦高血压（收缩压≥140mmHg 和 / 或舒张压≥90mmHg），或正在接受降压治疗。⑧血脂异常［高密度脂蛋白胆固醇（HDL-C）≤0.91mmol/L 和 / 或甘油三酯（TG）≥2.22mmol/L］，或正在接受调脂治疗。⑨动脉粥样硬化性心血管疾病（ASCVD）患者。⑩有一过性类固醇糖尿病病史者。

此外，高危人群还包括多囊卵巢综合征（PCOS）患者或伴有与胰岛素抵抗相关的临床状态（如黑棘皮征等），长期接受抗精神病药和 / 或抗抑郁药治疗和他汀类药物治疗的患者。

其中，糖尿病前期人群及中心型肥胖是 2 型糖尿病最重要的高危人群，高危人群的发现可以通过居民健康档案、基本公共卫生服务和机会性筛查（如在健康体检中或在进行其他疾病的诊疗时）等渠道。糖尿病筛查有助于早期发现糖尿病，提高糖尿病及其并发症的防治水平。

3. 2型糖尿病的三级预防策略中，对于糖尿病病程较长、老年、已经发生过心血管疾病的2型糖尿病患者，应依据分层管理的原则，继续采取降糖、降压、调脂（主要是降低LDL-C）、应用阿司匹林治疗等综合管理措施，以降低心血管疾病及微血管并发症反复发生和死亡的风险。对已出现严重糖尿病慢性并发者，推荐至相关专科治疗。

（五）2型糖尿病的治疗

1. **治疗原则**　糖尿病的治疗应遵循综合管理的原则，包括控制高血糖、高血压、血脂异常、超重肥胖、高凝状态等心血管多重危险因素，在生活方式干预的基础上进行必要的药物治疗，以提高糖尿病患者的生存质量和延长预期寿命。根据患者的年龄、病程、预期寿命、并发症或合并症病情严重程度等确定个体化的控制目标。2型糖尿病的综合治疗包括降血糖、降血压、调节血脂、抗血小板、控制体重和改善生活方式等。综合控制目标见表7-3-2。对健康状态差的糖尿病患者，可以酌情放宽控制目标，但应避免高血糖引发的症状及可能出现的急性并发症（糖化血红蛋白治疗分层目标值见表7-3-3）。

表7-3-2　2型糖尿病患者综合控制目标

诊断标准	目标值
血糖/（mmol/L）	≥11.1
空腹	4.4~7.0
餐后	<10.0
糖化血红蛋白/%	<7.0
血压/mmHg	<130/80
总胆固醇/（mmol/L）	<4.5
高密度脂蛋白胆固醇/（mmol/L）	
男性	>1.0
女性	>1.3
甘油三酯/（mmol/L）	<1.7
低密度脂蛋白胆固醇/（mmol/L）	
未合并动脉粥样硬化性心血管疾病	<2.6
合并动脉粥样硬化性心血管疾病	<1.8
体重指数/（kg/m^2）	<24

表7-3-3　糖化血红蛋白分层目标值建议

糖化血红蛋白	适用人群
<6.5%	病程较短、预期寿命较长、无并发症、未合并心血管疾病的2型糖尿病患者，其前提是无低血糖或其他不良反应
<7.0%	大多数非妊娠成年2型糖尿病患者
<8.0%	有严重低血糖史、预期寿命较短、有显著的微血管或大血管并发症，或有严重合并症、糖尿病病程长，尽管进行了糖尿病自我管理教育、适当的血糖监测、接受有效剂量的多种降糖药物包括胰岛素治疗，仍很难达到常规治疗目标的患者

2. **生活方式干预**　糖尿病一经诊断，需立即启动并坚持生活方式干预，主要体现在以下方面：

（1）控制体重：超重/肥胖患者减重的目标是3~6个月减轻体重5%~10%。

（2）合理膳食：供给营养均衡的膳食，满足患者对微量营养素的需求。

（3）适量运动：成人2型糖尿病患者每周至少150分钟（如每周运动5日，每次30分钟）中等强度（50%~70%最大心率）有氧运动（如快走、骑车、打太极拳等）。

（4）戒烟、戒酒：科学戒烟，避免被动吸烟。不推荐糖尿病患者饮酒。若饮酒应计算酒精中所含的总能量。女性饮酒的酒精量不超过15g/d，男性不超过25g/d。每周不超过2次。

（5）心理平衡：减轻精神压力，保持心情愉悦。

3. **药物治疗**　生活方式干预是糖尿病治疗的基础，如血糖控制不达标（HbA1c ≥7.0%）则需要考虑药物治疗。二甲双胍、α-糖苷酶抑制剂或胰岛素促泌剂可作为单药治疗的选择，二甲双胍是单药治疗的首选。在单药治疗疗效欠佳时，可开始二联治疗、三联治疗或胰岛素多次注射。具体药物治疗方案参照中华医学会糖尿病学分会发布的《中国2型糖尿病防治指南（2017年版）》。具体药物禁忌证以药品说明书为准。基层2型糖尿病患者的治疗路径见图7-3-1（见文末彩插）。

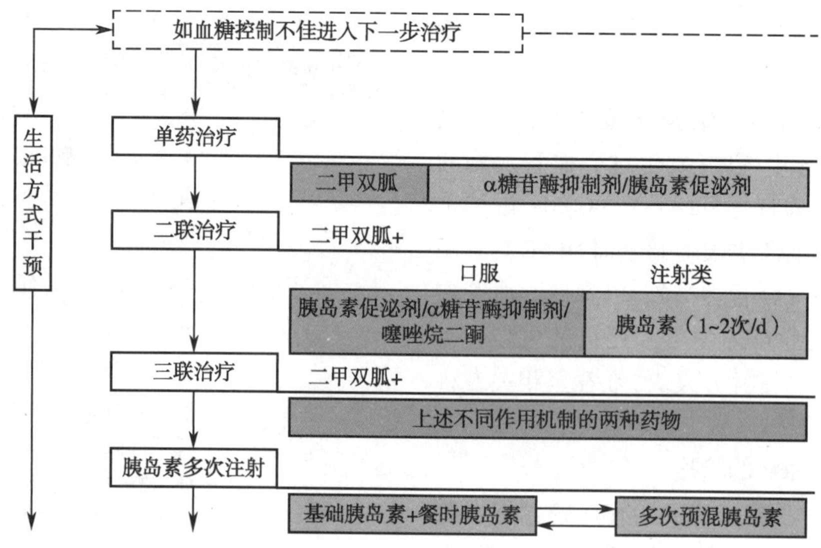

图 7-3-1　基层 2 型糖尿病患者的治疗路径

4. 综合管理　糖尿病患者常伴有高血压、血脂紊乱等心脑血管病变的重要危险因素。糖尿病患者至少应每年评估心血管病变的风险因素，对多重危险因素的综合控制可显著改善糖尿病患者心脑血管病变和死亡发生的风险。

（1）血压控制情况：一般糖尿病合并高血压患者的降压目标应低于 130/80mmHg，老年或伴严重冠心病的糖尿病患者，可采取相对宽松的降压目标值。糖尿病患者的血压≥140/90mmHg 者可考虑开始药物降压治疗。血压≥160/100mmHg 或高于目标值 20/10mmHg 时应立即开始降压药物治疗，并可采取联合治疗方案。五类降压药物（ACEI、ARB、利尿剂、钙拮抗剂、β 受体阻滞剂）均可用于糖尿病患者，以前两类为糖尿病降压治疗药物中的首选用药。

（2）调脂治疗：推荐降低 LDL-C 作为首要目标。依据患者 ASCVD 危险程度，推荐将 LDL-C 降至目标值。临床首选他汀类调脂药物，LDL-C 目标值：极高危 <1.8mmol/L，高危 <2.6mmol/L。

（3）抗血小板聚集治疗：阿司匹林（75~100mg/d）作为一级预防用于糖尿病的心血管高危患者，包括年龄≥50 岁，而且合并至少 1 项主要危险因素（早发 ASCVD 家族史、高血压、血脂异常、吸烟或蛋白尿）。糖尿病合并 ASCVD 者需要应用阿司匹林（75~150mg/d）作为二级预防；阿司匹林过敏的 ASCVD 患者，需要应用氯吡格雷（75mg/d）作为二级预防。

（六）糖尿病的转诊

1. 上转至二级及以上医院的标准

（1）诊断困难和特殊患者

1）初次发现血糖异常，临床分型不明确者。

2）儿童和青少年（年龄 <18 岁）糖尿病患者。

3）妊娠和哺乳期妇女血糖异常者。

（2）治疗困难

1）原因不明或经基层医生处理后仍反复发生低血糖者。

2）血糖、血压、血脂长期治疗不达标者。

3）血糖波动较大，基层处理困难，无法平稳控制者。

4）出现严重降糖药物不良反应难以处理者。

（3）严重并发症

1）糖尿病急性并发症：严重低血糖或高血糖伴或不伴有意识障碍（糖尿病酮症；疑似为酮症酸中毒、高渗性昏迷或乳酸性酸中毒）。

2）糖尿病慢性并发症（视网膜病变、肾病、神经病变、糖尿病足或周围血管病变）的筛查、治疗方案的制定和疗效评估在社区处理有困难者。

3）糖尿病慢性并发症导致严重靶器官损害需要紧急救治者［急性心脑血管病；糖尿病肾病导致的肾功能不全［eGFR<60ml/（min · 1.73m^{-2}）］或大量蛋白尿；糖尿病视网膜病变导致的严重视力下降；糖尿病外周血管病变导致的间歇性跛行和缺血性疼痛等］。

4）糖尿病足出现皮肤颜色的急剧变化；局部疼痛加剧并有红肿等炎症表现；新发生的

溃疡；原有的浅表溃疡恶化并累及软组织和骨组织；播散性的蜂窝织炎、全身感染征象、骨髓炎等。

（4）其他医生判断患者需上级医院处理的情况或疾病时。

2. 转回基层医疗卫生机构的标准

（1）初次发现血糖异常，已明确诊断和确定治疗方案且血糖控制比较稳定。

（2）糖尿病急性并发症治疗后病情稳定。

（3）糖尿病慢性并发症已确诊、制定了治疗方案和疗效评估，且病情已得到稳定控制。

（4）其他经上级医疗机构医生判定可以转回基层继续治疗管理的患者。

（七）基层糖尿病的管理流程

基层医疗卫生机构应承担糖尿病的健康教育、筛查、诊断、治疗及长期随访管理工作，识别出不适合在基层诊治的糖尿病患者并及时转诊。管理的目标是血糖、血压、血脂控制达标，减少并发症的发生，降低致残率和早死率。基层糖尿病健康管理流程见图 7–3–2。

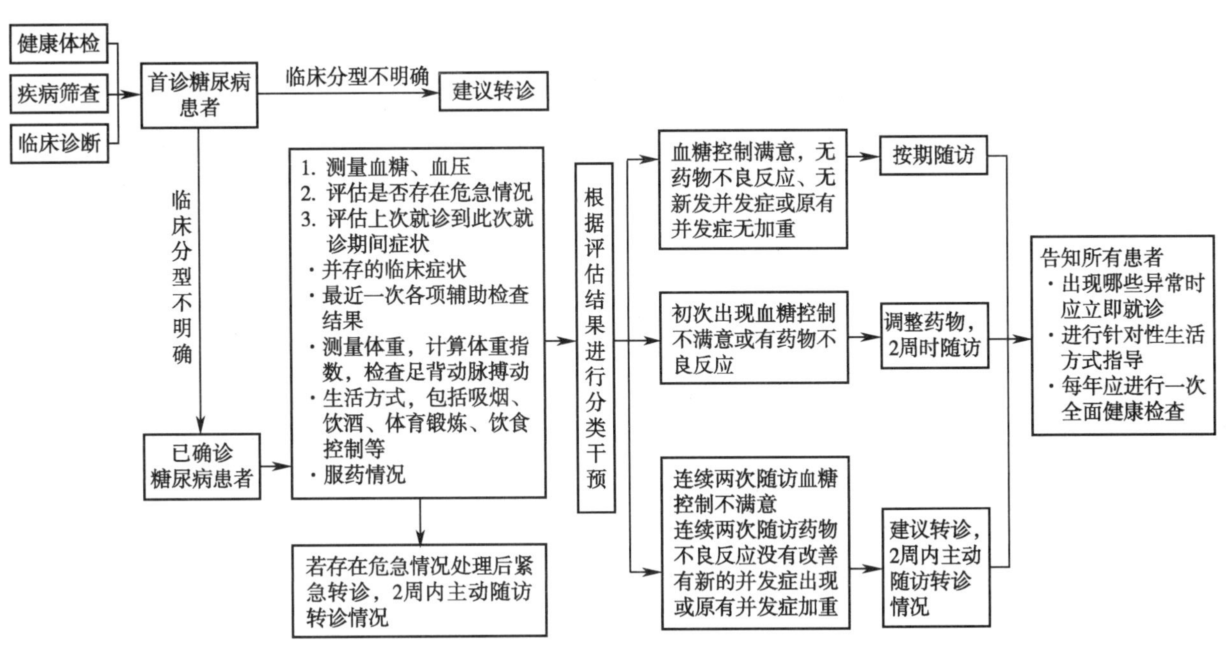

图 7–3–2　基层糖尿病健康管理流程图

注：（1）血糖控制满意为空腹血糖 <7.0mmol/L，非空腹血糖 <10.0mmol/L，糖化血红蛋白 <7.0%；（2）糖控制不满意为空腹血糖≥7.0mmol/L，非空腹血糖≥10.0mmol/L，糖化血红蛋白≥7.0%

初诊糖尿病患者由基层医疗机构在建立居民健康档案的基础上，建立糖尿病患者管理档案。糖尿病患者的健康档案至少应包括健康体检、年度评估和随访服务记录。随着信息化系统的不断完善，医疗卫生服务信息的互联互通，患者的就诊记录、转会诊以及住院记录均应纳入健康档案内容。电子档案按照国家相关规定进行管理。基层医疗卫生机构应对糖尿病患者进行初诊评估和年度评估，评估主要内容包括疾病行为危险因素、并发症及并存临床情况、体格检查及实验室检查信息等，同时进行针对性健康指导。随访与管理建议按照《国家基本公共卫生服务规范（第三版）》对糖尿病患者开展随访管理。有条件的地区可开展糖尿病前期人群的干预管理。

（八）展望

糖尿病是一种以糖代谢紊乱为主要临床特征的慢性复杂性疾病。伴随社会经济发展及人口老龄化，糖尿病已成为威胁人类健康的重要疾患，这将给世界的经济发展和医疗卫生带来沉重负担。美国糖尿病协会（ADA）糖尿病医学诊疗标准指南编委指出，自 2018 年起将打破“一年一更新”的模式，当最新证据或法规发生变化时则根据情况对指南进行更新。我们需要紧密追踪糖尿病研究动态，发现糖尿病发生发展的病理生理规律，积极探索新的降糖策略，以期减轻社会负担、提高患者的生存质量。糖尿病的发病机制十分复杂，与机体多种器官功能紊乱密切相关，其干预治疗效果也因其机制复杂而存在个体差异。从促进胰岛β细胞的再生、减少肝糖生成、增加外周能量代谢通路、利用脂肪因子减少能量摄入、调节肠道微生态平衡以及靶向特定致病基因等方面着手，或可为糖尿病的诊断和治疗提供新的路径。

新近有学者发现，我国普通人群中大约0.21%患有葡萄糖激酶基因突变型糖尿病，1.3%的糖尿病患者为葡萄糖激酶基因突变所导致的糖尿病，并建立了一种临床筛查葡萄糖激酶基因突变型糖尿病的方法。采用三项临床指标（空腹血糖 <8.3mmol/L，糖化血红蛋白 <7.6% 且甘油三酯 ≤1.43mmol/L）的组合可使绝大多数的葡萄糖激酶基因突变型糖尿病被筛查出来。葡萄糖激酶基因突变型糖尿病患者的血糖水平轻度增高，糖尿病并发症发生的风险非常低。

许多流行病学和临床研究发现，糖尿病与多种恶性肿瘤之间（结直肠癌、胰腺癌、肝癌、乳腺癌、胃癌等）存在着密切关系，但其内在机制尚未能完全明确。一方面多种肿瘤可同时伴有糖尿病，另一方面糖尿病又可促进某些肿瘤的发生发展。糖尿病本身的病理生理改变，如高胰岛素血症、高血糖等都可增加糖尿病患者罹患恶性肿瘤的风险，胰岛素样生长因子与炎性因子可能在其中起到一定作用。临床诊疗过程中，积极治疗糖尿病可降低患者并发恶性肿瘤的风险，在糖尿病患者中筛查恶性肿瘤对于早期发现肿瘤有着积极的意义。

基于大数据环境下智慧医疗，主要是通过医疗服务过程中使用的先进的信息化处理手段，利用互联网联合平台操作等进行。在糖尿病患者的管理方面，智慧医疗结合目前的信息化技术可提供全方位信息管理，为糖尿病患者建立个人健康档案，应用大数据中的医学知识库、数据分析技术，结合患者个体化健康信息，为患者制定个体化的健康照护计划，提高个性化健康照护计划的实施落实效率。同时，线上整合智慧医疗为糖尿病患者提供线上自我管理服务，结合医院线下服务，可促使糖尿病患者得到连续性的健康管理。

在糖尿病的治疗方面，新型治疗药物不断涌现。近年来，比较成熟的治疗靶点是二肽基肽酶-4（DPP-4）抑制剂、胰高血糖素样肽-1（GLP-1）受体激动剂、钠-葡萄糖协同转运蛋白2（SGLT2）抑制剂，都有超过5个的上市药物，其中DPP-4有高达11个上市药物，且有长效药物曲格列汀上市，是目前研发最成熟的一个靶点。除此之外，已经有临床在研品种的新兴靶点：如单磷酸腺苷活化蛋白激酶（AMPK）激动剂、葡萄糖激酶激动剂（GKA）已经有临床Ⅲ期药物，G蛋白偶联受体119（GPR119）激动剂、糖原合成酶激酶3（GSK-3）抑制剂、游离脂肪酸受体1（FFAR1）激动剂的临床研究也在逐步进行中。其中AMPK作为一线用药二甲双胍的作用靶点，是否会有更多新药出现，让我们拭目以待。同时，随着生物学特别是蛋白质科学的发展，不断有新的作用靶点被发现，如胰岛淀粉样多肽（IAPP）、G蛋白偶联胆汁酸膜受体（GPBAR1，TGR5）、ERR-α、Pro-islet peptide、葡萄糖转运蛋白4刺激剂（GLUT4 stimulant）、瘦素（leptin）类似物等靶点，或许未来有可能成为抗糖尿病药物的潜在靶点，为患者带来新的希望与选择。

二、甲状腺功能亢进症

学习提要

1. 甲状腺功能亢进症是一种常见且易复发的内分泌疾病。

2. 甲状腺功能亢进症药物治疗周期较长，且期间监测指标较多，基层医生需要加强随诊患者的管理。

甲状腺毒症（thyrotoxicosis）是指血液循环中甲状腺激素过多，引起以神经、循环、消化等系统兴奋性增高和代谢亢进为主要表现的一组临床综合征。其中，由于甲状腺腺体本身功能亢进，合成和分泌甲状腺激素增加所导致的甲状腺毒症称为甲状腺功能亢进症（hyperthyroidism），简称甲亢；由于甲状腺滤泡被炎症破坏，滤泡内储存的甲状腺激素过量进入循环引起的甲状腺毒症称为破坏性甲状腺毒症，甲状腺功能并不亢进。

（一）流行病学

1. 全球范围内甲亢的患病率在1.2%~1.6%，其中临床甲亢约为0.5%~0.6%，亚临床甲亢为0.7%~1.0%。最常见的原因是格雷夫斯病

（Graves 病）、毒性结节性甲状腺肿和毒性腺瘤。Graves 病是碘缺乏地区最常见的甲状腺功能亢进的原因，每年每 10 万人中有 20~30 例患甲状腺功能亢进症。Graves 病在妇女中更常见，其患病率约为 1%~1.5%。Graves 病好发年龄为 30~60 岁。

2. 我国 Graves 病的患病率和发病率　天津地区的大样本（31 530 例）流行病学调查显示：6 周岁以上社区人群患病率为 0.282%（男：0.166%，女：0.397%），但此研究仅通过对可疑对象进行血液检测和颈部超声发现 Graves 病患者，因此可能低估其患病率。另一项前瞻性研究对轻度碘缺乏地区（1 103 例）、碘充足地区（1 584 例）和碘过量地区（1 074 例）的 14 周岁及以上社区人群进行了筛查和随访，结果显示 3 个地区 Graves 病的患病率分别为 1.4%、1.3% 和 1.1%，5 年累积发病率分别为 0.8%、0.6% 和 0.6%，患病率和发病率与碘摄入量无关。

（二）临床表现

甲亢的主要表现由循环中甲状腺激素过多引起，其症状和体征的严重程度与病史长短、激素升高的程度和患者年龄等因素相关。症状主要有：易激动、烦躁失眠、心悸、乏力、怕热、多汗、消瘦、食欲亢进、大便次数增多或腹泻，女性月经稀少。可伴发周期性麻痹（亚洲的青壮年男性多见）和近端肌肉进行性无力、萎缩，后者称为甲亢性肌病。少数老年患者高代谢的症状不典型，相反表现为乏力、心悸、厌食、抑郁、嗜睡、体重明显减少，称之为"淡漠型甲亢"。

1. 体征　Graves 病大多数患者有程度不等的甲状腺肿大。甲状腺肿为弥漫性，质地中等（病史较久或者食用含碘食物较多者可坚韧），无压痛。甲状腺上下极可以触及震颤，闻及血管杂音。也有少数的病例甲状腺不肿大；结节性甲状腺肿伴甲亢可触及结节性肿大的甲状腺。甲状腺自主性高功能腺瘤可触及结节。心血管系统表现主要有心率增快、心脏扩大、心律失常、心房纤颤、脉压增大等。少数病例下肢胫骨前皮肤可见黏液性水肿，其特点为界限明显的坚实水肿性斑块或结节。甲亢患者胫前黏液性水肿发生率约为 5%。

2. 眼部表现　甲状腺相关性眼病（thyroid-associated ophthalmopathy，TAO）也称格雷夫斯眼病（Graves'ophthalmopathy）或 Graves 眼眶病（Graves'orbitopathy，GO），是一种主要累及眼眶组织的自身免疫性疾病。可发生于任何年龄阶段，在女性中的年发病率约为 16/10 万，男性中约为 3/10 万。Graves 眼病发病机制目前尚不清楚，与遗传、环境和自身免疫紊乱等多种因素有关。其临床表现为眼睑及结膜肿胀、眼睑退缩、眼球突出、眼球运动障碍、复视和视神经压迫等。目前采用欧洲 GO 专家组（EUGOGO）推荐的临床活动性评分将其为活动期与静止期，标准共 7 项：①自发球后疼痛；②企图上、下注视时疼痛；③眼睑充血；④结膜充血；⑤泪阜肿胀；⑥眼睑肿胀；⑦球结膜水肿，每项 1 分，≥3 分为活动期，<3 分为静止期。同时采用其推荐轻度、中重度、危及视力分类评估患者病情的严重程度（表 7-3-4），根据对患者病情的评估进行有针对性的治疗。

表 7-3-4　眼病严重程度评估

轻度	中重度	危及视力
轻度眼睑退缩 <2mm	眼睑退缩≥2mm	甲状腺功能障碍性视神经病变和/或角膜受损
轻度软组织受累	中或重度软组织	
眼球突出 <3mm	受累眼球突出 ≥3mm	
无复视或暂时性复视	间断或持续性复视	
角膜暴露症状对滴眼液有效		

（三）诊断和评估

诊断：血清三碘甲状腺原氨酸（triiodothyronine，T_3），甲状腺素（thyroxine，T_4）水平增高，促甲状腺激素（thyroid stimulating hormone，TSH）水平降低，伴有高代谢症群。

对已知或疑似甲状腺毒症的患者，应当从下述 3 个方面进行全面的诊断和评估。

1. 疾病严重程度评估　全面的病史采集和体格检查非常重要。除测定基础的脉搏、血压、呼吸和体质量等外，还应评估甲状腺的大小、质地、对称度、有无结节以及是否存在外周水肿、眼征或胫前黏液性水肿。甲状腺激素升高可以影响几乎所有的组织和器官，因此需要注意心脏、肺、神经肌肉功能等方面的临床表现。

2. 甲状腺功能的血液指标评估 对于可疑甲状腺功能亢进症（简称甲亢）患者，建议以血清TSH为诊断的初筛指标。如高度怀疑甲亢，则同时检测血清TSH和游离甲状腺素（free thyroxine，FT_4）以提高诊断的准确性。由于估算游离三碘甲状腺原氨酸（free triiodothyronine，FT_3）的方法比缺乏一致性和稳定性，因此在诊断和评估甲状腺毒症和T_3型甲状腺毒症时，检测总T_3（total T_3，TT_3）优于FT_4。在排除分泌TSH的垂体腺瘤和甲状腺激素抵抗的情况下，一般来说，血清TSH低于正常而FT_4和/或T_3升高时，考虑临床甲状腺毒症：仅有血清TSH低于正常而甲状腺激素水平正常，考虑亚临床甲状腺毒症。但是，在分析甲状腺功能的血液指标时，需要注意一些可能引起异常的特殊情况，例如：T_4结合蛋白异常导致的血清总甲状腺激素水平升高、药物（如苯妥英钠、卡马西平或呋塞米等）或非甲状腺的危重疾病导致的假性FT_4升高、异嗜性抗体引起的假性TSH增高、外源性大剂量生物素摄入后发生的T_4升高而TSH降低等。

3. 明确甲状腺毒症的病因 甲状腺毒症病因不同，后续处理不尽相同。对于根据临床表现和最初的生化检查未能明确诊断的患者，可以完善促甲状腺激素受体抗体（thyrotrophin receptor antibody，TRAb）检查、摄碘率检查或甲状腺超声血流测定。如果临床表现提示患者可能为毒性甲状腺腺瘤（toxic adenoma，TA）或毒性结节性甲状腺肿（toxic nodular goiter，TMNG）所致甲状腺毒症，应加做^{123}I或^{99}Tc核素显像。此外，可采用TT_3/TT_4比值评估甲状腺毒症的病因。Graves病或者毒性结节性甲状腺肿导致甲亢时，TT_3/TT_4的比值（ng/μg）大于20；在无痛性或者产后甲状腺炎导致破坏性甲状腺毒症时，TT_3/TT_4值小于20。

甲状腺毒症的病因鉴别在妊娠期和产后阶段尤其重要。在妊娠早期正常妊娠引起的甲状腺激素生理学改变、绒毛膜促性腺激素相关的妊娠一过性甲亢和妊娠期Graves病这三种情况在都可以导致甲状腺毒症，但是病因不同，治疗方法也完全不同，需要特别注意鉴别。产后1年内的甲状腺毒症需要鉴别产后甲状腺炎的甲状腺毒症期和产后Graves病。在这2个特殊时期内，非甲亢的甲状腺毒症很常见。而只有真正的Graves病甲亢才考虑对其用抗甲状腺药物治疗，否则可能带来药源性甲状腺功能减退症、药物相关性胎儿发育缺陷等不良后果。

4. Graves病诊断标准 ①甲状腺毒症所致高代谢的症状和体征；②甲状腺弥漫性肿大（体格检查和影像学检查证实），少数病例可以无甲状腺肿大；③血清TSH浓度降低，血清甲状腺激素浓度升高；④眼球突出和其他浸润性眼征；⑤胫前黏液性水肿；⑥TRAb或甲状腺刺激性抗体（tTSAb）阳性；⑦甲状腺摄碘率（RAIU）增高或核素显像提示甲状腺摄取功能增强。以上标准中，前3条为诊断必备条件，后4条可进一步为病因确定提供依据。甲状腺功能亢进诊断流程见图7-3-3。

（四）治疗

甲亢的一般治疗包括注意休息，低碘饮食，给予足够的热量和能量。

1. 碘摄入控制 碘是甲状腺合成甲状腺激素的重要原料。甲亢患者甲状腺自主功能亢进，合成和分泌过多的甲状腺激素，血清甲状腺激素水平升高。甲亢患者的甲状腺对碘的生物利用能力较正常人明显增高，如果再给予富碘食物，功能亢进的甲状腺将合成更多的甲状腺激素。因此，甲亢患者应该限制碘的摄入，尽可能忌用富碘食物和药物。如果应用放射性碘治疗甲亢，含碘多的食物例如海藻类等应该禁用至少7日。

2. 甲状腺毒症的对症治疗 甲状腺毒症的对症治疗药物主要是β受体阻滞剂。对非选择性阻滞剂普萘洛尔的应用经验最多，起始剂量可达10~40mg，每日3~4次口服。高剂量下该药物可阻止T_4向T_3转化，因此也是甲状腺危象抢救的重要用药之一。阿替洛尔、美托洛尔也可经常使用。对于重症甲亢患者，在监护条件下可以使用静脉注射艾司洛尔。

对于有症状的甲状腺毒症患者（特别是老年患者），以及静息心率超过90次/min或者伴发心血管疾病的甲状腺毒症患者中，应尽早使用β受体阻滞剂对症治疗。合并支气管哮喘的患者忌用普萘洛尔。

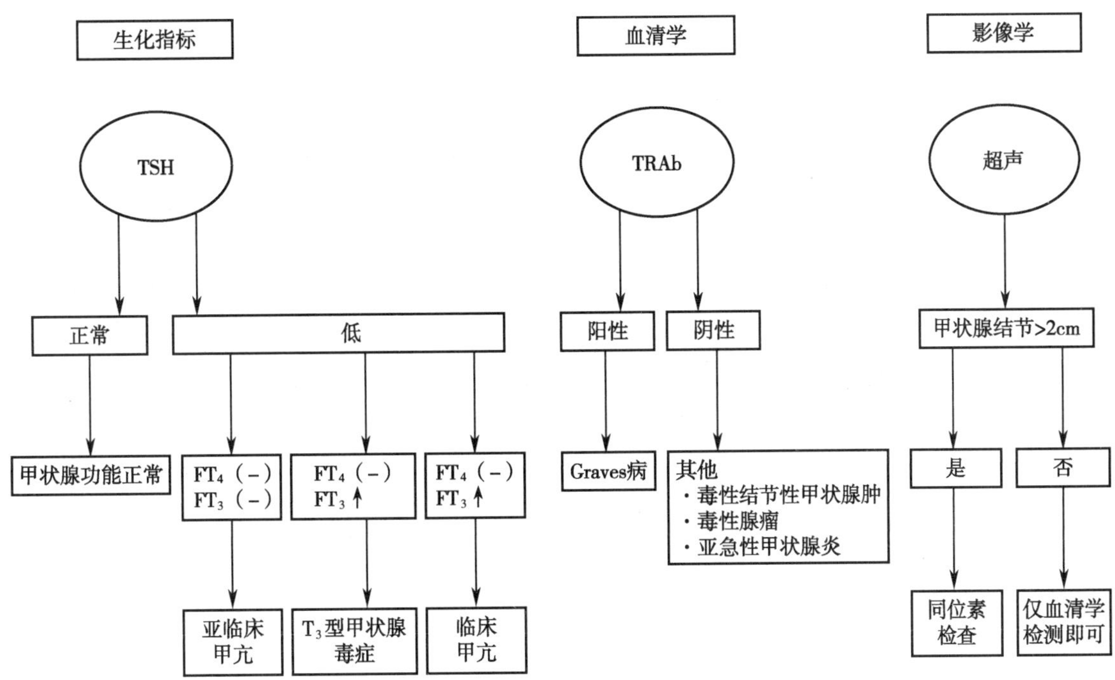

图 7-3-3 甲状腺功能亢进诊断流程

3. 抗甲状腺治疗 常用治疗方法有三种，抗甲状腺药物（antithyroid drug，ATD）、放射性同位素和手术治疗。这些治疗都可以作为初始治疗的选择。对治疗方法的选择取决于患者的不同时期、严重程度和医生的经验。这些方法的选择和应用存在着一定的地区差异，如在北美地区，会优先选择放射性同位素治疗，而在其他地区抗甲状腺药物和手术治疗应用比较多。3 种方法均为对症性治疗而非根治性治疗。总体而言，上述 3 种方法均有效并相对安全，但各有利弊，见表 7-3-5。甲状腺功能正常后患者的长期生活质量未见明显不同，因此选择治疗方案时应遵从个体化治疗原则。

表 7-3-5 3 种治疗方法特点比较

	ATD	^{131}I	手术治疗
对甲状腺影响	非甲状腺破坏性治疗，药物引起的甲减可逆	甲状腺破坏性治疗，可能发生甲减，需要终生替代治疗	甲状腺破坏性治疗，可能发生甲减，需要终生替代治疗
治疗时间	治疗时间长	控制症状所需时间短	控制症状所需时间短
其他特点	部分患者由于药物不良反应被迫停药；治疗后复发比例较高	射线暴露；可能会加重 Graves 眼病	手术风险

（1）抗甲状腺药物（antithyroid drug，ATD）治疗：当甲亢源于毒性甲状腺腺瘤或毒性结节性甲状腺肿时，药物很难缓解病情。药物治疗主要用于治疗 Graves 病。

1）常用药物：抗甲状腺药物主要作用是抑制甲状腺的过氧化物酶，抑制碘有机化和碘 - 酪氨酸偶联，从而抑制甲状腺激素的合成。常用的抗甲状腺药物有甲巯咪唑（methimazole，MMI）和丙硫氧嘧啶（propythiouracil，PTU）。

从临床评估角度，以下情况更合适 ATD 治疗：甲亢缓解可能性较大（尤其是病情较轻的女性患者、甲状腺体积较小和 TRAb 阴性或低滴度）；妊娠妇女；老年患者因合并症致手术风险增加或预期寿命有限；居住在养老院或其他卫生机构的预期寿命有限且不能遵循放射安全规则的患者；既往经历颈部手术或外照射治疗者；无法行甲状腺大部分切除术者；中到重度活动性甲状腺眼病的患者；需要更快控制病情者。从患者偏好角度，当患者更看重药物可能能够避免甲减，担心手术和辐射暴露风险的特点时，可能更适合药物治疗。

通常情况下，药物治疗时首选甲巯咪唑。但是对于妊娠早期（前 3 个月）、甲状腺危象、对甲巯咪唑反应差且拒绝同位素治疗或外科手术的患者可首选丙硫氧嘧啶治疗。

可以根据患者治疗前的 FT_4 水平粗略确定甲巯咪唑的起始剂量：FT_4 为正常上限的 1~1.5 倍，5~10mg/d；FT_4 为正常上限的 1.5~2 倍，10~20mg/d；FT_4 正常上限的 2~3 倍，30~40mg/d。鉴于甲巯咪唑的药效持续时间可能不足 24 小时，对于严重甲亢患者，如想更快控制病情，分次服药（15 或 20mg，2 次 /d）可能比 1 次顿服更有效；剂量小于 15mg 者仍可选择 1 次顿服。由于 ATD 的主要不良反应包括粒细胞缺乏和肝脏毒性，因此，在药物治疗前，需要向患者告知药物不良反应，并告知出现不良反应时应及时就医；同时必须检测血常规（需包括白细胞分类计数）以及肝功能（需包括胆红素和氨基转移酶）。当血常规中性粒细胞绝对计数 $<10^9/L$ 或肝脏氨基转移酶水平高于正常值上限高出 5 倍时，不宜进行药物起始治疗；氨基转移酶水平超过正常上限 3 倍以上，1 周内重复检测不见好转，不宜行丙硫氧嘧啶起始治疗。

2）用药监测和药物疗程：在开始药物治疗后 2~6 周及药物减量期每 4~6 周，药物维持量期每 2~3 个月，应当进行甲状腺功能的临床和生化指标评估。医生需要根据患者的实际情况，如症状、甲状腺大小和 T_3 水平等进行药物剂量个体化调整。T_3 水平检测在药物调整过程中很重要，因为一些患者经过治疗后 T_4 水平恢复正常甚至偏低，但 T_3 水平持续升高、TSH 低于正常，这种情况下仍属于甲亢治疗不足，而非药源性甲减。

抗甲状腺药物主要不良反应包括粒细胞缺乏和肝脏毒性。用药期间，必须进行白细胞计数和肝功能监测。特别是如出现咽痛，发热等情况，应检查血常规；如出现皮肤瘙痒、黄疸、粪便颜色变浅、深色尿、关节痛、腹痛或腹胀、厌食、恶心或明显乏力等症状的患者，需重新评估肝功能，判断能否继续 ATD 治疗。

药物治疗甲亢的常规疗程一般为 12~18 个月，满足该疗程且 TSH 和 TRAb 均正常则可考虑停药。TRAb 水平正常表明 Graves 病缓解的可能性更大。Graves 病缓解的定义为：药物治疗甲亢停药 1 年后血清 TSH、FT_4 和 TT_3 仍处于正常水平。药物治疗甲亢并非根治性治疗，即使缓解后仍有复发可能，因此需要至少一年复查一次甲状腺功能。

（2）^{131}I 治疗：^{131}I 治疗甲状腺功能亢进症因具有快速简便、质优价廉、不良反应少、治疗效果好等优点，已被美国等国家广为接受，成为大多数成年 Graves 病患者的首选或重点选择的治疗手段。

我国医师在甲亢治疗中相对保守，并坚持甲状腺功能正常化的治疗理念，这使我国 ^{131}I 治疗更趋于个体化、低剂量。我国研究显示，个体化、低剂量治疗可延缓甲减发生、改善患者的生存质量，但也易出现治疗剂量不足、延误甲亢缓解和甲亢复发率增高等问题。对于甲亢个体化治疗的患者长期获益情况，尚有待前瞻性、多中心研究结果。

在美国约 59.7% 的患者选择 ^{131}I 治疗，欧洲、拉丁美洲和日本则倾向选择 ATD 治疗。在我国大陆约 32% 的医师首选 ^{131}I 治疗，而在核医学科就诊咨询后的患者有 68% 倾向选择 ^{131}I 治疗。

使患者达到甲状腺功能减退症（简称甲减）以控制甲亢症状是 ^{131}I 治疗的目标。^{131}I 治疗 Graves 病的适应证包括计划怀孕的女性患者（^{131}I 治疗后超过 6 个月，甲状腺激素水平正常后可怀孕）、有合并症增加外科手术风险者、既往曾行手术治疗或颈部外照射治疗者、无法行甲状腺大部分切除术或有 ATD 使用禁忌者，特别提到对肺循环高负荷右心衰竭或充血性心力衰竭患者也可以考虑 ^{131}I 治疗。

^{131}I 治疗禁忌证：妊娠期、哺乳期、罹患或怀疑甲状腺癌的患者，不能遵守辐射安全准则的个人以及计划在 4~6 个月内怀孕的妇女。此外，育龄期女性在 ^{131}I 治疗前应注意排除妊娠。

（3）手术治疗：手术治疗只适用于颈部摄碘率正常或者升高的 Graves 病、毒性甲状腺腺瘤或毒性结节性甲状腺肿患者。其余类别的甲状腺毒症均不采用外科治疗。因此在术前建议行颈部摄碘率检查，尤其是在 Graves 病与桥本甲状腺炎鉴别诊断不明确时。此外，由于甲亢患者中合并甲状腺癌的比例占 2%，故对甲亢患者需要在手术前明确甲状腺是否有占位性病变。

（五）转诊

甲状腺疾病诊断较为复杂、治疗选择也较多，建议对于怀疑甲状腺毒症患者尽快转诊至综合医院进一步诊治。在社区随诊的甲亢患者一旦出现甲状腺肿大加重、突眼加重、发热、咽痛、腹痛、黄疸和转氨酶升高等异常情况时，需要立即转诊。

药物治疗甲亢并非根治性治疗手段。对于既往有甲亢并通过药物治疗痊愈后，在社区仍然建议进行密切监测：停药后 6 个月内每 1~3 个月复查，6 个月后延长监测间隔时间。如果出现甲亢症状，需要及时转诊专科临床医师。如果 Graves 病缓解，即停药后甲状腺功能持续正常超过 1 年（处于缓解期）。应至少每年监测 1 次甲状腺功能，因为停药后 Graves 病复发的可能性持续存在，另有些患者会因自身免疫甲状腺疾病的表达谱改变而发展为甲减。

（六）展望

我国甲状腺疾病指南出版于 2007 年，距今十余年之久。因此本章内容除参考中国指南外，较多参考 2016 年美国甲状腺协会《甲状腺功能亢进症和其他原因所致甲状腺毒症诊治指南》。但该指南主要基于美国国情和国民体质制定。近期有中国人群的研究表明，中国人中抗甲状腺药物治疗出现的肝脏不良反应和某些罕见不良反应可能存在种族差异。因此我国医务工作者在治疗患者时也要立足我国国情及中国人体质。不过分生搬硬套，积极开展临床科研，积累自己的资料。

三、甲状腺功能减退症

学习提要

1. 甲状腺功能减退症发病隐匿，病程较长，不少患者缺乏特异症状和体征。在老年患者中，甲状腺功能减退的症状易与衰老的表现相混淆，基层医生需要加强识别能力。

2. 甲状腺功能减退症需要终身激素替代治疗，需要基层医生定期随诊。

（一）流行病学

甲状腺功能减退症（hypothyroidism）简称甲减，是由于甲状腺激素合成和分泌减少或组织作用减弱导致的全身代谢减低综合征。主要分为临床甲状腺功能减退症（overt hypothyroidism）和亚临床甲状腺功能减退症（subclinical hypothyroidism）。甲减的患病率与 TSH 诊断切点值、年龄、性别、种族等因素有关。国外报告甲减的患病率 5%~10%，亚临床甲减患病率高于临床甲减。美国国家健康与营养状况调查（NHANES Ⅲ）以年龄 >12 岁的普通人群为调查对象，TSH 正常上限为 4.5mIU/L，亚临床甲减的患病率为 4.3%，临床甲减患病率为 0.3%。甲状腺抗体阳性且 TSH 升高的女性甲减的年发生风险为 4%，而仅有甲状腺抗体阳性或 TSH 升高者，年发病风险为 2%~3%。根据 2010 年我国十城市甲状腺疾病患病率调查，以 TSH>4.2mIU/L 为诊断切点，甲减的患病率为 17.8%，其中亚临床甲减患病率为 16.7%，临床甲减患病率为 1.1%。女性患病率高于男性，随年龄增长患病率升高。

（二）病因

甲减病因复杂，以原发性甲减最多见，此类甲减占全部甲减的约 99%，且具有临床特征不典型、发病隐匿等特点，故早期容易漏诊。其中自身免疫、甲状腺手术和甲亢 ^{131}I 治疗三大原因占 90% 以上。其他少见的情况还包括甲状腺良性结节的手术和同位素治疗后、甲状腺癌和头颈部恶性肿瘤的外放射治疗后以及应用某些药物（包括锂制剂、胺碘酮和干扰素）后。新生儿先天性甲状腺功能减退的发生率比较低，约为 1/4 000~1/3 500。中枢性甲减或继发性甲减是由于下丘脑和垂体病变引起的促甲状腺激素释放激素（TRH）或者促甲状腺激素（TSH）产生和分泌减少所致的甲减。垂体外照射、垂体大腺瘤、颅咽管瘤及垂体缺血性坏死是中枢性甲减的较常见原因。消耗性甲减是因为表达Ⅲ型脱碘酶而致甲状腺激素灭活或丢失过多引起的甲减。甲状腺激素抵抗综合征是由于甲状腺激素在外周组织实现生物效应障碍引起的甲减。

（三）症状及体征

甲减发病隐匿，病程较长，不少患者缺乏特异症状和体征。主要表现以代谢率减低和交感神经兴奋性下降为主，病情轻的早期患者可以没有特异症状。典型患者畏寒、乏力、手足肿胀感、嗜睡、记忆力减退、少汗、关节疼痛、体重增加、便秘、女性月经紊乱或者月经过多、不孕。

典型患者查体时可发现表情呆滞、反应迟钝、声音嘶哑、听力障碍，面色苍白、颜面和/或眼睑水肿、唇厚舌大、常有齿痕，皮肤干燥、粗糙、脱皮屑、皮肤温度低、水肿、手脚掌皮肤可呈姜黄色，毛发稀疏干燥，跟腱反射时间延长，脉率缓慢。少数病例出现胫前黏液性水肿。本病累及心脏可以出现心包积液和心力衰竭。重症患者可以发生黏液性水肿昏迷。

（四）诊断

血清 TSH 和游离 T_4（FT_4）、总 T_4（TT_4）是诊断原发性甲减的第一线指标。

如果血清促甲状腺素（TSH）高于正常参考值上限、游离甲状腺激素（FT_4）低于正常参考值下限，可诊断为临床甲减。而如仅 TSH 升高，FT_4 正常，则诊断为亚临床甲减。血清 TSH 水平正常、垂体功能完好的患者不能诊断原发性甲减。甲状腺功能减退症各种病因诊断思路见图 7-3-4。

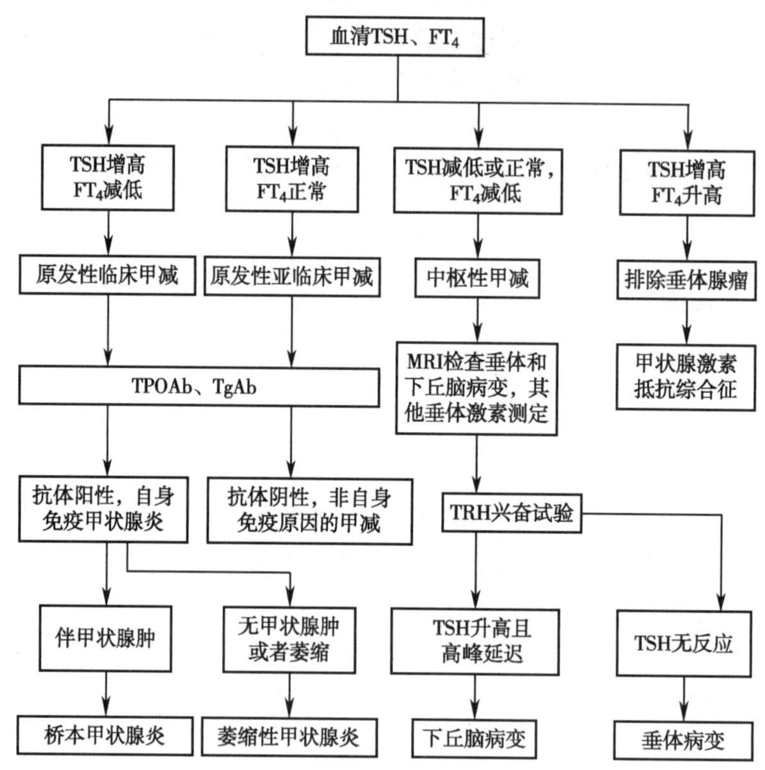

图 7-3-4 甲状腺功能减退症诊断思路

（五）治疗

1. **治疗目标** 临床甲减症状和体征消失，TSH、TT_4、FT_4 值维持正常范围。继发于下丘脑和垂体的甲减，不能把 TSH 作为治疗指标，而是把血清 TT_4、FT_4 达到正常范围作为治疗的目标。

2. **药物的选择** 左甲状腺素（L-T_4）是治疗甲状腺功能减退的主要替代药物。L-T_4 具有疗效可靠、不良反应小、依从性好、肠道吸收好、血清半衰期长、治疗成本低等优点。甲状腺功能减退的患者缺乏内源性甲状腺激素。正常人甲状腺每日大约分泌 85μg 的 T_4。T_3 大约 80%（约 26μg）由外周的 T_4 转换而来，仅有 20%（约 6.5μg）来自于甲状腺直接分泌。目前普遍认为，尽管 T_4 是甲状腺分泌的主要激素，甲状腺激素作用于外组织主要为 T_3 与其核受体结合。L-T_4 治疗甲状腺功能减退症的基本原理是利用外源的甲状腺素（T_4）在外周组织转换为活性代谢产物 T_3。

不推荐单独应用左三碘甲状腺原氨酸（L-T_3）作为甲减的替代治疗药物。L-T_3 治疗的理论优势就在于可以直接使有活性的激素发挥其作用。然而，由于 L-T_3 用药剂量和用药时间需要有严格依从性，若用药过量或药量不足，会增加心脏和骨骼副作用风险。目前没有 L-T_3 单药治疗长期效果（尤其是骨代谢和整体安全性评价）的资料。也不推荐常规使用 L-T_4/L-T_3 联合用药治疗甲减。

干甲状腺片是动物甲状腺的干制剂，因其甲状腺激素含量不稳定并含 T_3 量较大，目前不推荐作为甲减的首选替代治疗药物。

3. 药物的治疗剂量　L-T_4 的治疗剂量取决于患者的病情、年龄、体重，要个体化。成年甲减患者的 L-T_4 替代剂量为每日 50~200μg，平均每日 125μg。如按照体重计算的剂量是每日每千克体重 1.6~1.8μg；儿童需要较高的剂量，约每日每千克体重 2.0μg；老年患者则需要较低的剂量，大约每日每千克体重 1.0μg；妊娠时的替代剂量需要增加 30%~50%；甲状腺癌术后患者需要较大剂量以抑制 TSH 到防止肿瘤复发需要的水平，约每日每千克体重 2.2μg。

4. 药物的起始剂量　起始的剂量和达到完全替代剂量所需时间要根据年龄、体重和心脏功能状态确定。<50 岁、既往无心脏病史患者可以尽快达到完全替代剂量；>50 岁患者服用 L-T_4 前要常规检查心脏功能状态，一般从每日 25~50μg 开始，每日 1 次口服，每 1~2 周复查，每次增加 25μg，直至达到治疗目标。患缺血性心脏病者起始剂量宜小，调整剂量宜慢，防止诱发和加重心脏病。

5. 服药时间　L-T_4 片剂的胃肠道吸收率可达到 70%~80%。L-T_4 片剂半衰期约 7 日，每日 1 次给药，便可以获得稳定的血清 T_4 和 T_3 水平。首选早饭前 1 小时服药，并最好与其他药物和某些食物的服用间隔 4 小时以上。如果服用的 L-T_4 剂量大，为避免不良反应也可以分多次服用。L-T_4 在空肠与回肠被吸收，空腹条件下胃内呈酸性状态，其对后续的小肠吸收至关重要。如果以 TSH 的控制水平为标准，那么不同的服药时间相比较，从吸收最好到最差排序是早餐前 60 分钟、睡前、早餐前 30 分钟、餐时。此外，考虑到患者的依从性如果不能早餐前 1 小时服用，睡前服药也可选择。有些药物和食物会影响 T_4 的吸收和代谢，如氢氧化铝、碳酸钙、考来烯胺、硫糖铝、硫酸亚铁、食物纤维添加剂等均可影响小肠对 L-T_4 的吸收；苯巴比妥、苯妥英钠、卡马西平、利福平、异烟肼、洛伐他汀、胺碘酮、舍曲林、氯喹等药物可以加速 L-T_4 的清除。甲减患者同时服用这些药物时，需要增加 L-T_4 用量。

6. 治疗监测指标　补充甲状腺激素，重新建立下丘脑 - 垂体 - 甲状腺轴的平衡一般需要 4~6 周的时间。在治疗初期，建议每间隔 4~6 周测定血清 TSH 及 FT_4，根据 TSH 及 FT_4 水平调整 L-T_4 剂量，直至达到治疗目标。治疗达标后，至少需要每 6~12 个月复查 1 次上述指标。

7. 碘摄入　不同病因导致的甲减在碘摄入方面要求不同。如果甲状腺全部切除或完全破坏所致甲减，摄碘和合成甲状腺激素的器官已不存在或功能丧失，患者需要接受甲状腺激素的替代治疗，因此食用加碘食盐或未加碘食盐对甲状腺无明显影响。如果为甲状腺腺叶切除或甲状腺组织尚有残留，可以正常碘饮食，包括食用加碘食盐。碘缺乏所致甲减往往发生在碘缺乏地区，食用加碘食盐是最有效的方法。碘过量所致甲减程度较轻，常见亚临床甲减，此时，需查找碘过量原因，例如高水碘、食用过多富碘食物等，对这些患者要限制碘的摄入。

（六）筛查及转诊

社区医生需要加强对高危人群的筛查，及时发现甲减患者。高危人群包括：有自身免疫病者；有恶性贫血者；一级亲属有自身免疫性甲状腺病者；有颈部及甲状腺的放射史包括甲亢的放射性碘治疗及头颈部恶性肿瘤的外放射治疗者；既往有甲状腺手术或功能异常史者；甲状腺检查异常者；患有精神性疾病者；服用胺碘酮、锂制剂、酪氨酸激酶抑制剂等者；高催乳素血症者；有心包积液者；血脂异常者。

在社区筛查后发现疑诊甲减者建议转至具有内分泌科的综合医院继续完善检查，给予初步诊治。在确诊后，长期社区随诊的甲减患者，社区医生应当给予患者饮食、用药等相关指导，同时建议患者定期进行甲状腺激素水平的监测。如果出现甲状腺功能的波动或者异常，需尽快转至综合医院进一步调整治疗。

（七）展望

甲状腺功能减退症发病隐匿，病程较长，不少患者缺乏特异症状和体征，病情轻的早期患者可以没有特异症状。而甲减的患病率随年龄明显增加，在老年患者中，甲减的症状极易与衰老的表现相混淆，导致误诊。因此，全科医生需要特别关注在高危老年人中进行筛查。同时，甲减可能会影响后代智力，在育龄妇女中筛查甲减更是必不可少。

四、高尿酸血症与痛风

学习提要

1. 我国高尿酸血症及痛风的患病率逐年增加，并呈年轻化趋势。

2. 社区随诊有益于高尿酸血症与痛风的长期管理。

痛风（gout）是一种尿酸盐沉积所致的晶体相关性关节病。与嘌呤代谢紊乱和/或尿酸排泄减少所致的高尿酸血症（hyperuricemia，HUA）直接相关。痛风可并发肾脏病变，严重者可出现关节破坏、肾功能损害，常伴发高脂血症、高血压病、糖尿病、动脉硬化及冠心病等。

（一）流行病学

血尿酸水平受年龄、性别、种族、遗传、饮食习惯、药物、环境等多种因素影响。不同国家患病率不同，美国痛风病患病率为3.9%（男性为5.9%，女性为2.0%），HUA的患病率为21.4%（男性为21.2%，女性为21.6%）。一项基于120万英国人的健康档案大数据显示，英国痛风患病率约为2.49%。

我国目前尚缺乏全国范围的HUA流行病学调查资料。来自不同时间、地区的资料显示，近年来HUA患病率总体呈现增长趋势。近10年的流行病学研究显示，我国不同地区HUA患病率存在较大的差别，为5.46%~19.30%，其中男性为9.2%~26.2%，女性为0.7%~10.5%。痛风的患病率各地报道0.86%~2.20%不等，其中男性为1.42%~3.58%，女性为0.28%~0.90%。HUA及痛风的患病率随年龄增长而增高，男性高于女性，城市高于农村，沿海高于内陆。国家风湿病数据中心（Chinese Rheumatism Data Center，CRDC）网络注册及随访研究的阶段数据显示，截至2016年2月，基于全国27个省、市、自治区100家医院的6 814例痛风患者有效病例发现，我国痛风患者平均年龄为48.28岁（男性47.95岁，女性53.14岁），逐步趋年轻化，男∶女为15∶1。超过50%的痛风患者为超重或肥胖。首次痛风发作时的血尿酸水平，男性为527μmol/L，女性为516μmol/L。痛风患者最主要的就诊原因是关节痛（男性为41.2%，女性为29.8%），其次为乏力和发热。男女发病诱因有很大差异，男性患者最主要为饮酒诱发（25.5%），其次为高嘌呤饮食（22.9%）和剧烈运动（6.2%）；女性患者最主要为高嘌呤饮食诱发（17.0%），其次为突然受冷（11.2%）和剧烈运动（9.6%）。

（二）诊断

1. 高尿酸血症的诊断　正常饮食下，非同日2次空腹血尿酸水平>420μmol/L，即可诊断HUA。血液系统肿瘤、慢性肾功能不全、先天性代谢异常、中毒、药物等因素可引起血尿酸水平升高。年龄<25岁、具有痛风家族史的HUA患者需排查遗传性嘌呤代谢异常疾病。

2. 痛风的诊断　HUA患者突发足第一跖趾、踝、膝等单关节红、肿、热、痛，即应考虑痛风可能，长期反复发作的患者可逐渐累及上肢关节，伴有痛风石形成。根据病程，痛风可分为4期：①无症状HUA期；②痛风性关节炎急性发作期；③痛风性关节炎发作间歇期；④慢性痛风性关节炎期。

3. 痛风诊断要点如下：

（1）痛风性关节炎：中青年男性多见，常首发于第一跖趾关节，或踝、膝等关节。起病急骤，24小时内发展至高峰。初次发病常累及单个关节，持续数日至数周可完全自然缓解，反复发作则受累关节逐渐增多，症状持续时间延长，两次关节炎发作间歇期缩短。

（2）痛风石：未经治疗的患者首发症状20年后约70%可出现痛风石，常出现于第一跖趾、耳郭、前臂伸面、指关节、肘关节等部位。痛风石可小如芝麻，大如鸡蛋或更大，受挤压后可破溃或形成瘘管，有白色豆腐渣样排出物。

（3）关节液检查：急性期关节滑囊液偏振光显微镜下可见双折光的针形尿酸钠晶体，具有确诊价值。

（4）关节B超检查：关节腔内可见典型的“暴雪征”和“双轨征”，具有诊断价值。关节内点状强回声及强回声团伴声影是痛风石常见表现。

（5）双能（源）CT：特异性区分组织与关节周围尿酸盐结晶，具有诊断价值。

（6）X线：早期急性关节炎可见软组织肿胀，反复发作后可出现关节软骨缘破坏、关节面不规则、关节间隙狭窄；痛风石沉积者可见骨质呈凿孔样缺损，边缘锐利，缺损呈半圆形或连续弧形，骨质边缘可有骨质增生反应。

（三）治疗

1. HUA 的治疗

（1）非药物治疗

1）提倡均衡饮食，限制每日总热量摄入，控制饮食中嘌呤含量。以低嘌呤饮食为主（表 7-3-6），严格限制高嘌呤食物的摄入。鼓励患者多食用新鲜蔬菜，适量食用豆类及豆制品（肾功能不全者须在专科医生指导下食用）。

表 7-3-6　高尿酸血症的饮食建议

饮食建议	食物种类
鼓励食用	蔬菜；低脂、脱脂奶及其制品；鸡蛋
限制食用	果糖饮料；牛肉、羊肉、猪肉、鱼；调味糖、甜点、调味盐（酱油和调味汁）；酒类
避免食用	动物内脏；贝类、牡蛎和龙虾等带甲壳的海产品；浓肉汤和肉汁

2）大量饮水可缩短痛风发作的持续时间，减轻症状。HUA 患者需维持适当的体内水分，多饮水，维持每日尿量 2 000~3 000ml。

3）水果富含钾元素及维生素 C，可降低痛风发作风险。HUA 患者可适当增加含果糖较少的水果。

4）酒精摄入可增加 HUA 患者痛风发作风险。HUA 患者应限制酒精摄入，禁饮黄酒、啤酒和白酒。

5）减轻体重可有效降低血尿酸水平。建议 HUA 患者将体重控制在正常范围。

6）鼓励 HUA 患者坚持适量运动。但需注意应当避免剧烈运动或突然受凉诱发痛风发作。

7）HUA 患者应当戒烟、避免被动吸烟。

（2）碱化尿液治疗：尿 pH6.2~6.9 有利于尿酸盐结晶溶解和从尿液排出。接受降尿酸药物，尤其是促尿酸排泄药物治疗的患者及尿酸性肾石症患者，推荐碱化尿液治疗，以增加尿中尿酸溶解度。常用药物：碳酸氢钠或枸橼酸氢钾钠。服用期间需监测尿 pH 值以调整药物剂量。

（3）降尿酸的药物治疗：降尿酸的目标应该是血尿酸水平 <360μmol/L。对于严重（痛风石、慢性关节病、经常发作）的痛风患者，血清尿酸水平应 <300μmol/L。长期治疗的过程中，不建议血清尿酸 <180μmol/L。治疗原则见表 7-3-7。

表 7-3-7　药物降尿酸治疗原则

临床表现	药物治疗起始时机	治疗目标
（1）痛风性关节炎发作≥2 次；或（2）痛风性关节炎发作 1 次，且同时合并以下任何一项：年龄 <40 岁、有痛风石或关节腔尿酸盐沉积证据、尿酸性肾石症或肾功能损害（≥G2 期）、高血压、糖耐量异常或糖尿病、血脂紊乱、肥胖、冠心病、卒中、心功能不全	开始治疗	SUA<360μmol/L；出现痛风石、慢性痛风性关节炎频繁发作者治疗目标 SUA<300μmol/L；不建议 SUA 降至 180μmol/L 以下
（1）痛风性关节炎发作 1 次；或（2）无痛风发作，但出现以下任何一项：尿酸性肾石症或肾功能损害（≥G2 期）、高血压、糖耐量异常或糖尿病、血脂紊乱、肥胖、冠心病、卒中、心功能不全	SUA>480μmol/L	同上
无	SUA>540μmol/L	SUA<420μmol/L；不建议 SUA 降至 180μmol/L 以下

注：SUA，血清尿酸；肾功能损害（G2 期）指估算的肾小球滤过率（eGFR）60~89ml/（min·1.73m^{-2}）；痛风性关节炎频繁发作指发作≥2 次 /a

1）抑制尿酸生成药物：该类药物通过抑制黄嘌呤氧化酶活性，减少尿酸合成。常用药物包括别嘌醇和非布司他等。

①别嘌醇：成人初始剂量 50~100mg/d，每 2~5 周测血尿酸水平 1 次，未达标患者每次可递增 50~100mg，最大剂量 600mg/d。肾功能不全患者起始剂量每日不超过 1.5mg/eGFR（估算的肾小球滤过率）。G3~4 期患者推荐剂量为 50~100mg/d；G5 期患者禁用。别嘌醇可引起过敏反应及肝肾功能损伤，严重者可发生致死性剥脱性皮炎等超

敏反应综合征。HLA-B*5801 基因阳性、应用噻嗪类利尿剂和肾功能不全是别嘌醇发生不良反应的危险因素。HLA-B*5801 基因在中国（汉族）、韩国、泰国人中阳性率显著高于白种人，推荐在服用别嘌醇治疗前进行该基因筛查，阳性者禁用。

②非布司他：新型选择性黄嘌呤氧化酶抑制剂。初始剂量 20~40mg/d，2~5 周后血尿酸不达标者，逐渐加量，最大剂量 80mg/d。因其主要通过肝脏清除，在肾功能不全和肾移植患者中具有较高的安全性，轻中度肾功能不全（G1~3 期）患者无需调整剂量，重度肾功能不全（G4~5 期）患者慎用。不良反应包括肝功能损害、恶心、皮疹等。

2）促尿酸排泄药物：苯溴马隆通过抑制肾小管尿酸转运蛋白 -1（URAT1），抑制肾小管尿酸重吸收而促进尿酸排泄，降低血尿酸水平。成人起始剂量 25~50mg/d，2~5 周后根据血尿酸水平调整剂量至 75mg/d 或 100mg/d，早餐后服用。可用于轻中度肾功能异常或肾移植患者，eGFR20~60ml/（min·1.73m^{-2}），患者推荐 50mg/d；eGFR<20ml/（min·1.73m^{-2}）或尿酸性肾石症患者禁用。服用时须碱化尿液，将尿液 pH 值调整至 6.2~6.9，心肾功能正常者维持尿量 2 000ml 以上。不良反应有胃肠不适、腹泻、皮疹和肝功能损害等。

3）新型降尿酸药物：包括尿酸氧化酶和选择性尿酸重吸收抑制剂。

①尿酸氧化酶：将尿酸分解为可溶性产物排出。包括拉布立酶（rasburicase）和培戈洛酶（pegloticase）。拉布立酶是一种重组尿酸氧化酶，主要用于预防和治疗血液系统恶性肿瘤患者的急性 HUA，尤其适用于放化疗所致的 HUA。使用拉布立酶可诱发抗体生成而使疗效下。培戈洛酶是一种聚乙二醇重组尿酸氧化酶，适用于大部分难治性痛风，可用于其他药物疗效不佳或存在禁忌证的成年难治性痛风患者。培戈洛酶主要不良反应包括严重心血管事件、输液反应和免疫原性反应。

②选择性尿酸重吸收抑制剂：雷西那德（RDEA594，lesinurad）通过抑制 URAT1 和有机酸转运子 4（organic acid transporter，OAT4）发挥疗效，用于单一足量使用黄嘌呤氧化酶抑制剂仍不能达标的痛风患者，可与黄嘌呤氧化酶抑制剂联合使用。服药的同时加强水化，服药前须评估肾功能，G3b~5 期患者不建议使用。

4）其他具有降尿酸作用的药物

①氯沙坦：氯沙坦是一种血管紧张素Ⅱ受体拮抗剂，具有肾脏保护作用。氯沙坦可以通过抑制 URAT1 活性促进尿酸排泄，可以明显降低患者的血尿酸水平，并延缓肾脏病进展。

②钠－葡萄糖协同转运蛋白 2（sodium glucose transporter 2，SGLT2）抑制剂：如卡格列净、达格列净、依帕列净等，他们均可不同程度地降低血尿酸水平，尤其对 2 型糖尿病患者而言，不仅可以利于血糖控制，还可以降低血压、减低体重、减小肾小球滤过压，改善蛋白尿。

2. 痛风急性发作期的药物治疗 急性发作期的治疗目的是迅速控制关节炎症状。应卧床休息，抬高患肢、局部冷敷。及早（24 小时内）给予抗炎镇痛药物控制急性发作，提高患者生活质量。非甾体抗炎药（NSAIDs）或秋水仙碱是急性关节炎发作的一线治疗药物，上述药物有禁忌或效果不佳时可考虑选择糖皮质激素控制炎症。

（1）NSAIDs：包括非选择性环氧化酶（COX）抑制剂和 COX-2 抑制剂两种，若无禁忌推荐早期足量使用 NSAIDs 速效制剂。非选择性 COX 抑制剂较易出现胃肠道不良反应，对于不耐受非选择性 COX 抑制剂的患者可选用 COX-2 抑制剂，其胃肠道不良反应可降低 50%。活动性消化性溃疡 / 出血，或既往有复发性消化性溃疡 / 出血病史者为所有 NSAIDs 使用禁忌证。

（2）秋水仙碱：推荐在痛风发作 12 小时内尽早使用，超过 36 小时后疗效显著降低。起始负荷剂量为 1.0mg 口服，1 小时后追加 0.5mg，12 小时后按照 0.5mg，1~3 次 /d。秋水仙碱不良反应随剂量增加而增加。常见有恶心、呕吐、腹泻、腹痛等胃肠道反应，症状出现时应立即停药；少数患者可出现肝功能异常，转氨酶升高，超过正常值 2 倍时须停药；肾脏损害可见血尿、少尿、肾功能异常，肾功能损害患者须酌情减量；秋水仙碱还可能引起骨髓抑制，使用时注意监测血常规。

（3）糖皮质激素：主要用于严重急性痛风发作伴有较重全身症状，秋水仙碱、NSAIDs 治疗无效或使用受限的患者以及肾功能不全患者。全身给药时，口服泼尼松 0.5mg/kg·d 连续用药 5~10 日停药。或者 0.5mg/kg·d 用药 2~5 日后逐渐减量，总疗程 7~10 日。使用糖皮质激素应注意预防和治疗高血压、糖尿病、水钠潴留、感染等不良反应，避免使用长效制剂。急性发作仅累及 1~2 个大关节，全身治疗效果不佳者，可考虑关节腔内注射短效糖皮质激素，避免短期内重复使用。

（4）新药治疗：NSAIDs、秋水仙碱或糖皮质激素治疗无效的难治性急性痛风，或者当患者使用上述药物有禁忌时，可以考虑 IL-1 受体拮抗剂治疗。

（5）降尿酸治疗初期痛风急性发作的预防：由于血尿酸水平波动易诱发痛风急性发作，痛风患者初始降尿酸治疗时应使用药物预防痛风发作。首选口服小剂量秋水仙碱，推荐剂量 0.5~1.0mg/d，需要根据患者肾功能调整剂量。秋水仙碱无效时采用 NSAIDs；秋水仙碱和 NSAIDs 疗效不佳或存在使用禁忌时改用小剂量泼尼松或泼尼松龙（≤10mg/d）。预防治疗维持 3~6 个月，根据患者痛风性关节炎发作情况酌情调整。

3. 其他合并症的多学科联合诊疗 HUA 常伴随其他系统疾病，如高血压、糖尿病、高脂血症等。治疗合并这些疾病的 HUA 时应遵循多学科联合治疗原则。

对于 HUA 合并高血压患者，优先考虑利尿剂以外的降压药物。如氯沙坦钾具有促尿酸排泄的作用，并通过降低血尿酸水平使心血管事件减少 13%~29%，适合用于 HUA 合并高血压患者中。

糖尿病患者 HUA 检出率增高。血尿酸水平增高不仅增加 2 型糖尿病的患病风险，而且是非糖尿病人群未来发生 2 型糖尿病的独立危险因素。HUA 还是糖尿病肾病进展和恶化的重要预测因子。研究显示，各类降糖药物对血尿酸水平无明显不良影响。噻唑烷二酮类药物可能通过减轻胰岛素抵抗而降低血尿酸水平。达格列净、卡格列净等 SGLT-2 抑制剂能显著降低血尿酸水平。都比较适合用于 HUA 合并糖尿病患者中。

血脂紊乱也是 HUA 和痛风常见的合并症，高甘油三酯血症是发生 HUA 的独立预测因素。对于高胆固醇血症或动脉粥样硬化合并 HUA 患者，优先考虑阿托伐他汀；对于高甘油三酯血症合并 HUA 的患者，优先考虑非诺贝特。上述两种药物均具有促尿酸排泄作用。

（四）转诊

社区卫生服务机构的主要任务为慢性疾病管理，包括确诊高尿酸血症居民的综合管理、危险因素去除（主要指社区可干预的因素）和预防教育、急性痛风及其他并发症的发现和初步处理等工作。应积极主动地与所在区域的上级医院建立畅通、互利的双向转诊渠道和机制，对于难以控制的痛风急性发作和重症痛风或高尿酸血症出现急慢性并发症者，应及时转诊上级医院。而对于评估无异常发现者，指无基础疾病及危险因素、健康查体无异常发现、生活习惯良好的居民，可密切随诊，监测血尿酸水平。经上级医院治疗好转的患者可转回社区医院，从而减轻患者的就医负担。

对居民进行简单的问诊和查体，如有以下情况中任意一项，需在紧急处理后转诊：①急慢性肾功能不全；②泌尿系结石；③痛风反复发作；④肿瘤；⑤妊娠 / 哺乳；⑥肝功能明显异常；⑦合并复杂全身疾病；⑧其他无法处理的急症等。经上级医院处理后病情平稳，可转诊回社区，进行长期随访。

（五）社区高尿酸血症的管理

对于经至少 2 次正规实验室指标明确诊断高尿酸血症的社区居民，在充分知情同意的情况下纳入社区高尿酸血症病例管理，定期对其进行评估、分类和处理。社区高尿酸血症管理流程见图 7-3-5，对于存在高尿酸血症危险因素或慢性疾病的居民，建议同时按照其他慢性疾病规范处理，并定期监测血尿酸水平，及时调整治疗或转诊。

（六）展望

随着社会经济发展，人们生活方式及饮食结构改变，我国高尿酸血症和痛风的患病率逐年增高，并呈年轻化趋势，已成为仅次于糖尿病的第二大代谢性疾病。血尿酸升高除可引起痛风之外，还与肾脏、内分泌代谢、心脑血管等系统疾病的发生和发展有关。在诊治过程中既需要多学科综合诊治，也需要社区随诊，有益于此类慢性病的长期管理。

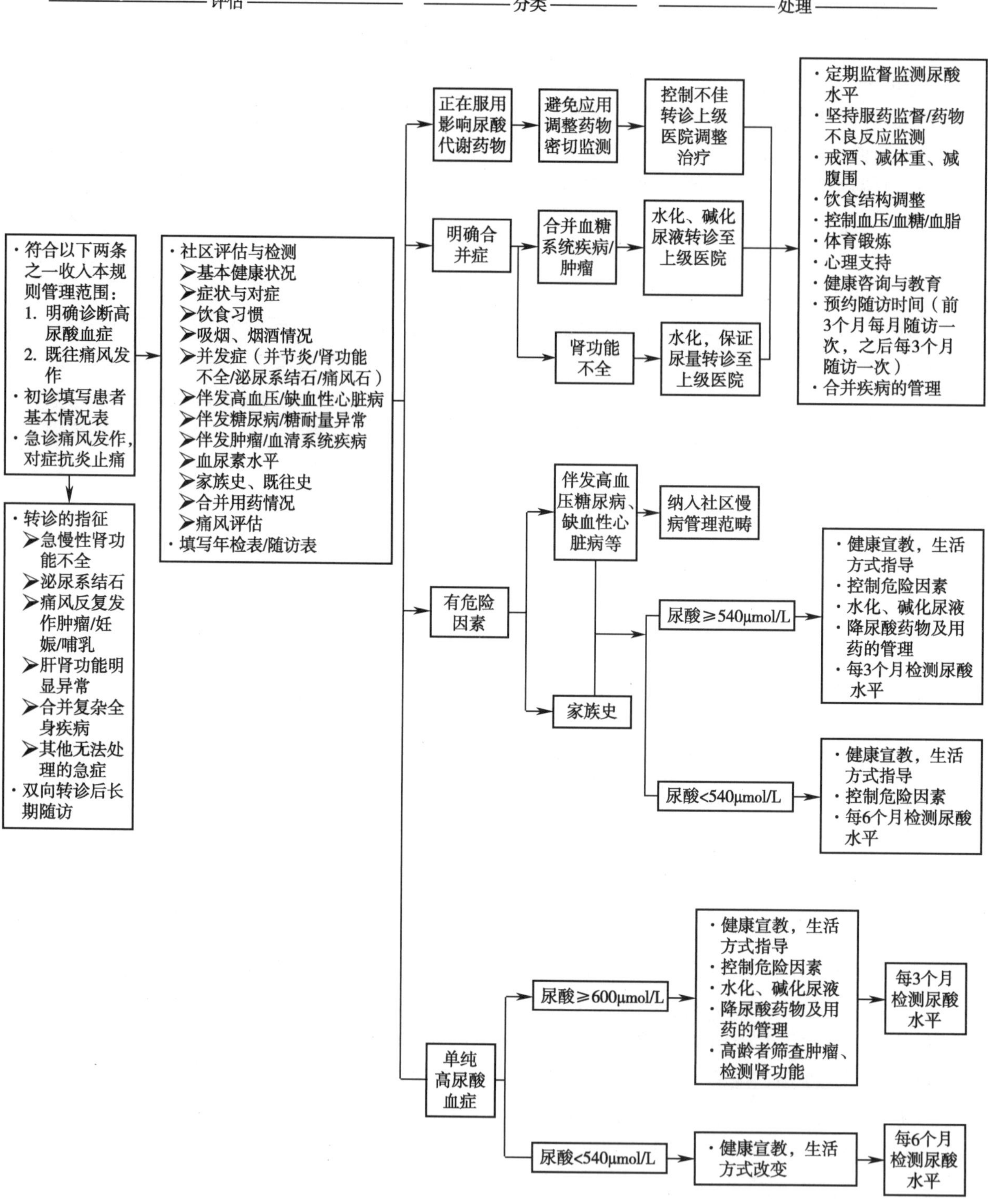

图 7-3-5 社区高尿酸血症的管理流程

思 考 题

1. 2 型糖尿病患者的综合控制目标是什么？如何对于 2 型糖尿病患者进行健康宣教？
2. 甲亢药物治疗复杂而漫长，在全科工作中，如何快速准确把握病情及转诊时机？

（王晶桐）

第四节 消化系统疾病

学习提要

1. 本节介绍的消化系统疾病主要包括慢性胃炎、消化性溃疡病、溃疡性结肠炎、酒精性肝病及急性胰腺炎。

2. 对于常见消化系统疾病应把握转诊指征，积极配合专科医生做好双向转诊；对患者进行建档、定期随访、健康教育，给予合理的药物治疗及非药物治疗措施，对患者的合并症及并发症进行综合管理。

一、慢性胃炎

慢性胃炎（chronic gastritis）是指由多种病因引起的慢性胃黏膜炎症病变，临床常见。幽门螺杆菌（*Helicobacter pylori*，*Hp*）感染是最常见的病因。目前，胃镜及活检组织病理学检查是诊断和鉴别诊断慢性胃炎的主要手段。

（一）流行病学

慢性胃炎临床上十分常见，发病率在各种胃病中居首位，占消化内科门诊 40%~60% 的就诊率。

由于多数慢性胃炎患者无任何症状，因此难以获得确切的患病率，估计的慢性胃炎患病率高于当地人群中 *Hp* 感染率。*Hp* 现症感染者几乎均存在慢性活动性胃炎（chronic active gastritis），除 *Hp* 感染外，胆汁反流、药物、自身免疫等因素也可引起慢性胃炎。因此，人群中慢性胃炎的患病率高于或略高于 *Hp* 感染率。目前我国基于内镜诊断的慢性胃炎患病率接近 90%。

慢性胃炎尤其是慢性萎缩性胃炎的发生与 *Hp* 感染密切相关。*Hp* 感染与地域、人口种族和经济条件有关。我国慢性胃炎发病率呈上升趋势，而 *Hp* 感染率呈下降趋势。我国 *Hp* 的感染率已由 2000 年前的 60.5% 降至目前的 52.2% 左右。

慢性胃炎特别是慢性萎缩性胃炎的患病率一般随年龄增加而上升，特别是中年以上更为常见。慢性胃炎人群中，慢性萎缩性胃炎的比例在不同国家和地区之间存在较大差异，一般与胃癌的发病率呈正相关。

我国慢性萎缩性胃炎的患病率较高，内镜诊断萎缩性胃炎的敏感性较低，需结合病理检查结果。

（二）诊断与分类

1. 诊断 胃镜及组织学检查是慢性胃炎诊断的关键，仅依靠临床表现不能确诊，确诊应以病理诊断为依据。

（1）胃镜下表现：慢性非萎缩性胃炎可见黏膜红斑、黏膜出血点或斑块、黏膜粗糙伴或不伴水肿、充血渗出等基本表现；慢性萎缩性胃炎内镜下可见黏膜红白相间，以白相为主，皱襞变平甚至消失，部分黏膜血管显露；可伴有黏膜颗粒或结节状等表现。

（2）组织学表现：不同病因所致胃黏膜损伤和修复过程中产生的慢性胃炎组织学变化。

1）炎症：以淋巴细胞、浆细胞为主的慢性炎症细胞浸润，基于炎症细胞浸润的深度分为轻、中、重度。由于 *Hp* 感染常呈簇状分布，胃窦黏膜炎症也有多病灶分布的特点，也常有淋巴滤泡出现。

2）萎缩（atrophy）：病变扩展至腺体深部，腺体破坏、数量减少，固有层纤维化。根据是否伴有化生而分为非化生性萎缩及化生性萎缩。以胃角为中心，波及胃窦及胃体的多灶萎缩发展为胃癌的风险增加。

3）化生（metaplasia）：长期慢性炎症使胃黏膜表层上皮和腺体为杯状细胞和幽门腺细胞所取代。其分布范围越广，发生胃癌的危险性越高。胃腺化生分为两种：①肠化生（intestinal metaplasia），以杯状细胞为特征的肠腺，替代了胃固有腺体；②假幽门腺化生，泌酸腺的颈黏液细胞增生，形成幽门腺样腺体，它与幽门腺在组织学上一般难以区别，需根据活检部位做出判断。

判断肠化生的危害大小，要分析其范围、程度，必要时参考肠化生分型。

4）异型增生（dysplasia）：又称不典型增生，是细胞在再生过程中过度增生和分化缺失，增生上皮细胞拥挤、有分层现象，核增大失去极性，有丝分裂象增多，腺体结构紊乱。世界卫生组织（WHO）国际癌症研究协会推荐使用的术语是上皮内瘤变(intraepithelial neoplasia);低级别上皮内瘤变包括轻度和中度异型增生,而高级别上皮内瘤变包括重度异型增生和原位癌。异型增生是胃癌癌前病变,轻度者常可逆转为正常;重度者有时与高分化腺癌不易区别,应密切观察。

在慢性炎症向胃癌发展的进程中,胃癌前情况(premalignant conditions)包括萎缩、肠化生和异型增生等。我国临床医生通常将其分为胃癌前状态[即胃癌前疾病伴有或不伴有肠化生的慢性萎缩性胃炎、胃息肉、胃溃疡和残胃及巨大胃黏膜肥厚症(Menetrier 病)等]和癌前病变(即异型增生)两部分。

(3)实验室检测:病因诊断除通过了解病史外,可进行下列实验室检测:

1)*Hp* 检测:*Hp* 检测对于胃癌前疾病及病变、消化性溃疡、胃肠黏膜相关淋巴瘤等疾病的诊疗具有重要作用。非侵入性方法常用 ^{13}C 或 ^{14}C 尿素呼气试验(urea breath test, UBT),为 *Hp* 检测的重要方法之一,目前被广泛用于各医院。

2)血清抗壁细胞抗体、内因子抗体及维生素 B_{12} 水平测定:有助于诊断自身免疫性胃炎,正常人空腹血清维生素 B_{12} 的浓度为 300~900ng/L。

2. 分类 慢性胃炎的分类方法众多,如基于病因可将慢性胃炎分成 *Hp* 胃炎和非 *Hp* 胃炎两大类,病因分类有助于治疗,*Hp* 感染是慢性胃炎的主要病因,将慢性胃炎分成 *Hp* 胃炎和非 *Hp* 胃炎有助于慢性胃炎处理中重视对 *Hp* 的检测和治疗。基于内镜和病理诊断可将慢性胃炎分成萎缩性和非萎缩性两大类,胃黏膜萎缩可分成单纯性萎缩和化生性萎缩,胃黏膜腺体有肠化生者属于化生性萎缩。基于胃炎分布可将慢性胃炎分为胃窦为主胃炎、胃体为主胃炎和全胃炎三大类,胃体为主胃炎尤其是伴有胃黏膜萎缩者,胃酸分泌多减少,胃癌的发生风险增加;胃窦为主者胃酸分泌多增加,十二指肠溃疡的发生风险增加,这一胃炎分类法对预测胃炎并发症有一定作用。

(三)病情评估

1. 慢性胃炎的诊断应力求明确病因 *Hp* 感染是慢性活动性胃炎的主要病因,*Hp* 感染几乎都会引起胃黏膜活动性炎性反应,长期感染后部分患者可发生胃黏膜萎缩和肠化;宿主、环境和 *Hp* 因素的协同作用决定了 *Hp* 感染后相关性胃炎的类型,因此需要常规检测 *Hp*。

2. 胃癌前状态的评估 胃癌的癌前状态分为癌前疾病和癌前病变,前者是指与胃癌相关的胃良性疾病,有发生胃癌的危险性,后者是指易转变为癌组织的病理学变化。

胃癌的癌前疾病包括:①慢性萎缩性胃炎;②胃腺瘤型息肉,特别是广基腺瘤型息肉易癌变,而单纯增生型一般不发生癌变;③残胃,指既往因良性病变而行胃大部切除术后者;④恶性贫血;⑤数胃溃疡患者。胃癌的癌前病变包括肠化和不典型异型增生(或称为上皮内瘤变)。肠化指胃黏膜上皮被肠型黏膜上皮所代替,肠化有小肠型和大肠型,大肠型又称不完全肠化。

(四)治疗

慢性胃炎的治疗目的是去除病因、缓解症状和改善胃黏膜组织学。慢性胃炎消化不良症状的处理与功能性消化不良相同。大多数成人胃黏膜均有轻度非萎缩性胃炎(浅表性胃炎),如 *Hp* 阴性且无糜烂及无症状,可不予药物治疗。如慢性胃炎波及黏膜全层或呈活动性,出现癌前情况,如肠化生、假幽门腺化生、萎缩及异型增生,可予短期或长期间歇治疗。

1. 对因治疗 应根据病因选择相应的治疗方案。

(1)*Hp* 感染:*Hp* 相关胃炎单独应用表 7-4-1 所列药物均不能有效根除。这些抗生素在酸性环境下不能正常发挥其抗菌作用,需要联合质子泵抑制剂(PPI)抑制胃酸后,才能使其发挥作用。目前倡导的联合方案为含有铋剂的四联方案,即 1 种 PPI+2 种抗生素和 1 种铋剂,疗程 10~14 日。由于各地抗生素耐药情况不同,抗生素及疗程的选择应视当地耐药情况而定。

(2)十二指肠胃反流:可用保护胃黏膜、改善胃肠动力等药物。

表 7-4-1 具有杀灭和抑制 *Hp* 作用的药物

抗生素	PPI	铋剂
克拉霉素、阿莫西林、甲硝唑、替硝唑、喹诺酮类抗生素、呋喃唑酮、四环素等	埃索美拉唑、奥美拉唑、兰索拉唑、泮托拉唑、雷贝拉唑、艾普拉唑等	枸橼酸铋钾、果胶铋等

（3）胃黏膜营养因子缺乏：补充复合维生素，恶性贫血者需终生注射维生素 B_{12}。

2. 对症治疗 可用药物适度抑制或中和胃酸，促动力剂或酶制剂缓解动力不足或消化酶不足引起的腹胀等症状，黏膜保护剂有助于缓解腹痛与反酸等症状。

3. 癌前情况处理 在根除 *Hp* 的前提下，适量补充复合维生素和含硒药物及某些中药等。对药物不能逆转的局灶高级别上皮内瘤变（含重度异型增生和原位癌），可在胃镜下行黏膜下剥离术，并应视病情定期随访。

4. 患者教育 *Hp* 主要在家庭内传播，避免导致母婴传播的不良喂食习惯，并提倡分餐制以减少感染 *Hp* 的机会。同时食物应多样化，避免偏食，注意补充多种营养物质；不吃霉变食物；少吃熏制、腌制、富含硝酸盐和亚硝酸盐的食物，多吃新鲜食品；避免过于粗糙、浓烈、辛辣食物及大量长期饮酒、吸烟；保持良好心理状态及充足睡眠。

（五）转诊

1. 转诊目标 充分发挥各级医院服务功能，指导患者合理就医和规范治疗，节约医疗资源。解除慢性胃炎患者的症状，提高患者的生活质量；做好慢性胃炎胃癌前病变的预防、筛查和诊治工作，以期降低我国胃癌的发病率和死亡率。

2. 分级诊疗服务 分级诊疗流程图见图 7-4-1。

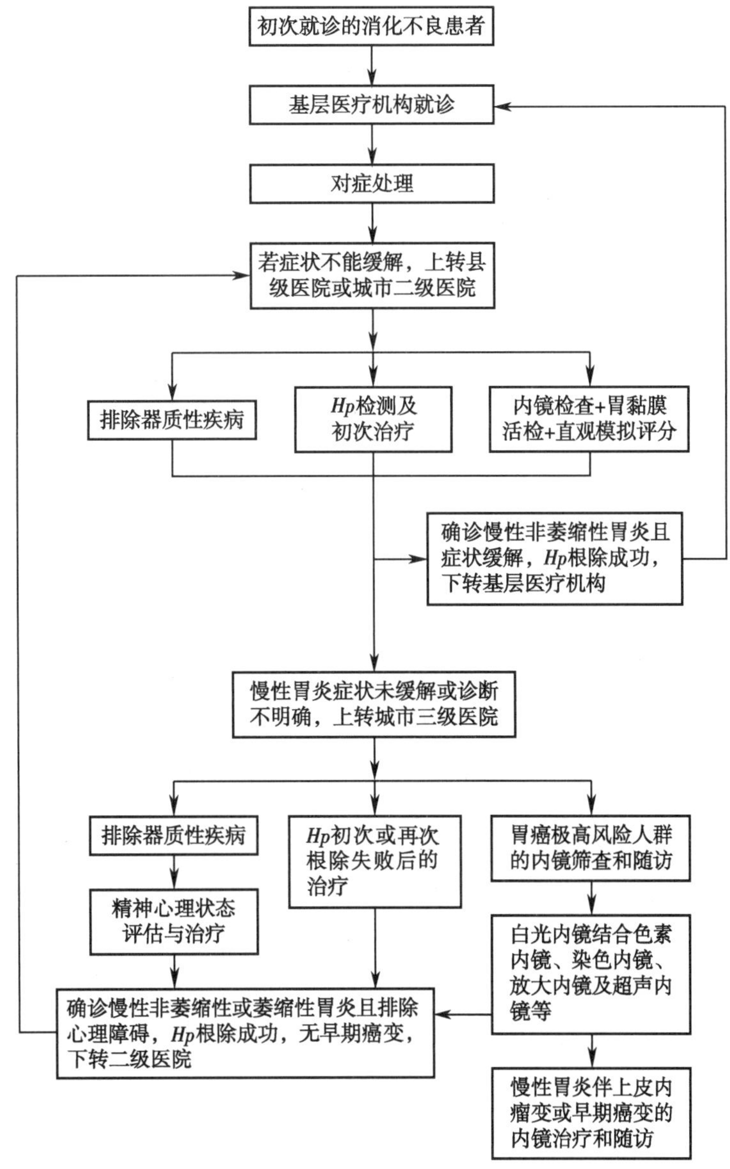

图 7-4-1 分级诊疗流程图

3. 双向转诊标准　双向转诊指基层医疗机构上转至二级以上医院、二级医院下转至基层医疗机构或者三级医院下转至二级医院。

（1）基层医疗机构上转至二级以上医院的标准：①有消化不良症状超过 12 周；②年龄超过 40 岁以上未经调查的消化不良患者；③胃癌高发地区人员；④胃癌患者一级亲属；⑤有高盐、腌制饮食、吸烟、重度饮酒等不良饮食习惯；⑥有萎缩性胃炎病史，需每 2 年胃镜筛查随访者；⑦有 *Hp* 感染病史，未做根除治疗或治疗失败者；⑧慢性胃炎患者出现消化道出血、呕吐、吞咽困难或吞咽痛、消瘦、贫血、上腹部肿块。

符合上述条件之一，需要在有条件的医院进行胃镜及病理组织学检查以排除胃癌，明确慢性胃炎的诊断及组织学变化；以及相关实验室检查及影像学检查排除其他器质性疾病。

（2）二级医院下转至基层医疗机构的标准：①已排除器质性、系统性或代谢性疾病，如消化性溃疡、胃肠道肿瘤、肝胆恶性肿瘤、寄生虫感染、慢性胰腺疾病、甲状腺功能亢进或减退、慢性肾功能衰竭、电解质紊乱和部分药物治疗不良反应；②已检测 *Hp* 阳性患者，已治疗且成功根除；③已行内镜检查和胃黏膜活检，没有胃黏膜萎缩、肠化和上皮内瘤变者。

（3）三级医院下转至二级医院的标准：①已排除器质性、系统性或代谢性疾病，如消化性溃疡、胃肠道肿瘤、肝胆恶性肿瘤、寄生虫感染、慢性胰腺疾病、甲状腺功能亢进或减退、慢性肾功能衰竭、电解质紊乱和部分药物治疗不良反应；②*Hp* 治疗失败，经再次根除治疗成功的患者；③对于胃癌极高风险人群，如慢性胃炎伴上皮内瘤变、中重度萎缩和肠化，在三级医院进行内镜检测 + 病理组织学检查后未发现早期胃癌的患者；④慢性胃炎伴功能性消化不良，排除心理障碍性疾病的患者。

（六）健康管理

1. 未经调查的消化不良人群的筛查　伺机性筛查对于慢性胃炎患者的胃癌筛查及管理有着非常重要的意义。

（1）注意有无报警症状：有不明原因消瘦、黑便、呕吐、吞咽困难或吞咽痛、贫血，立即胃镜检查。

（2）是否是高危人群：①年龄 40 岁以上，男女不限；②胃癌高发地区人群；③*Hp* 感染者；④胃癌患者一级亲属；⑤存在胃癌其他高危因素（高盐、腌制饮食、吸烟、重度饮酒等），建议行胃镜检查。

（3）长期治疗者：长期经验治疗无效，应进行胃镜检查。

（4）*Hp* 感染：*Hp* 感染是慢性活动性胃炎的主要病因，*Hp* 感染几乎都会引起胃黏膜活动性炎性反应，长期感染后部分患者可发生胃黏膜萎缩和肠化，根除 *Hp* 可使部分消化不良患者症状好转，应常规检测 *Hp*。

2. 慢性胃炎患者的生活干预　做好社区居民生活干预，如心理指导、营养指导、环境指导等，对提高患者日常生活质量有重要的作用。

（1）保持精神愉快：精神抑郁或过度紧张，容易诱发和加重慢性胃炎消化不良症状。

（2）生活有规律：建立合理的生活制度，保证充足睡眠，避免过度劳累，是慢性胃炎康复的基础。要注意调整休息时间，遵守合理作息时间，如果过度疲劳和起居制度严重紊乱，可使体质和免疫力下降、胃肠功能紊乱。

（3）注意保暖：根据气候变化，适量增减衣被，尤其冬季，寒冷刺激会使胃黏膜血管收缩，炎症趋向活跃，从而使慢性胃炎的症状加重。因此，要特别注意保暖，避免全身特别是胃部不要受凉。

（4）慎用对胃黏膜有损伤的药物：如阿司匹林、水杨酸类、保泰松、吲哚美辛、激素、红霉素、四环素、磺胺类、利血平等。

（5）饮食有节：平时注意饮食定时定量，胃炎活动期以少量多餐为原则，每日 4~6 餐为宜。食物以富含蛋白质及维生素的新鲜食物为主，如牛奶、豆浆和新鲜蔬菜等。要注意多食细软易消化食品，食物宜精工细做，进食宜细嚼慢咽。过酸、过辣等刺激性食物及生冷不易消化的食物应尽量避免。

（6）生活习惯：戒烟忌酒，忌服浓茶、浓咖啡等有刺激性的饮料。

（7）运动：可参加适量的健身运动。

3. 慢性胃炎患者的门诊随访　多数慢性非萎缩性胃炎患者病情稳定，特别是不伴有 *Hp* 持续感染者。在门诊随访中应注意以下问题：

（1）随访时间：慢性胃炎伴有中重度萎缩和肠化或上皮内瘤变者，要定期内镜和病理组织学检查随访。不伴有肠化和上皮内瘤变的慢性萎缩性胃炎可酌情内镜和病理随访。

（2）随访频率：有中至重度萎缩伴肠化要1年左右进行1次内镜和病理随访；伴有低级别上皮内瘤变，则要6个月左右进行1次随访；而高级别上皮内瘤变需要立即确认，证实后采用内镜下治疗或手术治疗。

（3）加强相关学科的协作处理：对于患者的焦虑抑郁症状比较明显，应建议患者就诊心理医学专科。对于随访中发现的进展期胃癌，转诊至外科或肿瘤科。

二、消化性溃疡病

消化性溃疡病（peptic ulcer disease，PUD）是指在各种致病因子的作用下，黏膜发生的炎症与坏死性病变，病变深达黏膜肌层，常发生于胃酸分泌有关的消化道黏膜，其中胃溃疡（gastric ulcer，GU）和十二指肠溃疡（duodenal ulcer，DU）最常见，因而临床上诊断的消化性溃疡病多指这两个部位发生的溃疡。近些年来消化性溃疡病虽有下降趋势，但目前仍然是消化系统常见病之一。

（一）流行病学

消化性溃疡病是全球性常见疾病，由于地区与人种的不同，其发病率也不尽相同。国外资料估计，有10%的人一生中患过消化性溃疡病。消化性溃疡病好发于男性，男∶女为（3~7）∶1，GU比DU更为常见，一般为（2~3）∶1。消化性溃疡可以发生在任何年龄，DU好发于青壮年，GU好发于中老年，GU发病高峰比DU推迟10年。过去30年随着H_2受体拮抗剂、质子泵抑制剂等药物治疗的进展，PUD及其并发症发生率明显下降。近年来阿司匹林等非甾体抗炎药（nonsteroidal anti-inflammatory drugs，NSAIDs）应用增多，老年消化性溃疡发病率有所增高。

（二）诊断要点

1. **症状**　上腹痛具有“慢性、节律性、周期性”特点，常伴有反酸、嗳气、烧灼感、腹胀、恶心、呕吐、食欲减退等消化不良表现。

2. **易患病人群**　男性、青壮年（好发DU）、中老年（好发GU）、吸烟、O型血、有家族史者更易患病。

3. **体征**　体格检查发现胃或十二指肠溃疡部位有局限性固定压痛。

4. **检查方法**　胃镜检查是确定该病诊断的首选方法。

5. **主要并发症**　有上消化道出血、幽门梗阻、穿孔、癌变等，发生并发症后可出现相应的症状与体征。

（三）临床表现

1. **症状**　典型症状为上腹痛，性质可有钝痛、灼痛、胀痛、剧痛、饥饿样不适。大多数消化性溃疡上腹痛症状发生具有“三性”，即“慢性、周期性、节律性”。慢性是指该病具有长期反复发作的特点；周期性是指上腹疼痛常与季节有关，发作可持续数日至数月，可自行缓解；节律性是指上腹痛与进食时间有关，如DU多在两餐之间发作，至下餐进食后缓解，常有夜间痛、空腹痛；而GU多在餐后1小时发作，至下餐前缓解。

部分病例仅表现上腹胀、上腹部不适、厌食、嗳气、反酸等消化不良症状。还有一类无症状性溃疡，这些患者无腹痛或消化不良症状，而以消化道出血、穿孔等并发症为首发症状，可见于任何年龄，以长期服用NSAIDs患者及老年人多见。

2. **体征**　发作时剑突下、上腹部或右上腹部可有局限性压痛，缓解后可无明显体征。

3. **特殊溃疡**　包括复合溃疡、幽门管溃疡、球后溃疡、巨大溃疡、老年性溃疡及儿童期溃疡等。特殊类型的溃疡不具备典型溃疡的疼痛特点，往往缺乏疼痛的节律性。

（1）复合溃疡：指胃和十二指肠均有活动性溃疡，多见于男性，幽门狭窄、梗阻发生率较高。

（2）幽门管溃疡：餐后很快发生疼痛，易出现幽门梗阻、出血和穿孔等并发症。胃镜检查时应注意活检排除癌变。

（3）球后溃疡：指发生在十二指肠降段、水平段的溃疡。多位于十二指肠降段的初始部及乳头附近，溃疡多在后内侧壁。疼痛可向右上腹及背部放射。严重的炎症反应可导致胆总管引流障碍，出现梗阻性黄疸等。

（4）巨大溃疡：指直径>2cm的溃疡，常见于有NSAIDs服用史及老年患者。巨大十二指肠球部溃疡常在后壁，易发展为穿透性，周围有大的炎性团块，疼痛可剧烈而顽固、放射至背部，老年人也可没有症状。巨大 GU 并不一定都是恶性。

（5）老年人溃疡及儿童期溃疡：老年人溃疡临床表现多不典型，常无症状或症状不明显，疼痛多无规律，较易出现体重减轻和贫血。GU 多位于胃体上部，溃疡常较大，易被误认为胃癌。由于 NSAIDs 在老年人使用广泛，老年人溃疡有增加的趋势。

儿童期溃疡主要发生于学龄儿童，发生率低于成人。患儿腹痛可在脐周，时常出现恶心或呕吐，可能与幽门、十二指肠水肿和痉挛有关。随着年龄的增长，溃疡的表现与成年人相近。

（四）并发症

1. 上消化道出血 可出现头晕、乏力、呕血，查体可发现脉搏加快，大量出血时可出现血压下降，长期出血者可出现贫血貌，出血后因血液可以中和胃酸，故往往可使上腹痛得到缓解。

2. 幽门梗阻 发生幽门梗阻的患者可出现上腹饱胀、恶心、呕吐，吐“宿食”，查体可发现振水音、胃蠕动波等。

3. 急性穿孔 急性穿孔患者可突然出现剧烈的中上腹疼痛，随后遍及全腹，形成急性全腹膜炎，查体可发现全腹压痛、反跳痛、腹肌紧张，肝浊音缩小或消失，该种情况应与急性阑尾炎、宫外孕、急性胰腺炎等急腹症进行鉴别。

4. 亚急性与慢性穿孔 临床表现较急性穿孔轻，腹部为局限性腹膜炎体征，后壁溃疡穿孔时，可以使疼痛节律发生变化，可向背部放射，抑酸药物治疗效果差。

5. 恶变 消化性溃疡发生恶变时，可出现疼痛节律变化，溃疡久治不愈，症状缓解难，可以出现消瘦、贫血等恶病质表现。

（五）辅助检查

1. 胃镜检查及活检 胃镜检查是 PUD 诊断的首选方法和“金标准”，可以：①确定有无病变、部位及分期；②鉴别良恶性溃疡；③治疗效果的评价；④对合并出血者给予止血治疗；⑤对合并狭窄、梗阻患者给予扩张或支架治疗；⑥超声内镜检查，评估胃或十二指肠壁、溃疡深度、病变与周围器官的关系、淋巴结数目和大小等。

2. X 线钡剂造影 溃疡的钡剂直接征象为龛影、黏膜聚集，间接征象为局部压痛、胃大弯侧痉挛性切迹、狭窄、十二指肠球部激惹及球部畸形等。

3. CT 检查 对于穿透性溃疡或穿孔，CT 很有价值，对于游离气体的显示甚至优于立位胸片。

4. 实验室检查 有 PUD 病史者，无论溃疡处于活动还是瘢痕期，均应考虑 *Hp* 检测；血常规、粪便隐血有助于了解溃疡有无活动出血。

（六）治疗

消化性溃疡的治疗目的是：消除病因、缓解症状、促进愈合、防止复发、防治并发症。对于活动性消化性溃疡并有出血的患者应进行以下处理及救治。

1. 一般治疗 告诫患者生活要有规律，避免过劳，饮食要规律，避免刺激性食物，停用对胃黏膜有损伤的药物，尤其是 NSAIDs。对于有出血的患者应卧床休息，保持呼吸道通畅，有活动性出血、穿孔、幽门梗阻的患者应禁食。对有活动性出血的患者应严密监测生命体征，如心率、血压、呼吸、尿量、神志变化等；立即查血型和配血，建立有效的静脉输液通道，尽快补充血容量，根据出血量的多少决定是否输血和输血量。有幽门梗阻的患者需下胃管进行胃减压，根据保守治疗效果决定是否进行手术治疗。穿孔并腹膜炎患者应立即转外科进行手术修补或胃部分切除治疗。

2. 药物治疗 治疗消化性溃疡病的药物主要包括降低胃酸的药物、增强胃黏膜保护作用的药物和根除幽门螺杆菌感染的药物。

（1）制酸和抗胆碱药物治疗：制酸药主要为碱性药物，其作用是中和胃酸，特点是起效快，但不能从根本上抑制胃酸分泌，目前已基本不用该类药物；抗胆碱受体阻滞剂，主要具有抑制迷走神经兴奋作用，具有解痉镇痛、部分抑制胃酸分泌的作用，但该类药物易引起口干、心率加快等副作用，现已很少用此类药物。

（2）抑制胃酸分泌药物：抑制胃酸分泌的主要药物为 H_2 受体拮抗剂（H_2 receptor antagonist，H_2-RA）和质子泵抑制剂（proton pump inhibitor，PPI）两大类。是目前治疗消化性溃疡首选药物。

1）H_2 受体拮抗剂：通过抑制胃壁细胞上的 H_2 受体活性，达到抑制胃酸分泌的目的。

2）质子泵抑制剂：PPI 主要作用于胃壁细胞 H^+-K^+-ATP 酶，使其不可逆地失去活性，从而导

致壁细胞内的 H^+ 不能转至胃腔中而抑制胃酸分泌。该类药物的抑酸作用比 H_2-RA 更强，作用更持久。

抑酸剂治疗疗程一般 DU 为 4~6 周、GU 为 6~8 周，维持治疗用药剂量可以减半，根据病情可维持 3~6 个月，长者可维持 1~2 年或更长。

（3）胃黏膜保护药物：加强胃黏膜保护作用的药物，促进黏膜的修复是治疗消化性溃疡的重要环节之一。

1）硫糖铝：可以黏附在溃疡表面上阻止胃酸、胃蛋白酶继续侵蚀溃疡表面，促进内源性前列腺素合成和刺激表皮生长因子分泌，有利于溃疡得到快速愈合。其主要副作用为便秘。

2）枸橼酸铋钾：除了有硫糖铝类似作用外，有较强的抗幽门螺杆菌作用，可用于根治幽门螺杆菌联合治疗。副作用较少，但不宜长期使用，该药已逐步取代硫糖铝。

3）米索前列醇：具有抑制胃酸分泌、增加胃十二指肠黏膜黏液 / 碳酸氢盐分泌和增加黏膜血流作用，从而促进溃疡愈合。其主要副作用为腹泻，因其易引起子宫收缩，故孕妇忌服。

（4）根除幽门螺杆菌治疗：抑酸剂 H_2-RA 的出现是治疗消化性溃疡病第一次革命，发现幽门螺杆菌与消化性溃疡病有关并进行根除治疗，是治疗该病的第二次革命。

目前根治幽门螺杆菌的方法主要是抑酸剂、抗生素或起协同作用的铋剂联合应用的治疗方案。目前倡导的联合方案为含有铋剂的四联方案，即 1 种 PPI+2 种抗生素 +1 种铋剂，疗程 10~14 日。值得注意的是目前有许多幽门螺杆菌已变为耐药菌株，应根据耐药情况调整抗生素种类。

3. 消化性溃疡病的预防 对于吸烟、饮食不规律、幽门螺杆菌感染等可去除的，引起溃疡复发的危险因素，应尽量去除。对于必须服用 NSAIDs 患者可考虑换用 COX-2 抑制剂；对于顽固性溃疡、反复复发者要注意胃癌和胃泌素瘤的存在。

4. 手术治疗 目前大多数消化性溃疡病无需手术治疗。如出现以下情况需要考虑进行手术治疗：①上消化道大出血经内科紧急处理无效时；②急性穿孔；③器质性幽门梗阻；④内科治疗无效的难治性溃疡；⑤胃溃疡疑有癌变者。

（七）转诊

消化性溃疡有 4 大主要并发症，上消化道出血、幽门梗阻、消化道穿孔和癌变，下面对各并发症转诊做具体分析。

1. 上消化道出血 明确的消化性溃疡所致的上消化道出血，一般经输血、补液及止血治疗后，在出血 24~48 小时后多可达到止血的效果。各地基层医院因具体条件不同，转诊的指征也会有所不同。当有下列表现时，可以根据具体条件决定，不可千篇一律，转诊的前提条件是积极输血、补液，生命指标维持平稳。

转诊指征：①出血量大，有循环衰竭的表现，而本医院不具备外科手术条件者；②经治疗，出血停止 48 小时以上再次出血者；③患者有其他严重的疾病，如糖尿病、心脏病、肾功能衰竭等；④溃疡面较大，有穿孔、出血不止或有再出血可能者；⑤患者拒绝可能的外科手术，要求做可能的保守治疗，如介入治疗、内镜治疗而本院不具备条件者。

2. 幽门梗阻 对于由消化性溃疡水肿导致的幽门梗阻，在禁食水、补液、胃肠减压、制酸剂应用等治疗后，应考虑对幽门螺杆菌阳性患者的除菌治疗，预防复发。转诊指征：不具备外科进行胃肠道手术的医院，而患者为反复发生梗阻或有胃癌可能者。

3. 消化道穿孔 当消化性溃疡患者出现腹膜炎症状，不除外穿孔可能性时，首先应禁饮食、胃肠减压、补液、抗生素治疗。尽可能在生命指标平稳的前提下，尽早转诊手术治疗。

4. 癌变 在以下情况应考虑转诊：①怀疑溃疡癌变，不具备胃镜检查条件或胃镜后病理无法证实；②早期胃癌拟进行胃镜下黏膜切除术；③不具备外科手术进行胃癌根治术条件。

（八）健康管理

消化性溃疡的发生、发展与患者的生活习惯、饮食结构、心理状态、生活和工作压力等因素密切相关，且需坚持长期服药。因此，在对消化性溃疡患者进行常规治疗的同时，对其进行全方位的健康管理具有重要的临床意义，可督促其改掉不良的饮食习惯、生活习惯，保持心态的平和，严格遵医嘱服药，进而促进其病情尽快康复。消化性溃疡的健康管理主要包括以下方面：

1. 宣传教育 对患者进行宣传教育，对使用的餐具要进行消毒，及时处理呕吐物，在饭前便后要及时洗手，注意保持个人卫生。

2. 与患者沟通 仔细询问临床症状，并为患者讲解罹患消化性溃疡后出现各种临床症状的原因、治疗方法和注意事项，指导其配合进行有针对性的治疗。

3. 用药指导 对患者进行用药指导，坚持规范治疗。

4. 饮食指导 指导患者保持日常饮食的合理性，为患者制订科学、合理的饮食计划，不食用生冷、油炸类的食物，多吃易消化、高热量、富含营养的食物，少食多餐，日常饮食注意卫生。

（九）门诊随访

门诊随访应注意以下内容：①及时了解患者的症状缓解及治疗效果；②监督发病因素消除情况，如吸烟、服用药物情况、饮食情况、幽门螺杆菌根除情况等；③进行规范治疗及维持治疗指导；④定期进行血常规、大便常规、大便潜血试验及胃镜检查，以了解溃疡愈合情况。

三、溃疡性结肠炎

（一）流行病学

溃疡性结肠炎（ulcerative colitis，UC）可发生于任何年龄，最常发生于青壮年期，根据我国资料统计，发病高峰年龄为20~49岁，也可见于儿童或老年人，性别差异不明显（男女比为1.0∶1~1.3∶1）。男女发病率无明显差别。近年来，我国UC患病率明显增加，其中，轻中度患者占多数，但重症患者亦不少见。

（二）诊断与分型

UC缺乏诊断的"金标准"，主要结合临床、实验室、影像学检查、内镜和组织病理学表现进行综合分析，在排除感染性和其他非感染性结肠炎的基础上做出诊断。

1. 临床表现 UC的临床表现为持续或反复发作的腹泻、黏液脓血便伴腹痛、里急后重和不同程度的全身症状，病程多在4~6周以上。可有皮肤、黏膜、关节、眼、肝胆等肠外表现。黏液脓血便是UC最常见的症状。

2. 结肠镜检查 结肠镜检查是本病诊断及鉴别诊断的最重要手段之一。检查时应尽可能观察全结肠及末段回肠，确定病变范围，必要时取活检。UC病变多从直肠开始逆行向近端扩展，呈连续性、弥漫性分布。

内镜下可见的黏膜改变有：①黏膜血管纹理模糊、紊乱或消失、充血、水肿、易脆、出血及脓性分泌物附着；②病变明显处见弥漫性糜烂和多发性浅溃疡；③慢性病变常见黏膜粗糙，呈细颗粒状、炎性息肉及桥状黏膜，在反复溃疡愈合、瘢痕形成过程中结肠变形缩短、结肠袋变浅、变钝或消失。

3. 黏膜活检 建议多段、多点取材，组织学上可见以下主要改变。

（1）活动期：①固有膜内有弥漫性、急慢性炎性细胞浸润，尤其是上皮细胞间中性粒细胞浸润（即隐窝炎），乃至形成隐窝脓肿；②隐窝结构改变、隐窝大小、形态不规则，排列紊乱、杯状细胞减少等；③可见黏膜表面糜烂、浅溃疡形成和肉芽组织。

（2）缓解期：①黏膜糜烂或溃疡愈合；②固有膜内中性粒细胞浸润减少或消失，慢性炎性细胞浸润减少；③隐窝结构改变可保留，如隐窝分支、减少或萎缩。

4. 其他检查 结肠镜检查有禁忌证或不能完成全结肠镜检查时，可考虑行钡剂灌肠检查。

主要X线征有：①黏膜粗乱和/或颗粒样改变；②多发性浅溃疡，表现为管壁边缘毛糙呈毛刺状或锯齿状以及见小龛影，亦可有炎症性息肉而表现为多个小岛圆形或卵圆形充盈缺损；③肠管缩短，结肠袋消失，肠壁变硬，可呈铅管状。重度患者不宜做钡剂灌肠检查，以免加重病情或诱发中毒性巨结肠。

5. 诊断要点 在排除其他疾病的基础上，可按下列要点诊断：①具有上述典型临床表现者为临床疑诊，安排进一步检查；②同时具备上述结肠镜和/或放射影像学特征者，可临床拟诊；③如再具备上述黏膜活检和/或手术切除标本组织病理学特征者，可以确诊；④初发病例如临床表现、结肠镜检查和活检组织学改变不典型者，暂不确诊UC，应予密切随访。

（三）病情评估

UC诊断成立后，需要进行疾病评估，以利于全面估计病情和预后，制定治疗方案。

1. 临床类型　可简单分为初发型和慢性复发型。

2. 病变范围　推荐采用蒙特利尔分类（表 7-4-2）。该分型特别有助癌变危险度的估计及监测策略的制定，亦有助于治疗方案选择。

表 7-4-2　蒙特利尔分类

分型	分布	结肠镜下所见炎症病变累及的最大范围
E1	直肠	局限于直肠，未达乙状结肠
E2	左半结肠	累及左半结肠（脾曲以远）
E3	广泛结肠	广泛病变累及脾曲以近乃至全结肠

3. 疾病活动性的严重程度　UC 病情分为活动期和缓解期，活动期按严重程度分为轻、中、重度。轻度是指排便 <4 次 /d，便血轻或无，脉搏正常，无发热及贫血，血沉 <20mm/h。重度指腹泻≥6 次 /d，明显血便，体温 >37.8℃、脉搏 >90 次 /min，血红蛋白 <75% 正常值，血沉 >30mm/h。介于轻度与重度之间为中度。

4. 肠外表现　包括皮肤黏膜表现（如口腔溃疡、结节性红斑和坏疽性脓皮病）、关节损害（如外周关节炎、脊柱关节炎等）、眼部病变（如虹膜炎、巩膜炎、葡萄膜炎等）、肝胆疾病（如脂肪肝、原发性硬化性胆管炎、胆石症等）、血栓栓塞性疾病等。

（四）鉴别诊断

本病组织病理改变无特异性，各种病因均可引起类似的肠道炎症改变，故只有在认真排除各种可能有关病因后才能做出本病诊断。UC 需鉴别的疾病主要有：

1. 感染性肠炎　各种细菌感染如志贺菌、沙门菌等，可引起腹泻、黏液脓血便、里急后重等肠道症状，易与 UC 混淆。粪便致病菌培养科分离出致病菌，抗生素可治愈。

2. 阿米巴肠炎　有流行病学特征，果酱样粪便，结肠镜下见溃疡较深、边缘潜行，溃疡间黏膜多正常。粪便或结肠镜取溃疡渗出物检查可找到溶组织阿米巴滋养体或包囊。血清抗阿米巴抗体阳性。抗阿米巴治疗有效。

3. 血吸虫病　有疫水接触史，常有肝脾大，粪便检查可发现血吸虫卵，孵化毛蚴阳性。结肠镜活检黏膜压片或组织病理检查发现血吸虫卵。血清血吸虫抗体检测有助于鉴别。

4. 溃疡性结肠炎与克罗恩病（Crohn disease，CD）的鉴别要点见表 7-4-3。

表 7-4-3　UC 与结肠 CD 的鉴别

	UC	结肠 CD
症状	脓血便多见	脓血便较少见
病变分布	连续性	节段性
直肠受累	绝大多数	少见
肠腔狭窄	少见，中心性	多见，偏心性
溃疡及黏膜	溃疡浅，黏膜弥漫性充血水肿、颗粒状、脆性增加	纵行溃疡，黏膜呈卵石样，病变间的黏膜正常
组织病理	固有膜全层弥漫性炎症、隐窝脓肿、隐窝结构明显异常、杯状细胞减少	裂隙状溃疡、非干酪性肉芽肿、黏膜下层淋巴细胞聚集

5. 其他　需与大肠癌、肠易激综合征、肠结核、真菌性肠炎、抗生素相关性肠炎、缺血性结肠炎、放射性肠炎、过敏性紫癜、胶原性结肠炎、肠白塞病、结肠息肉病、结肠憩室炎以及 HIV 感染合并的结肠炎等鉴别。

（五）治疗

目标是诱导并维持症状缓解及黏膜愈合，防治并发症，改善人生存质量。应根据病情严重程度、病变部位选择合适的治疗药物。

1. 控制炎症反应　主要包括氨基水杨酸制剂、糖皮质激素、免疫抑制剂等药物。

（1）氨基水杨酸制剂：包括 5- 氨基水杨酸（5-AZA）制剂和柳氮磺吡啶（SASP），用于轻、中度 UC 的诱导缓解及维持治疗。诱导治疗期 5-AZA 3~4g/d 口服，症状缓解后相同剂量或减量维持治疗。5-AZA 灌肠剂适用于病变局限在直肠及乙状结肠者，栓剂适用于病变局限在直肠者。

（2）糖皮质激素：用于对 5-AZA 疗效不佳的中度及重度患者的首选治疗，可口服或根据病情静脉给药，后改为口服。糖皮质激素仅用于活动期的诱导缓解，症状控制后应逐渐减量至停药，不宜长期使用，减量期间加用免疫抑制剂或 5-AZA 维持治疗。重度 UC 静脉应用糖皮质激素无效时，可应用环孢素静脉滴注作为补救措施而暂时避免急症手术。近年来，生物制剂如英夫利昔单抗在重度 UC 诱导缓解及补救治疗方面取得进展。

（3）免疫抑制剂：起效较慢，常用于 5-AZA 维持治疗疗效不佳，症状反复发作及激素依赖者的维持治疗，不单独作为活动期诱导治疗。

2. 对症治疗 及时纠正水、电解质平衡紊乱；严重贫血者输血，低蛋白血症者应补充白蛋白，病情严重者应禁饮食，并给予完全胃肠外营养治疗。对腹痛、腹泻给予对症治疗，慎重应用抗胆碱能药物或止泻药。重症 UC 并发感染者，可考虑抗菌治疗。

3. 患者教育 活动期患者应充分休息，调节好情绪，避免心理压力过大；急性活动期可给予流质或半流质饮食，病情好转后改为富营养、易消化的少渣饮食；注重饮食卫生，避免肠道感染性疾病；坚持遵医嘱服药及定期随访，不得擅自停药。

4. 手术治疗 紧急手术指征为：并发大出血、肠穿孔及中毒性巨结肠经积极内科治疗无效者。择期手术指征：并发结肠癌变；内科治疗效果不理想、药物副作用大不能耐受者、严重影响患者生存质量者。

（六）转诊

活动期尤其是中、重度的 UC 患者由社区接诊后建议转入二级及以上医院进行明确诊断和综合治疗，对于初发型 UC 患者，在鉴别诊断中应予特别注意，亦涉及缓解后如何进行维持治疗的考虑。

缓解期或经上级医院确定治疗方案且病情稳定的 UC 患者，应转回基层医疗卫生机构，接受健康教育、长期管理及定期随访，在有效监督下转变生活方式，遵医嘱调整治疗方案，进而实现自我管理，促进规范诊疗。

（七）健康管理

溃疡性结肠炎病程较长，具有终身复发倾向，长期进行药物治疗可使患者产生较大的副作用，且对患者的心理、家庭、经济等方面造成严重的影响。全科医生在治疗过程中对其进行健康管理，可有效增加患者对疾病的认识，减少不良事件的发生，还能提高患者的遵医行为，加强自我保健能力，改变其不良生活方式和饮食习惯，预防症状复发，对患者的顺利康复有着积极的作用。

1. 建立慢性病档案 对患者进行健康教育，定期上门或电话随访；每次随访如实记录疾病情况，规范用药情况以及出现的药物不良反应，使其明确溃疡性结肠炎治疗的长期性及控制总目标；养成良好的生活方式。

2. 疾病相关知识的讲解 向患者讲解 UC 的相关知识，让其了解此病的病因，影响病情的因素，疾病控制的方法及急救措施，告知 UC 的诱发因素，指导其医嘱用药，反复讲解遵医嘱行为的重要性，不乱投医，不乱用药，培养良好的生活习惯。

3. 心理指导 大多 UC 患者易出现负面情绪及心理不安等特点。同时，UC 发病年龄呈年轻化趋势，疾病不可治愈性，部分患者存在抑郁心理，对其采取心理疏导对治疗 UC 有十分重要意义。

指导患者接受患病的事实与积极应对，尽量避免其产生负面情绪，平时生活宜身心放松，胸怀宽广，保持乐观主义精神，提供良好的社会支持，使其能有适应能力，积极配合治疗。嘱家属对其鼓励、帮助，达到减轻、消除患者的恐惧心理。

4. 饮食指导 指导患者定时进餐，不宜过饱。生活要有规律，避免辛辣、咖啡、浓茶等刺激性食物及饮料，有烟酒嗜好者应戒除，因烟雾中的尼古丁可直接损害胃黏膜，使胃酸分泌过多而加重病情。

5. 活动与休息指导 根据病情严格掌握活动量，以不感到劳累和诱发腹痛、穿孔为原则，餐后避免剧烈运动，起床和如厕时动作宜慢，防止直立性低血压而晕倒损伤。一般溃疡患者避免过度疲劳，注意劳逸结合，有夜间疼痛时加服 1 次制酸药物的指导。保证夜间睡眠。

6. 用药指导 指导患者服药方法、时间。如制酸片剂应嚼碎，餐后 0.5~1 小时服用，可增加疗效，保护胃黏膜药宜餐前服。中重度、病情恶化的 UC 患者应用糖皮质激素能很快控制症状，待症状缓解后，应逐渐对 UC 药物（糖皮质激素、抗生素及免疫抑制剂）减量，不能骤然停药，避免症状反复甚至更为严重。短期服用糖皮质激素可出现多毛、骨质疏松、满月脸等不良反应，但停药后均会消失。应告知患者及家属所用药物的药名、作用、剂量、途径、不良反应及注意事项。

7. 定期门诊复查 通过电话联系或家庭随

访的方式与患者保持长期联系，如有疼痛持续不减、规律性消失、排黑便等应立即到门诊就诊检查。

四、酒精性肝病

酒精性肝病（alcohol related liver disease）是由于长期大量饮酒导致的肝脏疾病。初期通常表现为脂肪肝，进而可发展成酒精性肝炎、肝纤维化和肝硬化。严重酗酒时可诱发广泛肝细胞坏死，甚至引起肝功能衰竭。酒精性肝病是我国常见的肝脏疾病之一，严重危害人民健康。

（一）流行病学

我国尚缺乏全国性的酒精性肝病流行病学资料，但地区性的流行病学调查结果显示，我国饮酒人群比例和酒精性肝病患病率均呈现上升趋势。华北地区流行病学调查结果显示，从20世纪80年代初到90年代初，嗜酒者在一般人群中的比例从0.21%升至14.3%。本世纪初，东北地区流行病学调查结果显示，嗜酒者比例高达26.98%，部分地区甚至高达42.76%；南方及中西部省份流行病学调查结果显示，饮酒人群增至30.9%~43.4%。

部分嗜酒者或饮酒过量者会出现乙醇（酒精）相关健康问题，其中酒精性肝病是乙醇（酒精）所致的最常见的脏器损害。21世纪初，我国部分省份酒精性肝病流行病学调查资料显示，酒精性肝病患病率为0.50%~8.55%；其中40~49岁人群的酒精性肝病患病率最高，达到10%以上。酒精性肝病占同期肝病住院患者的比例不断上升，从2000年的2.4%上升至2004年的4.3%；酒精性肝硬化占肝硬化的病因构成比从1999年的10.8%上升到2003年的24.0%。酒精性肝病已成为我国最主要的慢性肝病之一。

（二）临床诊断标准

饮酒史是诊断酒精性肝病的必备依据，应详细询问患者饮酒的种类、每日摄入量、持续饮酒时间和饮酒方式等。

1. 长期饮酒史　一般超过5年，折合乙醇量男性≥40g/d，女性≥20g/d；或2周内有大量饮酒史，折合乙醇量>80g/d。但应注意性别、遗传易感性等因素的影响。乙醇量（g）换算公式=饮酒量（ml）×乙醇含量（%）×0.8。

2. 临床症状　临床症状为非特异性，可无症状，或有右上腹胀痛、食欲不振、乏力、体质量减轻、黄疸等；随着病情加重，可有神经精神症状、蜘蛛痣、肝掌等表现。

3. 血液学检验指标　血清天冬氨酸转氨酶（AST）、丙氨酸转氨酶（ALT）、γ-谷氨酰转移酶（GGT）、总胆红素（TBil）、凝血酶原时间（PT）、平均红细胞容积（MCV）和缺糖转铁蛋白（CDT）等指标升高。其中AST/ALT>2、GGT升高、MCV升高为酒精性肝病的特点。禁酒后这些指标可明显下降，通常4周内基本恢复正常（但GGT恢复至正常较慢）有助于诊断。

4. 其他检查　肝脏B型超声、X线计算机断层摄影术（CT）、磁共振成像（MRI）或瞬时弹性成像检查有典型表现。

5. 排除诊断　排除嗜肝病毒现症感染、药物和中毒性肝损伤、自身免疫性肝病等。

（三）分型

1. 临床分型　可分为轻症酒精性肝病、酒精性脂肪肝、酒精性肝炎、酒精性肝纤维化、酒精性肝硬化。

（1）轻症酒精性肝病：肝脏生物化学指标、影像学和组织病理学检查结果基本正常或轻微异常。

（2）酒精性脂肪肝：影像学诊断符合脂肪肝标准，血清ALT、AST或GGT可轻微异常。

（3）酒精性肝炎：是短期内肝细胞大量坏死引起的一组临床病理综合征，可发生于有或无肝硬化的基础上，主要表现为血清ALT、AST或GGT升高，可有血清TBil增高，可伴有发热、外周血中性粒细胞升高。重症酒精性肝炎是指酒精性肝炎患者出现肝功能衰竭的表现，如黄疸、凝血机制障碍、肝性脑病、急性肾功能衰竭、上消化道出血等，常伴有内毒素血症。

（4）酒精性肝纤维化：临床症状、体征、常规超声显像和CT检查常无特征性改变。未做肝活组织检查时，应结合饮酒史、瞬时弹性成像或MRI、血清纤维化标志物（透明质酸、Ⅲ型胶原、Ⅳ型胶原、层粘连蛋白）、GGT、AST/ALT比值、AST/血小板比值、胆固醇、载脂蛋白-A1、TBil、铁蛋白、稳态模式胰岛素抵抗等改变，综合评估，做出诊断。

（5）酒精性肝硬化：有肝硬化的临床表现

和血清生物化学指标、瞬时弹性成像及影像学的改变。

2. 影像学诊断　主要有超声显像、瞬时弹性成像、CT、MRI 等影像学检查方法。

(1) 超声显像诊断：具备以下 3 项腹部超声表现中的 2 项者为弥漫性脂肪肝：①肝脏近场回声弥漫性增强，回声强于肾脏；②肝脏远场回声逐渐衰减；③肝内管道结构显示不清。

超声显像诊断不能区分单纯性脂肪肝与脂肪性肝炎，且难以检出 <30% 的肝细胞脂肪变，且易受设备和操作者水平的影响。

(2) 瞬时弹性成像诊断：能通过 1 次检测同时得到肝脏硬度和肝脏脂肪变程度 2 个指标。受控衰减参数（CAP）测定系统诊断肝脏脂肪变的灵敏度很高，可检出仅有 5% 的肝脏脂肪变性，特异性高、稳定性好，且 CAP 诊断不同程度肝脏脂肪变的阈值不受慢性肝病病因的影响。瞬时弹性成像用于酒精性肝病进展期肝纤维化及肝硬化，有利于患者预后评估。

(3) CT 诊断：弥漫性肝脏密度降低，肝脏与脾脏的 CT 值之比≤1。弥漫性肝脏密度降低，肝 / 脾 CT 比值≤1.0 但 >0.7 者为轻度，肝 / 脾 CT 比值≤0.7 但 >0.5 者为中度，肝 / 脾 CT 比值≤0.5 者为重度。

(4) MRI 诊断：磁共振波谱分析、双回波同相位和反相位肝脏 MRI 可以定量评估酒精性肝病肝脏脂肪变程度。MRI 可完整评估肝脏实质的病变，且不受肥胖、腹水的影响。

3. 组织病理学诊断　酒精性肝病病理学改变主要为大泡性或大泡性为主伴小泡性的混合性肝细胞脂肪变性。依据病变肝组织是否伴有炎症反应和纤维化，可分为单纯性脂肪肝、酒精性肝炎、肝纤维化和肝硬化。

（四）治疗

酒精性肝病的治疗原则是：戒酒和营养支持，减轻酒精性肝病的严重程度，改善已存在的继发性营养不良，对症治疗酒精性肝硬化及其并发症。

1. 戒酒　完全戒酒是酒精性肝病最主要和最基本的治疗措施。戒酒可改善预后及肝组织学损伤、降低门静脉压力、延缓纤维化进程、提高所有阶段酒精性肝病患者的生存率。主动戒酒比较困难者可给予巴氯芬口服。乙醇（酒精）依赖者戒酒过程中要及时预防和治疗乙醇（酒精）戒断综合征（可用安定类镇静治疗）。

2. 营养支持　酒精性肝病患者需良好的营养支持，应在戒酒的基础上提供高蛋白、低脂饮食，并注意补充维生素 B、维生素 C、维生素 K 及叶酸。酒精性肝硬化患者主要补充蛋白质热量的不足，重症酒精性肝炎患者应考虑夜间加餐（约 700kcal/d），以防止肌肉萎缩，增加骨骼肌容量。韦尼克脑病症状明显者及时补充 B 族维生素。

3. 药物治疗　若证实肝脏有炎症和肝纤维化分期≥F2 的患者应接受药物治疗。抗炎、保肝药物动物实验证实有效，但仍缺乏大样本严格的临床试验资料，至今尚缺乏疗效确切且可被推荐用于酒精性肝炎的治疗药物。

(1) 糖皮质激素：可改善重症酒精性肝炎患者 28 天的生存率，但对 90 天及半年生存率改善效果不明显。

(2) 美他多辛：可加速乙醇（酒精）从血清中清除，有助于改善乙醇（酒精）中毒症状、乙醇（酒精）依赖以及行为异常，从而提高生存率。

(3) 抗炎保肝药物：S- 腺苷蛋氨酸治疗可以改善酒精性肝病患者的临床症状和血清生物化学指标。多烯磷脂酰胆碱对酒精性肝病患者可防止组织学恶化的趋势。甘草酸制剂、水飞蓟素类和还原型谷胱甘肽等药物有不同程度的抗氧化、抗炎、保护肝细胞膜及细胞器等作用，临床应用可改善肝脏生物化学指标。双环醇治疗也可改善酒精性肝损伤。但不宜同时应用多种抗炎保肝药物，以免加重肝脏负担及因药物间相互作用而引起不良反应。

(4) 抗肝纤维化治疗：酒精性肝病患者肝脏常伴有肝纤维化的病理学改变，故应重视抗肝纤维化治疗。

(5) 并发症：积极处理酒精性肝硬化的并发症（例如食管胃底静脉曲张破裂出血、自发性细菌性腹膜炎、肝性脑病和肝细胞肝癌等）。

(6) 肝移植：严重酒精性肝硬化患者可考虑肝移植。早期的肝移植可以提高患者的生存率，但要求患者肝移植前戒酒 3~6 个月，并且无其他脏器的严重酒精性损害。

戒酒是酒精性肝病治疗的最基本的措施，营养支持非常重要。是否需要药物干预、用哪些药物干预需根据患者病情，采取个体化治疗。戒酒后肝脏炎症、纤维化可仍然存在。

（五）健康管理

戒酒是目前预防及控制慢性酒精性肝炎最积极有效的措施，患者住院期间由于获得医护人员督促及监护，使得患者暂时不接触酒精，但由于专科医生很少和患者建立长期持续的医患关系，专科医疗的时间又十分有限等原因，因而，很少提供有计划的患者教育、生活方式干预的具体指导以及连续的病情监测与随访管理，不少患者出院后由于缺乏医护人员监督，加之自身对疾病缺乏认知及了解，导致患者出院后复饮，从而影响患者康复。故健康管理在慢性酒精性肝病患者的康复中起到重要的作用。

以人为中心是全科医生在临床场所提供健康咨询的主要原则，常用方法是在与患者进行有效的沟通和交流的基础上，取得患者信任，帮助患者实现建立健康行为与生活方式的目标，改善患者就医行为和治疗依从性，提高疾病自我管理的能力。

全科医生首先应了解患者处于何种行为改变阶段，针对不同阶段的心理需要提供相应的指导和帮助，促使患者行为向成功建立健康行为的下一个阶段转变。

酒精依赖症诊断标准：对饮酒具有强烈意愿或者强制性的愿望；出现生理戒断反应；个人饮酒方式的控制能力下降；不受约束的随意饮酒；不顾饮酒引起的严重躯体疾病、对社会职业的严重影响及所引起的心理上的抑郁仍继续使用；中断饮酒后产生戒断综合征后又重新饮酒，无法戒断。

具体健康管理方式如下：

1. 健康教育　耐心向患者讲解饮酒的危害，让患者清晰认识到过度饮酒对身体造成的不可逆损伤。

2. 心理干预　加强与患者间的沟通和交流，针对患者的具体情况对其进行心理疏导，使患者保持良好的生活和治疗心态，提高治疗依从性。

3. 饮食干预　建议患者日常饮食中多摄入高蛋白质、高维生素类食物，修复受损肝脏组织，遵循少食多餐的饮食原则，避免暴饮暴食。

4. 戒酒干预　戒酒是根治疾病的关键，耐心引导患者戒酒，并加大监管力度，在家人监督下控制饮酒，避免因饮酒影响临床治疗效果。

（六）随诊

酒精性肝病的治疗是一个长期、连续不断、周而复始的过程，应提供持续、动态的健康管理方案，故随诊在治疗过程中也发挥着非常重要的作用。随诊时对患者各项指标及行为变化进行检查，并运用激励性语言鼓励患者，以提高患者执行能力，增强患者疾病管理积极性及主动性。

1. 对于执行不理想的患者　应与患者本人探讨自我护理目标及干预措施，使其更好地掌握及实施。

2. 对于自控能力较差的患者　应动员家属配合，对患者饮酒情况进行严密监督。

3. 对于情绪悲观需要借助酒精消除烦恼者　可定时通过微信或电话对其进行慰问，并耐心聆听患者的诉求，为其排忧解难，并明确告知患者饮酒并不能解决问题，鼓励患者积极面对困难，向患者传递乐观情绪，提高患者康复信心。

4. 与患者共同制定近期及远期目标　鼓励患者积极完成目标，当完成一个目标后再进入下一次循环干预，对于未完成目标者则分析其未完成目标的原因，并提出针对性干预措施。

每次随诊时应认真检查患者出院后健康执行情况，查阅患者每次复查时肝功能改善情况。认真了解患者居家过程中饮食、运动、用药及饮酒情况。

五、急性胰腺炎

急性胰腺炎（acute pancreatitis, AP）是多种病因导致胰腺组织自身消化所致的胰腺水肿、出血及坏死等炎症性损伤。临床以急性上腹痛及血淀粉酶或脂肪酶升高为特点。多数患者病情轻，预后好；少数患者可伴发多器官功能障碍及胰腺局部并发症，死亡率高。

（一）诊断标准

临床上符合以下 3 项特征中的 2 项，即可诊断：与 AP 相符合的腹痛；血清淀粉酶和 / 或脂肪酶活性至少高于正常上限值 3 倍；腹部影像学检查符合 AP 影像学改变。

（二）病理分型及严重度分级

1. 病理分型　可分为间质水肿性胰腺炎及

坏死性胰腺炎。

（1）间质水肿性胰腺炎（interstitial edematous pancreatitis）：大多数 AP 患者由于炎性水肿引起弥漫性/局限性胰腺肿大，CT 表现为胰腺实质均匀强化，但胰周脂肪间隙模糊，可伴有胰周积液。

（2）坏死性胰腺炎（necrotizing pancreatitis）：部分 AP 患者伴有胰腺实质和/或胰周组织坏死。胰腺灌注损伤和胰周坏死的演变需要数日，早期增强 CT 有可能低估胰腺及胰周坏死的程度，起病 1 周之后的增强 CT 更有价值。

2. 严重程度分级 可分为轻症、中重症急性胰腺炎。

（1）轻症急性胰腺炎（mild acute pancreatitis, MAP）：占 AP 的多数，不伴有器官功能衰竭及局部或全身并发症，通常在 1~2 周内恢复，病死率极低。

（2）中重症急性胰腺炎（moderately severe acute pancreatitis, MSAP）：伴有一过性（48 小时）的器官功能衰竭。MSAP 早期病死率高，如后期合并感染则病死率更高。器官功能衰竭的诊断标准依据改良 Marshall 评分系统，任何器官评分≥2 分可定义存在器官功能衰竭。

（三）病程分期

1. 早期（急性期） 发病至 2 周，此期以 SIRS 和器官功能衰竭为主要表现，此期构成第一个死亡高峰，治疗的重点是加强重症监护、稳定内环境及器官功能保护治疗。

2. 中期（演进期） 发病 2 周至 4 周，以胰周液体积聚或坏死后液体积聚为主要变现。此期坏死灶多为无菌性，也可能合并感染。此期治疗的重点是感染的综合防治。

3. 后期（感染期） 发病 4 周以后，可发生胰腺及胰周坏死组织合并感染、全身细菌感染、深部真菌感染等，继而可引起感染性出血、消化道瘘等并发症。此期构成重症患者的第二个死亡高峰，治疗的重点是感染的控制及并发症的外科处理。

（四）全身及局部并发症

1. 全身并发症 AP 病程进展过程中可引发全身性并发症，包括全身炎症反应综合征（SIRS）、脓毒症、多器官功能障碍综合征（multiple organ dysfunction syndrome, MODS）、多器官功能衰竭（multiple organ failure, MOF）及腹腔间隔室综合征（abdominal compartment syndrome, ACS）等。

2. 局部并发症 主要有急性胰周液体积聚、急性坏死物积聚、包裹性坏死、胰腺假性囊肿等。

（1）急性胰周液体积聚（acute peripancreatic fluid collection, APFC）：发生于病程早期，表现为胰周或胰腺远隔间隙液体积聚，并缺乏完整包膜，可以单发或多发。

（2）急性坏死物积聚（acute necrotic collection, ANC）：发生于病程早期，表现为混合有液体和坏死组织的积聚，坏死物包括胰腺实质或胰周组织的坏死。

（3）包裹性坏死（walled-off necrosis, WON）：是一种包含胰腺和/或胰周坏死组织且具有界限清晰炎性包膜的囊实性结构，多发生于 AP 起病 4 周后。

（4）胰腺假性囊肿（pancreatic pseudocyst）：有完整非上皮性包膜包裹的液体积聚，起病后 4 周，假性囊肿的包膜逐渐形成。

以上每种局部并发症存在无菌性及感染性两种情况。其中 ANC 和 WON 继发感染称为感染性坏死。

（五）治疗

AP 治疗的两大任务：①寻找并去除病因；②控制炎症，AP，即使是 SAP，应尽可能采用内科及微创治疗。

1. 监护 从炎症反应到器官功能障碍至器官衰竭，可经历时间不等的发展过程，病情变化较多，应予细致的监护，根据症状、体征、实验室检测、影像学变化及时了解病情发展。

2. 器官支持 一般来说，在急性胰腺炎时，进行器官支持治疗，主要包括以下四个方面：

（1）液体复苏：旨在迅速纠正组织缺氧，也是维持血容量及水、电解质平衡的重要措施。起病后若有循环功能障碍，24 小时内是液体复苏的黄金时期。MSAP 患者在没有大量失血情况下，补液量宜控制在 3 500~4 000ml/d。SAP 补液量应根据每日出量考虑，不宜大量补液。液体复苏临床观察指标有：心率、呼吸、血压、尿量、血气分析及 pH、血尿素氮、肌酐等。

（2）呼吸功能维护：轻症患者可予鼻导管、面罩给氧，力争使动脉氧饱和度>95%。当出现急性肺损伤、呼吸窘迫时，应给予正压机械通气。

（3）肠功能维护：导泻及口服抗生素有助于

减轻肠腔内细菌、毒素在肠屏障功能受损时的细菌移位及减轻肠道炎症反应。导泻可减少肠腔内细菌过生长，促进肠蠕动，有助于维护肠黏膜屏障。胃肠减压有助于减轻腹胀，必要时可以使用。

（4）连续性血液净化：当患者出现难以纠正的急性肾功能不全时，连续性血液净化通过具有选择或非选择性吸附剂的作用，清除部分体内有害的代谢产物或外源性毒物，达到净化血液的目的。

3. 减少胰液分泌 主要为进食及应用生长抑素及其类似物。

（1）禁食：食物是胰液分泌的天然刺激物，起病后短期禁食，降低胰液分泌，减少胰酶对胰腺的自身消化。病初 48 小时内禁食有助于缓解腹胀和腹痛。

（2）生长抑素及其类似物：胃肠黏膜 D 细胞合成的生长抑素可抑制胰泌素和缩胆囊素刺激的胰液基础分泌。

4. 控制炎症 可通过液体复苏、应用生长抑素、早期肠内营养等控制炎症反应。

（1）液体复苏：成功的液体复苏是早期控制 AP 引发全身炎症反应的关键措施之一。

（2）生长抑素：是机体重要的抗炎多肽，AP 时，循环及肠黏膜生长抑素水平显著降低，胰腺及全身炎症反应可因此加重。外源性补充生长抑素或生长抑素类似物奥曲肽不仅可抑制胰液的分泌，更重要的是有助于控制胰腺及全身炎症反应。

（3）早期肠内营养：肠道是全身炎症反应的策源地，早期肠内营养有助于控制全身炎症反应。

5. 镇痛 多数患者在静脉滴注生长抑素或奥曲肽后，腹痛可得到明显缓解。对严重腹痛者，可肌内注射哌替啶止痛，每次 50~100mg。由于吗啡可增加 Oddi 括约肌压力、胆碱能受体拮抗剂如阿托品可诱发或加重肠麻痹，故均不宜使用。

6. 急诊内镜治疗去除病因 对胆总管结石性梗阻、急性化脓性胆管炎、胆源性败血症等胆源性急性胰腺炎，应尽早行内镜下 Oddi 括约肌切开术、取石术、放置鼻胆管引流等，既有助于降低胰管内高压，又可迅速控制胰腺炎症及感染。

7. 预防和抗感染 AP 本是化学性炎症，但在病程中极易感染，是病情向重症发展甚至死亡的重要原因之一。其感染源多来自肠道。

预防胰腺感染可采取：①导泻及口服抗生素（前已详述）；②尽早恢复肠内营养，有助于受损的肠黏膜修复，减少细菌移位；③当胰腺坏死 >30% 时，胰腺感染风险增加，可预防性静脉给予亚胺培南或美罗培南 7~10 日，有助于减少坏死胰腺继发感染。

疑诊或确定胰腺感染时，应选择针对革兰氏阴性菌和厌氧菌的、能透过血胰屏障的抗生素，疗程 7~14 日，抗生素选择推荐采用降阶梯策略。随着 AP 进展，胰腺感染细菌谱也相应变化，菌群多从单一菌和革兰氏阴性菌（大肠埃希菌为主）为主向多重菌和革兰氏阳性菌转变。此外，如疑有真菌感染，可经验性应用抗真菌药。

8. 早期肠内营养 一般 AP 起病后获得及时、有效治疗，MAP 及 MSAP 患者可在病后 48~72 小时开始经口肠内营养。对于病程长，因较大的胰腺假性囊肿或 WON 致上消化道不全梗阻患者，可进行肠内营养。

9. 择期内镜、腹腔镜或手术去除病因 胆总管结石、胰腺分裂、胰管先天性狭窄、胆囊结石、慢性胰腺炎、壶腹周围癌、胰腺癌等多在 AP 恢复后择期手术，尽可能选用微创方式。

10. 胰腺局部并发症 主要包括胰腺假性囊肿及胰腺脓肿。

（1）胰腺假性囊肿：<4cm 的囊肿几乎均可自行吸收，>6cm 者或多发囊肿则自行吸收的机会较小，在观察 6~8 周后，若无缩小和吸收的趋势，则需要引流。

（2）胰腺脓肿：在充分抗生素治疗后，脓肿不能吸收，可行腹腔引流或灌洗，如仍不能控制感染，应施行坏死组织清除和引流手术。

11. 患者教育 在急性胰腺炎早期，应告知患方患者存在的 SAP 高危因素及可能的不良预后；积极寻找 AP 病因，在病史采集、诊疗等方面取得患方配合；治疗性 ERCP 在 AP 诊疗中的重要作用；呼吸机或连续性血液净化的必要性；肠内营养的重要性及实施要点；对有局部并发症者，请患者出院后定期随访。

（六）评估及转诊

对于 AP 严重程度和预后的评估，如果缺乏大型影像学检查，基层医院可将以下指标作为临床上的重要参考。

1. 预后不良的指标 BMI>28kg/m²、72小时后C反应蛋白>150mg/L、胸膜渗出(尤其是双侧胸腔积液)、低钙血症。

2. C反应蛋白 在发病72小时后大于150mg/L严重提示胰腺组织已经坏死。

3. 血钙水平 当腹腔内脂肪坏死时可与钙结合皂化而降低血钙水平,当血钙低于1.75mmol/L时提示预后不良。

这些评估指标简单可得,且对评价疾病严重程度具有重要作用,在基层医院首诊时应该完善。当掌握以上资料临床上考虑SAP时,则需要将患者转入上级综合性医院进行治疗。

此外,即使患者在基层医院就诊时AP病情属于轻症,但病情随时可能恶化,必须进行B超和血清酶学的跟踪监测。每4小时检测1次血淀粉酶和脂肪酶。每12小时复查B超1次。如果病情不缓解或继续加重,则需要立即转诊。

(七)健康管理

近年来,我国AP发病率逐年增加,其复发率亦逐步升高,而良好的行为习惯和生活方式是预防AP发病和复发的重要手段,但临床大多数AP患者健康意识不足,缺乏疾病相关知识,出院后仅有少部分患者能够按照住院期间的指导内容进行自我健康管理,导致自行停药、暴饮暴食等不良行为的发生。通过健康管理对人群健康危险因素进行全面的监测和评估,实施具有针对性的健康干预措施,能促进个体和群体的健康。相关研究显示,对AP患者进行健康管理,是预防和控制急性胰腺炎发病、降低复发率、提升患者生活质量的重要策略之一。

1. 健康管理的主要内容 包括调查和收集AP患者个人信息、评估AP患者健康状况及对AP患者进行健康指导和干预。

(1)调查和收集AP患者个人信息,找出潜在危险因素。

(2)评估AP患者健康状况:根据前期收集的健康信息,对AP患者目前存在的健康及疾病风险性因素进行分析和评估,为制定个体化的健康干预措施和效果的评价提供依据。

(3)对AP患者进行健康指导和干预:此为核心环节,即对不同危险因素实施有计划性、个体化的健康指导;以多种形式帮助AP患者采取行动,纠正不良生活习惯和方式,实现个人健康管理计划的目标。

对AP患者进行健康管理,能够帮助患者合理安排自我饮食,遵医嘱进行疾病复查,纠正患者的不良生活习惯,减少并发症的发生,提高患者远期生活质量。

2. 健康管理的主要措施 主要从饮食管理及生活方式指导两方面进行急性胰腺炎患者的健康管理。

(1)饮食管理:根据患者病情程度和变化情况,进行针对性阶段饮食管理,包括禁食禁水阶段、流质饮食阶段、半流质饮食阶段、低脂软食及逐步恢复正常饮食阶段。恢复饮食宜从易消化的少量碳水化合物食物开始,辅以消化酶,逐渐增加食量和少量蛋白质,直至恢复正常饮食。对急性胰腺炎患者进行严格的饮食管理,能够明显提高患者整体依从性,降低腹痛等并发症的发生。

(2)生活方式指导:一般包括起居作息、运动锻炼、心理健康、戒烟限酒等内容。在医护人员的指导下,对血脂异常患者从运动、作息、心理、饮食、健康教育等方面进行生活方式干预,可以有效改变患者血脂异常水平,减轻患者焦虑抑郁等紧张情绪,提高治疗依从性,形成健康的生活方式,进而改善生活质量。

思考题

1. 慢性胃炎的双向转诊标准是什么?
2. 消化性溃疡病的健康管理措施有哪些?

(王 敏)

第五节 肿 瘤

学习提要

1. 本节介绍的肿瘤主要包括胃癌、结直肠癌、肺癌、宫颈癌和乳腺癌。

2. 学习常见肿瘤的流行病学、病因、诊断、治疗以及社区管理。

胃癌是最常见的恶性肿瘤之一,是指发生于胃黏膜上皮的恶性肿瘤,在组织学上以胃腺癌为主。幽门螺杆菌感染、环境因素和遗传因素在胃癌的发生中起重要作用；结直肠癌即大肠癌，包括结肠癌和直肠癌，通常指结直肠腺癌，约占全部结直肠恶性肿瘤的95%。结直肠癌是全球常见的恶性肿瘤之一；肺癌或称原发性支气管癌或原发性支气管肺癌，世界卫生组织定义为起源于呼吸上皮细胞（支气管、细支气管和肺泡）的恶性肿瘤，是最常见的肺部原发性恶性肿瘤，发病率居我国恶性肿瘤的第2位，但占全部癌症死亡率第一位；宫颈癌是常见的妇科恶性肿瘤之一，发病率在我国女性恶性肿瘤中居第二位，仅次于乳腺癌。近年来大量研究表明，宫颈癌的发病年龄呈年轻化趋势；乳腺癌是女性常见的恶性肿瘤之一，发病率位居女性恶性肿瘤的首位，严重危害妇女的身心健康。目前，通过采用综合治疗手段，乳腺癌已成为疗效最佳的实体肿瘤之一。

一、胃癌

（一）流行病学

我国是胃癌高发国家，其发病率在恶性肿瘤中排第二位，为30.001/10万；其中在男性发病率中排第二位，为41.08/10万；女性发病率排第五位，为18.36/10万。我国胃癌的发生也有明显的地域差异，西北各省发病率最高，向东北地区及南方和西南逐渐降低，广东、广西和云南等省的发病率最低。而在同一省内各县，胃癌发病率也存在不同。近20年来我国胃癌发病率有所下降，其中胃窦部癌下降相对明显，而胃体上部和贲门部癌无下降趋势。

多数早期胃癌患者无明显症状，随着内镜技术及早癌认知水平的提高，我国早癌的检出率有了显著的增高。全科医生站在与患者交流和沟通的第一线，需要特别警惕，争取胃癌的早期发现，早期诊断，早期治疗。

（二）病因

胃癌的病因尚不明确，可能与地域环境因素、饮食生活因素、幽门螺杆菌感染、癌前病变、遗传和基因因素相关。该患者有幽门螺杆菌感染史、吸烟史、胃癌家族史，均为胃癌的易感因素。

1. 地域环境　我国的西北与东部发病率高于南方地区。日本及东南亚发病率高，欧美低。

2. 饮食生活因素　长期食用熏烤、盐腌食品的人群发病率高，与亚硝酸盐、真菌毒素、多环芳烃化合物含量高有关。缺乏新鲜蔬菜和水果与发病也有一定关系。吸烟者的胃癌发病危险度较不吸烟者高50%。

3. 幽门螺杆菌　感染幽门螺杆菌感染也是引发胃癌的主要因素之一。幽门螺杆菌主要引起以下改变：①促进胃黏膜上皮过度增殖；②诱导胃黏膜细胞凋亡；③代谢产物直接转化胃黏膜；④DNA转换到黏膜细胞中致癌；⑤诱发同种生物毒性炎症反应。

4. 慢性疾患和癌前病变　易发生胃癌的胃疾病包括胃息肉、慢性萎缩性胃炎及胃部分切除后的残胃。胃腺瘤的癌变率在10%~20%，直径超过2cm时癌变机会加大。萎缩性胃炎常伴有肠化生或黏膜上皮异型增生，可发生癌变。胃黏膜巨大皱襞症，以前称为肥厚性胃炎，癌变率10%~13%。胃大部切除术后残胃黏膜发生慢性炎症改变，可能在术后15~25年发展为残胃癌。

5. 遗传因素　胃癌患者有血缘关系的亲属其胃癌发病率较对照组高4倍，其一级亲属患胃癌的比例显著高于二、三级亲属。

（三）分型、分期与转移

1. 胃癌的好发部位　胃癌的好发部位依次为胃窦、贲门、胃体、全胃或大部分胃；胃小弯多于胃大弯。

2. 胃癌的分型　早期胃癌是指病变仅限于黏膜或黏膜下层，不论病灶大小或有无淋巴结转移。进展期胃癌则指癌组织浸润深度超过黏膜下层的胃癌。内镜检查中可通过超声内镜明确病变浸润深度。

（1）早期胃癌的分型：Ⅰ型为隆起型，癌灶突向胃腔；Ⅱ型表浅型，癌灶比较平坦，没有明显的隆起与凹陷；Ⅲ型凹陷型，为较深的溃疡。Ⅱ型还可以分为三个亚型，即Ⅱa表浅隆起型、Ⅱb表浅平坦型和Ⅱc表浅凹陷型。

（2）进展期胃癌的分型

进展期胃癌按Borrmann分型法分四型：Ⅰ型（隆起型，也叫息肉型），为边界清楚突入胃腔的块状癌灶；Ⅱ型（局限溃疡型），溃疡深达固有肌层，边缘清楚；Ⅲ型（浸润溃疡型），较深的溃疡，同时边缘不清楚；Ⅳ型（弥漫浸润型），癌肿沿胃壁各层全周性浸润生长，边界不清。若全胃受累胃腔缩窄、胃壁僵硬如革囊状,称皮革胃(linitis plastica),恶性度极高,发生转移早。

3. **胃癌的TNM分期** T代表原发肿瘤浸润胃壁的深度。T_1:肿瘤侵及固有层、黏膜肌层或黏膜下层;T_2:肿瘤浸润至固有肌层;T_3:肿瘤穿透浆膜下结缔组织而未侵犯脏腹膜或邻近结构;T_{4a}:肿瘤侵犯浆膜;T_{4b}:肿瘤穿过浆膜累及邻近器官。N表示局部淋巴结的转移情况。N_0:无淋巴结转移(受检淋巴结个数≥15);N_1:1~2个区域淋巴结转移;N_2:3~6个区域淋巴结转移;N_3:7个以上区域淋巴结转移。M则代表肿瘤远处转移的情况。M_0:无远处转移;M_1:有远处转移。

4. **胃癌的转移** 主要通过淋巴转移、腹膜种植转移、直接浸润及血行转移。

(1)淋巴转移:是胃癌的主要转移途径,胃癌的淋巴结转移通常是循序渐进,但也可发生跳跃式淋巴转移。终末期胃癌可经胸导管向左锁骨上淋巴结转移。

(2)腹膜种植转移:当胃癌组织浸润至浆膜外后,肿瘤细胞脱落并种植在腹膜和脏器浆膜上,形成转移结节。直肠前凹的转移癌,直肠指诊可以发现。癌细胞腹膜广泛播散时,可出现大量癌性腹水。

(3)直接浸润:分化差浸润生长的胃癌突破浆膜后,易扩散至网膜、结肠、肝、脾、胰腺等邻近器官。

(4)血行转移:胃癌细胞进入门静脉或体循环向身体其他部位播散,形成转移灶。

(四)临床表现

多数早期胃癌患者无明显症状,有时可出现上腹部不适,进食后饱胀、恶心等非特异性的上消化道症状。随着病情发展,患者出现上腹疼痛加重、食欲下降、乏力、消瘦、体重减轻。部分患者可出现类似十二指肠溃疡的症状,按慢性胃炎和十二指肠溃疡治疗,症状可暂时缓解,易被忽视。胃十二指肠良性溃疡的疼痛通常具有规律性,而胃癌的疼痛没有规律性。

贲门胃底癌可有胸骨后疼痛和进食哽噎感;幽门附近的胃癌生长到一定程度,可导致幽门部分或完全性梗阻而发生呕吐,呕吐物多为隔夜宿食和胃液;肿瘤破溃或侵犯胃周血管可有呕血、黑便等消化道出血症状;也有可能发生急性穿孔。

(五)诊断

胃癌诊断的早晚与治疗的效果密切相关,早期诊断是提高治愈率的关键。但由于早期胃癌无特异性症状,容易被患者和医务人员所忽视,未能使用有效的检查手段进行诊断。国内早期胃癌占胃癌住院患者的比例还不到10%。因此对门诊就医的患者,全科医生应特别注意其是否具有易感因素,并进一步进行检查以确诊。

1. **电子胃镜检查** 电子胃镜的特点是能够直接观察胃黏膜病变的部位和范围,并可以对可疑病灶钳取小块组织作病理学检查,是诊断胃癌的最有效方法。为提高诊断率,应对可疑病变组织活检4~6处,不应集中一点取材。

2. **超声内镜检查** 采用带超声探头的电子胃镜,对病变区域进行超声探测成像,获取胃壁各层次和胃周围邻近脏器超声图像,可了解肿瘤在胃壁内的浸润深度以及向壁外浸润和淋巴结转移情况,有助于胃癌的术前临床分期,以及决定病变是否适合进行内镜下切除。

3. **X线钡餐检查** 多用钡剂和空气双重造影技术检查胃和十二指肠,对表现为充盈缺损的隆起性病变和表现为龛影的凹陷性病变都能诊断,对弥漫浸润型胃癌的胃壁僵硬,失去蠕动,有其检查优点,但对于早期胃癌的诊断效果差一些。

4. **CT检查** 了解胃癌侵犯、扩散、转移情况,用于术前评估和分期。

5. **实验室检查** 中晚期胃癌患者常有轻度贫血。粪便隐血持续阳性提示胃癌可能。癌胚抗原(CEA)、糖类抗原19-9(CA19-9)、糖类抗原242(CA724)、糖类抗原242(CA125)等指标诊断敏感性和特异性不高。

(六)治疗

1. **综合治疗** 目前胃癌的治疗强调多学科合作的综合治疗,确定治疗方案的基础则为胃癌的临床和病理分期,同时需结合一般状况及伴随疾病等进行考虑。通常需要外科、肿瘤化疗科、医学影像科、病理科等多科室会诊协商制定治疗方案。

2. **内镜下治疗** 早期胃癌不伴淋巴结转移者可根据侵犯深度考虑内镜下治疗,如内镜下黏膜切除术(EMR)和内镜下黏膜下层剥离术

（ESD）；或施行胃癌根治性手术可获得治愈性切除，可行腹腔镜或开腹胃部分切除术。术后无需进行辅助放疗或化疗。

3. 手术治疗 局部进展期胃癌或伴有淋巴结转移的早期胃癌应采取以手术为主的综合治疗手段，根据肿瘤侵犯深度及是否伴有淋巴结转移可考虑直接进行根治性手术或术前先进行新辅助化疗，待肿瘤降期后再考虑根治性手术，成功实施根治性手术的局部进展期胃癌需根据术后病理分期决定辅助治疗的方案。

4. 化疗 转移性胃癌在没有出血、穿孔、梗阻等合并症的情况下应采取以化学治疗为主的综合治疗手段。化疗分为姑息化疗、辅助化疗和新辅助化疗和转化治疗。化疗应当充分考虑患者的疾病分期、年龄、体力状况、治疗风险、生活质量及患者意愿等，避免治疗过度或治疗不足。

5. 放疗 是胃癌的重要治疗手段之一。根据临床随访研究数据和尸检数据，提示胃癌术后局部区域复发和远处转移风险很高，因此只有多个学科的共同参与，才能有效地将手术、化疗、放疗、分子靶向治疗等结合为一体，制定合理的治疗方案，使患者获益。

6. 其他 中药治疗、靶向治疗、免疫治疗、介入治疗等都在探索研究中。

（七）普查与转诊

1. 普查原则 40岁以上，既往无胃病史而出现上述消化道症状者或已有溃疡病史但症状和疼痛规律明显改变者；有胃癌家族病史者；有慢性疾患及胃癌前期病变者，如萎缩性胃炎、胃腺瘤、胃息肉、胃黏膜巨大皱襞症、胃大部切除病史者；有原因不明的消化道慢性失血或贫血，或短期内体重明显减轻者。

2. 胃癌的转诊标准 疑似有胃癌应立即转诊至消化内科或胃肠外科；既往幽门螺杆菌感染、慢性萎缩性胃炎、胃腺瘤、胃溃疡、胃黏膜巨大皱襞症等病史，应定期至上级医院或专科医院进行诊断、病理检查和治疗。

3. 胃癌上转时的转诊资料 ①围绕胃癌的资料（主诉、现病史、体格检查和辅助检查），辅助专科医生决定下一步的诊疗措施，避免患者承担不必要的重复检查费用；②合并疾病、既往史及手术史。为专科医生做全面的治疗前评估提供资料；③目前正在使用的药物和治疗措施；④主要脏器功能（如心、肺、脑等重要器官的功能状态），以帮助专科医生判断患者的手术耐受情况；⑤家庭状况、社会经济、心理状况等，辅助专科医生对患者进行综合性的评估。

4. 患者转回社区时专科医生需要提供的资料 ①胃癌的明确诊断（含病理）、分期（含转移部位）、已经实施的治疗方法，专科随诊方案及术后需要继续治疗方案简介（含放化疗剂量、间隔、其他治疗措施）；②术后治疗过程中可能出现的问题及社区处理建议，包括：围术期的吻合口瘘、术后出血和消化道梗阻、造瘘口感染、术后胰腺炎、残胃炎、胃瘫、营养性并发症以及放化疗期间粒细胞、血小板数量减少等变化的监控和处理；③需要转回专科治疗的情况，包括：吻合口瘘、消化道梗阻、胃瘫、术后出血、放化疗严重副作用、术后感染、术后急性重症胰腺炎等。

（八）胃癌患者的社区长期管理

1. 基于健康档案的长期管理 为胃癌患者建立健康档案，详细记录患者发病情况、既往病史、辅助检查结果、住院期间治疗情况、患者目前病情及药物和非药物治疗方案等。根据病情制定健康教育和健康指导内容，并记录在案。明确预约随访或家庭访视日期。

2. 做好患者的随访工作 胃癌的预后与其病理分期、部位、组织类型、生物学行为以及治疗措施有关。Ⅰ期胃癌的5年生存率为82%~95%，Ⅱ期为55%，Ⅲ期为15%~30%，而Ⅳ期仅2%。肿瘤的复发和转移直接影响患者生存期。因此，应对患者进行严格的随访。通常术后2年内，每3个月门诊复查一次，复查的内容包括血常规、生化检查、肿瘤标志物、胸片、B超，必要时可行腹部增强CT及内镜检查。术后2~5年，可每半年复查一次，5年之后可每年复查一次，终生随诊。

3. 患者在社区的心理干预 对患者进行有效的心理干预和心理健康教育，让患者接受患病的事实，在此基础上树立康复的信心，提升配合治疗的积极性，预防疾病后抑郁等的发生。晚期患者的心理干预内容是坦然接受死亡。

4. 患者的健康教育 食用易消化、质软、新鲜、营养价值高的食物，少食油腻、辛辣、油炸烧烤等食物，少食多餐，忌酒、戒烟，适度体育锻炼，改善生活作息。

二、结直肠癌

（一）流行病学

结直肠癌是我国常见恶性肿瘤。其发病率和病死率均居全部恶性肿瘤的第3~5位，根据国家癌症中心全国肿瘤登记办公室记录数据显示，2015年我国结直肠癌新发病42.92万例，每年因结直肠癌死亡28.14万例，日均发病和死亡分别为11 759例和7 710例，东南沿海地区发病率高于西北部。结直肠癌发病在我国呈现城市快速增长、农村平稳增长、城市显著高于农村的特点。

（二）诊断

1. 临床表现　结直肠癌起病隐匿，早期常仅见粪便隐血阳性，随后可出现下列临床表现。

（1）排便习惯与粪便性状改变：常为本病最早出现的症状。多表现为血便或粪便隐血阳性。有时表现为顽固性便秘，大便形状变细。也可表现为腹泻，或腹泻与便秘交替。

（2）腹痛：多见于右侧结直肠癌，结直肠癌并发肠梗阻时腹痛加重或为阵发性绞痛。

（3）直肠及腹部肿块：多数直肠癌患者经指诊可发现直肠肿块。腹部肿块常以右半结肠癌多见（90%以上）。

（4）全身情况：患者可有全身情况，如贫血、消瘦、发热、乏力等，晚期患者有进行性消瘦、恶病质、腹腔积液等。右侧结直肠癌以全身症状、贫血和腹部包块为主要表现；左侧结直肠癌则以便血、腹泻便秘和肠梗阻等症状为主。并发症见于晚期，主要有肠梗阻、肠出血及癌肿腹腔转移引起的相关并发症。

2. 实验室和其他检查　①粪便隐血试验对本病的诊断虽无特异性，亦非确诊手段，但方法简便易行，可作为普查筛检或早期诊断的线索。②结肠镜对结直肠癌具确诊价值，通过结肠镜能直接观察全结直肠肠壁、肠腔改变，并确定肿瘤的部位、大小，初步判断浸润范围，取活检可获确诊。③X线钡剂灌肠可作为结直肠肿瘤的辅助检查，但其诊断价值不如结肠镜检查。目前仅用于不愿肠镜检查、肠镜检查有禁忌或肠腔狭窄肠镜难以通过但需窥视狭窄近段结肠者。④CT结肠成像主要用于了解结直肠癌肠壁和肠外浸润及转移情况，有助于进行临床分期，以制定治疗方案，对术后随访亦有价值。但对早期诊断价值有限，且不能对病变活检。⑤肿瘤标志物如癌胚抗原（CEA）主要用于预测结直肠癌的预后和监测复发，不能用于健康人群早期结肠癌筛查。糖类抗原19-9（CA19-9）对结直肠癌早期诊断意义不大，对判断肿瘤转移、复发、预后方面有一定意义。

3. 诊断与鉴别诊断　有高危因素的个体出现排便习惯与粪便性状改变、腹痛、贫血等症状时，应及早进行结肠镜检查。诊断主要依赖结肠镜检查和黏膜活检病理检查。早期结直肠癌指病灶局限且深度不超过黏膜下层，不论有无局部淋巴结转移；病理呈高级别上皮内瘤变或腺癌。

右侧结直肠癌应注意和肠阿米巴病、肠结核、血吸虫病、阑尾病变、克罗恩病等鉴别。左侧结直肠癌则需与痔、功能性便秘、慢性细菌性痢疾、血吸虫病、溃疡性结肠炎、克罗恩病、结直肠息肉、憩室炎等鉴别。对年龄较大者近期出现下消化道症状或症状发生改变，切勿未经肠镜检查就轻易做出功能性疾病的诊断，以免漏诊结直肠癌。

（三）筛查预防

全科医生是患者长期的健康照顾者，熟悉患者的生活习惯，经常为患者解决便秘、慢性腹泻的问题，这就决定了全科医生可以成为结直肠癌的首要发现者。

早发现、早诊断、早治疗是延长患者存活时间和提高生活质量的关键。由于早期结直肠癌无特异性症状，所以早期诊断率不高。对门诊就医的患者，应当重点通过症状、既往史和家族史的搜集，判断患者是否具有易感因素，并进一步进行检查以确诊。

1. 筛查目标　降低人群结直肠癌死亡率，使人们的健康寿命得到延长；降低人群结直肠癌发病率，减少发病和患病人数，使医疗卫生费用得到节约，人们生活质量得到提高。

2. 推荐筛查对象　40~74岁一般人群，以城市人群为优先对象。

3. 推荐筛查技术　主要包括粪便检测、问卷风险评估、结肠镜检查。

（1）免疫法粪便隐血检测：推荐筛查周期为

1年1次。

（2）多靶点粪便检测：推荐筛查周期为3年1次或1年1次。

（3）问卷风险评估：无推荐筛查周期，推荐使用结直肠癌筛查高危因素量化问卷，见表7-5-1；亚太结直肠癌筛查评分，见表7-5-2；伺机性筛查风险评分问卷，见表7-5-3。

表7-5-1　结直肠癌筛查高危因素量化问卷

符合以下任何一项或以上者，列为高危人群
一、一级亲属有结直肠癌史
二、本人有癌症史（任何恶性肿瘤病史）
三、本人有肠道息肉史
四、同时具有以下两项及两项以上者：
1. 慢性便秘（近2年来便秘每年在2个月以上）
2. 慢性腹泻（近2年来腹泻累计持续超过3个月，每次发作持续时间在1周以上）
3. 黏液血便
4. 不良生活事件史（发生在近20年内，并在事件发生后对调查对象造成较大精神创伤或痛苦）
5. 慢性阑尾炎或阑尾切除史
6. 慢性胆道疾病史或胆囊切除史

表7-5-2　亚太结直肠癌筛查评分

项目	标准
风险因素	
年龄	50~69岁为2分，70岁及以上为3分
性别	男性1分，女性0分
家族史	一级亲属患结直肠癌2分
吸烟	当前或过去吸烟1分，不吸烟0分
风险评分	
0~1分	低危
2~3分	中危
4~7分	高危

表7-5-3　伺机性筛查风险评分问卷

以下六种情况之一，可作为高危个体
一、有消化道症状，如便血、黏液便及腹痛者；不明原因贫血、或体重下降
二、曾有结直肠癌病史者
三、曾有结直肠癌癌前疾病者（如结直肠腺瘤、溃疡性结肠炎、克罗恩病、血吸虫病等）
四、结直肠癌家族史的直系亲属
五、有结直肠息肉家族史的直系亲属
六、有盆腔放疗史者

（4）结肠镜：推荐筛查周期为5~10年1次，推荐使用可达回盲部的结肠镜。

4. 腺瘤的预防　针对腺瘤一级预防和腺瘤内镜下摘除后的二级预防，可采取下列措施：

（1）生活方式调整：加强体育锻炼，改善饮食结构，增加膳食纤维摄入，戒烟。

（2）化学预防：高危人群可考虑用阿司匹林或COX2抑制剂（如塞来昔布）进行预防，但长期使用需注意药物不良反应。对于低血浆叶酸者，补充叶酸可预防腺瘤初次发生（而非腺瘤摘除后再发）；钙剂和维生素D则可预防腺瘤摘除后再发。

（3）定期结肠镜检查：结肠镜下摘除结直肠腺瘤可预防结直肠癌发生，内镜术后仍需视患者情况定期复查肠镜，以及时切除再发腺瘤。

（4）积极治疗炎性肠病：控制病变范围和程度，促进黏膜愈合，有利于减少癌变。

（四）治疗

治疗关键在于早期发现与早期诊断，以利于根治。

1. 外科治疗　本病唯一根治方法是癌肿早期切除。对已有广泛癌转移者，如病变肠段已不能切除，可进行姑息手术缓解肠梗阻。

2. 结肠镜治疗　结直肠腺瘤癌变和黏膜内的早期癌可经结肠镜用高频电凝切除、黏膜切除术或内镜黏膜下剥离术。

3. 其他治疗　目前结直肠癌强调综合治疗。中晚期癌术后常用化疗作为辅助治疗，新辅助化疗可降低肿瘤临床分期。放疗主要用于直肠癌，术前放疗可提高手术切除率和降低术后复发率，术后放疗仅用于手术未能根治或术后局部复发者。其他辅助治疗还包括基因治疗、免疫治疗、靶向治疗等。

（五）转诊

结直肠癌需要早诊断、早治疗，全科医生应在发现结直肠癌病例或可疑病例后立即转诊。

1. 上转至二级及以上医院的标准　疑似有结直肠癌者；新发现有结肠腺瘤性息肉，特别是家族性多发性结肠息肉病的患者；既往有溃疡性结肠炎病史，需要定期到上级或专科医院检查及治疗。

2. 结直肠癌患者转诊时的转诊资料　①围

绕结直肠癌的资料（主诉、现病史、查体和辅助检查），帮助专科医生决定下一步的诊疗措施，也有效避免患者承担不必要的重复检查费用；②基础疾病，为专科医生做全面的术前评估提供资料；③目前正在使用的药物；④主要脏器功能，以帮助专科医生判断是否有手术禁忌证；⑤家庭状况、社会经济、心理状况等。

3. 结直肠癌患者转回社区医院时的转诊资料 ①结直肠癌的明确诊断（含病理）、分期（含转移部位）、已经实施的治疗方法，专科随诊方案及术后需要继续治疗方案简介（含放化疗剂量、间隔）；②术后治疗过程中可能出现的问题及社区处理建议，包括：围术期的吻合口瘘和消化道梗阻、造瘘口感染以及放化疗期间粒细胞、血小板减低等变化的监控和处理；③需要转回专科治疗的情况，包括：吻合口瘘、血常规检测粒细胞数值等。

（六）基层管理

1. 建立健康档案 为结直肠癌患者建立健康档案，详细了解患者发病情况、既往病史、辅助检查、住院期间治疗情况、目前的药物和非药物治疗等。根据病情制订健康教育和健康指导内容，并记录在案。预约随访或家庭访视日期。

2. 患者的社区随诊内容和时限 通常术后2年内，每3个月门诊复查一次，复查的内容包括血常规、生化检查、肿瘤标志物、胸片、B超，必要时可转至上级医院行腹部增强CT及内镜检查。术后2~5年，可每半年复查一次，5年之后可每年复查一次，终生随诊。遇有其他需要随诊的临床情况应缩短随诊间隔。

3. 患者在社区的心理干预 早期心理干预的重点是让患者接受患病的事实，在此基础上树立康复的信心，提升配合治疗的积极性。晚期患者的心理干预内容是坦然接受死亡。

4. 患者的健康教育 养成按时排便习惯，保持排便通畅。避免高脂肪饮食，多进富有纤维素的食物。学会观察大便性状。

5. 肠造口患者的护理 使患者或家属掌握肠造口护理技巧技能，正确使用造瘘口器材。注意肠造口的排气、排便情况。长期服用抗生素、免疫抑制剂和激素的患者，应特别注意肠造口真菌感染。

6. 患者家庭的全科医学照顾 结直肠癌患者自身因疾病困扰承受打击，患者家属也不免会受到影响，因此对患者家属进行全科医学照顾也应是全科考虑范畴。

（1）一级亲属初步筛查服务：依据结直肠癌的流行病学特征，全科医生应为40岁以上的结直肠癌一级亲属提供初步筛查服务。包括：①饮食习惯、排便状况（黏液血便、慢性腹泻、慢性便秘）、近期体重改变情况；②肠道腺瘤或息肉史；③大便隐血试验；④初步考虑直肠疾病者，应行直肠指诊等。

（2）患者家属的身心照顾：肿瘤患者家属同样承受巨大的心理压力，生活节律也会被改变。这些变化可能成为患者家属潜在疾病（特别是心脑血管疾病）发作的诱因，全科医生应该给予相应的处理。当发现患者家属有心理问题时，全科医生应帮助患者家属寻求心理医师的帮助。

（七）展望

随着我国医疗体制改革的不断深化，政府政策导向及资源投入越来越多，对于结直肠癌筛查的认识大大提高，早期结直肠癌可获得良好预后，规范的结直肠癌筛查及治疗手段是遏制其进一步发展的关键。由于中国国情的特殊以及考虑到当前医患关系，而国内推荐首先进行调查问卷筛查区分高风险人群以及一般风险人群，再进行粪便及血液学检查或者结肠镜检查，这是考虑到国内医疗资源相对匮乏，以及尤其是偏远地区居民对于结直肠癌筛查认识不足等而制定的。所以加强对社区医生进行早期结直肠癌及癌前病变筛查教育，意义重大。

结直肠癌高风险人群的初筛开始到结直肠癌治疗后随访，整个过程的每一个环节都应有规范化的处理流程。"规范化"是结直肠癌筛查未来的发展方向，从结直肠癌高风险人群的初筛开始到结直肠癌治疗后随访整个过程的每一个环节都应有规范化的处理流程，规范化结直肠癌筛查才能保证筛查效率，相信经过国内学者的不断努力定能将一整套规范的诊疗策略带给患者。

三、肺癌

（一）流行病学

肺癌是全球癌症相关死亡最主要的原因。根据WHO公布的数据，2018年全球新发肺癌人数

209.3 万，占所有癌症（不包括非黑色素瘤皮肤癌）发病人数的 11.6%，肺癌死亡人数 176.1 万，占所有癌症死亡人数的 18.4%。我国恶性肿瘤的发病率和死亡率急速上升，其中肺癌上升幅度最大，过去 30 年上升了 4 倍以上。我国肺癌发病率居恶性肿瘤的第 2 位，但占全部癌症死亡率第 1 位。80% 的患者在诊断后 1 年内死亡；5 年生存率低于 20%。虽然，对普通人群并不推荐筛查肺癌，但对有危险因素，特别是吸烟的患者，应筛查肺癌。

（二）病因与发病机制

肺癌发病机制不明，通常认为与以下因素有关。

1. 吸烟　包括直接和间接吸烟。

2. 职业致癌因子　石棉、部分有机气体、放射性物质等。

3. 空气污染　包括室内、室外空气污染。

4. 电离辐射　中子、α、β、X 线等。

5. 饮食与营养　较少食用含 β 胡萝卜素、维生素 A 的食物。

6. 其他诱发因素　如结核、病毒、真菌。

7. 遗传和基因突变　如原癌基因活化、抑癌基因失活、细胞生长调节失控等。

（三）分类及临床表现

1. 分类

（1）按解剖学部位分类：①中央型肺癌，发生在段支气管至主支气管的癌肿称为中央型，约占 3/4，以鳞状上皮细胞癌和小细胞未分化癌较多见；②周围型肺癌，发生在段支气管以下的癌称为周围型，约占 1/4，以腺癌较为多见。

（2）按组织病理学分类：①非小细胞肺癌（non-small cell lung cancer，NSCLC），鳞状上皮细胞癌（简称鳞癌）、腺癌、大细胞癌、鳞腺癌等；②小细胞肺癌（small cell lung cancer，SCLC），燕麦细胞型、中间细胞型、复合燕麦细胞型。

2. 临床表现　早期肺癌患者通常没有太多临床表现，以下症状可能出现。

（1）咳嗽：咳嗽为肺癌常见的始发症状，多为干咳。

（2）咯血：多呈间歇或断续出现痰中带血、以清晨第一口痰多见。

（3）胸痛：部位不一定（包括背痛），以间歇性胸部疼痛多见。

（4）胸闷气短：突然渐进性气短、胸闷，可能发现胸腔积液。

（5）发热：多数为低热，治疗后或有好转，但经常反复。

（6）“肺部炎症”：胸透显示“肺部炎症”，经治疗不能彻底控制，症状反复出现或加重者。

（7）肿瘤转移引起的症状：如颈部淋巴结肿大、声音嘶哑、胸腔积液、骨痛等。

（8）肺外症状：不明原因的关节、肌肉顽固性疼痛，男性乳房发育等。

（四）诊断及临床分期

1. 早期诊断　对于高危人群建议每年行胸部透视或摄片体检，当发现可疑结节、肿块、肺门肿大及阴影时应行 CT 扫描。发现可疑肿瘤病变，可行支气管镜检查。咳嗽、咳痰和痰中带血者，反复痰中查癌细胞和/或做支气管镜检查。发现肺部结节或肿块，但支气管镜检查阴性者可以行 CT 定位下穿刺活检。

2. 临床分期　肺癌的 TNM 临床分期是治疗方案制定的基础。T 代表原发肿瘤分期，N 代表淋巴转移分期，M 代表远处转移分期。综合 TNM 分期标准（参照肿瘤专科标准），肺癌临床分为 0、Ⅰ、Ⅱ、Ⅲ及Ⅳ期。临床分期越高，预后越差。

（五）治疗

不同的肺癌有不同的生物学行为和不同的处理方法。确诊肺癌的患者，肿瘤（内）科医生会诊是下一步诊疗计划的开端。肺癌的治疗应当根据患者的机体状况，病理学类型（包括分子病理诊断），侵及范围（临床分期），采取多学科综合治疗模式，强调个体化治疗。有计划、合理地应用手术、化疗、生物靶向和放射治疗等手段，以期达到根治或最大程度控制肿瘤，提高治愈率，改善患者的生活质量，延长生存期的目的。

1. 手术治疗　是早期肺癌的最佳治疗方法，分为根治性与姑息性手术，应当力争根治性切除，以期达到切除肿瘤，减少肿瘤转移和复发的目的，并可进行 TNM 分期，指导术后综合治疗。

2. 药物治疗　主要包括化疗和靶向治疗，用于肺癌晚期或复发患者的治疗。化疗应当严格掌握适应证，充分考虑患者的疾病分期、体力状况、自身意愿、药物不良反应、生活质量等，避免治疗过度或治疗不足。靶向治疗是以肿瘤组织或细胞的驱动基因变异以及肿瘤相关信号通路的特异性分子为靶点，利用分子靶向药物特异性阻断该靶点的生物学功能，选择性地从分子水平逆转肿瘤细胞的恶性生物学行为，从而达到抑制肿瘤生长甚至使肿瘤消退的目的。

3. 放射性治疗(放疗)　放疗可分为根治性放疗、姑息性放疗辅助放疗、新辅助化放疗和预防性放疗等。放疗通常联合化疗治疗肺癌，因分期、治疗目的和患者一般情况的不同，联合方案可选择同步放化疗、序贯放化疗。接受放化疗的患者，潜在毒副反应会增大，应当注意对肺、心脏、食管和脊髓的保护；治疗过程中应当尽可能避免因毒副反应处理不当导致放疗的非计划性中断。

4. 肺癌患者的照顾　晚期肺癌的治疗原则是姑息性治疗——减轻痛苦及延长寿命。恶性肿瘤患者常伴发抑郁症。一年内体重减轻10磅(约4.5kg)可诊断体重减轻。体重减轻是恶性肿瘤的常见并发症。对失去手术及放化疗机会的晚期肺癌患者进行照顾是全科医生的责任。全科肿瘤学(primary care oncology)的基本意义是全科医生照顾恶性肿瘤患者。其内容涵盖恶性肿瘤的早期诊断与防治、肿瘤专科治疗的协调、恶性肿瘤患者伴发症状和并发症的治疗、支持治疗，教育、安慰及临终关怀等。

(六)预防

以下措施有助于肺癌的预防：

1. 远离烟草　不直接和间接吸烟、吸烟者戒烟，是预防肺癌最有效的途径。

2. 预防职业性肺癌　避免职业致癌因子包括石棉、致癌气体及放射线等。

3. 预防空气污染　包括室内、室外空气污染，特别是控制室内烟尘及氡污染。

4. 预防电离辐射　避免电离射线接触人体。高辐射影像学检查应尽量减少。

5. 营养预防　多吃新鲜蔬菜水果，营养结构合理。

6. 预防感染　尽量避免呼吸道感染可能有助于预防肺癌。

7. 生活习惯　增强体质，生活规律，心情愉快，劳逸结合，锻炼身体，增加防病抗病的能力。

8. 筛查　中年以上居民应定期检查身体，对高危人群进行肺癌筛查。

恶性肿瘤的预防和早期诊断是全科医生的工作。已确诊肺癌的患者，若无认知功能障碍，应被告知，并配合医务人员共同对付癌症。

(七)预后

肺癌的预后取决于早发现、早诊断、早治疗。由于早期诊断不足致使肺癌的预后差，86%患者在确诊后5年内死亡；只有15%的患者在确诊时病变局限，这些患者的5年生存率可达50%。

四、宫颈癌

(一)流行病学

宫颈癌是常见的妇科恶性肿瘤之一，发病率在我国女性恶性肿瘤中居第二位，仅次于乳腺癌。近年来大量研究表明，宫颈癌的发病年龄呈年轻化趋势。因此，有必要规范宫颈癌的诊断与治疗。随着检测手段的进步，早期宫颈癌及宫颈上皮内瘤变(cervical intraepithelial neoplasia，CIN)的检出率大大提高，使宫颈癌和癌前病变得以早期发现和治疗，宫颈癌的发病率和死亡率明显下降。

(二)发病相关因素

流行病学调查发现CIN和子宫颈癌与人乳头瘤病毒(human papilloma virus，HPV)感染、多个性伴侣、吸烟、性生活过早(<16岁)、性传播疾病、经济状况低下和免疫抑制等因素相关。

1. HPV感染　目前已知HPV共有120多个型别，30余种与生殖道感染有关，其中10余种与CIN和子宫颈癌发病密切相关。已在接近90%的CIN和99%以上的子宫颈癌组织发现有高危型HPV感染，其中约70%与HPV-16和HPV-18型相关。高危型HPV产生病毒癌蛋白，其中E6和E7分别作用于宿主细胞的抑癌基因*P53*和*Rb*使之失活或降解，继而通过一系列分子事件导致癌变。

2. 性行为及分娩次数　多个性伴侣、初次性生活<16岁、早年分娩、多产与子宫颈癌发生有关。青春期子宫颈尚未发育成熟，对致癌物较敏感。分娩次数增多，子宫颈创伤概率也增加，分娩及妊娠内分泌及营养也有改变，患子宫颈癌的危险增加。孕妇免疫力较低，HPV DNA检出率很高。与有阴茎癌、前列腺癌或其性伴侣曾患子宫颈癌的高危男子性接触的妇女，也易患子宫颈癌。

3. **其他**　吸烟可增加感染 HPV 效应，屏障避孕法有一定的保护作用。

（三）组织发生和发展

CIN 形成后继续发展，突破上皮下基底膜，浸润间质，形成子宫颈浸润癌。

（四）病理

1. 鳞状细胞浸润癌鳞状细胞浸润癌是宫颈癌常见的类型。

2. 腺癌腺癌占宫颈癌 15%~20%。

3. 腺鳞癌包含腺癌和鳞癌两种细胞类型。

4. 其他少见病理类型神经内分泌癌、未分化癌、混合性上皮 / 间叶肿瘤、间叶肿瘤、黑色素瘤、淋巴瘤等。

（五）转移途径

1. **直接蔓延**　直接蔓延最常见，癌组织局部浸润，向邻近器官及组织扩散。常向下累及阴道壁，极少向上由宫颈管累及宫腔；癌灶向两侧扩散可累及主韧带及宫颈旁、阴道旁组织直至骨盆壁；癌灶压迫及侵犯输尿管时，可引起输尿管阻塞及肾积水。晚期可向前、后蔓延侵及膀胱或直肠，形成膀胱阴道瘘或直肠阴道瘘。

2. **淋巴转移**　癌灶局部浸润后侵入淋巴管形成瘤栓，随淋巴液引流进入局部淋巴结，经淋巴管内扩散。

3. **血行转移**　血行转移极少见，晚期可转移至肺、肝或骨骼等。

（六）临床表现

1. **症状**　①阴道流血，早期多为接触性出血，晚期为不规则出血。年轻患者也可表现为经期延长，经量增多；老年患者常为绝经后不规则阴道流血。②阴道排液，多数患者阴道有白色或血性、稀薄如水、有腥臭排液，晚期患者因癌组织坏死伴感染，可有大量米汤样或脓性恶臭白带。③晚期症状，根据癌灶累及范围出现不同的继发性症状。如尿频、尿急、便秘，下肢疼痛等；癌肿压迫或累及输尿管时，可引起输尿管梗阻、肾盂积水及尿毒症；晚期可有贫血、恶病质等全身衰竭症状。

2. **体征**　微小浸润癌可无明显病灶，子宫颈光滑或糜烂样改变。随病情发展，可出现不同体征。外生型子宫颈癌可见息肉状、菜花状赘生物，常伴感染，质脆易出血；内生型表现为子宫颈肥大、质硬、子宫颈管膨大；晚期癌组织坏死脱落，形成溃疡或空洞伴恶臭。阴道壁受累时，可见赘生物生长或阴道壁变硬；宫旁组织受累时，双合诊、三合诊检查可扪及子宫颈旁组织增厚、结节状、质硬或形成冰冻骨盆状。

（七）诊断

1. **宫颈 / 阴道细胞学涂片检查**　目前为发现宫颈癌前病变和早期宫颈癌的主要手段，特别是对临床体征不明显的早期病变的诊断。

2. **组织学检查**　CIN 和宫颈癌的诊断均应有活体组织学检查证实。对于多次取活检仍不能确诊者，需用切取法进一步采集较深部组织。同时应注意对患者进行宫颈管搔刮术。当宫颈表面活检阴性、阴道细胞学涂片检查阳性或临床不能排除宫颈管癌时，或发现癌但不能确定有无浸润和浸润深度而临床上需要确诊者，可行宫颈锥形切除送病理检查。

3. **腔镜检查**　①阴道镜，对发现宫颈癌前病变、早期宫颈癌、确定病变部位有重要作用，可提高活检的阳性率；②膀胱镜、直肠镜临床上怀疑膀胱或直肠受侵的患者应对其进行相应腔镜检查。

4. **影像学检查**　①腹盆腔超声包括经腹部及经阴道（或直肠）超声。主要用于宫颈局部病变的观察，同时可以观察盆腔及腹膜后区淋巴结转移情况，以及腹盆腔其他脏器的转移情况。②腹盆腔 MRI 分辨率高，是显示宫颈病变最佳的影像学方法，可以明确地分辨病变与周围正常结构的界限，特别是明确病变与直肠、膀胱、阴道等结构的关系。③腹盆腔 CT，可以客观评价宫颈病变与周围结构（膀胱、直肠等）的关系，以及淋巴结是否有转移，同时观察腹盆腔其他器官是否有转移。④胸部 X 线摄影或胸部 CT 检查，包括胸部正位和侧位片，主要目的是排除肺转移，必要时行胸部 CT 检查。⑤核素骨扫描，仅用于怀疑有骨转移的患者。⑥膀胱镜或直肠镜，对于宫颈癌Ⅳa 期的患者，需要由膀胱镜或直肠镜活检病理证实。

（八）鉴别诊断

主要依据子宫颈活组织病理检查，与有临床类似症状或体征的各种子宫颈病变鉴别。包括：①子宫颈良性病变，子宫颈柱状上皮异位、子宫颈息肉、子宫颈子宫内膜异位症和子宫颈结核性溃疡等；②子宫颈良性肿瘤，子宫颈黏膜下肌瘤、子宫颈管肌瘤、子宫颈乳头瘤等；③子宫颈恶性肿瘤，原发性恶性黑色素瘤、肉瘤及淋巴瘤、转移性癌等。

（九）治疗

宫颈癌的治疗包括手术、放疗、化疗和综合治疗。早期宫颈癌患者（Ⅰ~ⅡA1）可选择单纯根治性手术与单纯根治性放疗，两者治疗效果相当，5年生存率、死亡率、并发症发生率相似。各期宫颈癌均可选择放疗。对于ⅡB以上中晚期宫颈癌及局部晚期宫颈癌（ⅠB2和ⅡA2期）采用以顺铂为基础的同步放化疗。治疗方式的选择应根据患者年龄、病理类型、分期等综合考虑。

1. 手术治疗 手术治疗主要用于早期宫颈癌，即ⅠA~ⅡA期。对于局部晚期、大癌灶ⅠB2~ⅡA2（>4cm）患者采取手术治疗仍存有争议。

2. 放疗 放疗适用于各期宫颈癌，但主要应用于ⅡB期以上中晚期宫颈癌患者及不能耐受手术治疗的早期宫颈癌患者，放疗原则及并发症如下。

（1）放疗原则：恶性肿瘤的放疗原则与其他治疗手段一样，要最大限度地杀灭癌细胞，尽最大可能保护正常组织和重要器官，即提高治疗效果，降低并发症。若放疗联合手术综合治疗时，要根据肿瘤情况及患者条件决定是术前放疗还是术后放疗。术前放疗是计划性的，其目的是通过术前放疗，降低癌细胞活力或减少种植和扩散的概率；缩小肿瘤范围，提高手术切除率；杀伤亚临床病灶，降低局部复发率。术后放疗是根据手术后病理检查结果决定，具有不良预后影响因素：如淋巴结转移、切缘阳性、宫旁浸润、深肌层浸润、宫颈局部肿瘤体积大以及脉管瘤栓等，可行术后放疗，减少局部复发，提高疗效，但两种治疗并用也增加了治疗并发症。

（2）放疗并发症：①早期并发症，包括治疗中及治疗后不久发生的并发症，如感染、阴道炎、外阴炎、骨髓抑制、胃肠反应、直肠反应、膀胱反应和机械损伤等；②晚期并发症，常见的有放射性直肠炎、放射性膀胱炎、皮肤及皮下组织的改变、生殖器官的改变、放射性小肠炎等。最常见的是放射性直肠炎，多发生在放疗后1~1.5年。主要表现为：大便次数增多、黏液便、便血，严重者可出现直肠阴道瘘，其次常见的是放射性膀胱炎，多数在1年半左右，主要表现为尿频、尿痛、尿血、排尿不畅，严重者可出现膀胱阴道瘘。

3. 化疗 化疗主要应用于放疗患者给予单药或联合化疗进行放疗增敏，即同步放化疗。另外，还有术前的新辅助化疗以及晚期远处转移、复发患者的姑息治疗等。

（十）预后

与临床期别、病理类型等密切相关，有淋巴结转移者预后差。

（十一）随访

子宫颈癌治疗后复发50%在1年内；75%~80%在2年内。治疗后2年内应每3~4个月复查1次；3~5年内每6个月复查1次；第6年开始每年复查1次。随访内容包括盆腔检查、阴道脱落细胞学检查、胸部X线摄片、血常规及子宫颈鳞状细胞癌抗原（SCCA）等。

（十二）预防与筛查

1. 预防 女性日常生活当中要积极地做好预防，主要做好以下几点：

（1）妇科普查：妇科不容忽视，宫颈癌虽然危险，但是也有它自己的“软肋”，即最易早期发现；从早期的炎症发展到恶性的癌变需要6~8年的时间，通过合理有效的检查手段，检查出病变，及时治疗。

（2）远离危险因素：远离宫颈癌的危险因素，开展洁身自爱教育；目前此病在发展中国家发病率高于发达国家，原因就在于前者妇女的保健意识较差，等到发病了才去检查，而这时肿瘤往往已经到了晚期；因此，增强保健意识尤为重要。

（3）孕前检查：怀孕增加宫颈癌危险性，宫颈癌早期不会影响怀孕，随着怀孕，子宫大量充血，孕妇输送来的营养不仅供养胎儿，同时会使癌变部位以及其迅速的速度增长；另一方面孕妇身体因怀孕分泌的一些激素对癌症有促进作用，怀孕时身体免疫力下降，无法抵抗癌细胞的侵蚀。此类宫颈癌患者预后不佳。所以孕妇在怀孕前，一定要做好各种检查。

（4）计划生育和晚婚晚育：提倡计划生育和晚婚晚育。

（5）相关知识普及：普及卫生知识，加强妇女卫生保健，重视宫颈慢性病的防治，积极治疗宫颈癌前病变，如宫颈糜烂、宫颈湿疣、宫颈不典型增生等疾病。

2. 筛查　开展宫颈癌筛查，做到早发现、早诊断、早治疗。

（1）筛查建议

1）所有女性：都应从21岁开始接受宫颈癌筛查。

2）21~29岁的女性：应每3年进行1次子宫颈涂片检查。

3）30岁以上的女性：除了应每3年进行1次子宫颈涂片检查外，还应每3~5年进行1次人类乳头瘤病毒检查。

4）65岁以上女性：若在3次子宫颈涂片检查中均未发现异常状况，则不需要进行HPV检查。

5）子宫颈涂片检查结果正常：若人类乳头瘤病毒检查结果为阳性的女性，应接受相关的复查及基因分型测试，以确定其是否携带人类乳头瘤病毒16（HPV-16）和人类乳头瘤病毒18（HPV-18）；在宫颈癌患者中，有70%的人都是因感染这两类人类乳头瘤病毒而发病的。

6）子宫颈涂片检查的结果轻度异常：若人类乳头瘤病毒筛查结果为阴性，应每3年进行1次人类乳头瘤病毒检查或子宫颈涂片检查。

7）已经接受人类乳头瘤病毒疫苗的女性：也应从21岁开始进行宫颈癌筛查。

（2）筛查方式

1）宫颈细胞学检查：目前为发现宫颈癌前病变和早期宫颈癌的主要手段，特别是对临床体征不明显的早期病变的诊断。宫颈巴氏涂片在过去70余年中一直是宫颈癌筛查的主要方法。近年来，宫颈液基薄层细胞学检查（TCT）被引入到宫颈癌筛查中，它能显著提高标本的满意度和宫颈异常细胞的检出率，逐渐取代巴氏涂片成为宫颈细胞学检查的主要方法。

诊断结果报告为以下几类：阴性（即无上皮内瘤变和癌细胞，包括正常范围和良性反应性改变），意义不明的不典型鳞状细胞，不除外高度病变的不典型鳞状细胞，低度鳞状上皮内病变，高度鳞状上皮内病变，鳞状细胞癌，不典型腺细胞，腺癌。

2）HPV检测：人类乳头瘤病毒检测有100多种亚型，仅高危型HPV才引起宫颈病变和宫颈癌，因此HPV检测应针对高危型。

在HPV亚型中6、11、42、43和44亚型属低危型，一般不诱发病变；16、18、31、33、35、39、45、51、52、56和58亚型属高危型。最为常见的HPV亚型依次为HPV-16、18、33、45、31、58、52和35。90%的宫颈癌患者可检查以上8种HPV之一。其中HPV-16和HPV-18感染占所有宫颈癌患者的70%。HPV-16或HPV-18阳性患者其意义不明确的非典型鳞状细胞（ASC-US）或低级别鳞状上皮内病变（LSIL）转变为CINⅢ的概率远高于其他HPV亚型阳性或未检测出HPV者。

3）阴道镜检查：美国妇产科学会（ACOG）以及美国阴道镜和宫颈病理学会（ASCCP）均认为宫颈细胞学检查是宫颈癌的初始筛查手段，仅在有指征的妇女中进行阴道镜检查。

关于阴道镜检查，ASCCP认为有几点需要强调：首先要明确阴道镜检查是否满意（即是否完全暴露移行带）并对异常改变进行描述，其次是在阴道镜指导下对可疑病变进行多点活检，最后要根据阴道镜检查是否满意和年龄决定是否行宫颈管诊刮。

五、乳腺癌

（一）流行病学

乳腺癌是多种内分泌激素的靶器官，其中雌酮与雌二醇与乳腺癌的发病有直接关系，20岁后发病率逐渐上升，45~50岁较高。与西方国家相比，我国乳腺癌的高发年龄更年轻。月经初潮年龄早、绝经年龄晚、不孕及初次足月产的年龄晚与乳腺癌病均有关。一级亲属中有乳腺癌病史者，发病风险是普通人群的2~3倍。乳腺良性疾病与乳腺癌关系尚有争论。另外，营养过剩、肥胖、脂肪饮食，可加强或延长雌激素对乳腺上皮细胞的刺激，增加发病机会。环境因素及生活方式与乳腺癌的发病有一定关系。

（二）诊断与分型

1. 诊断　病史、体格检查以及乳腺超声、钼靶检查或MRI是临床诊断的重要依据。组织病理学诊断是乳腺癌的确诊和治疗依据，是通过综合分析临床各种信息及病理形态得出的最后诊断。进行组织病理学诊断时，需要临床医生提供完整、确切的临床情况，及时、足量的组织标本。

2. 分型 乳腺癌的病理类型分为非浸润性癌、原位癌早期浸润、微浸润性癌、浸润性癌。非浸润性癌包括导管原位癌、小叶原位癌及乳头乳晕湿疹样癌（佩吉特病）；此型属早期，预后较好。原位癌早期浸润包括导管原位癌早期浸润、小叶原位癌早期浸润；此型仍属早期，预后较好。微浸润性癌指在原位癌的背景上，在小叶间间质内出现一个或几个镜下明确分离的微小浸润灶。当不能确定是浸润时，应诊断为原位癌。

完善的诊断除确定乳腺癌的病理类型外，还需要记录疾病发展程度以及范围，以便制定术后辅助治疗方案，评估治疗效果及判断预后。现多采用国际抗癌协会的 TNM 分期。内容如下：

T_0：原发癌瘤未查出。

Tis：原位癌（非浸润性癌及未查到肿块的乳头湿疹样乳腺癌）。

T_1：癌瘤长径≤2cm。

T_2：癌瘤长径 >2cm，≤5cm。

T_3：癌瘤长径 >5cm。

T_4：癌瘤大小不计，但侵及皮肤或胸壁（肋骨、肋间肌、前锯肌），炎性乳腺癌亦属之。

N_0：同侧腋窝无肿大淋巴结。

N_1：同侧腋窝有肿大淋巴结，尚可推动。

N_2：同侧腋窝肿大淋巴结彼此融合，或与周围组织粘连。

N_3：有同侧胸骨旁淋巴结转移，有同侧锁骨上淋巴结转移。

M_0：无远处转移。

M_1：有远处转移。

根据以上情况进行组合，可把乳腺癌分为以下各期：

0 期：$TisN_0M_0$；Ⅰ期：$T_1N_0M_0$；Ⅱ期：$T_{0\sim1}N_1M_0$，$T_2N_{0\sim1}M_0$，$T_3N_0M_0$；Ⅲ期：$T_{0\sim2}N_2M_0$，$T_3N_{1\sim2}M_0$，T_4 任何 NM_0，任何 TN_3M_0；Ⅳ期：包括 M_1 的任何 TN。

分子生物学研究表明乳腺癌是异质性疾病，存在不同的分子亚型，且分子分型与临床预后密切相关。目前国际上采用 4 种标志物［雌激素受体（ER）、孕激素受体（PR）、人表皮生长因子受体 2（HER2）和 Ki-67］进行乳腺癌分子分型。

（三）病情评估

全面的身体状态评估有助于决定乳腺癌患者能否接受手术、放疗、化疗等一系列针对性治疗，评估内容包括：心肺功能；肝肾功能；心理状态；患者及家人对该病的认识；目前的家庭资源（经济情况、家人鼓励和陪伴）及可以调动的潜在资源等。

（四）乳腺癌的早诊早治

乳腺癌诊断的早晚与治疗的效果密切相关。早期诊断是提高治愈率的关键。因此对不同年龄段妇女开展相应的乳腺癌筛查尤显重要。

1. 一般人群妇女乳腺癌筛查建议

（1）20~39 周岁：不推荐对非高危人群进行乳腺癌筛查。

（2）40~49 周岁：①适合机会性筛查；②每年 1 次乳腺 X 线检查；③推荐与临床体检联合；④对致密型乳腺推荐与 B 超检查联合。

（3）50~69 周岁：①适合机会性筛查和人群普查；②每年 1 次乳腺 X 线检查；③推荐与临床体检联合；④对致密型乳腺推荐与 B 超检查联合。

（4）70 周岁或以上：①适合机会性筛查；②每 2 年 1 次乳腺 X 线检查；③推荐与临床体检联合；④对致密型乳腺推荐与 B 超检查联合。

2. 高危人群妇女乳腺癌筛查建议 建议对乳腺癌高危人群提前进行筛查（40 岁前），筛查间期推荐每半年 1 次，筛查手段除了应用一般人群常用的临床体检、B 超、乳房 X 线检查之外，可以应用 MRI 等影像学手段。

（五）治疗

乳腺癌的治疗包括手术、放疗、化疗、内分泌治疗、分子靶向治疗等多种治疗手段，当病变局限于局部或区域淋巴结时以局部治疗为主，辅以术前、术后的全身治疗。当病变较广泛或已有远处转移时则以全身治疗为主，局部治疗为辅。

1. 手术治疗 手术治疗乳腺癌手术范围包括乳腺和腋窝淋巴结两部分。乳腺手术有肿瘤扩大切除和全乳切除。腋窝淋巴结可行前哨淋巴结活检和腋窝淋巴结清扫，除原位癌外均须了解腋窝淋巴结状况。选择手术术式应综合考虑肿瘤的临床分期和患者的身体状况。

2. 放射治疗 放射治疗原则上所有保乳手术后的患者均需要放射治疗。

3. 化疗　目前乳腺癌的化疗可以分为三类，一种是进行的解救化疗，第二是术后辅助化疗，第三是术前的新辅助化疗。

（1）晚期乳腺癌解救化疗适应证：年龄小于35岁；疾病进展迅速，需要迅速缓解症状；ER/PR阴性；存在有症状的内脏转移。

（2）术后辅助化疗适应证：腋窝淋巴结阳性；对淋巴结转移数目较少（1~3个）的绝经后患者，如果具有激素受体阳性、HER2阴性、肿瘤较小、肿瘤分级Ⅰ级等其他多项预后较好的因素，或者患者无法耐受或不适合化疗，也可考虑单用内分泌治疗；对淋巴结阴性乳腺癌，术后辅助化疗只适用于那些具有高危复发风险因素的患者（患者年龄<35岁、肿瘤直径≥2cm、分级Ⅱ～Ⅲ级、脉管瘤栓、HER2阳性、ER/PR阴性等。

（3）新辅助化疗：新辅助化疗是指为降低肿瘤临床分期，提高切除率和保乳率，在手术或手术加局部放射治疗前，首先进行全身化疗。若接受化疗受益有可能大于风险，可进行术后辅助化疗。适应证：临床分期为ⅢA（不含T_3，N_1，M_0）、ⅢB、ⅢC；临床分期为ⅡA、ⅡB、ⅢA（仅T_3，N_1，M_0）期，除了肿瘤大小以外，符合保乳手术的其他适应证。

4. 内分泌治疗　对患者年龄大于35岁；无病生存期大于2年；仅有骨和软组织转移；或存在无症状的内脏转移；ER和/或PR阳性的晚期乳腺癌患者可首选内分泌治疗。对激素受体ER和/或PR阳性的早期乳腺癌可采取辅助内分泌治疗。

5. 靶向治疗　目前，针对HER2阳性的乳腺癌患者可进行靶向治疗，主要药物是曲妥珠单克隆抗体。

（六）转诊

1. 转诊标准　疑似有乳腺癌应立即转诊至专科。新发现有乳腺肿块的患者，应转至上级医院进行诊断，必要时应作病理检查。有乳腺癌家族史，也需要定期到上级或专科医院检查。

2. 上转时的转诊资料　①围绕乳腺癌的资料包括主诉、现病史、查体和辅助检查，帮助专科医生决定下一步的诊疗措施，也有效避免患者承担不必要的重复检查费用；②合并疾病，为专科医生做全面的术前评估提供资料；③药物，目前正在使用的药物；④主要脏器功能，以帮助专科医生判断是否有手术禁忌证；⑤家庭状况、社会经济、心理状况等。

3. 乳腺癌患者转回社区医院时的转诊资料　乳腺癌的明确诊断（含病理）、分期（含转移部位）、已经实施的治疗方法，专科随诊方案及术后需要继续治疗方案简介（含放化疗剂量、间隔）；术后治疗过程中可能出现的问题及社区处理建议，包括：围术期切口脂肪液化、皮下积液以及放化疗期间粒细胞、血小板数量减少等变化的监测和处理；需要转回专科治疗的情况，包括：切口感染、粒细胞和血小板数量明显减少等。

（七）基层管理流程

1. 基于健康档案的长期管理　为乳腺癌患者建立健康档案，详细了解患者发病情况、既往病史、辅助检查、住院期间治疗情况、目前的药物和非药物治疗等。根据病情制定健康教育和健康指导内容，并记录在案。预约随访或家庭访视日期。

2. 患者在社区的心理干预　早期心理干预的重点是让患者接受患病的事实，在此基础上树立康复的信心，提升配合治疗的积极性。晚期患者的心理干预内容也包括坦然接受死亡。

3. 指导患者改善自我形象　鼓励患者佩戴义乳，佩戴义乳可减少因不对称姿势而导致的颈痛及肩臂疼痛，有助于纠正斜肩、保持平衡、预防颈椎倾斜、恢复良好体态，同时具有保护胸部的作用，并能增强自信心。选择义乳以及如何佩戴需请专业人员指导，不宜过大或太重，一般在康复1年后佩戴。对乳腺癌根治术者，术后3个月可行乳房再造术，但有肿瘤转移或乳腺炎者，严禁假体植入。

4. 患者家庭的全科医学照顾　对患者家属进行全科医学照顾也应是全科考虑范畴。

（1）一级亲属初步筛查服务：依据乳腺癌的流行病学特征，全科医生应为40岁以上的乳腺癌一级亲属提供初步筛查服务，包括：①乳腺肿块，乳头溢液、近期体重改变情况；②乳腺疾病病史；③初步考虑乳腺疾病者，应行乳腺钼靶检查等。

（2）患者家属的身心照顾：肿瘤患者家属同样承受巨大的心理压力，生活节律也会被改变。这些变化可能成为患者家属潜在疾病（特别是心脑血管疾病）发作的诱因，全科医生应该给予相应的处理。当发现患者家属有心理问题时，全科医生应帮助患者家属寻求心理医师的帮助。

5. **随访** 随访原则：临床体检最初两年每4~6个月一次，其后3年每6个月一次，5年后每年一次；乳腺超声每6个月一次；乳腺钼靶照相每年一次；胸片每年一次；腹部超声每6个月一次，3年后改为每年一次；存在腋窝淋巴结转移4个以上等高危因素的患者，全身骨扫描每年一次，5年后可改为每2年一次。

（八）展望

10余年来，乳腺癌的5年生存率有所改善，归功于早期发现、早期诊断以及术后综合辅助治疗的不断完善。医务人员应该重视卫生宣教以及普查。根据乳腺癌是全身性疾病的概念，应重视对乳腺癌生物学行为的研究，目前基于多个风险基因（包括编码基因以及非编码小分子基因RNA）所建立的预测模型，通过个体化预测乳腺癌患者的复发风险和治疗敏感性，能进一步完善综合治疗方案，以进一步改善生存率。

思 考 题

1. 如何在社区做好肿瘤患者的筛查？
2. 肿瘤患者从社区向上级医院转诊时应注意哪些问题？

（王 敏）

第六节 精 神 疾 病

学习提要

1. 我国任何一种精神障碍（不含老年期痴呆）12个月患病率为9.32%，焦虑障碍患病率最高；65岁及以上人群老年期痴呆患病率为5.56%。精神障碍识别率低、治疗率低、致残率高、经济负担重。

2. 抑郁障碍、焦虑障碍、躯体症状障碍在综合医院和社区较常见，然而被综合医院非精神科医生和基层社区医生识别率低。精神分裂症患者属于国家重大和基本公共卫生社区管理的疾病之一。

精神卫生是影响经济社会发展的重大的公共卫生问题，是重要的民生问题，现阶段还是较为严重的社会问题，与人民群众的健康福祉息息相关，与经济社会发展紧密相连。近年来，随着经济发展和社会转型，精神卫生工作涉及面越来越广，敏感度越来越高，精神心理问题与社会安全稳定、与公众幸福感受等问题交织叠加等特点日益凸显。焦虑症、抑郁症等常见精神障碍及心理行为问题逐年增多，2019年发表的一项全国精神障碍流行病学调查显示，我国任何一种精神障碍（不含老年期痴呆）12月患病率为9.32%。焦虑障碍患病率最高，为4.98%；精神分裂症及其他精神病性障碍终生患病率为0.61%；65岁及以上人群老年期痴呆患病率为5.56%。精神障碍不仅给患者带来苦痛，同时也加剧了社会负担。2011年，世界经济论坛发布研究报告称，因精神疾病造成的损失一年就达16万亿美元，相当于全球疾病损失的1/3。在世界卫生组织公布的2016年全球非传染性疾病负担数据中，神经精神疾病排名第二，仅次于心血管疾病，按照2002年价值估计，我国仅因抑郁症这一类精神疾病，就造成513亿人民币的经济损失，其中直接花费的经济代价达80亿人民币。

然而公众对焦虑症、抑郁症等常见精神障碍和心理行为问题的认知率低，社会偏见和歧视广泛存在，讳疾忌医多，科学就诊少。现有精神卫生服务能力远远不能满足人民群众的健康需求，与国家经济建设和社会管理的需要有较大差距。世界卫生组织《全球精神卫生行动计划（2013—2020年）》提出，心理行为问题在世界范围内还将持续增长，应当引起各国政府的高度重视。目前我国精神专科医生4万人，每10万人才拥有3个精神科医生，数量远远不及香港、台湾地区水平，更无法与欧美比较，医疗机构要多培训综合科医生学习了解精神疾病症状，非专科医生应提高识别能力，将患者适时转诊到精神科接受治疗。

《全国精神卫生工作规划（2015—2020年）》也明确提出“常见精神障碍和心理行为问题防治能力明显提升”，本节结合社区特点，主要是基于《精神障碍诊断与统计手册》（第5版）（DSM-5）诊断系统介绍常见的精神障碍，如抑郁障碍、焦虑障碍、躯体性障碍、失眠障碍以及精神分裂症及其他精神病性障碍等内容。

一、精神疾病的定义及诊断标准的变迁

精神疾病（mental illness）是指在体内外各种生物、心理、社会环境因素的影响下，大脑功能活动发生紊乱，导致认识、情感、意志和行为等精神活动不同程度障碍的疾病，如重性精神病、神经症、精神发育迟滞、人格障碍等。

现代精神病学的研究与发展过程中，越来越多的学者采用“精神障碍”一词来取代精神疾病的概念。所谓精神障碍（mental disorder），是指任何先天或后天的心理障碍，其含义广泛，是一个不严密的术语，包括一系列轻重不一的精神症状与行为异常。这些症状在大多数情况下会给个体带来痛苦，使其社会功能受损，如生活自理能力，人际沟通与交往能力，工作、学习或操持家务能力，以及遵守社会行为规范能力的损害等。

精神障碍的形成与发展是生物因素、心理因素和社会因素共同作用的结果，有先天或自幼便持续存在的，如精神发育迟滞；但大多数是后天出现的，即在原来心理状态正常的群体中，在有或无诱因作用的情况下发病的重性精神病性发作或症状较轻的神经症性发作。

关于精神障碍的诊断，主要依赖于症状群的特征与病理。目前，精神障碍基于不同的诊断分类体系分类有所不同，目前在国内外使用的诊断分类系统，包括三种。临床工作中广泛采用《国际疾病分类》（第 10 版）（ICD-10）的精神与行为障碍诊断标准、美国精神病学会出版的《精神障碍诊断与统计手册》（第 5 版）（DSM-5）以及《中国精神障碍分类与诊断标准》（第 3 版）（CCMD-3）。2013 年《国际疾病分类》（第 11 版）的精神与行为障碍诊断标准也正式出版发行，国内同行也开展了很多次的培训工作，预计在不久的将来可以应用到临床工作中。

二、抑郁障碍

抑郁障碍（depressive disorder）是一组以显著而持久与其处境不相称的情绪低落、精力减退、活动减少及兴趣减退等为主要表现的精神障碍。可有各种原因引起，严重者可出现幻觉、妄想等精神病性症状。多数病例有反复发作的倾向，每次发作大多数可以缓解，部分可有残留症状或转为慢性。

抑郁障碍在 DSM-5 诊断标准中不再作为双相情感障碍的一个亚型，而是单独成章。同时将居丧反应排除在外，有证据表明，绝大多数的悲伤的人没有发展出抑郁症的症状。换句话说，发生在丧亲的背景下的抑郁症不是一个“正常”的反应，应该得到同样的临床关注。经前期心境不良障碍（PMDD）从附录改到了 DSM-5 正文中，纳入抑郁障碍亚型。

（一）流行病学

抑郁障碍十分常见，它在初级卫生保健机构的出现率约为 5%~10%。在美国，重性抑郁障碍 12 个月的患病率约为 7%，在不同年龄群体之间有显著区别。重性抑郁障碍可能在任何年龄发病，青春期是高发期，但在老年人群也非常常见。2019 年全国精神障碍流行病学调查显示，抑郁障碍的终生患病率为 6.9%，其中重性抑郁发作的终生患病率 3.9%，恶劣心境为 1.5%，其他特定和未特定的抑郁障碍为 2.9%。

抑郁障碍具有高发病、高复发、高致残的特点，所带来的后果就是沉重的经济负担。WHO（1993）的全球疾病负担（GBD）合作研究，分析了 1990 年，并预测了 2020 年各国的疾病负担。研究预测到 2020 年抑郁症将成为继冠心病后的第二大疾病负担源，从 1990 年至 2020 年中国的神经精神疾病负担将从 14.2% 增至 15.5%，加上自杀与自伤，将从 18.1% 升至 20.2%，占全部疾病负担的 1/5，而抑郁症仍是精神疾病负担中的最主要问题（1990 年为 44%，预测 2020 年将为 47%）。抑郁障碍和其他疾病的并存（如心肌梗死）会导致更高的致病率和致死率，所以成功地诊断和治疗抑郁症，会大大提高医疗资源的使用效率。

尽管有有效的治疗手段，但抑郁常常被漏诊和未治疗。抑郁障碍如给予及时恰当的治疗，则能提高临床治愈率，但目前诊治的情况不容乐观，对抑郁障碍的总体识别率较低，尤其是在综合医院。WHO 的多中心合作研究显示，15 个不同国家或地区的内科医生对抑郁症的识别率平均为 55.6%，中国上海的识别率为 21%，远远低于国外水平。大多数抑郁症状并未引起患者、家属及医

生的重视，大多数躯体疾病伴发的抑郁障碍被忽视，而抑郁障碍引发的自杀自伤和药物、酒精依赖问题等的治疗干预率则更低。抑郁障碍具有高复发的特性，近期研究显示其复发率高达80%。因此临床医师要充分认识，及时予以识别和处理，提高对抑郁障碍的识别率，提供不同途径使他们得到及时正确的诊断和治疗，改善其预后，降低直接与间接经济损失。

（二）病因与发病机制

抑郁障碍的发生与遗传素质密切有关，关于其遗传方式，目前多数学者认为是多基因遗传。神经生物化学研究发现，5-羟色胺（5-HT）、去甲肾上腺素（NE）和多巴胺（DA）等与发病起着重要的作用。总体而言，5-HT、NE和DA功能低下导致抑郁。抑郁障碍患者存在神经内分泌功能失调，主要是下丘脑-垂体-肾上腺皮质轴和下丘脑-垂体-甲状腺轴的功能失调。炎症机制在抑郁障碍的病理机制中，同样起至关重要的作用。研究证实，儿童期的不良经历，如亲子分离或分离威胁，子女或父母亡故，不良经历（如长期生活于相对封闭的环境、父母过分严厉、无法进行正常的社会交往等），不良的父母教养方式，往往构成成年期发生抑郁障碍的重要危险因素。人格特征中具有较为明显的焦虑、强迫、冲动等特质的个体易发生抑郁障碍。不利的社会环境对于抑郁障碍的发生有重要影响，如婚姻不和谐，离婚，失业，严重躯体疾病，经济状况差等应激事件，均会明显增加抑郁障碍的发生率。

（三）临床表现

DSM-5抑郁障碍的分类包括破坏性心境失调障碍、重性抑郁障碍（包含重性抑郁发作），持续性抑郁障碍（恶劣心境）、经前期烦躁障碍、物质/药物所致的抑郁障碍，由于其他躯体疾病所致的抑郁障碍，其他特定和未特定的抑郁障碍。其中以重性抑郁障碍在社区中更为常见。其他类型的抑郁障碍详见《精神病学》专业书籍，本节在此不再详述。

1. 抑郁情绪　抑郁作为一个症状，它意味着悲伤、忧愁。作为一个诊断，它可以应用于那些否认感到悲伤的人们。抑郁情绪是一种常见的人类感受，但它也可以反映为严重的虚弱、痛苦和潜在的致命情况，其基本心境是情绪低落和丧失兴趣或愉悦感。这种情绪低落不是正常心理活动过程中的情绪反应，而是一种病理性的情绪体验。

患者的仪表仪容颇具特色，紧锁眉头；目光黯然无神，凝视地面，面目表情缺乏变化；衣着随便，不修边幅，给人一种穷困潦倒的感觉，行动缓慢。

抑郁情绪可具体体现为：①丧失兴趣，不能体验乐趣；②精力不足、缺乏积极性；③自我评价过低，这是抑郁障碍患者特有的思维方式，同时存在明显的推理逻辑错误，往往在缺乏充足根据的情况下，对自己进行全面否定；④无助感和无望感；⑤感到生活没有意义；⑥精神活动普遍的抑制，注意力困难、记忆力减退、反应变慢、联想困难、动作缓慢；严重时不语、不动、不食，甚至木僵。

2. 焦虑和激越　抑郁症患者常伴有焦虑症状，约占70%。常见的焦虑症状为坐立不安、心神不宁、病理性紧张、莫名的惊恐和焦急、多思等。激越患者主观感觉慌乱，总想到某个地方去，但又不知该到何处，以致坐立不安；或患者不能逃避一连串的充满焦虑的痛苦体验："我知道必须要做这些事情，但又不知道从何处入手，具体该做什么"。

3. 自杀观念和自杀行为　自杀观念和自杀行为无疑是抑郁障碍最严重的症状，自杀是导致抑郁障碍患者死亡的最主要原因。患者感到生活中的一切都没有意义，生活本身就没有意义。常见的自杀危险因素包括：①家族中有过自杀的成员；②有强烈的绝望感及自责、自罪感，如两者同时存在，发生自杀的可能性极大，应高度警惕；③以往有自杀企图者；④有明确的自杀计划者，因此一定要询问抑郁障碍患者是否有详细的计划；⑤存在引起不良心理的相关问题，比如失业、亲人亡故等；⑥并存躯体疾病；⑦缺乏家庭成员的支持，比如未婚者、独居者，或家人漠不关心者；⑧年老者比年轻者、女性比男性自杀的危险因素高。值得警惕的是，自杀可在疾病开始好转时期出现，不一定在最严重时出现；自杀常常毫无征兆，突然发生。因此，预防自杀总是应该放到优先的地位，最有效的预防方法是积极治疗。

4. 躯体或生物学症状　抑郁障碍不仅只有心理方面的症状，还存在各种躯体或生物学症状，即抑郁障碍的躯体化表现，更应当引起我们重视，因为这对患者的影响更具体更直观，患者往往感到非常痛苦。一些个体抱怨身体不适(例如,躯体疼痛、痛苦),而不是抱怨悲哀的感受。

食欲发生变化,包括食欲减退或增加,可能存在明显的体重减轻或增加。性欲减退或消失,月经失调等。

睡眠紊乱可能表现为睡眠困难或睡眠过多的形式。当失眠存在时,通常是睡眠不深(即夜里醒来而且难以入睡),或是早醒(即醒得太早而且无法再次入睡)。一开始就难以入睡(即入睡困难)也可能发生。过度睡眠(嗜睡)的个体或是在夜里睡眠时间延长,或是白天睡眠时间增加。凌晨醒来,醒后再难入眠。此时心情为一天的最低点,一切症状都加重。无论是情绪还是精力,都以清晨或上午最差,下午或傍晚逐渐好转,这种"昼重夕轻"往往是重性抑郁障碍的表现。

5. 精神病性症状　重性抑郁障碍患者可出现精神病性症状。如以悲观、消极抑郁为背景的妄想,认为自己罪大恶极,应受到严惩或枪毙(自责、自罪妄想);虽然患者腰缠万贯,但仍认为自己一贫如洗(贫困妄想);感到自己的内脏器官发生了变化,部分不存在了,"肠子、胃没有了,感觉不到饥饿,咀嚼的食物进入了腹腔"(虚无妄想);或认为自己患上了不治之症,多种阴性结果的检查仍不能消除其疑虑(疑病妄想);或认为别人正在加害自己(被害妄想)等。幻听以带有自我谴责内容的幻听为多。

(四)重性抑郁障碍的诊断和鉴别诊断

1. 诊断

(1)诊断标准:虽然ICD和DSM系统的术语略有不同,但抑郁障碍的诊断需依据症状特征、疾病的严重程度、病程特点和排除标准等方面进行分析和判断。DSM-5利用可用的证据调整了多种诊断分类。重性抑郁障碍仍指典型的抑郁症,它的诊断标准在DSM-5中没有实质的改变,取决于对临床症状(9项症状中的5项)、病程(持续2周以上),和相关症状(明显的忧虑和社会功能受损)评估。在DSM-5中,重性抑郁障碍的诊断标准如下:

A. 在同样的2周内,出现5个或以上的下列症状,表现出与先前功能相比不同的变化,其中至少1项是心境抑郁或丧失兴趣或愉悦感。注:不包括那些能够明确归因于其他躯体疾病的症状。

A.1　几乎每日大部分时间都心境抑郁,既可以是主观的报告(例如,感到悲伤、空虚、无望),也可以是他人的观察(例如,表现流泪)(注:儿童和青少年,可能表现为心境易激惹)。

A.2　几乎每日或每日的大部分时间,对于所有或几乎所有的活动兴趣或乐趣都明显减少(既可以是主观体验,也可以是观察所见)。

A.3　在未节食的情况下体重明显减轻,或体重增加(例如,一个月内体重变化超过原体重的5%),或几乎每日食欲都减退或增加(注:儿童则可表现为未达到应增体重)。

A.4　几乎每日都失眠或睡眠过多。

A.5　几乎每日都精神运动性激越或迟滞(由他人观察所见,而不仅仅是主观体验到的坐立不安或迟钝)。

A.6　几乎每日都疲劳或精力不足。

A.7　几乎每日都存在思考或注意力集中的能力减退或犹豫不决(既可以是主观的体验,也可以是他人的观察)。几乎每日都感到自己毫无价值,或过分的、不适当的感到内疚(可以达到妄想的程度),(并不仅仅是因为患病而自责或内疚)。

A.8　几乎每日都存在思考或注意力集中的能力减退或犹豫不决(既可以是主观的体验,也可以是他人的观察)。

A.9　反复出现死亡的想法(而不仅仅是恐惧死亡),反复出现没有特定计划的自杀观念,或有某种自杀企图,或有某种实施自杀的特定计划。

B. 这些症状引起有临床意义的痛苦,或导致社交、职业或其他重要功能方面的损害。

C. 这些症状不能归因于某种物质的生理效应,或其他躯体疾病。

注:诊断标准A~C构成了重性抑郁发作。

对于重大丧失(例如,丧痛、经济破产、自然灾害的损失、严重的躯体疾病或伤残)的反应,可能包括诊断标准A所列出的症状:如强烈的悲伤,沉浸于丧失,失眠,食欲不振和体重减轻,这些症状可以类似抑郁发作。尽管此类症状对于丧失来说是可以理解的或反应恰当的,但除了对于重大丧失的正常反应之外,也应该仔细考虑是否还有重性抑郁发作的可能。这个决定必须要基于个人史和在丧失的背景下表达痛苦的文化常模来做出临床判断。

D. 这种重性抑郁发作的出现不能更好地用分裂情感性障碍、精神分裂症、精神分裂症样障碍、妄想障碍，或其他特定的或未特定的精神分裂症谱系及其他精神病性障碍来解释。

E. 从无躁狂发作或轻躁狂发作。

注：若所有躁狂样或轻躁狂样发作都是由物质滥用所致的，或归因于其他躯体疾病的生理效应，则此排除条款不适用。

在 DSM-5 除符合抑郁障碍诊断标准外，要明确是单次发作还是反复发作，对于考虑为反复发作，则发作的间歇期必须至少有连续的两个月，且间歇期达不到重性抑郁发作的诊断标准。同时建议进行相关状态的标注，如伴焦虑痛苦、混合特征、忧郁特征、非典型特征、心境协调的精神病性特征、心境不协调的精神病性特征、紧张症、围产期起病和伴季节性模式（仅仅用于反复发作类型）。

在 DSM-5 中，一个特别有用的变化是把伴有精神病性症状和严重程度分开，这样临床医生就可以准确地描述患者的抑郁症状是中度的，但是伴有精神病性症状。

（2）筛查工具：对于患者临床症状和疾病的严重程度，或经过治疗后症状和疾病严重程度的变化，临床上除了根据临床经验判断以外，更普遍的方法是使用抑郁评定量表。如汉密尔顿抑郁量表（HAMD）、抑郁筛查量表（PHQ-9）、Zung 抑郁自评量表、蒙哥马利抑郁量表等。对疑似的抑郁情绪均应做全面的精神检查和必要的量表测查，以明确诊断和判定疾病严重程度。同时需要进行体格检查（包括神经系统检查），以排除躯体疾病的可能，也有助于发现一些作为患病诱因的躯体疾病。此外，还要注意辅助检查及实验室检查，尤其注意血糖、甲状腺功能、心电图等。迄今为止，尚无针对抑郁障碍的特异性检查项目，但地塞米松抑制试验和促甲状腺素释放激素抑制试验具有一定的参考意义。

2. 鉴别诊断

（1）由于其他躯体疾病所致的抑郁发作：主要是基于个体病史、体格检查和实验室发现，确定抑郁发作是否是由于某一特定躯体疾病（例如，脑血管病、帕金森病、多发性硬化症、脑卒中、甲状腺功能低下、维生素 B 或叶酸缺乏）直接的病理生理结果。继发于躯体疾病的抑郁综合征可依据下列要点诊断：①有躯体疾病的证据；②抑郁症状在躯体疾病之后发生，并随躯体疾病的病情变化而波动；③临床表现为躯体、神经系统的症状和体征，以及抑郁症候群。但值得注意的是，某些器质性疾病如癌症、感染以及帕金森病、亨廷顿病等，抑郁可以作为首发症状，出现于躯体症状之前，从而造成诊断的混淆，有的学者把这种情况称为预警性抑郁或先兆性抑郁。

（2）物质 / 药物所致的抑郁发作：容易引起继发性抑郁的药物有甲基多巴、利血平、皮质类固醇以及滥用的毒品，明确这些物质 / 药物与抑郁发作在病因学上的相关性，是鉴别诊断的要点。

（3）双相情感障碍（抑郁发作）：重性抑郁发作伴显著易激惹心境，可能难以与躁狂发作伴易激惹心境或混合发作区分开。具有以下症状特征的抑郁发作应高度警惕双相抑郁的可能性：①早年发病者；②显著心境不稳定、波动性大；③抑郁发作伴不典型特征，如食欲亢进、体重增加、睡眠过多、伴精神病性特征；④抑郁障碍频繁发作，如发病急骤、频繁、缓解快；⑤有抗抑郁剂所致躁狂史；⑥双相障碍家族史；⑦病前具有精力旺盛的抑郁患者。

（五）抑郁障碍在社区中的早期识别

1. 正常抑郁反应与抑郁症的识别

（1）正常抑郁情绪往往“事出有因”，在某种客观背景下缠身，如亲人的意外伤亡、失业、财产损失等，而抑郁症多“事出无因”，缺乏客观背景，或虽经历了某种精神刺激，但抑郁的症状表现和严重程度与所受刺激不能相适应。

（2）正常抑郁反应程度一般较轻，而抑郁症严重，明显影响了个体的生活、工作、学习和 / 或社会交往等，以致无法坚持生活和 / 或适应社会，严重者可出现消极、自杀的言行。

（3）正常的抑郁反应一般具有时限性，短期内通常通过自我调适很快就能恢复正常的心理平稳，一般不超过 2 周。而抑郁症则持续存在，达数月或半年以上，不经治疗难以自行缓解，症状甚至还会逐渐恶化。

（4）抑郁症有反复发作倾向，通过仔细的病史询问，可发现既往有过一次或多次类似病史，而且每次发作的症状表现基本相同。

（5）抑郁症往往具有节律性的症状特征，表现为晨重夕轻的变化规律。

（6）抑郁症往往伴有早醒、食欲减退、体重的减轻或增加，性欲下降等基础生理功能等方面的改变。

2. 轻度抑郁症的识别　在症状的严重程度方面，抑郁症是一个从轻度到重度的连续过程。许多轻中度抑郁症患者常以深埋的内心痛苦和情绪压抑为主要临床表现，生活中更为常见。他们外表正常，社会功能保持完好，人格完整，但却将抑郁情绪隐藏在内心深处，可能连本人也不能识别。周围的人，包括亲属亦无法理解和给予应有的关心和支持，常常延误了疾病的治疗，造成患者长久的痛苦。轻度抑郁症的特点有：

（1）"内苦外乐"的症状：这类患者言谈、举止、仪表、接触无明显异常，如不进行深入检查，难以察觉其情绪低落的抑郁本质，外表上给人一种欢快、愉悦的假象。深入检查后，方才发现其内心非常痛苦、悲愁、消极，存在着无法克服的精力、体力下降和顽固失眠、头晕脑涨、全身不适等多种躯体化症状。患者多方求治，服用多种中西药剂或采用娱乐、放松、疗养等方式均不能消除或缓解。一般说来，这些患者对自己的疾病痛楚体会深刻，有强烈的求治愿望，但外人对其求医行为却多不理解。

（2）社会功能下降，但勉强能够维持：患者虽自述备受疾病所苦，但尚可勉强坚持正常的生活、工作和社会交往。

（3）顽固持久的躯体症状：多表现为顽固持久的以失眠为中心的睡眠障碍，同时伴有体重减轻、精力下降、头晕眼花、四肢无力、心悸、胸闷等多种躯体症状。

（六）治疗

抑郁障碍的治疗目标：①提高抑郁障碍的显效率和临床治愈率，最大限度减少病残率和自杀率。成功治疗的关键在于彻底消除临床症状，减少复发风险。②提高生存质量，恢复社会功能，达到真正意义的治愈，而不仅是症状的消失。③预防复发，抑郁为高复发性疾病。药物虽非病因治疗，却可通过减少发作和降低基因激活的生化改变而减少复发，尤其对于既往有发作史、家族史、慢性躯体疾病、生活负担重、精神压力大、缺乏社会支持和物质依赖的高危人群。

目前抑郁障碍治疗提倡全程评估，一般采取量表的实时评定，此外还包括既往发作的临床表现、发作的频率、既往治疗方法及疗效等方面的综合评定，以及心理社会因素和躯体疾病的评估。

1. 药物治疗　《中国抑郁障碍防治指南》建议，一般不推荐2种以上抗抑郁药联用。但对难治性病例在足量、足疗程、同类型和不同类型抗抑郁药治疗无效或部分有效时才考虑联合用药，以增强疗效，弥补某些单药治疗的不足和减少不良反应。当抗抑郁药需要联用时，应选择两种不同类型或不同药理机制的药物。必要时也可选择抗抑郁药物合并增效剂治疗，临床常用的增效剂包括锂盐、丙戊酸钠、抗精神病药（利培酮、奥氮平、喹硫平等）、丁螺酮、坦度螺酮、苯二氮䓬类或甲状腺素。增效剂的选择要以患者的疾病特征为依据，注重药物之间的相互作用，减少药物的不良反应。

抑郁症为高复发性疾病，目前倡导全程治疗。抑郁症的全程治疗分为：急性治疗、巩固治疗和维持治疗三期。单次发作的抑郁症，50%~85%会有第2次发作，因此常需维持治疗以防止复发。

（1）急性期治疗：推荐6~8周。控制症状，尽量达到临床痊愈。治疗严重抑郁症时，一般药物治疗2~4周开始起效。如果患者用药治疗4~6周无效，老年期抑郁症患者用药治疗时间可延长至6~8周，改用其他作用机制不同的药物可能有效。

（2）巩固期治疗：至少4~6个月，在此期间患者病情不稳，复燃风险较大。原则上应继续使用急性期治疗有效的药物，并剂量不变。

（3）维持期治疗：抑郁症为高复发性疾病，因此需要维持治疗以防止复发。维持治疗结束后，病情稳定，可缓慢减药直至终止治疗，但应密切监测复发的早期征象，一旦发现有复发的早期征象，迅速恢复原治疗。有关维持治疗的时间意见不一。WHO推荐仅发作一次（单次发作），症状轻，间歇期长（≥5年）者，一般可不维持治疗。多数意见认为首次抑郁发作维持治疗为6~8个月；有两次以上的复发，特别是近5年有两次发作者应维持治疗。维持治疗的时间尚未有充分研究，一般倾向至少 2~3 年，多次复发者主张长期维持治疗。有资料表明，以急性期治疗剂量作为维持治疗的剂量，能更有效防止复发。新一代抗抑郁药不良反应少，耐受性好，服用简便，为维持治疗提供了方便。如需终止维持治疗，应缓慢（数周）减量，以便观察有无复发迹象，亦可减少撤药综合征。

2. 心理治疗　抑郁障碍心理治疗的目标是减轻或缓解症状，改善患者对药物治疗的依从性，预防复发，恢复心理社会和职业功能，减轻或消除疾病所致的不良后果。目前认知行为疗法（cognitive behavior therapy，CBT）应用较为广泛，研究证实，CBT 能够显著改善患者的症状，在急性期和维持期可以提高对药物仅有部分反应者的疗效；可降低抑郁症的复发概率；CBT 与药物的联合治疗，更为安全、更为持久、疗效更优。

3. 改良电休克治疗（MECT）　电休克治疗（ECT）对抑郁障碍有严重自杀企图和行为以及伴有顽固的妄想症状者，严重激越者，呆滞拒食者以及用抗抑郁药物治疗无效或对药物副作用不能耐受者，无严重的心、脑血管疾病者，MECT 治疗是一种非常有效的治疗方法，能使患者的病情得到迅速缓解，有效率可高达 70%~90%。但有些观点认为电休克治疗会损伤患者的大脑、认知功能和躯体健康。

4. 一般对症治疗　当今抗抑郁剂和电休克治疗虽然对抑郁症疗效较好，但还应重视对症治疗。由于食欲减少和精神反应迟钝，患者的营养需要往往不能获得满足，故加强饮食护理和补充营养在医疗护理上十分重要。此外，对患者所伴发的任何躯体疾病，应不失时机地给予彻底治疗。

三、焦虑障碍

焦虑是人的本能反应之一，没有焦虑的人不可能生存下去，任何情况下都没有焦虑是一种异常，适度的焦虑可以促进人格整合和社会化进程。从精神病理学角度来看，焦虑是人对危险的正常反应，是指向未来的、带有不确定性的危险或不幸的，个体焦虑的高低可能取决于对基本需要的满足程度，许多焦虑障碍的患者在其早年经历中都有基本需要没有得到满足的证据。在精神症状学中，焦虑通常作为情感症状进行描述，指的是焦虑严重程度与所遇的威胁不相称以及持续时间过长而导致患者的痛苦和功能受损，即症状性焦虑或病理性焦虑，它已经脱离了正常焦虑的性质范畴，一些不足以造成威胁的微小刺激也似乎能“引发”程度严重而持久的焦虑反应，有些情况下，焦虑甚至脱离了任何确定性的具体对象而存在，被称之为自由浮动性焦虑或无名焦虑。

焦虑障碍（anxiety disorder）是一组以焦虑为突出临床相的精神障碍。在日常生活中发生焦虑不适的表现不尽一致，有的是阵发性发作，可毫无诱因，称之惊恐发作；有的在特殊情境发作，称之为社交恐惧或特殊恐惧，如在某广场或某公共场合下发作；也可以是无原因或有与原因不相称的持续存在的担心、焦虑、恐慌，称之为广泛性焦虑障碍；或在某一特大事件后发生与事件相关的焦虑、抑郁情绪表现，称之为创伤后精神障碍，如大地震后或空难后的幸存者在事件发生后数月内出现恐惧、惊跳、抑郁等反应。

本文主要介绍两种类型的焦虑障碍，即广泛性焦虑障碍（generalized anxiety disorder，GAD）和惊恐障碍（panic disorder，PD），前者以过度、持续、难以控制的担忧和相关的躯体症状为特征，造成严重的苦恼或功能受损，持续时间至少 6 个月；后者表现为突如其来的惊恐体验、濒死感和精神失控感，通常持续数分钟至 1 小时，常伴严重自主神经系统症状。

（一）流行病学

焦虑障碍是最常见的精神障碍之一，2019 年全国最新的精神障碍流行病学调查显示，焦虑障碍的终生患病率为 7.6%（将近 1 亿人），12 月患病率为 5.0%，是患病率最高的一种精神障碍。特殊恐怖症的终生患病率最高，达 2.6%，女性显著多于男性（2.6%/1.4%），不同年龄层患病率由高到低依次为中年、老年和青年。惊恐发作终生患病率为 0.5%；广泛性焦虑障碍和创伤后应激障碍的终生患病率为 0.3%。大部分广泛性焦虑障碍患者同时患有抑郁症或其他焦虑障碍。

（二）病因与发病机制

遗传研究发现约 25% 的先证者一级亲属患广泛性焦虑障碍（GAD），惊恐障碍患者的一级亲属中惊恐障碍的患病率是正常对照组的 4~8 倍。单卵双生子的研究发现，焦虑障碍的同病率较高。

神经生化学的研究提示 5-HT、GABA、NE 等神经递质可能在焦虑障碍的发生中发挥作用。神经认知研究发现焦虑障碍可能是以海马神经元再生为基础的内表型,海马齿状回腹侧区域主要参与焦虑调控,选择性地兴奋腹侧区域可减轻焦虑,也有研究提出前额－边缘的结构链接功能缺陷是 GAD 情绪调控缺陷尤其是预期性焦虑的神经基础。不同的心理学学派比较一致的观点是,童年的创伤性经历、不安全依恋关系是未来发展成焦虑的重要易感因素。

(三)临床表现

1. 广泛性焦虑障碍

(1)起病形式多呈慢性或亚急性起病。多在 20 岁以前起病。早年起病患者病程容易迁延,常伴随抑郁或其他焦虑障碍的表现。

(2)临床症状

1)过度担忧:过度和持续担忧是广泛性焦虑障碍具有诊断意义的特征。如担心自己或亲戚患病或发生意外,异常担心经济状况,过分担心工作或社会能力。患者担忧的问题很多,包括健康、家庭、人际关系、工作和财务状况等。患者常小题大做。

2)过度警觉:对外界刺激反应异常增强,易惊吓,甚至出现惊跳反应;注意力难于集中;有时感到脑子一片空白;难以入睡和易惊醒;以及易激惹等。

3)运动不安:紧张不安,搓手顿足,不能静坐,来回走动,可见眼睑、面肌或手指震颤,甚至全身战栗。

4)躯体症状:广泛性焦虑障碍自主神经过度活跃和肌紧张导致一系列躯体症状。症状可涉及身体各个系统。如口干口苦、上腹不适,恶心腹疼;胸闷胸痛、吸气困难、过度呼吸;心悸、心前区不适、心律不齐;尿频、阳痿、痛经;震颤、刺痛、耳鸣、眩晕、头痛、肌肉疼痛;多汗,面部发红或苍白等症状。患者常双眉紧锁,面肌和肢体肌肉紧张、疼痛、抽动,患者经常感到头痛及颈肩背部疼痛,伴疲乏无力和难以放松。患者常因躯体症状反复就诊。

(3)病程:一般来说需要 6 个月以上才做出诊断。广泛性焦虑障碍会造成个人有不同程度的痛苦,对个人和社会功能造成一定的影响,甚至无法正常生活和工作。

2. 惊恐障碍

(1)起病特点出现突然,进展迅速,常常在几分钟之内就达到顶峰,持续几分钟到几十分钟不等后自行缓解或显著减轻,缓解后除少许疲劳外基本如常。

(2)临床症状常见的症状包括:气促和窒息感、濒死感、哽噎感、心慌心悸或心跳增快、胸闷胸痛或胸部不适感、出汗、眩晕感或感到要失去平衡或要晕厥、失控感、极度恐惧或崩溃感或害怕发疯、恶心或腹部不适、皮肤尤其是四肢或头皮麻木感或针刺感、身体潮热或湿冷感、震颤或发抖、人格解体或现实解体。

(3)病程发作往往会给患者留下极为深刻的痛苦经验,以致相当一部分患者会在发作缓解后担心自己再次经历发作,这种担心可以持续波动很长时间,有时患者为防止再次发作会做出许多防御性准备,部分患者会出现对发作时所处场所的回避。惊恐障碍未经治疗,往往会反复多次发作。

(四)诊断

DSM-5 中焦虑障碍汇集了一系列的表现,其中以焦虑、恐惧和回避为主。在常见的精神障碍诊断中,焦虑障碍是其中最难确诊的疾病之一。原因之一是焦虑、恐惧、回避是正常的适应性反应,与症状较轻的患者难以区别;第二个原因是焦虑常常以躯体化症状的形式表现出来,仅表现为肌肉紧张、警觉,不易被察觉。恐惧常常是对真实存在的或者感知到的紧迫威胁的一种正常反应,而往往与自主觉醒有关;但是当这样的高度警觉处于慢性状态时,很难被患者辨认或者描述。第三个原因是焦虑障碍常常共患心境障碍、人格障碍,这使得临床表现更为复杂。

1. 诊断原则　对拟诊焦虑障碍的患者评估应包括:病史和全面的体格与神经系统检查、其他疾病或共病,如甲状腺疾病、心脏疾病、物质滥用以及其他功能性精神障碍。如果临床表现提示某种躯体障碍可能引起焦虑症状,则患者应接受体格检查和实验室检查,以排除器质性病因引起的焦虑。

2. 筛查工具

(1)广泛性焦虑障碍 7 条目量表(GAD-7),

其良好的信度、效度在国外的多项研究中得到了证实。

（2）医院焦虑抑郁量表（HADS）是应用最广泛的工具之一，用于评估和监测焦虑和抑郁症状的严重程度。HADS 对识别病理性焦虑具有较好敏感性和特异性，有单独的焦虑和抑郁子量表，并且所纳入的问题能够鉴别广泛性焦虑障碍症状与其他医学问题导致的焦虑。

（3）其他量表，如 Zung 焦虑自评量表（SDS）、汉密尔顿焦虑量表（HAMD）等量表均可用于焦虑障碍的筛查，根据不同的分值进行程度方面的划分。

3. 诊断标准

（1）在 DSM-5 中，广泛性焦虑障碍诊断标准如下：

1）至少 6 个月的大部分时间感到过度焦虑和担忧。

2）患者发觉难以控制这种担忧。

3）焦虑和担忧伴有下述 6 种症状中的至少 3 种，在过去 6 个月的大部分时间出现（对于儿童只要求 1 项）：①躁动或紧张或不安；②容易疲劳；③难以集中注意力或头脑一片空白；④易激惹性；⑤肌紧张；⑥睡眠障碍。

4）焦虑、担忧或躯体症状引起有临床意义的功能障碍。

5）这种障碍并不能归因于物质滥用（如毒品或药物）或其他躯体疾病（如甲状腺功能亢进）。

6）这种障碍不能更好地解释为其他精神障碍。

（2）惊恐发作和惊恐障碍的诊断标准，以 DMS-5 诊断标准为例。

1）惊恐发作的诊断标准：突然涌出强烈的恐惧感或强烈的不适感，并在几分钟内达到高峰，发作期间出现下列 4 项及以上症状。

注：这种突然发生的惊恐可以出现在平静状态或焦虑状态。在发作期间出现下列 13 项症状中的 4 项或以上：①心悸、心慌或心率加速；②出汗；③震颤或发抖；④气短或窒息感；⑤哽噎感；⑥胸痛或胸部不适；⑦恶心或腹部不适；⑧感到头昏、脚步不稳、头重脚轻或昏厥；⑨发冷或发热感；⑩感觉异常（麻木或针刺感）；⑪现实解体（感觉不真实）或人格解体（感觉脱离了自己）；⑫害怕失去控制或“发疯”；⑬濒死感。

2）惊恐障碍的诊断标准：惊恐障碍的 DSM-5 诊断标准如下。

①反复出现无法预测的惊恐发作。

②至少在 1 次发作后持续 1 个月或更长时间存在下述两种症状之一：A. 持续担忧再次惊恐发作或其后果；B. 与惊恐发作有关的明显的适应不良性行为状况（如逃避行为）。

③这种障碍并不归因于某种物质（如药物或违禁药品）的生理效应或其他躯体疾病（如甲状腺功能亢进或心肺疾病）。

④这种障碍不能用其他精神障碍进行合理解释。惊恐发作不仅仅是在下述情况的刺激下发生：A. 令患者感到恐惧的社交场合，如在社交焦虑障碍中；B. 有限的恐惧对象或场合，如在特定的恐惧症中；C. 强迫思维，如在强迫症中；D. 提示精神创伤性事件的内容，如在创伤后应激障碍中；E. 与依恋的对象分离，如在分离焦虑障碍中。

（五）鉴别诊断

焦虑障碍的表现可与其他精神障碍的表现重叠，并与一些普通躯体疾病的表现相似。

1. 广泛性焦虑障碍的鉴别诊断

（1）正常焦虑反应。一般有 4 项标准，详见表 7-6-1。

表 7-6-1 正常焦虑和广泛性焦虑障碍的区别

	正常焦虑	广泛性焦虑障碍
自主性	源自自身	来源不明
紧张程度	自身可承受	自身不能承受
持续时间	较短	较长或持续
行为改变	不太受影响	影响较大

1）自主性：从某种程度上指承受源自“生命本身”的，是患者的内心体验，有可识别的环境刺激中的最小限度基础，是一种明显的“内源性”成分。

2）紧张：是指压抑的程度、症状严重程度，主要是患者的痛苦水平已超出他（她）所能承受的能力，开始寻求解除的办法。

3）时间：可以解释焦虑之所以为病态，是进行评估和治疗的指标。

4）行为：是关键性标准，如果焦虑影响了日常生活的应对，正常功能被破坏，或有特殊的行为，如回避或退缩，这种焦虑便是一种病态。

（2）抑郁障碍：广泛性焦虑障碍在伴有抑郁症状时，须与抑郁障碍鉴别。抑郁患者往往对过去的事进行自我批评式冥思苦想，而广泛性焦虑障碍患者往往担忧未来可能发生的事件。晨间早醒、早晚情绪变化以及自杀意念等抑郁的常见症状，在广泛性焦虑障碍中较为少见。

（3）疑病症：广泛性焦虑障碍和疑病症中都常出现对医学无法解释症状的忧虑，但广泛性焦虑障碍通常的特点是担忧多种不同的事物，而疑病症患者则主要担心患病。

（4）惊恐障碍：广泛性焦虑障碍患者可有惊恐发作，其起因是担忧越来越重而无法控制；但广泛性焦虑障碍患者一般没有非预期性惊恐发作。惊恐障碍患者往往有阵发性悲观想法，假想自己患上危及生命的急性疾病，而广泛性焦虑障碍患者则更持久地关注于累及多器官系统的特异性较小的慢性症状。

（5）适应障碍：适应障碍发生在一种或多种明确应激源出现之后的3个月以内，发生焦虑和其他症状。广泛性焦虑障碍的焦虑和担忧一般超过6个月。

（6）强迫障碍：广泛性焦虑障碍患者可以表现出侵入性思维和检查行为，与强迫症相似。广泛性焦虑障碍的主要内容往往是更为日常的担忧，如财务状况、工作、健康、家庭，而强迫症往往是有关更为原始的恐惧如污染或伤害。强迫症的强迫动作通常具有一定仪式或规则，无意义，过分或不可理解；广泛性焦虑障碍的检查行为通常有一定意义，如睡前检查门锁以防有人闯入，一般不过分或可理解。

2. 惊恐障碍的鉴别诊断

（1）躯体症状障碍：与惊恐障碍最难鉴别的精神疾病诊断之一是躯体症状障碍。惊恐障碍和躯体症状障碍可共存，表现出多种躯体症状。躯体症状障碍患者常有躯体虐待史、性虐待史、情感虐待史和情感被忽视史，在应激因素刺激下发生多种躯体症状以及具有医疗服务耗费高的特点。

（2）疾病焦虑障碍：在DSM-5中，疾病焦虑障碍被定义为个体没有躯体症状但对健康状况高度焦虑。许多惊恐障碍患者可产生对存在某种严重躯体疾病（如艾滋病）的焦虑和恐惧，但其常伴有如心动过速、胸痛和呼吸急促等多种躯体症状，根据这些症状可与疾病焦虑患者相区别。

（3）其他精神障碍：为符合惊恐障碍的诊断标准，惊恐发作的症状需与其他精神障碍的惊恐样症状进行区分。惊恐发作应该是自发性的，不应局限于某一特定场合，如恐高症中的高地，或在上述诊断标准4中描述的其他特定情况。

（4）兴奋剂滥用：过度使用咖啡因和滥用兴奋剂（如可卡因和苯丙胺）可触发惊恐发作，可以根据是否有物质使用史进行鉴别。

（5）躯体疾病：在做出惊恐障碍的诊断之前，应考虑器质性病因的可能性。一些躯体疾病的症状可与惊恐发作相似，这些疾病包括：心绞痛、心律失常、慢性阻塞性肺疾病、颞叶癫痫、肺栓塞、哮喘、甲状腺功能亢进、嗜铬细胞瘤、低血糖反应等，通过相关的辅助检查可以进行鉴别。

（六）焦虑障碍的早期识别

1. 过度担心 焦虑障碍的核心表现是过度担心，这种感受被描述为："是一种痛苦的、不愉快的、不舒适的想法，不能自发终止，也和所担忧的客观事件不相称"，简单说来就是一个人出现一些过分的、不切实际的、不现实的担忧，围绕家庭、经济、工作和疾病等几个方面，患者可能感觉到神经紧张（包括容易担心和紧张感），也有人会表现出特别容易发脾气、暴怒、不耐烦。也可能会感觉总处于一种大祸临头的恐惧性忧虑中，有些人也能说出一些诱发恐惧的事件，但是诱发事件通常和任何特别的、让人担忧的事件发生。如果这类无故的担心持续时间过长，无法摆脱，程度过重，影响生活或工作，便应考虑可能是"病理性焦虑"。

2. 查无实据的身体不适 一些躯体症状也是焦虑的主要表现，称之为躯体性焦虑，这些躯体性焦虑的表现多种多样。如一些患者表现出胸骨后压榨感、气短、呼吸急促、过度呼吸（过度换气）。过度换气进一步诱发头晕、感觉异常、严重时出现手足抽搐。这些表现会进一步加剧患者的焦虑、担心、紧张和恐惧情绪。也有一些患者表现为心慌，自己能感觉到自己的心跳。还有患者可能表现出以呼吸－循环症状为主，如双手颤抖、口干、腹部不舒服、恶心、尿频等。有些患者表现为肌肉紧张,如胸部、颈部、肩部及背部,严重时感觉肌肉酸痛,甚至觉得僵硬,活动受影响等。有些患者则表现为一些全身性的不舒服,如感觉温热、发凉、疼痛、麻木或其他特殊感觉,在身体不同部位游走或窜动等。

睡眠障碍也是焦虑障碍的常见表现,典型表现是入睡困难,晚上频繁醒来、早醒、多梦,梦的内容多是带有威胁性质,常常为灾难性的主题,严重的患者甚至出现梦魇,食欲下降。也有患者通过进食来缓解焦虑,可能出现暴饮暴食。

上述症状,如果经过仔细诊治,没有肯定的躯体疾病可能解释,那就要考虑是焦虑障碍的表现。

(七)治疗

一旦患者诊断为焦虑障碍,不论是广泛性焦虑障碍或是惊恐障碍,应进行评估,确定是否需治疗。治疗包括药物治疗、认知行为治疗或两者联合。

1. 药物治疗 苯二氮䓬类药物对广泛性焦虑障碍和惊恐障碍患者均有效。如果患者对药物有部分反应、无药物滥用史且症状轻,可使用小剂量苯二氮䓬类药物,如劳拉西泮,分次给药作为辅助治疗或单药治疗。苯二氮䓬类药物可在数分钟至数小时内减轻患者的情绪异常及躯体症状,其缺点是药物依赖性和耐受性。而选择性 5- 羟色胺再摄取抑制药(SSRIs)或 5- 羟色胺和去甲肾上腺素再摄取抑制药(SNRI)的疗效与安全性最佳,可作为一线推荐用药,其副作用较三环类抗抑郁药及苯二氮䓬类药物小。推荐最低剂量作为初始剂量,初始治疗剂量应维持 4~6 周。如果患者未出现明显临床反应,应每 1~2 周时间增加剂量,直至出现充分改善或达到最大推荐剂量或最高耐受剂量。另外,米氮平、丁螺酮、丙米嗪或氯米帕明等也可用于焦虑障碍的治疗。第二代抗精神病药(second generation antipsychotic, SGA),尤其是喹硫平,可有效治疗广泛性焦虑障碍;只有在其他方案无效的情况下才使用,可与一线抗抑郁药合并使用。

2. 认知行为治疗 用想象或现场诱发焦虑或惊恐,然后进行放松训练,减轻焦虑或惊恐发作时的躯体症状。对认知异常,采用认知重建,矫正患者的歪曲认知,纠正躯体感觉和情感体验的不合理解释,让患者意识到这类感觉和体验并非对身体健康有严重损害,从而减少焦虑、惊恐和回避。治疗后症状部分减轻,建议可以进行更多次的治疗。对于治疗反应较差、症状减轻或功能改善较小的患者,通常会需要重新评估。治疗效果明显者,完成疗程后建议进行强化治疗(每月 1 次)使治疗效果得以维持,预防复发。认知行为治疗不仅可用作单一治疗,对于药物治疗部分有效的患者,联合认知行为治疗效果更好。

四、躯体症状及相关障碍

躯体症状及相关障碍(somatic symptom and related disorder)是 DSM-5 中一个新分类,包括躯体症状障碍、疾病焦虑障碍、转换障碍、心理因素影响躯体疾病的情况、做作障碍等。其中最常见的疾病就是躯体症状障碍。躯体症状障碍是一种躯体症状的综合征,指经过恰当检查后,无法完全用一种已知的躯体疾病解释躯体症状,加上对这些症状反应的异常想法、感觉和行为,导致显著痛苦和社会心理障碍。症状可能由焦虑、抑郁和人际冲突引发或加重,且躯体症状障碍、抑郁和焦虑常同时发生。

(一)流行病学

对于躯体症状障碍目前尚缺乏系统的流行病学研究结果。近期的一篇综述发现基层医疗机构躯体形式障碍的患病率波动在 12%~57.9% 之间,躯体化障碍患病率波动在 0.5%~16.1% 之间。一项应用较严格的 ICD-10 标准的研究发现,在基层医疗机构,其患病率为 10.1%。DSM-5 标准比 DSM-4 相比,其患病率可能介于严格的躯体化障碍(1% 以下)和边界模糊的未分化躯体形式障碍(19%)之间。躯体症状常在青春期开始出现,更常出现在女性中。有些研究发现这类障碍常见于悲观,易怒,好抱怨的个体、近期经历过压力或创伤事件、教育程度低和社会经济地位低、家族史阳性。许多有此障碍的个体常共病其他躯体疾病,以及焦虑障碍、抑郁障碍、人格障碍等,这往往使躯体症状更严重。在被诊断有躯体疾病的个体中,此障碍是最常见的,但症状持续的时间、引起的痛苦及后果明显超过了躯体疾病本身可解释的正常范围。

（二）病因及发病机制

躯体症状障碍视为一种精神障碍还是一种不能解释症状的躯体疾病，目前仍存在争议。

躯体症状障碍的遗传学基础尚不清楚。某些研究显示躯体症状障碍存在家族性模式。在成年女性中，儿童期性虐待和近期躯体暴力或性暴力总是与躯体症状障碍有关。当患者难以用言语表达其情感时，躯体症状可能提供一种表达痛苦的方法。躯体症状障碍可能包括对身体健康涵盖过广或不切实际的观念，增加对躯体状况的关注以及对躯体感觉灾难化的解读。躯体症状障碍可能为患者带来好处，例如社会支持、逃避责任、残疾补偿及内部冲突的妥协。同时，这些症状与丧失工作、身份和独立性有关。

（三）临床表现

1. 临床症状　患者的躯体症状与其他躯体疾病或损伤类似，但缺少明确的躯体疾病病因，可持续数年。常见的躯体症状可被归类为五大类：疼痛、胃肠道、心血管系统、神经系统和生殖器官躯体症状。其他常见症状包括焦虑和抑郁。

（1）疼痛症状包括头痛、背痛、尿痛、关节痛、弥漫性痛、肢体疼痛。

（2）胃肠道症状包括恶心、呕吐、腹痛、腹胀、胀气、腹泻。

（3）心肺症状包括胸痛、头晕、呼吸急促、心悸。

（4）神经系统症状包括晕厥、假性癫痫发作、遗忘、肌无力、吞咽困难、复视或视物模糊、行走困难、排尿困难、耳聋、声音嘶哑或失声。

（5）生殖器官症状包括性交痛、痛经、性器官烧灼感。

2. 症状特点　躯体症状障碍的特征是表现为疾病或创伤样的躯体症状，但不能被躯体疾病状况解释且并非使用某种物质的直接作用，也不可归因于另一种精神障碍（例如恐慌症）的一类精神障碍。这类障碍的患者，医学检查结果要么正常，要么不能解释患者的症状，并且病史和体格检查均不表明患者存在可导致已知症状的躯体疾病。但患者本人对他们症状表现得过分担心，而且这种担心与患者身体不适本身的严重程度不成比例。患者的躯体化症状反复持续达六个月以上。

躯体症状障碍不是有意识的装病或人为障碍（故意产生，假装或夸大症状）的结果。尽管没有发现可诊断的躯体疾病，但患者的症状也并非假装的，而是真正地相信他们生病了。症状和疼痛是真实的，可持续数月或数年。有些个体有强烈的担心和焦虑，担心他们存在有引起躯体问题的癌症或感染，但却未被医生发现。由于这种害怕，患者经常寻找不同的医生，希望有人能够发现症状的来源，解决他们的躯体主诉。

（四）诊断

1. 诊断原则　对该病的诊断，必须首先排除真正的躯体疾病，避免误诊。仔细的收集病史与体格检查比各种检验更为重要，更能帮助全面了解患者，以做出正确的诊断。一旦诊断躯体症状障碍，必须向患者解释没有证据表明其存在致命性疾病，患者存在一种医学上常见，但不能完全解释清楚的状况，称为躯体症状障碍，这种情况导致了一系列症状。

2. 诊断标准　在DSM-5之前，躯体症状障碍被归类为躯体化障碍（somatization disorder）和未分化的躯体形式障碍（undifferentiated somatoform disorder）。和DSM-4不同，DSM-5关于躯体症状障碍不再要求特定数量的躯体症状，而是更强调患者异常的患病行为，要求患者必须具备对躯体症状或有关的健康担忧，具备至少一种病理性的思维、感受和行为，且要求症状反复持续达6个月以上。充分考虑到躯体症状及相关疾病通常就诊在非精神科，对躯体症状障碍列出新的简明扼要的诊断标准如下：

（1）一个或多个躯体症状，使个体感到痛苦或导致其日常生活受到显著破坏。

（2）与躯体症状相关的过度想法、感觉或行为，或与健康相关的过度担心，表现为下列至少一项：

1）与个体症状严重性不相称的和持续的想法。

2）有关健康或症状的持续高水平的焦虑。

3）投入过多的时间和精力到这些症状和健康的担忧上。

（3）虽然任何一个躯体症状可能不会持续存在，但有症状的状态持续存在（通常超过6个月）。

（五）鉴别诊断

躯体症状障碍中出现的症状也可在很多躯体疾病或精神疾病中出现，且躯体症状障碍与这些疾病可同时存在，因此鉴别诊断尤为重要。

1. 躯体疾病 鉴别躯体疾病始终是一个需要重视的任务，因为即使是症状典型或者已经确诊的躯体症状障碍的患者，也有合并新的躯体疾病的可能。这一点是精神科医生必须牢记的，也是其他科医生必须把关的。即便是明确诊断躯体症状障碍的患者，应与其他躯体症状就诊的患者一视同仁，按照危险因素和症状性质，做必要而不过多的检查，不迁就患者重复检查，不给出明显与临床证据相悖的治疗，这是鉴别诊断的基本原则。

2. 疑病症 疑病症常存在坚定而明确的关于患病的超价观念，希望医生检查或重复检查来证实他的观念或顺应他的观念给出治疗，患者有时躯体症状并不重，甚至没有躯体症状，但仍坚信疾病的存在。

3. 焦虑障碍 焦虑障碍的患者担心的内容涉及生活的各个方面，不局限于身体健康。其关注的焦点也不像躯体症状障碍患者那样几乎锁定健康或疾病问题。惊恐发作时有剧烈而弥散的躯体症状，患者因为担心得了严重的躯体疾病及可能的危险后果而至医院、甚至急诊就诊。惊恐障碍的发作是急性的，此后并没有持续的病感，而躯体症状障碍是一种慢性过程，患者的躯体症状及对躯体情况的担心是持续的，或至少是占了生活的主导地位。在躯体症状障碍中，躯体症状和焦虑持续存在。

4. 抑郁障碍 抑郁患者常有躯体症状以及疑病观念，有时躯体症状甚至是患者的主要就诊原因。通过系统临床评估，明确患者是否存在符合诊断标准的抑郁症状，如患者存在情绪低落、兴趣减低、意志缺乏等“三低”症状时，应考虑为抑郁症。

5. 转换障碍 转换障碍患者对其神经功能丧失（运动、视、听、说等）采取泰然处之的态度。而躯体症状障碍患者展示的是躯体症状带来的精神痛苦，患者一贯的态度是围绕症状寻求检查和治疗。但需要注意的是，躯体症状障碍患者可能伴有个别转换症状。

6. 妄想障碍 躯体症状障碍患者强调的是患者角色，对所患疾病诊断并不执着（和典型疑病症患者不同），更没有躯体妄想障碍常存在的涉及躯体的精神病性症状。

7. 强迫障碍 某些强迫障碍患者的强迫观念主题内容与躯体疾病相关，但典型的强迫患者对躯体疾病的认识是强迫和反强迫同时存在，患者一方面担心患上某种躯体疾病，同时也认为是过分的、不必要的，因此而痛苦。即使是自知力不好的患者，也感到强迫观念具有侵入性，而且患者有意识地加以抵抗，或以强迫行为力图减轻焦虑症状。这些特征都是躯体症状患者所不具备的。

8. 物质滥用障碍 在物质中毒和戒毒时均可出现躯体症状。这些症状包括虚弱、乏力、头痛、恶心、胸痛、呕吐、共济失调、震颤、视力模糊、肌束颤动。物质滥用障碍的诊断是通过物质使用史确诊。

（六）治疗

1. 治疗原则

（1）重视治疗关系的建立：帮助躯体症状障碍的患者，要从建立真正的治疗关系开始。要以耐心、同情、接纳的态度对待患者的痛苦和诉述，不否定患者的躯体症状，理解他们躯体体验的真实性，而不是“想象的问题”或“装病”。

（2）全面、动态的临床评估：应进行全面的医学评估和适当的检查，医生对检查的结果应给予清楚的报告并进行恰当的解释，既不能加重患者对不适躯体体验灾难化的推论，也不应彻底否认患者的躯体问题。在就诊过程中，如果躯体症状加重或出现新的症状，均必须进行适当的检查和评估以排除器质性疾病。

（3）重视心理和社会因素评估：在确定躯体症状的心理因素可能是患者的病因之一时，应尽早引入心理社会因素致病的话题，医生应尽早地选择适当的时机与患者讨论心理社会因素与躯体症状关系的问题。鼓励患者把他们的疾病看作是涉及躯体、心理和社会因素的疾病。

（4）适当控制患者的要求和处理措施：医生要避免承诺安排过多的检查，以免强化患者的疾病行为。医生可以定期约见患者，提供必要的检查，但不能太频繁，这样一方面可以减少误诊，另一方面可减轻患者的焦虑。要对家庭成员进行相关疾病知识的教育，家庭成员也可能减轻或强化患者的疾病行为。

2. 治疗方法　躯体症状障碍治疗比较困难，通常采用心理治疗、药物治疗及物理治疗等综合性治疗方法。

（1）药物治疗：药物的对症治疗十分重要，但需要注意适应证是明确的，在治疗前应仔细评估患者的情况，确定在哪个阶段、使用哪些精神药物是有利的。药物治疗主要是针对患者的抑郁、焦虑等情绪症状，选择抗抑郁或抗焦虑治疗，常用的有抗焦虑药物及SSRI、SNRI类等抗抑郁药物治疗；对慢性疼痛患者、可选择SNRI、三环类抗抑郁剂治疗、镇痛药对症处理；易激惹状态，可使用小剂量镇静剂；对有偏执倾向、确实难以治疗的患者可以慎重使用小剂量非典型抗精神病药，如喹硫平、利培酮、阿立哌唑、奥氮平、氨磺必利等，以提高疗效。

（2）心理治疗：目前常用的心理治疗方法有认知行为治疗、精神分析、支持性心理治疗、团体治疗、家庭治疗等，不同的心理治疗方法各有千秋，临床上均可选用。其中认知行为治疗的循证证据最多，认知行为治疗可帮助患者处理其患病过程中的“灾难化”“以偏概全”等导致不良应对的认知模式，并指导患者用积极的行动，改善应对及精神生活品质，从而争取改变症状。

（3）其他治疗：频谱治疗、按摩治疗等，有一定辅助治疗效果。中医中药治疗也有一定疗效。

3. 预后　对于大部分躯体症状障碍的患者，经过系统干预及治疗，能够缓解或至少减轻继续围绕躯体症状的过分痛苦。对于难治性慢性患者，一方面需要坚持医学上“不伤害”原则，不迁就进行没有必要的检查和适应证不明确的治疗；另一方面，本着照顾、不抛弃的原则，给患者安排定期复诊。

影响预后的不利因素包括，患者有神经质、受教育水平和经济社会地位低、生活中有难以避免的应激处境等。焦虑和抑郁情绪，也往往使躯体症状更明显，或更加难以忍受。

五、失眠障碍

睡眠占据了我们约1/3的生命。规律而持续的睡眠可令生活品质、日常功能和心境都不同。睡眠不好，是个体向医生抱怨最多的话题。

睡眠－觉醒障碍破坏了睡眠的质量、入睡时间和数量。这些障碍可能导致广泛的躯体和情绪问题，例如，疲倦、抑郁、注意力不集中，易激惹和肥胖。任何一晚，3个个体中就有1个有入睡问题或保持睡眠的问题。

睡眠－觉醒障碍包括失眠障碍，发作性睡病，与呼吸相关的睡眠障碍（阻塞性睡眠呼吸暂停低通气、中枢性睡眠呼吸暂停，睡眠相关的通气不足）和睡眠异态（非快速眼动睡眠唤醒障碍、梦魇障碍、快速眼动睡眠行为障碍）、嗜睡障碍、昼夜节律睡眠觉醒障碍和不安腿综合征等。本文重点讲解失眠障碍。

（一）概述

失眠障碍（insomnia disorder）之前在DSM-4和DSM-4的修订版（DSM-4-TR）中被称为原发性失眠症，原发性这一术语从名称里面被去掉是因为存在原发和继发的问题，而其诊断与这一术语不存在关系，另外，也存在一些结构的改变，DSM-5重分类调整和增加了两种诊断名称，取代了以前版本的分类，如快速眼动睡眠行为障碍和不安腿综合征。这种疾病在成年人诊断最多见，主要症状为睡眠形式障碍以及对睡眠数量和质量的不满意。在疾病的评估中，尽管被扰乱的睡眠问题是主要问题，个体也有可能会存在某些时间段的睡眠很好。青少年和成年人早期最主要的问题是入睡困难，老年人则恰好相反，通常是维持睡眠困难。

（二）病因与发病机制

以下因素可令个体更容易失眠。生活事件，例如，疾病、分离、或慢性应激，可触发有这些特质的个体出现睡眠问题。

1. 气质因素　有焦虑或担心的个体最容易失眠，倾向于抑制他们情感的个体也是如此。

2. 环境因素　噪声、光线、太热或太冷的房间，以及高海拔可能加重失眠。

3. 遗传因素　一级血亲（父母、兄弟姐妹）中有此状况的个体。

（三）临床表现

失眠障碍主要以睡眠形式障碍为特征，表现有早醒，保持睡眠状态或者入睡困难。最常见的主诉是入睡困难、维持睡眠困难或非恢复性睡眠。失眠障碍或白天疲劳感导致有临床意义的显著的苦恼以及社交、职业及其他重要功能的损害。失眠不会仅仅出现在发作性睡病、与呼吸相关的睡眠障碍、昼夜节律性睡眠障碍、异态睡眠以及其他精神障碍中，也不能归因于物质对患者产生的直接生理效应（例如滥用毒品、药物）或者其他躯体疾病。

注意：①任何心理问题如焦虑等应激源可以引起失眠；②精神障碍如精神分裂症，躁狂或轻躁狂（双相障碍）或抑郁可以影响睡眠模式；③内科疾病可以引起失眠，如慢性疼痛综合征、慢性疲劳综合征、充血性心力衰竭、心脏疾病所致夜间心绞痛（胸痛）、胃食管反流病、慢性阻塞性肺疾病（COPD）、夜间哮喘（哮喘伴夜间呼吸症状）、阻塞性睡眠呼吸暂停，变性疾病或退行性疾病（如帕金森病和阿尔茨海默病）、脑肿瘤、脑卒中，或脑外伤等；④任何正在使用的药物或物质（包括合法与非法使用）都可能影响睡眠；识别患者自己处理睡眠模式紊乱的策略（如睡前喝中药、睡前运动锻炼等）。

（四）诊断

该疾病的诊断标准强调症状至少每周发生3次并且至少持续3个月。这种睡眠问题会持续存在，即便个体尝试着创造一个有益于睡眠的环境，并且有适当的机会睡在一个温度适宜的安全舒适的环境里。与大多数诊断一样，这种疾病的困扰必须要引起临床上明显的痛苦并且涉及多方面的功能的损害。这种疾病可能会引起严重的社交，职业以及日常生活其他方面的损害。此外，失眠不能用其他内科疾病、精神障碍或与之相关的物质使用障碍来更好地解释。同时，该疾病不应与其他睡眠－觉醒障碍相混淆（如发作性睡病、与呼吸相关的睡眠障碍、昼夜节律睡眠－觉醒障碍或异态睡眠）。

1. 诊断要点　与睡眠质量和数量有关的3项典型临床症状中的1项或更多症状，且上述症状每周至少出现3晚、持续至少超过3个月。

对睡眠质量或数量不满意，至少伴有下列3项症状中的1项症状：

（1）入睡困难或睡眠发动困难（尝试多种方法入睡，但均未成功）。

（2）频繁觉醒或醒后再入睡困难，这些症状引起显著的苦恼和睡眠周期紊乱（如担忧不能再入睡；儿童需要照料者帮助才能重新入睡）。

（3）早醒、反复觉醒或在期望时间前醒来（未达到计划的睡眠时间，引起患者沮丧和苦恼）。

2. 严重程度　由于疾病的多样性，需要提供严重程度的特别说明。失眠障碍有3种亚型：与非睡眠障碍的精神障碍共病（包括物质使用障碍）、与躯体疾病共病（失眠障碍与其他躯体疾病共同存在）、与其他睡眠障碍共病（如发作性睡病、与呼吸相关的睡眠障碍、昼夜节律睡眠－觉醒障碍或异态睡眠）。在失眠障碍的编码之后，也应给相关的精神障碍或躯体疾病编码，以表明其相关性。

此外，应记录症状发生的频率，强调症状引起的完成任务、日常生活及其他活动等功能损害的程度。根据症状发生的频率，失眠障碍包括：间歇性：症状持续至少1个月但少于3个月。持续性：症状持续3个月或更长。复发性：症状在1年内发作2次或更多。

3. 评估多导睡眠图（polysomnography，PSG）是一项涉及多个测试指标的睡眠研究方法，主要监测鼻及口腔的呼吸气流、血压、心电图、眼动、身体其他功能、睡眠的质量和类型等指标。通常需要患者整夜在睡眠实验室里被监测。PSG是评估失眠障碍的一种非常有效的方法。

在失眠障碍临床评估症状时，应着重观察患者的睡眠时间表，同时关注入睡前的不良习惯（玩手机、发短信、玩电脑）和培养健康的睡眠习惯。

同时还要考虑以下几方面：

（1）检查睡眠环境，是否有噪音？是否有舒适和安全的睡眠地方？或者夜晚是否有干扰或发生问题（如昆虫叮咬）？

（2）患者是否饮因过度使用咖啡因而干扰了良好的睡眠？

做出诊断前要评估患者的症状是否为暂时的和短期的，包括症状产生的原因如时差、轮班工作、日常活动、过多或令人不愉快的噪音，不舒服的房间。这些因素可以产生、维持或加重失眠的症状。此外，还应评估心理因素，因为不同的生活环境中的焦虑和恐惧、人际关系导致的紧张会影响睡眠。同时要考虑评估与文化的相关性，因为不同文化背景的个体对睡眠模式以及睡眠－觉醒时间表有不同的期待。因此，做出失眠障碍的诊断前应考虑各种支持诊断的因素。进一步诊断评估需评估其他可引起睡眠障碍的相关疾病，特别是与焦虑症状相关的疾病也会表现出类似症状。

另外，值得注意的是，尽管非恢复性睡眠（NRS）是失眠障碍的常见症状，但如果 NRS 单独出现而没有其他相关的症状，则不能诊断失眠障碍，而应该考虑诊断其他以 NRS 为主要临床症状的疾病。NRS 也是嗜睡障碍的常见症状，但是嗜睡障碍最主要的临床表现是睡眠过度。

（五）治疗

1. 治疗目标

（1）培养睡眠习惯和方式，合理安排睡眠时间和提高睡眠舒适性。

（2）减少对睡眠 – 觉醒周期紊乱的过度关注。

（3）减少对失眠的过分担心。

2. 长期治疗目标

（1）合理安排睡眠 – 觉醒时间。

（2）培养良好的入睡习惯。

（3）提高自我调节和自我放松的能力。

（4）提高完成日常生活的能力。

3. 治疗方法 有很多方法用于治疗失眠，大多数个体能得到缓解——尽管对于个体可能要花一些事件。通常联合使用行为治疗和药物治疗。

（1）使用行为治疗：第一步是创造睡眠环境，促进睡眠，同样还要养成良好的睡眠卫生习惯。放松技术，例如，瑜伽和冥想，也有助于让身体进入睡眠状态。

（2）睡眠卫生习惯，主要包括：恰好满足个体放松需要的睡眠时间；忌睡得太久；增加运动锻炼，培养至少有规律的运动 20 分钟 /d 的习惯，并在睡前 4~5 小时完成；忌强迫自己入睡；制定并维持有规律的睡眠和觉醒的时间表；忌下午喝含咖啡因的饮料，如茶、咖啡和软饮料；忌临睡前饮酒；忌吸烟，特别是晚上吸烟；忌饥饿时睡觉；调整卧室环境（灯，温度，噪声等）；忌带着担忧睡觉，努力在睡前解决这些问题。

（3）药物治疗：苯二氮䓬类；或有镇静的抗抑郁药。使用哪一种药物，用多少剂量是基于特定的失眠症状。苯二氮䓬类只应短期使用。

六、精神分裂症及其他精神病性障碍

在美国精神病学会出版的（DSM-5）疾病诊断分类系统中，将以妄想、幻觉、思维紊乱、异常或紊乱的运动行为和阴性症状为特征性的精神病理症状，一个或多个而确定的，如精神分裂症、其他精神病性障碍和分裂型（人格）障碍等，归纳为一个疾病单元。

精神分裂症（schizophrenia）是一种常见的、病因复杂、往往累及终生的精神疾病。精神分裂症是一组病因不明的异源性疾病，具有感知、思维、情感、意志和行为等多方面的障碍，以精神活动不协调或脱离现实为特征。通常意识清晰，智能正常，但部分可出现某些认知功能损害。

（一）流行病学

2018 年世界卫生组织估计，全球约有 2 300 万精神分裂症患者。国内 1982 年第一次全国 12 地区精神疾病流行病学调查，精神分裂症的终生患病率 5.69‰，1993 年第二次全国 7 地区终生患病率为 6.55‰，最新全国（2019 年发表）的数据显示，精神分裂症及精神病性障碍的终生患病率为 9.0‰，其中精神分裂症为 5.0‰，精神分裂症患病率总体维持在一个相对稳定的水平。

精神分裂症大多数患者起病于 15~35 岁之间，约 50% 发病于 25 岁之前。男性发病较女性早，男性的起病高峰在 20 岁左右，女性的起病高峰在 20 岁末，但男性与女性精神分裂症的终生患病率大致相同。我国的资料表明，城市患病率高于农村；无论城乡，精神分裂症的患病率均与家庭经济水平呈负相关。另外，发达国家的资料显示，低社会阶层人群的患病率高，无职业人群的患病率高于有职业人群。

（二）病因

精神分裂症病因复杂，与遗传因素、神经病理、神经生化、神经免疫和神经心理等众多因素有关。像 DSM-5 中的神经发育障碍一样，精神分裂症也被认为是一种有复杂遗传病因的神经精神障碍，临床症状出现在基本可预测的发育阶段。尽管神经发育障碍倾向于儿童期起病，而精神分裂症症状更多见于青春期和成年早期。

（三）临床表现

在出现精神分裂症典型症状之前，患者会出现不同寻常的行为方式和处事态度，如性格变化（退缩，与人疏远，难于接近，丧失学习和工作的热情等）；古怪、异常的想法或生活习惯的变化；敏感多疑，无故紧张，无端恐惧、胆小或困惑；不合情理的过分关注身体的某些部位；无原因的紧张害怕、失眠、易疲劳、情绪不稳定或出现强迫行为、刻板行为等。

1. 妄想 是固定不变的信念，即便存在与其信念相冲突的证据，也并非来源于日常生活经验。精神分裂症的妄想往往荒谬离奇、易于泛化。妄想的发生可以突然出现，与患者的既往经历、现实处境以及当时的心理活动无关（原发性妄想）。也可以逐渐形成，或是继发于幻觉、内感性不适和被动体验。

被害妄想（相信自己将要被他人、组织或其他群体伤害、羞辱等）和关系妄想（相信他人一定的姿势、评论、环境因素等是直接针对他的）是常见的，涉及的对象从最初与患者有过矛盾的人，渐渐扩展到同事、朋友、亲人，直至陌生人。周围人的一颦一笑、一举一动在患者看来都暗有所指，即便是寒暄问候、家常聊天都别有深意。甚至连报刊杂志、广播电视里的内容，都认为与己有关。夸大妄想（患者相信自己有超乎寻常的能力、财富或名声）和钟情妄想（患者错误地相信另一个人钟情于自己）也很常见。

被动体验也是常见的典型症状，表现为失去思想或躯体控制的妄想。如 1959 年 Schneider 提出的精神分裂症“首级症状”中有 7 种被动体验的描述，如躯体影响妄想，思维被夺，思维插入，思维扩散或被广播，被强加的情感，被强加的意志，被强加的冲动。患者相信自己的思想被一个外部力量删除了（思想被撤走），被植入了别的思想（思想被插入），他的躯体或行动被外部力量控制了（被控制妄想）。

2. 思维（言语）紊乱 又称思维形式障碍（联想障碍），通常从患者的言语中推断出来。主要表现为思维联想过程缺乏连贯性和逻辑性，这是精神分裂症最具有特征性的症状。

思维散漫（语言缺乏主题，常常不知所云，甚至答非所问）和思维破裂（言语支离破碎，根本无法交谈）是常见的。病理性象征性思维（用普通的词句、符号甚至动作来表达某些特殊的，只有患者本人才能理解的意义）、词语新作（患者用自己创造的“新词”或“符号”，表达只有患者自己明白、周围人无法理解的寓意）、内向性思维（终日沉湎于毫无现实意义的幻想、计划或理论问题，不与外界接触）、逻辑倒错性思维（逻辑推理荒谬离奇）、诡辩症（中心思想无法琢磨，缺乏实际意义的空洞议论）或矛盾思维（患者脑中出现两种相反的、矛盾对立的观念，无法判断对错，患者难以取舍）具有特征性。

更为常见的是，与患者交谈时，患者语量贫乏，缺乏联想，很少有主动言语，对问题的回答过于简单，或者内容含糊，如回答问题多为“是”或“否”（思维贫乏）。

3. 幻觉 幻觉是当没有现实的外部刺激存在时，出现相关的感觉体验。这种感觉清晰又生动，具备正常感觉所有的一切因素，并不受自主控制。

言语性幻听最为常见，幻听内容可以是争论性的或评论性的，也可以是命令性的。幻听有时以思维鸣响的方式表现出来。患者行为常受幻听内容的支配，如对空谈话，与声音长时间对话，或因声音而发怒、大笑、恐惧，或喃喃自语，或作侧耳倾听，或沉湎于幻听中自语自笑。幻觉必须出现在清醒的知觉状态下，那些在即将入睡（临睡前）或即将醒来（觉醒前）时出现的幻觉被认为是正常的体验。在一定文化背景下，幻觉也可以是宗教体验的正常部分。

其他类型的幻觉虽然少见，但也可在精神分裂症患者的表现中见到。如一位患者拒绝进食，因为她看见盘子里装有碎玻璃（幻视）；一位患者感到有人拿手术刀切割自己的身体，并有电流烧灼伤口的感觉（幻触）或常常能闻到家里有煤气味或奇怪的气味（幻嗅）等。

4. 紊乱或异常的运动行为（包括紧张症） 紧张症以全身肌张力增高而得名，是对环境反应的显著减少。包括对抗指令（违拗症）保持一个僵硬、古怪的姿态，和完全缺乏言语和运动反应（缄默症和木僵）。木僵患者有时可以突然出现冲动行为，或刻板运动、凝视、扮鬼脸等运动行为（紧张性兴奋）。

精神分裂症患者更多表现为活动减少，缺乏主动性，行为变得孤僻、被动、退缩（意志减退）。患者常无法坚持工作、完成学业、料理家务等，往往对自己的前途毫不关心、没有任何打算，或者虽有计划，却从不施行。患者可以连坐几个小时而没有任何自发活动，或表现为不注意自己的仪表，常常不洗澡，甚至不刷牙洗脸。有的患者吃一些不能吃的东西，如喝尿，吃粪便、昆虫、草木，或伤害自己的身体（意向倒错）。有的患者可出现愚蠢、幼稚的作态行为，或突然的、无目的性冲动行为，甚至感到行为不受自己意愿支配。

5. 阴性症状　是精神分裂症常见的症状之一，主要表现为情感迟钝或平淡和意志减退。患者表情呆板、缺乏变化，自发动作减少、缺乏体态语言，讲话语调很单调、缺乏抑扬顿挫，缺乏眼神接触，多茫然凝视前方（情感平淡）。严重的丧失对亲人的体贴，对同事的关心、同情等，对周围事物的情感反应变得迟钝，对生活、学习或工作的兴趣减少，对一切无动于衷，丧失了与周围环境的情感联系（情感淡漠）。意志减退是自发的有目的积极的活动的减少，个体可能坐很长时间，对参与工作或社交活动几乎没有兴趣。

其他阴性症状包括语言贫乏、快感缺失和社交减少。语言贫乏表现在言语表达减少。快感缺失表现为对正性刺激缺少愉快体验和回忆过往愉快经历时愉悦性体验的减少。社交减少是指明显缺乏社交兴趣，可能与意志减退有关，但也可能是社交机会少的体现。

（四）诊断与鉴别诊断

1. 诊断　精神症状的采集和确认是精神分裂症诊断的基础。ICD-10 的精神分裂症的诊断必须满足以下 3 个标准：

（1）症状标准：具备下述①～④中的任何一组（如不甚明确常需要两个或多个症状）或⑤～⑨至少两组症状群中的十分明确的症状。

①思维鸣响、思维插入、思维被撤走及思维广播。

②明确涉及躯体或四肢运动，或特殊思维、行动或感觉的被影响、被控制或被动妄想；妄想性知觉。

③对患者的行为进行跟踪性评论，或彼此对患者加以讨论的幻听，或来源于身体某一部分的其他类型的幻听。

④与文化不相称且根本不可能的其他类型的持续性妄想，如具有某种宗教或政治身份或超人的力量和能力（如能控制天气，或与另一世界的外来者进行交流）。

⑤伴有转瞬即逝或未充分形成的无明显情感内容的妄想，或伴有持久的超价观念，或连续数周或数月每日均出现的任何感官的幻觉。

⑥思潮断裂或无关的插入语，导致言语不连贯，或不中肯或语词新作。

⑦紧张性行为，如兴奋、摆姿势，或蜡样屈曲、违拗、缄默及木僵。

⑧阴性症状，如情感淡漠、言语贫乏、情感迟钝或不协调，常导致社会退缩及社会功能下降，但须澄清这些症状并非由抑郁症或神经阻滞剂治疗所致。

⑨个人行为的某些方面发生显著而持久的总体性质的改变，表现为丧失兴趣、缺乏目的、懒散、自我专注及社会退缩。

（2）排除标准：①存在广泛情感症状时，就不应做出精神分裂症的诊断，除非分裂症的症状早于情感症状出现；②分裂症的症状和情感症状两者一起出现，程度均衡，应诊断分裂情感性障碍；③严重脑病、癫痫或药物中毒或药物戒断状态应排除。

（3）病程标准：特征性症状在至少 1 个月以上的大部分时间内肯定存在。

DSM-5 针对精神分裂症的诊断进行了调整，取消精神分裂症的亚型分类，DSM-5 中精神分裂症的诊断要求 5 个症状（妄想、幻觉、言语紊乱、行为紊乱或紧张症，阴性症状）中有 2 个持续存在。一项相关改变是取消对特定类型的妄想和幻听的特殊关注，满足其中的任何一项之前都符合精神分裂症的症状标准。另一项变化是 2 个症状条目必须一个是阳性症状，如妄想，幻觉或言语紊乱。

在 DSM-5 标准中，精神分裂症的诊断标准如下：

A. 2 项（或更多）下列症状，每一项症状均在 1 个月中有相当显著的一段时间里存在（如经成功治疗，则时间可以更短），至少其中 1 项必须是 A.1、A.2 或 A.3：

A.1　妄想。

A.2　幻觉。

A.3　言语紊乱（例如，频繁地思维脱轨或联想松弛）。

A.4　明显紊乱的或紧张症的行为。

A.5　阴性症状（即，情绪表达减少或意志减退)。

B. 自障碍发生以来的明显时间段内,1个或更多的重要方面的功能水平,如工作、人际关系或自我照顾,明显低于障碍发生前具有的水平(或当障碍发生于儿童或青少年时,则人际关系、学业或职业功能未能达到预期的发展水平)。

C. 这种障碍的体征至少持续6个月。此6个月应包括至少1个月(如经成功治疗,则时间可以更短)符合诊断标准A的症状(即活动期症状),可包括前驱期或残留期症状。在前驱期或残留期中,该障碍的体征可表现为仅有阴性症状或有轻微的诊断标准A所列的2项或更多的症状(例如,奇特的信念、不寻常的知觉体验)。

D. 分裂情感性障碍和抑郁或双相障碍伴精神病性特征已经被排除,因为:①没有与活动期症状同时出现的重性抑郁或躁狂发作;②如果心境发作出现在症状活动期,则它们只是存在此疾病的活动期和残留期整个病程的小部分时间内。

E. 这种障碍不能归因于某种物质(例如,滥用的毒品、药物)的生理效应或其他躯体疾病。

F. 如果有孤独症(自闭症)谱系障碍或儿童期发生的交流障碍的病史,除了精神分裂症的其他症状外,还需有显著的妄想或幻觉,且存在至少1个月(如经成功治疗,则时间可以更短),才能做出精神分裂症的额外诊断。

2. 鉴别诊断　任何有关精神分裂症的诊断,都必须确认不存在可导致类似变化的大脑疾病与心境障碍,因此精神分裂症的诊断主要是依靠排除法做出。

(1)重性抑郁或双相障碍伴精神病性症状:精神分裂症与重性抑郁或双相障碍伴精神病性特征,取决于心境紊乱和精神病性症状的时间关系,和抑郁或躁狂症状的严重程度。如果妄想或幻觉只出现在重性抑郁或躁狂发作时,则诊断为抑郁障碍或双相障碍伴精神病性特征。多数情况下,精神病性症状是在情感高涨或低落的背景下产生的,与患者的心境相协调,随着心境障碍的好转而消失,如躁狂患者出现夸大妄想和关系妄想,抑郁患者出现贫穷或自罪妄想。不过,有时也会出现一些与当前心境不协调的短暂幻觉、妄想症状,这就需要结合既往病史、病程、症状持续的时间、对治疗的反应及疾病转归等因素做出分析判断。

(2)脑器质性或躯体疾病所致精神障碍:不少脑器质性病变如癫痫、颅内感染、脑肿瘤和某些躯体疾病(如系统性红斑狼疮等),都能引起与精神分裂症相似的表现,如生动鲜明的幻觉和被害妄想。但这类患者往往同时伴有意识障碍,定向力、记忆力和认知功能缺陷,以及中枢神经系统受损的体征,症状有昼轻夜重的波动性,常为恐怖性幻视。实验室及辅助检查结果有利于确定精神病性症状与脑器质性或躯体疾病的联系。此外,躯体疾病伴发的精神症状会随着躯体疾病的恶化而加重,躯体疾病的改善而好转。

(3)药物/精神活性物质所致精神障碍:某些精神活性物质(如兴奋剂、酒精、阿片类等)及治疗药物(如激素类、抗帕金森病药等)的使用均导致精神症状的出现。鉴别时应当考虑:有明确的用药史,精神症状的出现与药物使用在时间上存在密切相关,用药前患者精神状况正常,症状表现符合不同种类药物所致(如意识障碍、幻视等)的特点。在意识清晰的情况下,患者往往对幻觉能够认识。

(4)偏执性精神障碍:偏执性精神障碍的妄想结构严密系统,病前常有性格缺陷,而妄想有一定的现实基础,是对事实的片面评价和推断的基础上发展起来,思维有条理和逻辑,行为与情感反应与妄想观念相一致,无智能和人格衰退,一般没有幻觉。而偏执型精神分裂症的妄想内容常离奇、荒谬、常人不能理解,有泛化,结构松散而不系统,常伴有幻觉,随着病程的进展,常有精神或人格衰退。

(五)其他精神病性障碍

1. 妄想障碍　存在1个(或多个)妄想,时间持续1个月或更长,不符合精神分裂症的诊断标准。如果存在幻觉,则不突出,并且与妄想的主题相关。功能没有明显损害,行为没有明显的离奇或古怪。

2. 短暂精神病性障碍　这种障碍的发作持续至少1天,但少于1个月。存在妄想、幻觉或言语紊乱症状之一,伴有或不伴有明显紊乱的或紧张症的行为。最终能完全恢复到发病前的功能。

3. 精神分裂症样障碍　这种障碍的发作持续至少1个月,但少于6个月。相当显著的一段时间里至少存在妄想、幻觉或言语紊乱症状之一,伴有或不伴有明显紊乱的或紧张症的行为,或存在阴性症状(情绪表达减少或意志减退)。排除分裂情感性障碍和抑郁或双相障碍伴精神病性症状,或不能归因于某种物质(例如滥用的毒品、药物)的生理效应或其他躯体疾病。

4. 分裂情感性障碍　在同一个疾病周期内既符合心境发作(抑郁或躁狂),又存在符合精神分裂症诊断标准的症状。当心境发作(抑郁或躁狂)好转的情况下,妄想或幻觉可继续存在2周或更长的时间。在此疾病的活动期和残留期的整个病程的大部分时间内,存在符合主要心境发作诊断标准的症状。这种障碍不能归因于某种物质(例如,滥用的毒品、药物)的生理效应或其他躯体疾病。

分裂情感性障碍的患病率约为精神分裂症的1/3。患者的职业功能经常受损,但并非决定性标准;与精神分裂症相比阴性症状没有那么严重和持续。疾病感缺失(例如自知力不良)在分裂情感性障碍也常见,但与精神分裂症相比,自知力的缺陷没有那么严重和泛化。目前尚没有帮助诊断分裂情感性障碍的测试或生物学方法。对于分裂情感性障碍与精神分裂症在结构性或功能性的脑异常、认知缺陷,或遗传的风险因素等有关特征方面的差异,并不是很清楚。

5. 紧张症　紧张症的疾病特征是有显著的精神运动性紊乱,可能涉及运动活动的减少,或过度的和特殊的运动活动。运动的减少可以是非常严重的(木僵)或中度的(僵住和蜡样屈曲),类似的参与度的降低可以是非常严重的(缄默)或中度的(违拗)。过度的和特殊的运动活动包括:重复的、异常频繁的、非目标导向的运动行为(刻板运动);不受外界刺激影响的激越;模仿言语和模仿动作;奇怪地、矫揉造作地模仿正常的行为(装相、扮鬼脸)。紧张症可以出现在神经发育性、精神病性、双相、抑郁障碍和其他躯体疾病(例如,脑叶酸缺乏症、罕见的自身免疫性和副肿瘤性疾病),或未特定的紧张症。

(六)精神分裂症的早期识别及复发识别

1. 前驱期症状的识别　大多数患者无明显诱因缓慢起病,在典型精神分裂症症状充分暴露前,患者常逐渐出现一些不寻常的情绪、行为和言语改变,称之为前驱期症状。其表现往往较轻、不典型、不为人注意,因而一般不被马上看作是病态变化,有时在回溯病史时方才察觉。研究表明,精神分裂症前驱期平均时间为两年或更长。

精神分裂症的前驱期是一个非精神病期,其症状多样易变、形式各异、病程长短不一。常见症状有:①注意力不能集中;②无精打采,不想进取,做事丢三落四;③情绪不稳定、易发脾气;④睡眠差;⑤对外界变化过分敏感或漠不关心,偶有不同寻常的感觉或奇特的思想,给人"像变了个人似的"感觉;⑥说话啰嗦或言语减少;⑦有些患者出现抑郁情绪。此时,患者对自身变化可有察觉,主动到医院就诊,但易被诊断为心理障碍或抑郁症。但随病情进一步发展,患者对自身变化及不正常言行便全然不知了,往往否认有病或拒绝治疗。

2. 早期症状的识别　精神分裂症从出现精神症状(即前驱期过后)到接受正规系统治疗的时间还要1~2年,即未治疗时间较长,影响了患者的治疗和康复效果。因此,精神分裂症早期治疗的关键在于对疾病的早期识别。

精神分裂症患者的早期表现有:

(1)性格改变:这是精神分裂症患者较多见的早期症状,多无明显的诱发因素,可突然发生或逐渐演变。如原来活泼开朗、热情好客的人,变得少言寡语、孤僻、对人冷漠、躲避亲人,本来很有兴趣的事物也不感兴趣,独立呆坐,不与人交往;一向干净利索的人,变得不修边幅、生活懒散、不遵守纪律、做事注意力不集中;原来循规蹈矩的人,变得经常迟到、早退、无辜旷工、工作马虎、对批评满不在乎;原来勤俭节省的人,变得挥霍浪费,脾气暴躁,常因小事而摔砸东西。

(2)怪异的想法和行为:这也是精神分裂症早期较多见的症状之一。有的患者,发病早期整个精神活动尚未出现明显的异常,只是某些想法和行为给人怪怪的感觉。如有的患者莫名其妙地问:"一年为什么有四个季节""男人为什么不称女人"。有的患者走路时突然返回,问其原因,患者也不能回答。有的患者出现敏感多疑,或反复回忆很久以前的事情,终日沉湎于幻想之中,自言自语。

(3)言语表达异常:患者言语减少,语句简单,内容单调,谈话内容缺乏中心;或在交谈中说一些与谈话主题无关的内容,使人无法理解,感到交谈费力或莫名其妙;或自言自语,反复重复同一内容等。

（4）情绪变化：情感变得冷漠，失去以往的热情，对亲人不关心，缺少应有的感情交流，与朋友疏远，对周围事情不感兴趣，因一点小事而发脾气，或莫名其妙地伤心落泪或欣喜等。

（5）敏感多疑：患者对什么事都非常敏感，常将周围的一些平常事情与他自身联系起来，认为是针对他的。如看到别人交谈，认为是在议论他；别人偶尔看他一眼，便认为是对他不怀好意；甚至认为广播、电视、报纸的内容都和他有关；察言观色，注意别人的一举一动；有的认为有人要害他，不敢喝水、吃饭、睡觉；有的认为爱人对他不忠而进行跟踪。

（6）类神经症症状：系指以失眠、头痛、头晕、乏力、心烦、工作能力下降、注意力不集中等为主要表现的一组症状，多见于神经症患者。部分精神分裂症患者早期也可以表现为类神经症症状。但神经症患者对这些症状多敏感，求知心切；而精神分裂症患者对这些症状无动于衷，无求治愿望，可作为鉴别点。随病情发展，这些症状变得不明显，而逐渐出现精神分裂症的特异性症状，如幻觉、妄想等。

（7）失眠：失眠是多种精神疾病的常见症状。在精神分裂症中，失眠亦可能是其最早发现的症状之一。患者逐渐或突然变得难以入睡、易惊醒或睡眠不深，整夜做噩梦或睡眠过多。有的患者早期只表现为失眠，随时间推移，精神分裂症的特异性症状也随之出现。还有的患者在失眠的同时也伴随着精神分裂症的其他症状。如有的患者夜间不眠，系害怕有人谋害自己，有的是受幻觉支配不能入睡。患者一般不主动向家人暴露自己的想法，所以不易被家人察觉。

（8）强迫症状：强迫症状系指一些思想、表象或意向以刻板的形式反复进入意识领域，患者意识到这些都属于自己的思想，但明知是没有现实意义的、不必要的或多余的，却无法摆脱，因而十分苦恼，非常痛苦。多见于强迫性神经症患者。虽然精神分裂症患者早期也会出现上述强迫样症状，但患者对此并不感到痛苦，也无求治愿望，往往还伴有其他精神分裂症症状。

3. 复发症状的识别 精神分裂症具有高复发率的特点。多数患者复发时的表现同首次发病时类似，其复发先兆往往有：

（1）睡眠障碍：往往是精神分裂症复发的最早征兆。患者无明显原因地出现睡眠不好，表现为入睡困难、早醒、多梦或噩梦。患者多不主动述说，因此家人应密切观察患者的睡眠状况。如连续2天出现睡眠问题，应及时复诊。

（2）既往症状再次出现：发病时最早出现的精神病性症状又一次表现出来，自语、自笑、发呆、多疑等。

（3）胃口变化：总感到饿，或者不想吃东西。

（4）敏感多疑：对原来不在意的事过于敏感或过于认真。

（5）行为变化：可能变得不想与人联系或总想惹别人，发愣，反应迟钝，生活懒散等。

（6）对周围人的态度有变化：一般来说精神疾病患者在疾病的恢复期和缓解期，与家人、同事、朋友及其他与之有接触的人，相处得都比较融洽，谈吐自然，回答问题切题，让人感到与他交往没有隔阂。

如果患者忽然变得孤僻、不合群、不与人交往、独处一隅、低头沉思，或者对人态度蛮横，则有发病的可能。

（7）表情有变化：在缓解期或恢复期，患者的面部表情比较自然，眼神比较灵活。

在即将发病时，患者往往表现为目光呆滞、双眼发直，外界刺激难以引起其表情变化等。

（8）对自身疾病的态度有改变，不再配合治疗：这是精神疾病复发早期很重要的标志。主要表现为：患者以各种理由否认自己有病，拒绝服药，不依从治疗，拒绝去看医生。

在疾病缓解期，患者对自己的疾病有认识，愿意看病，配合医生治疗。当疾病即将复发时，患者会变得无视自己的疾病，甚至坚信自己没有精神病，并且拒绝看病、吃药。对医生、护士、家属持敌对态度，将大家对他的关心当成对他的攻击和迫害。

（9）日常生活情况有变化：病情稳定时患者的生活一般有规律，有的患者甚至可以上街买菜，操持家务。

在即将发病时，患者表现为生活没规律，夜间不睡，白天不起，甚至长时间不脱鞋和衣而卧等。

（10）学习和工作状况有变化：缓解期的患者，一般能坚持学习和工作。学习成绩一般尚好，工作任务也多能完成。要发病时，则表现为学习成绩下降，工作能力降低，经常迟到、早退，或与同学、同事发生争执。

（七）治疗

精神分裂症的治疗包括药物治疗（抗精神病药等）、电休克治疗和心理社会干预。精神分裂症患者应尽早接受系统治疗，治疗可分为三个阶段：急性期、巩固期和康复期。

急性期治疗以缓解精神分裂症主要症状为目标，控制阳性症状（如幻觉、妄想）、激越兴奋、焦虑抑郁症状，改善阴性症状和认知功能减退，争取最佳预后，为恢复社会功能、回归社会作准备。

恢复期（巩固期）强调进一步提高控制症状的疗效，防止已缓解的症状反复，促进社会功能康复，控制和预防精神分裂症后抑郁和强迫症状，预防自杀。

维持期（康复期）要进一步缓解症状，预防再一次疾病的发作；关注和控制长期用药带来的常见药物不良反应的发生，如迟发性运动障碍、闭经、溢乳、体重增加、糖脂代谢异常、心肝肾功能损害等，提高药物维持治疗的依从性；恢复社会功能，回归社会。

1. **药物治疗**　精神分裂症的药物治疗应系统规范，强调早期、足量、足疗程。一旦明确诊断应及早开始用药。要遵循《中国精神分裂症防治指南》的抗精神病药治疗原则：

（1）一旦确定精神分裂症的诊断，即开始药物治疗。根据临床症状群的表现，可选择一种非典型药物，如利培酮、奥氮平、喹硫平、齐拉西酮或阿立哌唑，也可选择典型药物如氯丙嗪、奋乃静、氟哌啶醇或舒必利，如经6~8周疗效不佳，也可选用非典型抗精神病药氯氮平。

以单一用药为原则。急性发作病例，包括复发和病情恶化的患者，根据既往用药情况继续使用原有效药物，剂量低于有效治疗剂量者，可增加至治疗剂量继续观察；如果已达治疗剂量仍无效者，酌情加量或考虑换用另一种化学结构的非典型药物或典型药物，仍以单一治疗为主。治疗个体化，因人而异。

（2）经上述治疗疗效仍不满意者，考虑两种药物合并治疗，以化学结构不同、药理作用不尽相同的药物联用比较合适；达到预期治疗目标后仍以单一用药为宜。对长期治疗依从性不好者，或难以保证按医嘱服药者可选用长效制剂。

（3）从小剂量起始逐渐加到有效推荐剂量，药物滴定速度视药物特性及患者特质而定。维持剂量可酌情减少，并需足疗程治疗。

（4）积极认真定期评价疗效以调整治疗方案。认真观察评定药物不良反应，并作积极处理。

（5）根据当今国外包括美国、欧洲、世界精神卫生协会（WPA）治疗规则系统的建议，一般推荐第二代（非典型）抗精神病药，如利培酮、奥氮平、喹硫平等作为一线药物选用。第一代及第二代抗精神病药的氯氮平作为二线药物使用。根据我国目前实际用药情况调查，第一代药物（如氯丙嗪、奋乃静、氟哌啶醇和舒必利）在不少地区仍为治疗精神分裂症首选。氯氮平在国内应用比较广泛，鉴于氯氮平导致的不良反应（锥体外系不良反应除外）较其他抗精神病药多见，特别是粒细胞缺乏症及致痉挛发作，建议谨慎使用。

（6）药物维持治疗时间：患者精神症状消失3个月（慢性复发性患者，精神症状消失6个月）以上，患者自知力恢复，对自己精神状态认识客观，对将来有适当的计划，可以考虑降低药物剂量。减药过程需缓慢，维持剂量为最小有效剂量，继续治疗1~2年（多次复发患者可能需要更长时间）。加强对患者及家属的心理治疗，帮助患者认识疾病复发的先兆症状，以便及时处理；帮助患者认识药物的治疗作用和常见不良反应，提高长期用药的依从性；在恢复社会功能回归社会过程中，帮助患者应对社会应激性事件；督促患者积极锻炼、增强体质，预防躯体疾病的发生及所带来的应激反应。

（7）抗精神病药使用过程中要密切监测药物不良反应。

神经系统副作用锥体外系反应，包括急性肌张力障碍、静坐不能、类帕金森综合征和迟发性运动障碍。尤其是老年患者更有可能发展为不可逆的迟发性运动障碍。抗胆碱能的副作用表现为口干、视力模糊、排尿困难和便秘等，严重反应包括尿潴留、麻痹性肠梗阻和口腔感染，直立性低血压、反射性心动过速以及射精的延迟或抑制。此外，体重增加、代谢综合征、QT间期延长同样对老年患者具有一定的风险。

2. **改良电休克治疗（MECT）**　电休克治疗安全性好，起效快，但疗效不够持久，控制症状后仍需抗精神病药维持治疗。主要适用于伴有抑郁、自伤、自杀、拒食、违拗、紧张木僵、极度兴奋躁动、冲动伤人者，以及药物治疗无效或对药物治疗不能耐受者。治疗前应有详细的体格检查，以及血常规、血生化和心电图等检查，排除治疗禁忌，并获取家属和患者的知情同意。

3. 心理治疗 心理治疗不但可以改善患者的精神症状、提高自知力、增强治疗的依从性，也可改善家庭成员间的关系，促进患者与社会的接触。行为治疗有助于纠正患者的某些功能缺陷，提高人际交往技巧。家庭治疗使家庭成员发现存在已久的沟通方面的问题，有助于宣泄不良情绪，简化交流方式。

4. 心理与社会康复 仅仅让患者消除精神症状是不够的。临床症状消失、自知力恢复并持续稳定至少 6 个月的患者，仅达到缓解或临床痊愈的标准。理想状态是，患者恢复了由于疾病所致的精力与体力下降，达到并保持良好的健康状态，恢复原有的工作或学习能力，重建恰当稳定的人际关系。这样才算达到痊愈和全面的社会康复。

对缓解的患者，应当鼓励其参加社会活动和从事力所能及的工作。对慢性精神分裂症有退缩表现的患者，可进行日常生活能力、人际交往技能的训练和职业劳动训练，使患者尽可能保留一部分社会生活功能，减轻残疾程度。

应对患者的亲属进行健康教育，让其了解有关精神分裂症的基本知识，以期增加对患者的理解、支持，减少可能为患者带来的压力如过多的指责、过高的期望。

应当向社会公众普及精神卫生知识，使社会对精神障碍患者多一些宽容和关怀，少一些歧视和孤立。

七、基层管理流程

精神分裂症、妄想性障碍、分裂情感性精神障碍等精神分裂症谱系的精神障碍与双相情感障碍、癫痫所致精神障碍、精神发育迟滞伴发精神障碍等三类精神障碍，共六类精神障碍属于严重精神障碍。严重精神障碍治疗管理服务自 2004 年纳入国家重大公共卫生服务项目，2009 年纳入国家基本公共卫生服务项目管理内容。基层医疗卫生机构从事精神卫生防治的医务人员依据《国家基本公共卫生服务规范（2009 年版）》《国家基本公共卫生服务规范（2011 年版）》和《国家基本公共卫生服务规范（第三版）》（以下简称《规范》）为辖区内常住居民中诊断明确、在家居住的严重精神障碍患者提供服务。

（一）服务内容

包括患者信息管理、随访评估和分类干预及健康体检。

1. 患者信息管理 在将严重精神障碍患者纳入管理时，需由家属提供或直接转自原承担治疗任务的专业医疗卫生机构的疾病诊疗相关信息，同时为患者进行一次全面评估，为其建立居民健康档案，并按照要求填写严重精神障碍患者个人信息补充表。

2. 随访评估 对应管理的严重精神障碍患者每年至少随访 4 次，每次随访应对患者进行危险性评估；检查患者的精神状况，包括感觉、知觉、思维、情感和意志行为、自知力等；询问和评估患者的躯体疾病、社会功能情况、用药情况及各项实验室检查结果等。

3. 分类干预 根据患者的危险性评估分级、社会功能状况、精神症状评估、自知力判断以及患者是否存在药物不良反应或躯体疾病情况对患者进行分类干预。

（1）病情不稳定患者：若危险性为 3~5 级或精神症状明显、自知力缺乏、有严重药物不良反应或严重躯体疾病，对症处理后立即转诊到上级医院。必要时报告当地公安部门，2 周内了解其治疗情况。对于未能住院或转诊的患者，联系精神专科医师进行相应处理，并在居委会人员、民警的共同协助下，2 周内随访。

（2）病情基本稳定患者：若危险性为 1~2 级，或精神症状、自知力、社会功能状况至少有一方面较差，首先应判断是病情波动或药物疗效不佳，还是伴有药物不良反应或躯体症状恶化，分别采取在规定剂量范围内调整现用药物剂量和查找原因对症治疗的措施，2 周时随访，若处理后病情趋于稳定者，可维持目前治疗方案，3 个月时随访；未达到稳定者，应请精神专科医师进行技术指导，1 个月时随访。

（3）病情稳定患者：若危险性为 0 级，且精神症状基本消失，自知力基本恢复，社会功能处于一般或良好，无严重药物不良反应，躯体疾病稳定，无其他异常，继续执行上级医院制定的治疗方案，3 个月时随访。

（4）每次随访根据患者病情的控制情况，对患者及其家属进行有针对性的健康教育和生活技能训练等方面的康复指导，对家属提供心理支持和帮助。

4. **健康体检**　在患者病情许可的情况下，征得监护人和 / 或患者本人同意后，每年进行 1 次健康检查，可与随访相结合。内容包括一般体格检查、血压、体重、血常规（含白细胞分类）、转氨酶、血糖、心电图。

（二）服务流程

见图 7-6-1。

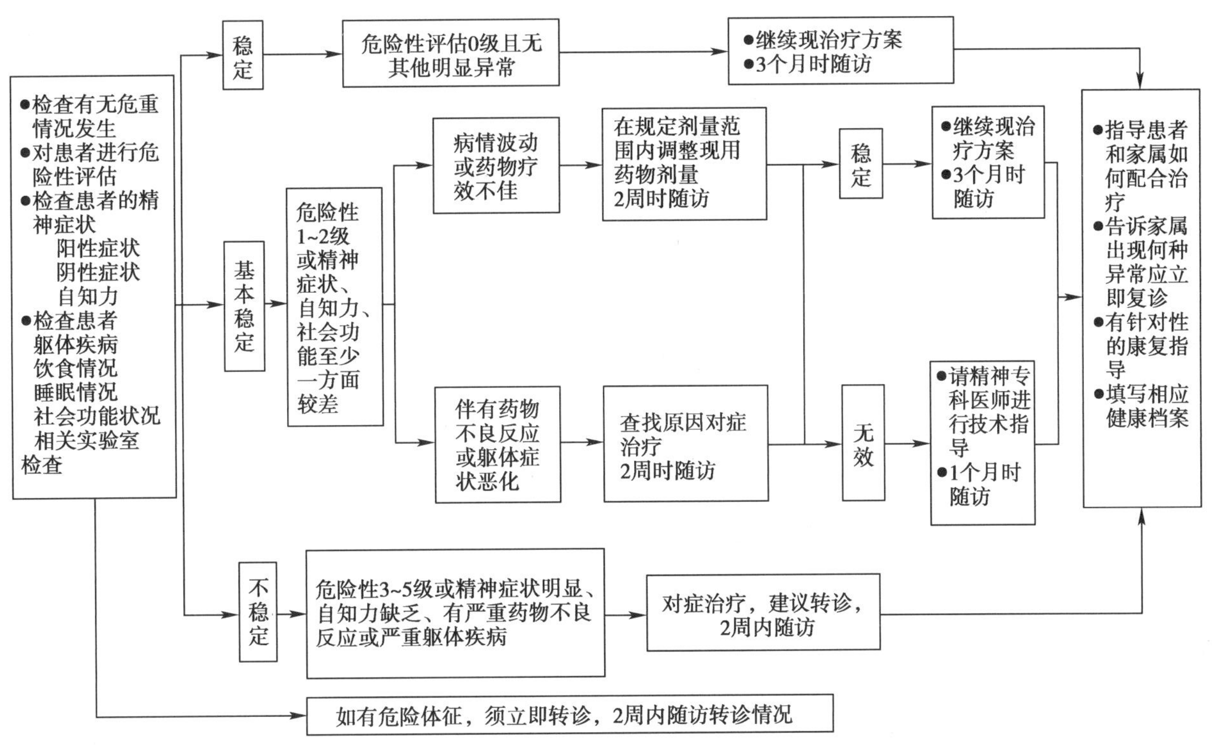

图 7-6-1　严重精神障碍患者管理服务流程

（三）服务要求

1. 配备接受过严重精神障碍管理培训的专（兼）职人员，开展本规范规定的健康管理工作。

2. 与相关部门加强联系，及时为辖区内新发现的严重精神障碍患者建立健康档案并根据情况及时更新。

3. 随访包括预约患者到门诊就诊、电话追踪和家庭访视等方式。

4. 加强宣传，鼓励和帮助患者进行社会功能康复训练，指导患者参与社会活动，接受职业训练。

八、精神疾病的转介转诊

目前在基层卫生服务机构大多未设立精神科门诊，全科医生如果不具备精神科执业医师资质，按照《精神卫生法》的要求无法进行精神疾病诊断，在《严重精神障碍管理治疗工作规范（2018 年版）》中规定基层医疗卫生机构，接受精神卫生专业机构技术指导，及时转诊病情不稳定患者。在上级精防机构的指导下开展辖区患者应急处置，协助精神卫生专业机构开展应急医疗处置。

对于全科医生来说，如不具备精神科执业医师资质，在基层医疗卫生机构工作时发现疑似精神障碍患者，建议动员患者及家属及时到精神专科医院就诊。另外参考精神行为异常识别清单（如下），符合精神行为异常识别清单中一项或以上症状的，考虑可疑存在精神异常，并将发现的疑似患者告知所在中心负责精神卫生防治的人员，并上报县级精防机构。

精神行为异常识别清单如下：

1. 曾在精神科住院治疗。

2. 因精神异常而被家人关锁。

3. 无故冲动，伤人、毁物，或无故离家出走。

4. 行为举止古怪，在公共场合蓬头垢面或赤身露体。

5. 经常无故自语自笑，或说一些不合常理的话。

6. 变得疑心大，认为周围人都针对他或者迫害他。

7. 变得过分兴奋话多（说个不停）、活动多、爱惹事、到处乱跑等。

8. 变得冷漠、孤僻、懒散，无法正常学习、工作和生活。

9. 有过自杀行为或企图。

九、展望

根据2019年初公布的“中国精神卫生调查”数据显示，我国各类主要精神障碍的12个月患病率达9.3%，其中重性精神病患者估计达1 600万。随着城市化进程加快，精神障碍患病率逐年增高，精神障碍患者早已不是大众想象中让人难以触及的极少数，诸如抑郁症、焦虑症等常见精神障碍问题日益突出。

精神疾病的发病机制非常复杂，可能是人类最难克服的、最需要研究的、最富有挑战性的一类疾病，其复杂程度远远超过癌症、心脑血管疾病等。精神疾病的识别率低，全球范围内均是如此。根据英国2009年的统计数据，抑郁症的正确诊断率43.7%，较好的医院平均能达到70%~80%，也不能将所有的抑郁症都诊断出来。在国内，2008年WHO数据显示，精神障碍识别率在50%左右。上海曾参加过调查和研究，抑郁症和广泛性焦虑障碍的识别率在全球最低，说明对抑郁症和焦虑障碍的识别率很差。精神疾病的误诊率很高。大的城市，包括北京、上海和省会城市，诊疗水平与发达国家可能没有太大差别，但基层差距很大。精神疾病难治性的比例很高。在美国，抑郁的终生患病率达20%，难治性的比例为30%；精神分裂症的患病率为1%，难治性比例同样为30%；强迫症难治性的比例为50%。

精神科的治疗手段非常有限。主要采用药物治疗，而心理治疗在我国开展得非常不好，这一现象与医保定价及伦理制度的问题等有关。精神科的物理治疗尚未得到充分开展，基层医疗机构可能不具备开展条件，所以开展得更不理想。事实上，很多物理治疗对精神障碍有效。精神科对外科治疗存在偏见，因为过去精神疾病的外科治疗主要依靠神经毁损；然而，事实可能并非我们所想象得那么可怕，外科的一些定向治疗对于强迫症、抽动秽语综合征是有效的，美国已经批准临床应用，也进入了指南。国内还需要更新观点和学习。

近年来，精神医学取得了一些重要进展。美国有国家精神卫生研究战略计划，强调了四个方面：精神疾病是非常复杂的；需要了解复杂行为的机制，记录精神疾病发展的轨迹，确定精神疾病何时何地发生，以及如何采取干预措施；需要致力于精神疾病的预防和治疗；需要加强科学研究对公共医疗的影响。精神科之所以需要高素质人才加入进来，原因在于不仅要治病，还要改变社会对精神科的看法，要改变国家政策对精神科的支持，精神科才有希望。

目前，我国心理健康和精神卫生服务体系面临的问题不少，称得上艰巨。受众对于心理健康需求巨大，但专业资源却严重不足。精神卫生医疗机构要与基层医疗卫生机构建立对口帮扶、双向转诊制度：通过派驻精神科医师到基层医疗卫生机构工作、巡回诊疗等形式，开展技术指导和培训，指导精防医生开展患者管理服务，及时帮助患者调整用药，对患者及家属开展健康教育宣传等。

要发展医疗机构心理健康服务队伍，包括引进心理学、社会工作专业人员；通过规培、专培，提升精神科医师数量和服务水平；增强临床心理知识培训；加强基层医师对常见精神卫生问题的早期识别能力；为心理咨询师、社会工作者给予技术指导。通过健康知识讲座、家属联谊会、义诊、现场宣传活动等多种形式，开展精神卫生、心理健康相关科普知识宣传，提升公众心理健康意识。

思考题

1. 疑似精神异常行为清单有几条，具体是什么？
2. DSM-5中的抑郁障碍诊断症状学标准有几条？

（闫　芳）

第八章　全科常见妇儿疾病的管理

第一节　妇科炎症

一、外阴及阴道炎

> 学习提要
>
> 1. 生殖系统炎症是女性常见疾病，全科医生应掌握导致阴道炎的病原体、传播方式、典型症状和体征，不同阴道炎采用不同药物针对性治疗。
>
> 2. 根据病因对阴道炎进行治疗多有良好的效果，但治疗不当时滴虫性阴道炎和外阴阴道假丝酵母菌病可转化为复发性难治性疾病。

调查显示不同地区阴道炎发病率差异较大，多在10%~20%之间。近年来，对阴道炎的发生机制的研究越来越深入，阴道炎的诊断标准也逐渐放宽。外阴阴道与肛门、尿道相邻，局部潮湿，易受污染；生育期妇女性活动频繁，易受损伤和外源病原体感染；绝经期妇女及婴幼儿雌激素水平低，局部抵抗力较差，易被感染。有研究显示，学历、是否接受相关教育、就诊是否及时、性生活是否活跃、同房前的清洁与否均可成为阴道炎发生的独立危险因素。

正常女性阴道可分离出20余种微生物，它们形成了阴道的正常微生物群，其中乳杆菌占优势。乳杆菌、阴道pH及雌激素对维持阴道生态平衡起着重要作用。生理状态下，雌激素作用于阴道上皮细胞，使其增生变厚，细胞内糖原含量增加，糖原在上皮细胞内被分解为单糖，继而乳杆菌将其转化为乳酸，维持阴道的酸性环境（pH ≤4.5，多在3.8~4.4），从而抑制其他病原体生长，这就是阴道的自净作用。此外，乳杆菌还可通过产生过氧化氢及其他抗微生物因子来抑制致病微生物附着和生长，维持阴道微生态平衡。

（一）滴虫性阴道炎

1. 病原体特点及传播方式　滴虫性阴道炎是由阴道毛滴虫引起的一种常见的性传播疾病。阴道毛滴虫的适宜生长环境为25~40℃、pH值5.2~6.6的潮湿环境。月经前后阴道pH值发生变化，使得隐藏在阴道腺体和皱襞内的滴虫得以繁殖，引发炎症。滴虫可以抑制乳酸生成，使阴道pH值升高，患者的阴道pH值多为5~6.5。滴虫还可以造成阴道厌氧环境，使厌氧菌繁殖。性交是滴虫性阴道炎的主要传播方式，男性感染后常无症状，易成为感染源。另外滴虫还可以通过公共浴池、游泳池、坐便器、衣物、毛巾、污染的器械等间接传播。

2. 临床表现　阴道毛滴虫感染后潜伏期为4~28日，有10%~50%的患者感染后不出现症状。若出现症状，主要为阴道分泌物增多、外阴瘙痒，烧灼感、疼痛、性交痛等。体检可见阴道黏膜充血，重者可有散在出血点，甚至“草莓样”宫颈，后穹隆多量泡沫状、伴臭味的分泌物，分泌物呈灰黄、黄白的稀薄液体或黄绿色脓性。带虫者阴道黏膜无异常。滴虫可吞食精子，并影响精子的存活，导致不孕。滴虫性阴道炎可伴尿路感染，出现尿频、尿痛甚至血尿症状。

3. 诊断与鉴别诊断　根据患者的典型症状和体征即可诊断，阴道分泌物中发现滴虫可确诊。生理盐水悬滴法即湿片法最为简便常用，取阴道分泌物混于载玻片上的温生理盐水中，显微镜下可观察到滴虫呈波状运动，白细胞增多、可被滴虫推移，此法敏感性60%~70%。近年来新兴的滴虫智能化检测系统和分子诊断技术可以提高检出率。检查前应注意，24~48 小时避免性交及局部灌洗和用药，窥器避免使用润滑剂，分泌物取出后注意保暖和及时送检。

本病需与细菌性阴道炎相鉴别，两者阴道分泌物性状较为相似，主要通过实验室检查鉴别。滴虫性阴道炎可合并其他性传播疾病，诊断时应注意。

4. 治疗　滴虫性阴道炎常合并前庭大腺、尿道、尿道旁腺等多部位感染，因此需全身用药，避免阴道冲洗。推荐甲硝唑或替硝唑 2g 单次口服，由于单次口服患者依从性较强，所以此方案优于 400mg 2 次 /d 的 7 日疗程，用药期间注意禁止饮酒及酒精饮料。对于甲硝唑 2g 单次口服治疗失败者，可更换替硝唑 2g 单次口服，或甲硝唑 400mg 2 次 /d，连服 7 日。对再次治疗仍失败者，可口服甲硝唑或替硝唑 2g 1 次 /d，共 5 日。注意对内裤、毛巾等密切接触物品进行高温消毒、性伴侣同时进行治疗可减少重复感染，治疗期间应避免无保护性交。对于妊娠合并滴虫性阴道炎，治疗目的是减轻症状，因为目前甲硝唑治疗是否能改善妊娠不良结局尚无定论，推荐 400mg 2 次 /d，连服 7 日，替硝唑安全性不明确，应避免妊娠期间使用。

5. 随访　因滴虫性阴道炎再感染率高，最初感染的 3 个月内应追踪复查。

6. 转诊　本病在基层多可治疗，一般无需转诊。

7. 现状及进展　滴虫性阴道炎是常见的女性生殖系统疾病，美国疾病预防控制中心（CDC）指南（2015）及《2018 欧洲国际性病控制联盟 / 世界卫生组织关于阴道分泌物管理指南》（简称欧洲指南）均强调滴虫性阴道炎与妊娠不良结局的发生风险增加及人类免疫缺陷病毒（HIV）感染有相关性。最常用的滴虫性阴道炎的诊断方法就是显微镜查找阴道毛滴虫，但因敏感度较低，越来越多的高敏感、高特异性的分子生物学检测方法应用到临床中，如核酸扩增试验（NAATs）、APTIMA 阴道毛滴虫试剂盒 OSOM 滴虫快速检测试剂盒等。对于治疗方案，美国 CDC 指南和欧洲指南，仍推荐全身用药方案。但由于全身用药方案不良反应较多而明显，另外基于阴道毛滴虫的生长特点，很多研究倾向于配合增补阴道乳杆菌、改善阴道微生态提高治愈率、减少用药量，减少不良反应的发生。但阴道微生态评价体系操作及结果判断较为烦琐，临床应用受限，需进一步研究。各版指南均推荐性伴侣的治疗，且在治愈前禁止性生活。对于 HIV 患者，美国 CDC 指南建议初次治疗后 3 个月内复查。

（二）外阴阴道假丝酵母菌病

1. 病原体及传播途径　外阴阴道假丝酵母菌病（vulvovaginal candidiasis，VVC）80% 以上的病原体为白色假丝酵母菌，偶为其他假丝酵母菌。假丝酵母菌对紫外线、干燥、化学制剂等有较强的抵抗力，耐热性不强，喜酸性环境，患者阴道 pH 多 <4.5。约有 60% 健康育龄妇女阴道中有少量假丝酵母菌定植，妊娠期比例更高，当机体局部或全身细胞免疫力下降时，可导致其大量繁殖，引发炎症。假丝酵母菌为机会致病菌，除阴道外，还可寄居于肠道和口腔，此病多为内源性感染，也可经性交传染。少量患者也可经衣物等间接感染。

2. 临床表现　主要为外阴瘙痒、分泌物增多，分泌物为白色豆渣样或凝乳状，部分患者还可出现烧灼感、排尿痛、性交痛等。查体可见患者外阴红肿、甚至皲裂，阴道黏膜红肿，急性期可见糜烂及表浅溃疡。VVC 可分为单纯性（临床症状轻，致病菌多为白色假丝酵母菌，多发于健康宿主）和复杂性（包括重度的，妊娠期的、非白色假丝酵母菌所致的、复发性的及免疫力低下等所致的 VVC），区分严重程度需根据临床表现进行评分，包括局部疼痛感，瘙痒，分泌物多少，黏膜充血、水肿程度，外阴搔抓、糜烂、皲裂情况，每项根据轻重程度给予 0~3 分，评分低于 7 分为轻中度，大于等于 7 分为重度。

3. 诊断和鉴别诊断　对于有症状或体征的患者，阴道分泌物中找到假丝酵母菌菌丝或芽孢即可确诊。显微镜检查最为常用，湿片法多采用 10% 氢氧化钾溶液。对于治疗效果差的患者或有症状而显微镜检查多次阴性的患者，可采用病原体培养 + 药敏试验。VVC 常存在混合感染，如滴虫、细菌，若阴道 pH>4.5，需特别注意混合感染的可能性。VVC 需与乳杆菌过度繁殖导致的细胞溶解性阴道病相鉴别，两者临床表现相似，主要通过实验室检查相鉴别。

4. 治疗　对于有症状、且实验室检查证实有假丝酵母菌感染的女性均需治疗，无症状的患者及性伴侣无需治疗。首先消除常见诱因，如糖尿病、妊娠、应用免疫抑制剂、长期应用广谱抗生素、大剂量雌激素治疗等，另外粪便污染、局部温暖潮湿、紧身化纤内裤等也是影响因素。

（1）单纯性 VVC：克霉唑阴道片 500mg 单次用药，或 150mg 1 次 / 晚连续 7 日；咪康唑栓剂 200mg 1 次 / 晚连续 7 日，或 400mg 1 次 / 晚连续 3 日，或 1 200mg 单次给药。制霉菌素阴道片 10 万单位 1 次 / 晚连续 10~14 日。对于不宜局部用药者，可给予氟康唑 150mg 顿服。复杂性 VVC：重度 VVC 需在单纯性 VVC 的治疗基础上延长治疗时间，3~7 日方案延长至 10~14 日，单次给药方案需间隔 3 日加用一次。

（2）复发性 VVC（一年内有症状、并由实验室检查证实本病发作 4 次或以上者）需根据培养及药敏结果选择药物进行强化 + 巩固治疗，即在单纯性 VVC 治疗方案基础上，延长 1~2 个疗程，随后进行为期 6 个月的巩固治疗，但巩固治疗方案国内外尚未统一，可给予氟康唑 150mg 口服 1 次 / 周，或每月一个疗程的局部用药。用药期间需注意肝功能异常等副作用，一旦发现，需即刻停药。妊娠期 VVC 首选小剂量、长疗程的局部用药，禁止唑类抗真菌药口服。

5. 随访　症状持续存在或诊断后 2 个月内复发者，应在治疗结束后 7 日、14 日、1 个月、3 个月、6 个月各随访 1 次，1 个月及 6 个月时应同时进行真菌培养。

6. 转诊　VVC 在基层多可治疗，一般无需转诊，但复杂性 VVC，常需要进行病原体培养及药敏试验，若基层不具备此条件，可转诊至有条件的医院治疗。

7. 现状及进展　VVC 是女性常见的外阴阴道炎症，约有 75% 的女性一生中至少感染过一次假丝酵母菌。欧洲版指南强调了 VVC 可对妊娠结局造成不良影响。许多研究显示，克霉唑可以降低阴道假丝酵母菌病导致的早产风险。在诊断方面，欧洲版指南认为显微镜检查是诊断 VVC 的最佳方法，而美国 CDC 指南则指出真菌培养才是"金标准"。与美国 CDC 指南相比，欧洲版指南更加倾向于唑类药物的单剂量疗法治疗单纯性 VVC，阴道给药与口服给药治疗效果相当。对于复发性 VVC，欧洲版指南推荐 3 日唑类强化治疗加 6 个月的巩固治疗方案。目前有研究发现，紧张或应激状态是白色假丝酵母菌所致阴道炎的主要病因，传统抗真菌治疗虽能缓解症状，但对其复发没有影响，因此临床工作中应重视精神心理方面的治疗。

（三）细菌性阴道病

1. 病原体及病理生理机制　细菌性阴道病（bacterial vaginosis，BV）是阴道内的正常菌群失调造成的混合感染性疾病，主要机制为正常优势菌乳杆菌减少，阴道 pH 值升高，以加德纳菌、厌氧菌、人型支原体为主的多种微生物大量繁殖取代优势菌，产生酶类、胺类及有机酸等，破坏宿主的防御机制，微生物借此进入上生殖道，引起炎症。多个性伴侣、吸烟、阴道冲洗等可能增加本病的患病风险，另外本病还可增加患其他性传播疾病的风险。

2. 临床表现　本病多发于性活跃期妇女，部分患者患病后无临床症状，有症状者则多表现为多量腥臭味的阴道分泌物，稀薄、均质，常呈灰白色，轻度的外阴瘙痒、烧灼感。体格检查可见阴道内特征性分泌物，黏度低，但阴道黏膜无明显炎症表现。

3. 诊断和鉴别诊断　目前临床常用的诊断标准为 Amsel 临床诊断标准：①阴道分泌物白色、均质、稀薄；②阴道 pH>4.5；③胺臭味试验，将 10% 氢氧化钾与阴道分泌物混合于玻片上，可产生烂鱼肉样腥臭味，此为阳性；④线索细胞阳性，此为表面贴附各种微生物颗粒的阴道表皮细胞，检查时将生理盐水与分泌物混合于玻片，置于高倍显微镜下观察。其中三项阳性即可诊断。革兰氏染色显微镜检查敏感度高于 Amsel 临床诊断，但多用于实验研究。欧洲指南指出还可用商品化试剂盒进行诊断。

4. 治疗　有症状患者均需治疗，新版欧洲指南明确指出治疗指征：既往有特发性早产或妊娠中期流产史者，妊娠期显微镜诊断的细菌性阴道病，无论有无症状均需治疗；需进行妇科手术或侵入性操作的患者，治疗需选用抗厌氧菌的甲硝唑、克林霉素。

推荐治疗方案为：甲硝唑 400mg 口服 2 次 /d 连续 7 日；或甲硝唑阴道片或栓剂 200mg 1 次 /d 连续 5~7 日；2% 克林霉素软膏阴道涂抹 5g 1 次 /d 连续 7 日。替代方案：替硝唑 1g 口服 1 次 /d 连续 5 日；替硝唑 2g 1 次 /d 连续 3 日；克林霉素 300mg 口服 2 次 /d 连续 7 日。性伴侣不推荐常规治疗。对于妊娠期及哺乳期患者，推荐甲硝唑或克林霉素口服治疗，剂量及疗程同上，但应注意避免大剂量给药，服药后应推迟哺乳 12~24 小时。

5. 随访 治疗后若症状消失，则无需随访。症状反复出现或持续存在者，应接受随访。

6. 转诊 细菌性阴道病在基层多可治疗，一般无需转诊。

7. 现状及进展 有研究显示，患者职业、配偶职业、分娩史、精神紧张、内裤材质等均可成为发病的独立危险因素。新版欧洲指南指出对于复发性和持续性细菌性阴道病，甲硝唑阴道用药是最佳治疗方案，联合益生菌治疗可能有益。多项研究支持益生菌的联合治疗方案。美国 CDC 指南指出，对于有症状的妊娠期妇女可采用与非妊娠期相同的阴道或口服推荐方案。新版欧洲指南指出妊娠期患者治疗可降低早产风险，且治疗 1 个月后应进行复查。

二、宫颈炎症

学习提要

1. 急性宫颈炎病原体类型复杂，部分不清，宫颈分泌物呈黏液脓性或棉拭子擦拭宫颈可诱发出血，分泌物白细胞增多可初步诊断，急性宫颈炎通常需抗生素治疗。

2. 慢性宫颈炎多无明显症状，对持续存在的慢性宫颈黏膜炎症需对因治疗，对宫颈呈糜烂样改变、接触性出血、药物治疗无效的慢性宫颈黏膜炎和宫颈息肉患者可采用局部治疗。

宫颈阴道部炎症的病因、诊断治疗均与阴道炎相同。宫颈黏膜为单层柱状上皮，抗感染能力差，容易发生炎症。本节主要介绍宫颈黏膜炎症。

（一）病因及病理

病原体多为性传播疾病的病原体，如淋病奈瑟球菌、沙眼衣原体、单纯疱疹病毒等；另外还有内源性病原体，包括需氧菌、厌氧菌，尤其细菌性阴道病的病原体多见。然而大部分宫颈炎患者查找不出明确病原体，尽管给予抗感染治疗，部分宫颈炎仍持续存在，其机制不清。宫颈炎急性期可表现为局部的充血水肿，上皮细胞坏死，大量中性粒细胞浸润，腺腔中脓性分泌物。急性宫颈炎迁延不愈或病原体持续感染可导致慢性宫颈炎，表现为慢性炎症细胞浸润，最终可致慢性宫颈管黏膜炎、宫颈息肉或宫颈肥大。

（二）临床表现

多数患者并无症状，有症状者多表现为阴道分泌物增多、脓性，性交出血、月经间期出血等，分泌物过多还可引起外阴刺激症状，瘙痒、不适等。阴道检查可见宫颈充血、水肿、黏膜外翻，宫颈可呈糜烂样改变，有分泌物附着于宫颈或自宫颈管流出。黏膜外翻者易诱发接触性出血。如为宫颈息肉，则表现为一个或多个软脆舌形的红色赘生物，可有蒂，宽窄不一；如为宫颈肥大，则肥大程度不一，需经验诊断。

（三）诊断和鉴别诊断

宫颈炎通常具备两个特征性体征之一：①宫颈管或宫颈管棉拭子标本有肉眼可见的脓性或黏液脓性分泌物；②棉拭子擦拭颈管口黏膜时易诱发出血。具备以上体征之一，再结合分泌物中白细胞增多可初步诊断急性宫颈炎。白细胞检测需首先排除导致白细胞升高的阴道炎：宫颈管脓性分泌物做革兰氏染色，中性粒细胞 >30/ 高倍视野；阴道分泌物湿片检查白细胞 >10/ 高倍视野。由于宫颈炎的常见病原体包括沙眼衣原体、淋病奈瑟球菌等，所以应进行相关检测，及有无细菌性阴道病和滴虫性阴道炎。

慢性宫颈炎通常根据临床症状和阴道检查即可做出初步诊断，但应注意与宫颈柱状上皮异位和宫颈鳞状上皮内病变相鉴别，三者均可呈糜烂样改变，但宫颈糜烂样改变仅为一个临床征象，对于有此征象的患者，应进行炎症相关检查及细胞学和 / 或 HPV 检测，必要时行阴道镜、活组织检查等以排除宫颈鳞状上皮内病变或宫颈癌。宫颈息肉虽极少恶变，但部分宫颈或子宫体恶性肿瘤也可呈息肉状，应注意切除息肉并进行组织学检查。内生型宫颈癌可引起宫颈肥大，可行宫颈细胞学检查或宫颈管搔刮进行鉴别。

（四）治疗

不同病变采取不同治疗方法，对于急性宫颈炎以抗生素治疗为主。在得到病原体检测结果之前：对有性传播疾病高危因素的患者（如年龄小于 25 岁，多性伴侣或新性伴侣，且为无保护性性交或性伴侣患有性传播疾病），尤其是无随访条件的患者，可采用经验性抗生素治疗，阿奇霉素 1g 顿服；或多西环素 100mg，口服 2 次 /d，共 7 日。对于低危性传播疾病患者，获得病原体之前也可选择延迟治疗。对于已获得病原体者，则针对性使用抗生素治疗：病原体为淋病奈瑟球菌者推荐大剂量、单次给药，常用头孢菌素及头霉素类药物，如头孢曲松钠 250mg，单次肌内注射；或头孢克肟 400mg，顿服；头孢唑肟 500mg，单次肌内注射；头孢噻肟钠 500mg，单次肌内注射；头孢西丁 2g，单次肌内注射，加用丙磺舒 1g 顿服；另外还可选择氨基糖苷类抗生素中的大观霉素 4g，单次肌内注射。病原体为沙眼衣原体的患者治疗药物主要有：四环素类，如多西环素 100mg，口服 2 次 /d，共 7 日；米诺环素 0.1g，口服 2 次 /d，共 7~10 日；大环内酯类，阿奇霉素 1g，顿服；克拉霉素 0.25g，口服 2 次 /d，共 7~10 日；红霉素 500mg，口服 4 次 /d，共 7 日；氟喹诺酮类，氧氟沙星 300mg，口服 2 次 /d，共 7 日；左氧氟沙星 500mg，口服 1 次 /d，共 7 日；莫西沙星 400mg，口服 1 次 /d，共 7 日。因淋病奈瑟球菌常合并沙眼衣原体感染，因此治疗淋病奈瑟球菌所致的急性宫颈炎时应联合应用治疗沙眼衣原体的抗生素。对于合并细菌性阴道病的患者应同时进行治疗。

对慢性宫颈管黏膜炎应注意是否存在沙眼衣原体及淋病奈瑟球菌的再次感染、性伴是否已进行治疗、是否存在阴道微生物群失调，针对病因进行治疗。对病因不明者尚无有效治疗方法。对子宫颈呈糜烂样改变、有接触性出血、分泌物明显增多且反复药物治疗无效，且排除宫颈鳞状上皮内病变和宫颈癌者，可试用物理治疗，包括激光、冷冻、微波等方法。物理治疗的注意事项：治疗前，应常规行子宫颈癌筛查；有急性生殖道炎症者为禁忌；治疗时间应选在月经干净后 3~7 日内进行；治疗后可有阴道分泌物增多，甚至有大量水样排液，术后 1~2 周脱痂时可有少许出血；在创面尚未愈合期间（4~8 周）禁盆浴、性交和阴道冲洗；物理治疗有引起术后出血，子宫颈狭窄，不孕，感染的可能，治疗后应定期复查，观察创面愈合情况直到痊愈，同时注意有无子宫颈管狭窄。

对于宫颈息肉患者，可行宫颈息肉摘除术，注意摘除息肉应送病理组织学检查。

宫颈肥大患者在排除引起宫颈肥大的其他原因后一般无需治疗。

妊娠妇女与非妊娠妇女的治疗无差别。

性伴侣的处理：若病原体怀疑或确诊为淋病奈瑟球菌、衣原体、阴道毛滴虫，则患者近 2 个月内的性伴侣均应进行检查和治疗，在治愈前禁止性生活以防再次感染。

（五）随访

无论患者是否接受宫颈炎治疗，均应进行随访，医生可通过随访判断是否治愈或作为宫颈炎评估的一部分。由于沙眼衣原体、淋病奈瑟球菌、滴虫感染的患者再感染率高，无论性伴侣是否接受治疗，均应 3 个月后再次随访。

（六）转诊

对于慢性宫颈炎、需手术或物理治疗的患者，应转诊妇科。

（七）现状及展望

有研究显示，患者年龄与慢性宫颈炎的发病率呈正相关，另外婚姻状况、生育史、个人卫生习惯、流产情况、避孕习惯均与慢性宫颈炎的发生有相关性，因此加强健康教育宣传、采取措施改善个人卫生、生活习惯、有助于降低慢性宫颈炎的发病率。近年来中医疗法治疗宫颈炎研究逐渐深入，臧成、张存玲等利用中药口服联合中药坐浴等方法治疗宫颈炎取得了显著效果，降低了宫颈炎的复发率，提高了患者生活质量。人 β- 防御素（hBD）是近年来发现的存在于损伤皮肤中的低分子抗微生物肽，是富含半胱氨酸的阳离子肽类物质，其对革兰氏阴性菌和念珠菌有抗微生物活性，李少儒等研究显示，hBD 浓度降低提示感染得到控制，而米诺环素能有效降低非淋球菌性宫颈炎患者 hBD-2、hBD-3 的表达，抑制免疫炎症反应，控制感染。

三、盆腔炎性疾病

> **学习提要**
>
> 1. 盆腔炎性疾病发病前多有宫腔操作史或月经卫生不良。
>
> 2. 盆腔炎性疾病常为内源性和外源性病原体的混合感染，轻重程度不一，抗生素为主要治疗方法，必要时需手术治疗。

（一）病原体、感染途径及高危因素

盆腔炎性疾病常为内源性病原体和外源性病原体的混合感染，有时也可单独存在。外源性病原体主要为性传播疾病的病原体，包括淋病奈瑟球菌、沙眼衣原体、人型支原体、解脲脲原体、生殖支原体等。内源性病原体源自寄居于阴道的菌群，包括需氧菌和厌氧菌，多为混合感染。近年来研究发现，盆腔炎性疾病与引起细菌性阴道病的病原体有关。腹腔其他脏器感染后如阑尾炎可直接蔓延至内生殖器引起盆腔炎性疾病。

沿生殖道黏膜上行蔓延是非妊娠、非产褥期盆腔炎的主要感染途径，淋病奈瑟球菌、衣原体、葡萄球菌等常沿此途径扩散。产褥感染、流产后感染主要经淋巴系统蔓延。经血液传播是结核分枝杆菌感染的主要途径。

盆腔炎性疾病多发生于性生活活跃期的妇女，尤其是初次性交年龄小、有多个性伴侣、性交过频及性伴侣有性传播疾病者，美国有资料显示，盆腔炎性疾病的高发年龄为15~25岁。下生殖道感染、宫腔手术操作导致黏膜损伤出血等均易导致盆腔炎性疾病的发生。性卫生不良、不注意性卫生保健、邻近器官炎症都是盆腔炎性疾病的高危因素。另外盆腔炎性疾病可导致盆腔粘连、输卵管损伤、防御能力下降，容易出现再次感染。

（二）临床表现

因炎症轻重及范围大小不同，临床表现也不相同。最常见的症状为下腹部疼痛、阴道分泌物增多或阴道分泌物性质改变，如有异味等。盆腔炎性疾病的腹痛大多为持续性，活动或性交后加重。病情严重的患者可出现发热甚至高热、寒战、头痛、食欲减退等症状。月经期发病还可出现经量增多，经期延长。若合并有腹膜炎，则会出现恶心、呕吐、腹胀、腹泻等消化系统症状。若伴有泌尿系统感染则可有尿急、尿频、尿痛，尿不尽等症状。若有脓肿形成，则可在下腹触及部包块，并有局部压迫症状；若包块位于子宫前方则可出现排尿困难、尿频等膀胱刺激症状。若引起膀胱肌炎还可有尿痛等症状；若包块位于子宫后方可有直肠刺激症状；若包块位于腹膜外可有腹泻、里急后重和排便困难等症状。

（三）诊断和鉴别诊断

根据患者的病史、症状、体征及实验室检查可做出初步诊断。由于盆腔炎性疾病的临床表现差异较大，所以诊断盆腔炎性疾病较困难，导致盆腔炎性疾病后遗症发生的概率较大。2015年美国疾病预防和控制中心（CDC）推荐的盆腔炎性疾病的诊断标准见表8-1-1，旨在对年轻女性出现腹痛或有异常阴道分泌物或不规则阴道流血者，加强对盆腔炎性疾病的认识与诊治，以达到及时治疗、减少后遗症发生的目的。如果患者出现下腹部疼痛且患者为性活跃的年轻女性或者具有性传播疾病的高危人群，又可排除其他引起下腹痛的原因以后，符合妇科检查最低标准，即可给予经验性抗生素治疗。

表8-1-1 盆腔炎性疾病的诊断标准

（美国CDC诊断标准，2015年）

标准
最低标准
宫颈举痛或子宫压痛或附件区压痛
附加标准
体温超过38.3℃（口表）
宫颈异常黏液脓性分泌物或脆性增加
阴道分泌物生理盐水湿片出现大量白细胞
红细胞沉降率升高
血C反应蛋白升高
实验室证实的宫颈淋病奈瑟球菌或衣原体阳性
特异标准
子宫内膜活检组织学证实子宫内膜炎
阴道超声或磁共振检查显示输卵管增粗，输卵管积液，伴或不伴有盆腔积液、输卵管卵巢肿块，或腹腔镜发现盆腔炎性疾病征象

诊断盆腔炎性疾病时应除外以下情况：流产、异位妊娠、卵巢囊肿蒂扭转、卵巢囊肿破裂、急性阑尾炎等，见表8-1-2。

表 8-1-2 盆腔炎性疾病的鉴别诊断

	盆腔炎性疾病	输卵管妊娠	流产	急性阑尾炎	卵巢囊肿扭转或破裂
停经史	无	有或无	有	无	无
病史特点	多有宫腔操作史，经期卫生不良	常有不孕，慢性盆腔炎，IVF病史	无	无	常有卵巢囊肿病史
腹痛情况	下腹持续性疼痛，可伴有消化系统和膀胱刺激症状	突发撕裂样疼痛或痉挛性疼痛，由一侧开始向全腹扩散	下腹正中阵发性坠痛	始于上腹部，转至脐周后至右下腹持续性疼痛	突发一侧下腹剧痛伴恶心、呕吐甚至休克。扭转者常有体位改变
阴道流血	有或无	不规则流血，可排出蜕膜组织	不全流产时出血多，排出物有绒毛组织	无	有或无
休克	严重感染可有感染性休克	失血性休克，可与外出血不成比例	失血性休克，与外出血成比例	无	有或无
体温	升高	正常	正常	升高	正常
腹部检查	下腹压痛、反跳痛，肌紧张	下腹压痛、反跳痛，肌紧张不明显，移动性浊音阳性，可扪及包块	无压痛	麦氏点压痛，肌紧张	下腹压痛、反跳痛，肌紧张，可有移动性浊音阳性或扪及包块
盆腔检查	宫颈举痛、子宫正常大小，触痛附件区压痛，可扪及包块	宫颈举痛、子宫大小与停经时间不符，后穹隆饱满、触痛，附件区压痛，可扪及包块	子宫大小与停经时间相符，子宫及附件无压痛	子宫及附件无异常	可扪及附件包块
阴道后穹隆穿刺	可抽出脓性液体	可抽出陈旧性血液	阴性	阴性	可抽出卵巢囊肿内容物，如：脂肪或巧克力样液体
血HCG测定	正常	升高	升高	正常	正常
血常规检查	白细胞计数升高	血红蛋白下降	血红蛋白下降	白细胞计数升高	白细胞计数正常或升高
超声检查	附件包块、盆腔积液	子宫无增大，宫内无孕囊、附件包块盆腔积液	子宫增大，宫内孕囊	子宫、附件无异常	附件包块、盆腔积液
腹腔镜检查	盆腔积脓，输卵管充血水肿	输卵管增粗或破裂，盆腔积血	子宫增大，输卵管正常	阑尾充血、水肿，脓性分泌物	卵巢囊肿扭转或破裂

（四）治疗

抗生素治疗是盆腔炎性疾病的主要方法。一旦确诊为应根据以往的经验及时应用广谱抗生素治疗。因为盆腔炎性疾病的病原体大多是淋病奈瑟球菌、衣原体及需氧菌、厌氧菌的混合感染，所以选择抗生素时应选择可以覆盖以上病原体的广谱抗生素，不同类型抗生素联合用药。盆腔炎性疾病确诊的48小时内应根据经验及时给予广谱抗生素抗炎治疗，及时有效的抗生素治疗可清除病原体，改善患者症状及体征，减少后遗症的发生。选择治疗方案应从有效性、费用、患者依从性和药物敏感性等因素综合考虑。

1. 住院治疗指征 ①外科急症表现，如阑尾炎、异位妊娠不能除外者；②患者为孕妇；③口服抗生素无效者；④不能遵循或不能耐受门诊口服抗生素治疗的患者；⑤病情严重，恶心、呕吐或高热；⑥输卵管脓肿。

2. 非静脉给药 对于患者症状轻，能耐受口服抗生素，且有随访条件的，可在门诊给予口服或肌内注射抗生素治疗。常用方案见表8-1-3。

表 8-1-3 非静脉给药方案

方案
方案 A
头孢曲松钠 250mg,单次肌内注射;或头孢西丁钠 2g,单次肌内注射(也可选用其他三代头孢类抗生素如头孢噻肟、头孢唑肟钠)
为覆盖厌氧菌,加用硝基咪唑类药物,如甲硝唑 0.4g,每 12 小时 1 次,口服 14 日
为覆盖沙眼衣原体或支原体,可加用
多西环素 0.1g,每 12 小时 1 次,口服,10~14 日
或米诺环素 0.1g,每 12 小时 1 次,口服,10~14 日
或阿奇霉素 0.5g,每日 1 次,连服 1~2 日后改为 0.25g,每日 1 次,连服 5~7 日
方案 B
氧氟沙星 400mg 口服,每日 2 次,连用 14 日;或左氧氟沙星 500mg 口服,每日 1 次,连用 14 日,同时加用甲硝唑 0.4g,每日 2~3 次,口服,连用 14 日

3. 静脉给药 静脉给药收效快,但临床症状改善后应继续给药至少 24 小时,然后改为口服药物治疗,共持续 14 日。常用方案见表 8-1-4。

表 8-1-4 静脉给药方案

方案
方案 A 头霉素或头孢菌素类药物
头孢替坦 2g,每 12 小时 1 次,静脉滴注,或头孢西丁钠 2g,每 6 小时 1 次,静脉滴注;多西环素 100mg,每 12 小时 1 次,静脉滴注或口服
临床症状、体征改善至少 24~48 小时后改为口服药物治疗,多西环素 100mg,每 12 小时 1 次,口服 14 日;或米诺环素 0.1g,每 12 小时 1 次,口服 14 日;或阿奇霉素 0.25g,每日 1 次,口服 7 日(首次剂量加倍)。对输卵管卵巢脓肿者,需加用克林霉素或甲硝唑从而更有效的抗厌氧菌
其他头孢类药物如头孢噻肟钠、头孢唑肟、头孢曲松钠也可以选择,但这些药物的抗厌氧菌作用稍差,必要时加用抗厌氧菌药物
方案 B 克林霉素与氨基糖苷类联合方案
克林霉素 900mg,每 8 小时 1 次,静脉滴注,或林可霉素 0.9g,每 8 小时 1 次,静脉滴注;加用硫酸庆大霉素,首次负荷剂量为 2mg/kg,每 8 小时 1 次静脉滴注或肌内注射,维持剂量 1.5mg/kg,每 8 小时 1 次
临床症状、体征改善后继续静脉应用 24~48 小时,克林霉素改为口服 450mg,每日 4 次,连用 14 日;或多西环素 100mg,口服,每 12 小时 1 次,口服 14 日
方案 C 青霉素类与四环素类联合方案
氨苄西林钠舒巴坦钠 3g,每 6 小时 1 次,静脉滴注,或阿莫西林克拉维酸钾 1.2g,每 6~8 小时 1 次,静脉滴注;加用
多西环素 0.1g,每 12 小时 1 次,口服 14 日;或米诺环素 0.1g,每 12 小时 1 次,口服 14 日;或阿奇霉素 0.25g,每日 1 次,口服 7 日(首次剂量加倍)
方案 D 氟喹诺酮类药物与甲硝唑联合方案
氧氟沙星 0.4g,每 12 小时 1 次,静脉滴注,或左氧氟沙星 0.5g,每日 1 次,静脉滴注加用硝基咪唑类药物
甲硝唑 0.5g,每 12 小时 1 次,静脉滴注

4. 手术治疗 对于抗生素疗效差的输卵管卵巢脓肿或盆腔脓肿可选择手术治疗。手术指征:①药物治疗无效;②脓肿持续存在;③脓肿破裂。若脓肿破裂诊治不及时死亡率高,一旦怀疑脓肿破裂,应立即在抗生素治疗的同时行手术治疗。

5. 中药治疗 在抗生素治疗的基础上联合中医、中药、物理治疗等,可以减少慢性盆腔痛后遗症的发生。

6. 性伴侣的治疗 对患者出现症状前 2 个月内接触过的性伴侣均应进行检查和治疗。如果最近一次性交发生于 2 个月前,则应对最后的性伴侣进行检查、治疗。在女性盆腔炎性疾病患者治疗期间应避免无保护性交。

(五)随访

患者一般在治疗 72 小时内会有临床症状的改善,如退热、腹部压痛减轻、子宫及附件触痛及宫颈举痛减轻,若无改善,则应住院、重新评估治疗方案或采用其他检查方法。无论性伴侣是否治疗,建议沙眼衣原体和淋病奈瑟球菌感染者治疗后 3 个月复查上述病原体。若 3 个月未复查,应于治疗后 1 年内任意一次就诊时复查。

(六)转诊

根据指征,对需要住院治疗或进行手术的患者,应转往有条件的上级医院。

(七)现状及展望

盆腔炎性疾病多发于性活跃期的妇女,对其进行沙眼衣原体筛查和治疗可有效降低盆腔炎性疾病的发病率。宫颈淋病奈瑟球菌和沙眼衣原体筛查阴性并不能完全排除上生殖道感染,因此治疗选用的抗生素应覆盖这些病原体。而是否要根除厌氧菌,目前尚不确,但从患者上生殖道分离的厌氧菌进行体外实验发现,一些厌氧菌可能导致输卵管的上皮损害。细菌性阴道病常与盆腔炎性疾病合并存在,因此选用的抗生素应覆盖厌氧菌。近年来国内中医药治疗盆腔炎性疾病的研究不断深入,中医疗法疗效显著,中西医结合治疗盆腔炎性疾病的优势日益突出,但中药治疗的基础研究较少,多为临床疗效观察,因此今后的中医药临床和科研工作还需不断完善。

思考题

1. 分别叙述滴虫性阴道炎、阴道假丝酵母菌病和细菌性阴道病的分泌物特点。
2. 慢性宫颈炎的常用治疗方法有哪些？

（王荣英）

第二节　生殖内分泌疾病

一、异常子宫出血

学习提要

1. 无排卵型异常出血为排除性诊断，首先要排除器质性病变所引起的异常出血后再判断有无排卵，且无排卵者需排除其他引起无排卵的疾病如甲状腺疾病及高泌乳素血症等。

2. 病史对异常出血的诊断非常重要；不同年龄的患者治疗原则及用药有所区别。

异常子宫出血（abnormal uterine bleeding，AUB）是妇科常见的一个体征或症状，指非妊娠或妊娠妇女源自子宫腔的出血且与正常月经的周期频率、规律性、周期长度、经期出血量中的任何一项不符，因此必须排除来自宫颈、阴道、外阴、泌尿道、直肠、肛门的出血。国际妇产科联盟（FIGO）将 AUB 分为慢性和急性。慢性 AUB 指近 6 个月中至少有 3 次源自宫腔的出血，且存在出血量、规律性和时机的异常。也就是说 1~2 次的异常，可暂不需紧急处理，但需进行规范的 AUB 诊疗。急性 AUB 定义为一次大量出血的发作，其严重性必须紧急干预以防进一步失血。

（一）流行病学

约 30% 的育龄期妇女会出现异常子宫出血，在围绝经期甚至可高达 50%。国内报告（2001 年）采用整群分层随机抽样的研究方法，全国 15 个省市的 100 个社区，对 9 951 名女性进行妇科常见病调查，结果显示在 7 756 名绝经前妇女中月经紊乱占 34.5%。而美国的一项研究（2000 年）调查了两年内求医的 2 000 万次病例，其中因异常子宫出血而行妇科手术的患者约占 25%。

（二）异常子宫出血的分类、分型

世界各国描述 AUB 的医学术语和定义存在混淆，为此国际妇产科联盟（FIGO）2007 年发表了关于“正常和异常子宫出血相关术语”的共识，2011 年又发表了“育龄期非妊娠妇女 AUB 病因新分类 PALM-COEIN 系统”。正常子宫出血和推荐的 AUB 术语：正常子宫出血即月经，规范的月经指标至少包括周期的频率和规律性、经期长度、经期出血量 4 个要素，我国暂定的术语标准见表 8-2-1，其他还应有经期有无不适，如痛经、腰酸、下坠等。

表 8-2-1　AUB 术语范围

月经临床评价指标	术语	中国标准
周期频率 /d	月经频发	<21
	月经稀发	>35
周期规律性 /d	规律月经	<7
	不规律月经	≥7
	闭经	≥6 个月无月经
经期长度 /d	经期延长	>7
	经期过短	<3
经期出血量 /ml	月经过多	>80
	月经过少	<5

1. 无排卵性异常子宫出血

（1）病理生理：无排卵的子宫异常出血多见于年龄小于 20 岁或大于 40 岁的女性。因卵巢周期中黄体期时间比较稳定，维持在 13~15 日左右，所以月经周期长短与卵泡期时间相关。

在青春期，下丘脑 - 垂体 - 卵巢轴激素间的反馈调节尚未成熟，大脑中枢对雌激素的正反馈作用存在缺陷，下丘脑和垂体与卵巢间尚未建立稳定的周期性调节，卵泡刺激素（FSH）呈持续低水平，无促排卵性黄体生成素（LH）峰形成，卵巢虽有卵泡生长，但卵泡发育到一定程度即发生退行性变，形成闭锁卵泡，无排卵发生；在绝经过渡期，卵巢功能不断衰退，卵泡近于耗尽，剩余卵泡往往对垂体促性腺激素的反应性低下，故雌激素分泌量锐减，以致促性腺激素水平升高，FSH 常比 LH 更高，不形成排卵期前 LH 高峰，故不排卵。生育期妇女有时因应激、肥胖，或多囊卵巢综合征（PCOS）等因素影响，也可发生无排卵。各种原因引起的无排卵均可导致子宫内膜受单一雌激素作用而无孕酮对抗，从而引起雌激素突破性出血。

另外，无排卵性 AUB 还与子宫内膜出血自限机制缺陷有关。主要表现为：①单纯雌激素的作用下，子宫内膜组织脆性增加；②由于雌激素波动使子宫内膜脱落不完全；③单一雌激素的持续作用导致血管结构与功能异常；④多次组织破损导致子宫内膜纤溶亢进和凝血异常；⑤过度增生的子宫内膜组织中前列腺素 E2（PGE2）含量和敏感性更高，血管易于扩张，出血增加。

（2）临床表现：少数无排卵妇女可有规律的月经周期，临床上称“无排卵月经”，大部分无排卵性出血是部分子宫内膜的非同步出血，通常表现为子宫内膜的不规则出血，出血间隔长短不一，出血量多少不一。出血的类型取决于血雌激素水平及其下降速度、雌激素对子宫内膜持续作用的时间及子宫内膜的厚度。妇科查体除子宫稍丰满及软外，其余大致正常。

2. 排卵型子宫异常出血 排卵性异常子宫出血多发生于生育期女性，较无排卵性少见，患者有周期性排卵，因此临床上有可辨认的月经周期。主要包含黄体功能不足、子宫内膜不规则脱落和子宫内膜局部异常所致的 AUB。

（1）黄体功能不足：月经周期中有卵泡发育及排卵，但黄体期孕激素分泌不足或黄体过早衰退，导致子宫内膜分泌反应不良和黄体期缩短。

1）发病机制：①卵泡期 FSH 缺乏，使卵泡发育缓慢雌激素分泌减少，从而对垂体及下丘脑正反馈不足；②LH 脉冲峰值不高及排卵峰后 LH 低脉冲缺陷，使排卵后黄体发育不全，孕激素分泌减少；③卵巢本身发育不良，可导致黄体功能不足。

2）子宫内膜病理：子宫内膜形态一般表现为分泌期内膜，腺体分泌不良，间质水肿不明显或腺体与间质发育不同步。内膜活检显示分泌反应落后 2 日。

3）临床表现：常表现为月经周期缩短。有时月经周期虽在正常范围内，但卵泡期延长、黄体期缩短，以致患者不易受孕或在妊娠早期流产。

（2）子宫内膜不规则脱落：月经周期有排卵，黄体发育良好，但萎缩过程延长，导致子宫内膜不规则脱落。

1）发病机制：由于下丘脑 - 垂体 - 卵巢轴调节功能紊乱，或溶黄体机制失常，引起黄体萎缩不全，内膜持续受孕激素影响不能如期完整脱落。

2）子宫内膜病理：正常月经第 3~4 日时，分泌期子宫内膜已全部脱落。黄体萎缩不全时，月经期第 5~6 日仍能见到呈分泌反应的子宫内膜。常表现残留的分泌期内膜与出血坏死组织及新增生的内膜混合共存。

3）临床表现：表现为月经周期正常，但经期延长，长达 9~10 日，且出血量多。

（3）子宫内膜局部异常所致异常子宫出血（AUB-E）：指原发于子宫内膜局部异常引起的异常子宫出血。当 AUB 发生在有规律且有排卵的周期，特别是经排查未发现其他原因可解释时，则可能是原发于子宫内膜局部异常所致的异常子宫出血。

临床表现可表现为月经过多（>80ml）、经间期出血或经期延长，而周期、经期持续时间正常。其机制可能涉及子宫内膜局部凝血纤溶调节机制异常、子宫内膜修复机制异常及子宫内膜血管生成异常等。

（三）异常出血的诊断

1. 无排卵性异常出血的诊断 诊断前必须首先除外生殖道或全身器质性病变所致。

（1）病史：应注意患者年龄、月经史、婚育史及避孕措施；排除妊娠；是否存在引起异常子宫出血的器质性疾病，包括生殖器肿瘤、感染、血液系统及肝、肾、甲状腺疾病等，了解疾病经过和诊疗情况；近期有无服用干扰排卵的药物等。通过详细询问病史，确认其特异的出血模式。

（2）体格检查：包括妇科检查和全身检查，及时发现相关体征。妇科检查应排除阴道、宫颈及子宫结构异常和器质性病变，确定出血来源。

（3）辅助检查：主要目的是鉴别诊断和确定病情的严重程度及是否有合并症。

1）全血细胞计数、凝血功能检查。

2）尿妊娠试验或血 HCG 检测：除外妊娠相关疾病。

3）超声检查：了解子宫内膜厚度及回声，以明确有无宫腔占位性病变及其他生殖道器质性病变等。

4）基础体温（BBT）测定：是诊断无排卵

性 AUB 最常用的手段，无排卵性基础体温呈单相型。

5）生殖内分泌测定：通过测定下次月经前 5~9 日（相当于黄体中期）血孕酮水平估计有无排卵，孕酮浓度 <3ng/ml 提示无排卵。同时应在早卵泡期测定血 LH、FSH、催乳素（PRL）、雌二醇（E_2）、睾酮（T）、促甲状腺素（TSH）水平，以了解无排卵的病因。

6）刮宫或子宫内膜活组织检查：以明确子宫内膜病理诊断，而刮宫兼有诊断和止血双重作用。适用于年龄 >35 岁、药物治疗无效或存在子宫内膜癌高危因素的异常子宫出血患者。为确定有无排卵或黄体功能，应在月经来潮月经前 1~2 日或月经来潮 6 小时内刮宫；为尽快减少大量出血、除外器质性疾病，可随时刮宫；为确定是否子宫内膜不规则脱落，需在月经第 5~7 日刮宫。

7）宫腔镜检查：可直接观察到宫颈管、子宫内膜的生理和病理情况，直视下活检的诊断准确率显著高于盲取。

8）宫颈黏液结晶检查：根据羊齿植物叶状结晶的出现与否判断有无排卵，月经前仍可见羊齿状结晶表示无排卵。目前已较少应用。

2. 排卵性异常出血的诊断　根据病史、妇科检查无引起异常子宫出血的生殖器器质性病变；基础体温双相型，但高温相小于 11 日；子宫内膜活检显示分泌反应至少落后 2 日，可做出诊断。

（四）治疗

异常出血的治疗包括药物治疗和非药物治疗，总原则是出血期止血并纠正贫血，血止后应明确病因，调整周期预防子宫内膜增生和 AUB 复发，有生育要求者促排卵治疗。青春期少女以止血、调整月经周期为主；生育期妇女以止血、调整月经周期和促排卵为主；绝经过渡期妇女则以止血、调整月经周期、减少经量、防止子宫内膜癌变为主。

1. 止血

（1）性激素为首选药物，尽量使用最低有效剂量，为尽快止血而药量较大时应及时合理调整剂量，治疗过程严密观察，以免因性激素应用不当而引起医源性出血。

1）孕激素内膜脱落止血法：孕激素是治疗无排卵型异常出血的主要药物，止血机制是使雌激素作用下持续增生的子宫内膜转化为分泌期，停药后内膜脱落较完全。适用于体内已有一定水平雌激素、血红蛋白大于 80g/L、生命体征稳定的患者。因停药后短期内必然会引起撤药性出血，故不适用于严重贫血者。具体用法：地屈孕酮片 10mg，口服，每日 2 次，共 10 日；微粒化孕酮 200~300mg，口服，每日 1 次，共 10 日；黄体酮 20mg，肌内注射，每日 1 次，共 3~5 日；对于更年期妇女，为避免撤退性出血过多，在应用黄体酮时，可联合应用丙酸睾酮每次 25~50mg，肌内注射，连用 5 日。

2）雌激素内膜生长止血法：该方法的止血原理应用大剂量雌激素可迅速提高血雌激素水平，促使子宫内膜生长，短期内修复创面而止血，适用于血红蛋白低于 80g/L 的青春期患者。止血有效剂量与患者内源性雌激素水平有关，具体用量按出血量多少决定。首选口服药物，根据出血量和患者状态决定初治用药间隔和用药剂量。常用药物有苯甲酸雌二醇 3~4mg/d，分 2~3 次肌内注射，根据出血量可每 6~8 小时重复 1 次，直到血止，每日最大量不超过 12mg。血止后 2~3 日可逐步减量（每 3 日递减 1/3 量）至 1mg/d 维持用药 20 日左右。对大量出血患者，应该在性激素治疗后 6 小时内见效，24~48 小时内出血基本停止。如 96 小时仍不止血，应考虑是否存在器质性病变的可能。需注意的是无论应用何种激素治疗，应当在止血后 2 周加用孕激素，从而使子宫内膜转化为分泌型。

3）复方短效口服避孕药：适用于长期而严重的无排卵出血。目前应用的是第 3 代短效口服避孕药，如去氧孕烯一炔雌醇、孕二烯酮一炔雌醇或复方醋酸环丙孕酮，用法为 1~2 片 / 次，每 6~8 小时 1 次，血止后每 3 日逐渐减 1/3 量至 1 片 /d，维持至血止后的 21 日停药。严重持续无规律出血建议连续用复方短效口服避孕药 3 个月，等待贫血纠正。

4）孕激素内膜萎缩法：高效合成孕激素或雌孕激素制剂通过抑制垂体分泌促性腺激素从而抑制卵巢分泌雌激素，可使内膜萎缩，达到止血目的，此法不适用于青春期患者。炔诺酮治疗出血量较多时，首剂量为 5mg，每 8 小时 1 次，血止后每隔 3 日递减 1/3 量，直至维持量为 2.5~5.0mg/d；

持续用至血止后21日停药,停药后3~7日发生撤药性出血。也可用左炔诺孕酮1.50~2.25mg/d,血止后按同样原则减量。

5)雄激素:雄激素有拮抗雌激素的作用,能增强子宫平滑肌及子宫血管张力,减轻盆腔充血而减少出血量,可给丙酸睾酮25~50mg/d,肌内注射,用1~3日。但大出血时雄激素不能立即改变内膜脱落过程,也不能使其立即修复,单独应用止血效果不佳。

6)促性腺激素释放激素激动剂(GnRH-a):也可用于止血的目的。但如应用GnRH-a治疗大于3个月,推荐应用雌激素反向添加治疗。

(2)刮宫术:刮宫可迅速止血,并具有诊断价值,适用于大量出血且药物治疗无效需立即止血或需要子宫内膜组织学检查的患者。可了解内膜病理,除外恶性病变,对于绝经过渡期及病程长的生育期患者应首先考虑刮宫术,对无性生活史青少年除非要除外子宫内膜癌,否则不行刮宫术。对于超声提示宫腔内异常者可在宫腔镜下活检,以提高诊断率。

(3)手术治疗适用于药物治疗无效、不愿或不适合子宫切除术、无生育要求而药物治疗无效的患者,尤其是不易随访的年龄较大者,应考虑手术治疗。若刮宫诊断为癌前病变或癌变者,按相关疾病处理。

1)子宫内膜去除术(endometria ablation):利用宫腔镜下电切割或激光切除子宫内膜,或采用滚动球电凝或热疗等方法,直接破坏大部分或全部子宫内膜和浅肌层,使月经减少甚至闭经。但术前必须有明确的病理学诊断,以避免误诊和误切。

2)子宫切除术:患者经各种治疗效果不佳,并了解所有药物治疗的可行方法后,由患者和家属知情选择后接受子宫切除。

2. 促排卵 有生育要求的患者应积极诱导排卵,对于没有生育要求的患者,不一定要加用促排卵药,乱用促排卵药可能导致卵巢囊肿或卵巢癌的增加。

3. 纠正贫血 贫血大部分为缺铁性贫血,需要补充铁剂,经治疗血红蛋白正常后应继续补充铁剂6个月。

(五)转诊

需转诊的情况包括:不能确定病因的患者;口服药物依从性差患者;病情反复,药物治疗无明显缓解者;出血量较大,需要紧急手术者;出血时间长,血红蛋白较低患者;合并其他严重疾病的患者。

(六)现状及进展

1. 国内外均有报道认为短效甾体避孕药不增加胎儿先天缺陷的发生率,如短期服用不需因服用此药而行人工流产术。

2. 止血后调整月经周期 国外应用口服避孕药多于雌孕激素序贯疗法。

3. 宫内避孕环可有效减少月经量,同样可应用于子宫腺肌病、子宫肌瘤等器质性病变,且可抑制过度增生的子宫内膜。使用宫内避孕环全身不良反应轻,取出后12个月累计妊娠率达79%~96%,与子宫内膜去除术相比发能有效减少经血流失,发生闭经的可能性小,而治疗的满意度方面并无显著差异。

4. 对于异常出血的患者病因复查、寻找病因以及规范化的治疗尤其重要,关注患者整体情况而不限制于某种疾病,拓宽临床思维的宽度是我们在诊治过程中应予重视的。

二、闭经

学习提要

1. 任何闭经均应排除妊娠等生理闭经。

2. 下丘脑-垂体-卵巢轴间复杂的相互作用,调节者月经周期中的性激素变化,而子宫内膜是这一系列作用的靶器官。

闭经(amenorrhea)为常见的妇科症状,表现为无月经或月经停止。对于年龄已满16岁出现身高的长势,且伴有第二性征的发育但无月经来潮者,或满14岁无第二性征发育,且无身高长势者,这两种情况均预示闭经的可能。

(一)闭经的分类

根据既往有无月经来潮,分为原发性闭经和继发性闭经两类。原发性闭经(primary amenorrhea)指年龄超过14岁,第二性征未发育;或年龄超过16岁,第二性征已发育,月经还未来潮。继发性闭经(secondary amenorrhea)指正常月经建立后月经停止6个月,或按自身原有月经周期计算停止3个周期以上者。青春期前、妊娠期、哺乳期及绝经后的月经不来潮属生理现象，不在本节讨论。

按生殖轴病变和功能失调的部位分类，闭经可分为下丘脑性闭经、垂体性闭经、卵巢性闭经、子宫性闭经以及下生殖道发育异常导致的闭经。

1. 原发性闭经　原发性闭经较少见，多为遗传原因或先天性发育缺陷引起。根据第二性征的发育情况，分为第二性征存在和第二性征缺乏两类。

（1）第二性征存在的原发性闭经

1）MRKH综合征（Mayer-Rokitansky-Kuster-Hauser syndrome），又称米勒管发育不全综合征（Müllerian agenesis syndrome），约占青春期原发性闭经的20%。由中肾旁管发育障碍引起的先天畸形，可能由基因突变所致，和半乳糖代谢异常相关，但染色体核型正常，为46，XX，促性腺激素正常，有排卵，外生殖器、输卵管、卵巢及女性第二性征正常。主要异常表现为始基子宫或无子宫、无阴道，还可伴肾异常、双套尿液集合系统和/或骨骼畸形。

2）雄激素不敏感综合征（androgen insensitivity syndrome）：又称睾丸女性化完全型。为男性假两性畸形，染色体核型为46，XY，但X染色体上的雄激素受体基因缺陷。性腺为睾丸，位于腹腔内或腹股沟。睾酮水平在正常男性范围，靶细胞睾酮受体缺陷，不发挥生物学效应，睾酮能通过芳香化酶转化为雌激素，故表型为女型，致青春期乳房隆起丰满，但乳头发育不良，乳晕苍白，阴毛、腋毛稀少，阴道为盲端，较短浅，子宫及输卵管缺如。

3）对抗性卵巢综合征（savage syndrome）：或称卵巢不敏感综合征。其特征有：卵巢内多数为始基卵泡及初级卵泡；内源性促性腺激素，特别是FSH升高；卵巢对外源性促性腺激素不敏感；临床表现为原发性闭经，女性第二性征存在。

4）生殖道闭锁：任何生殖道闭锁引起的横向阻断，均可导致闭经：如阴道横隔、无孔处女膜等。

5）真两性畸形：非常少见，同时存在男性和女性性腺，染色体核型可为XX，XY或嵌合体。女性第二性征存在。

（2）第二性征缺乏的原发性闭经

1）低促性腺素性腺功能减退症（hypogonadotropic hypogonadism）：多因下丘脑分泌GnRH不足或垂体分泌促性腺激素不足而致原发性闭经。最常见为体质性青春发育延迟。其次为卡尔曼综合征（Kallmann syndrome），为下丘脑GnRH先天性分泌缺乏，同时伴嗅觉丧失或减退。临床表现为原发性闭经，女性第二性征缺如，嗅觉减退或丧失，但女性内生殖器分化正常。

2）高促性腺素性腺功能减退症（hypergonadotropic hypogonadism）：原发于性腺衰竭所致的性激素分泌减少可引起反馈性LH和FSH升高，常与生殖道异常同时出现。

①特纳综合征（Turner syndrome）：属于性腺先天性发育不全。性染色体异常，核型为45，X0或45，X0/46，XX或45，X0/47，XXX。表现为原发性闭经，卵巢不发育，身材矮小，第二性征发育不良，常有蹼颈、盾胸、后发际低、腭高耳低、鱼样嘴、肘外翻等临床特征，可伴主动脉缩窄及肾、骨骼畸形、自身免疫性甲状腺炎、听力下降及高血压等。

②46，XX单纯性腺发育不全：体格发育无异常。

③46，XY单纯性腺发育不全：又称Swyer综合征，具有女性生殖系统，但无青春期性发育，女性第二性征发育不良。患者在10~20岁时易发生性腺母细胞瘤或无性细胞瘤，故诊断确定后应切除条索状性腺。

2. 继发性闭经　发生率明显高于原发性闭经，病因复杂，根据控制正常月经周期的5个主要环节，以下丘脑性最常见，其次为垂体、卵巢、子宫性及下生殖道发育异常闭经。

（1）下丘脑性闭经指中枢神经系统及下丘脑各种功能和器质性疾病引起的闭经，以功能性原因为主，包括精神应激、体重下降和神经性厌食、运动性闭经药物性闭经、颅咽管瘤等。此类闭经的特点是下丘脑合成和分泌GnRH缺陷或下降导致垂体促性腺激素（Gn），即卵泡刺激素（FSH），特别是黄体生成素（LH）的分泌功能低下，故属低促性腺激素性闭经，治疗及时尚可逆。

（2）垂体性闭经：主要病变在垂体。腺垂体器质性病变或功能失调，均可影响促性腺激素分泌，继而影响卵巢功能引起闭经。

1）垂体梗死：常见的为希恩综合征（Sheehan syndrome）。由于产后大出血休克，导致垂体尤其是腺垂体促性腺激素分泌细胞缺血坏死，引起腺垂体功能低下而出现一系列症状：闭经、无泌乳、性欲减退、毛发脱落等，第二性征衰退，生殖器萎缩，以及肾上腺皮质、甲状腺功能减退，出现畏寒、嗜睡、低血压，可伴有严重而局限的眼眶后方疼痛、视野缺损及视力减退等症状，基础代谢率降低。

2）垂体肿瘤：位于蝶鞍内的腺垂体各种腺细胞均可发生肿瘤，是因肿瘤分泌激素抑制 GnRH 分泌和 / 或压迫分泌细胞，使促性腺激素分泌减少所致。最常见的是分泌 PRL 的腺瘤。

3）空蝶鞍综合征（empty sella syndrome）：蝶鞍隔因先天性发育不全、肿瘤或手术破坏，使脑脊液流入蝶鞍的垂体窝，使蝶鞍扩大，垂体受压缩小，称空蝶鞍。垂体柄受脑脊液压迫而使下丘脑与垂体间的门脉循环受阻时，出现闭经和高催乳素血症。

（3）卵巢性闭经：闭经的原因在卵巢。卵巢分泌的性激素水平低下，子宫内膜不发生周期性变化而导致闭经。这类闭经促性腺激素升高，属高促性腺素性闭经。

1）卵巢功能早衰（premature ovarian failure，POF）：40 岁前，由于卵巢内卵泡耗竭或医源性损伤发生卵巢功能衰竭，称为卵巢功能早衰。病因包括遗传因素、自身免疫性疾病、医源性损伤或特发性等。以低雌激素及高促性腺激素为特征，特别是 FSH>40U/L，伴雌激素水平下降，表现为继发性闭经，常伴围绝经期症状。

2）卵巢功能性肿瘤：分泌雄激素的卵巢支持 - 间质细胞瘤，产生过量雄激素抑制下丘脑 - 垂体 - 卵巢轴功能而闭经。

3）多囊卵巢综合征：以长期无排卵及高雄激素血症为特征。临床表现为闭经、不孕、多毛和肥胖。

（4）子宫性闭经：闭经原因在子宫。病因包括感染、创伤导致宫腔粘连引起的闭经。

1）子宫腔粘连综合征（Asherman 综合征）：为子宫性闭经最常见原因。多因人工流产刮宫过度或产后、流产后出血刮宫损伤子宫内膜，导致宫腔粘连而闭经。流产后感染、产褥感染、子宫内膜结核感染及各种宫腔手术所致的感染，也可造成闭经。宫颈锥切手术所致的宫颈管粘连、狭窄也可致闭经。当仅有宫颈管粘连时有月经产生而不能流出，宫腔完全粘连时则无月经。

2）手术切除子宫或放疗：破坏子宫内膜也可闭经。

（5）其他内分泌功能异常甲状腺、肾上腺、胰腺等功能紊乱也可引起闭经。

（二）闭经患者的诊断

1. 病史 详细询问月经史，包括初潮年龄、月经周期、经期、经量和闭经期限及伴随症状等。发病前有无导致闭经的诱因，如精神因素、环境改变等。已婚妇女需询问生育史及产后并发症史。原发性闭经应询问第二性征发育情况，了解生长发育史，有无先天缺陷或其他疾病及家族史。

2. 体格检查 检查全身发育状况，有无畸形，包括智力、身高、体重，第二性征发育情况，有无体格发育畸形，甲状腺有无肿大，乳房有无溢乳，皮肤色泽及毛发分布。测量体重、身高，四肢与躯干比例，五官特征。原发性闭经伴性征幼稚者还应检查嗅觉有无缺失。观察精神状态、智力发育、营养和健康状况。妇科检查应注意内外生殖器发育，有无先天缺陷、畸形，已有性生活妇女可通过检查阴道及宫颈黏液了解体内雌激素的水平。腹股沟区有无肿块，第二性征如毛发分布、乳房发育是否正常，乳房有无乳汁分泌等。其中第二性征检查有助于鉴别原发性闭经的病因，缺乏女性第二性征提示从未受过雌激素刺激。多数解剖异常可以通过体格检查发现，但无阳性体征仍不能排除有解剖异常。

3. 辅助检查 造成闭经的原因很多，首先要寻找病因，所以内分泌检测至关重要，包括：

（1）基础体温的测量：生育期妇女在正常月经周期中基础体温应表现为双相型，如果基础体温为单项曲线上升或者没有变化，表示卵巢没有排卵。

（2）子宫内膜活检：此检查只适用于已婚妇女中。如果性激素分泌缺失或激孕素比例失调都会导致子宫内膜出现相应的变化。

（3）检查阴道脱落细胞检测：卵巢激素会让阴道上皮细胞发生改变；观察阴道脱落细胞的涂片细胞的百分比，就能发现雌激素的分泌变化。

（4）宫颈黏液结晶检查：雌激素会使宫颈黏液拉丝度延长，具有羊齿植物结晶。涂片检查如果是成排椭圆体，则表示孕激素受到了雌激素作用的影响。

（5）卵巢兴奋试验：连续给予尿促性素（HMG）或者FSH肌注10~14日，从注射第6日开始测定血雌二醇水平，并观察卵泡发育状况。卵巢如果对垂体激素存在反应，就能监测到排卵或者卵泡发育情况，则表示卵巢功能正常，垂体或者垂体以上为发生闭经的原因位；相反则为卵巢性闭经。

（6）雌、孕激素序贯试验：适用于孕激素试验阴性的闭经患者。每晚睡前戊酸雌二醇2mg或结合雌激素1.25mg，连服20日，最后10日加用地屈孕酮或醋酸甲羟孕酮，两药停药后发生撤药性出血者为阳性，提示子宫内膜功能正常，可排除子宫性闭经，引起闭经的原因是患者体内雌激素水平低落，应进一步寻找原因。无撤药性出血者为阴性，应重复一次试验，若仍无出血，提示子宫内膜有缺陷或被破坏，可诊断为子宫性闭经。

（7）孕激素试验：常用黄体酮、地屈孕酮或醋酸甲羟孕酮，见表8-2-2。停药后出现撤药性出血（阳性反应），提示子宫内膜已受一定水平雌激素影响，表明存在内源性雌激素分泌，子宫内膜反应较好，并无排卵，因此能排除子宫性和妊娠性闭经，临床诊断为Ⅰ度闭经。停药后无撤药性出血（阴性反应），对孕激素没有反应，在排除妊娠后，应进一步行雌孕激素序贯试验。

表8-2-2 孕激素试验

药物	剂量	用药时间
黄体酮针	20mg/次，1次/d，肌内注射	3~5日
醋酸甲羟孕酮	10mg/次，1次/d，口服	8~10日
地屈孕酮	10~20mg/次，1次/d，口服	8~10日
微粒化黄体酮	100mg/次，2次/d，口服	10日
黄体酮凝胶	90mg/次，1次/d，阴道	10日

（8）垂体兴奋试验：通过此试验能对垂体分泌FSH、LH的贮备情况进行了解，从判断闭经的原因是在于下丘脑或在垂体进行鉴别。具体方法是在5ml生理盐水中溶入100μg促黄体素释放激素（LHRH），在30秒内完成静脉注射。注射前后分别采集2ml静脉血，利用放射免疫法来对FSH和LH含量进行测定。如果注射后15~60分钟LH值上升3~5倍，FSH值升高2~5倍，则表示垂体功能正常，对LHRH反应理想，病变位于下丘脑；如果在多次重复试验后，LH值上升<3倍，FSH无反应或者反应<2倍，则表明病变位于垂体；如果LH值显著上升，FSH值上升不显著，而且LH/FSH>3，表示LHRH反应亢进，为多囊卵巢综合征。

（9）盆腔超声检查：观察盆腔有无子宫，子宫形态、大小及内膜厚度，卵巢大小、形态、卵泡数目等。

（10）子宫输卵管造影：了解有无宫腔病变和宫腔粘连。

（11）CT或磁共振显像：用于盆腔及头部蝶鞍区检查，了解盆腔肿块和中枢神经系统病变性质，诊断卵巢肿瘤、下丘脑病变、垂体微腺瘤、空蝶鞍等。

（12）静脉肾盂造影：怀疑米勒管发育不全综合征时，用以确定有无肾脏畸形。

（13）宫腔镜检查能精确诊断宫腔粘连。

（14）腹腔镜检查能直视下观察卵巢形态、子宫大小，对诊断多囊卵巢综合征等有价值。

（15）染色体检查对原发性闭经病因诊断及鉴别性腺发育不全病因，指导临床处理有重要意义。

4. 诊断步骤 闭经患者首先要弄清是原发性闭经还是继发性闭经；我们总结了原发性闭经及继发性闭经的诊断步骤见图8-2-1、图8-2-2。

（三）治疗

1. 全身治疗 部分患者去除病因后可恢复月经。如精神因素起因的患者应进行有效的心理疏导，低体重或因过度节食、消瘦所致闭经者应调整饮食、加强营养；运动性闭经者应适当减少运动量及训练强度；对于肿瘤或生殖道畸形的患者应及时手术治疗。

2. 雌激素补充治疗 适用于无子宫者。戊酸雌二醇1mg/d，或微粒化17β-雌二醇1mg/d，连用21日，停药1周后重复给药。

3. 雌、孕激素人工周期疗法 适用于有子宫者。上述雌激素连服21日，最后10日同时给予地屈孕酮10~20mg/d或醋酸甲羟孕酮6~10mg/d。

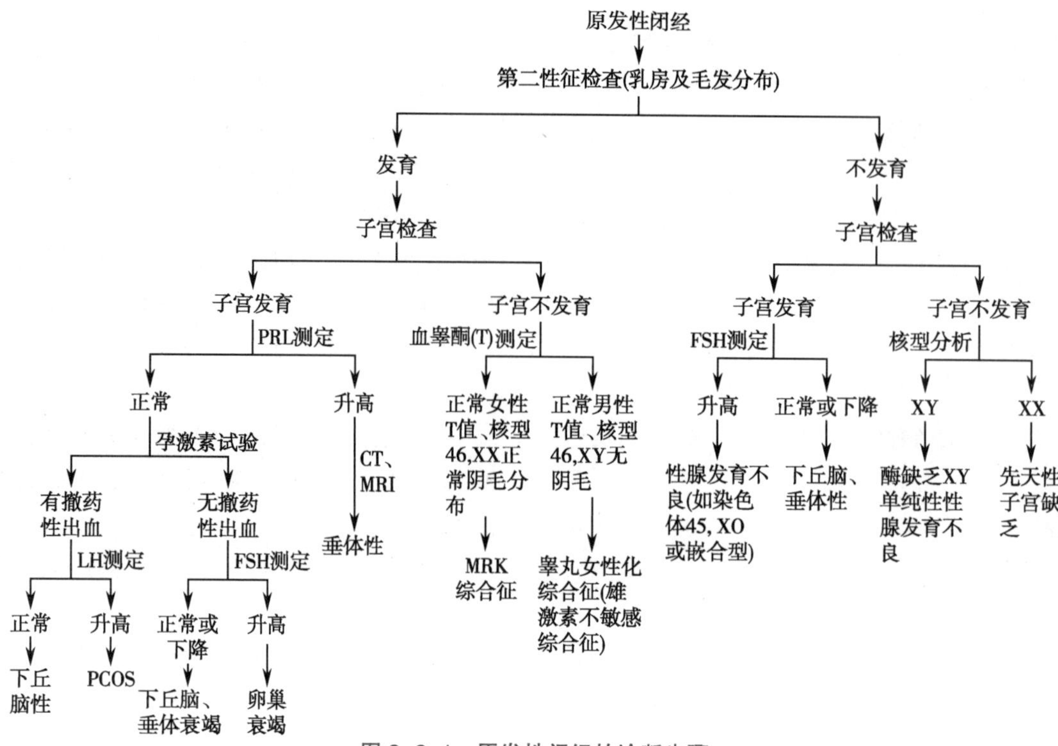

原发性闭经
第二性征检查(乳房及毛发分布)
发育
不发育
子宫检查
子宫检查
子宫发育
子宫不发育
子宫发育
子宫不发育
PRL测定
血睾酮(T)测定
FSH测定
核型分析
正常
升高
正常女性T值、核型46,XX正常阴毛分布
正常男性T值、核型46,XY无阴毛
升高
正常或下降
XY
XX
孕激素试验
CT、MRI
垂体性
有撤药性出血
无撤药性出血
LH测定
FSH测定
MRK综合征
睾丸女性化综合征(雄激素不敏感综合征)
性腺发育不良(如染色体45, XO或嵌合型)
下丘脑、垂体性
酶缺乏XY单纯性性腺发育不良
先天性子宫缺乏
正常
升高
正常或下降
升高
下丘脑性
PCOS
下丘脑、垂体衰竭
卵巢衰竭
图 8-2-1 原发性闭经的诊断步骤

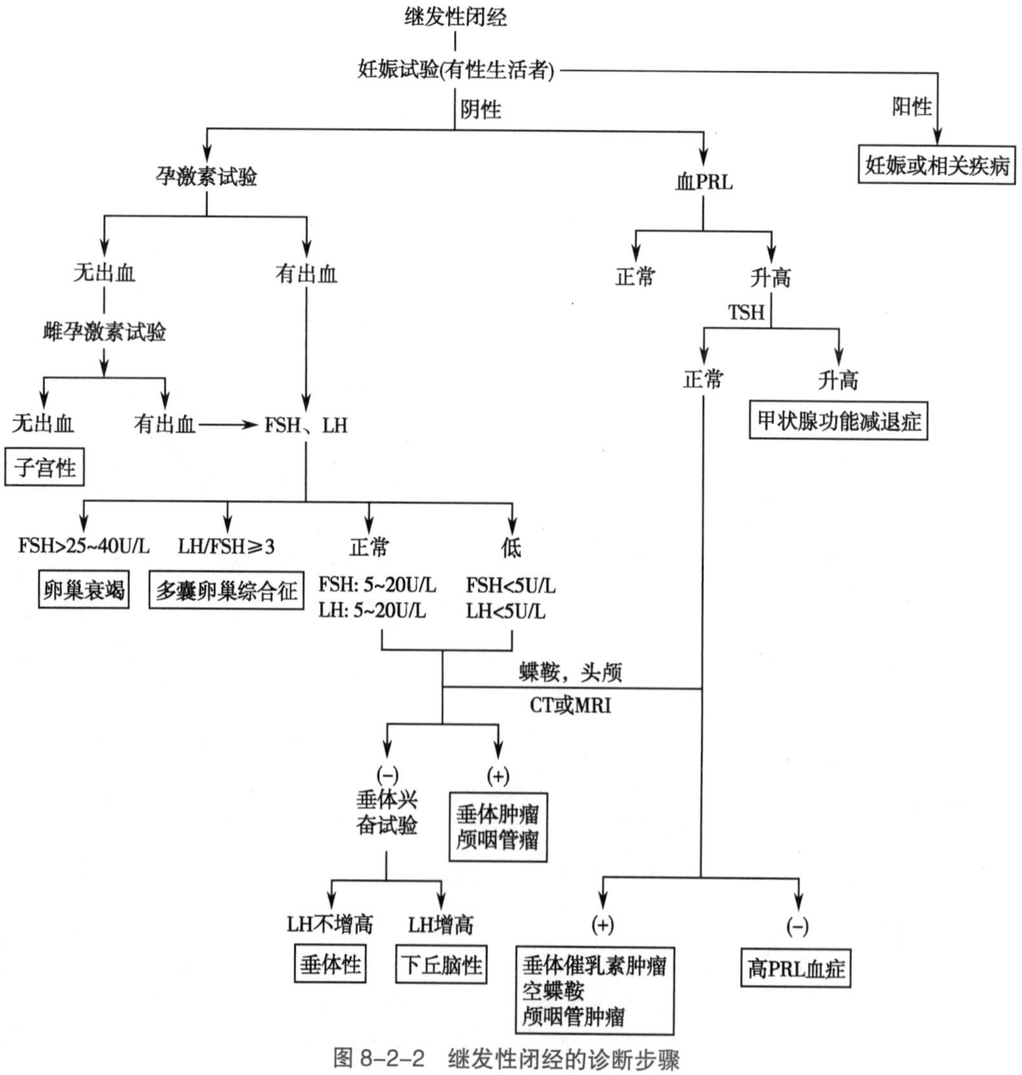

继发性闭经
妊娠试验(有性生活者)
阴性
阳性
妊娠或相关疾病
孕激素试验
血PRL
无出血
有出血
正常
升高
雌孕激素试验
TSH
正常
升高
无出血
有出血
FSH、LH
甲状腺功能减退症
子宫性
FSH>25~40U/L
LH/FSH≥3
正常
低
卵巢衰竭
多囊卵巢综合征
FSH: 5~20U/L
LH: 5~20U/L
FSH<5U/L
LH<5U/L
蝶鞍，头颅
CT或MRI
(-)
(+)
垂体兴奋试验
垂体肿瘤
颅咽管瘤
LH不增高
LH增高
(+)
(-)
垂体性
下丘脑性
垂体催乳素肿瘤
空蝶鞍
颅咽管肿瘤
高PRL血症
图 8-2-2 继发性闭经的诊断步骤

4. 孕激素疗法　适用于体内有一定内源性雌激素水平的Ⅰ度闭经患者，可于月经周期后半期（或撤药性出血第16~25日）口服地屈孕酮10~20mg/d或醋酸甲羟孕酮6~10mg/d。

5. 诱发排卵　对于低Gn性闭经者，在采用雌激素治疗促进生殖器官发育，子宫内膜已获得对雌、孕激素的反应后，可采用尿促性素（HMG）联合HCG治疗，促进卵泡发育及诱发排卵，由于可能导致卵巢过度刺激综合征（OHSS），故使用Gn诱发排卵时必须由有经验的医师在有B超和激素水平监测的条件下用药；对于FSH和PRL水平正常的闭经患者，由于患者体内有一定水平的内源性雌激素，可首选枸橼酸氯米芬作为促排卵药物；对于FSH水平升高的闭经患者，由于其卵巢功能衰竭，不建议采用促排卵药物治疗。

（四）转诊

对于不能明确病因的患者，合并有多重疾病患者，病情复杂，治疗有难度的患者或者给予药物治疗后无明显改善的患者应转往上级医院进一步诊治。

（五）现状及进展

由于国情的差异，特别是欧美发达国家，业余运动员占运动员总数的比例大大高于我国，故本症在日常门诊工作中不少见。而在我国，由于绝大部分运动员为职业运动员，其诊疗过程常由运动医学专家主导，就诊于普通门诊者较少，因而相关的研究不多。但可以预见，随着我国社会经济和体育事业的发展，运动性闭经的发病率可能会有所上升，应当给予足够重视。低雌激素闭经患者的骨质丢失或骨质疏松症一直是医学界亟待解决的难题。多年的临床观察发现，病程较长或病情较重的患者，其骨质丢失常为不可逆，尽管她们中的许多人都处于骨质生成大于丢失的性成熟期甚至是骨组织发育旺盛的青春期。有学者提出在激素疗法的基础上加用抗骨质疏松症药物如二碳磷酸盐、维生素D以及增加钙的摄入量可能有助于改善症状。但上述药物中的一部分，如二碳磷酸盐，是潜在的致畸剂，不宜用于有生育要求的年轻非围绝经期患者。有必要开发更安全、高效的新药物。

三、多囊卵巢综合征

学习提要

1. 多囊卵巢综合征是最常见的无排卵性不孕的原因；多囊卵巢综合征的诊断应该包括临床表现、生化表现及影像表现的任意两项，同时除外高雄激素血症的其他病因。

2. 多囊卵巢综合征的最基本治疗方法是运动和控制体重，其他治疗方法不能代替这种治疗方法。

多囊卵巢综合征（polycystic ovary syndrome，PCOS）是一种最常见的妇科内分泌疾病之一，在临床上以雄激素过高的临床或生化表现、持续无排卵、卵巢多囊改变为特征，常伴有胰岛素抵抗和肥胖。基于大量中国人的数据和临床表现，将“月经异常”作为PCOS的必要诊断条件，伴高雄激素血症和PCOS的任意一种表现可诊断为“疑似PCOS”，确诊PCOS应在排除其他已知相关疾病后做出。

（一）流行病学

临床研究显示，PCOS的患者发生糖耐量受损的概率是非PCOS患者的5~10倍，且发病年龄在30~40岁左右，约50%的年轻PCOS患者存在脂代谢异常，PCOS患者绝经后心肌梗死的发生概率约为非PCOS患者的7.1倍。由于地域广阔、民族众多，PCOS的发病特点也有很大差异。在山东济南的调查显示，普通人群中，PCOS的患病率为6.46%，在北京市社区中的调查发现，PCOS患病率为6.11%，广州对进行健康体检女性进行调查发现PCOS的患病率为2.2%。

（二）内分泌特征

内分泌特征：①雄激素过多；②雌酮过多；③黄体生成激素/卵泡刺激素（LH/FSH）比值增大；④胰岛素过多。

1. 下丘脑－垂体－卵巢轴调节功能异常　由于垂体对促性腺激素释放激素（GnRH）敏感性增加，分泌过量LH，刺激卵巢间质、卵泡膜细胞产生过量雄激素。卵巢内高雄激素抑制卵泡成熟，不能形成优势卵泡，但卵巢中的小卵泡仍能分泌相当于早卵泡期水平的雌二醇（E_2），加之雄烯二酮在外周组织芳香化酶作用下转化为雌酮（E_1），形成高雌酮血症。持续分泌的雌酮和一定水平雌二醇作用于下丘脑及垂体，对LH分泌呈正反馈，使LH分泌幅度及频率增加，呈持续高水平，无周期性，不形成月经中期LH峰，故无排卵发生。雌激素又对FSH分泌呈负反馈，使FSH水平相对降低，LH/FSH比例增大。高水平LH又促进卵巢分泌雄激素；低水平FSH持续刺激，使卵巢内小卵泡发育停止，无优势卵泡形成，从而形成雄激素过多、持续无排卵的恶性循环，导致卵巢多囊样改变。

2. 胰岛素抵抗及高胰岛素血症 约50%的PCOS患者存在不同程度的胰岛素抵抗及代偿性高胰岛素血症。过量胰岛素作用于垂体的胰岛素受体，可增强LH释放并促进卵巢和肾上腺分泌雄激素，又通过抑制肝脏性激素结合球蛋白（sex hormone-binding globulin，SHBG）合成，使游离睾酮增加。PCOS患者2型糖尿病、心血管疾病发病率更高，且PCOS患者代谢综合征（metabolic syndrome，MS）是正常人的4倍。

3. 肾上腺内分泌功能异常 50%患者存在脱氢表雄酮（DHEA）及脱氢表雄酮硫酸盐（DHEAS）升高，可能与肾上腺皮质网状带P450cl7a酶活性增加、肾上腺细胞对促肾上腺皮质激素（ACTH）敏感性增加和功能亢进有关。脱氢表雄酮硫酸盐升高提示过多的雄激素部分来自肾上腺。

（三）病理变化

1. 卵巢变化 双侧卵巢均匀性增大，为正常妇女的2~5倍，呈灰白色，包膜增厚、坚韧。切面见卵巢白膜均匀性增厚，较正常厚2~4倍，白膜下可见大小不等、≥12个囊性卵泡，直径在2~9mm。镜下见白膜增厚、硬化，皮质表层纤维化，细胞少，血管显著存在。白膜下见多个不成熟阶段呈囊性扩张的卵泡及闭锁卵泡，无成熟卵泡生成及排卵迹象。

2. 子宫内膜的变化 子宫内膜长期受雌激素刺激，呈现不同程度增生性改变，甚至呈不典型增生。长期持续无排卵增加子宫内膜癌的发生概率。

（四）临床表现

1. 月经失调 为最主要症状，多表现为月经稀发（周期35日~6个月）进而发展为闭经，也可以表现为不规则的子宫出血。

2. 多毛、痤疮 是高雄激素血症最常见的表现，可出现不同程度多毛，以性毛为主，阴毛浓密且呈男性型倾向，延及肛周、腹股沟或腹中线，也有出现上唇和/或下颌细须或乳晕周围有长毛等。油脂性皮肤及痤疮常见，与体内雄激素积聚刺激皮脂腺分泌旺盛有关。

3. 肥胖 50%以上患者肥胖（体重指数>25），且常呈腹部肥胖型（腰围/臀围>0.80）。肥胖与胰岛素抵抗、雄激素过多、游离睾酮比例增加及与瘦素抵抗有关。

4. 黑棘皮病 阴唇、颈背部、腋下、乳房下和腹股沟等处皮肤皱褶部位出现灰褐色色素沉着，呈对称性，皮肤增厚，质地柔软。

（五）辅助检查

1. 基础体温测定 表现为单相型基础体温曲线。

2. 超声检查 见卵巢增大，一侧或两侧卵巢各有12个及以上直径为2~9mm无回声区，在卵巢边缘，呈车轮状排列，称为"项链征"（图8-2-3）。连续监测未见主导卵泡发育及排卵迹象。

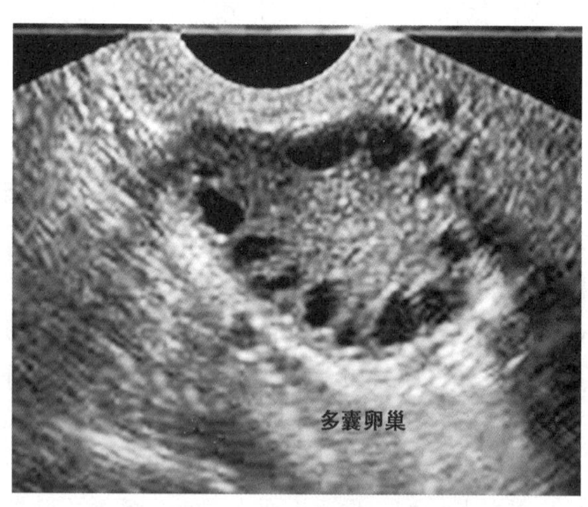

图8-2-3 多囊卵巢的超声表现

3. 腹腔镜检查 可见卵巢增大，包膜增厚，表面光滑，呈灰白色，有新生血管。包膜下显露多个卵泡，无排卵征象，如无排卵孔、无血体、无黄体。镜下取卵巢活组织检查可确诊。

4. 诊断性刮宫 目前临床较少应用，诊断性刮宫应选在月经前数日或月经来潮6小时内进行，刮出的子宫内膜呈不同程度增生改变，无分泌期变化。

5. 内分泌测定

（1）血清雄激素：睾酮水平通常不超过正常范围上限 2 倍，硫酸脱氢表雄酮正常或轻度升高。

（2）血清 FSH、LH：血清 FSH 正常或偏低，LH 升高，但无排卵前 LH 峰值出现。LH/FSH 比值多 2~3。LH/FSH 比值升高多出现于非肥胖型患者，而肥胖患者因瘦素等因素对中枢 LH 的抑制作用，LH/FSH 比值也可在正常范围。

（3）血清雌激素：E 升高，E_2 正常或轻度升高，并恒定于早卵泡期水平，$E/E_2>1$，高于正常周期。

（4）尿 17- 酮类固醇：正常或轻度升高。正常时提示雄激素来源于卵巢，升高时提示肾上腺功能亢进。

（5）血清催乳素（PRL）：20%~35% 的 PCOS 患者可伴有血清 PRL 轻度增高。

（6）抗米勒管激素（AMH）：血清 AMH 多为正常人 2~4 倍。

（7）其他：腹部肥胖型患者，应检测空腹血糖及口服葡萄糖耐量试验（OGTT），还应检测空腹胰岛素及葡萄糖负荷后血清胰岛素。

（六）诊断

PCOS 的诊断是排除性诊断。结合我国的发病情况及临床表现，原卫生部颁布了《多囊卵巢综合征诊断》（WS 330—2011），其中月经稀发、闭经或不规则子宫出血是诊断的必备条件；排除其他疾病引起的高雄激素及排卵异常的疾病，且符合以下 2 项中的 1 项，即可诊断为 PCOS：①高雄激素的临床表现或高雄激素血症；②超声表现为 PCOS。

（七）治疗

1. 一般治疗　肥胖型多囊卵巢综合征患者，应控制饮食和增加运动以降低体重和缩小腰围，可增加胰岛素敏感性，降低胰岛素、睾酮水平，从而恢复排卵及生育功能。

2. 药物治疗

（1）调节月经周期：定期合理应用药物，对控制月经周期非常重要。

1）口服避孕药：为雌孕激素联合周期疗法，孕激素通过负反馈抑制垂体 LH 异常高分泌，减少卵巢产生雄激素，并可直接作用于子宫内膜，抑制子宫内膜过度增生和调节月经周期。雌激素可促进肝脏产生性激素结合球蛋白，减少游离睾酮。常用口服短效避孕药，周期性服用，疗程一般为 3~6 个月，可重复使用。能有效抑制毛发生长和治疗痤疮。

2）孕激素后半周期疗法：可调节月经并保护子宫内膜。对 LH 过高分泌同样有抑制作用。亦可达到恢复排卵效果。

（2）降低血雄激素水平

1）糖皮质激素：适用于多囊卵巢综合征的雄激素过多为肾上腺来源或肾上腺和卵巢混合来源者。常用药物为地塞米松，每晚 0.25mg 口服，能有效抑制脱氢表雄酮硫酸盐浓度。剂量不宜超过每日 0.5mg，以免过度抑制垂体 - 肾上腺轴功能。

2）环丙特龙：为 17- 羟孕酮类衍生物，具有很强的抗雄激素作用，与炔雌醇组成口服避孕药，对降低高雄激素血症和治疗高雄激素体征有效。

3）螺内酯：螺内酯可抑制卵巢和肾上腺合成雄激素，增强雄激素分解，并有在毛囊竞争雄激素受体作用。剂量为每日 40~200mg，治疗多毛需用药 6~9 个月。出现月经不规则，可与口服避孕药联合应用。

4）改善胰岛素抵抗：对肥胖或有胰岛素抵抗患者常用胰岛素增敏剂。二甲双胍可抑制肝脏合成葡萄糖，增加外周组织对胰岛素的敏感性。通过降低血胰岛素水平达到纠正患者高雄激素状态，改善卵巢排卵功能，提高促排卵治疗的效果。常用剂量为每次口服 500mg，每日 2~3 次。

5）诱发排卵：对有生育要求者在生活方式调整、抗雄激素和改善胰岛素抵抗等基础治疗后，进行促排卵治疗。氯米芬为传统一线促排卵药物，氯米芬抵抗患者可给予来曲唑或二线促排卵药物如性腺激素等。诱发排卵时易发生卵巢过度刺激综合征（ovarian hyperstimulation syndrome，OHSS），需严密监测，加强预防措施。

（3）手术治疗腹腔镜下卵巢打孔术（laparoscopic ovarian drilling，LOD）：对 LH 和游离睾酮升高者效果较好。LOD 的促排卵机制为破坏产生雄激素的卵巢间质，间接调节垂体 - 卵巢轴，使血清 LH 及睾酮水平下降，增加妊娠机会，并可能降低流产的风险。在腹腔镜下对多囊卵巢应用电针或激光打孔，每侧卵巢打孔 4 个为宜，并且注意打孔深度和避开卵巢门，可获得 90% 排卵率和 70% 妊娠率。LOD 可能出现的问题有治疗无效、盆腔粘连及卵巢功能低下。

（八）转诊

对于基层 PCOS 诊断困难患者应转往上级医院进行诊治。

（九）现状及进展

PCOS 没有明确的病因，目前认为，PCOS 是具有多基因遗传倾向的代谢性疾病，病因尚不清楚，PCOS 候选基因的研究广泛，涉及生殖的多个阶段，同时也涉及胰岛素作用及代谢相关的基因，甚至涉及慢性炎症的过程。学者围绕胰岛素作用相关基因、高雄激素相关基因和慢性炎症相关基因等进行了相关研究，尚没有发现 PCOS 的致病基因。所以寻找 PCOS 病因仍是以后研究的热点问题。对于 PCOS 患者，预防远期并发症也是非常重要的，需要尽早进行生活方式的干预，必要时可进行药物的早期干预。

四、绝经综合征

学习提要

1. 绝经综合征主要表现为月经紊乱、血管舒缩功能不稳定、自主神经功能失调及精神症状。

2. 绝经综合征目前主要采取激素补充治疗。

绝经综合征（menopause syndrome）指妇女绝经前后出现性激素波动或减少所致的一系列躯体及精神心理症状，分为自然绝经和人工绝经。自然绝经是指卵巢内卵泡生理性耗竭所致的绝经；人工绝经指两侧卵巢经手术切除或放射线照射等所致的绝经。人工绝经者更易发生绝经综合征。

（一）流行病学

目前绝经期中国妇女约计 1.3 亿，其中出现绝经综合征者达 1 亿人。流行病学研究显示了不同文化背景的妇女症状发生的频率和强度不一样，绝经期早期症状的发生与人种、伦理观念、绝经状态以及绝经方式有关。西方白种妇女绝经期症状普遍且严重，其发生率可高达 80% 以上，一般表现出潮热、盗汗等绝经综合征的典型症状。华人妇女主要表现为骨与关节疼痛、记忆力衰退和易疲劳等。此外，还有情绪抑郁、烦躁、失眠、易怒等。

（二）内分泌变化

卵巢功能衰退是绝经前后最明显的变化，随后表现为下丘脑 - 垂体功能退化。

1. 雌激素 卵巢功能衰退的最早征象是卵泡对 FSH 敏感性降低，FSH 水平升高。绝经过渡早期雌激素水平波动较大，由于 FSH 升高对卵泡过度刺激，引起雌二醇分泌过多，甚至可高于正常卵泡期水平，因此整个绝经过渡期雌激素水平并非逐渐下降，只是在卵泡完全停止生长发育后，雌激素水平才迅速下降。绝经后卵巢极少分泌雌激素，但妇女循环中仍有低水平雌激素，主要来自肾上腺皮质和来自卵巢的雄烯二酮经周围组织中芳香化酶转化的雌酮。绝经后妇女循环中雌酮（E_1）高于雌二醇（E_2）。

2. 孕酮 绝经过渡期卵巢尚有排卵功能，仍有孕酮分泌。但因卵泡发育质量下降，黄体功能不良，导致孕酮分泌减少。绝经后无孕酮分泌。

3. 激素 绝经后雄激素来源于卵巢间质细胞及肾上腺，总体雄激素水平下降。其中雄烯二酮主要来源于肾上腺，量约为绝经前的一半。卵巢主要产生睾酮，由于升高的 LH 对卵巢间质细胞的刺激增加，使睾酮水平较绝经前增高。

4. 促性腺激素 绝经过渡期 FSH 水平升高，呈波动型，LH 仍在正常范围，FSH/LH 仍 <1。绝经后雌激素水平降低，诱导下丘脑释放促性腺激素释放激素增加，刺激垂体释放 FSH 和 LH 增加，其中 FSH 升高较 LH 更显著，FSH/LH>1。卵泡闭锁导致雌激素和抑制素水平降低以及 FSH 水平升高，是绝经的主要信号。

5. 促性腺激素释放激素（GnRH） 绝经后 GnRH 分泌增加，并与 LH 相平衡。

6. 抑制素 绝经后妇女血抑制素水平下降，较雌二醇下降早且明显，可能成为反映卵巢功能衰退更敏感的指标。

7. 抗米勒管激素（AMH） 绝经后抗米勒管激素水平下降，较 FSH 升高、雌二醇下降早，能较早反映卵巢功能衰退。

（三）临床表现

1. 近期症状

（1）月经紊乱：月经紊乱是绝经过渡期最常见的症状，由于稀发排卵或无排卵，表现为月经周期不规则、经期持续时间长及经量增多或减少。此期症状的出现取决于卵巢功能状态的波动性变化。

（2）血管舒缩症状：主要表现为潮热，特点为反复出现面、颈、胸部的短暂发红、出汗，持续时间较短，一般持续约 2 分钟，易发生于夜间或应激状态下，这是由于血管舒缩功能不稳定所致，是雌激素降低的特征性症状。该症状可持续 1~2 年，有时长达 5 年或更长。

（3）自主神经失调症状：临床上常出现心悸、眩晕、头痛、失眠、耳鸣等自主神经失调症状。

（4）精神神经症状：围绝经期（perimenopausal period）妇女常表现为注意力不易集中，并且情绪波动较大，易激动、易怒、焦虑不安或情绪低落、抑郁、不能自我控制等情绪症状。记忆力减退也较常见。

2. 远期症状

（1）泌尿生殖器绝经后综合征（genitourinary syndrome of menopause，GSM）：>50% 的绝经期女性会出现泌尿生殖器绝经后综合征，主要临床表现为泌尿生殖道萎缩症状，出现阴道干燥、性交困难及反复阴道感染，排尿困难、尿痛、尿急等反复发生的尿路感染。

（2）骨质疏松：绝经后妇女由于雌激素缺乏使骨质吸收增加，导致骨量快速丢失，继而出现骨质疏松。一般发生在绝经后 5~10 年内，最常发生在椎体。

（3）阿尔茨海默病（Alzheimer's disease）：绝经后期妇女比老年男性患阿尔茨海默病的风险高，这可能与绝经后内源性雌激素水平降低有关。

（4）心血管病变：绝经后妇女糖脂代谢异常增加，动脉硬化、冠心病的患病风险较绝经前明显增加，可能与雌激素低下有关。

（四）诊断

根据病史及临床表现不难诊断。但需注意除外相关症状的器质性病变及精神疾病，卵巢功能评价等实验室检查有助于诊断。

1. 血清 FSH 值及 E_2 值测定　绝经过渡期血清 FSH>10U/L，卵巢储备功能下降。闭经、FSH>40U/L 且 E_2<10~20pg/ml，提示卵巢功能衰竭。

2. AMH 测定　AMH 低至 1.1ng/ml 提示卵巢储备下降；若低于 0.2ng/ml 提示即将绝经；绝经后 AMH 一般测不出。

（五）治疗

1. 治疗目标　应能缓解绝经期症状，且能早期发现、有效预防骨质疏松症、动脉硬化等老年性疾病的发生。

一般治疗通过心理疏导，使绝经过渡期妇女了解绝经过渡期的生理过程，并以乐观的心态相适应。必要时选用适量镇静药以助睡眠，如睡前服用艾司唑仑 2.5mg。谷维素有助于调节自主神经功能，口服 20mg，每日 3 次。鼓励建立健康生活方式，包括坚持身体锻炼，健康饮食，增加日晒时间，摄入足量蛋白质及含钙丰富食物，预防骨质疏松。

2. 激素替代治疗（hormone replacement therapy，HRT）　有适应证且无禁忌证时选用。HRT 是针对绝经相关健康问题而采取的一种医疗措施，可有效缓解绝经相关症状，从而改善生活质量。

可用于改善绝经相关症状、泌尿生殖道萎缩的相关问题及预防骨质疏松症。但对于已知或可疑妊娠、原因不明的阴道流血、已知或可疑患有乳腺癌、已知或可疑患有性激素依赖性恶性肿瘤、最近 6 个月内患有活动性静脉或动脉血栓栓塞性疾病、严重肝及肾功能障碍、血卟啉症、耳硬化症、脑膜瘤（禁用孕激素）等禁止应用激素补充治疗绝经综合征。

（1）制剂及剂量选择：主要药物为雌激素，辅以孕激素。单用雌激素治疗仅适用于子宫已切除者，单用孕激素适用于绝经过渡期功能失调性子宫出血。剂量和用药方案应个体化，以最小剂量且有效为佳。

（2）雌激素制剂：应用雌激素原则上应选择天然制剂。常用雌激素有：①戊酸雌二醇每日口服 0.5~2mg；②结合雌激素，每日口服 0.3~0.625mg；③17-3- 雌二醇经皮贴膜，有每周更换 2 次和每周更换 1 次剂型；④尼尔雌醇，为合成长效雌三醇衍生物。每 2 周服 1~2mg。

组织选择性雌激素活性调节剂：替勃龙，根据靶组织不同，其在体内的3种代谢物分别表现出雌激素、孕激素及弱雄激素活性。每日口服1.25~2.5mg。

（3）孕激素制剂：常用醋酸甲羟孕酮，每日口服2~6mg。近年来倾向于选用天然孕激素制剂，如微粒化孕酮，每日口服100~300mg。

3. 用药途径及方案

（1）口服：主要优点是血药浓度稳定，但对肝脏有一定损害还可刺激产生肾素底物及凝血因子。用药方案有：①单用雌激素，适用于已切除子宫的妇女；②雌、孕激素联合，适用于有完整子宫的妇女，包括序贯用药和联合用药：前者模拟生理周期，在用雌激素的基础上，每后半月加用孕激素10~14日。两种用药又分周期性和连续性，前者每周期停用激素5~7日，有周期性出血，也称为预期计划性出血，适用于年龄较轻、绝经早期或愿意有月经样定期出血的妇女；后者连续性用药，避免周期性出血，适用于年龄较长或不愿意有月经样出血的绝经后期妇女。

（2）胃肠道外途径：能缓解潮热，防止骨质疏松，能避免肝脏首过效应对血脂影响较小：①经阴道给药，常用药物有E_2栓和E_2阴道环及结合雌激素霜。主要用于治疗下泌尿生殖道局部低雌激素症状。②经皮肤给药，包括皮肤贴膜及涂胶，主要药物为17β-雌二醇，每周使用1~2次。可使雌激素水平恒定，方法简便。用药剂量与时间：选择最小剂量和与治疗目的相一致的最短时期，在卵巢功能开始衰退并出现相关症状时即可开始应用。需定期评估，明确受益大于风险方可继续应用。停止雌激素治疗时，一般主张应缓慢减量或间歇用药，逐步停药，防止症状复发。

4. 副作用及危险性

（1）子宫出血：性激素补充治疗时的子宫异常出血，多为突破性出血，必须高度重视，查明原因，必要时行诊断性刮宫，排除子宫内膜病变。

（2）性激素副作用：①雌激素，剂量过大可引起乳房胀、白带多、头痛、水肿、色素沉着等，应酌情减量，改用雌三醇；②孕激素，副作用包括抑郁、易怒、乳房痛和水肿，患者常不易耐受；③雄激素，有发生高血脂、动脉粥样硬化、血栓栓塞性疾病危险，大量应用出现体重增加、多毛及痤疮，口服时影响肝功能。

（六）转诊

对于合并有多种疾病或应用雌激素替代治疗后出现不良反应的患者应转诊于上级医院进行诊治。

（七）现状及进展

绝经综合征的治疗多以HRT为主，可有效改善绝经期妇女的生活质量，但其方法有严格的适应证，和不容忽视的副作用。我们需要进一步完善绝经妇女应用HTR治疗的评估方法，以及激素替代疗法的药品、给药途径，以便使HRT在绝经综合征中发挥更大的作用以达到低价、高效、副作用小的治疗目的。

思　考　题

1. 不同年龄的异常出血患者用药区别有哪些？
2. 对于绝经患者行激素治疗的利弊分别有哪些？

（王荣英）

第三节　儿童营养性疾病

一、营养性佝偻病

学习提要

1. 掌握营养性佝偻病目前国内外现状，熟悉社区全科医生在婴幼儿及儿童时期营养性佝偻病的预防原则及措施。

2. 营养性佝偻病的基层规范管理尤为重要，包括预防、筛查、诊断、干预及长期随访管理工作，降低婴幼儿早期佝偻病的发生，明确各年龄段儿童预防佝偻病的维生素D及钙剂的预防量，降低佝偻病的发生风险。

2016年“营养性佝偻病防治全球共识”对既往的维生素D缺乏性佝偻病及相关疾病命名进行了重新定义，统一为营养性佝偻病，明确了其是由于儿童维生素D缺乏和/或钙摄入量过低导致生长板软骨细胞分化异常、生长板和类骨质矿化障碍的一种疾病。该定义在维生素D缺乏作为病因的基础上，强调了钙摄入量过低也是佝偻病的重要原因，突出了长骨生长板的组织学改变，且把矿化障碍分为生长板矿化和类骨质矿化两个层面。强调维生素D和钙缺乏是佝偻病发病原因，当维生素D不足或缺乏时，同时伴有钙缺乏或不足，则导致佝偻病发生。

在我国，维生素D缺乏性佝偻病目前仍是婴幼儿的常见病，因维生素D缺乏引起体内钙、磷代谢失常，导致长骨干骺端和骨组织矿化不全，以致骨骼发生病变。维生素D缺乏还可影响神经、肌肉、造血、免疫等组织器官的功能，对小儿的健康危害较大。因此，积极预防维生素D缺乏及维生素D缺乏性佝偻病，是儿科医疗保健工作者的重要任务。维生素D缺乏性佝偻病的发生与日光照射、季节、气候、地理、喂养方式、出生情况、生活习惯、环境卫生、遗传等因素有关。因此，做好科学育儿和卫生保健知识宣传，开展系统保健管理，采取综合防治措施，维生素D缺乏性佝偻病是可以预防和控制的。随着对维生素D的基础和临床研究更加透彻，维生素D检测技术的提高，人们逐渐认识到维生素D缺乏的危害已经不仅仅局限于维生素D缺乏性佝偻病。

（一）流行病学

维生素D缺乏症是一个全球性的健康问题，并且代表了一种重新出现的全球健康问题。有数据表明，维生素D缺乏症在儿童和青少年中是一种普遍现象，而且我们已知维生素D缺乏会引起儿童佝偻病和成人骨软化症。在引入维生素D补充食物后，营养性佝偻病几乎从发达国家消失。但在过去20年中，多种因素导致营养性佝偻病复发，即使是在美国和欧洲这样的发达国家，儿童时期的维生素D缺乏状况同样在上升，越来越多的病例特别涉及发展中国家的儿童．不同地区儿童患病率也不同，北方佝偻病患病率高于南方。目前我国尚缺乏维生素D缺乏的全国流行病学资料，据各地报道，婴幼儿维生素D缺乏率从3%~90%不等。近年来随着经济文化水平的不断提高，我国营养性维生素D缺乏佝偻病发病率逐年下降，病情也趋向轻度。

最近世界各地维生素D状况调查的现有数据表明，无论一个国家的经济发展指数及所处的纬度如何，都存在维生素D的普遍缺乏。有证据表明，亚洲，中东和非洲以及生活在高纬度国家地区的移民中，维生素D缺乏症的患病率最高。亚洲的许多小样本研究发现，大多数幼儿的25-羟维生素D［25-（OH）D］低于30nmol/L：土耳其的婴儿占51%，伊朗的婴儿占86%，印度和巴基斯坦的婴儿各占61%。人口的维生素D缺乏负担也可以根据儿童期和青春期早期（<15岁）佝偻病的流行情况进行评估。在亚洲，中东和非洲，营养性佝偻病的患病率最高，在儿童中为1%~24%。

近年我国全国性的调查结果显示2~18岁前儿童的每日钙摄入量分别为：男童2岁~为233.8mg，4岁~为260.6mg，7岁~为299.0mg，11岁~为338.0mg，14岁~为376.1mg；女童2岁~为229.5mg，4岁~为246.3mg，7岁~为283.0mg，11岁~为311.8mg，14岁~为342.9mg。达到适宜摄入量（AI）的人数平均不到5%，11~13岁青少年组儿童达到AI的人数最少，仅有1.1%~1.7%，其中2~4岁儿童达到AI的比例在城市各年龄组人群中最高，男女分别达到10.4%和12%。总体情况并不令人满意，而更需要指出的是，从2002—2012年间的全国监测结果显示，中国人群钙的摄入量总体并没有得到改善。

以此标准与其他发展中国家比较，蒙古国1~18岁儿童平均每日钙摄入量为（273 ± 30.0）mg；墨西哥1~4岁之间儿童摄入钙不足率为25.6%，大于5岁的儿童摄入钙不足率为54.5%~88.1%。我国的钙摄入量与此相近。一些发达国家，如西班牙在13~24个月和25~36个月两个年龄组儿童中的观察显示，钙摄入不足者仅为10.1%和5.5%；美国儿童在生后第二年的钙摄入量已达1 046mg/d，儿童钙摄入未达推荐营养素摄入量（RNI）的人群仅为10%。

（二）营养性佝偻病的诊断与分型

1. 营养性佝偻病的定义与诊断 由于儿童维生素D缺乏和/或钙摄入量过低导致生长板软骨细胞分化异常、生长板和类骨质矿化障碍的一种疾病。实际上，营养性佝偻病是维生素D和/或钙缺乏在儿童期这一特定阶段发生的一种骨病；同样是维生素D和/或钙缺乏，若发生在骨骺与干骺端融合、生长板消失，即长骨生长板主导的软骨内成骨过程结束、骨骼纵向生长停止之后，则称为骨软化症。

营养性佝偻病的诊断是依据病史、体格检查和生化检测，通过X线片确诊。仅凭生化检测指标既不能诊断营养性佝偻病，也不能鉴别营养性佝偻病的原发因素是维生素D缺乏还是膳食钙缺乏。营养性佝偻病实验室检查特征为25-(OH)D、血清磷、血清钙和尿钙下降；血清PTH、碱性磷酸酶(ALP)和尿磷升高。临床常用血清总ALP水平作为营养性佝偻病诊断和筛查指标，在儿童阶段血清总ALP和骨ALP具有良好的相关性，可以用总ALP水平代表骨ALP趋势。但急性疾病、某些药物、肝脏疾病、生长突增以及婴幼儿时期一过性高磷血症均可导致ALP升高。因此不能单凭血清总ALP升高就诊断为营养性佝偻病。

2. 营养性佝偻病的分级

(1)维生素D状况分级：营养性佝偻病的发生是一个缓慢过程，是维生素D长时间缺乏的结果。根据2016年"营养性佝偻病防治全球共识"指南的标准，按照血清25-(OH)D水平，将维生素D状态分4个等级：充足、不足、缺乏和中毒(表8-3-1)。

表8-3-1 维生素D状况分级

维生素D状态	血清25-(OHD)水平/(nmol/L)
充足	>50~250
不足	30~50
缺乏	<30
中毒	>250

(2)钙营养状况分级

根据饮食中钙摄入量，将钙的营养状况分为3个等级：缺乏、不足、充足(表8-3-2)。2011年，美国医学研究院(IOM)推荐的0~6个月和6~12个月婴儿钙适宜摄入量分别是200和260mg/d，l~18岁人群的钙推荐量为700~1 300mg/d。我国2013年版《中国居民膳食营养素参考摄入量》中，0~6个月和6~12个月婴儿的钙推荐摄入量分别是200和250mg/d，满足1~18岁98%人群钙推荐摄入量为600~1 000mg/d。膳食钙缺乏是造成儿童发生营养性佝偻病的主要原因。儿童膳食钙摄入量<300mg/d是独立于血清25-(OH)D水平的佝偻病患病的另一个危险因素，当钙的摄入量>500mg/d时，营养性佝偻病发生会很少见或不会发生。需要明确指出的是，不同于维生素D营养状况依赖于血清25-(OH)D水平分级，尚无反映钙摄入量情况的可靠的生物标志物，因此，难以明确定义膳食钙缺乏；目前国内外也几乎没有数据能说明预防营养性佝偻病最低的钙摄入量。

表8-3-2 钙营养状况分级

钙营养状态	钙摄入量/(mg/d)
缺乏	<300
不足	300~500
充足	>500

(三)营养性佝偻病的病情评估

不推荐对健康儿童进行常规25-(OH)D检测。检测25-(OH)D是评估维生素D状况的最佳方法，用于评价儿童是否存在维生素D缺乏以及对诊断维生素D缺乏所导致的营养性佝偻病。但在临床实践中，要注意区分营养性佝偻病和维生素D缺乏。对处于生长发育阶段的儿童，当维生素D作为一种营养素，不能满足推荐摄入量时，机体就会发生维生素D缺乏，佝偻病是儿童持续维生素D缺乏导致骨骼出现异常的后果，也只是维生素D缺乏的冰山一角。

(四)营养性佝偻病的预防

1. 合理补充维生素D 为预防佝偻病，无论何种喂养方式的婴儿均需补充维生素D 400IU/d；12月龄以上儿童至少需要维生素D 600IU/d。从世界范围看，凡是常规补充维生素D 400IU/d的婴儿和儿童都没有出现放射学征象的佝偻病表现。

儿童维生素D缺乏高危因素包括母亲缺乏、长期母乳喂养而未及时添加含钙食物、冬春季节高纬度居住、深色皮肤和/或阳光暴露受限(如室内活动为主、残疾、污染、云量)以及低维生素D膳食。针对高危因素可采取主动阳光照射、维生素D补充、食物强化等策略提高维生素D摄入量。补充400IU/d维生素D，持续12个月之后，97%的婴儿25-(OH)D水平维持在50nmol/L以上，补充剂量800IU/d和1 200IU/d不能额外增加骨密度。而1 600IU/d会增加潜在中毒风险。对25-(OH)D<25nmol/L的婴儿，一次大剂量补充10万IU，能维持25-(OH)D在37.5nmol/L以上长达3个月，也不会发生高钙血症，然而，更高剂

量的维生素 D 会使 25-(OH)D 达到极高水平。维生素 D 强化食品和维生素 D 补充剂是补充维生素 D 的两种方式，自然界富含维生素 D 的食物极少。维生素 D 强化食品是安全、经济、有效的预防维生素 D 缺乏的方式。欧洲各国、美国及加拿大等通过维生素 D 强化食品，大幅降低营养性佝偻病发病率。维生素 D 补充剂也是可行又易被接受的确保适量维生素 D 摄入的方法。但欧洲曾发生过维生素 D 强化食品导致儿童高血钙事件。我国推行食品强化维生素 D 措施，应警惕维生素 D 过量或中毒问题。通过维生素 D 补充剂（维生素 AD 剂型或维生素 D 剂型）更适合我国国情。

2. 合理补充钙　按照 2013 中国营养学会 AI 的钙摄入：0~6 个月婴儿为 200mg/d，7~12 个月为 250mg/d，1 岁 ~ 为 600mg/d，4 岁 ~ 为 800mg/d，7 岁 ~ 为 800mg/d，11 岁 ~ 为 1 000mg/d。发展中国家低钙饮食是导致营养性佝偻病的重要原因。自然界含钙食物丰富，提倡儿童天然食物补钙，乳品是最好钙源。在非洲和亚洲某些低收入国家，儿童乳制品摄入量低，膳食中的钙含量严重不足，也是 12 月龄以上儿童患病的高危因素。对 1~3 岁高发年龄段儿童 IOM 推荐的钙摄入量为 500mg/d。除天然食物外，钙强化食品也是钙的重要来源。美国钙强化食物众多，能满足青少年 65% 钙摄入量。加钙面粉是英国青少年女性钙摄入的主要来源。

（五）营养性佝偻病的治疗

推荐维生素 D 2 000IU/d（50μg）为最小治疗剂量，补充维生素 D 同时补钙，疗程至少 3 个月（表 8-3-3）。营养性佝偻病儿童和青少年膳食维生素 D 和钙含量都很低。因此，联合应用维生素 D 和钙剂更为合理，可以从膳食摄取或额外口服补充钙剂。钙元素推荐量为 500mg/d。维生素 D 与钙剂联合治疗的效果高于单独应用维生素 D 治疗。

表 8-3-3　营养性佝偻病的维生素 D 治疗量

单位：IU

年龄 / 月	每日剂量持续 90 日	单次剂量	每日维持剂量
<3	2 000	不宜采用	400
3~12	2 000	50 000	400
>12~144	3 000~6 000	150 000	600
>144	6 000	300 000	600

注：治疗 3 个月后，评估治疗反应，以决定是否需要进一步治疗；确保钙最低摄入量为 500mg/d

维生素 D 在剂量上，可予每日疗法或大剂量冲击疗法；在剂型上，可选用口服法或肌内注射法。推荐每日口服疗法为首选治疗方法。在一些特殊情况下，为保证依从性，可选择单次剂量即大剂量冲击疗法。口服法可采用每日疗法或大剂量冲击疗法，肌内注射法采用大剂量冲击疗法。口服法比肌内注射法能更快地升高血中 25-(OH)D 水平。口服或肌内注射 60 万 IU 维生素 D 后，血 25-(OH)D 高峰分别出现在第 30 日和第 120 日。大剂量冲击疗法时极少数人会出现高钙血症和 / 或高钙尿症。一般认为，维生素 D_2 和维生素 D_3 等效，相比维生素 D_2，维生素 D_3 半衰期更长。肌内注射 1 次 60 万 IU 维生素 D_3，和每周 1 次持续 10 周 6 万 IU 维生素 D_3，具有相同效果。大剂量冲击疗法时，可优先选择使用维生素 D_3，单次口服 15 万、30 万或 60 万 IU 等不同剂量的维生素 D 制剂，并不影响 30 日内佝偻病的改善率，但要警惕高钙血症和高钙尿症，伴随维生素 D 剂量的增大，高钙血症概率会增加。维生素 D 疗程至少 12 周或更长，12 周的治疗能达到基本痊愈，使 ALP 恢复正常水平。任何一种疗法之后都需要持续补充维生素 D。

（六）营养性佝偻病的转诊

若活动期佝偻病经维生素 D 与钙联合治疗 1 个月后症状、体征、实验室检查无改善，应考虑其他非维生素 D 缺乏性佝偻病（如肾性骨营养障碍、肾小管性酸中毒、低血磷抗维生素 D 性佝偻病、范可尼综合征）、内分泌、骨代谢性疾病（如甲状腺功能减退、软骨发育不全、黏多糖病）等，应转上级妇幼保健机构或内分泌专科门诊明确诊断。

（七）营养性佝偻病的管理流程

预防和管理营养性佝偻病，基层医疗卫生机构应承担营养性佝偻病的健康教育、筛查、诊断、预防、治疗及随访等管理工作，识别出不适合在基层诊治的佝偻病患者并及时转诊。管理的目标是应首先通过测量血清 / 血浆 25-(OH)D 来评估维生素 D 状况，减少并发症的发生，降低致畸率和致残率。基层营养性佝偻病健康管理流程见图 8-3-1。

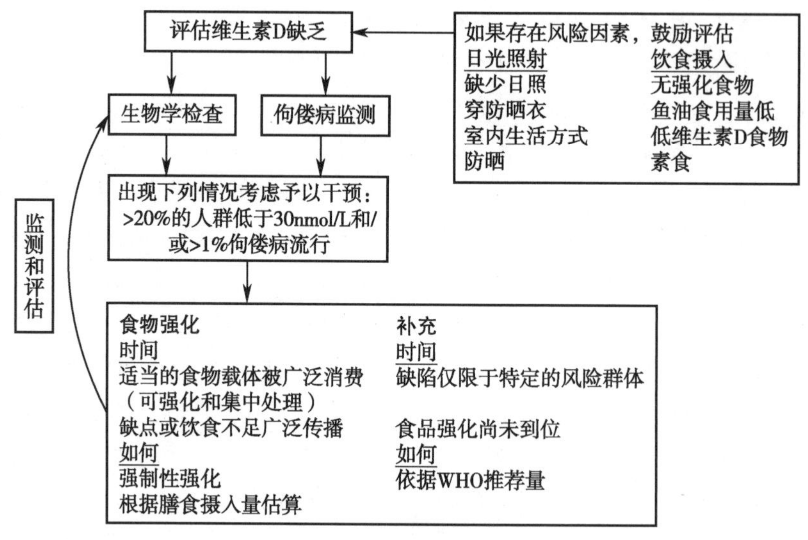

图 8-3-1 基层营养性佝偻病健康管理流程

（八）展望

维生素D状态受多种因素的影响，包括饮食摄入量，紫外线暴露，年龄和种族。维生素D缺乏高风险的因素在世界范围内普遍存在，很可能由于低维生素D状态（包括次优的骨骼健康和其他负面健康结果），许多国家人群面临不良后果的风险。虽然有关维生素D缺乏的全球代表性数据有限，但高收入和低收入国家的大多数研究表明，维生素D的摄入量和钙摄入量不足是营养性佝偻病的主要原因。鉴于人们越来越了解维生素D状况与呼吸道感染和哮喘发病率之间已建立的联系，以及关于维生素D状态对妊娠和新生儿结局的潜在影响的新兴研究，重要的是鼓励进一步研究以解决关于这种微量营养素的知识中最为关键的差距，并产生关于全球维生素D缺乏症的准确信息。有必要探索适用于不同社会文化和地理环境的各种食品强化工具，并研究安全有效的补充方案的选择，以解决全世界各类人群的维生素D缺乏问题。

营养性佝偻病和骨软化症是完全可预防的疾病，但这类疾病却在世界范围内呈现上升趋势，应被视为全球流行病。我们主张通过维生素D补充所有婴儿，孕妇和高风险人群来消灭营养性佝偻病和骨软化，并实施食品福利计划，以确保整个人口中维生素D和钙的营养充足。

人们对维生素D对健康的潜在的非钙质益处一直持怀疑态度，也迫切需要随机抽样研究来评估维生素D摄入剂量的“金标准”。在2 000~5 000IU/d范围内对非钙质缺乏引起的健康结果的影响，除了患有慢性肉芽肿形成疾病或淋巴瘤外，目前没有证据表明儿童和成人维生素D摄入量增加会对身体造成不利的影响。

二、儿童肥胖

学习提要

1. 肥胖一直以来是世界各国卫生组织关注的问题，世界各国的肥胖率近几年呈现上升趋势，尤其儿童及青少年肥胖率更为严重。目前全球对于肥胖的发病率、发病原因及预防的认识仍处于较低水平。儿童及青少年期肥胖人群是成年后代谢性疾病的高发人群。

2. 儿童及青少年肥胖的基层规范管理尤为重要，包括预防、筛查、诊断、干预及长期随访管理工作，降低婴幼儿早期超重及肥胖的发生，使各年龄段儿童体重达标，降低成人期肥胖率的发生风险。

截止到2015年，世界上有超过1亿儿童和6亿成人存在肥胖。自1980年以来，70多个国家肥胖患病率增加了1倍，其他多数国家的患病率也在持续上升。1990年开始，与高体重指数相关的疾病负担开始增加。儿童肥胖大多属于单纯型肥胖，是机体内在遗传因素和外界环境因素相互作用的结果。成年肥胖一般难以治疗，婴儿期过多的体重增加预示着后来的肥胖风险，需要在生命早期开始预防才会有效降低肥胖的发生。

（一）流行病学

在全球范围内，有 6.1% 的 0~5 岁儿童超重或肥胖（按比例计算身高体重大于 2 个标准差的儿童比例），预测显示 2025 年将增加到 9.9%。在一些发达国家儿童超重与肥胖更为严重，目前美国有大约 7.1% 的 0~2 岁儿童体重 >95%，超重或肥胖的患病率占 2~5 岁儿童的 22.8%。

随着人民生活水平的提高，自 20 世纪 90 年代以来，我国儿童的超重和肥胖率不断攀升。1985—2005 年，我国主要大城市 0~7 岁儿童肥胖检出率由 0.9% 增加到 3.2%，估测该群体目前儿童肥胖率约为 4.3%。1985—2014 年，我国 7 岁以上学龄儿童超重率也由 2.1% 增至 12.2%，肥胖率则由 0.5% 增至 7.3%。如果不采取有效的干预措施，至 2030 年，0~7 岁儿童肥胖检出率将达到 6.0%，7 岁及以上学龄儿童超重及肥胖检出率将达到 28.0%。腹型肥胖率从 15.3% 增加了 8.9%。儿童肥胖既是一种独立的慢性代谢性疾病，也是儿童高血压、高血脂、2 型糖尿病、脂肪肝、代谢综合征等慢性疾病的重要危险因素，且增加成年期慢性疾病的患病风险。目前超重及肥胖快速增长，已经成为影响我国儿童青少年身心健康的重要问题。

（二）肥胖的诊断与分型

1. 肥胖的定义与诊断　肥胖定义为身体脂肪或脂肪组织过多，超过标准的 15% 诊断为肥胖。判定脂肪过多的方法包括水下称重法、空气位移体积描记法、双能 X 线吸收测量法、CT 及 MRI 成像测量、生物电阻抗分析法、皮褶厚度测量法、腰围、腰臀比等。其中水下称重法为肥胖判定的“金标准”，但测定费时，需要特定的设备，且不适合儿童等特殊人群，仅限于研究应用。其他上述方法或者测量过程烦琐，或者价格昂贵，或者存在 X 射线暴露、可重复性差、精确度差等劣势，不适于大规模人群筛查和临床应用。因此一般的体格测量指标仍被用于肥胖的判断。

儿童肥胖的诊断标准有两种，一种是用身高（身长）的体重评价肥胖，当身高（身长）的体重在 P85~P97 为超重，大于 P97 为肥胖，这种方法适用于 2 岁以下儿童。另一种是年龄的体重指数（body mass index，BMI），BMI 是指体重（kg）/ 身长的平方（m^2），BMI 百分位数诊断年龄≥2 岁的儿童及青少年超重和肥胖，对于年龄≥2 岁的儿童及青少年，BMI 在 P85~P95（同年龄同性别）为超重，当 BMI ≥P95（同年龄同性别）为肥胖，当 BMI ≥P95（同年龄同性别）的 120% 或 BMI ≥35 为极度肥胖。

限于 BMI 的民族和种族差异，中国肥胖问题工作组 2004 年发表了《中国学龄儿童青少年超重、肥胖筛查体重指数值分类标准》，通过调查 24 万余中国汉族 7~18 岁学龄儿童青少年，建立了我国儿童青少年自身 BMI 数据。尽管工作组强调文中数据为超重和肥胖筛查标准，而非临床诊断标准，但我国儿童肥胖临床工作者，多数采用此标准作为临床诊断标准（表 8-3-4）。

表 8-3-4　超重和肥胖分级的诊断标准

年龄	0~2 岁	2~5 岁	5~18 岁
指标	身高别体重	BMI	BMI
依据	WHO 2006	WHO 2006	WHO 2007
>P85	超重风险	超重风险	超重
>P95	超重	超重	肥胖
>P99	肥胖	肥胖	严重肥胖

2. 0~18 岁儿童肥胖的分型及分级　实际体重超过参照人群标准身高体重的 10% 为超重，超过 20% 为肥胖；其中超出标准体重介于 20%~30% 为轻度肥胖，介于 30%~50% 为中度肥胖，大于 50% 为重度肥胖。

（三）肥胖的病情评估

2017 版《美国内分泌学会临床实践指南——儿童肥胖的评估、治疗和预防》推荐对 BMI ≥85th（百分位数）的儿童评估潜在并发症的风险，因为存在胰岛素抵抗和胰岛素敏感的儿童青少年空腹胰岛素有很大重叠，且目前尚无被广泛接受的有临床应用价值的指标用于诊断胰岛素抵抗，所以目前各国的指南不推荐在评估儿童或青少年肥胖时测量胰岛素浓度。具体并发症及评估标准（表 8-3-5）。

表 8-3-5 肥胖伴有不同并发症的评估标准

并发症	检验及说明
糖尿病前期	糖化血红蛋白：5.7~6.5%（请注意这一测试在儿科中的不可预测性）
空腹血糖受损	5.6mmol/L ≤空腹血浆血糖 <7.0mmol/L
糖耐量异常	如果进行口服葡萄糖耐量试验，7.8mmol/L ≤餐 2 小时血糖 <11.1mmol/L
糖尿病	糖化血红蛋白≥6.5%[a,b] 空腹血浆血糖≥7.0mmol/L（空腹定义为无热卡摄入 8 小时）[b] 口服葡萄糖耐量试验中 2 小时血浆血糖≥11.1mmol/L[b] 在具有典型高血糖症状的患者中，随机血浆葡萄糖 11.1mmol/L
血脂异常	空腹血脂 ①三酰甘油 0~9 岁：0.85mmol/L（可接受），0.85~1.12mmol/L（正常高限），≥1.13mmol/L（高） 10~19 岁：1.02mmol/L（可接受），1.02~1.46mmol/L（高限），≥1.47mmol/L（高） ②低密度脂蛋白胆固醇：2.85mmol/L（可接受），2.85~3.34mmol/L（正常高限），≥3.35mmol/L（高） ③总胆固醇：4.40mmol/L（可接受），4.40~5.15mmol/L（正常高限），≥5.16mmol/L（高） ④高密度脂蛋白胆固醇：1.04mmol/L（低），1.04~1.17mmol/L（低限），>1.17mmol/L（可接受） ⑤非高密度脂蛋白胆固醇：3.11mmol/L（可接受），3.11~3.73mmol/L（正常高限），≥3.74mmol/L（高）
高血压前期及高血压	3~11 岁（根据性别、年龄、身高百分位数标准化） 高血压前期：血压 90~95th 百分位数 1 期高血压：血压 95~99th 百分位数 +5mmHg 12~17 岁（根据性别、年龄、身高百分位数标准化） 高血压前期：血压 90~95th 百分位数或 >120/80mmHg 1 期高血压：血压 95~99th 百分位数 +5mmHg 2 期高血压：血压≥99th 百分位数 +5mmHg 18~21 岁高血压前期：血压≥120/80~139/89mmHg 1 期高血压：血压≥140/90~159/99mmHg 2 期高血压：血压≥160/100~179/109mmHg 3 期高血压：血压 >180/110mmHg
非酒精性脂肪性肝病	丙氨酸转氨酶 >25U/L（男孩）及丙氨酸转氨酶 >22U/L（女孩）
多囊卵巢综合征	游离睾酮、总睾酮和性激素结合蛋白，内分泌学会多囊卵巢综合征指南[c]
阻塞性睡眠呼吸暂停	如有阳性病史，可转诊进行夜间多导睡眠图检查；如果没有，采用隔夜氧测定法
精神病学	如有阳性病史，请转诊心理健康专家

注：a. 试验应在美国国家糖化血红蛋白标准化计划（NGSP）认证的实验室进行，并用糖尿病控制与并发症试验（DCCT）检测标准化，我国目前未将糖化血红蛋白作为糖尿病的诊断和筛查标准；b. 在无明确高血糖的情况下，应通过反复试验确认；c. 考虑到睾酮水平的变异性和检测标准欠佳，很难确定诊断多囊卵巢综合征或其他高雄激素症的绝对水平（推荐当地的监测方法），首选的测定方法是高压液相色谱串联质谱法

（四）肥胖的三级预防

目前国内外肥胖的治疗比较困难，尚无特殊的方法，因此治疗肥胖的最好方法还是预防。根据病因可以将儿童肥胖症分为单纯型（特发性，idiopathic）和病理型（内源性，endogenous），其中病理型肥胖只占 5% 以下，绝大多数患者属于单纯型肥胖。而单纯型肥胖多可以通过早期干预予以预防的。儿童肥胖预防从孕期开始，通过降低

及控制超重或肥胖母亲妊娠期的体重，可以减少约15%巨大儿的发生率。从儿童出生开始，肥胖预防信息应针对所有家庭。

1. 基层临床医生促进并参与儿童和青少年，父母和社区全科医生正在进行的健康饮食、健康教育活动，并鼓励幼儿园、学校提供有关健康饮食方面的教育。

2. 临床医生开出并支持健康的饮食习惯处方

（1）根据年龄适当调整餐具大小，避免食用热量密集，营养不良的食物（如含糖饮料，运动饮料，水果饮料，大多数"快餐"或添加了食糖，高果糖玉米糖浆，高脂肪或高钠加工的食品食物和卡路里高的零食）。

（2）鼓励食用整个水果而不是果汁。

3. 儿童和青少年每周至少5日，每次至少进行20分钟，最佳60分钟的剧烈运动，改善代谢健康并减少肥胖的发生。

4. 在儿童和青少年中培养健康的睡眠模式，以减少由于热量摄入和代谢相关的变化引起肥胖的可能。

5. 平衡儿童和青少年不可避免的相关屏幕时间，避免2岁以下儿童使用电视，限制每日电视和"屏幕时间"少于2小时；增加身体活动的机会。

6. 临床医生的肥胖预防工作招募整个家庭参与而不仅仅是个体患者参与的活动。

7. 临床医生评估家庭功能，并做出适当的转诊，以解决家庭压力因素，以减少肥胖的发展。

8. 在儿童肥胖预防中开设以学校为基础和社区共同参与的课程。

9. 使用全面的行为改变干预措施来预防肥胖，这些干预计划将与学校或社区计划相结合，以覆盖最广泛的受众。

10. 婴儿在母乳喂养的基础上享受众多健康益处。因为支持母乳喂养与后续肥胖之间关联的证据有差异，我们只能建议母乳喂养以预防肥胖。

11. 自我体重管理对于2~6岁的儿童，如果是超重或肥胖但无并发症的可以维持现体重不使其再增加；对于6岁以上儿童，如果只有超重但无并发症可以维持现有体重，对于超重伴有并发症或者肥胖（不管有无并发症），均需要进行减重治疗。不同年龄段儿童具体体重控制目标（表8-3-6）。

表8-3-6　不同年龄段肥胖儿童体重控制目标

年龄	BMI	体重控制目标
2~5岁	85~94th	体重维持或控制体重增长速度
	>95th	体重维持直到BMI<85th；如果需要减体重则不超过1磅/月
6~11岁	85~94th	体重维持或控制体重增长速度
	95~99th	体重维持直到BMI<85th；或者缓慢减体重，但不超过1磅/月
	>99th	需减体重，但不超过2磅/月
12~18岁	85~94th	体重维持直到BMI<85th；或者缓慢减体重
	95~99th	减体重直到BMI<85th；或者缓慢减体重，但不超过2磅/周
	>99th	需减体重，但不超过2磅/周

注：1磅=0.45kg

（五）肥胖的治疗

1. 一般生活方式的干预与指导　儿童肥胖最重要的原因是热量摄入超过热量消耗。因此，包括饮食调整和增加体育运动在内的生活方式干预是儿童体重管理的基石。建议临床医生开出以家庭为中心的生活方式改变（饮食，身体活动，行为）的处方，以促进BMI的降低。

2. 饮食指导　临床医生根据《中国学龄前儿童膳食指南（2016）》规定并支持健康的饮食习惯。

（1）减少快餐的消费。

（2）减少加入的食糖消费和消除含糖饮料。

（3）减少高果糖玉米糖浆的消费量，改善含有高果糖玉米糖浆的食品标签。

（4）减少高脂肪、高钠或加工食品的消费。

（5）如果可能要食用整个水果而不是果汁。

（6）建议摄入膳食纤维，水果和蔬菜。

（7）减少儿童和青少年的饱和食物摄入量。

3. 体力活动

（1）增加活动量，并且每日至少进行20分钟中度至剧烈的体力活动，目标为60分钟。

（2）鼓励和支持患者将每日的学习时间限制为1至2小时内，并减少其他久坐不动的行为。

4. 治疗超重和肥胖的心理并发症

（1）确定与饮食和活动相关的适应不良的喂养模式，并教育家庭健康饮食和锻炼习惯。

（2）探索和诊断不健康的家庭内部沟通模式，并支持旨在提高儿童或青少年自尊的教养方式。

（3）社区医生要评估心理社会合并症，并在怀疑心理社会问题时给予评估和咨询。

5. 药物治疗　对于儿童和青少年肥胖，只有正规的强化生活方式干预方案未能限制体重增加或改善并发症时，才使用药物治疗。除了临床试验，不推荐年龄<16 岁超重但不肥胖的儿童和青少年使用药物治疗。目前美国食品药品管理局批准的治疗肥胖药物只可与最强烈的生活方式改变联合使用，且只有在使用抗肥胖药物方面经验丰富并且能意识到其潜在副作用的医生才可使用。如果患者经 12 周最大治疗量抗肥胖药物治疗之后，BMI/BMIz（体重指数 / 体重指数 2 分数）值减少未超过 4%，临床医生应当中止药物治疗并重新评估患者。当怀疑心理问题时，医疗团队应评估心理合并症，并开具评估及咨询处方。

治疗肥胖的药物包括中枢性食欲抑制剂、影响营养吸收制剂、影响内环境 / 代谢控制剂。美国食品药品监督管理局已批准治疗儿童肥胖的药物非常有限，只有奥利司他被批准用于治疗年龄≥12 岁青少年肥胖症。奥利司他为特异性胃肠道脂肪酶抑制剂，通过阻断人体对食物中脂肪的吸收，减少热卡摄入。其常见不良反应包括油性斑点、排气、便急、脂肪 / 油性大便、大便增加、大便失禁等，对有慢性吸收不良综合征和胆汁淤积症者禁用。因其降低脂溶性维生素吸收，强烈建议服用奥利司他者补充多种维生素。二甲双胍被批准用于治疗年龄≥10 岁 2 型糖尿病患儿，未被批准用于肥胖。生长激素被批准用于 Prader-Willi 综合征患者增加身高，而非用于其肥胖治疗。未经批准的药物用于年龄<16 岁的儿童和青少年肥胖治疗时，应仅限于大型的、有良好对照的研究。

6. 手术治疗　建议只有在以下条件时才使用外科手术：①患者青春发育已经达到 Tanner4/5 期，身高已经达到或接近成人身高，且 BMI>40 伴轻度并发症（高血压、血脂异常、中度骨科并发症、轻度睡眠呼吸暂停、非酒精性脂肪性肝炎、继发于肥胖的重度心理困扰）或 BMI>35 伴显著的并发症（2 型糖尿病、中重度睡眠呼吸暂停、假性脑瘤、骨科并发症、非酒精性脂肪性肝炎伴晚期纤维化）；②尽管经过正规方案改变生活方式，使用或未使用药物治疗，极度肥胖和并发症持续存在；③心理评估确认家庭单元的稳定性和能力（可能存在肥胖导致生活质量受损而造成的心理压力，但患者并没有潜在的未经治疗的精神疾病）；④患者有坚持健康饮食和活动习惯的能力；⑤应在能提供必要护理基础设施的儿童减肥手术中心，由经验丰富的外科医生来进行手术，中心还应包括一个能够长期随访患者及其家庭代谢和心理社会需求的团队。

目前推出的各国指南普遍反对以下人群进行手术治疗：①处于青春期前的儿童；②孕妇或哺乳期的女性青年（以及计划在术后 2 年内怀孕的女性青年）；③未养成健康饮食和运动习惯的患者；④有未解决的物质滥用、饮食失调、未经治疗的精神障碍问题的患者。目前应用较多的术式为胃旁路术和垂直袖状胃切除术。

（六）肥胖的转诊

对怀疑有病理性因素、存在合并症或经过干预肥胖程度持续增加的肥胖儿童，转诊至上级妇幼保健机构或专科门诊进一步诊治，并进行追踪随访。

（七）肥胖的基层管理流程

基层医疗卫生机构承担儿童肥胖的健康教育、筛查、诊断、治疗及长期随访管理工作，识别出不适合在基层诊治的肥胖或肥胖合并症患者并及时转诊。管理的目标是饮食、生活方式、体育活动及体重、BMI 控制达标，减少并发症的发生，降低肥胖合并症的发生。基层预防与管理儿童肥胖的管理流程见图 8-3-2。

（八）展望

2018 年韩国儿科肥胖委员会的所有成员和所有相关领域的专家制定的《儿童肥胖的诊断与治疗》的临床实践指南指出，有效治疗儿童和青少年肥胖的最重要的方法和原则是一个以家庭为基础，综合性，多学科的行为干预，重点放在改变生活方式，包括控制热量均衡饮食，剧烈体力活动、运动和减少久坐的习惯，同时需要整个家庭，

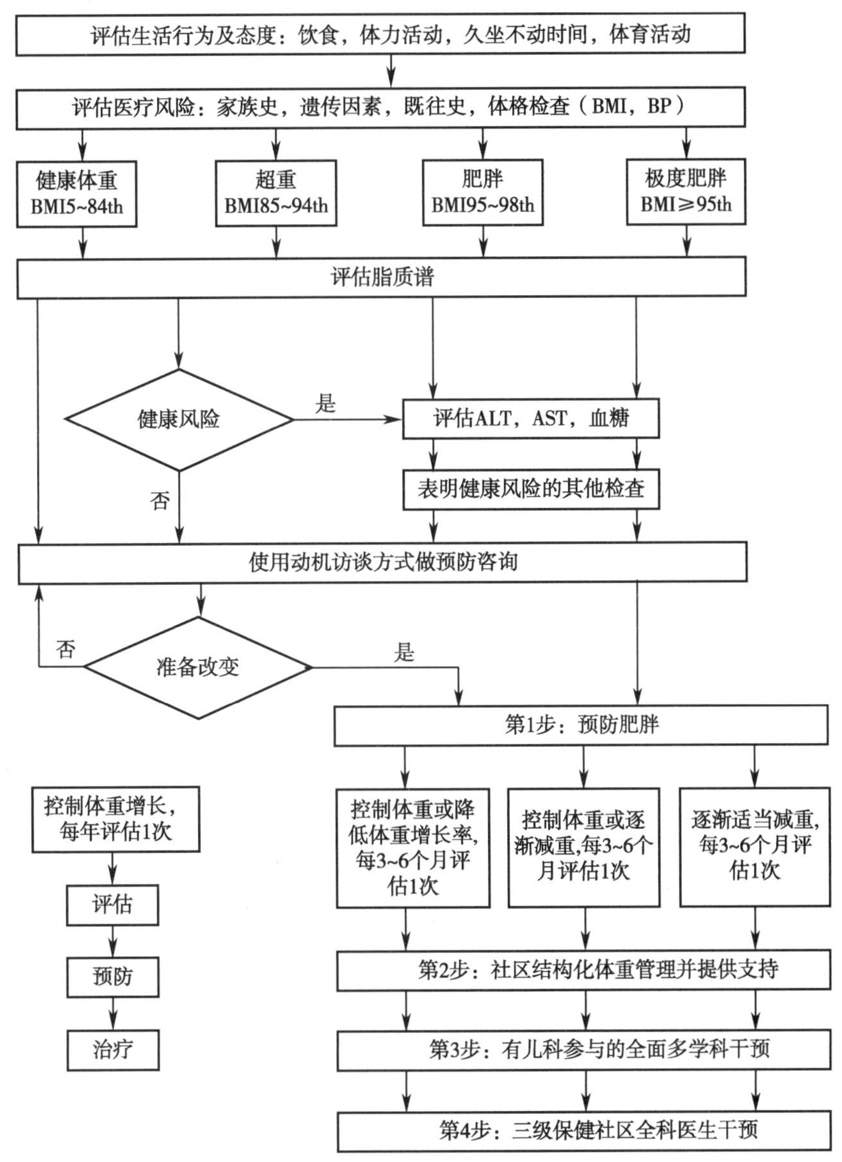

图 8-3-2　基层预防与管理儿童肥胖的管理流程

学校和社区的支持。大多数药物治疗和减肥手术治疗的有效性和安全性的证据在青少年中仍然有限，而在儿童治疗中则不足。

为了获得更好的结果，应该从生命早期开始预防和治疗肥胖和肥胖相关的疾病，以控制和管理儿童时期发生超重与肥胖、代谢并发症和肥胖相关的身体和社会心理合并症的风险，并减少心血管疾病和成年后期的代谢性疾病和过早死亡率的发生。肥胖对整体健康状况的疾病负担已经成为包括中国在内的全球医疗保健系统的关键问题。

小儿肥胖仍然是一严重影响国际健康的问题。在全球范围内，有 6.1% 的 0~5 岁儿童超重或肥胖（按比例计算身高别体重 2 个标准差的儿童比例）。我国儿童的肥胖率也不容忽视，预计至 2030 年，我国 0~7 岁儿童肥胖检出率将达到 6.0%，7 岁及以上学龄儿童超重及肥胖检出率将达到 28.0%。小儿肥胖的基础是遗传易感性受到从子宫内开始并延伸到儿童期和青春期的许可环境的影响。肥胖的内分泌病因很少见，并且通常伴有生长模式减弱。生命早期肥胖的预防及儿童时期肥胖及肥胖合并症的筛查也很重要，通过促进健康的饮食，活动和环境来预防小儿肥胖应该是首要目标，因为一旦肥胖发生就难以改善生活方式，从而实现有效，持久的结果。尽管一些行为和药物治疗研究报告取得了一定的成功，但还需要进一步研究预防和治疗慢性肥胖症的可行方法和有效方法。在儿童期和青少年时期使用的减肥药物应限于临床试验。越来越多的证据表明减肥手术对于生活方式改变失败的受影响最严重的是成熟青少年,但需要经验丰富的团队为长期随访提供资源。接受生活方式治疗,药物治疗方案或减肥手术的青少年需要有凝聚力的计划,例如持续的必要的监测,支持和干预。肥胖的过渡计划是一个未知的领域,需要进一步研究疗效。

尽管目前公布的各国的关于儿科肥胖的研究指南显著增加,但仍然不能满足研究体重增加风险和影响治疗干预反应的遗传和生物因素的需求。还需要进行更多的研究,以更好地了解导致患有某种疾病的遗传和生物因素,以及其他疾病或其他疾病的合并症。继续调查有效预防和治疗肥胖的方法,以及改变环境的方法和在全世界范围内改变饮食和运动的生活习惯变化的经济因素,应该是优先考虑的内容。

目前,我国仍没有针对儿童、青少年的肥胖筛查或诊治指南,我们可以借鉴目前国外的指南,结合中国国情,全科医师在临床工作中,应当提高筛查肥胖儿童的意识,规律随访,记录身高、体重,结合 BMI 及我国流行病学调查资料,确定目标儿童是否超重或肥胖。完成筛查工作后,要积极指导行为干预,可通过构建行为干预计划、健康宣教、建立患者互助会、与学校或健康教育组织配合、尝试构建协作网络等方法,充分利用可选资源,提高依从性,尽量保证肥胖儿童得到正确有效的行为干预。在此过程中,详细记录,以备长期随访及统计研究。综上所述,全科医生应当对儿童及青少年进行肥胖筛查,并指导行为干预。并在实践过程中,去粗取精,综合评价,以选择恰当的适合我国肥胖儿童的干预方法。

思 考 题

1. 正常生长发育的小儿是否需要常规补充维生素 D 及钙?如何补充?
2. 基层社区卫生服务机构如何在小儿早期筛查肥胖,如何预防肥胖?

（丁 静）

第四节 儿童呼吸系统疾病

一、急性上呼吸道感染

学习提要

1. 掌握小儿呼吸道感染的国内外现状,熟悉儿童呼吸道感染的常见致病菌。

2. 小儿急性上呼吸道感染的基层规范管理尤为重要,包括预防、诊断、干预及转诊工作,掌握各种病原菌引起的呼吸道感染发病特点及诊断治疗原则、转诊指征及住院标准。

呼吸道感染通常分为上呼吸道感染(upper respiratory tract infection, URTI)和下呼吸道感染(lower respiratory tract infection, LRTI)。急性上呼吸道感染是指鼻腔、咽或喉部急性炎症的总称。亦常用“感冒”“鼻炎”“急性鼻咽炎”“急性咽炎”“急性扁桃体炎”等名词诊断,统称为上呼吸道感染,简称“上感”,是小儿最常见的急性感染性疾病。

(一)流行病学

上呼吸道感染是儿童就医的最常见原因之一,有数据统计每年有 10% 以上的门、急诊病例是急性上呼吸道感染。急性上呼吸道感染全年都可能发生,冬季较多。在幼儿期发病最多,5 岁以下小儿平均每人每年发生 4~6 次;学龄前儿童逐渐减少。致病病毒的传播一般通过飞沫传染及直接接触,偶尔通过肠道,可以流行或散发。传染期在轻症只限于在最初几日,重症则较长,继发细菌感染后则更延长。人体对上述病毒的免疫力一般较短,仅 1~2 个月或稍长,但也有长达数年。

(二)诊断与分型

上呼吸道感染大多数是由病毒引起的。病毒性上呼吸道感染(普通感冒)是一种自限性疾病,通常表现为流鼻涕、发热、咳嗽、喉咙痛、打喷嚏和鼻塞。患有病毒性上呼吸道感染的儿童会有以下综合症状:鼻塞和出汗、发热、喉咙痛、咳嗽、声音嘶哑、轻度烦躁或烦躁、食欲减退、睡眠障碍和轻度眼睛发红或流泪。常见病毒性上呼吸道感染的症状通常在 3~5 日内达到峰值,并应在 14 日内消退。轻度咳嗽可持续 3 周或更长时间。典型的上呼吸道疾病是临床诊断，不需要确认性检测。根据症状，可以利用相应的实验室和放射学检查来排除其他疾病或继发感染（如流感，急性咽炎或单核细胞增多症）。最近两项关于急性上呼吸道和下呼吸道感染的系统评价显示，旨在识别细菌感染的生物标志物降钙素原和C反应蛋白（CRP）可能有助于减少不适当的抗生素用药。全球抗生素耐药性有所增加，研究表明，这是由于抗生素使用不当造成的，尤其是对于URTI。病毒感染导致大多数URTI。临床医生都应该了解"普通感冒"的自然病史，以便有效管理偏离正常的情况。最重要的是认识到明确的鼻腔分泌物经常变成化脓而不表示继发性细菌感染性疾病，同时伴有咳嗽也是正常的（图8-4-1）。

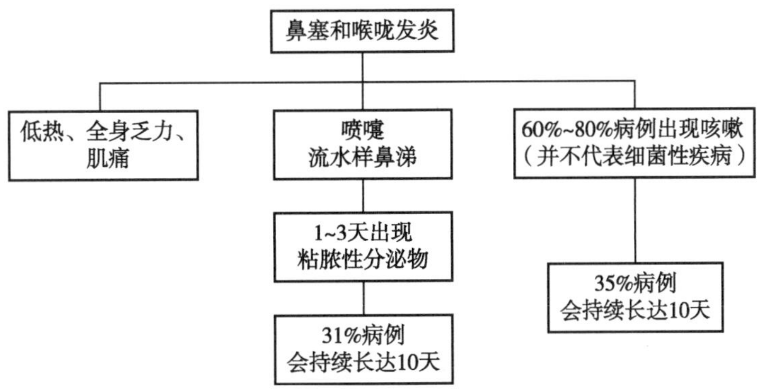

图8-4-1　普通感冒的自然史

病情的轻重程度差别也很大，与年龄、病原和机体抵抗力不同有关。一般年长儿较轻，婴幼儿时期则重症较多。

1. **潜伏期**　多为2~3日或稍久。

2. **轻症**　只有鼻部症状，如流清鼻涕、鼻塞、喷嚏等，也可有流泪、轻咳或咽部不适，可在3~4日内自然痊愈。如感染涉及鼻咽部，常有发热、咽痛、扁桃体炎及咽后壁淋巴组织充血和增生，有时淋巴结可以轻度肿大。发热可持续2~3日至1周左右。在婴幼儿易引起呕吐和腹泻，临床上称为"胃肠型感冒"。

3. **重症**　体温可高达39~40℃或更高，伴有畏寒、头痛、全身无力、食欲锐减、睡眠不安等，鼻咽部分泌物可引起频繁的咳嗽。咽部充血，发生疱疹和溃疡时称为疱疹性咽炎。有时红肿明显波及扁桃体，出现滤泡性脓性渗出物，咽部和全身症状加重，鼻咽部份分泌物从稀薄变成黏稠。颌下淋巴结肿大，压痛明显。如果炎症波及鼻窦、中耳或气管，则发生相应症状，全身症状也较严重。要注意高热惊厥和急性腹痛，并与其他疾病相鉴别。急性上呼吸道感染所致高热惊厥多见于婴幼儿，于起病后1~2日内发病，很少反复发生。急性腹痛有时很剧烈，多在脐周部，无压痛，早期出现，多为暂时性，可能与肠蠕动亢进有关；也可持续存在，有时与阑尾炎的症状相似，多因并发急性肠系膜淋巴结炎所致。

4. **并发症**　多见于婴幼儿患者，波及邻近器官或向下蔓延、或可继发细菌感染，引起中耳炎、鼻窦炎、扁桃体咽炎、咽后壁脓肿、颈淋巴结炎、喉炎、气管炎、支气管肺炎等。严重者，链球菌性扁桃体咽炎者2~4周后可能并发急性肾炎、风湿热等。

（三）病情评估

在疾病变得危及生命之前认识到严重疾病的迹象通常是临床医生的主要关注点，紧急程度随着症状的数量和严重程度而增加。帮助临床医生来判断呼吸道疾病的严重程度（表8-4-1）。

（四）预防

虽然病毒性上呼吸道感染是一种呼吸道疾病，但研究发现，病毒性上呼吸道感染更多地通过感冒和非常密切接触而不是空气中的飞沫传播。洗手和使用洗手液是预防感冒（病毒性上呼吸道感染）传播的最有效方法。病毒性上呼吸道感染在症状出现和发热时最具传染性。在最初的上呼吸道症状发作后，病毒脱落持续长达两周。有研究表明补充维生素C并未降低一般人群感冒的发生率。但坚持体育锻炼可以使发生感冒的风险明显降低，表明补充维生素C可能对这一人群有

表 8-4-1 严重疾病的症状

3 个月 ~3 岁	3~18 岁
呼吸窘迫	**呼吸窘迫**
● 呼吸受限	● 呼吸受限
● 发绀	● 发绀
● 明显的呼吸困难	● 中度至重度呼吸困难
● 呼吸频率快	● 呼吸急促
● 呼吸困难	● 浅呼吸
● 吞咽困难	● 吞咽困难
● 窒息	● 窒息
● 异物吸入	● 异物吸入
● 保守措施无法缓解哮喘症状的喘鸣	● 流口水
	● 发声障碍
	● 感觉喉咙闭合
反应和活动	**反应和活动**
● 反应迟钝	● 精神状态改变
● 意识水平下降	● 意识水平下降
● 无法醒来或保持清醒	● 活动明显减少
● 活动明显减少	● 拒绝进食
● 昏昏欲睡	● 昏昏欲睡
● 嗜睡	● 嗜睡
● 不舒服	● 无法醒来或保持清醒
● 吸吮或哭声减弱（婴儿）	● 反应迟钝
● 拒绝喂食	
脱水和呕吐	**脱水和呕吐**
● 1 岁以下儿童，在 6~8 小时内无尿	● 超过 12 小时无排尿
● 1 岁以下儿童，12 小时内无尿	
神经系统症状	**神经系统症状**
● 颈部僵硬	● 颈部僵硬
● 持续呕吐	● 持续性呕吐
	● 严重头痛
其他	**其他**
● 瘀点或紫癜性皮疹	● 瘀点或紫癜性皮疹

用。关于益生菌、锌、漱口、酵母和蔓越莓多酚等对预防上呼吸道感染功效的证据是有限的。目前推荐的预防建议如下：

1. 教导使用正确的洗手方式。

2. 要求访客在抱宝宝前洗手。

3. 确保日托中心的工作人员和儿童接受良好的洗手和其他感染控制措施。

4. 劝阻患有急性疾病，发热或传染病的访客。

5. 防止患有病毒性上呼吸道感染的儿童与其他儿童共用玩具和奶嘴，并尽可能用肥皂和热水清洁这些物品，以减少病毒传播的机会。

6. 鼓励母亲继续母乳喂养，可以进一步防止复发性中耳炎和长期上呼吸道感染。

7. 注射疫苗最近认为，应用减毒病毒疫苗，由鼻腔内滴入和 / 或雾化吸入，可以激发鼻腔和上呼吸道黏膜表面分泌型 IgA 产生，从而增强呼吸道对感染的防御能力。

（五）治疗

以充分休息、解表、清热、预防并发症为主，并重视一般护理和支持疗法。

1. 支持疗法

（1）婴儿鼻吸：吸痰前使用鼻腔生理盐水，以帮助疏松分泌物。为了缓解鼻塞，在喂食和睡眠前用钝头灯泡注射器轻轻吸痰。

（2）蒸汽或雾化吸入：推荐的蒸汽吸入方法是在热水淋浴或热水淋浴时坐在浴室中。

（3）鼻腔冲洗：盐水滴鼻剂有助于疏松分泌物，更容易清除鼻孔。患有严重的感冒或流感，使用商业或自制的盐水滴鼻剂 / 喷雾剂，在急性疾病期间可以使鼻部症状更快消退。

（4）蜜糖：由于存在肉毒杆菌中毒的风险，避免对 1 岁以下儿童使用蜂蜜制剂。蜂蜜可以有效减轻患病前 5 日的感冒症状。

（5）使用硬糖或喉咙含片治疗喉咙痛或咳嗽：不建议 4 岁及以下儿童使用。

（6）蒸汽摩擦：一次性使用的幼儿可减少症状。有儿童时直接在鼻子下面进行水蒸汽摩擦的并发症的病例报告。患者在脸部或幼儿身上使用时应小心谨慎。

（7）充分休息：保证充足的睡眠，抬高床头。

2. 药物治疗 普通感冒具有一定自限性，症状较轻无需药物治疗，症状明显影响日常生活则需服药，以对症治疗为主，避免继发细菌感染。不建议 4 岁以下儿童使用咳嗽和感冒药物。2017 年临床系统改进协会（ICSI）卫生保健指南不建议使用抗生素治疗儿童和成人的普通感冒症状。

急性呼吸道感染是成人抗生素处方的最常见原因，占所有抗生素处方的 41%。在儿童中，超过 20% 的门诊就诊导致抗生素处方。2010—2011 年美国门诊就诊调查数据显示，抗生素处方率为每千人口 506 人（总共 184 032 人次），其中估计有353份抗生素处方可能是合适的。此外，荷兰的一项观察性研究发现，46%的抗生素处方未被指南允许。对于年龄在18到65岁之间的患者和患有喉咙痛的患者来说，过度处方是最高的。美国食品和药物管理局（FDA）也发出警告，禁止在2岁以下儿童使用含有减充血剂或抗组胺药的咳嗽和感冒产品。

（1）病因治疗：病因治疗尚无专门针对普通感冒的特异性抗病毒药物，普通感冒者无需全身使用抗病毒药物，病程早期应用利巴韦林气雾剂喷鼻咽部可能有一定益处。

（2）对症治疗：高热者可进行物理降温，或应用解热药物，可以减少发热带来的不适，可建议家庭使用对乙酰氨基酚或布洛芬。咳嗽咳痰严重者给予止咳祛痰药物。根据缺氧程度可采用鼻导管、开放面罩及储氧面罩进行氧疗。

1）减充血剂：能使肿胀的鼻黏膜血管收缩，以减轻鼻充血，缓解鼻塞、流涕、打喷嚏等症状，减充血剂连续使用不宜超过7日。给药方法有鼻腔局部给药和全身口服给药，伪麻黄碱是儿科最常用的口服鼻减充血剂。注意鼻腔长期使用减充血剂有可能导致药物性鼻炎和鼻黏膜充血反弹。

2）抗组胺药：通过阻断组胺受体抑制小血管扩张，降低血管通透性，消除或减轻普通感冒患者的打喷嚏和流涕等症状。第1代抗组胺药，如马来酸氯苯那敏和苯海拉明等尚具有抗胆碱作用，有助于减少鼻咽分泌物、减轻咳嗽症状，第2代抗组胺药则无抗胆碱的作用。因此，第1代抗组胺药（如氯苯那敏）及减充血剂（如伪麻黄碱）通常作为经典复方制剂被推荐用于普通感冒早期的对症用药。

3）解热镇痛药：针对普通感冒患者的发热、咽痛和全身酸痛等症状。该类药物包括对乙酰氨基酚、布洛芬等，通过减少前列腺素合成，使体温调节中枢的调定点下调，产生周围血管扩张、出汗散热而发挥解热作用。注意：诊断不明者应慎用解热镇痛药以免掩盖病情而影响诊断，过量使用解热镇痛药物会损伤肝脏和消化道黏膜。《中国0至5岁儿童病因不明的急性发热诊断处理指南（标准版）》建议：对于体温≥38.5℃和/或出现明显不适时，可采用退热药物治疗。阿司匹林即乙酰水杨酸，其解热镇痛作用强而迅速，同时还具有抗炎、抗风湿、抗血栓形成的作用。但其可引起胃肠道不良反应，甚至可引起胃溃疡和胃出血，对肝、肾功能也有损害，严重者可致肾乳头坏死、肝昏迷甚至致死。其还可引起瑞氏综合征，并造成白细胞、血小板降低。目前普通感冒发热已不使用阿司匹林儿童制剂，世界卫生组织主张急性呼吸道感染引起发热的儿童不应使用阿司匹林。尼美舒利解热镇痛作用和抗炎作用均较强。但该药在儿童治疗应用中引起多起严重肝脏毒副反应，应引起我国儿科临床的足够重视。尼美舒利不推荐作为退热药物。

4）祛痰药：普通感冒者后期可有少量痰液，鼻分泌物倒流也会带来类似"痰液"的感觉。

（3）中药治疗：中药的滥用、误用及其不良反应的报道近年有所增多。临床实践中，普通感冒的中西医结合疗法已被广泛采用，而许多治疗普通感冒药物又同时含有中药和西药。应用中药时注意以下几点：

1）对其组分应充分了解。

2）选择最适宜的中药方剂或中西医混合药物，避免错误用药。

3）需重视理化性质的配伍，避免形成难溶性物质、有毒化合物或酸碱中和等而造成的疗效下降。

4）注意药理作用的配伍，避免引起生物效应的拮抗作用。中医治疗的原则是辨证施治，感冒有风热型、风寒型、内伤型等，可以选用金莲清热泡腾片、桑菊饮加减、杏苏散加减、小儿肺热咳喘口服液、金振口服液、养阴清肺口服液等，详细中药方剂可参考"儿童咳嗽中西医结合诊治专家共识"。

（4）并发症治疗：对常见并发症的治疗，是处理急性上呼吸道感染的一个重要环节，必须根据轻重缓急来采取适当措施。

（六）转诊

出现以下情况的需要转诊到上一级医院治疗：

1. 发热持续超过3日。

2. 5日后症状恶化。

3. 出现多种症状：合并多种并发症，并出现嗜睡，反应迟钝或呼吸困难。

4. 病程10日，症状没有改善；轻微的咳嗽和充血持续数周不见好转。

（七）基层管理流程

基层医疗卫生机构应承担急性上呼吸道感染的预防、诊断、治疗、健康教育、转诊、及随访管理工作，识别出不适合在基层诊治的急性上呼吸道感染患者并及时转诊。目标是合理应用抗生素减少并发症的发生，基层急性上呼吸道感染的管理流程（图 8-4-2）。

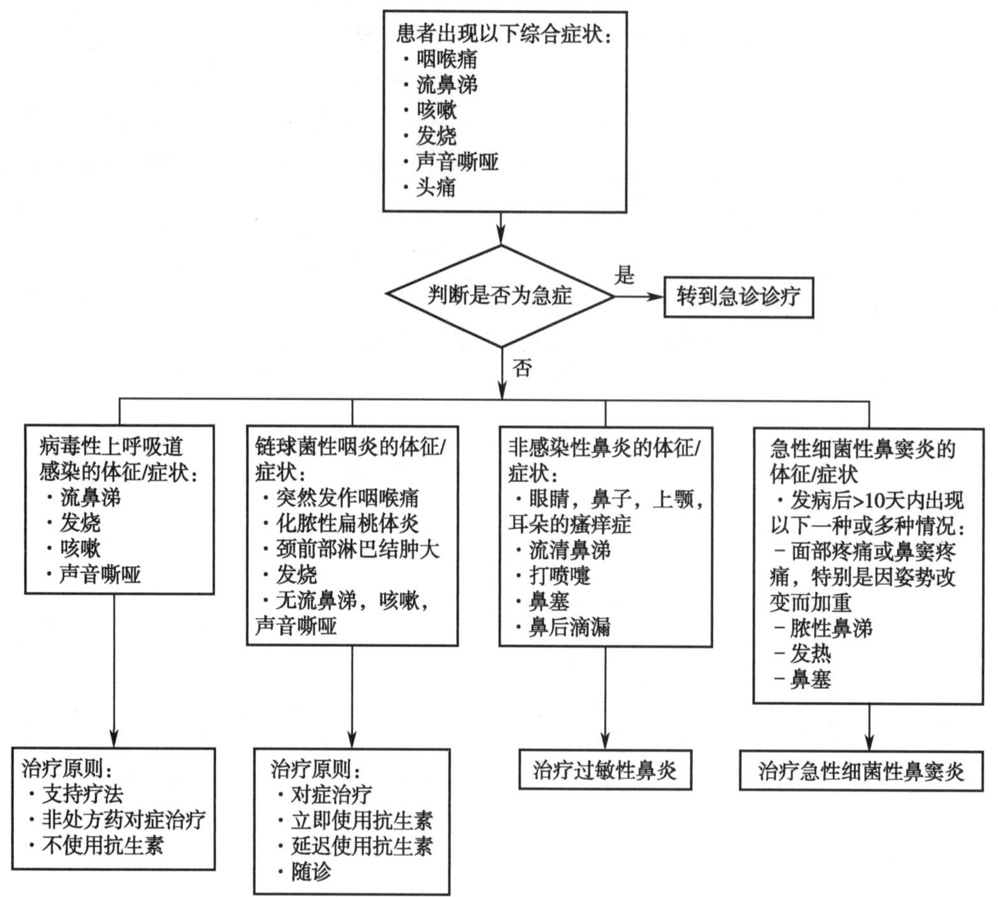

图 8-4-2 急性上呼吸道感染基层健康管理流程图

（八）展望

对非严重上呼吸道感染使用抗生素不当，其中大多数是病毒性的，显著增加了抗生素耐药性的负担。自我国引入肺炎球菌结合疫苗以来，引起急性中耳炎（AOM）和急性细菌性鼻窦炎（ABRS）的主要细菌病原体的相对频率发生了变化。由于 URTI 主要是病毒，不使用抗生素治疗可消除抗生素可能产生的副作用，如恶心，呕吐，过敏反应和梭状芽孢杆菌感染。此外，更好地管理抗生素有助于降低抗生素耐药性的可能性。鉴于抗生素无助于解决病毒感染，因此它们不适用于常见感冒等病毒感染。不用抗生素治疗感冒是没有危害的。抗生素经常引起副作用，如胃肠道不适，腹泻，尿布疹和酵母菌感染。更严重的副作用可能包括危及生命的过敏反应和梭菌（clostridium）感染。另外，不必要地使用抗生素可导致抗生素耐药细菌菌株的发展；每年造成数百万人感染，导致美国估计有 23 000 人死亡。最后，在婴儿期和儿童期使用抗生素与过敏、自身免疫和传染病有关。重要的是教育患者病毒感染的性质和滥用抗生素的潜在危害。有效的教育以及明确的后续指导有助于缓解患者的担忧并提高监护人的满意度。

20 世纪 90 年代初，国内的学者开始关注儿科抗菌药物的滥用现象，并先后组织了 2 次全国合理应用抗菌药物的专家研讨会。2000 年，中华医学会儿科学分会呼吸学组和中华儿科杂志编辑委员会在全国率先制定了《急性呼吸道感染抗生素合理使用指南（试行）》。2004 年，国家卫生部组织专家撰写《抗菌药物临床应用指导原则》（以下简称《指导原则》),并在2015年进行了更新。2011年开始的全国抗菌药物临床应用专项整治活动,表明我国对抗菌药物合理使用的高度重视。2013年的《儿童社区获得性肺炎管理指南》、2014年的《毛细支气管炎诊断、治疗与预防专家共识》及2015年的《儿童肺炎支原体肺炎诊治专家共识》等指南及专家建议旨在规范儿童呼吸道疾病的治疗,尤其是抗菌药物的合理应用。

超过75%的抗菌药物被用于呼吸道感染的治疗,应该加强呼吸系统疾病的呼吸道管理,开发研制新型湿化气道及抗炎药物,减少不必要抗菌药物使用。重视感染性疾病的预防,包括感染性疾病的隔离及加强疫苗接种,要考虑到家长对疫苗不良反应的担心以及出现不良反应的妥善处理办法。儿童与成人的疾病谱及易感病原体均有差异,制定儿童抗菌药物应用指南尤为紧迫,指南应尽量详尽,还应列出儿童抗感染药物目录,包括适应证、推荐剂量、副作用及疗程,并根据全国和本地区抗菌药物处方、抗菌药物耐药性的资料定期修订完善。

二、肺炎

> 学习提要
>
> 1. 掌握小儿肺炎国内外现状,熟悉社区获得性肺炎的分类、诊断、预防。
>
> 2. 社区获得性肺炎基层规范管理尤为重要,包括预防、筛查、诊断、干预及转诊工作,掌握各种病原菌感染的肺炎发病特点及诊断治疗原则、转诊指征及住院标准。

肺炎(pneumonia)是小儿的一种主要常见病,尤多见于婴幼儿,也是婴儿期主要死亡原因。婴幼儿期容易发生肺炎是由于呼吸系统生理解剖上的特点,如气管、支气管管腔狭窄,黏液分泌少,纤毛运动差,肺弹力组织发育差,血管丰富,易于充血,间质发育旺盛,肺泡数少,肺含气量少,易被黏液阻塞等。此年龄阶段免疫学上也有弱点,防御功能尚未发育,容易发生传染病、腹泻和营养不良、贫血、佝偻病等疾患。这些内在因素不但使婴幼儿容易发生肺炎,并且比较严重。1岁以下婴儿免疫力差,肺炎易于扩散、融合并延及两肺。年龄较大及体质较强的小儿,机体反应性逐渐成熟,局限感染能力增强,肺炎往往出现较大病灶,如局限于一叶,则为大叶性肺炎。

(一)流行病学

世界卫生组织资料显示,2016年肺炎造成92万5岁以下儿童死亡,其中98%来自发展中国家。肺炎也是当前我国5岁以下儿童死亡的主要原因之一,其中绝大部分儿童肺炎为社区获得性肺炎(community acquired pneumonia, CAP)。社区获得性肺炎中的重症难治性支原体肺炎和腺病毒肺炎等遗留的气道闭塞,是造成儿童患慢性气道疾病、影响生命质量的重要原因。近年来,我国CAP诊疗水平虽然有了很大进步,但在一些地方、一些医疗机构还存在着抗生素应用不合理、检查方法选择缺乏针对性等问题。在过去二十年中,儿童患者CAP的病因在发展中国家和新兴工业化国家发生了显著变化,其中流感嗜血杆菌b型结合疫苗(HibCV)和肺炎球菌结合疫苗(PCV)的引入是两个重要的原因,尤其是这两种疫苗被纳入国家免疫程序后。我国自2000年引入美国7价肺炎链球菌肺炎疫苗后,链球菌感染的肺炎发病率明显下降。

(二)诊断与分类

1. 诊断

(1)症状:发热、咳嗽、喘息是CAP最常见的症状,病毒性肺炎常出现喘息。年长儿可有胸痛,但咯血少见。小于2月龄的婴儿可无发热,表现为吐沫、屏气(呼吸暂停)或呛咳,若持续发热伴咳嗽超过3~5日,应警惕肺炎的可能。

(2)体征:呼吸增快和湿啰音提示肺炎,尤其是婴幼儿,支原体肺炎多无啰音。呼吸频率(respiratory rate, RR)增快标准:平静时观察1分钟:小于2月龄婴幼儿RR ≥60次/min;2月龄~1岁RR ≥50次/min;1岁~5岁RR ≥40次/min;5岁以上RR ≥30次/min。随着病情加重,会出现呼吸浅快、胸壁吸气性凹陷、鼻煽、三凹征、呻吟和发绀等症状,同时可有烦躁、萎靡、嗜睡、拒食等。

(3)影像学检查

1)胸片:一般状况良好的门诊患儿可不进行胸片检查,对改善预后无明显影响。当病情严重或考虑有并发症或临床表现不典型者,需早期行胸片检查。

2）CT：不推荐常规胸部CT检查，有以下情况建议低剂量胸部CT检查：临床表现与胸片不一致；怀疑气道和肺部畸形、有严重并发症等情况时；疗效不佳，需要除外其他疾病如间质性肺疾病、肺结核等。一般无需进行增强CT检查，当临床怀疑为血管畸形、肺部畸形、肿瘤或评价严重并发症等时，建议直接进行胸部增强CT扫描。

（4）并发症

1）肺内并发症：胸腔积液或脓胸、气胸、肺脓肿、坏死性肺炎、支气管胸膜瘘、急性呼吸窘迫综合征（ARDS）以及急性呼吸衰竭等。

2）肺外并发症：脓毒症、脓毒性休克、迁延性病灶（心包炎、心内膜炎、脑膜炎、脑脓肿、脓毒症性关节炎、骨髓炎）、病毒性脑病、溶血尿毒综合征等。

2. 分类 肺炎系由不同病原体或其他因素所致之肺部炎症。肺炎的分类可以依据感染病原体的病因分类，以指导治疗；也可以根据病程、病情、临床表现及病理来分类。具体内容（表8-4-2）。

表 8-4-2 肺炎分类

依据	特点
病理	大叶性肺炎、支气管肺炎（小叶性肺炎）、间质性肺炎、毛细支气管炎
病因	病毒性肺炎：呼吸道合胞病毒（RSV）、副流感病毒（1、2、3型）和流感病毒（A、B型），腺病毒、巨细胞病毒（CMV）、偏肺病毒、鼻病毒、冠状病毒、博卡病毒等 细菌性肺炎：肺炎链球菌、流感嗜血杆菌、A群链球菌、金黄色葡萄球菌、大肠埃希菌、肺炎克雷伯菌、厌氧菌等 非典型性肺炎：支原体、衣原体、真菌、原虫等 非感染性肺炎：吸入性肺炎、坠积性肺炎、嗜酸性细胞性肺炎、过敏性肺炎、类脂性肺炎、脱屑性肺炎等
病程	<1个月为急性；1~3个月为迁延性；>3个月为慢性
病情	轻症以呼吸系统症状为主，无全身中毒症状；重症除呼吸系统症状外，其他系统亦受累，且全身中毒症状明显
临床表现	典型肺炎：由肺炎链球菌、流感嗜血杆菌、金黄色葡萄球菌及革兰氏阴性杆菌及厌氧菌引起的 非典型肺炎：常见病原体为肺炎支原体、衣原体、军团菌等

（三）病情评估

当肺炎患儿出现严重的通换气功能障碍或肺内外并发症时，即为重症肺炎。重症肺炎病死率高，并可遗留后遗症，需及早识别，推荐以下判断指标。

1. 快速评估 2月龄~5岁以下的儿童，需在家庭、门急诊进行快速临床评估，以便将门急诊和院前阶段存在潜在风险的肺炎危重症患儿早期识别出来，可使用WHO标准：即出现下胸壁吸气性凹陷、鼻翼扇动或呻吟之一表现者，为重症肺炎；出现中心性发绀、严重呼吸窘迫、拒食或脱水征、意识障碍（嗜睡、昏迷、惊厥）之一表现者，为极重度肺炎。在临床实践中，也要结合面色和精神反应分析，若出现面色苍白或发灰，对周围环境反应差也视为重症表现。

2. 病情严重程度 需根据年龄、临床和影像学等评估（表8-4-3）。

3. 识别重症肺炎的高危因素

（1）有基础疾病史：包括先天性心脏病、支气管肺发育不良、呼吸道畸形、遗传代谢疾病、脑发育不良、神经和肌肉疾病、免疫缺陷病、贫血、Ⅱ度以上营养不良、既往有感染史、严重过敏或哮喘史、早产史、既往住院史、慢性肝肾疾病等。

（2）小于3个月婴儿。

（3）经积极治疗，病情无好转，病程超过1周。存在这些情况的患儿，病情可短时间进展为重症肺炎，合并基础疾病者，病死率会升高。

4. 判断潜在的基础性疾病 即使患儿初诊时未提供明确的基础疾病史，仍需对每例患儿详细询问病史和查体，注意营养和体格发育以及神经系统异常等，来判断有无基础性疾病。

（四）预防

1. 一般性预防 注意开窗通风，少到人口密集和通风条件差的场合，避免与呼吸道感染患者密切接触。

2. 疫苗预防

（1）儿童应接种细菌病原体疫苗，包括肺炎链球菌，B型流感嗜血杆菌和百日咳疫苗，以预防CAP。

（2）所有6个月大的儿童和青少年应每年接种流感病毒疫苗以预防CAP。

（3）6个月大的婴儿的父母和看护人应接种流感疫苗和百日咳疫苗，以保护婴儿免于接触。

表 8-4-3 儿童 CAP 病情严重度评估

临床特征	轻中症 CAP	重症 CAP
一般情况	好	差
发热	体温 <38.5℃	体温 >38.5℃
拒食或脱水征	无	有
意识障碍	无	有
呼吸频率	无呼吸增快	0~2 个月 >60 次 /min 2~12 个月 >50 次 /min 1~5 岁 >40 次 /min 5 岁以上 >20 次 /min
发绀	无	有 毛细血管充盈时间 >2 秒
呼吸困难（呻吟、鼻翼扇动、三凹征）	无	有呼噜声 间歇性呼吸困难
胸片或胸部 CT	未达重度标准	≥2/3 一侧肺浸润、多叶肺浸润、胸腔积液、气胸、肺不张、肺坏死、肺脓肿
脉搏血氧饱和度	>96%	<92%
肺外并发症	无	有
判断标准	上述所有情况都存在	出现以上任何一种情况

（4）流感病毒感染后的肺炎球菌 CAP 通过流感疫苗的免疫接种而减少。

（5）应为高风险婴儿提供 RSV 特异性单克隆抗体预防免疫，以降低 RSV 引起的重症肺炎和住院治疗的风险。

3. 预防急性呼吸道感染及呼吸道传染病。

4. 预防并发症及继发感染。

（五）治疗

1. 治疗原则

（1）轻症肺炎：一般无需住院，可不进行病原体检查。

（2）病毒性肺炎：轻症患者或发病初期无细菌感染指征者，应避免使用抗菌药物。

（3）重症肺炎：在抗菌药物应用之前，尽早行病原学检查以指导目标治疗。

（4）抗菌药物使用：安全有效为原则。根据药代动力学、药效学、组织部位浓度以及副作用等选择。重症肺炎应用抗菌药物时剂量可适当加大，有条件可测定血药浓度。

（5）防止院内感染：除流感病毒肺炎外，腺病毒肺炎、呼吸道合胞病毒肺炎也可在病房传播，应注意病房隔离和消毒，实施手卫生等措施，避免院内感染。

2. 门诊治疗儿童社区获得性肺炎

（1）一般管理

1）基层医生要指导在社区门诊接受治疗的儿童家长获得有关控制发热，防止脱水和识别患儿病情恶化的信息。

2）患儿血氧饱和度为 <92%，应使用鼻导管，高流量输送装置，头部面罩给氧治疗，以保持血氧饱和度 >92%。

3）不在患有肺炎的儿童中进行胸部理疗。

（2）经验性抗生素治疗：对于怀疑是细菌来源的非严重 CAP 的健康和免疫儿童，推荐使用阿莫西林作为首选口服抗生素治疗，因为它对大多数引起 CAP 的病原体有效（表 8-4-4）。在健康，免疫功能正常的学龄（5 岁）儿童中，还应考虑非典型性病原体。如果怀疑有非典型性病原体感染，建议改用大环内酯类药物。

（3）对症治疗：根据需要进行退热、祛痰、平喘等对症治疗。有条件的社区可以开展雾化吸入治疗。

表 8-4-4 基层门诊 CAP 患儿的经验性抗生素治疗

年龄	首选药物	替代药物	疗程
2 月龄 ~5 岁以下	推断细菌性肺炎：		
	阿莫西林［90mg/（kg·d），2~3 次］ 阿莫西林 / 克拉维酸钾	头孢克洛 头孢克肟	5~10 日
	推断非典型性肺炎：		
	阿奇霉素	克拉霉素 / 红霉素	阿奇霉素 3~5 日 克拉霉素 7~14 日
5~17 岁	推断细菌性肺炎：		
	阿莫西林［90mg/（kg·d），2~3 次，最大量 4g/d］ 阿莫西林 / 克拉维酸钾	头孢克洛 头孢克肟	5~10 日
	推断非典型性肺炎：		
	阿奇霉素	克拉霉素 多西环素 四环素	

（六）转诊

目前尚无有效的评分系统可用于指导儿科肺炎住院治疗的标准。但是，大多数专家和专业人士建议任何患有呼吸窘迫的儿童或婴儿都应该接受管理。我国受各地经济和文化差异、家长对疾病认知度和护理能力等因素影响，不同区域、不同级别医院的入院标准不能完全统一，但符合以下情况需转入上一级医院或住院治疗：

1. 符合重症肺炎标准。

2. 存在重症肺炎高危因素。在一、二级医院应住院，三级医院可在门诊随诊，需密切观察并告知家长护理观察要点。

3. 怀疑患有细菌性 CAP 的 3~6 个月婴儿。

4. 对于在家中进行仔细观察或无法接受治疗或无法进行随访的儿童和婴儿，应住院治疗。

5. 在门诊就诊时未能对口服抗菌药物治疗有反应或有进展的儿童呼吸窘迫，需要住院治疗。

（七）基层管理流程

基层医疗卫生机构应承担 CAP 的健康教育、预防、诊断、治疗及长期随访管理工作，选择合适的护理场所，不必要的住院治疗有缺点，包括医院感染、接触电离辐射和增加医疗费用。然而，高风险患者的门诊管理可能会增加 CAP 相关的发病率。无论是门诊还是在医院，识别出不适合在基层诊治的 CAP 患儿并及时转诊，来促进 CAP 患儿的分诊原则。基层儿童社区获得性肺炎的基层管理流程（图 8-4-3）。

（八）展望

在目前已经发表的各国指南中，通常缺乏支持建议的高质量证据，未来如何诊断治疗 CAP，需要注意以下方面。

1. 在普遍使用肺炎链球菌和流感嗜血杆菌的蛋白质结合疫苗的国家，确定由特定细菌，病毒，非典型细菌和由病毒和细菌混合感染引起的社区获得性肺炎的流行病学。

2. 确定我国呼吸衰竭和住院治疗的风险因素（流行病学，临床表现和实验室检查）。

3. 根据临床表现，实验室检查和血氧测定参数来确定儿童的轻度，中度和重度肺炎，确保依据可靠指标评估每一年龄组儿童干预措施的结果。

4. 开发非侵入性但敏感的诊断测试（呼吸道分泌物，血液或呼吸道组织），并记录由单一病原体或病原体组合引起的临床疾病。

5. 开发并验证通用的解释儿科 CAP 诊断中的 X 线片。

6. 提高在地方，区域和国家层面追踪抗生素耐药性的能力，并以可能影响当地标准，以最合适的剂量，选择最合适的抗菌剂的方式共享这些数据。

7. 诊断测试，例如急性期反应物，可以验证疾病严重程度的临床印象，可用于评估治疗的效果。

8. 通过病原体，收集并共享关于病原体对 CAP 的预期反应的适当活性的抗微生物剂的一些数据。

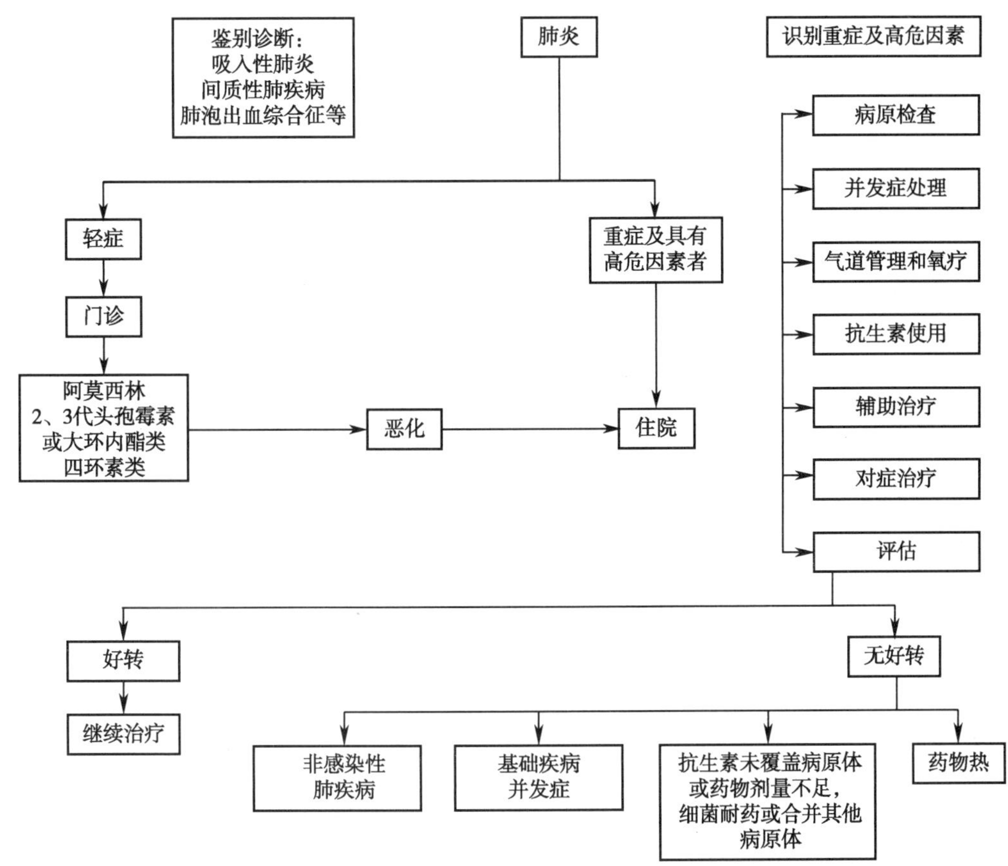

图 8-4-3 儿童社区获得性肺炎的基层管理流程

9. 进行更多关于病毒检测对患者预后和抗生素处方行为影响的研究，以潜在地限制不合理的抗生素治疗。

10. 评估抗生素治疗对儿科非典型细菌病原体的作用，特别是对于 5 岁以下儿童的作用。

11. 通过开发临床试验设计，可以提供最有效抗菌剂量的信息，以最短的治疗时间，减少抗生素耐药性的发展和抗菌毒性的风险。

12. 开发临床试验设计，评估重症肺炎联合抗菌治疗的价值，包括旨在减少某些毒素产生的组合同时也抑制病原体的生长。

13. 分析儿童的诊断和治疗干预的成本效益。

14. 确定最佳的肺炎性胸腔积液成像技术，提供高质量的诊断信息，并使辐射最小化。

15. 确定哪些患儿有渗出性肺炎需要引流程序，哪种程序最适合复杂积液的儿童。

16. 标准化胸腔造口导管的管理，制定标准的导管去除标准。

17. 确定复杂性肺炎性胸腔积液患儿的适当抗菌治疗时间。

18. 确定继续需要静脉注射、肌内注射或口服抗生素治疗的儿童出院所需的标准治疗时间。

思 考 题

1. 小儿上呼吸道感染的发病原因及特点与成人有何不同？社区如何管理小儿上呼吸道感染？
2. 在基层如何处理更合理的指导家长对小儿发热的护理？

（丁 静）

第五节 儿童消化系统疾病

一、小儿腹泻病

学习提要

1. 掌握小儿腹泻病目前国内外现状，根据小儿生长发育特点掌握小儿腹泻病的分类，熟悉社区全科医生在婴幼儿及儿童时期腹泻的预防原则及措施。

2. 小儿腹泻病的基层规范管理尤为重要，包括预防、筛查、诊断、干预及慢性腹泻病的长期随访管理工作，明确各年龄段儿童腹泻病的发病特点，降低感染性腹泻病的发生风险。

婴儿腹泻（infantile diarrhea），或称腹泻病，是一组由多病原、多因素引起的以大便次数增加和大便性状改变为特点的消化道综合征，是我国婴幼儿最常见的疾病之一。6个月~2岁婴幼儿发病率最高，主要是与儿童的生长发育特点有关：消化系统发育尚未成熟，胃酸和消化酶分泌少，酶活力偏低，不能适应食物质和量的较大变化；生长发育快，所需营养物质相对较多，胃肠道负担重；机体防御能力差；新生儿尚未建立正常的肠道菌群，突然改变饮食或滥用广谱抗生素使肠道菌群失调；人工喂养儿肠道感染发生率高。儿童腹泻病包括感染性及非感染性两种原因。

（一）流行病学

根据世界卫生组织（WHO）和联合国国际儿童紧急救援基金会（UNICEF）2012年的数据，全球每年约有20亿腹泻病例发生，其中5岁以下儿童中每年约有190万人死于腹泻，主要发生在发展中国家。5岁以下儿童中这一高达18%的死亡率意味着每日约有5 000名以上的儿童因腹泻死亡。在所有因腹泻致死的儿童中，78%发生在非洲和东南亚地区。

5岁以下儿童平均每年约发生3次急性腹泻。从1990年到2015年，5岁以下儿童的死亡率下降了50%以上，其中腹泻的死亡率降低了30%，急性肠胃炎（AGE）是儿童死亡率和发病率的第二大原因，AGE在婴儿和5岁以下儿童中每年造成55万人死亡。从全球来看，腹泻的发生率和致死率在这一年龄组的患儿中均高，在婴幼儿中尤为突出，此后随年龄增长死亡风险下降。在资源有限的国家，腹泻对儿童所造成的其他直接后果包括发育迟缓，营养不良和认知损害。

过去的30年中，在发展中国家广泛采用了能够明显减少致死率的方式包括应用口服补液盐（ORS）、改善母乳喂养率、改善营养、更好的卫生保健和更高的麻疹疫苗接种覆盖率等。在一些国家，例如孟加拉国，病死率的降低与水源、卫生设施或个人卫生的改善无关，而主要与疾病治疗水平的提高有关。在工业化国家，因腹泻而死亡的患者相对较少，但腹泻的高发生率仍然是卫生保健支出的一个重要方面。

（二）诊断与分类

1. 定义　通常儿童的排便量是10g/（kg·d），而成人为100g/d。若婴儿和小儿童的排便量>10g/（kg·d）或者较大儿童或成人的排便量>200g/d，则可考虑为腹泻。

2. 诊断　为了规范化诊断和治疗儿童腹泻病，WHO及各国、各地区均制定了与之相适应的儿童腹泻病的指南或专家共识。1991年WHO制定了第1版儿童急性腹泻病指南，2005年WHO及UNICEF制定了第2版，按照中国腹泻病控制规范的要求1992年4月中华儿科学会传染消化学组组织相关专家制订了《中国腹泻病诊断治疗方案（试行）》，开始对腹泻病的诊断、临床病例管理质量以及腹泻病的合理用药进行了统一管理。为了更好地指导临床医生管理小儿腹泻病，后陆续在1993年、2009年由中华医学会儿科学分会消化学组及中华医学会儿科学分会感染学组又先后出台了《儿童腹泻病诊断治疗原则的专家共识》等，并在2012年及2017年分别引入了一些欧美等国家的关于腹泻病的相应临床指南。从此，我国腹泻病控制已经进入了一个新时期。

根据大便性状和次数判断。通过家长和看护者对患儿大便性状改变（呈稀水便、糊状便、黏液脓血便）和大便次数比平时增多的主诉可做出腹泻诊断。需要强调的是，只要大便性质异常，每日一次排便也定义为腹泻，但如果大便性质是正常的，即使每日大便3次以上也不定义为腹泻。婴幼儿最常见的腹泻是AGE，定义为粪便稠度下降导致粪便松散或水样便和/或24小时内排便至三次或更多次的频率增加，有或没有发热或呕吐。

3. 分类

（1）病程分类

1）急性腹泻病：病程在2周内。

2）迁延性腹泻病：病程在2周~2个月。

3）慢性腹泻病：病程在2个月以上。

（2）病情分类

1）轻型：无脱水，无中毒症状。

2）中型：轻至中度脱水或有轻度中毒症状。

3）重型：重度脱水或有明显中毒症状（烦躁、精神萎靡、嗜睡、面色苍白、体温不升，白细胞计数明显增高）。

（3）根据临床表现分类（表 8-5-1）。

表 8-5-1　腹泻病临床表现分类

分类	临床表现
急性腹泻	在起病 24 小时内表现为 3 次或以上异常的糊状或水样便
痢疾	表现为肉眼可见的血便
持续的腹泻	急性起病的腹泻持续 14 日以上

（4）病因分类见表 8-5-2。

表 8-5-2　腹泻病病因分类

感染性	非感染性
霍乱	食饵性（饮食性）腹泻
痢疾	症状性腹泻
其他感染性腹泻（也称肠炎）	过敏性腹泻 其他腹泻

（三）病情评估

1. 临床表现评估　对患者的临床评估（表 8-5-3）应集中在病史和体格检查，通过评估脱水的程度来判断疾病的严重程度（表 8-5-4），根据病史和包括大便特点在内的临床表现来确定可能的病因。

表 8-5-3　腹泻的医学评估

病史	体格检查
起病，大便次数、性状和容量	体重
便血	体温
呕吐	脉搏
服用药物情况	脉搏 / 心率和呼吸频率
既往史	血压
潜在的疾病	儿科特点：儿童相关问题的证据
流行病学线索	

2. 实验室评估　对于急性肠炎，维持足够的血容量和纠正水电解质紊乱应优先于寻找致病原。在发热患者中有肉眼血便表现者通常提示感染源为侵袭性病原体，例如志贺菌、空肠弯曲杆菌、沙门菌或溶组织内阿米巴等。对于免疫功能正常的水泻患者，大便培养通常不是必需的，但是对于临床和流行病学上高度怀疑霍乱的患者，尤其是在疾病暴发 / 流行的初期（同时也可以确定抗生素敏感性），明确是否是霍乱弧菌感染可能是必需的，另外，明确导致菌痢的病原体也是必要的。可以通过例如病史、临床表现、大便性状，有选择地进行标本检测，可以减少大便分析和培养的花费（表 8-5-5、表 8-5-6）。

表 8-5-4　应用“Dhaka 法”评估脱水程度

评估	阶段 A	阶段 B	阶段 C
一般情况	正常	烦躁 / 淡漠 *	嗜睡 / 昏迷 *
眼睛	正常	凹陷	—
黏膜	正常	干燥	—
口渴	正常	口渴	不能饮水 *
桡动脉搏动	正常	低容量 *	消失 / 不可触及 *
皮肤弹性	正常	降低 *	—
诊断	没有脱水	存在一定程度的脱水至少符合 2 项特征，包括一个重要体征 *	严重脱水存“一定程度脱水”的体征加上至少一项重要体征 *
治疗	预防脱水	除外不能饮水的情况下尽量应用口服补盐液 ORS	静脉补液和口服补盐液 ORS
	定期再评估	频繁的再评估	更频繁的再评估

注　* 重要体征

表 8-5-5 病史特点和急性腹泻的病因

病史特点	急性腹泻原因			
食源性暴发	沙门菌	产志贺毒素的大肠埃希菌	耶尔森菌	环孢子虫
水源性传播	弧菌属	肠贾第鞭毛虫	隐孢子虫	
海鲜、贝壳类	弧菌属	诺如病毒	沙门氏菌	
家禽类	弯曲杆菌属	沙门氏菌		
牛肉、生的种子发芽类食物	产志贺毒素的大肠埃希菌（STEC）	肠出血性大肠埃希菌		
蛋类	沙门菌			
蛋黄酱和奶油	葡萄球菌	梭状芽孢杆菌 产气荚膜杆菌	沙门菌	
馅饼类	沙门菌	空肠弯曲杆菌	隐孢子虫	肠贾第鞭毛虫
抗生素、化疗	艰难梭状芽孢杆菌			
人－人传播	志贺菌	轮状病毒		

表 8-5-6 潜伏期和腹泻可能的原因

潜伏期	可能的病因			
<6 小时	金黄色葡萄球菌和蜡样芽胞杆菌毒素的产生			
6~24 小时	产气荚膜梭菌和蜡样芽胞杆菌毒素的产生			
16~72 小时	诺如病毒，肠产毒性大肠埃希菌，弧菌，沙门菌	志贺菌，弯曲杆菌，耶尔森菌	产志贺毒素的大肠埃希菌，贾第鞭毛虫	环孢子虫，隐孢子虫

根据儿童的发育特点考虑，并非在所有腹泻患儿大便样本中发现的致病细菌、病毒或寄生虫就一定是其病因。在那些腹泻病程较长且有中重度脱水的患儿检测血清电解质是必需的，尤其是临床表现或检查不典型者。高钠性脱水在营养良好的儿童和那些感染轮状病毒的患儿中更为常见，通常表现为易激惹，与临床脱水程度不相称的口渴感，皮肤苍白感等，治疗时需要特殊的补液法。

（四）预防

1. 注意饮食卫生、环境卫生，养成良好的卫生习惯。

2. 提倡母乳喂养。

3. 积极防治营养不良。

4. 合理应用抗生素和肾上腺皮质激素。

5. 接种疫苗目前认为可能有效的为轮状病毒疫苗。诺如病毒疫苗尚在研制中。

（五）治疗

新旧治疗方法的改变：

旧方法（于 20 世纪 50 年代建立）包括：①禁食；②过多应用静脉输液；③滥用抗生素。1992 年《中国腹泻病诊断治疗方案（试行）》确立了新的治疗方法，包括：①继续饮食；②预防脱水；③合理用药。

1. 脱水的预防与治疗　口服补液疗法（ORT）是通过口服适当的液体来预防和纠正腹泻所致的轻中度脱水。ORT 是治疗急性胃肠炎的一种费用低廉的方法，并且在发达国家和发展中国家均可降低住院率。

应用口服补液盐（ORS）治疗脱水：快速执行 ORT，3~4 小时内完成。每 4 小时要评估一次脱水情况，对由腹泻所致的继续性丢失予以额外的口服 ORS 治疗。ORS 的成分见表 8-5-7。

表 8-5-7 口服补液盐（ORS）的成分

单位：mmol/L

钠	75
氯	65
无水葡萄糖	75
钾	20
枸橼酸钠	10
总渗透压	245

2. 继续喂养 一旦脱水被纠正，应立即恢复进食：1日内少量多餐（6餐/d）正常饮食或与年龄相当的非限制的饮食。婴儿需要更频繁的母乳喂养或奶瓶哺法（特殊配方或稀释液非必需）。稍大点的儿童应该正常的饮食和饮水。儿童，尤其是幼儿，应该在腹泻恢复后给一次辅食恢复其生长发育需要。

3. 儿童补锌、多种维生素和矿物质治疗 所有持续性腹泻的患儿都应连续2周每日给予补充多种维生素和包括镁在内的矿物质。可以在本地区获取一些使用方便且经济的颗粒剂或可压碎的片剂给患儿服用。应该尽可能地提供更广泛的维生素和矿物质，包括至少两种被推荐的每日供给量（RDA）的叶酸、维生素A、锌、镁和铜（WHO 2005）。补充推荐剂量的硫酸锌能减少随后3个月的腹泻发生率，且能减少高达50%的非意外性死亡。在营养不良和持续腹泻患儿的腹泻治疗中补锌尤为重要。WHO和UNICEF推荐不论患儿腹泻类型均应常规补锌。1岁儿童每日维生素供给量（表8-5-8）。

表8-5-8 1岁儿童的推荐每日维生素供给量（RDA）

叶酸	50μg
锌	20mg
维生素A	400μg
铜	1mg
镁	80mg

由于微量元素锌对肠黏膜的修复是必需的营养物质，5岁及以下儿童常规辅助性补锌治疗。常规补锌作为ORT的辅助治疗有益于适度降低疾病严重程度，推荐对所有腹泻患儿连续10日补充锌剂20mg/d。2岁及以内的婴儿可连续10日补充锌剂10mg/d。

4. 合理使用抗生素 腹泻患儿须行粪便的常规检查和pH试纸检测。急性水样便腹泻在排除霍乱后，多为病毒性或产肠毒素性细菌感染，常规不使用抗生素类药；黏液脓血便多为侵袭性细菌感染，需要应用抗生素，药物可根据药敏情况的经验性选用；用药后48小时，病情未见好转，可考虑更换抗生素；用药的第3日进行随访；强调抗生素疗程要足够；抗生素应用前应首先行粪便标本的细菌培养和病原体检测，以便依据分离出的病原体及药物敏感试验结果选用和调整抗菌药物。

5. 其他治疗方法

（1）应用肠黏膜保护剂：如蒙脱石散。

（2）应用微生态疗法：给予益生菌如双歧杆菌、乳酸杆菌等。

（3）补充维生素A。

（4）应用抗分泌药物：用于分泌性腹泻。

6. 腹泻病的家庭治疗 无脱水征和轻度脱水的腹泻患儿可在家庭治疗，医生应向家长宣教家庭治疗四原则：

（1）给患儿口服足够的液体以预防脱水。

（2）锌的补充。

（3）持续喂养患儿。

（4）对病情未好转或出现下列任何一种症状的患儿须及时送医院：①腹泻剧烈，大便次数多或腹泻量大；②不能正常饮食；③频繁呕吐、无法口服给药者；④发热（<3个月的婴儿体温>38℃，3~36个月幼儿体温>39℃）；⑤明显口渴，发现脱水体征，如眼窝凹陷、泪少、黏膜干燥或尿量减少等，神志改变，如易激惹、淡漠、嗜睡等；⑥粪便带血；⑦年龄<6个月、早产儿，有慢性病史或合并症。

7. 中医治疗 我国中医中药治疗小儿腹泻积累了丰富的经验，有较好的效果。对于水样便腹泻、迁延与难治性腹泻采用中医辨证论治有良好疗效，并可配合中药、推拿、捏脊、针灸和磁疗等。

（六）转诊

出现以下情形需要转入上一级医院或住院治疗：

1. 监护人报告的体征中包括有脱水。
2. 精神状态的改变。
3. 早产、慢性病或合并症病史。
4. 年幼（<6月龄或<8kg）。
5. <3月龄婴儿发热≥38℃或3~36月龄儿童发热≥39℃。
6. 肉眼可见的血便。
7. 腹泻量大，包括次数频繁和大量排便。
8. 持续呕吐，严重脱水，持续发热。
9. ORT疗效欠佳，或看护者不能给予ORT。
10. 治疗48小时内没有改善，症状加重且总体情况恶化。
11. 之前1小时内无尿。

（七）基层管理流程

在基层工作中比较常见的儿童腹泻多是婴儿急性腹泻，有文献表明婴儿腹泻中乳糖不耐受的发病率达46.9%~70%，继发性乳糖酶缺乏和乳糖吸收不良，多见于急性感染（如轮状病毒）引起的消除损伤。根据基层对婴儿急性腹泻及腹泻恢复期的营养干预制定了相应的管理流程（图8-5-1）。

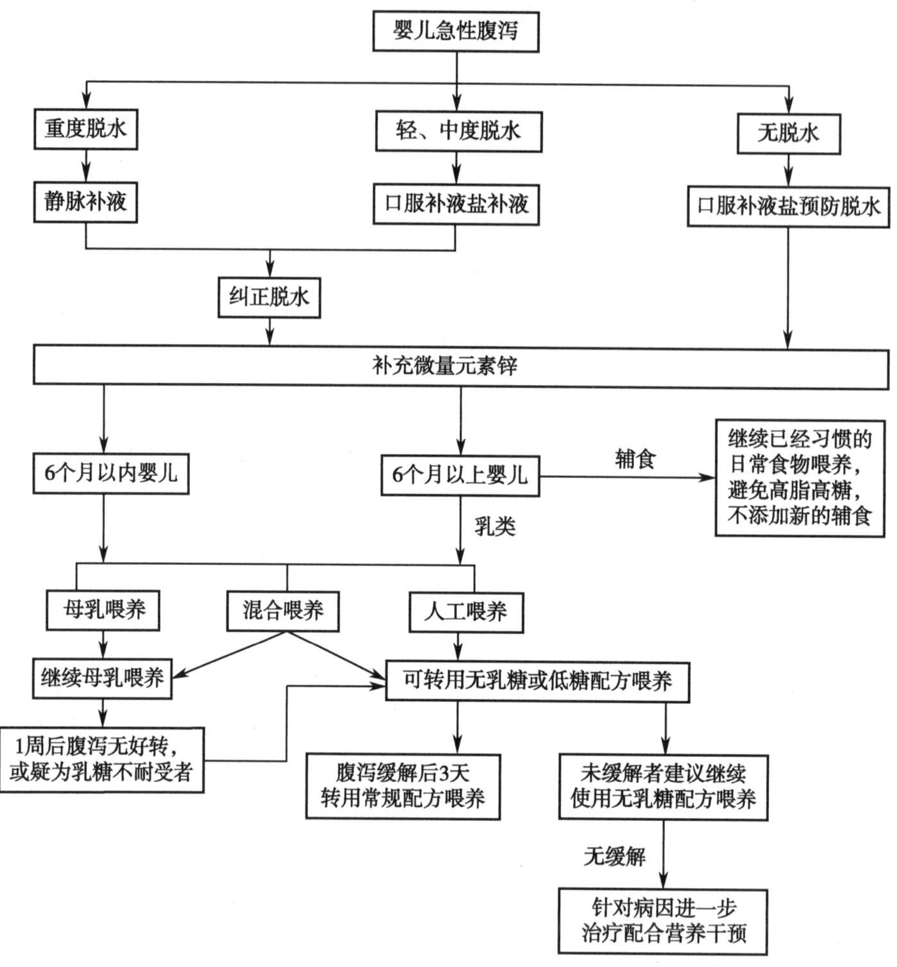

图8-5-1　婴儿急性腹泻及腹泻恢复期的社区管理流程

（八）展望

诊断和管理儿童腹泻病患者的一个关键挑战是使用和解释基于分子的诊断。鉴于新的诊断手段取代传统的诊断方法，区分定植与活动感染，获得抗菌药物敏感性结果，提供最佳管理方法和预防传播是需要进一步研究的领域。尽管诊断方法发生了变化，但对感染性腹泻患者的最佳管理方法主要集中在获得彻底的暴露史和进行身体检查。儿童腹泻病给患儿健康和正常生长发育造成很大威胁，因病因繁多，治疗的规范化、个体化尤为重要，关注患儿营养、推广口服补液、发扬中药优势、合理使用抗生素、减少过度医疗和提高基层医疗水平是我们追求的方向。

二、功能性便秘

学习提要

1. 小儿便秘90%以上是功能性便秘，通过本节学习需要了解目前小儿功能性便秘的国内外流行病学，根据小儿生长发育特点掌握各年龄段小儿功能性便秘的发病特点，熟悉社区全科医生在婴幼儿及儿童时期功能性便秘的预防原则及措施。

2. 小儿功能性便秘的基层规范管理尤为重要，包括预防、筛查、诊断、干预及便秘的长期随访管理工作，根据各年龄段儿童功能性便秘的发病特点，予以社区及家庭预防及干预治疗，降低其成人便秘的发生风险。

功能性便秘（functional constipation，FC）是指非全身性疾病或肠道疾病所引起的原发性持续便秘，又称习惯性便秘或单纯性便秘，是儿童排便障碍的常见原因，FC占儿童便秘的90%以上。

（一）流行病学

儿童便秘是一个全球性的公共卫生问题。最近对流行病学数据分析显示，全世界有9%的儿童患有便秘。亚洲许多国家和地区的儿童便秘患病率急剧上升。在我国香港地区的学前儿童中，FC据报道为29.3%，而在台湾地区的学龄儿童中，患病率高达32%，已达到世界最高的患病率。其他国家和地区也报告了FC的发病率，如斯里兰卡（15.4%），沙特阿拉伯（22.5%）和中国内地（大陆）（12.2%），与西方国家相比，亚洲儿童便秘的发病率更高。儿童FC发病年龄高峰为2~4岁（相当于排便训练年龄），在儿童中持续时间长，如果没有经过系统治疗，几乎50%的儿童可以延续到成人阶段。FC对人体的危害不仅表现在可以影响肠胃功能，还影响儿童的健康相关质量，减少他们的身体、情感及社交功能。在美国，据统计便秘的护理成本为121%，FC能加重医疗保健系统的负担。

（二）诊断与分型

1. 诊断　参照目前国际通用的儿童功能性便秘诊断标准，分为新生儿/婴幼儿和儿童/青少年功能性便秘。不同年龄段儿童的排便次数也不同，具体见表8-5-9。罗马Ⅲ功能性便秘的诊断标准（表8-5-10）。

2. 分型　目前可分为慢性传输型便秘（slow transit constipation，STC）、出口梗阻型便秘（outlet obstruction，OOC）和混合型便秘（MIX）。

表8-5-9　不同年龄段儿童正常排便情况

年龄	平均排便次数/周	平均排便次/d
0~3个月（母乳）	5~40	2.9
0~3个月（配方）	5~28	2.0
6~12个月	5~28	1.8
1~3岁	4~21	1.4
<3岁	3~14	1.0

表8-5-10　罗马Ⅲ功能性便秘的诊断标准

排除器质病变的情况下，必须出现以下2种情况：

适用于发育年龄<4岁的儿童[a]：

- <2次如厕排便/周
- 获得如厕技能后，每周至少发生一次尿失禁
- 出现过便过度潴留的历史
- 有痛苦或排便困难的历史
- 直肠指诊时大量粪便
- 可能阻碍马桶的大直径粪便的历史

伴随的症状可能包括烦躁，食欲减退和/或早饱，可能在排出大便后立即消失

对于发育年龄>4岁且肠易激综合征标准不足的儿童[b]

- <2次如厕排便/周
- 每周至少发生一次大便失禁
- 保持性姿势或过度自愿保留大便的历史
- 痛苦或排便困难的历史
- 直肠中存在大量粪便
- 可能阻碍马桶的大直径粪便的历史

注：a. 标准满足至少1个月。改编自Hyman等人

b. 标准在诊断前至少每周发作一次至少持续2个月。改编自Rasquin等人

（三）病情评估

关于排便习惯的临床数据的收集总是经验性的。更广泛地使用视觉描述性粪便形式量表可以有助于更清楚和更标准化地报告关于肠道功能的数据。具体包括：①粪便性状；②排便费力；③排便时间；④下坠、不尽、胀感；⑤排便频率；⑥腹胀。具体评分标准（表8-5-11）。

（四）三级预防

1. 6个月以内建议纯母乳喂养。

2. 合理饮食　饮食中增加膳食纤维（包括蔬菜、水果及杂粮）的摄入量。

3. 足量饮水　一般成人的标准是每日需额外饮水1 500ml，儿童因年龄不同足量饮水标准有差异。

4. 加强生长发育阶段儿童（多在2~4岁年龄阶段）的如厕训练，养成定时限时排便的好习惯。

5. 增加活动量　生活在城市地区的儿童中，久坐不动的生活方式也是导致便秘原因。

6. 解除心理障碍，鼓励儿童乐于排便。

（五）治疗

1. 治疗原则　清除结肠、直肠内粪块潴留；建立良好的排便习惯；合理安排膳食，调整膳食结构；减少久坐时间，增加运动量；心理行为指导，减轻心理压力等。

表 8-5-11 便秘主要症状评分标准

分值	粪便性状 *	排便费力	排便时间 /min	下坠、排不尽、胀感	排便频率 /(d/ 次)	腹胀
0	Ⅳ ~ Ⅶ型	无	<10	无	1~2	无
1	Ⅲ型	偶尔	10~15	偶尔	3	偶尔
2	Ⅱ型	时有	15~25	时有	4~5	时有
3	Ⅰ型	经常	>25	经常	>5	经常

注 *:粪便性状,参考 Bristol 粪便分型标准。Ⅰ型,坚果状硬球;Ⅱ型,硬结状腊肠样;Ⅲ型,腊肠样,表面有裂缝;Ⅳ型,表面光滑,柔软腊肠样;Ⅴ型,软团状;Ⅵ型,糊状便;Ⅶ型,水样便。Ⅳ ~ Ⅶ型,计 0 分;Ⅲ型,计 1 分;Ⅱ型,计 2 分;Ⅰ型,计 3 分

2. 治疗婴儿和儿童功能性便秘 便秘的治疗包括密切的医疗监督,饮食指导,行为改变和关于如厕训练的指导(最优选在饭后)。由于儿童发育特点的差异,婴儿和儿童的功能性便秘的治疗方法也不同(表 8-5-12)。儿童时期的便秘治疗分为 3 个阶段。第一阶段旨在通过口服使用渗透剂和泻药清除长期积累难以排出的粪便。第二阶段旨在通过使用大便软化剂、高渗性泻药、不可吸收的盐或组合来恢复括约肌的肌张力。第三阶段旨在通过减少通便增加每日纤维和液体摄入量来恢复定期排便及避免复发。

表 8-5-12 婴幼儿慢性便秘的治疗管理

婴儿(3~12 个月)		
1. 给予用水稀释含山梨糖醇的果汁,每日 2 次,避免使用植物来源的蜂蜜 2. 根据 6 个月以上婴儿的年龄,适当摄取膳食纤维 3. 对 6 个月以上的婴儿施用泻药(乳果糖,乳糖醇,山梨糖醇) 4. 便秘的可以偶尔使用甘油栓剂通便 5. 避免灌肠		
儿童(年龄 >12 个月)		
第一阶段为年龄较大的儿童进行便秘治疗		
目标	治疗时间	治疗方法 *
清空肠道	1~3 日	直肠:磷酸盐、石蜡油、盐灌肠 比沙可啶栓剂 口服(per os):石蜡油,镁,氢氧化物,柠檬酸镁,乳果糖,山梨糖醇,番泻叶,比沙可啶
第二阶段为年龄较大的儿童进行便秘治疗		
目标	治疗时间	治疗方法 *
软化大便,恢复括约肌的肌张力和肠直径恢复到正常大小	≥2~6 个月	石蜡油 高渗性泻药:乳果糖,乳糖醇,山梨糖醇 不可吸收的盐:镁 氢氧化物或组合,聚乙二醇 便秘日记 饮食结构 厕所训练
第三阶段为年龄较大的儿童进行便秘治疗		
目标	治疗时间	治疗方法 *
恢复定期排便避免复发	≥4~6 个月	逐渐减量泻药、增加液体和纤维素摄入量

* 一旦治疗失败,可以口服使用轻泻剂如聚乙二醇电解质溶液

3. 一般指导

（1）行为调整：作为厕所训练的一部分，专门用于排便的时间很有价值。大多数有正常大便习惯的人每日都会在同一时间排便。排便反射倾向于在进食后 1 小时内发生，通常在早晨进行。便秘的孩子应该有一个例行的预定厕所，每日坐一到两次。确保孩子有一个脚凳，可以支撑他们的腿，以有效地增加腹内压力（Valsalva 演习）。在上厕所期间不应该因没有粪便而受到惩罚；可以提供对大便和坐便器行为的赞美和奖励。如果孩子及其监护人员记录大便频率的日记，以便在下次预约时进行复查，这对治疗会很有帮助。

（2）饮食调整：将均衡饮食包括谷物，水果和蔬菜作为儿童便秘治疗的一部分。西梅、梨和苹果汁中发现的碳水化合物（特别是山梨糖醇）会使粪便的含水量和排便频率增加。美国儿科学会建议所有儿童摄入 0.5g/（kg·d）（最多 35g/d）的纤维。低于最低推荐值的纤维摄入量已被证明是儿童慢性便秘的危险因素。虽然过量的牛奶摄入可能会加剧便秘，但没有足够的证据表明从饮食中消除它会改善难治性便秘。给予适当的医疗和行为管理没有反应的儿童，可以考虑对无牛奶饮食进行有时间限制的试验。

4. 生物反馈治疗　生物反馈治疗是将近代心理学、精神卫生学与物理医学有机结合起来，通过电子工程技术收集相关信息，并转化为声音、图像等信息使受训者准确地感知，并通过大脑皮层、下丘脑产生神经和体液变化调整生理反应，形成生物反馈通路，从而达到治疗疾病的作用。治疗方法包括：①气囊生物反馈法；②肌电生物反馈法。

5. 中医治疗　辨证论治是中医治疗便秘的优势和特色。中医治疗功能性便秘包括灌肠疗法、针灸、贴敷及小儿穴位推拿，很适合在基层应用。

（六）转诊

功能性便秘难以治疗，复发率高。有研究表明，52% 的便秘儿童在接受治疗 5 年后仍有症状，有 30% 的 FC 儿童在接受医学治疗平均 6.8 年后，继续出现间歇性便秘。如果儿童的症状在坚持治疗方案 6 个月后没有改善，需要转诊给儿科专科门诊或上一级医院治疗。

（七）基层管理流程

基层医疗卫生机构要做好各年龄段儿童 FC 的健康教育、预防、诊断、治疗及长期随访等管理工作，识别出不适合在基层诊治的器质性便秘儿童并及时转诊。管理的目标是早发现、早诊断儿童 FC，减少复发等。基层儿童 FC 健康管理流程见图 8-5-2。

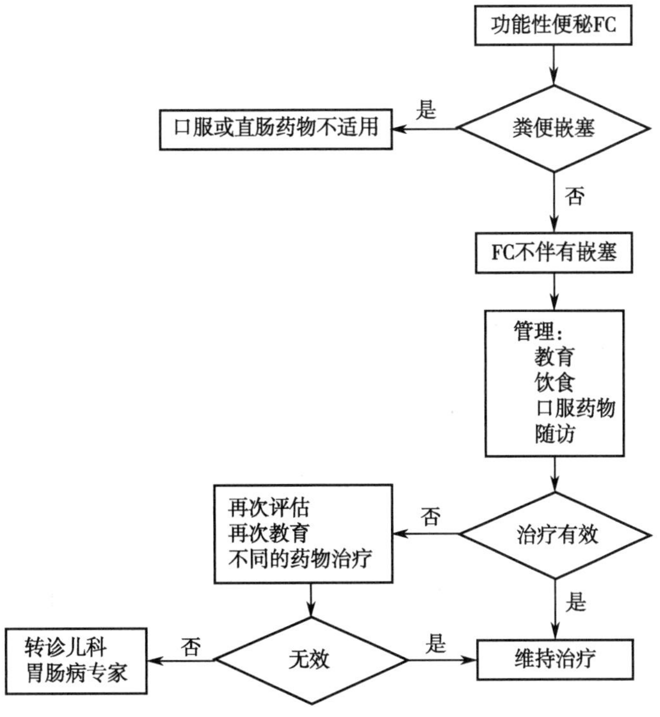

图 8-5-2　基层儿童 FC 健康管理流程

（八）展望

研究表明，目前全世界范围内儿童便秘和大便失禁的患病率相当高，但大部分患有排便障碍的儿童并不认为这是一个问题，也没有寻求帮助。功能性便秘在儿童中很常见，其特征是腹痛，排便硬和排便减少。儿科 FC 的患病率在 0.7%~29.6% 之间，对医疗保健成本有很大影响。症状通常出现在生命早期。Malowitz 等进行的一项研究表明，FC 的发病年龄中位数为 2.3 岁。在生命早期及时诊断这种功能障碍是至关重要的，诊断和治疗的延迟与儿童期 FC 的恢复呈负相关，因此这是正确的诊断和先前干预的基础。作为基层医疗机构应该在初级儿童卫生保健过程中常规筛查儿童便秘，根据罗马Ⅲ标准诊断儿童 FC，及早识别功能性便秘，做到早发现早干预，避免因为 FC 诊断延迟对预后产生负面影响。

思 考 题

1. 在社区基层医疗机构如何判断感染性腹泻与非感染性腹泻？相应的处理原则？
2. 小儿功能性便秘与成人有何不同？

（丁 静）

第九章　全科常见传染病管理

第一节　传染病防治概述

学习提要

1. 基层医务人员需要掌握传染病的基本特征、传染病的诊断、治疗和传染病的预防。

2. 传染病的预防工作是一项长期艰巨的任务，基层医务人员应该根据各种传染病的特点，针对传播的主导环节，采取适当的措施，防止传染病继续传播。

一、传染病概述

（一）定义

传染病学是研究传染病或感染病在人体内发生、发展与转归的原因与规律，以及研究对感染性疾病的诊断和治疗措施，促使患者恢复健康，进而控制传染病在人群中传播的科学。传染主要指有致病性的病毒、细菌或其他病原体通过一定方式从一个宿主个体到另一个宿主的感染。传染病是指各种病原体引起的能在人与人、动物与动物或人与动物之间相互传播的一类疾病。

（二）感染的过程

病原体侵入人体后能否引起疾病，取决于病原体的致病能力和机体的免疫功能这两个因素。致病能力包括侵袭力、毒力、数量和变异性。

在传染或感染过程中，人体与病原体在一定环境条件影响下，不断相互作用和相互斗争，根据人体防御能力的强弱和病原体数量及毒力的强弱，可以出现五种表现，包括病原体被消灭或排出体外，隐性感染，显性感染，潜伏性感染，病原携带状态，五种表现亦可移行或转化，呈现动态变化。

机体免疫应答对感染过程的表现和转归起着重要作用。免疫应答可分为有利于机体抵抗病原体的保护性免疫应答和促进病理改变的变态反应两大类。保护性免疫应答又分为非特异性免疫应答与特异性免疫应答两类。感染后的免疫都是特异性免疫应答，通过体液免疫和细胞免疫的相互作用而产生免疫应答，分别由B淋巴细胞和T淋巴细胞介导。

（三）流行过程与影响因素

传染病在人群中的传播必须具备三个基本条件，即流行过程的三个基本环节：传染源、传播途径和易感人群。这三个基本环节必须同时存在，相互依赖，缺少其中任何一个环节，传染病的流行就不会发生，流行也不会形成。

传染病流行各环节之间的相互作用受到人类在生产和生活中所处的条件，包括自然因素和社会因素的影响，这些因素相互联系，不断变化，使流行过程表现错综复杂。自然因素包括地理、气候、土壤、动植物因素。社会因素包括经济、文化、宗教信仰、风俗习惯、人口密度、人口迁移、社会动荡和社会制度、医疗卫生状况，以及人们的生产与生活条件、生活方式和职业等因素。

二、传染病的特征

（一）传染病的基本特征

传染病的基本特征是指传染病所特有的征象，可以用作鉴定传染病的先决条件。

1. 有病原体各种传染病都有特异的病原体，如微生物中的病毒、衣原体、立克次体、支原体、细菌、螺旋体和真菌，寄生虫中的原虫和蠕虫，还有不同于微生物和寄生虫的变异蛋白质，称为朊粒。

2. 有传染性这是传染病与其他感染性疾病的主要区别。

3. 有流行病学特征在一定环境条件的影响

下，传染病的流行过程有流行性、季节性、地方性、外来性四个特征。

4. 有感染后免疫人体感染病原体后，无论是显性或隐性感染，都能产生针对病原体及其产物（如毒素）的特异性免疫。人体的免疫状态在不同的传染病中有所不同。除少数传染病如麻疹、天花、水痘等，一次得病后几乎不再感染，通常为持续免疫外，临床上还可出现再感染、重复感染、复发、再燃等现象。

（二）常见的症状和体征

1. 发热 发热是传染病的突出症状，也是很多传染病的共同症状。（详见第六章第四节发热）

2. 发疹 是指皮疹及黏膜疹，为很多传染病的特征之一，对诊断传染病有很大价值。有些传染病即以疹为病名，如麻疹、斑疹伤寒、风疹、幼儿急疹等。皮疹亦称外疹，黏膜疹亦称内疹。有些皮疹突出的传染病亦称发疹性传染病。皮疹种类甚多，形态与大小不一，其分布部位、出现顺序与出现日期在各种传染病都有其特殊性，在鉴别诊断上有重要意义。

（1）种类：按皮疹的形态可分为斑丘疹、出血疹、疱疹、荨麻疹。斑疹可见于斑疹伤寒，也见于其他出疹性传染病的发病初期，丘疹可见于麻疹、恙虫病、传染性单核细胞增多症等。斑丘疹是指斑疹与丘疹同时存在，可见于麻疹、风疹、伤寒、猩红热、柯萨奇及埃可病毒感染、EB病毒感染等传染病。出血疹见于脑膜炎球菌脑膜炎、麻疹、斑疹伤寒、肾综合征出血热、败血症等。疱疹可见于立克次体病及金黄色葡萄球菌败血症，如有继发感染即成脓疱疹。荨麻疹见于急性血吸虫病、蛔虫病以及其他有变态反应的疾病。

（2）分布：皮疹通常见于躯干及四肢，但躯干与四肢间的分布情况随各病而异。例如水痘的皮疹多集中于躯干，称为向心分布；天花的皮疹多见于四肢及头脸部，称为离心分布。

（3）顺序：皮疹出现的顺序，各病不一。在麻疹，皮疹自耳后及颈部开始，渐及前额与颊部，然后自上而下，急速蔓延全身，最后到四肢。伤寒时出现的玫瑰疹先见于下胸部及上腹部，在病重时波及上胸部及肩部。种痘后所见的出疹相继为：斑疹→丘疹→疱疹→脓疱疹→结痂→脱痂→瘢痕，与天花出疹表现相同，有助于了解病情发展的阶段。

（4）时间：出疹日期在多种传染病有一定规律性。一般说来，水痘、风疹于发病后的第1日出疹，猩红热约第2日，天花约第3日，麻疹约第4日，斑疹伤寒约第5日，伤寒约第6日等，但都有例外。出疹日期的规律性对传染病的诊断有很大的参考价值。

（三）临床类型

根据传染病临床过程的长短可分为急性、亚急性、慢性型。按照病情的轻重程度可分为轻型、典型（也称为中型或普通型）、重型和暴发型。

三、传染病的诊断与治疗

（一）诊断

传染病的诊断主要依据以下三点：临床资料、流行病学资料和病原学资料。

1. 临床资料 许多传染病都具有特征性的临床表现，如发热、皮疹、肝脾肿大或某些特征性体征。

2. 流行病学资料 每种传染病的流行过程都有一定的特征，而且它还受到外界自然因素和社会因素的影响。到过疫区或接触过疫区来的人或动物对于早期诊断具有重要意义。部分传染病具有严格的季节性和周期性，部分与年龄、性别和职业有密切的关系。

3. 病原学资料 机体受病原体感染后将产生一系列的改变，可通过有关技术进行检测，这对于诊断、治疗及流行病学调查均有重要意义。包括血液、大小便常规、生化检查等一般实验室检查以及病原学检测、特异性抗体检测等。

（二）治疗

传染病治疗的目的除了治愈患者外，尚有消除病原体、防止疾病传播及流行的作用。传染病的合理治疗源于正确的诊断，不同疾病有不同的治疗方法，包括一般治疗、对症治疗、病原治疗、合并症与后遗症治疗、中医中药治疗等。

1. 一般治疗 一般治疗是指用于保护与支持患者的各种生理功能的治疗，包括隔离、消毒、护理、饮食、补液及纠正电解质紊乱。患者的隔离按其所患传染病的传播途径和病原体的排出方式及时间而异，并应随时做好消毒工作。良好的护理对传染病的治疗具有重要意义，根据病情给予易消化吸收、富有营养、合口味的食物。以维持人体正常代谢,补偿组织损害,提高机体的防御力量。

2. **对症治疗**　对症治疗可以缓解患者症状,减少患者痛苦,通过调整各系统的功能,减少机体消耗,保护重要器官,使损伤降至最低。例如在高热时予以降温,颅内压升高时采取脱水疗法,抽搐时给予镇静治疗,昏迷时采取的恢复苏醒措施,心力衰竭时予以强心治疗,休克时改善循环,严重毒血症时给予肾上腺糖皮质激素疗法等。

3. **病原治疗**　病原治疗又称特异性治疗是传染病治疗中的关键。早期应用可以达到早期消灭病原体,使病情好转和控制疾病的传播。常用的药物有抗生素、抗病毒药物、化学治疗制剂和血清免疫制剂等。

4. **合并症与后遗症治疗**　有些传染病常出现多种合并症,如伤寒可出现肠出血、肠穿孔及胆囊炎等,有些传染病会出现后遗症,尤其是中枢神经系统传染病,如脊髓灰质炎、脑炎、脑膜炎等,可采取针灸、理疗、高压氧等治疗措施,促进机体恢复。

5. **中医中药治疗**　中医中药对调整患者各系统的功能起相当重要的作用,某些中药如黄连、鱼腥草、板蓝根、苦参碱等还有一定的抗微生物的作用,青蒿素及其衍生物具有明显的抗疟原虫及血吸虫幼虫作用。

6. **基因治疗**　近年来随着分子生物学的理论和技术有了飞速的发展,基因治疗成为医学研究的热点。对于一些传染病,尤其是难治性的病毒性疾病,如艾滋病、乙型病毒性肝炎等进行了基因治疗的研究。

四、传染病的预防与管理

传染病的预防工作是一项长期艰巨的任务,应当根据传染病流行的三个基本环节采取综合性措施,并且根据各种传染病的特点,针对传播的主导环节,采取适当的措施,防止传染病继续传播。

（一）管理传染源

1. **早期发现传染源是预防传染病传播的关键**　传染病报告制度是早期发现传染病的重要措施。根据《中华人民共和国传染病防治法》,将法定传染病分为3类。

甲类传染病包括:鼠疫、霍乱。

乙类传染病包括:传染性非典型肺炎(严重急性呼吸综合征)、艾滋病、病毒性肝炎、脊髓灰质炎、人感染高致病性禽流感、麻疹、流行性出血热、狂犬病、流行性乙型脑炎、登革热、炭疽、细菌性和阿米巴性痢疾、肺结核、伤寒和副伤寒、流行性脑脊髓膜炎、百日咳、白喉、新生儿破伤风、猩红热、布鲁氏菌病、淋病、梅毒、钩端螺旋体病、血吸虫病、疟疾、人感染H7N9禽流感、新型冠状病毒肺炎。

丙类传染病包括:流行性感冒、流行性腮腺炎、风疹、急性出血性结膜炎、麻风病、流行性和地方性斑疹伤寒、黑热病、包虫病、丝虫病,除霍乱、细菌性和阿米巴性痢疾、伤寒和副伤寒以外的感染性腹泻病、手足口病。

根据《中华人民共和国传染病防治法》(修订草案征求意见稿)"疫情报告、通报和公布"规定:

(1)发现甲类传染病患者或者疑似患者,具备传染病流行特征的不明原因聚集性疾病以及其他传染病暴发、流行时,应当于2小时内进行网络报告。

(2)对乙类传染病患者、疑似患者和规定报告的传染病病原携带者在诊断后,应当于24小时内进行网络报告。

(3)丙类传染病实行监测报告管理,监测哨点医院和网络实验室发现丙类传染病患者或者疑似患者,按照国务院卫生健康主管部门规定的内容、程序进行报告。

2. **对接触者和病原携带者的处理**　根据具体情况,进行医学观察、检疫或隔离,以免遗漏正处在潜伏期的患者和病原携带者。观察和检疫的期限依病种不同而异,亦可进行预防接种与药物预防。

3. **对动物源性传染病的处理**　可采用消灭的方法,但如家畜等则可施行隔离和治疗,并妥善处理其排泄物。

（二）切断传播途径

最常用的卫生措施是消毒,依据不同的传播途径采取不同的防疫措施,如肠道传染病由于病原体从肠道排出,应对粪便、垃圾、污水等进行处理，饮水消毒，饭前便后洗手，养成良好卫生习惯；经昆虫媒介传播的疾病，可根据不同媒介昆虫的生态习性采取不同的杀虫法；呼吸道传染病则可通过消毒空气、戴口罩、通风等措施进行预防。针对母婴传播的疾病，应加强对母体的各种标志物检测，如发现阳性，应采取必要的措施，包括终止妊娠、密切观察、定期复查或治疗。

（三）保护易感人群

保护易感人群包括非特异性和特异性两个方面。非特异性保护措施包括加强体育运动，增强体质，注意生活制度、卫生习惯、合理营养、改善居住条件等。特异性保护措施包括人工自动免疫和人工被动免疫两类。但目前不是所有的传染病都能利用免疫接种的方法进行预防。人工自动免疫是根据病原生物及其产物可激发特异性免疫的原理，用病原生物或其毒素制成生物制品，活菌（疫）苗、死菌（疫）苗、基因工程疫苗、类毒素等。人工被动免疫是用特异抗体的免疫血清给人注射，包括抗毒血清、人类丙种球蛋白等。

思考题

1. 传染病的基本特征？
2. 如何做好传染病的预防和管理？

（任菁菁）

第二节 全科常见传染病管理

一、乙肝

学习提要

1. 乙肝是中国最为流行的传染病之一，2017年报告发病数字居乙类传染病之首，由于我国基数大，乙肝感染人数为全球之首。

2. 乙肝病毒携带者、乙肝患者的基层规范化管理尤为重要，包括诊断，治疗及长期随访管理工作及预防。

乙型病毒性肝炎（乙肝）是一种严重危害人类健康的传染性疾病。乙型肝炎病毒（hepatitis B virus，HBV）感染是全球性的健康问题，世界卫生组织（WHO）估计全球约有2.57亿慢性HBV感染者，每年约有88.7万人死于HBV感染。虽然慢性HBV感染流行呈现下降趋势，但乙型肝炎表面抗原（HBsAg）阳性人数从1990年的22.3亿增至2005年的24.0亿。WHO在《2016—2021年全球卫生部门病毒性肝炎战略》中提出，到2030年全球病毒性肝炎新发感染人数减少90%，病毒性肝炎死亡人数减少65%，消除作为一种重大公共卫生威胁的病毒性肝炎。

（一）流行病学

2006年全国乙肝流行病学调查结果表明，我国1~59岁一般人群HBsAg携带率为7.18%，<5岁儿童仅为0.96%，标志着我国从乙肝的高流行区转为中流行区。2014年的最新调查结果显示，1~4岁、5~14岁和15~29岁人群HBsAg携带率分别为0.32%、0.94%和4.38%。然而，由于我国人口基数大，因此仍存在庞大的感染群体，据原卫生部疾病预防控制局估计，至2006年，全国约有9 300万人长期携带HBV，其中慢性乙肝患者约2 000万。

1. 传染源　主要是急慢性乙型肝炎患者和病毒携带者。慢性患者和病毒携带者作为传染源的意义最大，其传染性与体液中病毒载量成正比关系。

2. 传播途径　人类因含HBV体液或血液经破损的皮肤和黏膜进入机体而获得感染，具体的传播途径有：

（1）血液、体液传播：由于对献血员实施了严格的HBsAg和HBV DNA筛查，经输血或血液制品引起的HBV感染已较少发生；经破损的皮肤或黏膜传播主要是由于使用未经严格消毒的医疗器械、侵入性诊疗操作、不安全注射特别是注射毒品等；其他如修足、文身、扎耳环孔、医务人员工作中的意外暴露、共用剃须刀和牙刷等也可传播。

（2）母婴传播：主要发生在围产期，大多在分娩时接触HBV阳性母亲的血液和体液。随着乙型肝炎疫苗联合乙型肝炎免疫球蛋白（HBIG）的应用，母婴传播已明显减少。

（3）性传播：与HBV阳性者发生无防护的性接触，特别是有多个性伴侣者，其感染HBV的危险性增高。

HBV不经呼吸道和消化道传播，因此，日常学习、工作或生活接触，如同一办公室工作（包括共用计算机等办公用品）、握手、拥抱、同住一宿舍、同一餐厅用餐和共用厕所等无血液暴露的接触不会传染HBV。流行病学和实验研究未发现HBV能经吸血昆虫（蚊和臭虫等）传播。

3. 易感人群 抗-HBs阴性者。婴幼儿是获得HBV感染的最危险时期。高危人群包括医务人员、经常接触血液的人员、托幼机构工作人员、接受器官移植患者、经常接受输血或血液制品者、免疫功能低下者、HBsAg阳性者的家庭成员、男男同性性行为、有多个性伴侣者和静脉内注射毒品者等。

（二）相关实验室与影像学检查

1. HBV血清学检测 HBV血清学标志物包括HBsAg、抗-HBs、乙型肝炎e抗原（HBeAg）、抗-HBe、抗-HBc和抗-HBc-IgM（乙型肝炎核心抗体）。

HBsAg阳性表示HBV感染；抗HBs为保护性抗体，其阳性表示对HBV有免疫力，见于乙型肝炎康复及接种乙型肝炎疫苗者；抗-HBc-IgM阳性多见于急性乙型肝炎及CHB急性发作；抗-HBc抗体主要是IgG型抗体，只要感染过HBV，无论病毒是否被清除，此抗体多为阳性。在HBeAg阳性的CHB患者中，基线抗-HBc定量对聚乙二醇干扰素（PEG-IFN）和NAs治疗的疗效有一定的预测价值。血清HBsAg定量检测可用于预测疾病进展、抗病毒疗效和预后。

2. HBV DNA、基因型和变异检测

（1）HBV DNA定量检测：主要用于判断慢性HBV感染的病毒复制水平，可用于抗病毒治疗适应证的选择及疗效的判断。建议采用灵敏度和精确度高的实时定量聚合酶链反应（real-time quantitative PCR）法。

（2）HBV基因分型和耐药突变株检测

常用的方法有：①基因型特异性引物聚合酶链反应（PCR）法；②基因序列测定法；③线性探针反向杂交法。

3. 生物化学检查

（1）血清ALT和AST：血清ALT和AST水平一般可反映肝细胞损伤程度，最为常用。

（2）血清胆红素：血清胆红素水平与胆汁代谢、排泄程度有关，胆红素升高主要原因为肝细胞损害、肝内外胆道阻塞和溶血。肝功能衰竭患者血清胆红素可呈进行性升高，每日上升≥1ULN（健康人群高限），且有出现胆红素升高与ALT和AST下降的“胆酶分离”现象。

（3）血清白蛋白和球蛋白：反映肝脏合成功能，CHB、肝硬化和肝功能衰竭患者可有血清白蛋白下降。

（4）凝血酶原时间（PT）及凝血酶原活动度（PTA）：PT是反映肝脏凝血因子合成功能的重要指标，常用国际标准化比值（INR）表示，对判断疾病进展及预后有较大价值。

（5）谷氨酰转肽酶（GGT）：正常人血清中GGT主要来自肝脏。此酶在急性肝炎、慢性活动性肝炎及肝硬化失代偿时仅轻中度升高。各种原因导致的肝内外胆汁淤积时可以病毒信号转导途径，来抑制非特异免疫应答的强度。CHB患显著升高。

（6）血清碱性磷酸酶（ALP）：ALP经肝胆系统进行排泄。当ALP产生过多或排泄受阻时，可使血中ALP发生变化。临床上常借助ALP的动态观察来判断病情发展、预后和临床疗效。

（7）总胆汁酸（TBA）：健康人的周围血液中血清胆汁酸含量极低，当肝细胞损害或肝内、外阻塞时，胆汁酸代谢就会出现异常，TBA就会升高。

（8）胆碱酯酶：可反映肝脏合成功能，对了解肝脏应急功能和贮备功能有参考价值。

（9）甲胎蛋白（AFP）：血清AFP及其异质体是诊断肝细胞肝癌（HCC）的重要指标。应注意AFP升高的幅度、动态变化及其与ALT和AST的消长关系，并结合临床表现和肝脏影像学检查结果进行综合分析。

（10）维生素K缺乏或拮抗剂-域诱导蛋白（protein induced by vitamin K absence or antagonist-域，PIVKA-域）：又名脱γ羧基凝血酶原（des-gamma-carboxyprothrombin，DCP），是诊断HCC的另一个重要指标，可与AFP互为补充。

4. 肝纤维化指标 临床常用检测项目如透明质酸（hyaluronic acid，HA）、Ⅲ型前胶原肽（precollagen Ⅲ peptide，PⅢP）、Ⅳ型胶原（Collagen

Ⅳ,C-Ⅳ)、层粘连蛋白(laminin,LN)等,对肝纤维化的诊断有一定参考价值。

5. **影像学检查** B超对肝硬化有较高的诊断价值,能够反映肝脏表面变化、门静脉、脾静脉直径、脾脏大小、胆囊异常变化、腹水等,尚可观察血流速度。B超还有助于鉴别阻塞性黄疸、脂肪肝及肝内占位。CT、MRI的应用价值基本同B超。

6. **肝组织病理学检查** 对明确诊断,衡量炎症活动度、纤维化程度及评估疗效具有重要价值。

(三)诊断

乙型病毒性肝炎的诊断包括流行病学资料、临床诊断和病原学诊断。

1. **流行病学诊断** 输血,不洁注射史,与HBV感染者接触史,家族成员有无HBV感染者,特别是婴儿母亲是否HBsAg阳性等,有助于乙型病毒性肝炎的诊断。

2. **临床诊断** 乙型病毒性肝炎的临床表现分为急性肝炎(包括急性黄疸型肝炎和急性无黄疸型肝炎)、慢性肝炎(再分为轻、中、重度)、重型肝炎(有急性、亚急性、慢性三型)、淤胆型肝炎、肝炎后肝硬化。

(1)急性肝炎:起病较急,常有畏寒、发热、乏力、食欲差、恶心、呕吐等症状,肝大质偏软,ALT显著升高。黄疸型肝炎血清胆红素 >17.1μmol/L,尿胆红素阳性。黄疸型肝炎的黄疸前期、黄疸期、恢复期三期经过明显,病程不超过6个月。

(2)慢性肝炎:病程超过半年或发病日期不明确而有慢性肝炎症状、体征、实验室检查改变者。常有乏力、厌油、肝区不适等症状,可有肝病面容、肝掌、蜘蛛痣、胸前毛细血管扩张,肝大质偏硬,脾大体征。根据病情轻重,实验室指标改变,综合评定轻、中、重三度(表9-2-1)。

表9-2-1 慢性肝炎的实验室检查异常程度参考指标

项目	轻	中	重
ALT和/或AST/(IU/L)	≤正常值的3倍	>正常值的3倍	>正常值的3倍
总胆红素	≤正常值的2倍	>正常值的2~5倍	>正常值的5倍
白蛋白(ALB)/(g/L)	≥35	>32~<35	≤32
A/G	≥1.4	>1.0~<1.4	≤1.0
γ-球蛋白/%	≤21	>21~<26	≥26
凝血酶原活动度(PTA)/%	>70	70~60	>40~<60
胆碱酯酶(CHE)/(U/L)	>5 400	≥4 500~≤5 400	≤4 500

(3)重型肝炎:主要表现有极度疲乏,严重消化道症状,如频繁呕吐、呃逆;黄疸迅速加深,出现胆酶分离现象。肝脏进行性缩小;出血倾向,PTA<40%,皮肤黏膜出血;出现肝性脑病;肝肾综合征、腹水等严重并发症。急性黄疸型肝炎病情迅速恶化,2周内出现Ⅱ度以上肝性脑病或其他重型肝炎表现者,为急性重型肝炎;15日~24周出现上述表现者为亚急性重型肝炎;在慢性肝炎或肝硬化基础上出现的重型肝炎为慢性重型肝炎。

(4)淤胆型肝炎:起病类似急性黄疸型肝炎,黄疸持续时间长,症状轻,有肝内梗阻的表现。

(5)肝炎后肝硬化:多有慢性肝炎病史。有乏力、腹胀、尿少、肝掌、蜘蛛痣、脾大、腹水、脚肿、胃食管下段静脉曲张、白蛋白下降、A/G倒置等肝功能受损和门静脉高压表现。

3. **病原学诊断** 以下任何一项阳性,可诊断为现症HBV感染:①血清HBsAg;②血清HBV DNA;③血清抗-HBc-IgM;④肝组织HBcAg和/或HBsAg,或HBV DNA。

(四)预防措施

1. **控制传染源** 肝炎患者和病毒携带者是本病的传染源。急性患者应隔离治疗至病毒消失。复制活跃者尽可能予抗病毒治疗。凡现症感染者不能从事食品加工,饮食服务,托幼保育等工作。对献血员进行严格筛选,不合格者不得献血。

2. 切断传播途径 大力推广安全注射(包括针灸的针具),并严格遵循医院感染管理中的预防原则。服务行业所用的理发、刮脸、修脚、穿刺和文身等器具也应严格消毒。注意个人卫生,杜绝共用剃须刀和牙具等用品。若性伴侣为HBsAg阳性者,应接种乙型肝炎疫苗或采用安全套;在性伙伴健康状况不明的情况下,一定要使用安全套,以预防乙型肝炎及其他血源性或性传播疾病。对HBsAg阳性的孕妇,应避免羊膜腔穿刺,保证胎盘的完整性,尽量减少新生儿暴露于母血的机会。

3. 保护易感人群 接种乙型肝炎疫苗是预防HBV感染最有效的方法。乙型肝炎疫苗的接种对象主要是新生儿,其次为婴幼儿,15岁以下未免疫人群和高危人群。接种乙型肝炎疫苗后有抗体应答者的保护效果一般至少可持续12年,因此,一般人群不需要进行抗HBs监测或加强免疫。但对高危人群可进行抗HBs监测,如抗HBs<10mIU/ml,可给予加强免疫。

(1)HBsAg阴性母亲所生新生儿:对HBsAg阴性母亲所生新生儿乙型肝炎疫苗全程需接种3针,按照0、1个月和6个月程序,即接种第1针疫苗后,在1个月和6个月时注射第2和第3针疫苗。新生儿接种第1针乙型肝炎疫苗要求在出生后24小时内,越早越好。接种部位新生儿为臀前部外侧肌肉内或上臂三角肌肌内注射,儿童和成人为上臂三角肌中部肌内注射。

(2)HBsAg阳性母亲所生新生儿:对HBsAg阳性母亲所生新生儿,应在出生后24小时内尽早(最好在出生后12小时)注射乙型肝炎免疫球蛋白(HBIG),剂量应≥100IU,同时在不同部位接种10μg重组酵母乙型肝炎疫苗,在1个月和6个月时分别接种第2和第3针乙型肝炎疫苗,可显著提高母婴传播的阻断成功率。新生儿在出生12小时内注射HBIG和乙型肝炎疫苗后,可接受HBsAg阳性母亲的哺乳。HBV DNA水平是影响HBV母婴传播的最关键因素。HBV DNA水平较高(10^6IU/ml)母亲的新生儿更易发生母婴传播。近年有研究结果显示,对这部分母亲在妊娠中后期应用口服抗病毒药物,可使孕妇产前血清中HBV DNA水平降低,进一步提高母婴阻断成功率。

(3)补接种:对新生儿时期未接种乙型肝炎疫苗的儿童应进行补种,剂量为10μg重组酵母乙型肝炎疫苗或20μg中国仓鼠卵巢细胞(Chinese hamster ovary cell,CHO cell)重组乙型肝炎疫苗;对成人建议接种3针20μg重组酵母乙型肝炎疫苗或20μgCHO重组乙型肝炎疫苗。对免疫功能低下或无应答者,应增加疫苗的接种剂量(如60μg)和针次;对3针免疫程序无应答者可再接种1针60μg或3针20μg乙型肝炎疫苗,并于第2次接种乙型肝炎疫苗后1~2个月检测血清中抗HBs,如仍无应答,可再接种1针60μg重组酵母乙型肝炎疫苗。

(4)意外暴露:应立即检测HBV DNA、HBsAg、抗-HBs、HBeAg、抗-HBe、抗-HBc和肝功能,酌情在3个月和6个月内复查。如已接种过乙型肝炎疫苗,且已知抗-HBs阳性者,可不进行特殊处理。如未接种过乙型肝炎疫苗,或虽接种过乙型肝炎疫苗,但抗-HBs<10mIU/L或抗HBs水平不详者,应立即注射HBIG 200~400IU,并同时在不同部位接种1针乙型肝炎疫苗(20μg),于1个月和6个月后分别接种第2和第3针乙型肝炎疫苗(各20μg)。

(五)治疗

1. 急性肝炎 急性肝炎一般为自限性,多可完全康复。以一般治疗和对症支持治疗为主。急性期应进行隔离,症状明显及有黄疸者应卧床休息,恢复期可逐渐增加活动量,但要避免劳累。予清淡易消化食物,适当补充维生素,热量不足者应静脉补充葡萄糖。避免饮酒和应用损害肝脏的药物,辅以药物对症及恢复肝功能,药物不宜太多,以免加重肝脏负担。

2. 慢性肝炎 慢性乙肝的主要治疗措施包括抗病毒、抗炎、抗氧化、抗纤维化、免疫调节和对症治疗,其中抗HBV治疗是关键。规范的抗病毒治疗措施能长期最大限度地抑制HBV复制,减轻肝细胞炎性坏死及肝纤维化,提高患者生活质量和延长生存时间。然而,目前尚无一种抗病毒药物或治疗方案能彻底清除乙肝患者体内的HBV。乙肝抗病毒药物主要包括干扰素(interferon,IFN)和核苷类似物(nucleotide analogues,NAs)。IFN主要包括普通α干扰素(IFN-α)及聚乙二醇干扰素(PEG-IFN),但不良反应较多且需皮下注射，使用不便。NAs 主要有拉米夫定（LAM）、阿德福韦酯（ADV）、替比夫定（LdT）、恩替卡韦（ETV）、替诺福韦酯（TDF）和替诺福韦艾拉酚胺（TAF）。NAs 使用方便，耐受性好，具有强效抗病毒活性，但需长期服用；部分药物长期应用会产生耐药，同时需要监测不良反应。

推荐接受抗病毒治疗的人群需同时满足以下条件：

（1）HBV DNA 水平：HBeAg 阳性患者，HBV DNA ≥20 000IU/ml（相当于 10^5 拷贝 /ml）；HBeAg 阴性患者，HBV DNA ≥2 000IU/ml（相当于 10^4 拷贝 /ml）。

（2）ALT 水平一般要求 ALT 持续升高 ≥2ULN；如用干扰素治疗，一般情况下 ALT 应 ≤10ULN，血清总胆红素应 <2ULN。

对持续 HBV DNA 阳性、达不到上述治疗标准、但有以下情形之一者，疾病进展风险较大，可考虑给予抗病毒治疗：

（1）存在明显的肝脏炎症（2 级以上）或纤维化，特别是肝纤维化 2 级以上。

（2）ALT 持续处于 1ULN 至 2ULN 之间，特别是年龄 >30 岁者，建议行肝组织活检或无创性检查，若明显肝脏炎症或纤维化则给予抗病毒治疗。

（3）ALT 持续正常（每 3 个月检查 1 次），年龄 >30 岁，伴有肝硬化或 HCC 家族史，建议行肝活组织检查或无创性检查，若明显肝脏炎症或纤维化则给予抗病毒治疗。

（4）存在肝硬化的客观依据时，无论 ALT 和 HBeAg 情况，均建议积极抗病毒治疗。

需要特别提醒的是，在开始治疗前应排除合并其他病原体感染或药物、酒精和免疫等因素所致的 ALT 升高，尚需注意应用降酶药物后 ALT 暂时性正常。

3. 重型肝炎　原则是以支持和对症疗法为基础的综合性治疗，促进肝细胞再生，预防和治疗各种并发症。对于难以保守恢复的病例，有条件时可采用人工肝支持系统，争取行肝移植。

4. 淤胆型肝炎　早期治疗同急性黄疸型肝炎，黄疸持续不退时，可加用甲泼尼龙 40~60mg/d 口服或静脉滴注地塞米松 10~20mg/d，2 周后如血清总胆红素显著下降，则逐步减量。

5. 肝炎后肝硬化　治疗同上，如有脾功能亢进或门静脉高压明显时可选用手术或介入治疗。

（六）转诊

重型肝炎、肝硬化患者或乙肝感染者需要抗病毒治疗时需转诊至专科或上级医院进一步治疗。

（七）基层管理流程

1. 家庭成员管理　对已经确定的 HBsAg 阳性者，应按规定向当地疾病预防控制中心报告，并建议对患者的家庭成员进行血清 HBsAg、抗 -HBc 和抗 -HBs 检测，并对其中的易感者接（3 种标志物均阴性者）接种乙型肝炎疫苗。

2. 疾病管理

（1）HBV 携带者：应每 3~6 个月进行血常规、生物化学、病毒学、AFP、B 型超声和无创肝纤维化等检查，必要时行肝活组织检查，若符合抗病毒治疗指征，应及时启动治疗。

（2）抗病毒治疗过程中患者的随访：抗病毒过程中定期随访的目的是监测抗病毒治疗的疗效、用药依从性，以及耐药和不良反应（表 9-2-2）。

（3）治疗结束后的患者随访：治疗结束后对停药患者进行密切随访的目的在于能够评估抗病毒治疗的长期疗效，监测疾病的进展以及 HCC 的发生。因此，不论患者在抗病毒治疗过程中是否获得应答，在停药后 3 个月内应每月检测 1 次肝功能，HBV 血清学标志物及 HBV DNA；之后每 3 个月检测 1 次肝功能，HBV 血清学标志物及 HBV DNA，至少随访 1 年时间，以便及时发现肝炎复发及肝脏功能恶化。此后，对于持续 ALT 正常且 HBV DNA 低于检测值下限者，建议至少半年进行 1 次 HBV DNA、肝功能、AFP 和超声影像检查。对于 ALT 正常但 HBV DNA 阳性者，建议每 6 个月进行 1 次 HBV DNA 和 ALT，AFP 和超声影像检查。对于肝硬化患者，应每 3 个月检测 AFP 和腹部超声显像，必要时做 CT 或 MRI 以早期发现 HCC。对肝硬化患者还应每 1~2 年进行胃镜检查，以观察有无食管 - 胃底静脉曲张及其进展情况。

表 9-2-2 抗病毒治疗过程中的检查项目及频率

检查项目	IFN 治疗后建议检测频率	NAs 治疗后建议检测频率
血常规	治疗第 1 个月每 1~2 周检测 1 次，以后每月检测 1 次至治疗结束	每 6 个月检测 1 次直至治疗结束
生物化学指标	每月检测 1 次	每 3~6 个月检测 1 次直至治疗结束
HBV DNA	每 3 个月检测 1 次直至治疗结束	每 3~6 个月检测 1 次直至治疗结束
HBsAg/ 抗 HBs/HBeAg/ 抗 HBe	每 3 个月检测 1 次	每 6 个月检测 1 次直至治疗结束
甲胎蛋白（AFP）	每 6 个月检测 1 次	每 6 个月检测 1 次直至治疗结束
肝硬度测定值（LSM）	每 6 个月检测 1 次	每 6 个月检测 1 次直至治疗结束
甲状腺功能和血糖	每 3 个月检测 1 次，如治疗前就已存在甲状腺功能异常或已患糖尿病，建议应每个月检查甲状腺功能和血糖水平	根据既往情况决定
精神状态	密切观察，定期评估精神状态：对出现明显抑郁症状和有自杀倾向的患者，应立即停止治疗并密切监护	根据既往情况决定
腹部超声	每 6 个月检测 1 次，肝硬化患者每 3 个月检测 1 次。如 B 超发现异常，建议行 CT 或 MRI 检查	每 6 个月检测 1 次直至治疗结束
其他检查	根据患者病情决定	服用 LdT 的患者，应每 3~6 个月监测肌酸激酶；服用 TDF 或 ADV 的患者应每 3~6 个月监测肌酐和血磷

（八）展望

我国乙肝防治工作已取得一定成效，依据循证医学证据制定的乙肝防治指南的不断推陈出新，有利于向学界传递最新、最有效的信息，加强了 HBV 感染者的筛查、乙肝抗病毒治疗规范化、乙肝肝硬化患者的随访和肝癌的早期发现。但仍需加快治疗方案的优化、新型抗 HBV 药物的研发和抗病毒疗效生物标志物的探索，加强大众乙肝知识的普及，使患者更接近，并最终实现乙肝临床治愈的目标。

二、艾滋病

学习提要

1. 我国估计存活 HIV 感染者约 125 万例，每年新发感染者 8 万例左右，其发展趋势正从高危人群转向传统意识中的低危人群。

2. HIV 感染的全程管理尤其重要，其包括 HIV 感染的预防和早期诊断、机会性感染的诊治和预防、个体化抗病毒治疗的启动和随访，服药的依从性教育和监督、非 HIV 定义性疾病的筛查与处理，和社会心理综合关怀。

艾滋病，即获得性免疫陷综合征（acquired immune deficiency syndrome，AIDS），是因感染人类免疫缺陷病毒（human immunodeficiency virus，HIV）后导致免疫缺陷，并发一系列机会性感染及肿瘤，严重者可导致死亡的综合征。自 1981 年世界第一例艾滋病病毒感染者发现至今，短短 30 多年间，艾滋病在全球肆虐流行，已成为重大的公共卫生问题和社会问题，引起世界卫生组织及各国政府的高度重视。

为提高人们对艾滋病的认识，世界卫生组织（World Health Organization，WHO）于 1988 年 1 月将每年的 12 月 1 日定为“世界艾滋病日”（World Aids Day），并将红绸带定为其标志，号召世界各国和国际组织在这一天举办相关活动，宣传和普及预防艾滋病的知识。1996 年 1 月，联合国艾滋病规划署（UNAIDS）在日内瓦成立；1997 年联合国艾滋病规划署将“世界艾滋病日”更名为“世界艾滋病防治宣传运动”，使艾滋病防治宣传贯穿全年。

（一）流行病学

1. 流行现况　AIDS 已成为一种全球性流行病。据联合国艾滋病规划署（The Joint United Nations Programme on HIV/AIDS，UNAIDS）估计，截

至2017年底，全球现存活HIV/AIDS患者3 690万例，当年新发HIV感染者180万例。截至2018年底，我国估计存活HIV感染者约125万例，每年新发感染者8万例左右。截至2018年9月底，全国报告存活感染者85万例，死亡26.2万例。

我国艾滋病的发展趋势正从高危人群转向传统意识中的低危人群，大学生正在成为受威胁的人群之一。在全国艾滋病感染报告病例中，大学生感染者人数持续上升，国内15~24岁的青年学生感染者占全部艾滋病感染者的比例，已由2008年的0.9%上升到2012年的1.7%，95%的学生感染者为男生，其中70%的感染途径为男男性行为。

2. 传染源 HIV主要存在于传染源的血液、精液、阴道分泌物、胸腹水、脑脊液、羊水和乳汁等体液中。其传染源是被HIV感染的人，包括HIV感染者和AIDS患者。

3. 感染和传播途径 HIV的传染途径主要是性接触（包括同性、异性和双性性接触）、血液及血制品接触（包括共用针具静脉吸毒、介入性医疗操作、文身等）和母婴垂直传播（包括经胎盘、分娩时和哺乳传播）。表9-2-3显示各种暴露途径HIV传染的风险。日常生活接触、共用办公用具、同处一室，吃饭、拥抱、蚊虫叮咬等，都不会传染艾滋病。

表9-2-3 各种暴露途径HIV传染风险

暴露途径	每10 000次暴露的风险
胃肠外	
输血	9 250
注射药物共用针头	63
经皮针刺	23
性暴露（假设不使用安全套）	
肛交被插入	138
肛交插入	11
阴茎－阴道性交（女性）	8
阴茎－阴道性交（男性）	4
接受口交者	低
插入口交者	低
垂直传播	
母婴传播	2 260

（二）艾滋病的临床表现与分期

根据我国《艾滋病诊疗指南第三版》，按HIV感染后的临床表现和症状严重程度，将HIV感染的全过程分为急性期、无症状期和艾滋病期三个时期。

1. 急性期（primary infection stage） 通常发生在初次感染HIV后2~4周。部分感染者出现HIV病毒血症和免疫系统急性损伤所产生的临床症状。大多数患者临床症状轻微，持续1~3周后缓解。临床表现以发热最为常见，可伴有咽痛、盗汗、恶心、呕吐、腹泻、皮疹、关节疼痛、淋巴结肿大及神经系统症状。此期在血液中可检出HIV RNA和P24抗原，而HIV抗体则在感染后数周才出现。$CD4^+$ T淋巴细胞计数一过性减少，$CD4^+$ $CD8^+$ T淋巴细胞比值亦可倒置。部分患者可有轻度白细胞和血小板计数减少或肝功能异常。

2. 无症状期（asymptomatic infection stage） 也称临床潜伏期，可从急性期进入此期，或无明显的急性期症状而直接进入此期。此期持续时间一般为6~8年。其时间长短与感染病毒的数量和型别、感染途径、机体免疫状况的个体差异、营养条件及生活习惯等因素有关。在无症状期，由于HIV在感染者体内不断复制，免疫系统受损，$CD4^+$ T淋巴细胞计数逐渐下降，同时具有传染性。

3. 艾滋病期（AIDS stage） 为感染HIV后的最终阶段。患者$CD4^+$ T淋巴细胞计数<200个/μl，血浆HIV载量显著增高。此期主要临床表现为HIV相关症状、各种机会性感染及肿瘤。

（1）HIV相关症状：主要表现为持续1个月以上的发热、盗汗、腹泻，体重减轻10%以上。部分患者表现为神经精神症状，如记忆力减退、精神淡漠、性格改变、头痛、癫痫及痴呆等。另外，还可出现持续性全身性淋巴结肿大，其特点为：①除腹股沟以外有两个或两个以上部位的淋巴结肿大；②淋巴结直径≥1cm，无压痛，无粘连；③持续时间3个月以上。

（2）各种机会性感染及肿瘤

1）呼吸系统：可出现肺孢子菌肺炎（Pneumocystis carinii pneumonia，PCP）、肺结核等。

2）中枢神经系统：可发生新隐球菌脑膜炎、结核性脑膜炎、弓形虫脑病、各种病毒性脑膜脑炎。

3）消化系统：可发生白色念珠菌食管炎、巨细胞病毒性食管炎、肠炎、沙门菌、痢疾杆菌、空肠弯曲菌及隐孢子虫性肠炎等。

4）口腔：可发生鹅口疮、舌毛状白斑、复发性口腔溃疡、牙龈炎等。

5）皮肤：可出现带状疱疹、传染性软疣、尖锐湿疣、真菌性皮炎和甲癣。

6）眼部：可出现巨细胞病毒（Cytomegalovirus，CMV）视网膜脉络膜炎和弓形虫性视网膜炎；眼睑、睑板腺、泪腺及虹膜等常受卡波西肉瘤侵犯。

7）肿瘤：恶性淋巴瘤、卡波西肉瘤等。卡波西肉瘤侵犯下肢皮肤和口腔黏膜，可出现紫红色或深蓝色浸润斑或结节，融合成片，表面溃疡并向四周扩散。这种恶性病变可出现于淋巴结和内脏。

（三）HIV/AIDS 相关实验室检查

HIV/AIDS 的实验室检测主要包括 HIV 抗体检测、HIV 核酸定性和定量检测、$CD4^+$ T 淋巴细胞计数、HIV 基因型耐药检测等。HIV 抗体检测是 HIV 感染诊断的“金标准”；HIV 核酸定量（病毒载量）和 $CD4^+$ T 淋巴细胞计数是判断疾病进展、临床用药疗效和预后的两项重要指标；HIV 基因型耐药检测可为高效抗逆转录病毒治疗（highly active anti-retroviral therapy，HAART）方案的选择和更换提供指导。

1. HIV 抗体检测 HIV 抗体检测可用于诊断、血液筛查和监测等，包括筛查试验和补充试验。筛查试验无反应，不需做补充试验；筛查试验有反应，需做补充试验。补充试验是通过检测样本中是否存在 HIV 抗体、抗原或者核酸而确定 HIV 感染的检测方法。

2. $CD4^+$ T 淋巴细胞检测 $CD4^+$T 淋巴细胞是 HIV 感染最主要的靶细胞，HIV 感染人体后，出现 $CD4^+$T 淋巴细胞进行性减少，$CD4^+/CD8^+$T 淋巴细胞比值倒置，细胞免疫功能受损。$CD4^+$T 淋巴细胞计数的临床意义在于了解机体免疫状态和病程进展、确定疾病分期、判断治疗效果和 HIV 感染者的临床并发症。

3. HIV 核酸检测 感染 HIV 以后，病毒在体内快速复制，血浆中可检测出病毒 RNA（病毒载量），一般用血浆中每毫升 HIV RNA 的拷贝数或每毫升国际单位（IU/ml）来表示。病毒载量检测结果低于检测下限，表示本次试验没有检测出病毒载量，见于未感染 HIV 的个体、HAART 成功的患者或自身可有效抑制病毒复制的部分 HIV 感染者。病毒载量检测结果高于检测下限，表示本次试验检测出病毒载量，可结合流行病学史、临床症状及 HIV 抗体初筛结果做出判断。

4. HIV 基因型耐药检测 HIV 耐药检测结果可为艾滋病治疗方案的制订和调整提供重要参考。

（四）艾滋病的诊断与评估

1. 诊断原则 HIV/AIDS 的诊断需结合流行病学史（包括不安全性生活史、静脉注射毒品史、输入未经抗 HIV 抗体检测的血液或血液制品、HIV 抗体阳性者所生子女或职业暴露史等）、临床表现和实验室检查等进行综合分析，慎重做出诊断。诊断 HIV/AIDS 必须是经确证试验证实 HIV 抗体阳性，HIV RNA 和 P24 抗原的检测能耐缩短抗体“窗口期”和帮助早期诊断新生儿的 HIV 感染。

（1）18 月龄以上儿童及成人，符合下列一项者即可诊断。

1）HIV 抗体筛查试验阳性和 HIV 补充试验阳性（抗体补充试验阳性或核酸定性检测阳性或核酸定量 >5 000 拷贝 /ml）。

2）HIV 分离试验阳性。

（2）18 月龄及以下婴幼儿，符合下列一项者即可诊断。

1）HIV 感染母亲所生和 HIV 分离试验结果阳性。

2）为 HIV 感染母亲所生和两次 HIV 核酸检测均为阳性（第二次检测需在出生 4 周后进行）。

2. 诊断标准

（1）急性期：患者近期内有流行病学史和临床表现，结合实验室 HIV 抗体由阴性转为阳性即可诊断，或仅实验室检查 HIV 抗体由阴性转为阳性即可诊断。

（2）无症状期：有流行病学史，结合 HIV 抗体阳性即可诊断，或仅实验室检查 HIV 抗体阳性即可诊断。

（3）艾滋病期：成人及 15 岁（含 15 岁）以上青少年，HIV 感染加下述各项中的任何一项，即可诊为艾滋病或者 HIV 感染，而 $CD4^+$T 淋巴细胞数 <200 个 /μl，也可诊断为艾滋病。

1）1 个月以上不明原因 >38℃持续不规则发热。

2）1个月以上慢性腹泻（大便次数 >3 次 /d）。

3）半年内体重下降 10% 以上。

4）反复发作的口腔真菌感染。

5）反复发作的单纯疱疹病毒或带状疱疹病毒感染。

6）肺孢子菌肺炎。

7）反复发生的细菌性肺炎。

8）活动性结核或非结核分枝杆菌病。

9）深部真菌感染。

10）中枢神经系统占位性病变。

11）中青年人出现痴呆。

12）活动性 CMV 感染。

13）弓形虫脑病。

14）马尔尼菲青霉菌病。

15）反复发生的败血症。

16）皮肤黏膜或内脏的卡波西肉瘤、淋巴瘤。

15 岁以下儿童，符合下列一项者即可诊断：HIV 感染和 $CD4^+$ T 淋巴细胞百分比 <25%（<12 月龄），或 <20%（12~36 月龄），或 <15%（37~60 月龄），或 $CD4^+$ T 淋巴细胞计数 <200 个 /μl（5~14 岁）；HIV 感染和伴有至少一种儿童艾滋病指征性疾病。

3. HIV 感染者的评估 HIV 感染者的初步评估是综合性的，包括对疾病分期、共存疾病、既往暴露史和危险因素的评估，其目的是评估 HIV 病变的阶段、确定其他感染的风险、识别与 HIV 感染有关的共存疾病，并评估抗逆转录病毒治疗（anti-retroviral therapy，ART）的启动与选择。

（1）全面的病史评估：在 HIV 感染者初始就诊时，应进行全面的病史评估，包括：

1）HIV 感染史：HIV 感染的危险行为及其发生的大致年份，机会性感染（opportunistic infections，OIs）史，了解最初和最近的 $CD4^+$ T 淋巴细胞计数和 HIV 病毒载量（RNA）结果。

2）所有既往病史：关注是否存在常见的共存疾病，尤其是可能影响 ART 选择或影响对 ART 反应的共存疾病，包括病毒性肝炎、心血管危险因素（如高血压、糖尿病和血脂异常）、结核病、性传播感染（sexually transmitted infections，STIs）、恶性肿瘤、精神障碍病史，以及其他共存疾病（如慢性肾功能不全、周围神经病和代谢性骨病）。

3）药物治疗和过敏史：了解完整的 ART 药物使用史和过敏史，并评估患者对药物治疗的依从性史。

4）免疫接种史：了解患者的完整免疫接种史，包括肺炎球菌疫苗、破伤风类毒素、甲肝和乙肝的接种史等。

5）社交史：了解 HIV 传播的持续危险因素和其他风险，如就业和旅游史，物质使用，吸烟史和性行为史。

6）躯体疾病家族史：应了解有关冠心病（特别是一级亲属中 <55 岁患病的男性和 <65 岁患病的女性）、糖尿病、血脂异常和恶性肿瘤的家族史。

7）系统回顾全身症状信息，如发热、盗汗和体重减轻，以及局部不适。晚期免疫抑制患者应特别询问有关常见 HIV 相关症状和体征的情况，如新发飞蚊症、视力变化、鹅口疮、吞咽困难 / 吞咽痛、咳嗽、呼吸急促、腹泻、皮疹、头痛、无法集中注意力、肌无力或感觉异常。

（2）全面的体格检查：晚期免疫抑制患者或长期 HIV 感染者应注意对身体形态、眼、皮肤、口腔黏膜、淋巴结、肛门生殖器和神经系统进行详细的体格检查。

（3）实验室检查：实验室检查应包括 HIV 分期参数（$CD4^+$ T 淋巴细胞计数、HIV 病毒载量、HIV 基因型检测）的评估、器官功能的基线检测，以及病毒性肝炎、结核病和性传播感染等潜在合并疾病的检查。

（五）AIDS 的预防

1. 一般预防措施 树立健康的性观念，正确使用安全套，采取安全性行为；不吸毒，不共用针具；普及无偿献血，对献血员进行 HIV 筛查；加强医院管理，严格消毒制度，控制医院交叉感染，预防职业暴露感染；控制母婴传播等。对 HIV/AIDS 患者的配偶、性接触者，与 HIV/AIDS 患者共用注射器的静脉药物依赖者以及 HIV/AIDS 患者所生的子女等高危人群，提供 HIV 预防信息，避孕套，进行医学检查和 HIV 检测，为其提供相应的咨询服务。

2. 暴露前预防和非职业性暴露后预防 暴露前预防（pre-exposure prophylaxis，PrEP）和非职业性暴露后预防（nonoccupational post-exposure prophylaxis，nPEP）是预防 HIV 感染的两个重要策略。

PrEP 是针对持续存在感染 HIV 高风险的个体，在潜在的 HIV 暴露前及之后一段时间内通过应用抗逆转录病毒药物从而降低感染风险。PrEP

只适用于未感染 HIV 的患者，其应作为 AIDS 综合防治的补充预防措施。美国疾病预防控制中心（CDC）建议下列四种高危人群接受 PrEP：男男性行为者（MSM）、HIV 高风险的异性性行为者、HIV 单阳伴侣中的 HIV 阴性者、静脉药瘾者。每日 PrEP 可将感染艾滋病毒的风险降低 90% 以上。如果将 PrEP 与安全套和其他预防方法结合使用，从性行为中感染艾滋病毒的风险可能会更低。如果对 HIV 感染者采取 PrEP，会增加药物耐药的风险。这就要求在进行 PrEP 之前要进行艾滋病毒检测——抗原或病毒 RNA 以及抗体。同时也应该询问患者近期是否出现病毒性感染的症状，因为这可能是急性 HIV 感染的迹象。每隔 2~3 个月患者应重新测试，以确认他们是否感染了艾滋病毒。PrEP 的副作用大多是轻微的。第一个月可能会出现恶心和呕吐。有时也发生轻度肌酐清除率降低。

nPEP 是指在 HIV 暴露后采用抗逆转录病毒药物治疗；其中性暴露和注射吸毒暴露被定义为非职业性暴露，而工作环境如医疗保健中发生的暴露事件定义为职业性暴露。目前我国推荐的方案为：拉米夫定或恩曲他滨 + 替诺福韦 + 利托那韦 / 洛匹那韦或拉替拉韦。暴露后预防仅用于紧急的情况下，必须在暴露的 72 小时以内服用，且越早越好，最好是 2 小时内，连续服药 28 日。据美国非职业暴露指南报道，HIV 暴露后预防的成功率约为 95% 以上，但仍不是 100%。

3. HIV 暴露后的监测　发生 HIV 暴露后立即、4 周、8 周、12 周和 6 个月后检测 HIV 抗体。一般不推荐进行 HIV P24 抗原和 HIV RNA 测定。

（六）HIV 感染的全程管理

HIV 感染的全程管理是指 HIV 感染者在确诊后以感染科医生参与的多学科合作团队为其提供的一种全程综合诊治和服务关怀管理模式。具体包括以下几个环节：

1. HIV 感染的预防和早期诊断　为高危人群提供预防 HIV 感染的咨询服务，包括安全性性行为指导、PrEP 和 HIV 暴露后预防的应用、为 HIV 感染者早期启动 HAART 等。推荐早期检测，提供包括核酸检测在内的检测咨询服务。

2. 机会性感染的诊治和预防　HIV 侵犯人体的免疫系统导致人体细胞免疫功能缺陷从而容易导致机会性感染的发生。常见的机会性感染包括肺孢子菌肺炎、结核病、非结核分枝杆菌感染、CMV 感染、单纯疱疹和水痘 - 带状疱疹病毒感染、弓形虫脑病和真菌感染。对于 AIDS 患者来说，尤其终末期患者机会性感染往往是致命的。因此需要在 HIV 感染全程管理中，需要定期评估患者发生机会性感染的风险，针对性地进行预防和诊治。

3. 个体化抗病毒治疗的启动和随访，服药的依从性教育和监督　HIV 感染者无论 $CD4^{+}T$ 淋巴细胞计数水平的高低均推荐接受 HAART。临床实践中应根据患者的病情、有无合并感染和肿瘤、基础疾病状况、药物之间相互作用、患者依从性、病毒耐药特点（尤其是当地人群中 HIV 耐药状况）、药物可及性、药物耐药屏障及不良反应尤其是长期的不良反应等情况综合考虑后来制定个性化的 HAART 方案。

服药依从性是决定抗病毒治疗成功的最关键因素。因此，在启动 HAART 治疗前，需要先做好依从性教育。

4. 非 HIV 定义性疾病的筛查与处理　随着治疗手段的发展，AIDS 已变成一种慢性病，应该按照慢性病管理模式来进行随访和管理，随访中应注意评估和筛查非 HIV 定义性疾病（non-AIDS-defining diseases，NAD），如代谢综合征、心脑血管疾病、慢性肝肾疾病和非 HIV 相关肿瘤等，并根据评估结果给予相应预防或治疗措施。HIV 患者中各种慢性疾病需按照 HIV 阴性者一样建立慢性病管理档案并按照相关指南进行筛查和预防处理。此外，随着 HIV 患者生存期的延长，年龄对 HIV 患者关怀的影响需要特别关注，应把对老年综合征的评估纳入 HIV 综合关怀之中。

5. 社会心理综合关怀　为患者提供综合的关怀和服务：心理健康筛查；健康生活方式指导（如戒烟）；生育指导；疫苗接种指导；HIV 相关的神经认知功能障碍的筛查；旅行健康指导；舒缓医疗服务。

（七）HAART 治疗

1. 治疗目标　降低 HIV 感染的发病率和病死率、减少非艾滋病相关疾病的发病率和病死率，使患者获得正常的期望寿命，提高生活质量；最大程度地抑制病毒复制使病毒载量降低至检测下限并减少病毒变异；重建或者改善免疫功能；减少异常的免疫激活；减少 HIV 的传播、预防母婴传播。

2. 青少年及成人 HAART 治疗时机　一旦确诊 HIV 感染，无论 CD4⁺T 淋巴细胞水平高低，均建议立即开始治疗。出现下列情况者需加快启动治疗：妊娠、诊断为 AIDS、急性机会性感染、CD4⁺T 淋巴细胞 <200 个 /μl、HIV 相关肾脏疾病、急性期感染、合并活动性 HBV 或丙型肝炎病毒（HCV）感染。在开始 HAART 前，一定要取得患者的配合和同意，教育好患者服药的依从性；如患者存在严重的机会性感染和既往慢性疾病急性发作期，应控制病情稳定后再开始治疗。启动 HAART 后，需终身治疗。

3. 抗反转录药物　目前国际上共有 6 大类 30 多种药物（包括复合制剂），分别为核苷类反转录酶抑制剂（NRTIs）、非核苷类反转录酶抑制剂（NNRTIs）、蛋白酶抑制剂（PIs）、整合酶抑制剂（INSTIs）、融合酶抑制剂（FIs）及 CCR5 抑制剂。国内的抗反转录病毒治疗药物有 NRTIs、NNRTIs、PIs、INSTIs，以及 FIs5 大类。

4. 治疗监测　在抗病毒治疗过程中要定期进行临床评估和实验室检测，以评价治疗的效果，及时发现抗病毒药物的不良反应，以及是否产生病毒耐药性等，必要时更换药物以保证抗病毒治疗的成功。

（1）疗效评估：HAART 的有效性主要通过病毒学指标、免疫学指标和临床症状三方面进行评估，其中病毒学指标为最重要的指标。

1）病毒学指标：大多数患者抗病毒治疗后血浆病毒载量 4 周内应下降 1 个 log 以上，在治疗后的 3~6 个月病毒载量应达到检测不到的水平。

2）免疫学指标：在 HAART 后 1 年，CD4⁺T 淋巴细胞数与治疗前相比增加了 30% 或增长 100 个 /μl，提示治疗有效。

3）临床症状：反映抗病毒治疗效果的最敏感的一个指标是体重增加。机会性感染的发病率和艾滋病的病死率可以明显降低。在开始 HAART 后最初的 3 个月出现的机会性感染应与免疫重建炎性反应综合征相鉴别。

（2）病毒耐药性检测：病毒耐药是导致抗病毒治疗失败的主要原因之一，对抗病毒疗效不佳或失败者可行耐药检测。

（3）药物不良反应观察：抗病毒药物的不良反应及耐受性影响患者的服药依从性，进而影响抗病毒治疗的成败，所以适时监测并及时处理药物的不良反应对于提高治疗效果至关重要。

（4）药物浓度检测：特殊人群（如儿童、妊娠妇女及肾功能不全患者等）用药在条件允许情况下可进行治疗药物浓度监测。

（八）展望

目前，没有针对 HIV 或 AIDS 的许可疫苗。迄今为止最有效的疫苗试验 RV 144 于 2009 年发布，发现传播风险部分降低了约 30%，刺激了研究界开发真正有效疫苗的一些希望。RV 144 疫苗的进一步试验正在进行中。

三、结核病

学习提要

1. 结核病作为头号传染病杀手，其全球新发感染病例达 1 040 万例，目前仍存在延误诊断、缺乏治疗机会、出现耐药菌等问题。

2. 全科医师应做好结核病基层管理工作，包括结核病患者筛查、双向转诊、随访与督导服药等。

结核病是由结核分枝杆菌（Mycobacterium tuberculosis，MTB）引起的传染性疾病。可发生在全身多种脏器，其中以肺部最为常见。一般吸入带有结核分枝杆菌的飞沫即可能受到感染。但是，大多数人感染结核分枝杆菌后不会发病，只有身体抵抗力低的时候才会发病。感染结核分枝杆菌的人群中一生中发生结核病的概率约为 10%。

（一）流行病学

WHO《2017 年全球结核病报告》发布，2016 年，估计在世界范围内有 1 040 万例结核病新发病例，90% 为成人，65% 为男性，10% 为人类免疫缺陷病毒（HIV）感染者（其中 74% 在非洲）。约有 170 万人死于结核病，占总负担 64% 的七个国家中，印度首当其冲，其次是印度尼西亚和中国等，因此，结核病仍然是头号传染病杀手。中国是全球第三个结核病高负担国家，其结核病防治工作仍存在诸多薄弱环节，延误诊断、缺乏治疗机会、出现耐药菌等问题也日益受到关注，形势依然严峻。

（二）结核病的诊断与分类

1. 结核病的诊断　肺结核的诊断是以病原

学（包括细菌学、分子生物学）检查为主，结合流行病史、临床表现、胸部影像、相关的辅助检查及鉴别诊断等，进行综合分析做出诊断。以病原学、病理学结果作为确诊依据。

儿童肺结核的诊断，除痰液病原学检查外，还要重视胃液病原学检查。

（1）流行病学史：有肺结核患者接触史。

（2）临床表现

1）症状：咳嗽、咳痰≥2周，或痰中带血或咯血为肺结核可疑症状。

肺结核多数起病缓慢，部分患者可无明显症状，仅在胸部影像学检查时发现。随着病变进展，可出现咳嗽、咳痰、痰中带血或咯血等，部分患者可有反复发作的上呼吸道感染症状。肺结核还可出现全身症状，如盗汗、疲乏、间断或持续午后低热、食欲不振、体重减轻等，女性患者可伴有月经失调或闭经。少数患者起病急骤，有中、高度发热，部分伴有不同程度的呼吸困难。

病变发生在胸膜者可有刺激性咳嗽、胸痛和呼吸困难等症状。

病变发生在气管、支气管者多有刺激性咳嗽，持续时间较长，支气管淋巴瘘形成并破入支气管内或支气管狭窄者，可出现喘鸣或呼吸困难。

少数患者可伴有结核性超敏感症候群，包括：结节性红斑、疱疹性结膜炎/角膜炎等。

儿童肺结核还可表现发育迟缓，儿童原发性肺结核可因气管或支气管旁淋巴结肿大压迫气管或支气管，或发生淋巴结-支气管瘘，常出现喘息症状。

当合并有肺外结核病时，可出现相应累及脏器的症状。

2）体征：早期肺部体征不明显，当病变累及范围较大时，局部叩诊呈浊音，听诊可闻及管状呼吸音，合并感染或合并支气管扩张时，可闻及湿啰音。

病变累及气管、支气管，引起局部狭窄时，听诊可闻及固定、局限性的哮鸣音，当引起肺不张时，可表现气管向患侧移位，患侧胸廓塌陷、肋间隙变窄、叩诊为浊音或实音、听诊呼吸音减弱或消失。

病变累及胸膜时，早期于患侧可闻及胸膜摩擦音，随着胸腔积液的增加，患侧胸廓饱满，肋间隙增宽，气管向健侧移位，叩诊呈浊音至实音，听诊呼吸音减弱至消失。当积液减少或消失后，可出现胸膜增厚、粘连，气管向患侧移位，患侧胸廓可塌陷，肋间隙变窄、呼吸运动受限，叩诊为浊音，听诊呼吸音减弱。

原发性肺结核可伴有浅表淋巴结肿大，血行播散性肺结核可伴肝脾肿大、眼底脉络膜结节，儿童患者可伴皮肤粟粒疹。

（3）胸部影像学检查

1）原发性肺结核：原发性肺结核主要表现为肺内原发病灶及胸内淋巴结肿大，或单纯胸内淋巴结肿大。儿童原发性肺结核也可表现为空洞、干酪性肺炎以及由支气管淋巴瘘导致的支气管结核。

2）血行播散性肺结核：急性血行播散性肺结核表现为两肺均匀分布的大小、密度一致的粟粒阴影；亚急性或慢性血行播散性肺结核的弥漫病灶，多分布于两肺的上中部，大小不一，密度不等，可有融合。儿童急性血行播散性肺结核有时仅表现为磨玻璃样影，婴幼儿粟粒病灶周围渗出明显，边缘模糊，易于融合。

3）继发性肺结核：继发性肺结核胸部影像表现多样。轻者主要表现为斑片、结节及索条影，或表现为结核瘤或孤立空洞；重者可表现为大叶性浸润、干酪性肺炎、多发空洞形成和支气管播散等；反复迁延进展者可出现肺损毁，损毁肺组织体积缩小，其内多发纤维厚壁空洞、继发性支气管扩张，或伴有多发钙化等，邻近肺门和纵隔结构牵拉移位，胸廓塌陷，胸膜增厚粘连，其他肺组织出现代偿性肺气肿和新旧不一的支气管播散病灶等。

4）气管、支气管结核：气管及支气管结核主要表现为气管或支气管壁不规则增厚、管腔狭窄或阻塞，狭窄支气管远端肺组织可出现继发性不张或实变、支气管扩张及其他部位支气管播散病灶等。

5）结核性胸膜炎：结核性胸膜炎分为干性胸膜炎和渗出性胸膜炎。干性胸膜炎为胸膜的早期炎性反应，通常无明显的影像表现；渗出性胸膜炎主要表现为胸腔积液，且胸腔积液可表现为少量或中大量的游离积液，或存在于胸腔任何部位的局限积液，吸收缓慢者常合并胸膜增厚粘连，也可演变为胸膜结核瘤及脓胸等。

（4）实验室检查

1）细菌学检查：①涂片显微镜检查阳性；②分枝杆菌培养阳性，菌种鉴定为结核分枝杆菌复合群。

2）分子生物学检查：结核分枝杆菌核酸检测阳性。

3）结核病病理学检查：符合结核病组织病理改变。

4）免疫学检查：①结核菌素皮肤试验，中度阳性或强阳性；②γ干扰素释放试验阳性；③结核分枝杆菌抗体阳性。

5）支气管镜检查：支气管镜检查可直接观察气管和支气管病变，也可以抽吸分泌物、刷检及活检。

（5）诊断

1）疑似病例

凡符合下列项目之一者：①具备肺结核胸部影像学改变中任一条者；②5岁以下儿童：具备肺结核的临床表现，同时具备肺结核的流行病学史、结核菌素皮肤试验中度阳性或强阳性、γ干扰素释放试验阳性中任一条。

2）临床诊断病例

经鉴别诊断排除其他肺部疾病，同时符合下列项目之一者：①具备肺结核胸部影像学改变中任一条及肺结核的临床表现者；②具备肺结核胸部影像学改变中任一条及结核菌素皮肤试验中度阳性或强阳性者；③具备肺结核胸部影像学改变中任一条及γ干扰素释放试验阳性者；④具备肺结核胸部影像学改变中任一条及结核分枝杆菌抗体阳性者；⑤具备肺结核胸部影像学改变中任一条及肺外组织病理检查证实为结核病变者；⑥具备气管、支气管结核胸部影像学改变及支气管镜检查阳性者可诊断为气管、支气管结核；⑦具备结核性胸膜炎的胸部影像学改变和胸水为渗出液、腺苷脱氨酶升高，同时具备结核菌素皮肤试验中度阳性或强阳性、γ干扰素释放试验阳性、结核分枝杆菌抗体阳性中任一条者，可诊断为结核性胸膜炎；⑧儿童肺结核临床诊断病例应同时具备以下2条：a. 具备肺结核胸部影像学改变中任一条及肺结核的临床表现者；b. 具备结核菌素皮肤试验中度阳性或强阳性、γ干扰素释放试验阳性者任一条者。

3）确诊病例

①痰涂片阳性肺结核诊断

凡符合下列项目之一者：a. 2份痰标本涂片抗酸杆菌检查符合痰涂片显微镜检查阳性者；b. 1份痰标本涂片抗酸杆菌检查符合痰涂片显微镜检查阳性，同时具备肺结核胸部影像学改变中任一条者；c. 1份痰标本涂片抗酸杆菌检查符合痰涂片显微镜检查阳性，并且1份痰标本分枝杆菌培养阳性，菌种鉴定为结核分枝杆菌复合群者。

②仅分枝杆菌分离培养阳性肺结核诊断符合肺结核胸部影像学改变中任一条，至少2份痰标本涂片阴性并且分枝杆菌培养阳性，菌种鉴定为结核分枝杆菌复合群者。

③分子生物学检查阳性肺结核诊断符合肺结核胸部影像学改变中任一条及结核分枝杆菌核酸检测阳性者。

④肺组织病理学检查阳性肺结核诊断符合结核病组织病理改变者。

⑤气管、支气管结核诊断

凡符合下列项目之一者：a. 具备支气管镜检查阳性结果及气管、支气管病理学检查符合结核病组织病理改变者；b. 具备支气管镜检查阳性结果及气管、支气管分泌物病原学检查，符合痰涂片显微镜检查阳性或分枝杆菌培养阳性，菌种鉴定为结核分枝杆菌复合群者或结核分枝杆菌核酸检测阳性者。

⑥结核性胸膜炎诊断

凡符合下列项目之一者：a. 具备肺结核胸部影像学改变及胸水或胸膜病理学检查符合结核病组织病理改变者；b. 具备肺结核胸部影像学改变及胸水病原学检查，符合痰涂片显微镜检查阳性或分枝杆菌培养阳性，菌种鉴定为结核分枝杆菌复合群者或结核分枝杆菌核酸检测阳性者。

2. 结核病的分类

（1）结核分枝杆菌潜伏感染者：机体内感染了结核分枝杆菌，但没有发生临床结核病，没有临床细菌学或者影像学方面活动结核的证据。

（2）活动性结核病

1）概述：具有结核病相关的临床症状和体征，结核分枝杆菌病原学、病理学、影像学等检查有活动性结核的证据。活动性结核按照病变部位、病原学检查结果、耐药状况、治疗史分类。

2）按病变部位

①肺结核：指结核病变发生在肺、气管、支气管和胸膜等部位。分为5种类型：a. 原发性肺结核，包括原发综合征和胸内淋巴结结核（儿童尚包括干酪性肺炎和气管、支气管结核）；b. 血行播散性肺结核，包括急性、亚急性和慢性血行播散性

肺结核；c. 继发性肺结核，包括浸润性肺结核、结核球、干酪性肺炎、慢性纤维空洞性肺结核和毁损肺等；d. 气管、支气管结核，包括气管、支气管黏膜及黏膜下层的结核病；e. 结核性胸膜炎，包括干性、渗出性胸膜炎和结核性脓胸。

②肺外结核：指结核病变发生在肺以外的器官和部位。如淋巴结（除外胸内淋巴结）、骨、关节、泌尿生殖系统、消化道系统、中枢神经系统等部位。肺外结核按照病变器官及部位命名。

3）按病原学检查结果如下：①涂片阳性肺结核，涂片抗酸染色阳性；②涂片阴性肺结核，涂片抗酸染色阴性；③培养阳性肺结核，分枝杆菌培养阳性；④培养阴性肺结核，分枝杆菌培养阴性；⑤分子生物学阳性肺结核，结核分枝杆菌核酸检测阳性；⑥未痰检肺结核，患者未接受痰抗酸染色涂片、痰分枝杆菌培养、分子生物学检查。肺外结核的病原学分类参照执行。

4）按耐药状况

①非耐药结核病：结核患者感染的结核分枝杆菌在体外未发现对检测所使用的抗结核药物耐药。

②耐药结核病：结核患者感染的结核分枝杆菌在体外被证实在一种或多种抗结核药物存在时仍能生长。耐药结核病分为5种类型：a. 单耐药结核病，指结核分枝杆菌对一种一线抗结核药物耐药；b. 多耐药结核病，结核分枝杆菌对一种以上的一线抗结核药物耐药，但不包括对异烟肼、利福平同时耐药；c. 耐多药结核病（multidrug-resistant tuberculosis，MDR-TB），结核分枝杆菌对包括异烟肼、利福平同时耐药在内的至少两种以上的一线抗结核药物耐药；d. 广泛耐药结核病（extensive drug-resistant tuberculosis，XDRTB），结核分枝杆菌除对一线抗结核药物异烟肼、利福平同时耐药外，还对二线抗结核药物氟喹诺酮类抗生素中至少一种产生耐药，以及三种注射药物（如：卷曲霉素、卡那霉素、阿米卡星等）中的至少一种耐药；e. 利福平耐药结核病，结核分枝杆菌对利福平耐药，无论对其他抗结核药物是否耐药。

5）按治疗史

①初治结核病

初治患者指符合下列情况之一：a. 从未因结核病应用过抗结核药物治疗的患者；b. 正进行标准化疗方案规则用药而未满疗程的患者；c. 不规则化疗未满1个月的患者。

②复治结核病

复治患者指符合下列情况之一 a. 因结核病不合理或不规则用抗结核药物治疗≥1个月的患者；b. 初治失败和复发患者。

（3）非活动性结核病

1）非活动性肺结核病无活动性结核相关临床症状和体征，细菌学检查阴性，影像学检查符合以下一项或多项表现，并排除其他原因所致的肺部影像改变可诊断为非活动性肺结核：①钙化病灶（孤立性或多发性）；②索条状病灶（边缘清晰）；③硬结性病灶；④净化空洞；⑤胸膜增厚、粘连或伴钙化。

2）非活动性肺外结核病：非活动性肺外结核诊断参照非活动性肺结核执行。

（三）结核病的评估

1. 随访评估　对于由医务人员督导的患者，医务人员至少每月记录1次对患者的随访评估结果；对于由家庭成员督导的患者，基层医疗卫生机构要在患者的强化期或注射期内每10日随访1次，继续期或非注射期内每1个月随访1次。

（1）评估是否存在危急情况，如有则紧急转诊，2周内主动随访转诊情况。

（2）对无需紧急转诊的，了解患者服药情况（包括服药是否规律，是否有不良反应），询问上次随访至此次随访期间的症状。询问其他疾病状况、用药史和生活方式。

2. 当患者停止抗结核治疗后，要对其进行结案评估，包括：记录患者停止治疗的时间及原因；对其全程服药管理情况进行评估；收集和上报患者的“肺结核患者治疗记录卡”或“耐多药肺结核患者服药卡”。同时将患者转诊至结核病定点医疗机构进行治疗转归评估，2周内进行电话随访，了解是否前去就诊及确诊结果。

（四）结核病的预防

1. 疫苗接种　对抗结核病的现有唯一一种疫苗卡介苗（Bacille Calmette-Guérin，BCG）是在1921年问世的。世界卫生组织建议结核高负担国家的儿童接种卡介苗，原因是其可以减少儿童重症结核病发病率。然而，卡介苗对减少成人肺结核的作用有限。值得期待的是新型疫苗正在临床试验中。

2. 健康教育

（1）定期对医务人员开展健康宣教培训。

1）确保患者准确了解结核病作为传染病，对自身、家庭以及周围健康人的危害。

2）确保患者了解国家结核病防治政策。

3）确保患者了解结核病治疗疗程、治疗方案、可能出现的不良反应以及按医嘱治疗的重要性。

4）医务人员在工作中如何预防结核分枝杆菌感染。

（2）对肺结核患者开展健康教育。

1）疾病传播途径：结核病是一种主要经呼吸道传播的传染病。传染期患者尽量减少外出，必须外出或与健康人密切接触时应当佩戴外科口罩。

2）疾病预后：经过正确治疗，大部分患者可以治愈，不规范治疗可演变为耐药结核病，有终身不能治愈的风险。

3）规范治疗的重要性：按时服药、确保治疗不中断是治愈的重要保证。出现药物不良反应时，应当及时报告医师。

（3）对健康人群开展健康教育。

1）良好的卫生习惯：不随地吐痰，咳嗽、打喷嚏时掩口鼻，戴口罩可以减少肺结核的传播。

2）健康的生活方式：保证充足的睡眠，合理膳食，加强体育锻炼，提高抵御疾病的能力。

3）保持空气流通：教室、宿舍、图书馆等人群聚集场所经常通风换气。

4）了解结核病，早期识别肺结核可疑症状。

（五）结核病的治疗

肺结核治疗疗程一般大于 6 个月，耐药肺结核治疗全程为 18~24 个月。规范治疗，绝大多数肺结核患者都可以治愈。肺结核患者如果不规范治疗，容易产生耐药肺结核。患者一旦耐药，治愈率低，治疗费用高，社会危害大。

1. 推荐药物治疗方案

（1）初治肺结核：2HRZE/4HR 或 2H3R3Z3E3/4H3R3。

（2）复治肺结核：2HRZES/6HRE 或 2H3R3Z3E3S3/6H3R3E3 或 3HRZE/6HRE。有药敏试验结果患者可根据药敏试验结果以及既往用药史制定治疗方案。如果患者为多次治疗或治疗失败病例，可根据患者既往治疗史制定经验性治疗方案，获得药敏试验结果后及时调整治疗方案。

（3）耐多药肺结核：6Z Am（Km，Cm）Lfx（Mfx）PAS（Cs，E）Pto/18Z Lfx（Mfx）PAS（Cs，E）Pto（括号内为替代药物）。

说明：H，异烟肼；R，利福平；Z，吡嗪酰胺；E，乙胺丁醇；Lfx，左氧氟沙星；Mfx，莫西沙星；Am，阿米卡星；Km，卡那霉素；Pto，丙硫异烟胺；PAS，对氨基水杨酸；Cm，卷曲霉素；Cs，环丝氨酸。

（4）对于病情严重或存在影响预后的合并症的患者，可适当延长疗程。

（5）特殊患者（如儿童、老年人、孕妇、使用免疫抑制以及发生药物不良反应等）可以在上述方案基础上调整药物剂量或药物。

（6）在进行化疗的同时，可针对患者的并发症或合并症进行治疗。

2. 治疗效果判断标准

（1）初、复治肺结核。

1）治愈：涂阳肺结核患者完成规定的疗程，连续 2 次痰涂片结果阴性，其中 1 次是治疗末。

2）完成疗程：涂阴肺结核患者完成规定的疗程，疗程末痰涂片检查结果阴性或未痰检者；涂阳肺结核患者完成规定的疗程，最近一次痰检结果阴性，完成疗程时无痰检结果。

3）结核死亡：活动性肺结核患者因病变进展或并发咯血、自发性气胸、肺心病、全身衰竭或肺外结核等原因死亡。

4）非结核死亡：结核病患者因结核病以外的原因死亡。

5）失败：涂阳肺结核患者治疗至第 5 个月末或疗程结束时痰涂片检查阳性的患者。

6）丢失：肺结核患者在治疗过程中中断治疗超过两个月，或由结防机构转出后，虽经医生努力追访，2 个月内仍无信息或已在其他地区重新登记治疗。

（2）耐多药肺结核

1）治愈

符合下列条件之一者：①患者完成了疗程，在疗程的后 12 个月，至少 5 次连续痰培养阴性，每次间隔至少 30 日；②患者完成了疗程，在疗程的后 12 个月，仅有一次痰培养阳性，而这次阳性培养结果之后最少连续 3 次的阴性培养结果，其间隔至少 30 日且不伴有临床症状的加重。

2）完成治疗：患者完成了疗程，但由于缺乏细菌学检查结果（即在治疗的最后12个月痰培养的次数少于5次），不符合治愈的标准。

3）失败

符合下列条件之一者：①治疗的最后12个月5次痰培养中有两次或两次以上阳性；②治疗最后的3次培养中有任何一次是阳性；③临床决定提前中止治疗者（因为不良反应或治疗无效）；④丢失，由于任何原因治疗中断连续2个月或以上；⑤迁出，患者转诊到另一个登记报告的机构；⑥死亡，在治疗过程中患者由于任何原因发生的死亡。

（六）结核病的转诊

对辖区内前来就诊的居民或患者，如发现有慢性咳嗽、咳痰≥2周，咯血、血痰，或发热、盗汗、胸痛或不明原因消瘦等肺结核可疑症状者，在鉴别诊断的基础上，填写“双向转诊单”。

（七）结核病的基层管理流程

见图9-2-1~图9-2-3。

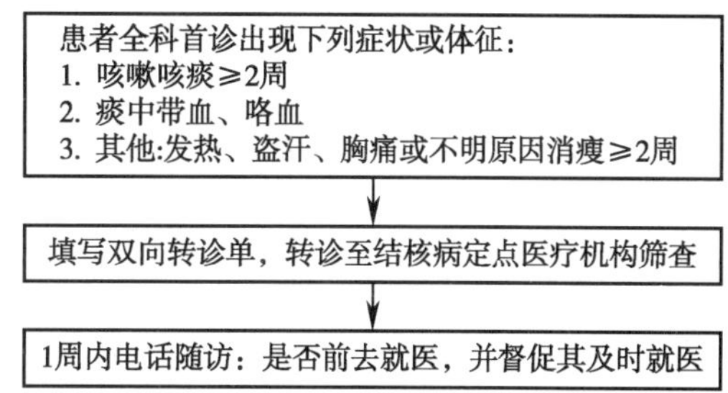

图9-2-1 肺结核患者筛查与推介转诊流程图

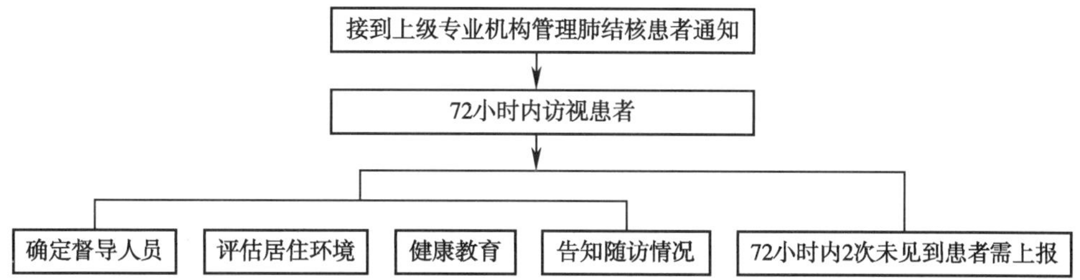

图9-2-2 肺结核患者第一次入户随访流程图

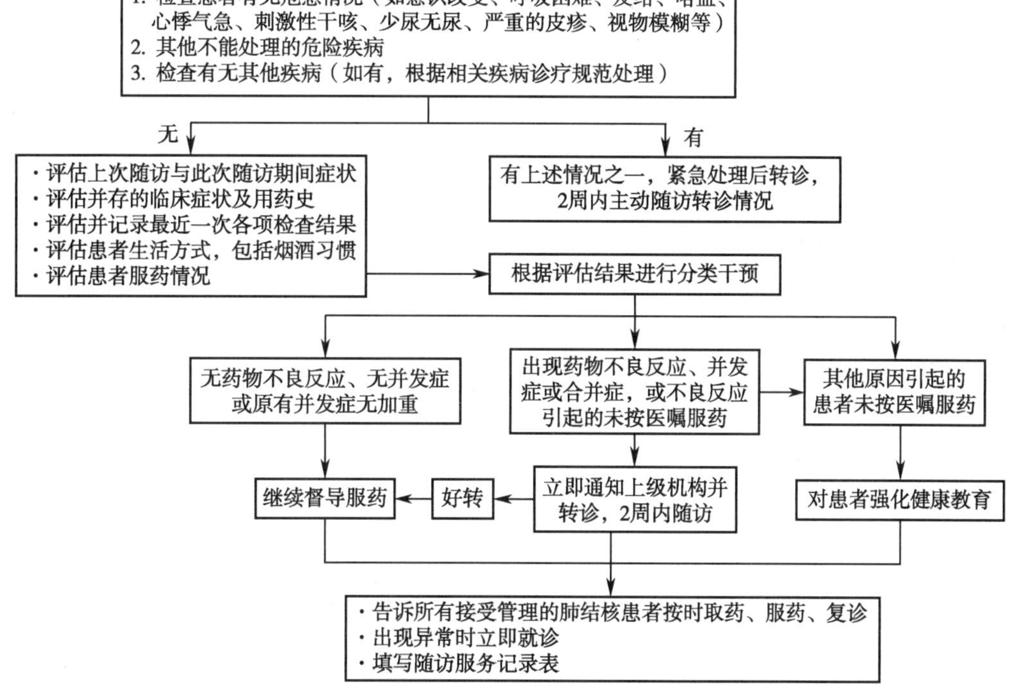

图9-2-3 肺结核患者督导服药与随访管理流程图

（八）展望

世界卫生大会于2014年批准的世界卫生组织的“终结结核病战略”要求，到2030年时在2015年基础上将结核病死亡数减少90%，将结核病发病率减少80%，到2050年消灭作为公共卫生问题的结核病。

2019年3月24日是第24个“世界防治结核病日”，国际主题是“时不我待”，强调“开展行动时不我待！终止结核时不我待！”。

四、流行性感冒

学习提要

1. 流行性感冒作为一种急性呼吸道传染病，应根据其流行病学、临床表现及病原学检查及时诊断与治疗。

2. 全科医师应注重对重症流行性感冒的高危人群的早期预防，还应不断了解学习流行性感冒的新进展。

流行性感冒，以下简称“流感”，是由流感病毒引起的一种急性呼吸道传染病。目前感染人的主要是甲型流感病毒中的H1N1、H3N2亚型及乙型流感病毒中的Victoria和Yamagata系。流感病毒的传染性强，主要是通过呼吸道传播，流感病毒特别是甲型流感病毒易发生变异，从而导致人群普遍易感，发病率高，已多次引起世界范围的暴发与流行。

流感起病急，虽然大多具有自限性，但部分可出现肺炎等并发症进而发展为重症流感，表现为上呼吸道卡他症状较轻，而高热、头痛、乏力等全身中毒症状较重的临床特点。少数重症病例病情进展快，可因急性呼吸窘迫综合征（ARDS）和/或多脏器衰竭而死亡。重症流感主要发生在老年人、年幼儿童、孕产妇或有慢性基础疾病者等高危人群，亦可发生在一般人群。

（一）流行病学

1. 传染源 流感患者和隐性感染者是流感的主要传染源。从潜伏期末到急性期都有传染性。病毒在人呼吸道分泌物中一般持续排毒3~6日，儿童、免疫功能受损患者排毒时间可超过1周。

2. 传播途径 流感主要通过打喷嚏和咳嗽等飞沫传播，经口腔、鼻腔、眼睛等黏膜直接或间接接触感染。接触被病毒污染的物品也可通过上述途径感染。

3. 易感人群 人群普遍易感。接种流感疫苗可有效预防相应亚型的流感病毒感染。

4. 重症病例的高危人群 下列人群感染流感病毒，较易发展为重症病例，应给予高度重视，尽早给予抗病毒药物治疗，进行流感病毒核酸检测及其他必要检查。

（1）年龄<5岁的儿童（年龄<2岁更易发生严重并发症）。

（2）年龄≥65岁的老年人。

（3）伴有以下疾病或状况者：慢性呼吸系统疾病、心血管系统疾病（高血压除外）、肾病、肝病、血液系统疾病、神经系统及神经肌肉疾病、代谢及内分泌系统疾病、免疫功能抑制（包括应用免疫抑制剂或HIV感染等致免疫功能低下）。

（4）肥胖者体重指数（body mass index，BMI）大于30［BMI=体重（kg）/身高（m^2）］。

（5）妊娠及围产期妇女。

（二）诊断

流感的诊断主要结合流行病学史、临床表现和病原学检查。当未出现流感流行时，散发病例不易诊断，甚至在有典型流感样症状时，亦难确诊。流感流行时，临床较易诊断。特别是短时间出现较多数量的相似患者，呼吸道症状轻微而全身中毒症状较重，再结合发病季节等流行病学资料，可基本判定流感。确诊需要病原学或血清学检查。

1. 临床诊断病例 出现流感样症状如发热、咳嗽、流涕、喉咙痛、全身肌肉关节酸痛、头痛、乏力、食欲减退等，或腹泻和呕吐、肌肉痛或疲倦、眼睛发红等，其中，体温可达39~40℃，可有畏寒、寒战。此外，有流行病学证据或流感快速抗原检测阳性，且排除其他引起流感样症状的疾病。

2. 确定诊断病例 有上述流感的临床表现，具有以下一种或一种以上病原学检测结果阳性：

（1）流感病毒核酸检测阳性。

（2）流感病毒分离培养阳性。

（3）急性期和恢复期双份血清的流感病毒特异性IgG抗体水平呈4倍或4倍以上升高。

（三）评估

患者出现以下情况之一者，评估为重症病例：

①持续高热 >3 日；②剧烈咳嗽，咳脓痰、血痰，或胸痛；③呼吸频率快，呼吸困难，口唇发绀；④严重呕吐、腹泻，出现脱水表现；⑤神志改变，反应迟钝、嗜睡、躁动、惊厥等；⑥肌酸激酶（CK）、肌酸激酶同工酶（CK-MB）等心肌酶水平迅速增高；⑦合并肺炎；⑧原有基础疾病明显加重。

患者出现以下情况之一者，评估为危重病例：①呼吸衰竭；②感染中毒性休克；③多脏器功能不全；④急性坏死性脑病；⑤出现其他需进行监护治疗的严重临床情况。

（四）流行性感冒的预防

1. 接种疫苗 目前接种流感疫苗仍是预防流感致病和流行的最有效方法，也是预防流感的基本措施。接种流感疫苗可以显著降低接种者罹患流感和发生严重并发症的风险。

我国率先在全球成功研制甲型 H1N1 流感疫苗，全球首先获得生产批号。推荐 60 岁及以上老年人、6 月龄至 5 岁儿童、孕妇、6 月龄以下儿童家庭成员和看护人员、慢性病患者和医务人员等人群，每年 10 月至次年 4 月至社区卫生服务中心或乡镇卫生院接种流感疫苗。

2. 药物预防 药物预防不能代替疫苗接种，只能作为没有接种疫苗或接种疫苗后尚未获得免疫能力的重症流感高危人群的紧急临时预防措施。可使用奥司他韦、扎那米韦等。

3. 一般预防措施 避免接触流感样症状等呼吸道患者。保持良好的个人卫生习惯是预防流感等呼吸道传染病的重要手段，主要措施包括：勤洗手；保持环境清洁和通风；增强体质和免疫力；尽量减少到人群密集场所活动；保持良好的呼吸道卫生习惯，咳嗽或打喷嚏时，用上臂或纸巾、毛巾等遮住口鼻，咳嗽或打喷嚏后洗手，尽量避免触摸眼睛、鼻或口；出现呼吸道感染症状应居家休息，及早就医。

（五）流行性感冒的治疗

治疗原则是对临床诊断病例和确诊病例应尽早隔离治疗，对流感病毒感染高危人群尽早抗病毒治疗可减轻症状，减少并发症，缩短病程，降低病死率；对符合转诊指征的患者及时转诊。

1. 隔离治疗 非住院患者居家隔离，保持房间通风。充分休息，多饮水，饮食应当易于消化和富有营养。密切观察病情变化，尤其是儿童和老年患者。

2. 对症治疗 包括解热、镇痛、止咳、祛痰及支持治疗（如根据缺氧程度采用适当的方式进行氧疗）。但儿童患者应忌用阿司匹林或含阿司匹林药物以及其他水杨酸制剂，以免诱发致命的脑病合并内脏脂肪变性综合征（Reye 综合征）。

3. 抗病毒治疗

（1）抗流感病毒治疗时机

1）重症或有重症流感高危因素的患者，应尽早给予抗流感病毒治疗，不必等待病毒检测结果。发病 48 小时内进行抗病毒治疗可减少并发症、降低病死率、缩短住院时间；发病时间超过 48 小时的重症患者依然可从抗病毒治疗中获益。

2）非重症且无重症流感高危因素的患者，在发病 48 小时内，在评价风险和收益后，也可考虑抗病毒治疗。

（2）抗流感病毒药物

1）神经氨酸酶抑制剂（NAI）对甲型、乙型流感均有效：①奥司他韦（胶囊 / 颗粒），成人剂量每次 75mg，每日 2 次。1 岁及以上年龄的儿童应根据体重给药：体重不足 15kg 者，予 30mg 每日 2 次；体重 15~23kg 者，予 45mg 每日 2 次；体重 23~40kg 者，予 60mg 每日 2 次；体重大于 40kg 者，予 75mg 每日 2 次。疗程 5 日，重症患者疗程可适当延长。肾功能不全者要根据肾功能调整剂量。②扎那米韦，适用于成人及 7 岁以上青少年。用法：每日 2 次，间隔 12 小时；每次 10mg（分两次吸入）。但吸入剂不建议用于重症或有并发症的患者。③帕拉米韦，成人用量为 300~600mg，小于 30 日新生儿 6mg/kg，31~90 日婴儿 8mg/kg，91 日 ~17 岁儿童 10mg/kg，静脉滴注，每日 1 次，1~5 日，重症病例疗程可适当延长。目前临床应用数据有限，应严密观察不良反应。

2）离子通道 M2 阻滞剂金刚烷胺和金刚乙胺仅对甲型流感病毒有效，但目前监测资料显示甲型流感病毒对其耐药，不建议使用。

4. 抗菌药物治疗 避免盲目或不恰当使用抗菌药物。仅在有细菌感染指征时使用抗菌药物，可根据送检标本培养结果合理使用抗菌药物，因老年患者病死率高，故应积极给予适当治疗。

（六）流行性感冒的转诊

上转至二级及以上医院的标准：

1. 病情进展迅速，来势凶猛、突然高热、体温超过 39℃者。

2. 妊娠中晚期及围产期妇女。

3. 基础疾病明显加重，如慢性阻塞性肺疾病、糖尿病、慢性心功能不全、慢性肾功能不全、肝硬化等。

4. 符合重症或危重流感诊断标准。

5. 伴有器官功能障碍。

转回基层医疗卫生机构的标准：

1. 患者病情稳定，解除隔离。

2. 患者基础疾病得到控制，下转继续治疗。

（七）展望

人感染 H7N9 禽流感是由 H7N9 禽流感病毒引起的一种急性呼吸道传染病，该病毒是一种新的甲型流感病毒，属于新型重配病毒。大部分病例曾直接或间接暴露于受感染活禽或带毒禽类污染的环境。肺炎为主要临床表现，患者病情发展迅速，常快速进展为急性呼吸窘迫综合征、感染性休克和多器官功能障碍综合征。仅少数患者表现为轻症。H7N9 病例早期发病无特异性表现，后期重症病例治疗效果差，病死率高。人感染 H7N9 禽流感患者以老年人为主，男性比例高于女性，而且老年人一旦感染，其临床症状要比青少年更为严重。

2013 年 3 月，全球首次发现人感染 H7N9 病例。根据 WHO 报道人感染 H7N9 禽流感的发病特征与人感染 H5N1 禽流感以及季节性流感类似，主要发生在冬春季，存在明显的季节性。从 2013 年开始至今，疫情的地区分布呈现有中国东部逐渐往南部再往北部发展的趋势。病例主要聚集在我国的长三角和珠江三角地区。截至 2017 年 7 月 1 日，人感染 H7N9 禽流感已经经历了 5 个流行季，我国内地（大陆）共报道 1 554 例 H7N9 禽流感患者，病死率可高达 40%。其中，人感染 H7N9 禽流感输出性病例一共 29 例，中国香港 21 例，中国台湾 5 例，马来西亚 1 例及加拿大 2 例，除了这些输出性病例外，其他国家和地区尚未发现有人感染 H7N9 禽流感病毒本地病例的发生。

人感染 H7N9 禽流感患者预后差，大约有 57% 的患者会发展为 ARDS，病死率可高达 40%。影响预后的因素包括年龄 >60 岁，有基础疾病如肺气肿、肺间质纤维化、糖尿病等，存在肥胖、免疫抑制状态、肿瘤、妊娠等临床情况，抗病毒治疗是否及时等。因此，早发现、早报告、早诊断、早治疗是有效防治禽流感，提高其治愈率，降低其病死率的关键。

思　考　题

1. 发现 HBsAg 阳性患者，社区全科医生应该如何进行健康宣教和管理？
2. HIV 感染的高危人群有哪些，全科医生在临床工作中如何针对这部分高危人群进行综合干预？

（任菁菁）

第三节　新发与再发传染病

学习提要

1. 近年来，新发传染病病原体种类繁杂、传播速度快、流行范围广，给社会和经济带来巨大的危害；其感染方式复杂多变、流行趋势预测难度大，造成诊治与防控难度高。

2. 新发与再发传染病受病原微生物适应性进化、气候和天气、生态环境改变、全球范围内人口流动、食品工业改变、人类人口学特征及行为因素变化，以及生物恐怖等因素影响。

人类历史上许多重大传染病给人类造成了巨大灾难。20 世纪 70 年代以来，几乎每年都有新发传染病被发现。30 多年来全球出现新发传染病约 40 余种，已成为全球公共卫生中的重点和热点问题。而我国已经存在或正在流行的新发传染病多达 30 多种，有些新发传染病死亡率较高，如人感染高致病性禽流感、严重急性呼吸综合征（severe acute respiratory syndrome，SARS）以及中东呼吸综合征（Middle East respiratory syndrome，MERS）等。

1992 年，美国国家科学院（National Academy of Sciences of the United States of America，PNAS）发表了《新发传染病：细菌对美国公民健康的威胁》，首次提出了新发传染病的概念。美国疾病控制与预防中心（Centers for Disease Control and

Prevention, CDC）于 1994 年提出“处理新发现传染病的威胁——美国的预防策略”，并于 1995 年创办了 *Emerging Infectious Diseases* 杂志。世界卫生组织（World Health Organization, WHO）在 1997 年提出“全球警惕，采取行动，防范新发传染病”的口号作为当年世界卫生日的主题，以提醒我们不能对传染病掉以轻心，它们随时可能卷土重来。

一、定义

根据传染病发生和流行的历史，传染病可分为经典传染病、新发传染病、再发传染病。部分学者将后两者合起来统称为新发与再发传染病（emerging and re-emerging infectious diseases, ERI）。

经典传染病（classical infectious disease, CID）是指过去曾经流行、目前已经得到控制或流行频度显著减少和流行范围显著缩小的传染病，如天花、脊髓灰质炎等。

新发传染病（emerging infectious disease, EID）指已经被发现的新近发生的传染病，其中有些已经成为目前全球或局部流行的传染病；按照其历史认识过程大致可以分为 3 类：①早已存在且曾经被认定为非传染病但后来又被重新定义为传染病，如 T 细胞白血病、幽门螺杆菌引起的消化性溃疡等；②已存在但近年才被认知的传染病，如丙型病毒性肝炎等；③以往不存在现在才发现的传染病，如 SARS、AIDS、禽流感等。关于“新发”的具体时间段，迄今并没有明确的时间限制，多数学者认为新发传染病是指近 30 年来由新发现的新病原微生物引起的传染病。我国学者经常将 70 年代以来发现的传染病归为新发传染病。

再发传染病（re-emerging infectious disease, RID）是指过去曾严重流行、一度流行频度显著减少和流行范围显著缩小已不构成公共卫生问题，但新近其流行频度显著增多和流行范围显著扩大的传染病，如结核病、梅毒、血吸虫病等。

二、特点

近年新发传染病的流行特点包括以下 5 种：

（一）病原体种类繁杂，但以病毒最多

新发传染病病原微生物种类多而复杂，涵盖病毒、细菌、立克次体、螺旋体及寄生虫等，但是从 1972 年以来新确认的 48 种新发传染病，有 30 种疾病的病原体是病毒，如 SARS 冠状病毒（SARS-CoV）引起的 SARS、新型布尼亚病毒引起的发热伴血小板减少综合征、西非埃博拉病毒引起的埃博拉出血热（Ebola hemorrhagic fever, EBHF）等，病原均为病毒。因此，病毒是新发传染病主要的病原体。

（二）多为人兽共患病

自 1970 年至今，世界范围内出现的新发传染病中，超过 75% 的病例为人兽共患病。近年来出现的 SARS、人感染高致病性禽流感、甲型 H1N1 流感等重要新发传染病均为人兽共患传染病；莱姆病、肾综合征出血热等病原体的宿主是鼠类；猫抓病、禽流感等疾病与畜禽有关；AIDS 原是非洲灵长类动物的疾病；疯牛病和禽流感则分别是奶牛和家禽的疾病；埃博拉出血热是非洲猎人进食患病的野兽肉后而患病的，而尼帕病毒脑炎是带有该病毒的蝙蝠将病毒传给猪又传给人引起的。

（三）传播速度快，流行范围广

由于缺乏疫苗预防，随着社区经济的发展，区域间交通越来越便利，全球性人员交流频繁、人口流动大、大城市人口聚集、居住环境差等因素，为新发传染病的传播提供了有利条件，其传播速度非常快，波及范围广，受感染人数多，流行范围也较广。据估计，现每年有 30 多亿人次的航空旅客，世界上任何一个地方发生疾病暴发或流行，其他地区都可能难以置之度外。SARS 于 2003 年 2 月开始暴发流行，疫情在短时间内迅速波及 32 个国家和地区，不到半年时间全球共报告 SARS 病例 8 098 例，死亡 774 例。2009 年的甲型 H1N1 流感较短时间内迅速发展为全球流感大流行。AIDS 自 1981 年发现首例病例以来，已覆盖全球 200 多个国家，感染人数达 6 500 万人，累计死亡 3 900 万人。

（四）感染方式复杂多变、流行趋势预测难度大

传播感染方式多变。新发传染病的传播途径有很多种，常见的有以下 5 种：

1. 呼吸道传播方式比如人感染禽流感、MERS 等。

2. 虫媒传播方式，比如莱姆病、寨卡病毒病。

3. 消化道传播方式，比如诺如病毒感染、霍乱等。

4. 血液、体液传播方式，比如丙型病毒性肝炎等。

5. 接触传播方式，比如猫抓病、埃博拉出血热等。

有些传染病还可以通过多种途径传播，比如寨卡病毒病除可以通过虫媒传播外，还可以通过血液、性传播；有些传染病获得感染和传播途径至今尚不清楚。因此，对其流行趋势进行判断往往存在困难，加大了防控工作的难度；公共卫生系统不知应该采取何种预防和控制措施；政府决策部门也无法及时做出决策；大众因得不到有效的宣传告知，容易造成社会恐慌和不稳定。

（五）给社会和经济带来巨大的危害

WHO 总干事在《1996 年世界卫生报告》中告诫："我们正处于一场传染性疾病全球危机的边缘，没有哪一个国家可以幸免。也没有哪一个国家可以对此高枕无忧"。1999 年 WHO 关于传染病的分析报告中曾指出，全世界每小时有 1 500 人死于传染病，其中大部分发生在发展中国家。

许多新发传染病病死率高，如埃博拉病毒病病死率为 45%~90%，平均 50%；人感染 H5N1 型禽流感病毒病死率全球平均约 60%，给人类生命健康造成巨大威胁。新发传染病不仅危害人类健康，并给发展中国家和地区的畜牧业、旅游业造成毁灭性打击，造成极大的经济损失，而且还导致人类的生存环境遭受新一轮严重污染，使地球生态环境进一步恶化。根据国家统计局的分析，2003 年 SARS 疫情的传播，造成我国内地经济损失 933 亿元人民币，约占当年 GDP 的 0.8%。英国 2001 年为处理疯牛病耗资高达 35 亿英镑。2016 年寨卡病毒病导致了 35 亿美元的经济损失。另外，甲型 H1N1 流感、人感染禽流感的流行、MERS 的暴发等，都对世界各地的医药产业、畜牧业、旅游产业等造成了巨大的经济损失。

（六）全球新发传染病的诊治与防控难度高

新发传染病具有不可预测性的特点，往往缺乏特异性的治疗及疫苗，对人类生命健康威胁巨大。同时，在当今全球化趋势下，世界人口流动和商贸频繁，加速了新发传染病的传播速度及范围，从而增加了疫情的防控压力。鉴于病原体的广泛分布，其中一些生物学特征尚未完全明确，且由于传播动物物种的多样性，对人畜共患新发传染病的预测与防控仍然需要持续的探索。此外，在社会、生态环境等因素作用下，致病微生物的遗传变异赋予新的表型特征及毒力，使新发传染病的致病及流行方式更为复杂，显著提高了病原学、流行病学、药物及疫苗开发研究的难度及成本。

三、影响因素

（一）病原微生物适应性进化

微生物的适应性进化是导致出现新病原体及原病原体出现耐药的内在因素。由于某种机会，某一等位基因频率的群体（尤其是在小群体）中出现世代传递的波动现象称为遗传漂变（genetic drift），也称为随机遗传漂变（random genetics drift）。这种波动变化导致某些等位基因的消失，另一些等位基因的固定，从而改变了群体的遗传结构，从而产生新的突变株，可能使产生毒素的能力变强或者发生抗生素耐药。每一次流感大流行株都有禽源性流感病毒提供一些基因片段，通过基因重组后产生新的流行株，引起流感世界大流行。1957 年世界大流行的"亚洲流感" H2N2 病毒，由人 H1N1 流感病毒株和一株欧亚禽源 H2N2 病毒重配而产生，其中血凝素（*HA*）、神经氨酸酶（*NA*）、碱性聚合酶（*PB1*）基因为禽源。

（二）气候和天气

气候变暖有利于一些病原微生物和媒介的生长和繁殖，造成一些传染病发生地区转移和全球传播。温度、降雨量和相对湿度的变化，导致蚊虫繁殖周期缩短，蚊虫数量快速上升和滋生地区扩散，导致虫媒类传染病增加，正在进一步走出热带地区，向其他地区扩散。西尼罗河病原发于非洲，鸟类为其主要的贮存宿主，鸟类的大规模迁徙将该病毒带到世界各地，1999 年美国发生西尼罗河病的小范围暴发。

（三）生态环境改变

由于捕杀野生动物、砍伐森林、开垦荒地、修建水坝等大量人类活动，破坏了固有的生态环境，而人类改变环境的过程使得人与动物之间的接触越来越多，从而使病原体有机会从动物转移到人，导致一些过去只在动物间传播的疾病在人群流行，引发新的传染病。莱姆病是一种以蜱为媒介的螺旋体感染性疾病，以野外工作者、林业工人感染率较高，与人类开采环境有关。东南亚地区的尼帕病毒脑炎是由于森林的大规模砍伐导致果蝠的栖息地向人类居住地迁移，带有尼帕病毒的蝙蝠排泄物污染了果园和猪圈，尼帕病毒由猪感染人。埃博拉出血热的发生也是由于人接触蝙蝠之后感染埃博拉病毒，然后人与人之间的传播可引起暴发。这些传染病的发生和流行与人类过度开发、生态环境改变都有一定的关系。

（四）全球范围内人口流动

随着全球经济一体化，社会经济的发展，国际间旅游业和商贸合作发展迅速，人们之间的交流越来越频繁，据统计，1951 年全世界仅有约 700 万国际乘客，而到 2016 年则增到约 38 亿。全球范围人员大规模跨区域流动使原来仅限于局部的传染病迅速传播与蔓延。在人员进行交往、使用交通工具以及商品交换时，都有可能造成传染病病原体和其有关媒介传播到世界各处，加速传染病在全球的传播和扩散。尤其是近年来，中东呼吸综合征、埃博拉出血热、黄热病、寨卡病毒病等传染病肆虐全球多个国家。

（五）食品工业改变

随着食品行业工艺改变和快速发展，越来越多的冷藏食品和包装食品出现在市场流通领域。如果在食品包装、保存和运输过程中不符合生产条件，一些破坏性微生物可能在食品中的生存和繁衍，从而引发肠道感染食物中毒等疾病。如疯牛病的流行，便是由活牛以及相关肉骨饲料的不断输出而造成的。

（六）人类人口学特征及行为因素变化

一些不良的生活方式会造成传染病的传播和播散，人口的快速增加、移民、战争和冲突、危险性行为、静脉吸毒、经济贫困、饮食习惯的改变、个人卫生习惯差等公共卫生基础及体系监测和预防措施不到位：人员缺乏训练、卫生设施缺乏、公共卫生干预措施削弱、医疗服务增加导致药物、免疫抑制剂的使用增加。另外还有通过输血、血液制品、注射器等途径传播传染病。如不安全的性行为和吸毒等不良行为可以导致诸如艾滋病等性传播疾病的迅速传播和扩散。2006 年 8 月，北京暴发的广州管圆线虫病患者均由于食用未熟透的福寿螺所致。

（七）生物恐怖

生物恐怖是指恐怖分子基于某种政治目的，利用传染性病原体或其产生的毒素等作为恐怖手段，通过一定的途径散布，企图造成人群中传染病的暴发流行，导致人群失能或死亡，以期引发人们的恐慌和社会动荡。生物恐怖的流行病学特征有以下几点：①传染源难以定位；②传播途径异常，如“9·11”事件后，恐怖分子利用信件传播炭疽杆菌，全美陷于极度恐慌之中；③人群免疫力低下；④流行形式异常。随着交通运输的飞速发展，任何物件已经可以在 24 小时内到达世界的任何一个角落，恐怖分子可能应用这些便利的交通工具进行生物恐怖袭击。因此需要全世界各个国家共同携手抵御生物恐怖。

四、应对措施

（一）加大对公共卫生的财政投入，完善公共卫生基础设施建设和加强相关人员培训

各级政府需加大对公共卫生的财政投入，完善公共卫生服务。公共卫生基础设施是支持公共卫生行动计划、进行公共卫生评估的根本。公共卫生人员从业的素质在控制传染病流行方面更是起到了重要的作用，面对新发传染病及其威胁，专业人士应该加强公卫医师的培训，培养建立现代传染病流行病学工作队伍（重要的是培养决策分析能力、现场工作能力），从而使其面对新发传染病疫情时能有条不紊地采取合理措施控制疫情的发展。经过 SARS 的教训，我国各地政府已明显加大了公共卫生建设，成绩巨大，成效显著。目前我国对新发传染病的防控能力和水平比 SARS 流行之前有大幅度提高，应对新发传染病的综合能力显著提高，能够较从容地应对各种新发传染病。

（二）完善新发传染病的监测能力建设，保证及时识别疫情及预防控制策略迅速实施

我国已有覆盖全国的传染病和突发公共卫生事件网络直报系统，为新发传染病的发现提供了有价值的线索，但现有监测网络对于新发传染病的监测和预警能力仍然有限，应该建立针对新发传染病早期预警的监测网络体系，进一步提高疫情的识别和分析能力等。建立新发传染病诊断及鉴别诊断预警系统，当出现新的不明原因传染病时，可发挥传染病疫情的早期预警作用。此外，传染病已经是全球性事件，任一国家都不能排除在外。各个国家应把自己国家的传染病相关信息，

包括症状与治疗方式等共享在交流平台上，特别是针对新发传染病情况进行公布，以利于被输入国家针对其病情进行正确诊断与治疗。

（三）加强对新发传染病的科学研究

开发新发传染病病原学的快速高通量检测实验诊断方法，为及早明确病原学诊断赢得时间。要加强新发传染病的流行病学研究，阐明新发传染病的流行特征及影响因素，了解其危险因素及其评价，准确进行预测和预警，为制定和评价预防和控制策略提供科学依据。同时要加强新发传染病疫苗的研制开发，为彻底控制新发传染病发挥作用。

（四）重视公众教育和信息沟通，加大健康教育宣传力度

开展公共卫生与新闻学、传播学等多学科研究，以应对传染病暴发时所造成的社会恐慌。传染病传播速度特别快，对社会产生的危害巨大。在大多数情况下，许多人都能意识到传染病的严重性，却因缺乏对传染病进行预防与控制的知识，缺乏正确的疾病预防观念，在直面传染病的时候会有恐惧感，并且发生不作为或乱作为等现象。因此，树立及早发现、及早预防与正确看待病情、积极治疗等观念特别重要，需要医疗卫生部门进行大力宣传才可以有效提升大众的相关意识。

思 考 题

1. 在具体的工作实践中，全科医生主要在新发与再发传染病防控中起到什么作用?
2. 我们应当如何正确认识不同类型的传染病?

（任菁菁）

第十章　全科常见急性创伤和中毒的处理

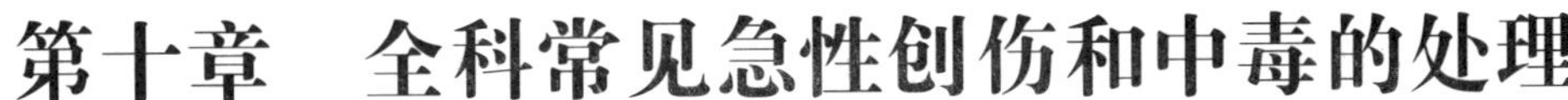

第一节　全科常见急性创伤的处理

学习提要

1. 创伤的分类、伤情评估与严重度评分、现场急救原则、急救技术运用、三级急救服务体系在急性创伤救治中的作用。

2. 各类常见创伤的临床表现、诊断要点和急救处理原则；全科医生现场急救的作用。

社会的进步和医学的发展使许多疾病（如传染性疾病）得到了有效的控制，但创伤、意外伤害等导致的死亡却呈上升趋势。WHO 2016 年的数据显示，全球因各种伤害死亡的人数达到 490 万，单因道路交通伤害致死的人数为 140 万（29%），而且 74% 为男性成年人和未成年人。在我国，创伤已成为 45 岁以下人群的第一死因，我国每年因交通事故、自杀、溺水、跌落、自然灾害及暴力事件等创伤就医人次高达 6 200 万，每年因创伤致死人数达 70 万 ~80 万人。国家卫健委统计 2005—2016 年居民主要疾病死亡率及死因构成显示，尽管意外伤害和中毒是城乡居民死亡原因第五位主要疾病。由于创伤的致死、致残率高，导致其潜在寿命损失年数（years of potential life lost，YPLL）达到 10.20，远高于肿瘤（6.02）、呼吸疾病（5.19）和心血管疾病（2.33），已成为一个不容忽视的全球性公共卫生问题。

目前我国大部分城市的急救体系采用的是“急救 – 医院”两级服务模式，即患 / 伤者通过拨打急救电话，由 120 或 999 急救系统派遣急救人员和救护车赶赴现场，然后将经急救治疗后的患者迅速转送至最近的或病情所需要的医院急诊科进一步治疗。而国际上先进的急救服务体系多采用“社区 – 急救 – 医院”三级模式，它将社区卫生服务的方便、可及、连续、综合等优势与院前急救相结合，患 / 伤者首先由社区医生进行初步诊治处理后再转送至医院救治。此模式将院前急救医疗服务向前延伸，有效地弥补了院前急救资源的不足。

全科医生的工作场所主要是社区卫生服务中心、基层医疗机构，对所在区域的环境、人员及医疗救援条件等情况较为熟悉。因此，全科医生若能在创伤事故或发病现场对伤员进行紧急、简要、合理的处理，建立有效的呼吸与循环支持以稳定病情，同时尽快将伤员及时安全地送抵上级医院，就能有效地控制伤员的死亡及伤残率。

一、创伤与急救

（一）创伤分类

创伤（trauma）通常有广义和狭义之分，广义的创伤是指人体受到外界物理性、化学性或生物性等致伤因素作用后所引起的组织结构破坏和 / 或功能障碍；狭义创伤则是单指机械性致伤因素给人体造成的结构性破坏和 / 或功能障碍。

为了准确地了解创伤的性质和严重程度，给创伤做出正确的诊断，以便使创伤患者得到及时而有效的救治，根据需要，可从不同角度对创伤进行分类。

1. 按伤口是否开放，可将创伤分为开放性和闭合性两大类。

（1）开放性创伤

1）擦伤：系皮肤与致伤物摩擦后产生的表皮剥脱、少许出血点和渗血浅表损伤，通常 1~2 日可自愈。

2）撕裂伤：钝性暴力作用造成皮肤和皮下

组织撕开和断裂，伤口易被污染。

3）切伤或砍伤：切伤为锐利物体（刀刃）切开体表所致。其创缘较整齐，伤口小及深浅不一，严重者血管、神经或肌肉可被切断。砍伤与切伤相似，但刃器较重或用力较大，故伤口深，且易伤及骨组织。

4）刺伤：系尖细物体插入软组织所致的损伤，伤口较小，但较深，可伤及内脏，且伤腔容易滋生细菌（特别是厌氧菌）。

（2）闭合性创伤

1）挫伤：系钝性暴力所致的皮下软组织损伤，主要表现为伤部肿胀、皮下淤血、压痛，严重者可有肌纤维撕裂和深部血肿。内脏发生挫伤时，可造成实质细胞坏死（如脑挫伤）、器官破裂（如肝脾破裂）和功能障碍。

2）挤压伤：肢体或躯干受到外部重物长时间挤压或固定体位自压而造成的肌肉组织创伤。伤部受压后可出现严重缺血，解除挤压后因液体外渗致组织间压力增高，又进一步阻碍伤部血液循环，引起组织细胞变性坏死，大量的细胞崩解产物（如血红蛋白、肌红蛋白）被吸收后可引起急性肾衰，即挤压综合征。

3）扭伤：关节部位一侧受到过大的牵张力，导致相关韧带超正常范围活动而造成的损伤，受伤关节可出现一过性半脱位和韧带纤维部分撕裂，并有出血、局部肿胀、青紫和活动障碍。

4）震荡伤：头部受钝力打击所致的暂时性意识丧失，无明显或仅有很轻微的脑组织形态学变化。

5）关节脱位：关节部位受到不匀称的暴力作用后所引起的损伤。脱位的关节囊会受到牵拉，严重者可使关节囊变薄，复位后亦易复发。

6）闭合性骨折：指骨骼受强暴力作用所产生的骨组织断裂。骨折断端受肌肉牵拉后可发生位移，并可伤及神经血管。

7）闭合性内脏伤：强暴力传入体内后所造成的内脏损伤。如头部受撞击后，能量传入颅内，形成应力波，迫使脑组织产生短暂的压扁、变位，在这一过程中可发生神经元的轻度损伤，如较重，可发生出血和脑组织挫裂，形成脑挫伤。行驶的机动车撞击胸腹部时，体表可能完好无损，而心、肺、大血管可发生挫伤和破裂，肝脾等实质脏器或充盈的膀胱等也可发生撕裂或破裂性损伤。

2. 按致伤部位分类 人体致伤部位的区分和划定，与正常的解剖部位相同，可分为颅脑伤、颌面颈部伤、胸部伤、腹部伤、骨盆部伤、脊柱脊髓伤、上肢伤、下肢伤以及多发伤（多个解剖部位出现损伤）。

3. 按致伤因子分类 根据致伤物的理化特性，创伤又可分为冷兵器伤、火器伤、烧伤、冻伤、冲击伤、化学伤和放射伤。

（二）伤情评估

1. 创伤严重度评价 它不仅可以评价创伤的严重程度，还可以评价治疗效果，估计预后，以及评价创伤救治水平。常用的评价指标有下列几种：

（1）格拉斯哥昏迷评分（Glasgow coma scale，GCS）：GCS分值为下列3项评分之和。

1）睁眼反应：自动睁眼4分、呼唤睁眼3分、刺痛睁眼2分、不睁眼1分。

2）言语反应：成人，回答切题5分、回答错误4分、答非所问3分、只能发音2分、不能言语1分；儿童，相互交流5分、可以安慰4分、只有呻吟3分、烦躁不安2分、不能言语1分。

3）运动反应：遵嘱运动6分、刺痛定位5分、刺痛躲避4分、刺痛屈曲3分、刺痛过伸2分、无运动反应1分。

正常人的GCS是满分15分，昏迷程度越重者的昏迷指数越低分，最低3分：轻度昏迷13~14分，中度昏迷9~12分，重度昏迷3~8分。

（2）改良创伤评分（revised trauma score，RTS）：改良创伤评分见表10-1-1中三项评分之和。

表10-1-1 改良创伤评分

记分	4	3	2	1	0
呼吸/（次/min）	10~29	>29	6~9	1~5	0
收缩压/mmHg	>90	60~89	50~59	1~49	0
GCS	13~15	9~12	6~8	4~5	<3

（3）简明创伤分级 / 创伤严重度评分

1）简明损伤分级（abbreviated injury scale，AIS）：适用于所有钝性伤和穿透伤，同时适用于人和儿童。AIS 将人体分为 9 个解剖区域：①颅脑、②颌面、③颈、④胸、⑤腹、⑥上肢、⑦下肢、⑧脊柱和⑨体表。AIS 将损伤自轻至重分为 6 级评分：1- 轻度、2- 中度、3- 较严重、4- 严重、5- 危重和 6- 最严重，如严重度不详则记为 9。

2）创伤严重度评分（injury severity score，ISS）：根据 AIS 而制定，专用于评价多发伤的严重程度。与 AIS 不同，ISS 将人体分为 6 个区域：①颅脑、②颌面与颈、③胸、④腹腔和盆腔、⑤上肢和下肢以及⑥体表。ISS 评分为 3 个最严重区域的最重伤的 AIS 分值的平方和，一般认为 ISSN 16 为重伤。

2. 伤情评估　创伤伤员救治过程中一般要进行三次伤情评估：在现场进行的初次评估，伤员到达医院后进行的二次评估以及随后救治过程中的反复评估，并在评估的同时，对伤员进行积极抢救治疗。

（1）初期评估与基础创伤生命支持：初期评估主要评价有无立即威胁伤员生命的紧急情况，并相应实施基础创伤生命支持；全科医生因地域的关系，往往先于医院的急救人员到达现场，因此常常是对伤员进行初次评估的医师，需要在数分钟内快速判定有无直接威胁伤员生命的紧急情况，同时实施必要的救治处理。初期评估包括以下内容，一般以 ABCD 表示。

1）A（airway with C-spine）：气道，指在保护颈部的情况下确定气道是否通畅，如有梗阻解除梗阻，开放气道。

2）B（breathing）：呼吸，判定有无自主呼吸以及呼吸频率和深度。可给予吸氧、人工呼吸，需注意张力性气胸。

3）C（circulation）：循环，评价心率与脉搏，检查有无明显外出血，评价末梢循环状况。

4）D（disability-neurologic）：失能，评价伤员的失能和意识状态，判断颅脑损伤的可能。

初期评估和基础创伤生命支持是任何一个处理创伤的医师必须掌握的基本技能。全科医生做好初期评估并避免错误，就能在现场第一时间对伤员进行处理和救治，及时解除立即危及伤员生命的紧急情况，有效减少早期死亡。同时，全科医师应准确掌握转诊指征和运送方法，使患者得到进一步的检查和治疗。

（2）二次评估与高级创伤生命支持：二次评估目的是准确判断伤员的损伤部位、类型和严重程度，以决定伤员的确定性治疗方案。二次评估应在复苏成功，生命体征相对平稳的情况下进行。它包括对患者进行从头到脚的全身检查、病史采集、生命体征、神经系统功能、GCS 评分等内容。在二次评估阶段，根据需要可以进行 X 线、实验室等辅助检查。全身检查时可以“CRASH PLAN”为指导：C（cardiac 心脏）、R（respiratory 呼吸）、A（abdomen 腹部）、S（spinal 脊髓）、H（head 头颅）、P（pelvis 骨盆）、L（limb 四肢）、A（arteries 动脉）、N（nerves 神经）。医生在数分钟内对各系统进行必要的检查，以确定伤员的全身情况是否稳定、损伤的部位和严重程度、治疗方案能否确定、是否需要和允许进一步的辅助检查等。

高级创伤生命支持不但指创伤伤员的心肺脑复苏，还包括创伤休克的复苏，创伤的紧急救命手术和创伤 ICU 的监护治疗等。

（3）三次评估与诊疗方案调整：在创伤救治过程中，需要随时对伤员的新情况或原有伤情的变化进行评估，调整诊断治疗方案。特别是多发伤、复杂伤伤员，创伤对生理扰乱大，变化复杂，以及是否需要急诊手术等情况，均须及时做出判断，修正诊断并调整治疗方案。

（三）基本急救技术

急救技术包括通气、止血、包扎、固定、搬运等五项技术。本节重点介绍止血、包扎、固定、搬运及转运等急救技术。在创伤现场，这些技术如果能够得到及时、正确、有效的应用，在挽救伤员生命、防止病情恶化、减少伤员痛苦以及预防并发症等方面有良好作用。止血、包扎、固定、搬运技术是每一个急救人员必须熟练掌握的技术，也应在群众中广泛推广此类技术。

1. 止血　出血是导致事故现场的伤病员死亡的主要原因，而准确有效的医学救助可以避免人员死亡。有效的止血能减少出血量，防止休克的发生，提高幸存率。一般失血量在人体血总量的 10%~15%（400~600ml）时，人体尚可代偿，一旦超过 15%，即 600ml 以上，就有发生休克的可能。

对于较小的切割伤只需清洁伤口，常在几分钟内自行止血，一般不必包扎。而较大的创伤引起的出血，血液常不能凝结而不断流出，可采取下列方法止血：①加压包扎止血法，用敷料盖住伤口，再用绷带加压包扎。适用于小动脉、小静脉和毛细血管的出血。②指压止血法，用手指压迫出血的血管近心端，使血管闭合阻断血流达到止血目的。适用于头面颈部及四肢的动脉出血急救。③填塞止血法，用消毒的纱布、棉垫等敷料填塞在伤口内，再用绷带、三角巾做成四头带加压包，松紧度以达到止血为宜，常用于颈部、臂部等较深伤口。④屈曲加垫止血法，当前臂或小腿出血时，可在肘窝、窝内放置绵纱垫、毛巾或衣服等物品，屈曲关节，用三角巾或布带固定。注意有骨折或关节脱位时不能使用。⑤止血带止血，适用于四肢大血管破裂出血多或经其他急救止血无效者。止血带的压力应适宜，以出血停止远端不能摸到动脉搏动、伤口出血刚停止为好；使用止血带一般不宜超过 3 小时，应每 30 分钟放松一次，每次 1~3 分钟；还须有明显标记，注明上止血带的时间和部位。

2. 包扎 包扎是损伤急救的主要技术之一。其目的包括：减少感染机会；保护伤口及重要解剖结构；扶托伤肢、固定敷料、减少渗出、止血止痛，为伤口愈合创造良好的条件。对有开放性损伤的伤病员现场必须包扎，对组织器官脱出伤员进行局部保护性包扎，对开放性气胸进行封闭包扎。正确的包扎能为转运和进一步救治打下良好的基础。

现场急救时，有条件的可使用医疗三角巾、创可贴、纱布、绷带进行包扎；如无条件，则可使用毛巾、尼龙网套或现场可利用的布料、衣服、帽子或手帕等替代物。不同材料的包扎方法不尽相同，但同一类的包扎材料其方法基本类似。

包扎时，首先要快速检查伤口情况、完成伤情评估和确定包扎方式和材料，并且包扎动作要快；第二要准确包扎伤口，全面覆盖创面；第三是动作要轻，不得随意碰压伤口，避免造成伤员疼痛和伤口流血；第四是要牢，包扎宜松紧适宜，打结时应避开伤口和不宜压迫的部位。包扎过程中还需注意以下情况：

（1）包扎的动作要迅速准确，尽量减轻因包扎导致伤员的疼痛和出血，切不可污染伤口，影响伤病员的远期预后。

（2）包扎应紧松适宜，包扎太紧影响血液循环、包扎太松会使敷料脱落或移动，增加伤口感染的机会。

（3）最好用消毒的敷料覆盖伤口，必要时可在敷料上洒上抗生素药粉或是止血药粉进行对症处理。

（4）包扎四肢时，指（趾）端应暴露在外面，以便观察四肢末端的血供、皮温等体征，判断患肢的伤情变化，及时进行相应的处理。

3. 固定 现场救护对骨折伤员必须进行临时固定，其目的不是骨折复位，而是防止骨折断端移动损伤周围的血管、神经和重要脏器，还可以减轻疼痛，有利于伤员的搬运及后续治疗。

（1）确定骨折及部位：限于急救现场条件，通常只能依据明确的受伤机制和骨折的症状判断有否骨折伤及部位。这些症状包括：局部疼痛、肿胀、畸形、骨擦音 / 骨擦感和功能障碍等。

（2）固定材料：①医用材料包括夹板（木质、钢丝、充气或塑料）、负压气垫、颈托、骨盆架等各种特殊固定架；②野外替代材料包括木板、竹竿、竹片、树枝、木棍及硬纸板等临时固定物。

（3）固定方法

1）四肢骨折固定方法：取长于骨折骨长度的夹板，在骨折肢体两侧铺垫敷料后，安置夹板。夹板长度要超过骨折处上下两个关节，然后用绷带、带状三角巾或其他布带等自上而下固定夹板。

2）颈椎骨折伤员必须使用颈托固定。若现场无颈托，可采用衣物、毛巾等物品折叠后衬垫在伤者颈部两侧，防止头部和颈部在搬运时移动。

3）脊柱骨折者，应在保证脊柱稳定的情况下，将伤者平稳俯伏移至硬板担架上，再用条带固定。

（4）注意事项

1）凡有或可疑骨折的伤病员，均应妥善固定。

2）若有呼吸和 / 或心搏停止、或伤口和出血者，应先进行通气和心肺复苏、止血包扎伤口，随后再固定骨折。

3）固定前须对现场的安全进行评估，应在安全区域对伤病员进行固定。

4）开放性骨折伴断端外露，不可拉动或人为将断端还纳至伤口内，仅进行止血、包扎、畸形固定。

5）上肢固定时，应呈屈肘位；下肢固定时，肢体要伸（拉）直。

6）绷带束缚的松紧要适度，被固定肢体的手指或足趾末端必须裸露，以便观察末梢血液循环状况。

7）躯体与夹板等固定器材之间应填隔棉垫、碎布或毛巾等软衬垫，以防软组织损伤。

8）为防止疼痛引起休克，可给予伤员镇静止痛剂；注意防暑保暖。

4. 搬运　是指救护人员用人工方式或利用简单工具把伤员从伤害现场移动到能够救治的场所，或把经过现场初步救治的伤病员移动到专用运输工具上的过程。

（1）基本原则：迅速安全地将病员搬至安全地带，防止再次受伤。

（2）基本要求：①全面体检，并急救处理；②搬运方法恰当；③搬运动作要准、轻、稳、快；④搬运中，观察伤情，做必要处理；⑤搬运结束时，报告伤情及处理情况。

（3）搬运方法

1）担架搬运法：是最常用的搬运方法。适用于路途较长、病情较重病员的搬运；担架种类有帆布、绳索和被服担架、板式担架、铲式担架、四轮担架等。

2）徒手搬运法：适用于路程短，病情较轻伤员的搬运。方法有：①扶持法，能够站立行走的轻伤员可采取此法；②抱持法，伤员能站立，救护者一手托其背部，一手托其大腿将其掴起，伤者若有知觉，可让其一手抱住救护者的颈部；③背负法，救护者站在病员前面，呈同一方向，将病员背起，胸部创伤病员不宜采用；④椅托式，甲、乙救护者以右、左膝跪地，各以一手伸入患者大腿之下而互相紧握，另一手彼此交替支持患者背部；⑤拉车式，一个救护者在伤病员头部，两手插到腋前，将其抱在怀内，另一个站在其足部，跨在病员两腿中间，两人步调一致慢慢抬起，卧式前行；⑥三人或多人搬运，可以三人平排将患者抱起，或六人面对站立把患者抱起齐步前进。

3）特殊伤员的搬运方法：①腹部内脏脱出伤员，包扎后取仰卧位，屈曲下肢，并注意腹部保温；②昏迷伤员，将伤者侧卧或俯卧于担架上，头偏向一侧，以利于呼吸道分泌物引流；③骨盆损伤伤员，将伤员骨盆用大块包伤材料环形包扎，让伤员仰卧于门板或硬质担架上固定，膝微屈，下部加垫；④脊椎损伤的伤员搬运时，应严防颈部和躯干前屈或扭转，应使脊柱保持伸直；⑤身体带有刺入物的伤员，包扎伤口、固定刺入物后，方可搬运。应避免挤压、碰撞刺入物，以防止刺入物脱出或深入。途中严禁震动。

5. 转运　全科医生在现场对伤者进行初步处理及建立有效的呼吸与循环后，应将部分患者迅速而安全地运送到医院或急救中心接受更完善的诊治。单个伤者现场处置完毕后即可尽快转送。对批量伤者，则必须在现场对伤者进行伤情评估，分类转运，以使尽可能多的伤者得到及时、恰当和有效的救治。

（1）伤情评估与分类转运：一般根据伤情轻重可分四类，并以分别以红、黄、绿、黑四种不同颜色的标记挂在伤员胸前或绑在手腕上：①绿色为生命体征正常，轻度损伤；②黄色为中度损伤；③红色为重度损伤；④黑色为遇难死亡伤员。依据伤情颜色标示，分类转运。

1）已死亡或判断为无救治希望者，可在其身体显著位置上标以黑牌，暂不转运。

2）循环呼吸不稳定、随时有生命危险的危重伤者，以红牌示“紧急转运”，由医护人员专人护送，即刻转运至最近的有救治条件的救护机构紧急救治。

3）生命体征平稳，但伤势较重者，标以黄牌示“优先转运”，在有充裕运输工具时，分送至多家医院继续救治。

4）生命体征平稳的轻伤者，标以绿牌示“暂缓转运”，择时组织分送，或伤者自行分散就医。

（2）转运注意事项

1）伤者的头部应与车辆行驶的方向相反，以保持脑部血供。

2）伤者体位和担架应很好固定，以免紧急刹车时加重病情。

3）伤者体位需根据病情放置，方法同搬运特殊伤员。

4）要有专业医务人员在转运中严密观察伤者生命体征变化，并继续给予吸氧、补液等支持治疗。

5）若无明显禁忌证，可以使用适量镇痛药，以减轻转运伤者途中的疼痛，防止创伤性休克。

全科医生转运危重伤者到上级医院，应详细记录现场及途中抢救经过，心脏停搏时间，心肺复苏过程，用药的时间、品种、剂量和出入液量等，并向接诊医生递交抢救记录，做详细的介绍。

二、多发伤

多发伤（multiple injury）指同一致伤因素作用下，人体两处及以上解剖部位或脏器发生的严重损伤。多发伤并不是几处创伤的相加或组合，而是一种伤情复杂的创伤症候群或综合征。多发伤早期多因休克、大出血、心搏呼吸骤停而引发死亡，而晚期死亡因素则主要是严重并发症、多器官功能不全或衰竭。

（一）临床表现与诊断

多发伤可导致多个解剖部位的损伤，尤其以颅脑，胸、腹腔和四肢同时受损较为常见。多发伤伤情重，临床表现繁复多变，而某一解剖部位或脏器损伤为主的多发伤，其临床表现也有相对特殊性，此有助于全科医生现场急救时对创伤的诊断和伤情判断，进行及时有效的急救处理。

1. 颅脑损伤为主者　由于颅内血肿或脑水肿导致高颅压表现：剧烈头痛伴频繁呕吐；意识可烦躁、嗜睡、甚至昏迷；瞳孔早期不等大、对光反应迟钝或消失，后期则散大；肢体自主活动障碍、肌力减退或角弓反张状；生命体征可见脉搏慢、呼吸慢、血压高等，严重时可因脑疝导致呼吸、心搏骤停。

2. 胸部损伤为主者　多表现：持续剧烈胸痛、呼吸困难、呼吸浅快；如有多根肋骨骨折可以出现胸廓塌陷，出现特殊的反常呼吸征；肺挫裂伤或支气管损伤则可出现痰中带血或咯血，严重者因张力性气胸导致面/胸部皮下气肿及呼吸困难、甚至窒息；胸腔内可积血；心脏开放损伤可见胸部大量鲜血外溢，患者迅速休克；心脏闭合伤可发生心包填塞，出现Beck三联征（静脉压升高，动脉压降低，心搏微弱、心音遥远）。

3. 腹部损伤为主者　开放性腹部损伤可见内脏外露和溢血，闭合性腹部损伤则多为腹痛、腹胀、肠鸣减弱或消失；腹腔实性脏器破裂可迅速出现腹胀，腹腔穿刺为不凝血，很快出现休克；腹腔空腔脏器的局限性破裂穿孔，则早期体征不明显。

4. 颌面颈部损伤者　多伴有颌骨骨折变形及动脉性出血，引发窒息；颈深部出血肿胀还可压迫气管出现严重的呼吸困难，较大动脉破裂很快导致出血性休克。

5. 多发伤　绝大部分合并有骨折，其中四肢骨折最多见，其临床症状和体征明显，如伤肢的功能障碍、肿胀、压痛、伤肢畸形、骨的异常活动和骨擦音等；多发伤中的骨盆骨折者的主要表现为骨盆变形及髂骨部压痛，会阴部可见瘀斑、血肿、撕脱伤、阴道流血，常伴腹腔内脏膀胱、直肠、阴道、尿道等的损伤。

（二）多发性创伤的临床特点

1. 损伤机制复杂　多发伤同一伤员可能有不同机制所致损伤同时存在，如交通事故中伤员可由撞击、挤压等多种机制致伤，高处坠落可同时发生多个部位多种损伤。

2. 伤情具有加重效应　多发伤总伤情重于各脏器伤相加，而且伤情发展迅速、变化快。

3. 并发症多　多发伤的组织器官损伤、破坏广泛，失血量大，常导致一系列复杂的全身应激反应，生理紊乱严重，易发生休克、低氧血症、代谢性酸中毒、颅内压增高、急性肾衰竭、急性呼吸窘迫综合征等并发症。

4. 易漏诊误诊　多发伤患者多个损伤同时存在，可能互相掩盖，造成漏诊。合并颅脑损伤的伤员因意识障碍而不能准确表达，增加诊断的难度。

5. 处理复杂　由于多个损伤需要处理，其先后顺序可能发生矛盾；不同性质损伤的处理原则不同，如颅脑伤合并内脏伤大出血，休克治疗与脱水治疗的矛盾。

（三）多发伤的紧急处理

全科医生在创伤现场急救时，应迅速了解伤者受伤时间、受力方式、撞击部位，有无昏迷、大出血、休克、血气胸等病情，按先抢救，后诊断原则，实施以下处理：

1. 判断有无威胁生命的征象　通过快速、全面的检查，及时评估伤者神志、瞳孔、呼吸、心跳、血压及出血情况。

2. 优先处理危急病情 呼吸道阻塞、出血和休克；对心跳呼吸停止者，应立即施以心肺复苏；对于昏迷者，保持其呼吸道通畅的同时观察和记录神志、瞳孔、呼吸、脉搏和血压的变化。

3. 保持气道通畅 及时清除口咽异物，吸净气管、支气管中的血液和分泌物。昏迷患者可用口咽通气管，必要时可气管插管，予以辅助通气。

4. 伤口止血 明显出血可用加压包扎，除非有大血管出血才使用止血带止血；如伤者有面色苍白、皮肤湿冷、脉搏微弱、血压偏低等低血容量性休克，应迅速建立两条静脉通路，快速输入生理盐水或乳酸林格液 1 000~2 000ml。

5. 封闭胸腔开放性伤口。

6. 骨折处理 四肢长骨骨折可用小夹板、树枝及木棍、板等固定。固定的范围要超过骨折的上、下关节，以减轻搬运过程中的疼痛及周围软组织、血管、神经的进一步损伤。

7. 脱离现场 迅速安全转运伤者到上级专科或综合医院接受进一步的综合治疗，详细记录途中病情变化及救治情况。

三、颅脑创伤

（一）颅骨骨折

颅骨骨折（skull fracture）按骨折部位分为颅盖骨折和颅底骨折；按创伤性质分为开放性骨折和闭合性骨折；按骨折形状分为线性骨折、凹陷骨折和粉碎性骨折。

1. 临床表现

（1）颅盖骨折：颅盖骨折常发生于头部外伤后，表现为骨折局部的头皮肿胀、压痛，可伴发骨膜下血肿与帽状腱膜下血肿；凹陷骨折与粉碎性骨折，触诊可检出局部颅骨下陷。如骨折合并高颅压，可出现头痛、呕吐、意识障碍、失语和局灶性癫痫等。

（2）颅底骨折：颅底骨折多为线形骨折，常合并较重的脑损伤。按其位置分别称为颅前、中、后窝骨折，临床表现各有特点：

1）颅前窝骨折：骨折多累及额骨水平部及筛骨，出现鼻出血；眼睑和球结膜下瘀血斑，即“熊猫眼征”；嗅神经损伤导致嗅觉损害，脑脊液鼻漏和颅内积气。

2）颅中窝骨折：骨折累及蝶骨和颞骨，常造成脑脊液鼻漏和脑脊液耳漏、面神经或听神经损伤。骨折发生在眶上裂或颅中窝内侧面时，可损伤动眼、滑车、外展神经和三叉神经第一支，出现同侧瞳孔散大、眼球运动受限和前额部感觉障碍，称为眶上裂综合征。

3）颅后窝骨折：骨折常累及岩骨与枕骨基底部，出现枕下或乳突区皮下瘀斑；如后组脑神经受损，可出现舌咽、迷走和舌下神经功能障碍；延髓损伤后可出现昏迷、四肢弛缓性瘫痪、呼吸困难，严重者很快死亡。

2. 诊断要点 颅盖骨折的诊断主要依赖 X 线片和 CT 扫描；凹陷性骨折须加摄局部切线位片了解凹陷深度。X 线检查和 CT 扫描对颅底骨折的确诊率不高，主要根据临床表现诊断。

3. 处理方法 颅骨骨折的重要性是与骨折同时存在的颅内脑膜、血管、脑及脑神经的损伤有密切关联，预后大多取决于同时存在的脑损伤程度、是否发生感染、是否合并颅内血肿。

（1）单纯线形骨折：无需特殊处理，若并发颅内血肿导致颅内高压者，需手术清除血肿。

（2）凹陷骨折：如骨折片陷入深度在 1cm 以上，骨折片刺入脑组织内出现脑受压症状，大面积凹陷（直径 >5cm）或凹陷位于运动区者均需手术治疗。前额部凹陷骨折因影响美容，陷入 3mm 即可考虑手术。

（3）粉碎性骨折：处理基本同凹陷性骨折。

（4）颅底骨折；属内开放性骨折，临床治疗主要针对颅底、颅内严重并发性损伤与控制感染；耳鼻出血和脑脊液漏者应保持引流通畅，严禁堵塞冲洗，以免引起颅内感染；严禁做腰穿，防止污染液体逆流入颅内；若脑脊液漏超过 1 个月不愈合者，可采用手术修补漏口；常规应用抗生素与破伤风抗毒素（TAT）；除视神经、面神经损伤可考虑手术治疗外，其他脑神经损伤一般采用保守疗法；对继发性颅内血肿与血管损伤，应尽早给予手术治疗。

（二）脑震荡

脑震荡（concussion）是脑损伤中最轻型的损伤，多数缺乏器质性损害的证据。其特点是：头部受伤后，立即发生短暂的脑功能障碍，经较短时间后自行恢复。

1. 临床表现

（1）短暂意识障碍：伤后患者即出现一过性意识恍惚或完全昏迷，持续时间数分钟或十多分钟后逐渐恢复正常，一般不会超过 30 分钟。

（2）逆行性遗忘（近事遗忘）：患者从昏迷中清醒后，不能回忆受伤经过，对受伤前不久的事不能回忆，但对往事（远记忆）仍能叙述。

（3）其他症状：头痛、头晕、恶心呕吐、失眠、耳鸣等。

（4）情感反应：伤后常有情绪不稳定，患者易激动、流泪、不自主哭笑；有些患者表现为淡漠、抑郁、易于惊惧、不耐烦，或思考问题迟缓、判断能力下降等。

（5）其他：神经系统检查均无阳性体征发现，脑脊液常规检查正常，无明显生命体征变化。

2. 诊断要点

（1）头部确曾受到外力打击，可看到受伤点表面的软组织伤。

（2）有短暂的意识丧失与明显的近事遗忘症。

（3）神经系统检查均无阳性体征发现，脑脊液常规检查在正常范围，无明显生命体征变化。

脑震荡的诊断并无困难，但应力求严谨，以免产生不必要的纠纷或给患者增加心理负担。此外，应注意脑震荡既可单独发生，亦可合并脑挫伤。

3. 处理方法

（1）适当卧床休息，对症治疗和精神心理治疗。

（2）留院密切观察 2~3 日。

（三）脑挫伤

脑挫伤（cerebral contusion）是头颅遭受暴力打击致脑组织发生的器质性损伤。它既可发生在着力部位，也可发生在对冲部位。损伤部位多见于额极与颞极、额底和脑凸面，脑挫伤常合并不同程度的颅内血肿和脑水肿，易形成脑疝，造成严重后果。

1. 临床表现

（1）意识障碍明显，持续时间较长：患者伤后昏迷较深，持续时间较长，短者半小时或数日，长者数周至数月，有的为持续性昏迷或持续植物状态。

（2）有明显的神经损伤后定位体征：由于脑组织破坏、出血等损害，不同部位的脑挫伤可立即出现相应神经系统受损的表现，常见瞳孔散大、单瘫、偏瘫、失语、偏盲和局灶性癫痫、一侧或两侧锥体束征等。

（3）颅内压增高症状：轻度脑挫伤患者颅内压变化不大，严重者发生明显脑水肿，颅内压随之增高，出现剧烈头痛和喷射性呕吐伴有血压升高，脉搏洪大而慢，如治疗不力，最终导致脑疝而死亡。

（4）生命体征变化明显：可有高热或低热、呼吸及循环障碍、血压波动。单纯脑损伤时患者很少发生休克，但脑干伤特别是脑干内有出血的患者易发生休克。

（5）脑膜刺激症状：脑挫伤常合并外伤性蛛网膜下腔出血，造成患者头痛加重，恶心、呕吐、项强直及克氏征阳性等。

2. 诊断要点　脑挫伤的诊断主要根据外伤病史、临床表现、反复的神经系统检查及必要的头颅 CT、MRI 检查，诊断并不困难，但须与颅内血肿和原发性脑干损伤相区别。

3. 处理方法　全科医生接诊后，应及时转上级医院明确诊断并住院治疗。

脑挫伤患者病情复杂、轻重不一、变化较多，治疗主要是防治继发性脑损伤和其他并发症：①轻症者可按脑震荡处理，并密切观察；②重症须 ICU 监护，止血、脱水、抗休克、预防感染，积极控制高热，防治呼吸道感染、应激性溃疡和癫痫等并发症，加强支持治疗和神经营养药物；③严重脑挫伤造成剧烈颅内压增高，保守治疗效果不明显时，可以手术清除挫伤坏死灶和并发的颅内血肿，根据情况确定是否行减压术；④后期可行高压氧和其他康复治疗。

（四）颅内血肿

颅内血肿（intracranial hematoma）是急性颅脑损伤中常见的继发性损伤之一，按血肿所在部位可分为硬脑膜外血肿、硬脑膜下血肿和脑内血肿。

1. 临床表现

（1）急性硬脑膜外血肿：血肿位于颅骨与硬脑膜之间，常发生于颞部，其次为额部，顶、枕部以及颅后窝，多为直接暴力引起，约 90% 的患者伴有颅骨骨折，以青壮年多见。

头部外伤后，大多数患者常有昏迷—清醒—昏迷的意识变化。清醒期有无及持续时间与脑损伤的程度和出血的快慢有密切关系。脑损伤很轻者，伤后无意识障碍，随着血肿形成至颅内压增高到一定程度才出现昏迷、清醒及再昏迷的意识变化；脑损伤重且昏迷深者，可无清醒期而仅是中间好转期，随后昏迷加重。

（2）急性硬脑膜下血肿：此类血肿位于硬脑膜与蛛网膜之间，多因头颅在加速或减速运动时造成的脑挫伤所致，加速损伤所致血肿多在着力点部位的同侧，而减速损伤所引起的出血常在着力点的对侧。

患者伤后多表现持续昏迷，无明显中间清醒期，颅内压增高症状明显，神经损伤体征多见，生命体征改变，脑疝症状出现较快，腰椎穿刺压力增高且脑脊液内大量含血，患者有脑膜刺激症状。老年和婴幼儿患者由于颅内代偿空间较大，轻伤者容易形成慢性硬膜下血肿，可数周至数月后才出现颅压增高症状和神经损伤定位体征。

（3）急性脑内血肿：此类血肿位于脑实质内，多数与脑挫伤的部位一致，常因顶枕部着力引起对冲性损伤或颅骨凹陷性骨折引起。

与硬脑膜下血肿相似，伤后意识进行性恶化，无明显中间清醒期，神经系统损害体征逐渐加重，常伴有定位体征和局限性癫痫，有时病情演变急剧，伤后可很快发生小脑幕切迹疝。

2. **诊断要点**　头部受伤史，伤后出现意识变化、颅内压增高症状和神经系统损害定位体征，提示颅内血肿的可能，头颅CT扫描可以确诊。

3. **急救原则**　颅内血肿是脑损伤严重的继发性病变，血肿压迫脑组织和引起颅内压增高，造成严重的继发性脑损伤。一旦确诊应积极抢救，无手术指征者应密切观察并采取保守治疗，需要手术清除血肿者应及早手术。

4. **治疗处理**

（1）全科医生处理伤者时，应重点了解患者头部受伤过程，关注生命体征及神志和瞳孔变化，尤其是有无神经系统阳性体征；除进行常规急救处理外，应及时将伤者转运至上级医院进一步诊治。对怀疑慢性硬膜下血肿患者，应及时安排行头颅CT扫描检查明确诊断。

（2）急性颅内血肿患者的早期处理时，除常规抢救外，根据病情尽早做头颅CT明确诊断和治疗方案选择，对需手术者治疗者，应争取及早进行，缩短伤后到手术时间，提高生存率。

（3）非手术治疗

1）适应证：①伤后意识清楚或意识障碍不明显，GCS评分N8分；②症状逐渐好转，神经系统无明显阳性体征，生命体征平稳者；③头颅CT检查血肿量，硬膜外≤15ml，硬膜下≤30ml；④深部或多发性小型急性血肿，不伴有脑挫伤和脑受压者；老年患者非手术治疗的指征可适当放宽。

在选择非手术治疗时，应具备对患者观察和手术的条件，因这类患者随时都潜伏着病情恶化的危险性，因此须密切观察病情，随时行CT监测，必要时采取手术措施。对颞部、颅后窝以及双额极的脑内血肿，非手术治疗要谨慎，因为这些部位的血肿病情变化快，观察较困难。

2）非手术治疗措施：主要包括早期应用渗透性脱水剂及利尿药物和肾上腺皮质激素，应用止血药物，防治感染，控制高热与癫痫，保持呼吸道通畅。有条件者进行颅内压监护或CT动态观察。对较小的单纯硬膜外血肿，如颅内压不高，脱水治疗可使血肿增大，只需进行密切监护而不必脱水治疗。

四、胸部创伤

（一）肋骨骨折

肋骨骨折（rib fracture）是胸部创伤时最常见的并发症，约占胸廓骨折的90%。根据肋骨骨折的数目、程度及病理生理的改变，临床上分为单纯性（单根单处或多处）肋骨骨折和多根多处肋骨骨折。

1. **病因**

（1）直接暴力：如摔伤或钝器撞击胸部，骨折多发生于直接作用部位，断端可被推入胸腔，损伤肋间血管、胸膜和肺脏产生血胸或气胸。

（2）间接暴力：如胸部受到前后方向挤压，则可使肋骨向外过度弯曲而折断，多发生于肋骨中段，骨折断端向外突起，可刺伤胸壁软组织，产生胸壁血肿。

（3）肌肉强烈收缩：如咳嗽、打喷嚏等，由于肌肉强烈收缩导致肋骨骨折，多见于老年人，因骨质疏松、脆性较大的缘故。

（4）火器伤：枪弹或爆炸伤导致的肋骨骨折多为粉碎性，且多伴有胸腔内脏器的损伤。

2. 临床表现

（1）胸痛：骨折局部疼痛，尤其在深呼吸、咳嗽或体位变动时加重。有时有少量咯血。若骨折断端穿破胸膜、肺和肋间血管，可产生血胸或气胸等严重并发症。

（2）软组织挫伤或瘀斑：骨折处有明显的局限性压痛点，前后挤压胸廓时局部疼痛加剧，且多与压痛点一致，局部可及骨异常活动和骨擦感。这些均是肋骨骨折的可靠体征。

（3）胸壁反常呼吸运动：多根多处肋骨骨折时，因折断肋骨的前后端失去支持，破坏了胸廓的完整性，使局部大块胸壁软化，产生浮动胸壁（连枷胸），导致该处胸壁在吸气时内陷而呼气时外突的反常呼吸运动，患者表现为严重的呼吸困难。

3. 辅助检查

（1）X线检查：胸部X线片可以观察骨折情况，还能了解胸内脏器有无损伤及并发症（气胸、血胸、肺挫伤、纵隔增宽等）。X线检查最好连续多次监测，以排除延迟性血胸、气胸、肺不张和肺炎。对断端无移位骨折、腋区范围的骨折或肋软骨处的骨折，X线片常不易显示，容易漏诊，应注意结合临床体征观察。

（2）血气分析：多发性肋骨骨折应进行连续血气分析监测，以便明确低氧血症程度。

4. 诊断要点　有胸部外伤史，胸壁有局部疼痛和压痛，胸廓挤压试验阳性，结合胸部X线检查可确诊。

5. 特殊部位肋骨骨折诊断时的注意事项

（1）第1、2肋骨骨折：因外力致伤大，创伤严重而复杂，应密切注意有无并发损伤：①造成胸廓出口及胸腔内脏器损伤、大血管断裂和心脏挫伤；②造成锁骨、肩胛骨骨折或颈椎骨骨折以及颅脑损伤；③多根多处肋骨骨折——连枷胸。

（2）第11、12肋骨骨折：要注意有无合并腹腔内脏器损伤，尤其是肾损伤，肝、脾破裂或膈肌破裂，另注意有无胸椎骨折。

（3）胸骨骨折：胸骨柄向后折断可导致气管横断，胸骨体向后折断可引起心脏挤压伤、心脏压塞甚至心肌破裂等。

（4）多根多处肋骨骨折：导致形成的连枷胸多并发严重的肺挫伤及胸部其他脏器伤，由于肺挫伤引起肺实质损害，造成肺内分流增加和低氧血症，使伤员容易发生急性呼吸窘迫综合征（ARDS）。

6. 急救原则　止痛、清创、胸壁固定，迅速纠正反常呼吸运动，防治并发症。

7. 治疗处理

（1）闭合性单处肋骨骨折：骨折断端因有上、下完整的肋骨和肋间肌支撑较少错位多能自行愈合。治疗的重点是止痛、固定和防治并发症。对单根或2~3根肋骨单处骨折，尤其是位于背侧者，一般以胶布条固定胸廓，同时服用镇痛、镇静药物，并鼓励患者咳嗽、排痰，以减少呼吸系统的并发症。

（2）闭合性多根多处肋骨骨折（连枷胸）：若胸壁软化范围较小，除止痛外，尚需局部压迫包扎。大块胸壁软化或两侧胸壁与多根多处肋骨骨折时，因反常呼吸运动，呼吸道分泌物增多或血痰阻塞气道，病情危重，需清除呼吸道分泌物，以保证呼吸道通畅。对咳嗽无力、不能有效排痰或呼吸衰竭者，要做气管插管或气管切开，以利给氧、抽吸痰液和施行辅助呼吸。

胸壁反常呼吸运动的局部处理有：①包扎固定法，适用于现场或较小范围的胸壁软化；②牵引固定法，适用于大块胸壁软化或包扎固定不能奏效者；③内固定法，适用于错位较大、病情严重的患者。

（3）开放性肋骨骨折：对单根肋骨骨折患者的胸壁伤口需彻底清创，修齐骨折端，分层缝合后固定包扎。如胸膜已穿破，需做胸腔引流术。对多根多处骨折者，于清创后用不锈钢丝做内固定术。术后应用抗生素防感染。

（二）创伤性气胸

创伤性气胸（traumatic pneumothorax）是指胸部创伤累及胸膜、肺或气管，致使空气经破裂口进入胸腔而引发的胸膜腔内积气。根据损伤类型与进入胸腔内气体形成的压力变化关系，可将创伤性气胸分为闭合性气胸、开放性气胸和张力性气胸。创伤性气胸可为钝性伤所致，亦可由于暴力作用引起的支气管或肺组织损伤，或因气道内压力急剧升高而引起的支气管或肺破裂。

1. 闭合性气胸 多因肋骨骨折刺破肺泡或胸壁小穿透伤，导致空气进入负压胸腔蓄积，由于伤道立刻闭合，空气不再进入，胸内压保持稳定，伤侧肺因气体压迫可发生不同程度的萎陷，而纵隔和心脏移位不明显，对呼吸和循环影响不大。胸膜腔的空气可逐渐被吸收，肺组织也随之复张；若空气量大，肺压缩较多时，伤员可出现呼吸困难。

（1）诊断要点

1）临床表现：少量气胸（肺压缩 <30%）可无明显症状与体征；中等量以上气胸（肺压缩 >30%）可有呼吸困难及伤侧气胸征，表现为胸痛、胸闷、气短、伤侧胸部呼吸运动减弱、听诊呼吸音和语颤减弱或消失、叩诊为鼓音。

2）X 线检查：可显示肺压缩萎陷程度并明确诊断。

（2）急救原则：观察，胸穿抽气，抗感染，处理并发症。

（3）治疗处理：全科医生依据患者病史、状和体征，并根据气胸的程度来选择。

1）休息观察：少量气胸，患者可留在社区，全科医生严密观察；6~8 小时后透视或摄片比较，若病情稳定，可卧床休息 2~4 日，肺部即可复张。中度以上气胸，可行胸腔穿刺抽气。

2）闭式引流：需转诊医院行闭式引流情况：①气胸经早期治疗后有发展者；②临床表现为急性呼吸功能不全，须进行辅助呼吸者；③合并血胸者；④双侧气胸。同时应给予吸氧、抗感染治疗，并处理并发伤。

2. 开放性气胸 胸部刀刃锐器伤或弹片火器伤，致胸膜腔经胸壁伤口与外界相通，空气自由进出使胸膜腔内压力与大气压相同，导致严重的呼吸困难和胸膜肺休克，甚至并发脓胸，是一种严重的致命性胸部创伤。

（1）病理生理：伤侧胸膜腔负压消失，肺被压缩而萎陷，两侧胸膜腔压力不等而使纵隔移位，健侧肺扩张因而受限。吸气时，健侧胸膜腔负压升高，与伤侧压力差增大，纵隔向健侧进一步移位；呼气时，两侧胸膜腔压力差减小，纵隔移回伤侧。这种反常运动称为纵隔扑动。纵隔扑动能影响静脉血流回心脏，引起循环功能严重障碍。此外，吸气时健侧肺扩张，吸进气体不仅来自从气管进入的外界空气，也来自伤侧肺排出含氧量低的气体；呼气时健侧肺呼出气体不仅从上呼吸道排出体外，同时也有部分进入伤侧肺。含氧低气体在两侧肺内重复交换，造成严重缺氧。

（2）诊断要点

1）临床表现：有胸腔穿透伤史，胸壁伤口有空气进出的吸吮声即可确诊。患者出现气促、呼吸困难和发绀，以致休克。除伤侧胸部叩诊呈鼓音、听诊呼吸音减弱或消失外，还有气管、心脏明显向健侧移位的体征。

2）X 线检查：可见伤侧胸腔有大量积气的透亮区，肺体积缩小、密度增大，常呈团块状位于肺门部。胸部透视可见纵隔左右摆动。

（3）急救原则：迅速封闭胸壁伤口使开放性气胸转变为闭合性气胸、清创、闭式胸腔引流。

（4）治疗处理

1）急救处理：用无菌敷料（如凡士林纱布）封闭伤口，范围应超出伤口边缘 5cm 以上，再以厚敷料盖严，并用大片胶布包扎固定，以迅速变开放性气胸为闭合性气胸。然后胸穿抽气减压，暂时解除呼吸困难。

2）给氧和输血补液，纠正休克，并迅速转运患者至上级医院治疗。

3）进一步处理：清创、缝合胸壁伤口，并做闭式胸腔引流术。清创时注意尽可能地保留有生机的组织；修整骨折残端，防止术后刺破胸膜；尽可能保留肋间肌，以利于伤口缺损封闭。如疑有胸腔内脏器损伤或活动性出血，则需剖胸探查，止血、修复损伤或摘除异物。术后应用抗生素，预防感染，并注射破伤风抗毒素，鼓励患者咳嗽排痰和早期活动。

3. 张力性气胸 钝性闭合性胸部创伤受伤的同时，导致胸内压、肺内压等都急剧变化，造成肺、支气管撕裂伤或某些胸部穿透伤的伤口形成活瓣，空气在吸气时不断地进入胸膜腔内而不能排出，结果胸内压迅速增高，造成张力性气胸。此时，伤侧肺被压萎陷，纵隔被推向健侧，健侧肺相对受压，使呼吸交换量下降，心脏、大血管也向健侧移位，影响血液回心，使心排出量下降。

（1）诊断要点

1）临床表现：①有钝性外力或致伤物直接打击胸部受伤史，或气管支气管镜史，或肺气肿、肺大疱病史；②出现进行性呼吸困难和低血压，甚至呼吸衰竭和休克；③气管在胸骨上切迹处偏向健侧，心尖搏动点移向健侧；④伤侧胸部饱满，胸廓活动幅度明显减小，伴有严重的纵隔气肿和皮下气肿，叩诊呈鼓音，听诊无呼吸音，语颤消失；⑤胸腔穿刺测压，简易胸腔测压方法是用 2ml 注射器连接于刺入第 2 肋间的穿刺针，如针芯被向后推出，说明有胸腔高气压。

2）X 线检查：伤侧胸腔一片透亮，无肺纹理，肺萎陷成一团于肺门部，纵隔向健侧移位明显。常同时存在血胸。临床上根据临床表现多可确诊，不必等待 X 线检查而延误抢救时间。

（2）急救原则：立即排气，降低胸内压力；闭式胸腔引流，处理并发症。

（3）治疗处理

1）急救处理：在危急状况下，可用一粗针头在伤侧第 2 肋间锁骨中线处刺入胸膜腔，即能收到排气减压效果。在患者转送过程中，于插入针的接头处，缚扎一个橡胶手指套，将指套顶端剪 1cm 开口，可起活瓣作用，呼气时能排气，吸气时闭合，防止空气进入。

2）胸腔闭式引流：在积气最高部位（通常是第 2 肋间锁骨中线）放置胸腔引流管，连接水封瓶。有时尚须用负压吸引装置，以利排净气体，促使肺膨胀。同时应用抗生素，预防感染。待漏气停止 24 小时后，经 X 线检查证实肺已膨胀，方可拔除插管。长时期漏气者应进行胸腔镜下或剖胸修补术。

（三）肺挫伤

肺脏损伤后引起组织水肿和出血，但无撕裂，称肺挫伤（pulmonary contusion）。肺挫伤发生率占闭合性胸部创伤的 30%~75%。当胸部受到严重的挤压伤、爆炸伤或火器伤时，轻者为肺毛细血管破裂，血液充满于肺的实质部分，但范围较局限；重者常因毛细血管通透性增加、血浆外渗而产生肺实变，影响气体交换。

1. 诊断要点

（1）有胸部钝性创伤受伤史。

（2）临床表现：根据肺挫伤的严重程度，伤员有不同程度的呼吸困难、咯血或血性痰，并常有心动过速，低血压，伤侧肺呼吸音减低、有湿啰音等。严重者可频繁咳嗽与咯血，极度呼吸困难，缺氧与发绀明显。肺挫伤常被其他合并伤的伤情所掩盖（如气胸、血胸、连枷胸等）而被漏诊。如及时诊治，常进行性恶化甚至死亡。

（3）辅助检查：①肺部 X 线片伤后 2~4 小时即出现局限性斑点状浸润，继而出现斑块或片状影，严重者一侧或双侧肺叶可见弥漫性大片阴影。故伤后早期的连续胸片观察，对早期诊断、及时治疗和预后均有积极意义。②血气分析对肺挫伤的早期诊断及预后十分重要。伤后早期胸片尚未改变，血气分析即有价值。

（4）鉴别诊断：严重肺挫伤和 ARDS 的临床表现及组织形态学变化颇为相似，但前者常在伤后数分钟内发生，多局限专一个肺叶或一侧肺部，最初胸片有肺挫伤影，2~5 日内逐渐吸收并好转，严重者在 48~72 小时呈进行性发展；后者则在伤后 24~72 小时才逐渐形成，也可能是前者发展的最终结果。

2. 急救原则　保持呼吸道通畅，给氧，严重者尽早应用呼吸机，积极治疗合并伤。

3. 治疗处理

（1）保持气道通畅：迅速清除呼吸道积血及分泌物，保持呼吸道通畅，给氧。严重者可及早行气管插管或气管切开并人工呼吸支持。

（2）积极治疗合并伤：对威胁生命的合并伤，如内脏破裂、心脏压塞、大量血气胸等，均须做相应处理。对局限性肺挫伤无须特殊处理，关键是要考虑有无双侧或一侧全肺挫伤。

（3）止痛：使用止痛剂或肋间神经阻滞。

（4）呼吸机的应用：当临床出现呼吸窘迫，应使用呼吸机治疗。

（5）其他疗法：①稳定胸廓，控制反常呼吸运动；②抗感染治疗；③应用肾上腺皮质激素；④限制输液量，防止进入过多晶体液而诱发 ARDS，注意适当补充胶体液，适当使用利尿剂。

五、腹部创伤

（一）脾破裂

脾是腹部内脏最容易受损伤的器官，在腹部闭合性损伤中，脾破裂（splenic rupture）占 20%~40%；在腹部开放性损伤中，脾破裂约占 10%。

1. 病因　钝性暴力打击是脾破裂的主要原

因，包括交通事故、高空坠地和撞击等。穿透性脾脏损伤包括枪弹、弹片、刀刃及其他锐利武器引起的脾脏损伤。

2. 临床表现　脾破裂患者的临床表现取决于脾脏损伤的类型、部位、程度以及出血的速度和容量。

（1）腹痛：脾脏损伤后可立即出现左上腹疼痛，继而转向全腹疼痛。疼痛多为胀痛，持续性，绝大多数为剧烈疼痛。患者多有心慌、恶心、呕吐等症状。

（2）休克：严重脾损伤，如脾粉碎性破裂或脾深度断裂，可很快出现失血性休克的各种临床表现，如不及时处理，可在短期内死亡。

（3）体征：绝大多数脾破裂患者腹部检查均存在腹式呼吸受限、腹肌紧张、压痛及反跳痛的体征。部分患者在受伤早期，因出血积聚于左膈下，可引起左肩放射性疼痛（Kehr 征）。少数患者破裂的脾与周围组织或大网膜有粘连时，可在左上腹触及一固定包块，脾浊音界扩大且固定，称 Balance 征。

3. 诊断要点　根据左下胸、上腹部的闭合性损伤的受伤史和脾脏损伤后的临床表现，不难诊断脾破裂。另外，还可采用实验室检查、诊断性腹腔穿刺和腹腔灌洗、B 超及 CT 等辅助检查协助诊断。

4. 治疗处理

（1）非手术治疗：非手术治疗限于血流动力学稳定或有选择的脾破裂患者，其包括在 ICU 监护 48 小时、禁食、严格卧床、密切观察病情变化以及全血细胞计数；第 1 周逐步恢复规定饮食和活动，7~14 日进行一次肝脾核素扫描后出院；出院后患者限制活动 4~6 周，禁止体育活动 4~6 个月。

（2）手术治疗：手术治疗可根据损伤的程度和当时的条件，尽可能采用合适的手术方式，全部或部分保留脾脏。

（二）肝破裂

肝破裂（liver rupture）在各种腹部损伤中占 15%~20%，右肝破裂较左肝为多。

1. 病因　钝性肝损伤主要有以下 3 种类型：①右下胸或右上腹受直接暴力打击，使肝脏产生爆震性损伤；②右下胸或右上腹受到撞击和挤压，使肝脏受挤压于肋骨和脊柱之间，引起碾压性损伤；③当从高处坠地时，突然减速，使肝脏和其血管附着部撕裂引起损伤。开放性肝损伤主要有刺伤和枪弹伤，后者常合并有多脏器损伤。

2. 诊断要点

（1）受伤史：开放性创伤的伤口部位和伤道可提示肝脏是否损伤，诊断较为容易。钝性腹部创伤时，尤其是右上腹、右下胸、右腰及肋部受伤时，局部皮肤可有不同程度的损伤痕迹，应考虑肝脏破裂的可能。对创伤严重、多发伤及意识不清的患者，有时诊断较为困难。

（2）临床表现

1）腹痛：患者伤后自诉有右上腹痛，当创伤肝周围积血和胆汁刺激膈肌时，还可出现右胸痛和右肩痛。严重肝外伤腹腔大量出血引起腹胀、直肠刺激症状等。

2）腹腔内出血、休克：是肝破裂后的主要症状之一。当肝脏损伤较严重，可出现一系列腹腔内出血的症状和体征，并在短时间内发生失血性休克。但如果是肝包膜下破裂或包膜下血肿，则患者可在伤后一段时间内无明显症状，或仅有上腹部胀痛，当包膜下血肿进行性增大破裂时，才出现上述的一系列症状体征。

3）体格检查：上腹、下胸或右季肋部有软组织挫伤或有骨折；腹部有不同程度的肌卫、肌紧张、压痛和反跳痛等腹膜刺激症状；肝区叩击痛明显；腹腔有大量积血时移动性浊音阳性；如为肝包膜下、中央部位血肿或肝周有大量凝血块，则肝浊音界扩大；听诊肠鸣音减弱或消失。

（3）辅助检查

1）诊断性腹腔穿刺和腹腔灌洗：当肝脏损伤后腹腔内有一定出血量时，腹腔穿刺多能获得阳性结果，但腹穿阴性结果并不排除肝脏损伤。如腹穿阴性，而临床又高度怀疑肝脏损伤时，可做腹腔灌洗，阳性结果提示腹腔内出血的准确率很高。

2）X 线检查：腹部平片可显示肝脏阴影增大或不规则，膈肌抬高活动受限，并可观察有无骨折，对诊断肝脏损伤有帮助。CT 能清楚显示肝脏损伤的部位和程度、腹腔和腹膜后血肿，还可显示腹腔其他实质性脏器有无损伤，是目前应用最广、效果最好的诊断方法之一。对比增强 CT 是诊断肝脏损伤的“金标准”。

3）B 超：B 超是肝外伤最常用的诊断手段。对诊断肝外伤有较高的诊断率和实用性，可显示肝破裂的部位，发现血腹、肝脏包膜下血肿和肝中央型血肿。

3. 治疗处理

（1）非手术治疗：适用于血流动力学稳定的肝损伤患者：①肝包膜下血肿；②肝实质内血肿；③腹腔积血少于 250~500ml；④腹腔内无其他脏器损伤需要手术。

非手术治疗方法主要要包括卧床休息，限制活动；禁食，胃肠减压；使用广谱抗生素、止痛药物、止血剂；定期监测肝功能和腹部 CT。

（2）手术治疗：肝损伤后出血是导致患者死亡最主要原因，因此控制出血是肝损伤治疗的首要任务。绝大部分肝破裂患者需要急诊手术治疗。如果可能，患者在急诊室就应得到复苏，任何原因引起的血流动力学不稳定的肝外伤均应采用手术治疗。

手术治疗的原则：①控制出血；②切除失活的肝组织，建立有效的引流；③处理损伤肝面的胆管，防止胆漏；④腹部其他合并伤的处理。

六、骨折与关节损伤

骨折是骨的完整性和骨小梁的连续性发生部分或完全中断。骨折是最常见的创伤。关节脱位是指因外伤、病理因素和关节面发育不良，导致构成关节各骨的关节面咬合对位变异、关节功能障碍。

（一）肱骨外科颈骨折

肱骨外科颈位于解剖颈下 2~3cm，相当于大、小结节下缘与肱骨干移行处，为松质骨、皮质骨相邻部位。肱骨外科颈内侧有腋神经丛、臂丛神经和腋动、静脉经过，骨折时有可能发生神经、血管损伤。肱骨外科颈骨折多发生在中老年人。

1. 诊断要点　患者有明确的受伤史。患肩疼痛、肿胀，肩部主动活动丧失，骨折处有明显压痛，外展型骨折上臂呈外展畸形，内收型骨折上臂呈内收畸形。正侧位 X 线片可详细了解骨折情况，明确诊断。

2. 治疗处理

（1）无移位骨折：无须复位，用三角巾将患肢悬吊于胸前 3~4 周后，开始功能练习。

（2）外展型骨折：轻度成角移位的患者，可不复位；用三角巾悬吊 3~4 周后，功能锻炼；中度以上的成角移位，可行手法复位后超肩小夹板外固定；对重度移位的年轻患者，或合并肱骨大结节骨折移位，且手法复位困难者，可手术治疗。

（3）内收型骨折：轻度移位者可不用复位，用外展夹板或石膏绷带固定 3~4 周。对老年患者，虽有移位，但愈合后功能无明显障碍者，可不必复位。对有关节囊或肱二头肌腱嵌夹影响复位者，特别是年轻患者，须切开复位。

手法复位后处理：常采用上臂超肩关节小夹板固定；应密切观察患肢血运和手指活动情况，及时调整夹板的松紧度。夹板固定时间约为 4 周，当骨折临床愈合后拆除。治疗期间应嘱患者进行功能锻炼，先练习握拳、屈伸腕关节和肘关节。3 周内，外展型骨折应限制肩关节做外展活动，内收型骨折应限制肩关节做内收活动。3 周后开始练习肩关节各方向活动。

（二）肩关节脱位

肩关节因为肱骨头大、关节盂小、关节囊松弛且薄弱而容易发生脱位，其发病率仅次于肘关节脱位居第二位。肩关节脱位（dislocation of shoulder）中，以前脱位最多见，后脱位十分罕见。

1. 诊断要点　有明显的受伤史，肩关节肿胀、疼痛、畸形，活动明显障碍。患者常以健手扶持患肢前臂，以限制活动及减少疼痛。Dugas 征阳性，即患侧手扶于对侧肩部时，患者肘关节的内侧不能靠近胸壁。在确诊肩关节脱位的同时，应检查有无神经及血管损伤，常规摄肩关节 X 线片了解脱位情况，明确是否合并骨折。

2. 治疗处理　对肩关节脱位应早期确诊，尽早复位。脱位时间未超过 3 周者应按新鲜脱位处理。

（1）手法复位：复位前为缓解患者的紧张情绪、减轻肌肉痉挛，可应用镇静剂、止痛药或静脉麻醉。常采用足蹬复位法：患者仰卧，术者站在患侧，双手牵引患肢腕部，以足蹬于患侧腋窝，在牵拉、足蹬的同时外旋患肢，此时肱骨头可复位；摄 X 线片明确复位情况。屈肘 90° 上臂保持内收、内旋固定于胸壁，并以三角巾悬吊患肢，肩关节制动 3 周，以后逐步锻炼以恢复肩关节功能。

（2）切开复位：脱位合并腋神经、臂丛神经及腋动脉损伤或闭合复位不成功者，或合并肱骨、肩峰骨折者，应考虑手术切开复位，术后处理同闭合复位。

（三）肘关节后脱位

在全身各关节脱位中，肘关节脱位（dislocation of elbow joint）最多见，其基本类型有肘关节后脱位、前脱位、侧方脱位及分裂脱位。肘关节后脱位是最多见的一种类型，多由间接暴力所致。

1. 诊断要点　有典型的受伤史，伤后除患处疼痛、肿胀、功能障碍等一般损伤症状外，还具有以下特征：①肘部明显畸形；②肘关节弹性固定于半伸位；③肘后三角失去正常关系；④肘前方可摸到肱骨远端，肘后可摸到尺骨鹰嘴；⑤前臂缩短，肘关节周径增粗；⑥X线片检查可以了解脱位情况、有无骨折、陈旧性脱位有无骨化性肌炎等。

2. 治疗处理

（1）手法复位：肘关节脱位应及时整复，屈肘90°固定3周，然后自主功能练习；一般伤后3周内的脱位均可成功地手法整复，其效果取决于是否合并其他损伤及其严重程度。对脱位3~5周的患者，可在适当麻醉下试行手法复位。常规摄X线片明确复位情况。伴随骨折者视复位后的情况，再决定是否进行手术。

（2）下列情况可考虑手术治疗：①闭合复位失败或不适于闭合复位者；②肘关节脱位合并肱骨内上髁撕脱骨折，肘关节复位而肱骨内上髁仍未复位者；③陈旧性（>3周）肘关节脱位，不宜闭合复位或闭合复位失败者；④某些习惯性肘关节脱位者。

（四）骨盆骨折

骨盆骨折（pelvic fracture）主要由压砸、撞挤、高处坠落等外力原因所致，多为闭合伤。亦可因肌肉剧烈收缩发生撕脱骨折。枪弹、交通事故致伤者常为开放性损伤。盆腔的血管及静脉丛丰富，骨盆骨折后易并发失血性休克，是一种严重的创伤。

1. 分型

（1）稳定型骨折：骨盆结构的稳定性取决于后环的完整。虽然骨盆环的一处或几处发生骨折，只要未破坏后环的完整，骨折线走向不影响负重，合并症少，预后较好。

（2）不稳定型骨折：后环骨折后使骨盆的完整性和稳定性遭受破坏。包括：①骶髂关节脱位或分离；②近骶髂关节处的髂骨骨折，骨折线呈直线与骶髂关节平行；③骨纵行骨折。

2. 诊断要点　根据受伤史、症状及体征，辅以X线检查，诊断不难做出。

3. 治疗处理　骨盆骨折的治疗分为骨折本身治疗和并发症的治疗。治疗原则是：首先救治危及生命的内脏损伤及失血性休克等并发症，其次才是骨折本身。

（1）稳定型骨折的治疗：①前环耻骨、坐骨支骨折，一般不需要整复，卧床休息2~3周，即可开始起坐和下床活动。②髂骨翼骨折，只需对症处理，卧床休息4~5周，逐步离床步行。③髂前上、下棘撕脱骨折，屈髋屈膝卧床休息3~4周；坐骨结节撕脱骨折，伸髋伸膝卧床休息3~4周。④骶骨横断骨折、尾骨骨折脱位，卧床休息2~3周。坐位时，加用气圈保护，避免触碰。骶骨横断骨折明显移位，可用手指从肛门内复位。但尾骨骨折肛指复位常不能奏效且增加患者痛苦，一般不采用。必要时可手术切除疼痛的尾骨。

（2）不稳定型骨折的治疗：最基本的方法是采用胫骨结节或股骨髁上持续骨牵引，以达到骨盆骨折逐渐复位与固定。维持牵引至骨折愈合，不宜过早去掉牵引或减重，以免骨折再移位。现手术切开复位已较常用。若开放性骨折、骨折端外露及移位之骨折端刺入膀胱、阴道或直肠内，在清创修补组织的同时，可行切开复位或骨端切除。

4. 并发症的治疗

（1）失血性休克：是骨盆骨折最为常见、最严重的并发症，是造成患者死亡的主原因。出血的来源主要是松质骨骨折、盆腔静脉丛和盆腔内中小血管损伤、骨盆壁的肌肉和内脏损伤。治疗这种休克，应严密监测血压、脉搏、呼吸的变化，积极输血补液，维持有效循环血量，保持水、电解质及酸碱平衡。在抗休克同时，只要情况允许，应尽快整复骨盆骨折。因为骨折端的不稳定和活动，可加重损伤导致出血不止。尽可能减少不必要的搬动。对腹膜后血肿，一般不主张做剖腹探查，当快速输血一定数量后，血压仍不能维持者，可考虑结扎髂内动脉。

（2）膀胱、尿道损伤：是骨盆前环骨折最常见的并发症。若病情允许，可急诊探查修补；否则可做保守治疗，待病情稳定后，再二期手术修补。

（3）直肠肛门损伤：不多见。直肠破裂后，粪便外溢，可导致严重感染，死亡率极高，应积极处理。对女性患者，应注意有无阴道损伤。

（4）神经损伤：多系牵拉及挫伤，无需特殊处理，保守治疗效果好，但必须及时处理骨盆骨折和脱位，以解除神经的牵拉和压迫，以利功能恢复。保守治疗无效者，应早期手术探查。

（五）股骨颈骨折

股骨颈骨折（fracture of femoral neck）好发于老年人，随着社会老龄化，发病率明显增高。由于股骨颈近端骨折段常处于缺血状态，骨折的不愈合和股骨头坏死成为股骨颈骨折治疗中的难点

1. 诊断要点 伤后髋部疼痛，腹股沟韧带中点下方压痛，大粗隆有叩击痛，可出现患肢缩短及外旋畸形。X线正侧位片能明确诊断。要注意不完全骨折或外展嵌入型骨折的患者，临床症状体征不明显，且可行走，这类患者极易漏诊；对临床怀疑，而X线片不能确诊的患者，应1~2周复查X线片。

2. 治疗处理

（1）无明显移位的老年人股骨颈骨折：多倾向于局麻下中空螺钉内固定，可减少再次移位的风险，亦可避免长期卧床的并发症。明显移位的老年人骨折，轻柔复位1~2次，若成功，中空螺钉固定；若失败，切开复位内固定；亦可考虑做人工髋关节假体置换。

（2）年轻人股骨颈骨折：多由强大暴力所致，预后极差，切开解剖复位内固定是首选方法。股骨颈后侧粉碎性骨折时，常须做带蒂骨瓣转移。

（3）应力性骨折和病理性骨折：急诊处理类同老年人骨折，应根据具体情况选择相应治疗方法。

七、脊柱和脊髓创伤

脊柱是躯干的中轴与支柱，具有支持体重、保持重心、缓和冲击、保护脊髓和内脏的功能。随着工业、交通和体育事业的发展，脊柱骨折与脱位损伤日益增多，给患者、家庭及社会带来了沉重的负担。

（一）脊柱骨折与脱位

脊柱骨折（spine fracture）是临床骨科常见的损伤之一，多数由间接暴力造成，常见的原因为车祸、高处坠落及重物打击。发生部位以胸腰椎骨折最多，其余依次为颈椎、腰椎、胸椎。颈椎损伤常合并不同程度的脊髓损伤，导致呼吸功能障碍直接威胁患者的生命；胸腰椎损伤也可合并脊髓或马尾神经损伤，致残率高。脊柱骨折若合并其他脏器损伤，更增加了病情严重程度。

1. 诊断要点

（1）患者有明确的受伤历史，如车祸、高处坠落、重物砸伤等。

（2）伤后脊柱局部疼痛、活动受限、畸形，并有明显的压痛及叩痛。

（3）可合并有脊髓神经损伤的症状和体征。

（4）X线片可显示脊柱骨折脱位的部位、严重程度；CT及MRI可显示椎体及附件骨折及脊髓神经受压的情况。

2. 现场救护

（1）将患者尽快搬离可能再次发生意外的现场，避免重复或加重创伤。

（2）保障患者呼吸道通畅。如果患者有明显的通气功能障碍，应现场紧急气管插管或气管切开。

（3）搬运伤员时，动作要轻柔，尽量平抬平放，应用木板或无弹性担架。专人负责扶持头部，确保损伤的颈椎不随意活动，以免加重损伤。

（4）运送途中要密切观察伤员的生命体征变化。注意保温，每1~2小时翻身一次，防止压疮发生。

3. 急救处理

（1）呼吸道通畅：痰多不易咳出严重影响呼吸时可行气管切开。

（2）静脉通道：根据情况可静脉使用糖皮质激素（地塞米松20mg）、20%甘露醇脱水；输血；抗生素预防感染。

（3）准确的全身检查：首先确定是否存在危及生命的紧急情况；确定有无休克；有无颅脑和

重要脏器损伤；有无其他部位骨与关节损伤。必须优先处理危及生命的损伤。

（4）全身情况允许时，急诊摄颈椎、胸腰椎 X 线片；必要时行 CT 或 MRI 检查。

（5）体格检查可明确损伤部位、脊髓损伤的平面及损伤的严重程度，应特别注意动作要轻柔，防止加重损伤。

4. 治疗原则　脊柱骨折脱位的治疗首先要明确有无脊髓或神经损伤，骨折是否稳定。治疗包括：早期完全复位，以恢复脊柱的正常序列，重建脊柱的稳定性，恢复正常的椎管容积，给脊髓以恢复功能的机会。

（1）颈椎骨折治疗

1）稳定性颈椎骨折的治疗：单纯椎体轻度压缩骨折，采用枕颌吊带牵引 3 周，然后用头颈胸石膏固定 3 个月；单纯棘突或横突骨折，可直接用支架固定，维持稳定。

2）不稳定颈椎骨折脱位的治疗：椎体压缩超过 1/2，有后方韧带断裂或骨折脱位者，以及椎体粉碎性骨折等均属不稳定性骨折。合并神经系统损伤者，应积极手术减压，重建脊柱稳定，同时使用脱水药物减轻水肿并改善血流。

（2）胸腰椎骨折治疗

1）根据脊椎骨折分类判断脊柱稳定性及根据影像学明确脊髓有无受压及压迫位置，是制定治疗方案的主要依据。

2）治疗包括复位矫形、椎管减压和固定融合。

3）单纯压缩较轻的骨折，可卧板床休息，局部封闭止痛，积极锻炼腰背肌，4~6 周可起床；对压缩较重者，若后柱保持完整，可采用后伸复位法复位。

4）其他骨折脱位可采取手术治疗。

（二）脊髓损伤

脊髓损伤（spinal cord injury）是脊柱骨折的严重并发症，最易发生在颈椎下部，其次为脊柱的胸腰段。胸腰段脊髓损伤使下肢的感觉与运动产生障碍，称为截瘫；而颈段脊髓损伤后，累及颈膨大，出现双上肢以下的神经功能障碍，称为四肢瘫痪。

1. 分类　脊髓可因直接或间接的外力造成脊髓结构和功能的损害，分为原发性脊髓损伤与继发性脊髓损伤。前者是指外力直接或间接作用于脊髓所造成的损伤；后者是指外力所造成的脊髓水肿、椎管内血肿、压缩性骨折以及破碎的椎间盘组织等对脊髓压迫所造成的脊髓的进一步损害。

（1）脊髓震荡：与脑震荡相似，脊髓震荡是最轻微的脊髓损伤。脊髓遭受强烈震荡后立即发生弛缓性瘫痪，损伤平面以下感觉、运动、反射及括约肌功能不完全丧失。在数分钟或数小时内即可完全恢复。

（2）脊髓挫伤：为脊髓的实质性破坏，脊髓内部可有出血、水肿、神经细胞破坏和神经传导纤维束的中断。脊髓挫伤轻者为少量的水肿和点状出血，重者则有成片挫伤、出血，可有脊髓软化及瘢痕的形成，因此预后极不相同。

（3）脊髓断裂：脊髓的连续性中断，可为完全性或不完全性，不完全性常伴有挫伤，又称挫裂伤。脊髓断裂后恢复无望，预后差。

（4）脊髓受压：骨折移位、碎骨片与破碎的椎间盘挤入椎管内可以直接压迫脊髓，使脊髓产生一系列损伤的病理变化。及时去除压迫物后脊髓的功能可望部分或全部恢复；压迫时间过久，脊髓因血液循环障碍而发生软化、萎缩或瘢痕形成，则瘫痪难以恢复。

2. 临床表现　根据损伤的脊髓节段不同，其临床表现不同。

（1）颈髓损伤：上颈髓损伤患者出现四肢瘫，膈肌和腹肌全部瘫痪，需气管切开控制呼吸。下颈髓损伤患者可出现自肩部以下的四肢瘫，胸式呼吸消失，腹式呼吸变浅，大小便功能丧失。由于交感神经紊乱，可以出现中枢性高热或持续低温。

（2）胸髓损伤：患者表现为截瘫。胸髓损伤平面以下，感觉、运动和大小便功能丧失，浅反射不能引出，而膝腱反射、跟腱反射活跃或亢进，下肢肌张力明显增高，病理征阳性。

（3）腰髓、脊髓圆锥损伤：腰$_1$节段以上的横贯性损害表现为下肢肌张力增高，腱反射亢进，出现病理征；腰$_2$节段以下损伤的表现则正相反。脊髓圆锥损伤导致会阴部皮肤呈马鞍状感觉减退或消失，逼尿肌麻痹，肛门反射及球海绵体反射消失，大小便失控。

（4）马尾综合征：腰$_1$平面以下为马尾神经，在此平面以下受损可出现神经的感觉和运动功能障碍，膀胱和直肠功能障碍。

3. 诊断要点　根据创伤史，影像学检查（X线片、CT、MRI）和临床症状体征，可判断脊柱骨折脱位的部位与类型、脊髓损伤的节段和程度。目前国际上较常用Frankel分级法来判断脊髓功能：A级，受损平面以下无感觉和运动功能；B级，受损平面以下有感觉，但无运动功能；C级，有肌肉运动，但无功能；D级，存在有用运动功能，但不能对抗阻力；E级，运动与感觉功能基本正常。

4. 治疗处理　依据脊柱骨折脱位的诊断和患者的全身情况，急诊早期手术治疗解除脊髓压迫，重建脊柱的稳定性；大剂量甲泼尼龙可保护和促进脊髓功能，应在伤后8小时内使用；高压氧治疗可改善脊髓缺氧、单唾液酸四己糖神经节苷脂可促进损伤神经元及轴突的再生和修复。积极防治压疮、泌尿系感染、呼吸道感染、应激性溃疡等并发症。

八、烧伤

烧伤（burn）泛指由热力、电流、化学物质、放射线、激光等致伤因素所致的组织损害。烧伤不仅损害皮肤，还可深达皮下、肌肉、骨骼，可导致全身一系列病理生理改变。烧伤是日常生活、生产劳动、战争中很常见的损伤。通常狭义的烧伤是指热力作用导致的热烧伤，而其他因素导致的则冠以病因命名，如电烧伤、化学性烧伤、放射性损伤等。

（一）诊断与分度

1. 烧伤面积的估计　以烧伤区占体表面积的百分比表示。国内常用的是中国新九分法和手掌法，后者用于小面积烧伤。

（1）中国新九分法：新九分法是将人体各部分别定为若干个9%，主要用于成人（表10-1-2）；小儿的躯干和双上肢的体表面积所占百分比与成人相似，特点是头大下肢小，并随年龄的增大，其比例也不同，估计烧伤面积时应予注意。

表10-1-2　新九分法烧伤面积计算

部位			成人面积	小儿面积
双上肢	发部	3		
	面部	3	9	9+（12-年龄）
	颈部	3		
双上肢	双手	5		
	双前臂	6	9×2=18	18
	双上臂	7		
躯干	躯干前面	13		
	躯干后面	13	9×3=27	27
	会阴	1		
双下肢	双足	7		
	双小腿	13	9×5+1=46	46-（12-年龄）
	双大腿	21		
	双臀	5		

（2）手掌法：以伤者本人的一个手掌（并指）占体表面积1%计算。

2. 烧伤深度的识别　按损伤组织的层次，现普遍采用三度四分法，即根据伤深度分为Ⅰ度、浅Ⅱ度、深Ⅱ度和Ⅲ度（表10-1-3）。

表10-1-3　烧伤深度判断

烧伤深度	组织学深度	病理生理	临床表现
Ⅰ度	达表皮角质层	局部血管扩张、充血	轻度红、肿、热、痛，无水疱
浅Ⅱ度	达真皮浅层	血浆渗出，积于表皮和真皮间形成水疱	剧痛、感觉过敏，水疱较大，创面基底均匀发红，潮湿
深Ⅱ度	达真皮深层，皮肤附件残留	感觉神经部分破坏，毛细血管栓塞	痛觉迟钝，水疱有或无，创面基底红白相间，可见网状栓塞血管，水肿明显
Ⅲ度	皮肤全层	组织细胞凝固性坏死，形成焦痂	痛觉消失，无水疱，创面蜡白，焦黄或炭化，似皮革状，可见树枝状栓塞血管

（1）Ⅰ度烧伤：仅伤及表皮，病变最轻，3~5 日可好转痊愈，不留瘢痕和色素沉着。Ⅰ度烧伤不纳入烧伤总面积计算。

（2）浅Ⅱ度烧伤：伤及真皮浅层，但残存的生发层、皮肤附件（如汗腺管及毛囊）的上皮增殖活跃。如无感染，约 2 周可愈合，不留瘢痕，可有色素沉着。

（3）深Ⅱ度烧伤：伤及真皮深层，但有极少真皮和皮肤附件残留，仍可再生上皮。如无感染，3~4 周可自行愈合。修复过程中有新生肉芽组织，故留有瘢痕。

（4）Ⅲ度烧伤：皮肤及其附件全部被毁，创面须待焦痂脱落，肉芽组织生长而后形成瘢痕，也可由周围健康皮肤长入，或通过植皮愈合。

3. **烧伤严重程度分类**　临床上烧伤严重程度的判断是由烧伤面积、深度及有无并发症来决定（表 10-1-4）。烧伤的诊断应包括烧伤部位、面积、深度和病因，如头面部 5% 深Ⅱ度火焰烧伤。

表 10-1-4　烧伤严重程度分类

程度	总面积	Ⅲ度面积	说明
轻度	<10%	0	总面积虽不足 30%，Ⅲ度面积也不足 10%，但伤员有休克、中重度吸入性损伤或合并伤，即为重度
中度	10%~29%	<10%	
重度	30%~49%	10%~19%	
特重	>50%	>20%	

（二）现场急救

1. **清除致伤原因**　①火焰烧伤：立即脱去着火衣服或就地滚动灭火，不要四处奔跑、高声呼叫；②热液烫伤、酸碱烧伤：迅速脱去被浸渍衣服，持续用大量清水冲洗；化学烧伤勿用中和剂处理创面。

2. **保护创面**　剪开去掉伤处衣物，用敷料或清洁衣物包扎，以免创面污染，或再损伤。

3. **保持呼吸道通畅**　将患者放于通风良好的地方，松解颈部衣扣；有呼吸道烧伤者，必要时行气管切开。

4. 及时处理其他危及生命的合并伤。

5. **补液治疗**　对大面积烧伤患者，应尽早补液；可口服含盐液体，禁忌大量饮用无盐饮料或白开水。

6. **镇静止痛**　安慰和鼓励患者，必要时酌情使用口服止痛药。

7. **转运**　①轻度烧伤患者：现场急救处理后即可转送医院，或门诊治疗；②大面积烧伤患者：伤后 2 小时内不能送到上级医院，应在当地医院抗休克，待休克稳定后再转送；③转运途中：应建立静脉通道，保持呼吸道通畅，维持生命体征平稳。

（三）治疗处理

1. **局部治疗**　成人烧伤面积低于 10%，小儿烧伤面积低于 5% 的浅Ⅱ度烧伤者，一般不需住院，急诊完成以下治疗：①清洗、包扎创面；②口服、肌注或静脉给予抗生素抗感染治疗；③常规注射破伤风抗毒素；④给予一些烧伤创面外用药；患者门诊随诊。

2. **全身治疗**

（1）防休克治疗：对中、大面积烧伤，特别是大面积烧伤，须通过静脉补液，以免低血容量休克。

1）补液量：根据Ⅱ度和Ⅲ度创面计算患者所需基础、额外的液体量（表 10-1-5）。

表 10-1-5　烧伤补液计划

项目	第一个24 小时			第二个24 小时
	成人	儿童	婴儿	
每 1% 面积、千克体重补液量（额外丢失）	1.5ml	1.8ml	2.0ml	
晶体液：胶体液	中、重度 2∶1，特重 1∶1			
基础需水量（5%~10% 葡萄糖液）	2 000~2 500ml	60~80ml/kg	100ml/kg	

2）补液种类：①晶体为 2∶1 的等渗盐水、林格液或平衡液；②胶体为 20% 白蛋白、血浆、低分子右旋糖酐或代血浆；③水分为 5% 葡萄糖液。

3）补液原则：①先快后慢，第一个 24 小时的前 8 小时应输入计划液体总量的 1/2，剩余量液体在后 16 小时输入；②先晶体后胶体，伤后应优先输入电解质液，有利于循环血量的恢复，胶体安排在后面的液体计划中；③交替输入，晶体、水分、胶体应交替输入，切忌在短时间内大量输入同一种液体；④及时调整，应根据患者精神状态、生命体征、每小时尿量、外周循环等指标来调整输液的质和量，使患者平稳度过休克期。

（2）防治全身性感染：全身性感染是烧伤病程中常见的并发症，也是大面积烧伤死亡的主要原因。感染源主要来自创面，亦可来自消化道、呼吸道和曾经插管的静脉。合理使用抗生素。

（3）支持治疗：维持内环境稳定，纠正水电解质紊乱；纠正低蛋白及贫血，静脉输入免疫球蛋白，增强免疫功能；

3. 创面处理 烧伤创面处理贯穿着烧伤治疗的全过程，是大面积烧伤抢救成功与否的关键。创面处理的主要目的是：保护创面，减轻损害和疼痛，防治感染，促进创面愈合，减少后遗症，不留或少留瘢痕，最大限度地恢复功能。常用的方法：清创术、包扎疗法、暴露疗法、焦痂切开减压和去痂植皮等。

九、理化因素损伤

（一）中暑

中暑（heat illness）是指高温环境中，机体发生以体温调节中枢障碍、汗腺功能衰竭和水电解质丢失过量为特征的急性热损伤性疾病。

1. 病因 高温是引起中暑的主要原因。其次，干热作业环境和高温、高湿作业环境也易发生中暑；某些特殊体质或全身性疾病状态（老年、体弱、产妇、肥胖、发热、甲状腺功能亢进等）、应用某些药物（如苯丙胺、阿托品等）、汗腺功能障碍与皮肤局部疾病（如硬皮病、广泛皮肤烧伤后瘢痕形成）等均可成为高温环境时中暑易发因素。

2. 临床表现 根据临床表现，中暑分为三级：先兆中暑、轻症中暑和重症中暑。

（1）先兆中暑：人体在高温或高温高湿环境下作业或生活一定时间后，出现头昏、口渴、乏力、多汗、胸闷、心悸、注意力不集中、体温正常或略高（<37.5℃）。

（2）轻症中暑：

先兆中暑基础上，伴有下列表现之一者：①体温38℃以上；②面色潮红、皮肤灼热等；③早期周围循环衰竭表现，如面色苍白、恶心、呕吐、皮肤湿冷、血压下降、脉细而快、大量出汗。

（3）重症中暑：上述症状加重，伴有昏厥、昏迷、痉挛或高热，为重症中暑。根据发病机制和临床表现，重症中暑分为热痉挛、热衰竭和热射病三型。

1）热痉挛（heat cramp）：此类患者多见于高温下剧烈体力劳动过程中，由于大量排汗，同时大量饮水而盐分补充不足时，造成低钠、低氯血症。主要表现为短暂的间歇对称性四肢骨骼肌的疼痛性痉挛，尤以腓肠肌多见，亦可累及腹直肌、肠道平滑肌和膈肌，多可自行缓解；体温正常或仅有低热。

2）热衰竭（heat exhaustion）：此型最多见，常发生于老年人、儿童及未能适应高温气候及环境者。患者先有头痛、头晕、恶心；继而口渴、胸闷、脸色苍白、冷汗淋漓、脉搏细弱或缓慢、血压偏低；可有晕厥，并有手、足抽搐。体温可轻度升高。重者出现周围循环衰竭。热衰竭可以是热痉挛和热射病的中间过程，处理不及时可致热射病。

3）热射病（heat apoplexy）：是指在高温环境中机体长时间产热过多、或散热不足造成体内热量蓄积过多，体温升高所致的一种危急症，其临床特征为高热和意识障碍。患者体温可达40~42℃，颜面灼热潮红，皮肤干燥无汗；呼吸快而弱、脉速；最开始症状为剧烈头痛、恶心呕吐、烦躁、谵妄；逐渐发展为嗜睡、神志模糊、昏迷；重者出现DIC、肺水肿、脑水肿、心功能不全、肝肾功能损害等并发症。病死率极高。

3. 实验室检查 中暑时，应行血生化和动脉血气分析等实验室检查，以尽早发现重要器官功能障碍的证据，也有助于与其他高热疾病的鉴别。

4. 临床诊断 在高温环境中，重体力作业或剧烈运动之后甚至过程中出现相应的临床表现即可以诊断中暑。但须注意排除流行性乙型脑炎、细菌性脑膜炎、脑型疟疾、脑血管意外、脓毒症、急腹症、甲状腺危象、抗胆碱能药物中毒等原因引起的高热疾病。

5. 抢救治疗 抢救原则：迅速脱离高温环境，积极采取快速降温措施，尽快纠正水、电解质紊乱和酸碱平衡失调。

（1）先兆中暑和轻症中暑：出现中暑前驱症状时，应立即撤离高温环境，在荫凉处安静休息并补充清凉含盐饮料，即可恢复。

（2）热痉挛和热衰竭：立即将患者转移到荫凉通风处休息，环境温度应以不引起患者寒战和感到凉爽舒适为宜。同时口服含盐冷饮后大多患者可恢复。有周围环衰竭倾向者，可静脉滴注葡萄糖生理盐水，能较快恢复。

肌肉的痛性痉挛不需按摩，否则会疼痛加剧，除了尽快补充钠、氯离子的缺失外，尚需注意适当补充其他电解质如钙、镁等。一般经治疗数小时内可恢复。

（3）热射病

1）降温治疗：降温治疗是根本，降温速度决定患者预后，应在1小时内将直肠温度降至38℃内。

①环境降温：抢救现场必须通风荫凉，应及时将患者搬入室温小于20℃的空调间内或在室内放置冰块等。

②体表降温：蒸发降温是一种简单易行的办法，用井水、自来水或温水浸透的毛巾擦拭全身，同时配合电扇吹风。头部、颈两侧、腋窝及腹股沟等大动脉处可置冰袋。患者如有寒战则必须以药物控制，防止产热增加及乳酸堆积。循环功能无明显障碍者还可做冷水浴，即将患者浸入冷水中，保持头部露出水面。

③体内降温：可用4~10℃的5%葡萄糖盐水1 000~2 000ml静脉滴注，或用4~10℃的10%葡萄糖盐水1 000ml灌肠，也可采用胃管内灌注冷生理盐水降温。

④药物降温：氯丙嗪25~50mg，加入250~500ml液体内，静滴1~2小时，同时严密监测血压，一般在2~3小时内降温。若体温无下降趋势，可用等剂量重复一次。也可使用纳洛酮0.8~1.2mg，0.5~1小时重复一次，有明显降温、促醒、升压等效果。

无论何种降温方法，当体温（直肠温度）降至38℃左右即可考虑终止降温，但须防止体温再度回升。降温时，血压应维持收缩压在90mmHg以上，并密切监测有无心律失常出现，必要时宜及时处理。

2）支持疗法：治疗期间应始终保持呼吸道通畅，及时高效供氧，纠正失水、低血容量及电解质紊乱，维持酸碱平衡。如失水为主者，给予5%葡萄糖液静脉滴注；如以低钠血症为主者，给予生理盐水静脉滴注。

3）对症处理：抽搐时可静脉注射地西泮10mg或肌内注射苯巴比妥钠0.1g；心衰者可使用毛花苷C等强心药；有脑水肿者可使用甘露醇脱水等；早期急性肾衰者可试用利尿药或行腹膜透析；发生肝细胞损害者应积极给予保肝治疗；积极治疗休克和控制感染等并发症，同时加强护理。

4）恢复期治疗：患者度过急性期后可有1~3个月的热过敏状态，其间应避免再度于高温环境下工作和生活。

（二）冻伤

冻伤（frostbite）即冷损伤（cold injury）是低温作用于人体，引起局部组织坏死或全身相关组织及器官功能障碍甚至死亡的一种疾病。低温强度、作用时间、空气湿度和风速与冻伤的轻重程度密切相关。

冻伤按损伤范围可分为全身性冻伤（冻僵）和局部性冻伤（局部冻伤、冻疮、战壕足与浸泡足）。按损伤性质可分为冻结性冻伤（局部冻伤、冻僵）和非冻结性冻伤（冻疮、战壕足与浸泡足）。

1. 病因　在寒冷环境中逗留和工作时间过久，保暖御寒措施不足、陷埋于积雪或浸没于冰水等情况时易发生冻伤。

2. 临床表现

（1）非冻结性冻伤：人体长时间暴露于0~10℃的低温、潮湿环境且保护较差造成的局部损伤，组织不发生冻结性病理改变。包括手、足、耳垂和鼻尖部的冻疮、战壕足和浸泡足。一般表现为局部有痒感或胀痛的红肿、丘疹或结节病变。并发感染时可形成糜烂或溃疡。受冻局部可渐次出现皮肤发红、苍白、发凉，皮肤或肢端刺痛，皮肤僵硬、麻木、感觉丧失。冻疮治愈后可反复发作。

（2）冻结性冻伤：是因人体局部或全部短时间暴露于极低气温，或者较长时间暴露于0℃（冰点）以下低温造成的损伤。

1）局部冻伤：可发生在任何皮肤表层，但一般局限在鼻、耳、面部、手和足等暴露部位。根据创面损伤深度不同可分为以下四度。

Ⅰ度冻伤（红斑性冻伤）：伤及表皮层，局部红肿、发热感、疼痛，愈合后不留瘢痕。

Ⅱ度冻伤（水疱性冻伤）：损伤达真皮层，局部红肿，有水疱、疼痛、麻木、感觉迟钝。局部可成黑痂，2~3周脱痂愈合，少有瘢痕。如并发感染，创面溃烂，愈合后可有瘢痕。

Ⅲ度冻伤（腐蚀性冻伤）：损伤达皮肤全层或

深达皮下组织，局部皮肤紫红或紫黑色，感觉障碍或消失皮温降低，创面周围红肿疼痛，出现血性水疱，皮肤坏死，愈合后留有瘢痕。

Ⅳ度冻伤（血栓形成与血管闭塞）：损伤达肌肉、肌腱、骨骼等组织，局部皮肤深紫黑色，皮温降低，剧痛 2~3 周内成干性坏死，容易并发感染呈湿性坏疽，全身中毒症状严重。

2）冻僵（frozen stiff）：由于寒冷（-5 ℃以下）环境引起的全身体温过低，导致以神经系统和心血管系统损伤为主的全身性损害。根据测得的中心体温（直肠温度）可将冻僵分为 3 度：中心温度在 34~36 ℃无为轻度冻僵，中心温度在 30.1~33.9 ℃为中度冻僵，中心温度低于 30 ℃为重度冻僵。受冻早期可表现为神经兴奋，皮肤血管和毛孔收缩、排汗停止、代谢率增高、肌张力增加、出现寒战或肌肉震颤；随着体温继续下降至 <33 ℃时，机体进入代谢和功能抑制状态，寒战停止、心肌收缩力下降、心动过缓、血压下降、意识模糊、知觉与反应迟钝，瞳孔开始散大。严重者出现昏迷，皮肤苍白或青紫，四肢肌肉和关节僵硬，测不到脉搏和血压，肺水肿，室颤，心搏骤停，呼吸停止，瞳孔散大，无脑电活动。冻僵患者体温越低，病死率越高。中心体温在 25~27 ℃时为低温致死极限，往往很难复苏成功。

3. 辅助检查　冻僵时可有代谢性酸中毒、低氧和高碳酸血症、氮质血症、血淀粉酶增高、血小板减少、血液浓缩、凝血障碍等指标，心电图可表现为心动过缓和传导阻滞、心房颤动和室性心律失常，严重患者出现心室颤动、心室停搏。

4. 临床诊断　通过了解受冻史、受湿冷史、保暖情况以及是否有诱因，不难做出诊断；并可做出冻伤类型与严重程度判断。应注意患者出现低体温前是否伴有药物过量、滥用酒精或外伤。

5. 抢救治疗

（1）现场急救

1）迅速判断病情和评价现场环境：发现患者时，首先对现场气象条件、暴露时间、衣着和御寒情况以及患者的生理状态做初步判断，在未获得确切的死亡证据前，必须积极抢救。

2）尽快脱离低温环境：将冻僵患者用毛毯等保暖材料加以包裹，搬运到温暖室内或场所，脱掉潮湿紧固的衣服。尽量采用运送工具转送，避免进一步损伤。搬运时动作一定要轻缓，以免骨折和损伤。如有望迅速送到医疗单位，一般不主张在野外现场进行复温。

3）避免不适当的现场复温：严禁用拍打、冷水浸泡、雪搓等方法局部复温，也不可用火烤、直接放在发动机废气管或散热片上，以防加重损伤。

（2）治疗处理

1）冻僵

①复温：首先脱去湿冷衣服。患者肛温在 32~33 ℃时，可用毛毯或被褥裹好身体，逐渐自行复温；肛温低于 31 ℃时，应加用热风或用 44 ℃热水袋温暖全身。不需要做心肺复苏的患者，可做全身性温水浴，方法是头部外露、裸体浸泡于 40~44 ℃或稍低温度的水浴中，使其缓慢复温。复温时可能发生两大危险：复温休克和心室纤颤。心脏停搏或有心室纤颤的患者，应立即进行胸外心脏按压或除颤。肛温低于 12 ℃时，复温后肢体有红、肿、痛，神经和肌肉的功能需要数周或数月后才能恢复，理疗可缩短恢复期。对重症冻僵患者，也可采取温液灌胃或灌肠、静脉注入温热的补液、腹膜透析复温法、呼吸道复温法、体外循环复温法，效果显著。

②对症治疗：对于外周无脉搏及呼吸消失者，应立即实施心肺复苏术。积极纠正低氧血症、水电解质紊乱、酸碱失衡、血液浓缩，重建血液循环，预防血栓形成、继发感染、脑水肿和肾功能衰竭。

2）局部冻伤

①复温：温水快速复温法是目前救治仍处于冻结状态局部冻伤的最好方法，可以首选。方法是将冻伤部位浸泡于 38~42 ℃温水中，并保持其水温。如足部与鞋袜仍冻结在一起，可全部浸于温水中，待融化后轻轻脱去或小心剪开。耳、颜面部可用温热毛巾湿敷或温水淋洗复温。冻结组织融化的指征是感觉恢复、肤色变红和原本发硬的组织已变软。局部已完全融化即可停止温水复温，一般需 30~60 分钟。快速融化复温过程中常可引起剧烈疼痛，可给予镇痛剂处理。

②局部治疗：根据冻伤程度不同进行处理。

Ⅰ度、Ⅱ度冻伤：局部敷冻伤膏（1% 呋喃西林霜剂）、2% 新霉素霜剂或 5% 磺胺嘧啶锌软膏，用干而软的吸水性敷料作保暖性包扎；对较大的水疱，局部消毒后，先用注射器抽出其中浆液，再作包扎。

Ⅲ度、Ⅳ度冻伤：用 0.1% 氯己定（洗必泰）多次温浸后，辅以局部敷 1mm 厚的呋喃西林乳膏（741 冻伤膏）或 724 冻伤膏。将患肢略抬高以利于静脉血液回流。冻伤早期不宜作切痂术或截肢术，注意创面保护，待其坏死组织分界明显后再作清创处理，确定其远端已完全坏死者可行截肢术。

③改善局部血液循环：A. 抗淤积疗法，冻伤后及早应用低分子右旋糖酐是治疗重度冻伤的常规方法，每日静脉滴注 500ml，持续 1~2 周；B. 解除血管痉挛疗法，可应用各种血管舒张剂，也可用交感神经 α 受体拮抗剂或交感神经切除术等方法；C. 抗凝及溶栓疗法，可以应用肝素、链激酶、纤维蛋白溶酶激活剂等药物，但这类药物对于有出血倾向、外伤，尤其是颅脑损伤者，难于应用。

3）非冻结性冻伤

①冻疮：应保持局部温暖、干燥，避免受伤、避免火烘或热水浸泡；冻疮破溃时可先用 3% 硼酸溶液湿敷，渗出好转后再用 10% 鱼石脂软膏外敷。

②战壕足和浸渍足：需撤离寒冷、低温、潮湿环境，脱去潮湿的衣裤和鞋袜，予以全身或局部的保暖；局部保持清洁，控制感染，但不可热敷，以免组织坏死；口服温热的高热量饮料等。充血期应卧床休息，给予止痛剂，病变肢体置于被褥外，略抬高患肢，室温不宜过高；疼痛剧烈时，可作普鲁卡因封闭治疗，严重患者可作交感神经切除术，以减轻肢端动脉痉挛。

（三）淹溺

淹溺（near-drowning）常称为溺水，是人被淹没于水中因为水、水中污泥和杂草堵塞呼吸道或因反射性喉、气管、支气管痉挛引起窒息，进而导致机体缺氧和二氧化碳潴留，血液渗透压改变、电解质紊乱和相关组织功能损害的疾病。若不及时抢救常危及生命。淹溺后窒息致心脏停搏者称为溺水（drowning）。

1. 病因　包括自杀或意外落水、溺水、入水前饮酒或服用镇静药物过量或患有不宜游泳疾病而游泳以及潜水或舰船失事等。

2. 临床表现　患者的许多症状和体征只发生在淹溺现场。临床表现的严重程度与淹溺持续时间长短、吸入液体量及性质、重要器官损害程度及范围有关。缺氧是淹溺患者共同的和最重要的表现。濒死溺水者获救后，常表现意识不清，血压下降或测不到，呼吸、心搏微弱或停止；一般表现有皮肤发绀，面部肿胀，双眼结膜充血，口鼻充满泡沫或杂质，四肢冰冷，胃内积水致上腹部鼓胀。有的患者还合并颅脑及四肢损伤。重者 24~48 小时后可出现肺水肿、脑水肿、急性呼吸窘迫综合征（ARDS）、溶血性贫血、急性肾衰竭和弥散性血管内凝血（DIC）等。肺部感染常见。

3. 辅助检查　血、尿常规，肝肾功能，动脉血气分析、血电解质测定，心电图以及胸部 X 线或 CT 等必要的辅助检查，有助于对溺水严重程度的判断和指导治疗。

4. 临床诊断　根据淹溺的病史和打捞经过以及临床表现的症状和体征，即可做出诊断和鉴别诊断。

5. 抢救与治疗　影响溺水者生存和预后的主要因素是溺水的时长、水的温度、溺水者的年龄和复苏的速度。

（1）现场急救

1）畅通呼吸道：立即清除淹溺者口、原中的杂草、污泥，保持呼吸道通畅。随后将患者腹部置于抢救者屈膝的大腿上，头部向下，按压背部迫使呼吸道和胃内的水倒出，也可将淹溺者面朝下扛在抢救者肩上，上下抖动而排水，但不可因倒水时间过长而延误心肺复苏。

2）心肺复苏：对呼吸、心搏停止者应迅速进行心肺复苏，即尽快给予口对口人工呼吸和胸外心脏按压。口对口吹气量要大。有条件时及时给予心脏电击除颤，并尽早行气管插管，吸入高浓度氧。在患者转运过程中，不应停止心肺复苏。

（2）治疗处理

1）继续心肺复苏：入院初，重点在心肺监护，通过气管插管、高浓度供氧及辅助呼吸等一系列措施来维持适当的动脉血气和酸碱平衡。间断正压呼吸或呼吸末期正压呼吸，以使不张肺泡再扩张，改善供氧和气体交换。积极处理心力衰竭、心律失常、休克和急性肺水肿。

2）防治脑水肿：及时选用脱水剂、利尿剂，激素早期应用对防治肺水肿、脑水肿等亦有益处，有条件可行高压氧治疗。

3）维持水和电解质平衡：淡水淹溺时适当限制入水量，可积极补2%~3%氯化钠溶液；海水淹溺时不宜过分限制液体补充，可予补5%葡萄糖溶液。静脉滴注碳酸氢钠以纠正代谢性酸中毒。

4）其他并发症处理：及时防治肺部感染，体温过低者及时予体外或体内复温措施，合并颅外伤及四肢伤者亦应及时处理，尤其要提高对急性呼吸窘迫综合征、急性肾衰竭、播散性血管内凝血等并发症出现的警惕性。

（四）电击伤

电击伤（electric injury）又称触电，是指一定强度的电流和电能量（静电）通过人体，引起全身或局部组织损伤、功能障碍，或发生呼吸心搏骤停的疾病。电击伤对人体的伤害程度是：交流电比直流电危险，低频率比高频率危险；电流强度越大、电压越高、接触时间越长，就越危险。

1. 病因 缺乏安全用电常识，违规作业，雷电击伤，漏电触电，自然灾害造成供电线路断落接触人体，自杀或他杀案件等均为电击伤的病因。

2. 临床表现

（1）全身表现

1）轻型：接触低电压、弱电流电源时，患者常出现惊恐、心悸、面色苍白；四肢无力、接触部位肌肉抽搐、疼痛、呼吸及心搏加快，敏感者可出现晕厥、短暂意识丧失，一般都能恢复。

2）重型：可出现昏迷、持续抽搐致骨折、心室颤动、心搏和呼吸停止，如不脱离电源立即抢救大多死亡。有些低压电击伤患者虽当时症状不重，但后可突然加重，心搏和呼吸极微弱，可呈现"假死"状态。高压强电流电击，可直接损害伤者呼吸循环中枢，造成即刻死亡。

（2）局部表现：触电局部表现主要为电热造成的皮肤或内脏损伤，依电流强度不同而临床表现亦有异。

1）低压电击伤口较小（0.5~2cm），呈椭圆或圆形，损伤处皮肤呈焦黄或灰白色，中心部低陷，创面干燥，常有进、出口；伤情较轻，一般不累及内脏。

2）高压电击伤口，创面不大但较深，常一处入口多个出口，且入口较出口处烧伤更严重，并可造成深部及邻近脏器不同程度的隐匿烧伤。

3）电击伤并发症：可引起短期精神异常、心律失常、肢体瘫痪、继发性出血、局部组织坏死继发感染、高钾血症、酸中毒、急性肾衰竭、周围神经病、永久性失明或耳聋、内脏破裂或穿孔等。

3. 辅助检查

（1）心电图：表现为心室纤颤，传导阻滞或房性、室性期前收缩。

（2）实验室检查：早期可出现肌酸磷酸激酶及其同工酶、乳酸脱氢酶、丙氨酸转氨酶的活性增高，尿液可呈红褐色的肌红蛋白尿。

4. 诊断与鉴别 根据患者触电病史和现场情况，即可做出诊断。应了解有无从高处坠落或被电击抛开的情节。注意颈髓损伤、骨折和内脏损伤的可能性。

5. 急救与治疗

（1）现场急救

1）脱离电源：应在第一时间切断触电现场的电源，或应用绝缘物使患者与电源分离，或采取相应保护措施将患者搬离危险区，防止进一步损伤。

2）心肺复苏。对心搏骤停和呼吸停止者立即进行心肺复苏，不能轻易终止复苏。

（2）院内救治

1）保持呼吸道通畅，必要时给予吸氧。

2）心电监测：有条件者最好给予心电监测以便及时发现恶性心律失常，并做出相应处理。对所有电击，伤患者，应连续进行24~48小时心电监测，以便发现电击后迟发性心律失常。

3）补液：对低血容量性休克和组织严重电烧伤的患者，应迅速静脉补液并注意检查是否合并有内脏损伤，；输液量应依据患者对输液治疗的反应来决定，包括每小时尿量、周围循环情况及中心静脉压监测；有肌红蛋白尿时，要充分输液维持尿量并给予碳酸氢钠碱化尿液、保护肾功能。

4）创伤和烧伤的外科处理。

5）对症治疗。

思 考 题

1. 第1、2肋骨折的临床表现有何特点？
2. 脊髓腰$_1$断面上下急性损伤后的临床表现区别？

（李双庆）

第二节　全科常见急性中毒的处理

学习提要

1. 急性中毒的诊断要点、抢救治疗原则。

2. 有机磷农药中毒的临床特点及治疗措施、食物中毒的特点与治疗、蛇咬、蜂蜇中毒的救治。

一、急性中毒的诊治原则

中毒（poisoning）是指外源性毒物进入人体后，导致机体功能障碍和/或器质性损害，引起的疾病甚至死亡的过程。中毒可分为急性中毒和慢性中毒两类。急性中毒（acute poisoning）是大量毒物在短时间内（<24 小时）一次或多次进入人体内引起的中毒；急性中毒发病急骤、症状严重、变化迅速，处理不及时常危及生命。

（一）急性中毒的诊断要点

1. 诊断依据

（1）查清毒物接触史，明确患者中毒的原因。

1）生产性中毒：是指在生产环境或劳动过程中因接触毒物而引起的中毒。

2）生活性中毒：是指在日常生活中接触毒物而引起的中毒。

3）药物过量或中毒：明确患者患病种类，长期服用何种药品、剂量以及服用持续时间；应注意药物中毒与服药自杀的区别。

（2）中毒的临床表现：某些毒物造成的急性中毒可出现特征性的临床表现。

（3）毒物分析鉴定：毒物代谢产物和病理产物的测定。

（4）其他辅助检查：有助于评估整体病情。

2. 诊断程序

（1）明确诊断：依据毒物接触史、特征性临床表现、毒物和毒物代谢产物及病理产物的分析和鉴定，以及必要的辅助检查，可以明确诊断。

（2）病情分级：在确定诊断后，要对中毒的程度进行分级，对出现的严重并发症、重要脏器的损害、迟发性损害等予以补充诊断。

（3）群体性急性中毒的诊断：必须经相关专家会诊或经当地专业的急性中毒诊断组织集体讨论来确定诊断。

（4）试验性治疗：对高度怀疑中毒的、又一时不能确诊的患者，可以做试验性治疗：使用小剂量解毒药或拮抗剂等特异性治疗，根据用药后病情好转与否判断诊断的正确性。

（二）急性中毒的抢救治疗原则

急性中毒发病急骤、变化迅速，抢救治疗应争分夺秒，正确处置。

1. **解除毒物威胁**　迅速切断毒源、脱离中毒环境，心肺复苏、保证呼吸道通畅和机体氧供应、纠正低血压和心律失常等，使患者的生命指征趋于稳定状态。

2. **清除毒物**　脱去染毒衣物，给予清洗、催吐、洗胃、导泻、灌肠、中和等方法清除尚停留在皮肤、胃肠道、眼等处的毒物，中止毒物的继续侵害。

3. **解毒治疗**　及时采用针对性的特殊治疗给予拮抗剂、络合剂等特效解毒药物；采用血液透析、血液灌流等特殊治疗手段，促进加快毒物排出，减轻毒性作用。

4. **对症支持治疗**　消除或减轻各种症状，防治可能发生的各种并发症和迟发中毒效应，保护重要器官的功能。

二、急性农药中毒

（一）有机磷农药中毒

有机磷农药（organophosphorus pesticide）是一类含磷原子和有机基团的化合物，是我国使用最广泛的一类高效杀虫剂，占急性农药中毒的首位。有机磷农药主要有：①剧毒类，甲胺磷、对硫磷等；②高毒类，敌敌畏、氧化乐果等；③中毒类，乐果等；④低毒类，敌百虫、马拉硫磷等。有机磷农药对人、畜毒性很大，口服、皮肤接触或吸入蒸气均能引起中毒。

1. 病因

（1）生产性中毒：多见于有机磷农药的生产、包装、加工、运输、保管或配制以及喷洒农药过程中的各种意外。由皮肤黏膜、呼吸道侵入。

（2）生活性中毒：多见于误服、自服有机磷农药或食用了被有机磷农药污染的食物。消化道中毒，发病率高，病情重。

2. 临床表现

（1）急性期（胆碱能危象）

1）轻度中毒：主要表现毒蕈碱样症状，头晕、头痛、恶心、呕吐、出汗、胸闷、视物模糊、无力等。瞳孔可能缩小。

2）中度中毒：除毒蕈碱样症状加重，并有烟碱样症状：肌束震颤、瞳孔明显缩小、轻度呼吸困难、大汗、流涎、腹痛、腹泻、步态蹒跚、神志清可模糊，可血压升高。

3）重度中毒：上述症状加重，中枢神经系统症状明显。瞳孔针尖样，出现惊厥、神志不清、肺水肿、全身肌束震颤、大小便失禁、呼吸衰竭等。

（2）中间型综合征：中毒后1~4日急性期经救治后，胆碱能危象消失，意识清醒或未清醒，第Ⅲ～Ⅶ、Ⅸ、Ⅹ对脑神经支配的肌肉（包括呼吸肌）发生肌无力和麻痹，出现睁眼困难、眼球活动受限、复视、声音嘶哑、吞咽困难、抬头力弱、胸闷及呼吸困难等，最终导致呼吸衰竭。

3. 诊断要点

（1）病史：有自服或误服有机磷农药病史，或有确切的有机磷农药接触史。

（2）临床表现：中毒患者的皮肤、呕吐物及呼吸气味均带有特征性的蒜味；具有有机磷农药中毒特征性的临床症状：毒蕈碱样症状、烟碱样症状或中枢神经系统症状。

（3）实验室检查：全血胆碱酯酶活力降低；呕吐物、洗胃液检测到有机磷农药。

（4）急性中毒的分级：①轻度中毒，具有毒蕈碱样症状和中枢神经系统症状，全血胆碱酯酶活力在50%~70%；②中度中毒，除轻度中毒的症状外，还有烟碱样症状，全血胆碱酯酶活力在30%~50%；③重度中毒，以上三种症状加重，全血胆碱酯酶活力 <30%。

4. 急救原则

（1）迅速脱离有毒环境或清除毒物。

（2）有呼吸心搏骤停者立即进行心肺复苏。

（3）早期、足量应用解毒药物。

（4）积极处理并发症。

（5）对症支持治疗。

5. 治疗

（1）切断毒源，清除毒物。

1）经皮中毒者：立即脱离中毒现场，脱去被污染的衣物、鞋袜；大量清水或肥皂水（敌百虫忌用肥皂水）清洗被污染的皮肤、黏膜、毛发；眼部污染可用清水冲洗10分钟以上，再用生理盐水冲洗干净，洗后可滴抗生素眼液或眼膏以防感染。

2）经口中毒者：应立即催吐或洗胃。不明农药种类的可用大量清水洗胃。洗胃越早、越彻底，预后越好，不受时间限制，即使口服毒物超过24小时，亦不要放弃洗胃；并可多次洗胃直至水清无味为止；洗胃液可采用2%碳酸氢钠（敌百虫忌用）或1∶5 000的高锰酸钾（对硫磷、乐果、马拉硫磷忌用）；洗胃后可从胃管中注入硫酸钠或硫酸镁30~60g，以导泻增加毒物的排出。早期血液灌流亦可加速毒物清除。

（2）解毒治疗

1）抗胆碱药

①首选阿托品，早期、足量、反复应用，并迅速达到阿托品化。按照中毒的轻重，调整阿托品用法、用量见表10-2-1。达阿托品化后，即可减少阿托品单次剂量或延长间隔时间，并维持用药。需防止阿托品过量或中毒。维持时间根据毒物量、胆碱酯酶值和病情决定，一般3~7日。“阿托品化”表现为瞳孔较前扩大、口干、皮肤干燥，肺部啰音消失及心率加快（90~100次/min）等。如出现瞳孔扩大、神志模糊、烦躁不安、抽搐、昏迷、尿潴留、心动过速、高热等，提示有阿托品中毒可能，应停药观察。

②长托宁（盐酸戊乙奎醚），为新型M受体亚型选择性抗胆碱药，对M2受体无明显作用，不引起心率增快。用法：肌内注射，首剂用量，轻度中毒2mg，中度中毒4mg，重度中毒6mg，同时配伍用氯解磷定、碘解磷定。半小时后症状不缓解，可重复半量。青光眼禁用。

③东莨菪碱，又称中枢性抗胆碱药，首剂可静注0.6~0.9mg，以后每次用0.3~0.6mg，与阿托品配伍时需减量。

2）胆碱酯酶复能剂：常用的有氯解磷定和碘解磷定。此类药物化学结构中含有的肟基能与磷酸化胆碱酯酶结合后，使受抑制的乙酰胆碱酯酶（AChE）游离，恢复水解乙酰胆碱（ACh）的能力。因“中毒”的 AChE 易失活，故复能剂应早期配合阿托品使用，一般在中毒后 72 小时内使用。首剂应足量给药，并维持一定的血药浓度。过量时可产生一定的副作用，如眩晕、视物模糊、血压升高、癫痫样发作，甚至呼吸抑制。使用方法见表 10-2-1。

表 10-2-1　有机磷杀虫剂中毒解毒药用量和用法

中毒程度	阿托品	氯解磷定	碘解磷定	盐酸戊乙奎醚
轻度中毒	首剂 2~4mg 肌注，以后每 1~2 小时一次，阿托品化以后逐渐减量	0.25mg 肌注	0.5g 稀释缓慢	2mg 肌注
中度中毒	首剂 5~10mg 静脉注射以后每 15~30 分钟一次，阿托品化以后减量	0.5~1.0g 肌注	1.0~1.5g 稀释后静脉滴注	4mg 肌注
重度中毒	首剂 10~20mg 静脉注射，以后每 5~10 分钟一次，阿托品化以后减量	1.0~1.5g 肌注或稀释后静脉滴注，必要时 30 分钟后重复 1 次，以后 1~2 小时静脉滴注，共 2~3 次	1.5~2.0g 稀释后静脉滴注，重复方法同氯解磷定	6mg 肌注

3）对症治疗：有机磷农药中毒的主要死因是肺水肿、呼吸肌麻痹、呼吸衰竭；重要死因有休克、急性脑水肿、中毒性心肌炎和心搏骤停。对症治疗应以维持正常心肺功能为重点，保持呼吸道通畅，正确氧疗以及应用人工呼吸机，根据不同的并发症，采取相应的救治措施。

4）中间型综合征的治疗：人工机械通气是主要的治疗手段。突击量氯解磷定每小时肌注 1g，连续 3 次；后每 2 小时注射 1g，连续 3 次；再后每 4 小时肌注 1g，直至 24 小时。24 小时后，每 4~6 小时肌内注射 1g，连用 2~3 日。抗胆碱药按当时患者所需量维持给药，加强综合支持治疗。

（二）氨基甲酸酯类杀虫剂中毒

氨基甲酸酯类杀虫剂（carbamate insecticide）主要用于防治家畜体外寄生虫及居室昆虫。发生急性中毒者以呋喃丹最多，其次为叶蝉散、灭多威和西维因。引起中毒的外因同有机磷农药中毒。

1. 临床表现　急性中毒的表现与有机磷农药类似。但中毒潜伏期短，毒性发作快，程度较轻。初期出现胸闷、乏力、头晕、恶心、呕吐、腹痛、多汗、流涎、瞳孔缩小和视物模糊等；进一步则有胸闷加剧、肌束震颤、呼吸道分泌物增多和呼吸困难、意识障碍；严重者也可见中毒性肺水肿、脑水肿、呼吸衰竭和昏迷及大、小便失禁。皮肤黏膜污染时，局部有烧灼痛、潮红、皮疹等；眼结膜污染可引起灼痛、流泪、视物模糊等。

2. 诊断要点

（1）有接触氨基甲酸酯类农药或口服农药历史。

（2）临床表现与有机磷农药中毒类似，但潜伏期短，毒性发作快，程度较轻。

（3）实验室检查血液胆碱酯酶活性下降，尤其红细胞胆碱酯酶活性下降明显，程度与临床表现的严重程度呈正比。

（4）呕吐物、洗胃液、血、尿检测到氨基甲酸酯类农药。

3. 急救原则　同有机磷农药中毒。

4. 治疗

（1）清除毒物：同有机磷农药中毒，但不用高锰酸钾等氧化药洗胃。

（2）解毒治疗：特效解毒药物①阿托品，轻度中毒，首剂 1~2mg，中度中毒 5mg，重度中毒 10mg，可重复注射达阿托品化后，迅速减量，防止过量；轻、中度中毒可以不需阿托品化；②长托宁，用法同有机磷农药中毒。

（3）对症支持治疗

1）中毒早期补充碳酸氢钠等碱性溶液，给予葡醛酸内酯或硫普罗宁保肝。

2）重症病例可使用糖皮质激素，呼吸抑制较重者可使用纳洛酮。

3）脑水肿应予肾上腺皮质激素及甘露醇脱水。

4）抽搐者应用地西泮治疗，不用巴比妥类

药物。

（4）禁用复能剂，因胆碱酯酶复活剂对氨基甲酸酯类杀虫剂引起的胆碱酯酶抑制无复活作用，且可引起不良反应。

（三）百草枯杀虫剂中毒

百草枯（paraquat）化学名为1，1'－二甲基－4，4'－联吡啶，又称克无踪、对草快、敌草快。百草枯中毒方式较多，可以是皮肤接触喷洒农药后中毒，也可以是自杀、误用、投毒等，以自杀最多见。

1. 临床表现 除经口大量误服较快出现肺水肿和出血外，大多呈渐进式发展，1~3日肺、肾、肝、心脏及肾上腺等会发生坏死，病程中可伴发热。

（1）皮肤污染：可发生灼伤性损害，表现为红斑、水疱、溃疡和坏死等，指甲亦可被严重破坏或脱落。眼部污染出现眼痛、结膜充血和角膜灼伤等病损。

（2）消化系统：早期口咽、上腹部有烧灼性疼痛，伴恶心、呕吐及口腔溃疡、腹痛、腹泻及血便，部分患者还可引起胃穿孔。数日（3~7日）后出现黄疸、肝损害表现，甚至肝坏死。

（3）呼吸系统：肺损伤是最突出和最严重的改变。

1）大量经口误服者：可于24小时内迅速出现肺水肿和肺出血，严重者可因此致死，部分患者死于肝、肾衰竭。

2）非大量吸收者：早期可无明显症状或有其他脏器损害表现，在1~2日出现肺部症状。肺损害可致肺不张、肺浸润、胸膜渗出和肺功能明显受损，此后可发生肺纤维化。百草枯引起的肺纤维化发病最快、最典型，肺纤维化多在中毒后2~3周达高峰，此期是百草枯中毒患者死亡高峰期。渡过急性期者，其后可出现急性呼吸窘迫综合征（ARDS），进而出现迟发性肺纤维化，此两者均呈进行性呼吸困难，且大多因呼吸衰竭、肺部感染而致死。

3）无明显肺浸润、肺不张和胸膜渗出改变者：为缓慢发展的肺间质浸润或肺纤维化，肺功能损害随病变的进展而加重，最终也可发展为呼吸衰竭而死亡。

（4）泌尿系统：可有膀胱刺激症状，出现血尿、蛋白尿、脓尿，甚至发生急性肾衰竭，多发生于中毒后的2~3日。

（5）循环系统：重症可有中毒性心肌炎，出现心肌损害、血压下降、或伴有心律失常，甚至心包出血等。

（6）神经系统：可出现精神异常、嗜睡、手震颤、面瘫、脑积水和出血等。

（7）其他：白细胞升高、发热、肾上腺坏死等。

2. 辅助检查

（1）血、尿百草枯浓度测定：可明确诊断依据也有助预后判断。摄入百草枯6小时尿检复查为阴性者，提示病情较轻和出现严重并发症的可能性较小。

（2）血常规：可有白细胞升高、血红蛋白下降、血小板减少；白细胞升高出现越早，升高程度越明显，提示病情越严重。

（3）肺部影像学检查（胸部X线片或CT）：表现可随时间改变而变化，中毒早期（3日至1周）表现为肺纹理增多，肺野呈毛玻璃样改变，严重者两肺广泛高密度阴影，形成“白肺”；中毒中期（1~2周）肺大片实变，部分肺纤维化；中毒后期（2周后）肺网状纤维化及肺不张表现。胸部X线片或CT应在就诊后24小时内完成，并每3日监测一次。出院后2~4周复查一次。CT比X线能更早地发现肺部的病变。

（4）其他检查：抢救过程中，应连续监测血气分析、肝肾功能和心肌酶学。

3. 诊断要点 根据确切的百草枯接触史或服毒史，和以肺损害为主并伴有多系统损害的临床表现，以及尿百草枯定性、定量测定，血浆百草枯浓度测定可明确诊断。根据农药接触史，体表或呕吐物的气味，有无瞳孔缩小、皮肤潮湿、肌颤，缺氧程度和胆碱酯酶浓度测定及肺部影像学检查可以与其他如有机磷类、氨基甲酸酯类等农药中毒相鉴别。

4. 治疗

（1）治疗原则：尽早彻底清除毒物，减少吸收、加速排泄、消除化学性炎性损害及对症治疗。

（2）一般治疗：现场洗消，应在第一时间内进行。

1）接触性染毒者，脱除污染衣物，用肥皂水彻底清洗后再用清水洗净；眼部污染用2%~4%

碳酸氢钠液冲洗 15 分钟后再用生理盐水洗净。

2）经口误服者，应在现场立即服用肥皂水，既可引吐，又可促进百草枯失活，但必须在 1 小时内服用疗效才较好。

3）彻底洗胃：洗胃液选用 2%~5% 碳酸氢钠液内加适量肥皂液或洗衣粉，以促进毒物失活。

4）导泻：中毒后 6 小时内洗胃液中应加入吸附药及泻药。方法：20% 漂白土悬浮液 300ml 和药用炭 60g，同时以硫酸镁 15g、20% 甘露醇 200ml，通过鼻饲管注入，每 6 小时 1 次，持续 1 周，或观察至不再排绿色便为止。

（3）血液净化治疗：血液灌流治疗应尽早进行，并采用连续治疗；重度中毒患者，采用血液灌流联合血液透析效果更好。

（4）药物治疗：目前尚无百草枯特效解毒剂；临床上主要采取综合治疗措施，保护重要脏器功能。

1）糖皮质激素与免疫抑制药：早期应用能降低肺损伤程度，提高救治成功率。可用甲泼尼龙 500~1 000mg/d，持续使用 5 日减量并停用；环磷酰胺 200~400mg/d，加入 5% 葡萄糖溶液 500ml 中静脉滴注，1 周后停药。

2）抗自由基药物：维生素 C、维生素 E 和还原型谷胱甘肽具抗氧化作用，及早、大量应用可有效清除自由基。

（5）对症治疗：①氧疗，一般不主张，除非血氧分压 <40mmHg 或发生 ARDS 时；②加强营养支持，并注意维持水、电解质酸碱平衡，特别是保护心、肝、肾功能；③可选用广谱、高效抗生素，以预防和治疗继发细菌感染。

三、灭鼠剂中毒

（一）抗凝血杀鼠剂中毒

常见的第一代抗凝血杀鼠剂（anti-coagulant rodenticide）有华法林（杀鼠灵）、杀鼠迷（力克命）、敌鼠（野鼠净）与敌鼠钠、克灭鼠（杀鼠灵）、氯敌鼠（氯鼠酮）；第二代抗凝血杀鼠剂有溴鼠隆（大隆）、溴敌隆（乐万通）、杀它仗。

1. 中毒原因　中毒的外因多为误食毒饵（特别是儿童）、投毒及有意服毒。

2. 临床表现　服毒后出现恶心、呕吐、腹痛、精神萎靡、低热等。误服量小者无出血，可自愈；服入较大剂量时，除上述症状外，2~4 日后发生出血倾向：尿血、眼结膜下出血、鼻出血、牙龈出血、皮下出血，重者咯血、吐血、便血及其他重要脏器出血，如脑出血、心肌出血。若出血量多，可继发低血压、休克。

3. 诊断要点

（1）病史：有接触或口服抗凝血杀鼠剂的历史。

（2）临床表现特点：早期出现恶心、呕吐、腹痛、精神萎靡、低热等；2~4 日后发生出血倾向。

（3）实验室检查：凝血时间、凝血酶原时间及活化部分凝血活酶时间延长，凝血酶原活动度下降，第Ⅱ、Ⅶ、Ⅸ、Ⅹ凝血因子减少。

（4）毒物检查：呕吐物、洗胃液、血、尿检测到抗凝血杀鼠剂。

4. 治疗

（1）清除毒物：口服后未发生呕吐者，给予催吐，清水洗胃，洗胃后灌入 50~100g 活性炭悬浮液，以 50% 硫酸镁 50ml 导泻。

（2）解毒治疗：一般在误服抗凝血杀鼠剂后，先予对症处理，观察 4~5 日，无出血倾向，凝血酶原时间及活动度正常，不需进一步治疗。轻度血尿及凝血酶原时间及活动度不正常，给予维生素 K_1 10~20mg 肌内注射，每日 3~4 次。严重出血者首次 10~20mg 静脉注射，继用 60~80mg 加入 10% 葡萄糖溶液 250ml 静脉滴注，每日总量可达 120mg。连续用药 10~14 日，至出血现象消失、凝血酶原时间及活动度正常。

（3）对症支持治疗：①给予糖皮质激素，地塞米松 10~30mg 静脉注射；②大剂量维生素 C 和芦丁，静脉注射葡萄糖酸钙；③出血量大者酌情给予成分输血；④积极防治休克、脑出血和心肌出血等并发症。

（二）磷化锌中毒

磷化锌（zinc phosphide）为最早使用的灭鼠剂，目前农村市场上仍可见到。中毒的外因多为误食毒饵（特别是儿童）、投毒及有意服毒，特别是有意服毒多见。

1. 临床表现　磷化锌口服后出现恶心、呕吐、呼气及呕吐物有特殊的大蒜样臭味、腹痛、上消化道出血，口渴、头痛、气短、四肢无力麻木，继而发生肝、心、肾、脑、肺损害，出现黄疸、丙氨酸转氨酶升高、心肌酶谱升高、蛋白尿、无尿、脑水肿、肺水肿等。

2. 诊断要点

（1）病史：有口服磷化锌灭鼠剂的历史。

（2）临床表现特点：误服后口渴、恶心、呕吐、呼气及呕吐物有特殊的大蒜样臭味，之后出现不同程度的多器官损害，特别是肝、肾损害。

（3）实验室检查：多器官损害的相应化验指标变化。

（4）毒物检查：呕吐物、洗胃液、血、尿检测到磷化锌。

3. 治疗

（1）清除毒物：口服后未发生呕吐者，给予催吐后，予中毒者口服1%硫酸铜溶液，每5~15分钟服15ml，共3~5次。硫酸铜可与磷化锌形成磷化铜薄膜，阻止磷化锌与胃酸作用。继而以1∶5 000高锰酸钾溶液洗胃。洗胃后灌入50~100g药用炭（活性炭）悬浮液。以50%硫酸钠50ml导泻，禁用硫酸镁及油脂类。

（2）对症治疗：磷化锌中毒无特效解毒药，主要采用综合对症治疗，如治疗胃出血、防治肺水肿、脑水肿及保护心肝、肾功能。解磷注射液、氯解磷定、碘解磷定等治疗有机磷农药中毒的解毒药对磷化锌中毒无效。

1）应用糖皮质激素：给予甲泼尼龙（甲强龙）或地塞米松。

2）治疗胃出血：降纤酶及其他止血药，质子泵抑制剂抑制胃酸分泌等。

3）保护心、肝、肾功能：静脉滴注1，6-二磷酸果糖、极化液、能量合剂、肌苷、硫普罗宁或多烯磷脂酰胆碱等。

4）发生急性肾衰竭时，进行血液透析。

5）防治肺水肿、脑水肿。

四、急性工业毒物中毒

（一）一氧化碳中毒

一氧化碳（carbon monoxide，CO）为无色、无味、无刺激性气体，通常由含碳物质在不完全燃烧时产生。生产性中毒多见于使用或产生CO的各种行业；生活性中毒主要由于使用煤炭、煤气、木炭等烹调、取暖、热水器时，通风或排风不良而致CO积聚中毒。

CO吸入后迅速弥散入血，与血红蛋白结合形成的碳氧血红蛋白（COHb）无携带氧的功能，并阻碍氧合血红蛋白（HbO_2）释放氧，导致组织受到双重缺氧作用，最终出现低氧血症。

1. 临床表现

（1）轻度中毒：头晕、头痛、眩晕、乏力、恶心、呕吐、心悸、胸闷、四肢无力、站立不稳、行动不便，或有短暂意识不清。

（2）中度中毒：颜面及唇略呈红色、出汗、心率加快、步态蹒跚、表情淡漠、嗜睡、躁动不安或昏迷，血压先升高后下降。

（3）重度中毒：昏迷初期颜面及唇呈樱桃红色，四肢肌张力增加或伴有阵发性痉挛、腱反射增强、腹壁反射消失、呼吸表浅而频速、脉速、体温升高、大小便失禁。深昏迷时面色苍白、四肢厥冷、口唇发绀、全身大汗、瞳孔缩小或扩大、两侧不对称、对光反射迟钝、肌张力降低、腱反射消失、脉细弱、血压下降、潮式呼吸。此时常有严重的并发症，如脑水肿、肺水肿、肺部感染、心肌损害、酸中毒、休克及肾功能不全等。

2. 诊断要点

（1）病史：在上述生产或生活环境中，吸入CO的历史。

（2）临床表现特点：轻度中毒仅有头晕、头痛、呕吐、胸闷、四肢无力、站立不稳或短暂意识不清。中度中毒颜面及唇略呈红色、表情淡漠、嗜睡、躁动不安或昏迷。重度中毒时昏迷，初期颜面及唇呈樱桃红色，四肢肌张力增加或伴有阵发性痉挛；深昏迷时四肢厥冷、口唇发绀、肌张力降低、腱反射消失，常并发脑水肿、肺水肿、肺部感染、酸中毒、休克及肾功能不全等。

（3）实验室检查

1）血COHb含量测定：正常人血中COHb饱和度不超过10%，轻度中毒血COHb饱和度在10%~30%；中度中毒COHb饱和度在30%~50%；重度中毒者大于50%。

2）血气分析：PaO_2降低，初期$PaCO_2$代偿性降低。

3. 抢救治疗

（1）急救

1）迅速将中毒者转移到空气新鲜处，保持呼吸道通畅，立即给氧。

2）解开患者衣扣，头侧位，清除口鼻的分泌物及呕吐物，保持呼吸道通畅，建立静脉通道。

3）如患者呼吸、心搏停止，立即进行心肺复苏术。

（2）治疗

1）纠正缺氧：吸入高流量的氧气可加速COHb解离，增加CO的排出。有条件者及早给予高压氧舱治疗。高压氧治疗可降低病死率，缩短病程，且可减少或防止迟发性脑病的发生同时也可改善脑缺氧、脑水肿，改善心肌缺氧或减轻酸中毒。最好在中毒后4小时内进行。一般轻度中毒治疗5~7次，中度中毒治疗10~20次，重度中毒治疗20~30次。

高压氧治疗指征：①意识丧失，尤其昏迷超过4小时者；②COHb%大于40%；③血pH值小于7.25；④心电图显示心肌缺血表现；⑤常压吸氧治疗4小时，症状不缓解者；⑥精神异常者。

呼吸停止时，应及时进行人工呼吸，或用呼吸机维持呼吸。危重患者可考虑血浆置换。

2）防治脑水肿：严重中毒后，脑水肿可在2~4小时出现。常用药物有20%甘露醇、甘油果糖、呋塞米（速尿）、ATP及糖皮质激素等；如有频繁抽搐，可用地西泮、水合氯醛、氯丙嗪也可应用，忌用吗啡。抽搐停止后可实施人工冬眠疗法。

3）促进脑细胞代谢：常用药物有三磷酸腺苷、辅酶A、细胞色素C、维生素C、维生素E、脑蛋白水解物、胞磷胆碱、吡拉西坦等。

4）防治并发症和后发症：昏迷期间要重视护理工作。保持呼吸道通畅，必要时气管切开；定期翻身防压疮，注意营养，必要时鼻饲；高热者可给予物理降温，必要时可用冬眠疗法。如有后发症，应给予相应的治疗，严防神经系统和心脏后发症的发生。预防感染。

（二）乙醇中毒

乙醇（ethyl alcohol），别名酒精，是无色、易燃、易挥发的液体，具有醇香气味，易溶于水。大多数乙醇中毒为酗酒过度所致。

1. 临床表现 一次大量饮酒中毒可引起中枢神经系统抑制，症状与饮酒量、血乙醇浓度以及个人耐受性有关，临床上分为三期：

（1）兴奋期：感头痛、欣快、兴奋、健谈、情绪不稳定、自负，可有粗鲁行为或攻击行动，也可能沉默、孤僻，驾车易发生车祸。

（2）共济失调期：出现恶心、呕吐、困倦，肌肉运动不协调，行动笨拙，言语含糊不清，眼球震颤、视物模糊、复视，步态不稳，出现明显共济失调。

（3）昏迷期：表现昏睡、昏迷、瞳孔散大、体温降低、心率快、血压下降、呼吸慢而有鼾音，可出现呼吸、循环麻痹而危及生命。一般人酒精致死量为5~8g/kg。

重症患者可发生并发症，如轻度酸碱平衡失调、电解质紊乱、低血糖症、肺炎、急性肌病，伴有肌球蛋白尿，甚至出现急性肾衰竭。

长期酗酒者在突然停止饮酒或减少酒量后，可发生戒断综合征。

2. 诊断要点 饮酒史结合临床表现、血清或呼出气中乙醇浓度测定，可以做出诊断要点。

3. 治疗

（1）原则：清除毒物，静脉注射纳洛酮，补充葡萄糖和维生素，对症治疗。

（2）方法

1）轻症患者：无需治疗，兴奋躁动的患者必要时加以约束。

2）共济失调患者：应注意休息，避免活动以免发生外伤。

3）昏迷患者：应注意是否同时服用其他药物，重点是维持脏器功能。①维持气道通畅，供氧充足，必要时人工呼吸，气管插管；②维持循环功能，注意血压、脉搏，静脉输入5%葡萄糖盐水溶液；③心电图监测心律失常和心肌损害；④保暖，维持正常体温；⑤维持水、电解质、酸碱平衡，血镁低时补镁；⑥保护大脑功能，应用纳洛酮0.4~0.8mg缓慢静脉注射，有助于缩短昏迷时间，必要时可重复给药。

4）严重急性中毒时可用血液或腹膜透析促使体内乙醇排出。透析指征：血乙醇含量>109mmol/L（500mg/dl），伴酸中毒或同时服用甲醇，或其他可疑药物。

五、急性食物中毒

（一）沙门菌属食物中毒

沙门菌属（salmonella）为革兰氏阴性杆菌，有毒力极强的内毒素，在水和土壤中可生存数周，70℃条件下5分钟可杀灭，100℃条件下立即杀死。沙门菌属在自然界中广泛分布，常见的污染食品为猪肉、牛肉、鱼肉和肉制品等。进食污染沙门菌属的食品后，可引起沙门菌属食物中毒。

1. 临床表现 进食沙门菌属污染食品后，潜伏期一般 12~36 小时，最短 6 小时，最长 72 小时。临床表现可分为 5 个类型。

（1）胃肠炎型：突然发病，有畏寒、发热、恶心、呕吐、腹痛、腹泻，多为稀水便。严重者可致脱水、酸中毒及休克。

（2）类伤寒型：发病缓和，潜伏期较长，但比伤寒短，平均 3~10 日。高热、头痛、腰痛、四肢痛、全身乏力，可有相对缓脉、脾大和腹泻，但很少合并肠出血及肠穿孔。

（3）类霍乱型：起病急，有剧烈呕吐、腹痛、腹泻，大便呈淘米水样，畏寒、高热、全身乏力，严重者可致脱水、酸中毒及休克，并可有谵妄、抽搐、昏迷。

（4）类感冒型：畏寒、发热、头痛、四肢及腰痛、全身酸痛，并有鼻塞、咽痛等上呼吸道症状。

（5）败血症型：起病突然，有寒战、高热，热型不规则呈弛张热或间歇热，出汗及胃肠炎症状。可有肝脾肿大，偶有黄疸。5 型中以胃肠型较为常见。

2. 诊断要点

（1）有进食被沙门菌属污染食品的历史，同一人群、同一时间内、进食同一可疑食品后发生食物中毒表现。

（2）临床表现特点：5 种临床类型中，以胃肠型的较为常见。

（3）实验室检查：将可疑食品、患者粪便送检，可培养分离到沙门菌属。

3. 治疗

（1）静脉补液：给予 5% 葡萄糖盐水或林格液，维持水、电解质及酸碱平衡，及时补钾、纠正酸中毒。

（2）抗生素：根据病情选用，一般病例给予喹诺酮类，严重者给予氨苯西林、氯霉素等。如已从患者粪便培养分离出致病菌，则按药敏试验结果选用敏感抗生素。

（3）全身情况较差者，可给予糖皮质激素，如地塞米松 5~10mg 静脉滴注。

（4）腹痛剧烈者，给予山莨菪碱或阿托品以解痉；腹泻严重时可考虑使用止泻药，一般不主张止泻。

（5）高热者先给予物理降温，后用解热镇痛药。

（6）发生休克者，补液扩容，必要时给予多巴胺等血管活性药物。

（7）烦躁不安者，可适当给予镇静药。

（二）肠球菌食物中毒

肠球菌（enterococcus）为链球菌属，是肠道中的常居菌群。对热和冷冻的抵抗力较强，在 60℃条件下 30 分钟不死亡。常见的污染食品为熟肉、奶和奶制品、酥鱼等。进食污染肠球菌的食品后，可引起肠球菌食物中毒。

1. 临床表现 进食污染肠球菌的食品后，潜伏期一般为 5~10 小时，最短 2 小时，最长 20 小时。临床表现为恶心、呕吐、腹痛、腹泻，腹痛多为痉挛性疼痛。少数患者可有低热、头晕、头痛、全身乏力，吐泻严重者可致脱水、酸中毒及休克。病程较短，一般 1~2 日。

2. 诊断要点

（1）有进食被肠球菌污染食品的历史，同一人群、同一时间内、进食同一可疑食品后发生食物中毒。

（2）临床表现特点为急性胃肠炎症状，恶心、呕吐、腹痛、腹泻，少数患者可有低热、头晕、头痛、全身乏力，病程较短。

（3）实验室检查：送检可疑食品、患者粪便可培养分离到肠球菌。

3. 治疗

（1）静脉补液，给予 5% 葡萄糖盐水或林格液，维持水电解质及酸碱平衡，及时补钾、纠正酸中毒。

（2）根据病情选用抗生素，一般病例给予喹诺酮类，严重者给予氯霉素、红霉素和青霉素等。如已从患者粪便培养分离出致病菌，则按药敏试验结果选用敏感抗生素。

（3）全身情况较差者，可给予糖皮质激素如地塞米松 5~10mg 静脉滴注。

（4）腹痛剧烈者，给予莨菪碱或阿托品以缓解肠道痉挛。

（5）其他对症治疗。

（三）毒蕈中毒

毒蕈（toadstool）又称毒蘑菇（poisonous mushroom），每逢夏秋多雨季节，在松林、灌木丛、竹园及草地常有野蘑菇生长，居民在采食野蘑菇时，误将毒蘑菇当作普通蘑菇食用而致中毒。不同种类毒蕈分别含有多种毒素，可对人体相关组织器官造成损伤而发病。

1. 临床表现　毒蕈所含毒素不同，可引起不同的临床表现，主要有以下几种类型：

（1）胃肠炎型：潜伏期短，一般 0.5~6 小时之间发病，表现为剧烈的恶心、呕吐、腹痛、腹泻、流涎等，大便为水样便，可含黏液和红细胞，无里急后重。严重者可出现脱水和电解质紊乱，不及时纠正，病死率高。

（2）神经精神型：除恶心、呕吐等消化道症状外，还可出现流涎、大汗、缓脉、瞳孔缩小、谵妄等毒蕈碱样症状和幻觉、嗜睡、精神错乱、妄想等精神症状，严重者出现昏迷、急性肺水肿、呼吸抑制、休克，可因呼吸循环衰竭而死亡。

（3）溶血型：潜伏期较长达 6~12 小时，除有胃肠炎症状外，尚可出现血红蛋白尿、贫血、黄疸、发热、肝脾肿大等溶血症状，可继发急性肾功能衰竭。

（4）肝脏损害型：潜伏期较长，可达 10~30 小时，在中毒 1~2 日轻度胃肠炎表现之后，进入假愈期，仅有轻微的纳差、乏力，但肝损害已出现。轻症患者可无肝脏损害症状而进入恢复期。但大多数患者很快出现肝、脑、心、肾的损害，以肝脏损害最重，表现为黄疸、肝肾功能异常、肝脏肿大或缩小、出血，甚至并发 DIC、肝昏迷而死亡，经积极治疗 1~3 周后可进入恢复期。有少数患者可因中毒性心肌炎或中毒性脑病，在中毒后 1~3 日内猝死。

2. 诊断要点

（1）明确的误食毒蕈史。

（2）以上临床表现的特点

1）胃肠炎型：急性胃肠炎的表现。

2）神经精神型：神经型出现副交感神经功能亢进表现；精神型出现幻视、幻听、行为异常、焦躁或狂笑、精神错乱、昏迷。

3）血液毒型：开始表现胃肠炎症状，继而发生溶血。

4）肝损害型：①有十数小时至数日的潜伏期；②早期出现胃肠炎症状；③有短暂的假愈期；④以肝损害最为主的脑、心、肾等器官损害；⑤多器官衰竭。

（3）可进行含毒成分检验或毒物毒性实验可明确诊断。

3. 治疗

（1）清除毒物：早期催吐（神志清醒者），1∶5 000 高锰酸钾或清水洗胃，硫酸镁 20~30mg 导泻。

（2）解毒治疗：①有毒蕈碱样症状者，可给予阿托品 0.5~1.0mg，儿童 0.03~0.05mg/kg，一般为 0.5~1 小时一次，直至心率增快、面色潮红、瞳孔散大为止，不一定要“阿托品化”；②肝损害型，中毒时，可用巯基解毒剂。常用二巯基丁二酸钠 0.5~1.0g，稀释后静脉注射，6 小时一次，症状缓解后改为每日 2 次，用 5~7 日；③溶血型毒蕈中毒者或有中毒性脑部病变、中毒性心肌炎者，可用糖皮质激素。

（3）对症治疗：有呕吐、腹泻者，积极补液，维持水、电解质、酸碱平衡；有肝损害者积极予保肝治疗；防止肾功能衰竭、脑水肿；吸氧，卧床休息，抗感染。有精神症状或惊厥者，可以予镇静药物。

六、常见药物中毒

（一）苯二氮䓬类镇静催眠药中毒

苯二氮䓬类药（benzodiazepine，BZD）为弱安定药，常见有地西泮、硝西泮、氟西泮、氟硝西泮、劳拉西泮等。临床用于镇静、催眠、抗惊厥及麻醉，服用过量则引起急性中毒。中毒的外因多为儿童误服或成人有意过量服用。

1. 临床表现　轻度中毒表现头晕、嗜睡、运动失调，老年体弱者易致晕厥。中毒严重者引起昏迷，血压降低及呼吸抑制。

2. 诊断要点

（1）有服用过量苯二氮䓬类药物史。

（2）主要中毒表现：轻者头晕、嗜睡，严重中毒者昏迷、血压降低及呼吸抑制。

（3）药物检查：呕吐物、洗胃液、尿或血液中苯二氮䓬类药物定量分析。

3. 治疗

（1）清除毒物

1）对服用过量药物，未发生呕吐者立即给予催吐，以 1∶10 000 高锰酸钾溶液洗胃；洗胃后由胃管灌入 50~100g 活性炭悬浮液，并灌服 50% 硫酸钠 50ml 导泻。

2）血液灌流可清除血中药物，强化利尿和血液透析不能加速本类药物的清除。

（2）解毒治疗

1）氟马西尼：对苯二氮䓬类药有特异性解毒作用。用法 0.2mg，30 秒静脉注射，继之每分钟 0.2mg，直至有反应或总量达 2mg，一般 0.5~2mg 可见效。治疗有效后应重复给药 0.1~0.4mg，以防症状复发。

2）纳洛酮：对苯二氮䓬类药所致呼吸抑制有效，用法 0.4~0.8mg 静脉注射，必要时可重复。

3）对症支持治疗：维持水、电解质及酸碱平衡；维持呼吸和循环功能，有呼吸抑制者应施行气管插管，机械辅助通气。

（二）阿片类镇痛药中毒

阿片类药为麻醉性镇痛药，常见有吗啡、哌替啶（杜冷丁）、可待因、二醋吗啡（海洛因）、美沙酮、芬太尼、舒芬太尼及二氢埃托啡等。中毒的外因多为过量误服或吸毒者有意过量服用。

1. 临床表现

（1）呼吸抑制：呼吸次数减少，可少至每分钟 2~3 次或完全停止，在意识未消失前就出现发绀。

（2）瞳孔缩小：针尖样大，两侧对称，如缺氧严重或抽搐可能扩大。

（3）意识改变：轻者困倦、淡漠，重者木僵、昏迷。

（4）其他：低血压与休克，心动徐缓，骨骼肌松弛，下颌下坠，舌向后坠；并有恶心、呕吐、皮肤湿冷。

2. 诊断要点

（1）有服用过量阿片类药物史。

（2）临床表现特点：阿片中毒三联征——呼吸抑制、瞳孔缩小和昏迷。

（3）药物检查：呕吐物、洗胃液、尿或血液中阿片类药物定量分析。

3. 治疗

（1）清除毒物

1）对服用过量药物未发生呕吐者立即给予催吐。以 1∶10 000 高锰酸钾溶液洗胃，中毒时间较长的患者仍应洗胃除残药；洗胃后由胃管灌入 50~100g 药用炭（活性炭）悬浮液，并灌服 50% 硫酸钠 50ml 导泻。

2）皮下注射海洛因过量者：迅速用止血带扎紧注射部位上方，局部冷敷以延缓吸收。

3）强化利尿：血液透析可加速药物排除。

（2）解毒治疗：纳洛酮是阿片受体拮抗药，能全面逆转阿片中毒引起的呼吸抑制、昏迷、瞳孔缩小和镇痛等作用。用法：盐酸纳洛酮静脉注射，每次 0.4~0.8mg，每 2~3 分钟重复 1 次，若重复 3 次仍未见效，应考虑诊断错误。纳洛酮作用时间 45~90 分钟，呼吸好转后采用间断静脉注射或静脉滴注维持，根据病情调整剂量。注意对阿片吸毒者的开始用量要低于一般人用量，以免引起严重的戒断症状。

（3）对症支持治疗

1）保持呼吸道通畅，吸氧，维持水、电解质和酸碱平衡等。

2）呼吸抑制者速行气管插管，人工辅助通气。

（三）对乙酰氨基酚中毒

对乙酰氨基酚（扑热息痛）为非处方药，临床用于解热镇痛。中毒多为儿童误服或成人有意过量服用。成人口服 5~15g 可引起中毒，致死量 13~25g。

1. 临床表现　典型症状分 4 期：①服药后 24 小时内，厌食，恶心、呕吐、出汗和嗜睡；②服药后 18~72 小肘，自觉症状减轻，但已有肝功能异常，氨基转移酶升高；③3 日后发生肝坏死、肝性脑病，心肌损害及肾衰竭，出现呕吐，右上腹痛、黄疸、出血，昏迷。氨基转移酶、胆红素增高，血糖降低、凝血酶原时间延长，可并发弥散性血管内凝血（DIC）、急性胰腺炎、心肌炎及低血磷、可因多器官衰竭而死亡；④如无肝损害，中毒者于 3 日后症状缓解，肾功能恢复需 2~3 周。

2. 诊断要点

（1）有服用过对乙酰氨基酚或含有对乙酰氨基酚的解热镇痛复方制剂史。

（2）临床表现特点：早期厌食、恶心、呕吐、出汗和嗜睡；3 日后肝、肾功能异常，剂量过大可发生肝坏死、肝性脑病、心肌损害及肾衰竭。

（3）实验室检查：血清氨基转移酶、胆红素增高，血糖降低，凝血前原时间延长；血尿、蛋白尿、少尿、无尿等可作为诊断佐证。

（4）药物检查：血浆对乙酰氨基酚浓度定量分析。

3. 治疗

（1）清除毒物

1）对服用过量药物6小时内未发生呕吐者，立即予以催吐。用1∶10 000高锰酸钾溶液洗胃，灌服50%硫酸钠50ml导泻。药用炭可吸附解毒剂，故一般不用药用炭灌胃。

2）应早期施行血液透析或血液灌流清除药物和体内代谢毒物，特别是对肝、肾功能损害者。

（2）解毒治疗：解毒药物主要选用N-乙酰半胱氨酸（NAC，痰易净）。服药后1小时内给NAC能有效预防肝损害发生，16小时后效果较差，24小时后无效。因此，解毒治疗不能迟于服毒后12小时。用法：NAC颗粒剂或泡腾片以饮料溶化后口服或鼻饲管灌入，首次剂量140mg/kg；如果服NAC后1小时内呕吐，重复给药1次；以后每4小时服70mg/kg，共服17个剂量，即72小时内总量1 330mg/kg。如口服NAC后呕吐明显，可改用静脉注射。静脉注射首次剂量150mg/kg，随后4小时内50mg/kg静脉滴注，再随后16小时100mg/kg，20小时内总量300mg/kg。注意：静脉注射NAC可有潮红、低血压、支气管痉挛、血管性水肿及血小板减少等副作用。

（3）支持治疗

1）服毒已超过24小时以上：加强对症支持治疗。

2）静脉输液：利尿，维持水、电解质及酸碱平衡。

3）防止低血糖：静脉输液中多给予10%葡萄糖溶液。

4）有出血倾向者：维生素K_1 10mg静脉注射，每日3次。

5）治疗肝性脑病和脑水肿：限制液体入量，快速静脉滴注20%甘露醇250ml；必要时给予谷氨酸、谷氨酸钠钾、酪氨酸等。

七、动物咬、蜇刺伤中毒

（一）毒蛇咬伤

常见的毒蛇主要有：眼镜蛇科（眼镜蛇、眼镜王蛇、金环蛇、银环蛇），蝰蛇科分为蝰蛇亚科（蝰蛇）、蝮蛇亚科（尖吻蝮蛇、烙铁头、竹叶青和蝮蛇）以及海蛇科（海蛇）。野外工作、生活或旅游有可能遭蛇袭击。

1. 临床表现　根据蛇毒的主要毒性作用，毒蛇咬伤的临床表现可归纳为以下3类：

（1）神经毒损害：局部伤口反应较轻，仅有微痒和轻微麻木、疼痛或感觉消失。1~6小时后出现全身中毒症状。全身不适、四肢无力、头晕、流涎、恶心、眼睑下垂、视物模糊、斜视、语言障碍、咽下困难、胸闷、晕厥、眼球固定和瞳孔散大、呼吸困难。重者呼吸浅而快和不规则，最终出现中枢性或周围性呼吸衰竭。

（2）心脏毒和凝血障碍损害：局部有红肿、疼痛，常伴有水疱、出血和坏死。肿胀迅速向肢体上端扩展，并引起局部淋巴结肿痛。全身中毒症状有恶心、呕吐、口干、出汗，少数患者有发热。重者全身广泛出血，大量溶血引起黄疸、血红蛋白尿，出现血压下降、心律失常、循环衰竭和急性肾衰竭。

（3）肌毒损害：局部仅有轻微疼痛，甚至无症状。约30分钟到数小时后，出现肌肉疼痛、僵硬和进行性无力，腱反射消失、眼睑下垂和牙关紧闭。横纹肌大量坏死，导致心律失常、少尿、无尿、急性肾衰竭。

患者出现面部麻木、休克、肌肉抽搐、血尿、咯血、消化道出血、颅内出血、呼吸困难、心肌炎、急性肾衰竭、播散性血管内凝血和呼吸衰竭，均提示预后严重。

2. 诊断要点

（1）有明确的蛇咬伤史及典型的局部和全身中毒症状。

（2）毒蛇咬伤有时尚需与毒蜘蛛或其他昆虫咬伤鉴别。

3. 治疗

（1）原则：防止蛇毒继续吸收和扩散，早期足量应用特异抗蛇毒血清，应用糖皮质激素，对症及支持治疗。

（2）局部处理：被毒蛇咬伤应立即卧位，限制患肢活动，5分钟内在肢体伤口近心端上方4cm处，用绷带贴皮肤绷紧，阻断淋巴回流，延迟蛇毒扩散，并每15~30分钟放松绷带1~2分钟，以防组织坏死。在注射抗蛇毒血清或采取有效伤口局部清创措施后，方可停止绷扎。

（3）伤口清创：用1∶5 000高锰酸钾或2%过氧化氢溶液或盐水清洗伤口后，用刀尖或针细心剔除留在组织中的残牙痕，以牙痕为中心做“十”字形切开伤口，进行彻底清洗和吸毒。

（4）根据伤口局部反应大小，用胰蛋白酶2 000~5 000U加0.25%~0.5%普鲁卡因或蒸馏水稀释，做局部环封。重症病例可重复局部应用。

（5）特效解毒措施：被毒蛇咬伤的患者应尽早使用抗蛇毒血清。如不能确定毒蛇的种类，可选用多价抗蛇毒血清。用法抗蛇毒血清1~2支加地塞米松5mg稀释后，静脉滴注或缓慢推注。必要时可重复应用。应用抗蛇毒血清前应先做皮试，阴性者方可使用。皮试阳性患者如必须应用时，应按常规脱敏，并同时应用异丙醇和糖皮质激素。

（6）并发症治疗：呼吸衰竭时，应及时应用呼吸机。积极治疗休克、心力衰竭、急性肾衰竭和播散性血管内凝血等。

（7）辅助治疗：①糖皮质激素，氢化可的松200~400mg/d或地塞米松10~20mg/d，连续3~4日；②防治感染。

（二）蜂蜇刺伤

蜂的种类很多，我国主要有蜜蜂、黄蜂、大黄蜂、土蜂等，除雄黄蜂无毒以外，其他蜂尾端均与毒腺相通。蜂毒腺中的毒液成分各异，但主要含有组胺、血清毒、儿茶酚胺、胆碱酯酶和蛋白酶等。野外工作或游玩时不慎碰上蜂被蛰，或在移动蜂窝时无防护措施被蜇伤。

1. 临床表现 蜂蜇人后毒液经毒刺进入人体，毒刺留在人体局部，可引起局部和全身症状。

（1）局部症状：剧烈的疼痛、红肿，严重者出现水疱、淤血，很少坏死。蜇伤眼睛可出现视网膜炎、视神经炎，导致视力障碍。

（2）全身症状：对蜂毒过敏者，可出现唇与眼睑水肿、鼻塞、皮肤荨麻疹、喉头水肿、呼吸困难、胸闷、恶心、呕吐、腹痛、腹泻等，严重者可出现休克，循环、呼吸衰竭。无过敏者如被群蜂蜇伤也可出现蜂毒吸收现象：发热、头晕、头痛、恶心、呕吐、腹痛、腹泻、烦躁，严重者痉挛、昏迷、休克、肺水肿、心肌及呼吸肌麻痹而死亡。黄蜂蜇伤还可发生溶血，导致急性肾功能不全以及纤溶系统的病变。

2. 诊断要点

（1）明确的被蜂蜇伤史，局部有时可见蜂的蜇针。

（2）前述局部和全身的临床表现。

（3）部分患者有肝肾功能异常。

3. 急救原则 立即拔除蜂刺、吸出毒液，用虫咬伤水涂敷患处，或冲洗伤口后（冲洗液同蜈蚣咬伤）再局部敷药。同时给予抗过敏、抗休克及对症支持治疗。

4. 治疗

（1）拔出蜂蛰伤局部毒刺。局部肌肉痉挛严重者，可用10%葡萄糖酸钙稀释后静脉缓慢推注。

（2）局部处理：立即用肥皂水、3%氨水或5%$NaHCO_3$溶液冲洗伤口，有条件时可以先用拔火罐拔出毒液再清洗；用蛇药外敷伤口周围，疼痛严重者可用0.25%普鲁卡因在伤口周围作局部封闭治疗。

（3）全身治疗：有过敏症状的用抗组胺药，严重者应用糖皮质激素和大剂量维生素C；有过敏性休克的立即皮下注射肾上腺素0.5mg，再给予抗休克治疗，以及对症支持治疗。

思考题

1. 全科医生如何在工作中开展预防中毒安全教育？
2. 毒物经消化道造成急性中毒的急救措施有哪些？

（李双庆）

参 考 文 献

[1] 中华人民共和国国家卫生健康委员会办公厅．全科医生转岗培训大纲(2019年修订版)：国卫办科教发〔2019〕13号．(2019-04-02)[2019-09-15]. http://www.nhc.gov.cn/qjjys/s7945/201904/f0359ac60f714d5a82575a2f2155286a.shtml.

[2] 中华人民共和国国家卫生健康委员会．住院医师规范化培训内容与标准(2019年修订版)——全科培训细则．(2019-11-13)[2019-11-15]. http://www.cnmedical-edu.com/UpLoadFile/2/file/20191113/20191113095200_5255.pdf.

[3] 梁万年，杜雪平，曾学军．常见慢性疾病社区临床路径．北京：人民卫生出版社，2019.

[4] 中华医学会，中华医学会杂志社，中华医学会全科医学分会，等．成人社区获得性肺炎基层诊疗指南(2018年). 中华全科医师杂志，2019，18(2)：117-126.

[5] 曹永福．与改革开放同行：中国医学伦理学近40年发展的回顾与展望．医学与哲学，2019，40(5)：13-18.

[6] Mattonen SA, Davidzon GA, Benson J, et al. Bone Marrow and Tumor Radiomics at ^{18}F-FDG PET/CT: Impact on Outcome Prediction in Non-Small Cell Lung Cancer. Radiology, 2019, 293(2): 451-459.

[7] 中华医学会，中华医学会杂志社，中华医学会全科医学分会，等．咳嗽基层诊疗指南(2018年)．中华全科医师杂志，2019，18(3)：207-219.

[8] 范永存，张迪，万成芳．全科医生在急诊及院前急救工作中的重要性评价．吉林医学，2019，40(5)：1101-1102.

[9] 中国研究型医院学会卫生应急学专业委员会，中国研究型医院学会心肺复苏学专业委员会，河南省医院协会心肺复苏专业委员会．2019创伤性休克急救复苏创新技术临床应用中国专家共识．河南医学研究，2019，28(1)：1-7.

[10] Russo M, Strisciuglio C, Scarpato E, et al. Functional Chronic Constipation: Rome Ⅲ Criteria Versus Rome Ⅳ Criteria. J Neurogastroenterol Motil, 2019, 25(1): 123-128.

[11] 中华人民共和国国家卫生健康委员会．艾滋病和艾滋病病毒感染诊断：WS 293—2019.(2019-04-02)[2019-09-15]. http://dghb.dg.gov.cn/attachment/0/16/16752/3036559.pdf.

[12] Zou X, Zhou X, Zhu Z, et al. Novel subgroups of patients with adult-onset diabetes in Chinese and US populations. Lancet Diabetes Endocrinol, 2019, 7(1): 9-11.

[13] Ma Y, Han X, Ji L, et al. A new clinical screening strategy and prevalence estimation for glucokinase variant-induced diabetes in an adult Chinese population. Genet Med, 2019, 21(4): 939-947.

[14] 付世欧，李文燕．叙事医学在慢性疼痛住院患者中的应用．医学与哲学，2018，39(5)：80-82.

[15] 万学红，卢雪峰．诊断学．9版．北京：人民卫生出版社，2018.

[16] 李曼，吴瑶，田耀华，等．PM2.5短期暴露对我国死亡和急诊量影响的Meta分析．中华流行病学杂志，2018，39(10)：1394-1401.

[17] 李娟娟，李晋磊，张娟，等．国家慢性病综合防控示范区建设总体实施现状研究．中华流行病学杂志，2018，39(4)：417-421.

[18] 吴孟超，吴在德，吴肇汉．外科学．9版．北京：人民卫生出版社，2018.

[19] 施榕，郭爱民．全科医生科研方法．2版．北京：人民卫生出版社，2018.

[20] 李康，贺佳．医学统计学．7版．北京：人民卫生出版社，2018.

[21] 姚树桥，杨艳杰，潘芳，等．医学心理学．7版．北京：人民卫生出版社，2018.

[22] 齐士格，王志会，王丽敏，等，2013年中国老年居民跌倒伤害流行状况分析．中华流行病学杂志，2018，39(4)：439-442.

[23] 王妮，武继磊，张远，等．妇女孕期化肥暴露与其子代低出生体重发生风险关联研究．中华流行病学杂志，2018，39(10)：1324-1328.

[24] 庄文珺，谢炎，顾剑玲．调节性T细胞在间接性急性肺损伤小鼠中的作用与机制．中华结核和呼吸杂志，2018，41(12)：959-966.

[25] Zaharias G. Narrative-based medicine and the general practice consultation: Narrative-based medicine 2. Can Fam Physician, 2018, 64(4): 286-290.

[26] 中华人民共和国国务院 . 医疗纠纷预防和处理条例: 国令第701号 .(2018-08-31)[2019-09-15]. http://www.gov.cn/zhengce/content/2018-08/31/content_5318057.htm.

[27] 于晓松,路孝琴 . 全科医学概论 . 5版 . 北京: 人民卫生出版社, 2018.

[28] Robert E. Rakel, David P. Rakel. 全科医学: 第9版 . 曾益新,译 . 北京: 人民卫生出版社, 2018.

[29] 中华人民共和国国务院办公厅 . 关于改革完善全科医生培养与使用激励机制的意见: 国办发〔2018〕3号 .(2018-01-24)[2019-09-15]. http://www.gov.cn/zhengce/content/2018-01/24/content_5260073.htm.

[30] 赵欣欣,孙小婷,潘志刚,等 . 英美中三国全科医生培养模式对比研究 . 中国全科医学, 2018, 21(22): 2660-2667.

[31] 史玲,邝海东,宋建玲,等 . 以家庭为单位的"1+1+1"家庭医生双签约服务探索 . 上海预防医学, 2018, 30(4): 42-45.

[32] 陈洁平,李辉,叶莉霞,等 . 基于慢性病综合防控示范区的宁波市慢性病综合防控策略 . 中国公共卫生管理, 2018, 34(5): 26-29.

[33] 刘英华,孙建琴 . 社区营养与健康 . 北京: 人民卫生出版社, 2018.

[34] 葛均波,徐永健,王晨 . 内科学 . 9版 . 北京: 人民卫生出版社, 2018.

[35] 吴开春,梁洁,冉志华,等 . 炎症性肠病诊断与治疗的共识意见 . 中国实用内科杂志, 2018, 38(9): 796-813.

[36] 中华医学会肝病学分会脂肪肝和酒精性肝病学组,中国医师协会脂肪性肝病专家委员会 . 酒精性肝病防治指南(2018更新版). 中华肝脏病杂志, 2018, 26(3): 188-194.

[37] 祝墡珠,江孙芳,陈陶建 . 社区常见健康问题处理 . 北京: 人民卫生出版社, 2018.

[38] 陈万青,李贺,孙可欣,等, 2014年中国恶性肿瘤发病和死亡分析 . 中华肿瘤杂志, 2018, 40(1): 5-13.

[39] 谢幸,孔北华 . 妇产科学 . 9版 . 北京: 人民卫生出版社, 2018.

[40] 卢燕,王央群 . 妇科门诊妇女阴道炎发病现状及危险因素分析 . 现代实用医学, 2018, 30(4): 497-499.

[41] 王辰,王慧慧,李焕荣,等 .《2018欧洲国际性病控制联盟 / 世界卫生组织关于阴道分泌物(阴道炎症)管理指南》解读 . 中国实用妇科与产科杂志, 2018, 34(12): 1360-1365.

[42] 王婷婷,马冬艳,张雪,等 . 妊娠期细菌性阴道病的危险因素及妊娠结局分析 . 中国妇幼保健, 2018, 33(20): 4636-4638.

[43] Koppen IJN, Vrisman MH, Saps M, et al. Prevalence of functional defecation disorders in children: a systematic review and meta-analysis. J Pediatr. 2018, 198: 121-130.

[44] Axelrod CH, Saps M. The role of fiber in the treatment of functional gastrointestinal disorders in children. Nutrients, 2018, 10(11): 1650.

[45] 李兰娟,任红 . 传染病学 . 9版 . 北京: 人民卫生出版社, 2018.

[46] 齐唐凯,卢洪洲 . 加拿大人免疫缺陷病毒暴露前预防和非职业性暴露后预防指南解读 . 医药专论, 2018, 39(11): 727-731.

[47] 吴尊友 . 我国艾滋病经性传播新特征与防治面临的挑战 . 中华流行病学杂志, 2018, 39(6): 707-709.

[48] 中华医学会感染病学分会艾滋病丙型肝炎学组 . 中国艾滋病诊疗指南(2018版). 中华内科杂志 . 2018, 57(12): 1-18.

[49] Borghi C, Tykarski A, Widecka K, et al. Expert consensus for the diagnosis and treatment of patient with hyperuricemia and high cardiovascular risk. Cardiolo J, 2018, 25(5): 545-564.

[50] Hogman M, Sulku J, Stallberg B, et al. 2017 Global Initiative for Chronic Obstructive Lung Disease reclassifies half of COPD subjects to lower risk group. Int J Chron Obstruct Pulmon Dis, 2018, 13: 165-173.

[51] 中华人民共和国国家卫生和计划生育委员会 . 结核病分类(WS 196—2017). 中国感染控制杂志, 2018, 17(4): 367-368.

[52] 中华人民共和国国家卫生健康委员会 . 流行性感冒诊疗方案(2018年修订版): 国卫办医函〔2018〕1019号 .(2018-11-20)[2019-09-15]. http://www.nhc.gov.cn/yzygj/s7653/201811/ddcb7962b5bc40fa8021009b8f72e8a7.shtml.

[53] 袁政安 . 新发及再发传染病 . 上海: 复旦大学出版社, 2018.

[54] 陈永平 . 全球新发传染病的挑战与防控 . 中华传染病杂志, 2018, 36(7): 393-396.

[55] Williams B, Mancia G, Spiering W, et al. 2018 ESC/ESH Guidelines for the management of arterial hypertension. Eur Heart J, 2018, 39(33): 3021-3104.

[56] Whelton PK, Carey RM, Aronow WS, et al. 2017 ACC/AHA/AAPA/ABC/ACPM/AGS/APHA/ASH/ASPC/NMA/PCNA guideline for the prevention, detection, evaluation, and management of high blood pressure in adults: executive summary: a report of the American College of Cardiology/American Heart Association task force on clinical practice guidelines. Hypertension,

2018,71(6):1269-1324.

[57]《中国高血压防治指南》修订委员会．中国高血压防治指南 2018 年修订版．北京：人民卫生出版社，2018.

[58] Wang Z, Chen Z, Zhang L, et al. Status of Hypertension in China: Results from the China Hypertension Survey, 2012—2015. Circulation, 2018, 137(22): 2344-2356.

[59] 中华医学会心血管病学分会介入心脏病学组，中华医学会心血管病学分会动脉粥样硬化与冠心病学组，中国医师协会心血管内科医师分会血栓防治专业委员会，等．稳定性冠心病诊断与治疗指南．中华心血管病杂志，2018，46(9):680-694.

[60] 中华医学会呼吸病学分会哮喘学组．支气管哮喘患者自我管理中国专家共识．中华结核和呼吸杂志，2018，41(3):171-178.

[61] 中华医学会全科医学分会，中华医学会呼吸病学分会哮喘学组．支气管哮喘基层诊疗(2018)．中华全科医学杂志，2018，17(10):751-762.

[62] 中华医学会糖尿病学分会，国家基层糖尿病防治管理办公室．国家基层糖尿病防治管理指南(2018)．中华内科杂志，2018，57(12):885-893.

[63] 中华医学会糖尿病学分会．中国 2 型糖尿病防治指南(2017 年版)．中国实用内科杂志，2018，28(4):292-344.

[64] 顾彬，顾卫琼，王计秋．2 型糖尿病基础与遗传研究的进展．中华内分泌代谢杂志，2018，34(7):605-609.

[65] Kahaly GJ, Bartalena L, Hegedüs L, et al. European Thyroid Association Guideline for the Management of Graves' Hyperthyroidism. Eur Thyroid J, 2018, 7(4): 167-186.

[66] 中华医学会地方病学分会，中国营养学会，中华医学会内分泌学分会．中国居民补碘指南．北京：人民卫生出版社，2018.

[67] 张昀，曾学军，徐娜，等．高尿酸血症社区管理流程的专家建议．中华全科医师杂志，2018，17(11):878-883.

[68] 中华人民共和国国家卫生和计划生育委员会．高尿酸血症与痛风患者膳食指导：WS/T 560—2017.(2017-08-01)[2019-09-15]. http://www.nhc.gov.cn/ewebeditor/uploadfile/2018/06/20180613135747350.pdf.

[69] 中华医学会，中华医学会杂志社，中华医学会全科医学分会，等．慢性阻塞性肺疾病基层诊疗指南(2018 年)．中华全科医师杂志，2018，17(11):856-870.

[70] 梁华，洛若愚．女性生殖道感染的流行病学调查及阴道分泌物检测的价值．中国妇幼保健，2017，32(18):4513-4515.

[71] 陕飞，李子禹，张连海，等．国际抗癌联盟及美国肿瘤联合会胃癌 TNM 分期系统(第 8 版)简介及解读．中国实用外科杂志，2017，37(01):15-17.

[72] 杨叔禹．厦门市全科医学人才培养与慢性病管理模式介绍．中国全科医学，2017，20(20):2526-2527.

[73] 李建军，杨明亮，杨德刚，等．"创伤性脊柱脊髓损伤评估、治疗与康复"专家共识．中国康复理论与实践，2017，23(3):274-287.

[74] 杜雪平，席彪．全科医生基层实践．2 版．北京：人民卫生出版社，2017.

[75] 杜雪平，王永利．全科医生案例解析．北京：人民卫生出版社，2017.

[76] 中华医学会心血管病学分会，中华心血管病杂志编辑委员会．非 ST 段抬高型急性冠状动脉综合征诊断和治疗指南(2016)．中华心血管病杂志，2017，45(5):359-376.

[77] 中国医师协会肾脏内科医师分会．中国肾脏疾病高尿酸血症诊治的实践指南(2017 版)．中华医学杂志，2017，97(25):1927-1936.

[78] 贾建国，谢苗荣．全科医学师资培训指导用书．2 版．北京：人民卫生出版社，2017.

[79] 王家骥，徐国平．全科医学概论(英汉双语)．北京：人民卫生出版社，2017.

[80] 中华人民共和国国家卫生和计划生育委员会．"十三五"全国卫生计生人才发展规划．(2017-01-04)[2019-09-15]. http://www.nhc.gov.cn/renshi/s3573/201701/0f72e6ee8af444d5b42a431e9fe03ecb.shtml.

[81] 黄永锋．基于全科医生的社区健康管理模式及其运行机制．中国社区医师，2017，33(10):142-143.

[82] 林果为，王吉耀，葛均波．实用内科学．15 版．北京：人民卫生出版社，2017.

[83] 郭晓玲，吴浩，刘新颖，等．智慧家庭医生优化协同模式的构建与实现．中国全科医学，2017，20(7):784-788.

[84] 于普林．老年医学．2 版．北京：人民卫生出版社，2017.

[85] 方力争．家庭医生临床诊疗手册．北京：人民卫生出版社，2017.

[86]《中华传染病杂志》编辑委员会．发热待查诊治专家共识．中华传染病杂志，2017，35(11):641-655.

[87] 吴肇汉，秦新裕，丁强．实用外科学．4 版．北京：人民卫生出版社，2017.

[88] 祝墡珠．全科医生临床实践．2 版．北京：人民卫生出版社，2017.

[89] 中华医学会神经病学分会，中华神经科杂志编辑委员会．眩晕诊治多学科专家共识．中华神经科杂志，2017，50(11):805-812.

[90] Bhattacharyya N, Gubbels SP, Schwartz SR, et al. Clinical practice guideline: benign paroxysmal

positional vertigo (Update). Otolaryngol Head Neck Surg, 2017, 156(3S): S1-S47.

[91] 中华耳鼻咽喉头颈外科杂志编辑委员会,中华医学会耳鼻咽喉头颈外科学分会. 良性阵发性位置性眩晕诊断和治疗指南(2017). 中华耳鼻咽喉头颈外科杂志, 2017, 52(3): 173-176.

[92] 中华耳鼻咽喉头颈外科杂志编辑委员会. 中华医学会耳鼻咽喉头颈外科学分会. 梅尼埃病诊断和治疗指南(2017). 中华耳鼻咽喉头颈外科杂志, 2017, 52(3): 167-172.

[93] 中华医学会消化病学分会,幽门螺杆菌和消化性溃疡学组,全国幽门螺杆菌研究协作组. 第五次全国幽门螺杆菌感染处理共识报告. 中华消化杂志, 2017, 37(6): 364-378.

[94] 于晓松,王晨. 全科医生临床操作技能操作训练. 2版. 北京: 人民卫生出版社, 2017.

[95] 中华医学会消化病学分会. 中国慢性胃炎共识意见(2017年). 中华消化杂志, 2017, 37(11): 721-738.

[96] Yang H, Zhou W, Lv H, et al. The association between CMV viremia or endoscopic features and histopathological characteristics of CMV colitis in patients with underlying ulcerative colitis. Inflamm Bowel Dis, 2017, 23(5): 814-821.

[97] 陆林,沈渔邨. 精神病学. 6版. 北京: 人民卫生出版社, 2017.

[98] Wang YN, Li J, Zheng WY, et al. Clinical characteristics of ulcerative colitis-related colorectal cancer in Chinese patients. J Dig Dis, 2017, 18(12): 684-690.

[99] 中华医学会消化病学分会炎症性肠病学组. 炎症性肠病合并机会性感染专家共识意见. 中华消化杂志, 2017, 37(4): 217-226.

[100] GBD 2015 Obesity Collaborators, Afshin A, Forouzanfar MH, et al. Health Effects of Overweight and Obesity In 195 Countries over 25 Years. N Engl J Med, 2017, 377(1): 13-27.

[101] Creo AL, Thacher TD, Pettifor JM, et al. Nutritional rickets around the world: an update. Paediatr Int Child Health, 2017, 37(2): 84-98.

[102] Malfertheiner P, Megraud F, O'Morain CA, et al. Management of Helicobacter pylori infection—the Maastricht Ⅳ /Florence Consensus Report. Gut, 2017, 66(1): 6-30.

[103] 何宇纳,赵文华,赵丽云,等. 2010—2012年中国10~17岁儿童青少年代谢综合征流行情况. 中华预防医学杂志, 2017, 51(6): 513-518.

[104] Chen HH, Li HC, Su LH, et al. Fluoroquinolone-nonsusceptible Streptococcus pneumoniae isolates from a medical center in the pneumococcal conjugate vaccine era. J Microbiol Immunol Infect, 2017, 50(6): 839-845.

[105] AlGhamdi M, Alfetni A. Prevalence and factors associated with functional constipation among children attending to well baby clinic in Aladel primary health care center in Makkah al-Mukarraman 2016, cross sectional. Int J Adv Res, 2017, 5: 1175-1185.

[106] 国家基本公共卫生服务项目基层高血压管理办公室,基层高血压管理专家委员会. 国家基层高血压防治管理指南. 中国循环杂志, 2017, 32(11): 1041-1048.

[107] 高润霖. 冠心病疾病负担—中国出路. 中国循环杂志, 2017, 32(1): 1-4.

[108] Ibánez B, James S, Agewall S, et al. 2017 ESC Guidelinesfor the management of acute myocardial infarction in patients presenting with ST-segment elevation. Rev Esp Cardiol (Engl Ed), 2017, 70(12): 1082.

[109] 中华医学会神经病学分会. 中国脑血管疾病分类. 中华神经科杂志, 2017, 50(3): 168-171.

[110] 陈跃宇,黄凰元. 社区外科常见病例诊治策略. 上海: 上海科学技术出版社, 2017.

[111] 林江涛,王文巧,周新,等. 我国30个省市城区门诊支气管哮喘患者控制水平的调查结果. 中华结核和呼吸杂志, 2017, 40(7): 494-498.

[112] 中华医学会内分泌学分会. 成人甲状腺功能减退症诊治指南. 中华内分泌代谢杂志, 2017, 33(2): 167-180.

[113] Centanni M. Benvenga S. Sachmechi I. Diagnosis and management of treatment-refractory hypothyroidism: an expert consensus report. J Endocrinol Invest, 2017, 40(12): 1289-1301.

[114] 高尿酸血症相关疾病诊疗多学科共识专家组. 中国高尿酸血症相关疾病诊疗多学科专家共识. 中华内科杂志, 2017, 56(3): 235-248.

[115] Singh P, Yoon S, Kuo B. Nausea: a review of pathophysiology and therapeutics. Therap Adv Gastroenterol, 2016, 9(1): 98-112.

[116] Chen W, Zheng R, Baade PD, et al. Cancer statistics in China. CA Cancer J Clin, 2016, 66(2): 115-132.

[117] 中华医学会风湿病学分会. 中国痛风诊疗指南. 中华内科杂志, 2016, 55(11): 892-899.

[118] 中华医学会呼吸病学分会. 中国成人社区获得性肺炎诊断和治疗指南(2016年版). 中华结核和呼吸杂志, 2016, 39(4): 253-279.

[119] 王静,任菁菁,张海江,等. 香港家庭医生教育培养体系简介及对内地的启示. 中国全科医学, 2016, 19(20): 2367-2370.

[120] 于晓松,季国忠. 全科医学. 北京: 人民卫生出版

社，2016.

[121] 中华医学会呼吸病学分会哮喘学组．咳嗽的诊断与治疗指南(2015)．中华结核和呼吸杂志，2016，39(5)：323-354.

[122] 梁万年．医学科研方法学．2版．北京：人民卫生出版社，2016.

[123] 于晓松．国家卫计委住院医生规范化培训规划教材．北京：人民卫生出版社，2016.

[124] 中国疾病预防控制中心慢性非传染性疾病预防控制中心．中国慢性病及其危险因素监测报告(2013)．北京：军事医学出版社，2016.

[125] 中华人民共和国卫生部．助理全科医生培训标准(试行)．(2012-09-10)[2019-09-15]. http://www.nhc.gov.cn/wjw/gfxwj/201304/eba51bf800de41f4814597465f6cf375.shtml.

[126] 全科医师规范化培训师资标准建议专家组．关于建立全科医师规范化培训师资标准的建议．中华全科医师杂志，2016，15(11)：835-838.

[127] 宫芳芳，孙喜啄，张天峰．创新罗湖医院集团运营管理模式．现代医院管理，2016，14(6)：5-7.

[128] 中国偏头痛防治指南．中华医学会疼痛学分会头面痛学组．中国疼痛医学杂志，2016，22(10)：721-727.

[129] Moisset X，Mawet J，Guegan-Massardier E，et al. French Guidelines For the Emergency Management of Headaches. Rev Neurol(Paris)，2016，172(6-7)：350-360.

[130] 任菁菁．全科常见未分化疾病诊疗手册．北京：人民卫生出版社，2016.

[131] Sanchez-Pimienta TG，Lopez-Olmedo N，Rodriguez-Ramirez S，et al. High Prevalence of Inadequate Calcium and Iron Intake by Mexican Population Group as Assessed by 24-Hour Recalls. J Nutr，2016，146(9)：1874S-1880S.

[132] Hamner HC，Perrine CG，Scanlon KS. Usual Intake of Key Minerals among Children in a Second Year of Life，NHANES 2003-2012. Nutrionts，2016，8(8)：E468.

[133] Munns CF，Shaw N，Specker BL，et al. Global Consensus Recommendations on Prevention and Management of Nutritional Rickets. J Clin Endocrinol Metab，2016，101(2)：394-415.

[134] 于冬梅，何宇纳，郭齐雅，等. 2002—2012年中国居民能量营养素摄入状况及变化趋势．卫生研究，2016，45(4)：527-532.

[135] Harris AM，Hicks LA，Qaseem A，et al. Appropriate antibiotic use for acute respiratory tract infection in adults：advice for high-value care rrom the American college of physicians and the centers for disease control and prevention. Ann Intern Med，2016，164(6)：425-434.

[136] Fleming-Dutra KE，Hersh AL，Shapiro DJ，et al. Prevalence of inappropriate antibiotic prescriptions among US ambulatory care visits，2010-2011. JAMA，2016，315(17)：1864-1873.

[137] Sanchez GV，Fleming-Dutra KE，Roberts RM，et al. Core elements of outpatient antibiotic stewardship. MMWR Recomm Rep，2016，65(6)：1-12.

[138] Deantonio R，Yarzabal JP，Cruz JP，et al. Epidemiology of community-acquired pneumonia and implications for vaccination of children living in developing and newly industrialized countries：a systematic literature review. Hum Vaccin Immunother，2016，12(9)：2422-2440.

[139] Rajindrajith S，Devanarayana NM，Perera BJC，et al. Childhood constipation as an emerging public health problem. World J Gastroenterol，2016，22(30)：6864-6875.

[140] Malowitz S，Green M，Karpinski A，et al. Age of onset of functional constipation. J Pediatr Gastroenterol Nutr，2016，62(4)：600-602.

[141] 中华医学会肝病学分会，中华医学会感染病学分会．慢性乙型肝炎防治指南(2015年版)．实用肝脏病杂志，2016，3：389-400.

[142] 中华医学会心血管病学分会介入心脏病学组，中国医师协会心血管内科医师分会血栓防治专业委员会，中华心血管病杂志编辑委员会．中国经皮冠状动脉介入治疗指南(2016)．中华心血管病杂志，2016，44(5)：382-400.

[143] 中华医学会呼吸病学分会哮喘学组．支气管哮喘防治指南(2016年版)．中华结核和呼吸杂志，2016，39(9)：675-697.

[144] American Thyroid Association. American Thyroid Association Guidelines for Diagnosis and Management of Hyperthyroidism and other causes of Thyrotoxicosis. Thyroid，2016，26(10)：1343-1421.

[145] Frank H，Netter，MD. 奈特人体解剖学彩色图谱：第6版．张卫光，译．北京：人民卫生出版社，2015.

[146] Becker WJ，Findlay T，Moga C，et al. Guideline for primary care management of headache in adults. Can Fam Physician，2015，61(8)：670-679.

[147] Sugano K，Tack J，Kuipers EJ，et al. Kyoto global consensus report on Helicobacter pylori gastritis. Gut，2015，64(9)：1353-1367.

[148] Haslbeck J，Zanoni S，Hartung U，et al. Introducing the chronic disease self-management program in Switzerland and other German-speaking countries：findings of a cross-border adaptation using a multiple-

methods approach. BMC Health Serv Res, 2015, 15 (1): 576-595.

[149] 樊尚荣 . 黎婷, 2015 年美国疾病控制中心性传播疾病诊断和治疗指南—盆腔炎的诊断和治疗指南 . 中国全科医学, 2015, 18(28): 3423-3425.

[150] 陈程, 王欢, 刘芳丽, 等 . 中国七城市两乡镇 3~6 岁儿童膳食矿物质摄入情况调查 . 中国食物与营养, 2015, 21(11): 82-86.

[151] 于学忠, 黄子通 . 急诊医学 . 北京: 人民卫生出版社, 2015.

[152] 王育珊 . 急救医学 . 2 版 . 北京: 高等教育出版社, 2015.

[153] Aysola J, Rhodes KV, Polsky D. Patient-centered Medical Homes and Access to Services for New Primary Care Patients. Med Care, 2015, 53(10): 857-862.

[154] 郭莉萍 . 叙事医学: 尊重疾病的故事 . 北京: 大学医学出版社, 2015.

[155] 王一镗 . 王一镗急诊医学 . 2 版 . 北京: 清华大学出版社, 2015.

[156] 李辉, 陈洁平, 崔军, 等 . 宁波市慢性病 "1+X" 医防整合模式实践与思考 . 中国健康教育, 2015, 9: 909-911.

[157] 汪建荣 . 卫生法 . 4 版 . 北京: 人民卫生出版社, 2015.

[158] 方积乾, 陆盈 . 现代医学统计学 . 2 版 . 北京: 人民卫生出版社, 2015.

[159] 詹思延 . 临床流行病学 . 2 版 . 北京: 人民卫生出版社, 2015.

[160] 王辰, 王建安 . 内科学 . 3 版 . 北京: 人民卫生出版社, 2015.

[161] Llopis M, Cassard AM, wrzosek L, et al. Intestinal microbiota contirbutes to individual susceptibility to alcoholic Liver disease. Gut, 2015, 65(5): 830-839.

[162] 中华医学会外科学分会胰腺外科学组 . 急性胰腺炎诊治指南(2014). 中华外科杂志, 2015, 1(30): 50-53.

[163] 胡耀博 . 闭经的内分泌检测及临床意义 . 实用妇科内分泌杂志, 2015, 2(10): 194-195.

[164] 孟红旗, 刘雪梅 . 医学科研设计与论文写作 . 2 版 . 北京: 人民军医出版社, 2015.

[165] 刘庆敏, 刘冰, 任艳军, 等 . 杭州市社区医务人员慢性病防治技能干预效果评价 . 中华流行病学杂志, 2015, 36(11): 1226-1230.

[166] 杨秉辉 . 全科医学概论 . 4 版 . 北京: 人民卫生出版社, 2015.

[167] 美国精神病学学会 . 精神障碍诊断与统计手册 . 张道龙, 译 . 5 版 . 北京: 北京大学出版社, 2015.

[168] Skinner AC, Perrin EM, Moss LA, et al. Cardio-metabolic risks and severity of obesity in children and young adults. N Engl J Med, 2015, 373(14): 1307-1317.

[169] 吴江 . 神经病学 . 第 3 版 . 北京: 人民卫生出版社, 2015.

[170] Song Y, Ma J, Wang HJ, et al. Secular trends of obesity prevalence in Chinese children from 1985 to 2010: Urban-rural disparity. Obesity (Silver Spring), 2015, 23(2): 448-453.

[171] Muktabhant B, LawrieTA, LumbiganonP, et al. Diet or Exercise, or Both, for Preventing Excessive Weight Gain in Pregnancy. Cochrane Database Syst Rev, 2015, (6): CD007145.

[172] Dekker AR, Verheij TJ, van der Velden AW. Inappropriate antibiotic prescription for respiratory tract indications: most prominent in adult patients. Fam Pract, 2015, 32(4): 401-407.

[173] Liu L, Oza S, Hogan D, et al. Global, regional, and national causes of child mortality in 2000-13, with projections to inform post-2015 priorities: an updated systematic analysis. Lancet, 2015, 385(9966): 430-440.

[174] 中华医学会感染病学分会艾滋病学组 . 艾滋病诊疗指南(第 3 版). 中华传染病杂志, 2015, 33 (10): 577-592.

[175] 中华医学会心血管病学分会, 中华心血管病杂志编辑委员会 . 急性 ST 段抬高型心肌梗死诊断和治疗指南 . 中华心血管病杂志, 2015, 43(5): 380-393.

[176] 中华医学会神经病学分会 . 中国脑血管病一级预防指南 . 中华神经科杂志, 2015, 48(8): 629-643.

[177] 李小鹰 . 老年医学 . 北京: 人民卫生出版社, 2015.

[178] Yang J, Li LF, Xu Q, et al. Analysis of 90 eases of antithyroid drug induced severe hepatotoxicity over 13 years in China. Thyroid, 2015, 25(3): 278-283.

[179] 赵春江, 张菲菲, 王占伟, 等 . 2012 年中国成人社区获得性呼吸道感染主要致病菌耐药性的多中心研究 . 中华结核和呼吸杂志, 2015, 38(1): 18-22.

[180] 王家良 . 临床流行病学——临床科研设计、测量与评价 . 3 版 . 上海: 上海科学技术出版社, 2014.

[181] Wang MT, Lee WJ, Huang TY, et al. Antithyroid drug-related hepatotoxicity in hyperthyroidism patients: a population-based cohort study. Br J Clin Pharmacol, 2014, 78(3): 619-629.

[182] Zhan Y, Yang Z, Chen R, et al. Respiratory virus is a real pathogen in immunocompetent community-acquired pneumonia: comparing to influenza like illness and volunteer controls. BMC Pulm Med, 2014, 14: 144.

[183] 中华人民共和国国家卫生和计划生育委员会 . 住

院医师规范化培训基地认定标准(试行).(2014-08-22)[2019-09-15]. http://www.nhc.gov.cn/ewebeditor/uploadfile/2014/08/20140825155055797.pdf.

[184] 刘民 . 医学科研方法学 . 2 版 . 北京: 人民卫生出版社, 2014.

[185] 袁慧,王利洁,魏列,等 . 新编实用社区医生诊疗指南 . 西安: 西安交通大学出版社, 2014.

[186] 胡品津,谢灿茂 . 内科疾病鉴别诊断学 . 6 版 . 北京: 人民卫生出版社, 2014.

[187] 孙振球,徐勇勇 . 医学统计学 . 4 版 . 北京: 人民卫生出版社, 2014.

[188] Jiang H, Livingston M, Room R, et al. Alcohol consumption and liver disease in Australia: a time series analysis of the period 1935—2006. Alcohol Alcohol, 2014, 49(3): 363-368.

[189] 波特 . 默克诊疗手册 . 王卫平,译 . 19 版 . 北京: 人民卫生出版社, 2014.

[190] 陈开红,呼冬鸣,朱庆生,等 . 北京市朝阳区急救社区化建设与实践分析 . 中国全科医学杂志, 2014, 17(35): 4227-4229.

[191] Uush T. Calcium intake and serum calcium status in Mongolian children. J Steroid Biochem Mol Biol, 2014, 144: 167-171.

[192] Palacios C , Gonzalez L. Is vitamin D deficiency a major global public health problem. J Steroid Biochem Mol Biol, 2014, 144: 138-145.

[193] Than M, Aldous S, Lord SJ, et al. A 2-hour diagnostic protocol for possible cardiac chest pain in the emergency department: a randomized clinical trial. JAMA Intern Med, 2014, 174(1): 51-58.

[194] Aabenhus R, Jensen JU, Jørgensen KJ, et al. Biomarkers as point-of-care tests to guide prescription of antibiotics in patients with acute respiratory infections in primary care. Cochrane Database Syst Rev, 2014, 11: CD010130.

[195] Allan GM , Arroll B. Prevention and treatment of the common cold: making sense of the evidence. CMAJ, 2014, 186(3): 190-199.

[196] Waris A, Macharia M, Njeru EK, et al. Randomised double blind study to compare effectiveness of honey, salbutamol and placebo in treatment of cough in children with common cold. East Afr Med J, 2014, 91(2): 50-56.

[197] Vaz LE, Kleinman KP, Raebel MA, et al. Recent trends in outpatient antibiotic use in children. Pediatrics, 2014, 133(3): 375-385.

[198] Tabbers MM, DiLorenzo C, Berger MY, et al. Evaluation and treatment of functional constipation in infants and children: evidence-based recommendations from ESPGHAN and NASPGHAN. J Pediatr Gastroenterol Nutr, 2014, 58(2): 258-274.

[199] Patel P, Borkowf CB, Brooks JT, et al. Estimating per-act HIV transmission risk: a systematic review. AIDS, 2014, 28(10): 1509-1519.

[200] Yu H, Wu JT, Cowling BJ, et al. Effect of closure of live poultry markets on poultry-to-person transmission of avian influenza A H7N9 virus: an ecological study. Lancet, 2014, 383(9916): 541-548.

[201] 王锦帆,尹梅 . 医患沟通 . 北京: 人民卫生出版社, 2013.

[202] 刘慧,肖新才,陆剑云,等 . 2009—2012 年广州市社区获得性肺炎流行特征和病原学研究 . 中华预防医学杂志, 2013, 47(12): 1089-1094.

[203] 杜雪平,吴永浩,王和天 . 全科医学科诊疗常规 . 北京: 中国医药科技出版社, 2013.

[204] 孙福川,王明旭 . 医学伦理学 . 4 版 . 北京: 人民卫生出版社, 2013.

[205] 张以文 . FIGO 关于月经异常相关术语的共识和异常子宫出血病因的新分类系统 . 国际妇产科学杂志, 2013, 40(2): 105-107.

[206] 王岳 . 医事法 . 北京: 人民卫生出版社, 2013.

[207] 中华人民共和国国家卫生和计划生育委员会 . 住院医师规范化培训内容与标准(试行).(2014-08-22)[2019-09-15]. http://www.nhc.gov.cn/ewebeditor/uploadfile/2014/08/20140825155108969.PDF.

[208] 祝墡珠 . 全科医学概论 . 4 版 . 北京: 人民卫生出版社, 2013.

[209] 中华医学会内分泌学分会 . 高尿酸血症和痛风治疗的中国专家共识 . 中华内分泌代谢杂志, 2013, 29(11): 913-920.

[210] 梁万年,路孝琴 . 全科医学 . 2 版 . 北京: 人民卫生出版社, 2013.

[211] 贾坦,张李军,战义强,等 . 苯磺酸左旋氨氯地平治疗轻中度原发性高血压的疗效和安全性 . 中华心血管病杂志, 2013, 41(4): 301-303.

[212] 徐静,周亚夫,葛运运,等 . 国外全科医学教育和全科医生培训情况分析及启示 . 中国全科医学, 2013, 16(27): 3155-3158.

[213] 李孟智 . 台湾地区的全科(家庭)医学教育培训 . 首都医科大学学报, 2013, 34(2): 218-223.

[214] 石虹,朱文青,林瑾仪,等 . 角色扮演对提高医学生问诊技能的作用 . 基础医学教育, 2013, 15(10): 970-972.

[215] Backus BE, Six AJ, Kelder JC, et al. A prospective validation of the HEART score for chest pain patients at the emergency department. Int J Cardiol, 2013, 168

(3): 2153-2158.

[216] 刘凤奎. 全科医生临床操作技能训练. 北京: 人民卫生出版社, 2013.

[217] 徐兵河. ASCO 临床实践指南: 乳腺癌初步治疗后随访与管理解读. 中华乳腺病杂志, 2013, 7(1): 1-3.

[218] 中国抗癌协会乳腺癌专业委员会. 中国抗癌协会乳腺癌诊治指南与规范(2013 版). 中国癌症杂志, 2013, 23(8): 637-684.

[219] 中华人民共和国国家卫生和计划生育委员会. 原发性乳腺癌规范化诊疗指南(试行). 中国医学前沿杂志, 2013, 5(5): 30-33.

[220] 中华人民共和国国家卫生和计划生育委员会. 宫颈癌及癌前病变规范化诊疗指南(试行). 中国医学前沿杂志, 2013, 5(8): 40-49.

[221] 钱敏, 尤志学. ACS/ASCCP/ASCP 宫颈癌预防及早期诊断筛查指南解读. 现代妇产科进展, 2013, 22(7): 521-522.

[222] 陈子江. 多囊卵巢综合征研究十年的回顾与挑战. 中华妇产科杂志 2013, 48(4): 272-274.

[223] 耿琳琳. 绝经综合征. 中国计划生育学杂志, 2013, 21(6): 430-432.

[224] 马军. 儿童代谢综合征研究进展. 中国儿童保健杂志, 2013, 21(5): 452-455.

[225] 马军. 我国儿童青少年面临的主要健康问题及应对策略. 北京大学学报: 医学版, 2013, 45(3): 337-342.

[226] Schuetz P, Müller B, Christ-Crain M, et al. Procalcitonin to initiate or discontinue antibiotics in acute respiratory tract infections. Evid Based Child Health, 2013, 8: 1297-1371.

[227] HemiläH, Chalker E. Vitamin C for preventing and treating the common cold. Cochrane Database Syst Rev, 2013, 1: CD000980.

[228] Hersh AL, Jackson MA, Hicks LA, et al. Principles of judicious antibiotic prescribing for upper-respiratory tract infections in pediatrics. Pediatrics, 2013, 132(6): 1146-1154.

[229] Rajindrajith S, Devanarayaana NM, Weerasooriya L, et al. Quality of life and somatic symptoms in children with constipation: a school-based study. J Pediatr, 2013, 163:(4) 1069-1072.

[230] Gao HN, Lu HZ, Cao B, et al. Clinical findings in 111 cases of Influenza A (H7N9) virus infection. N Engl J Med, 2013, 368(24): 2277-2285.

[231] 陆普选, 周伯平. 新发传染病临床影像诊断. 北京: 人民卫生出版社, 2013.

[232] 中华医学会核医学分会. ^{131}I 治疗格雷夫斯甲亢指南(2013 版). 中华核医学与分子影像杂志, 2013, 32(2): 83-95.

[233] 赵澄泉, 杨怀涛, 田智丹, 等. 美国食品药品监督管理局批准的检测人乳头瘤病毒 DNA 的方法简介. 中华病理学杂志, 2012, 41: 855-857.

[234] Andersen LG, Holst C, Michaelsen KF, et al. Weight and weight gain during early infancy predict childhood obesity: a case-cohort study. Int J Obes (Lond), 2012, 36(10): 1306-1311.

[235] Than M, Cullen L, Aldous S, et al. 2-hour accelerated diagnostic protocol to assess patients with chest pain symptoms using contemporary troponins as the only biomarker: the ADAPT trial. J Am Coll Cardiol, 2012, 59(23): 2091-2098.

[236] 鞠玉翠. 叙事探究——焦点话题与应用领域. 北京: 北京师范大学出版社, 2012.

[237] Munns, CF, Simm PJ, Rodda CP, et al. Incidence of vitamin deficiency rickets among Australian children: an Australian Paediatric Surveillance Unit study. Med. J. Aust, 2012, 196(7): 466-468.

[238] 广贺龄. 内科疾病鉴别诊断学. 5 版. 北京: 人民卫生出版社, 2012.

[239] 秦明照. 常见临床症状鉴别诊断与治疗. 北京: 北京大学医学出版社, 2012.

[240] 方力争, 贾建国. 全科医生手册. 2 版. 北京: 人民卫生出版社, 2012.

[241] 中华人民共和国卫生部. 全科医学师资培训实施意见(试行). (2012-12-19) [2019-09-15]. http://www.nhc.gov.cn/wjw/gfxwj/201304/c3545f79a9ef4350b595bf8db3b018a4.shtml.

[242] Arrol B, Allan GM, Elley CR, et al. Diagnosis in primary care: probabilistic reasoning. J Prim Health Care, 2012, 4(2): 166-173.

[243] Rajindrajith S, Devanarayana NM, Adhikari C, et al. Constipation in children: an epidemiological study in Sri Lanka using Rome Ⅲ criteria. Arch Dis Child, 2012, 97(1): 43-45.

[244] Tam YH, Li AM, So HK, et al. Socioenvironmental factors associated with constipation in Hong Kong children and Rome Ⅲ criteria. J Pediatr Gastroenterol Nutr, 2012, 55(1): 56-61.

[245] 中华人民共和国卫生部. 肺结核门诊诊疗规范(2012 版). 2012.

[246] 张斯钰, 罗普泉, 高立冬. 中国重点新发传染病的流行现状与应对策略. 中华疾病控制杂志, 2012, 16(10): 892-896.

[247] 中华人民共和国国务院. 国务院关于建立全科医生制度的指导意见: 国发〔2011〕23 号. (2011-07-07) [2019-09-15]. http://www.gov.cn/zwgk/2011-07/07/content_1901099.htm.

[248] 罗灿 . 上海市“十二五”地方卫生立法规划项目研究 . 复旦大学, 2011.

[249] 陈开红, 刘威, 陶丽丽, 等 .“社区 - 急救 - 医院”院前急救模式的应用及效果评价 . 中国全科医学杂志, 2011, 14(9A): 2865-2867.

[250] 孙宝志 . 实用医学教育学 . 北京: 人民卫生出版社, 2011.

[251] 中国抗癌协会乳腺癌专业委员会 . 中国抗癌协会乳腺癌诊治指南与规范(2011 年版). 中国癌症杂志, 2011, 21: 367-417.

[252] Fraser IS, critchley HO, Broder M, et al. The FIGO recommendations on teminologies and definitions for nomal and abnormal uterine bleeding. Semin Reprod Med, 2011, 29(5): 383-390.

[253] 中华人民共和国卫生部 . 原发性肺癌诊疗规范(2011 年版).(2011-02-16)[2019-09-15].

[254] 陈坤, 陈忠 . 医学科研方法 . 北京: 科学出版社, 2011.

[255] 蔡柏蔷 . 协和呼吸病学 . 2 版 . 北京: 中国协和医科大学出版社, 2011.

[256] Longo DL, Kasper DL, Jameson JL, et al. Harrison's Principles of Internal Medicine. 18th ed. New York: McGraw-Hill Professional, 2011.

[257] 中华医学会妇产科学分会内分泌学组 . 闭经诊断与治疗指南(试行). 中国妇产科杂志, 2011, 46(9): 712-716.

[258] 陈孝平 . 外科学 . 2 版 . 北京: 人民卫生出版社, 2011.

[259] Wu TC, Chan LK, Pan WH, et al. Constipation in Taiwan elementary school students: a nationwide survey. J Chin Med Assoc, 2011, 74(2): 57-61.

[260] Choung RS, Shah ND, Chitkara D, et al. Direct medical costs of constipation from childhood to early adulthood; a population based birth cohort study. J Pediatr Gastroenterol Nutr, 2011, 52(1): 47-54.

[261] Frenk J, Chen L, Bhutta ZA, et al. Health professionals for a new century: transforming education to strengthen health systems in an interdependent world. Lancet, 2010, 9756(9756): 1923-1958.

[262] 王家良 . 循证医学 . 2 版 . 北京: 人民卫生出版社, 2010.

[263] 余之刚, 李玉阳, 2010 版 NCCN 乳腺癌筛查和诊断临床实践指南解读与体会 . 中华乳腺病杂志, 2010, 4(4): 4-8.

[264] Askie LM, Baur LA, Campbell K, et al. The Early Prevention of Obesity in children (EPOCH) Collaboration—an individual patient data prospective meta-analysis. BMC public health, 2010, 10: 728.

[265] 林仲秋, 王丽娟, 刘龙阳 . 国际妇产科联盟 2012 宫颈癌诊治指南解读 . 中国实用妇科与产科杂志, 2010, 29(5): 323-325.

[266] 国家发展改革委, 卫生部, 中央编办, 等 . 以全科医生为重点的基层医疗卫生队伍建设规划 .(2010-04-10)[2019-09-15]. http://www.gov.cn/gzdt/2010-04/01/content_1571324.htm.

[267] Ma YM, Li R, Qiao J, et al. Characteristics of abnormal menstrual cycle and polycystic ovary syndmme in comnlunity and hospital populations. Chin Med J (Engl), 2010, 123(16): 2185-2189.

[268] 中国抗癌协会肺癌专业委员会 . 中国肺癌临床指南 . 北京: 人民卫生出版社, 2010.

[269] 梁之祥 . 新发传染病研究概况 . 实用医药杂志, 2010, 27(10): 950-952.

[270] 中华人民共和国卫生部 . 基层医疗卫生机构全科医生转岗培训大纲(试行).(2010-12-30)[2019-09-15]. http://www.nhc.gov.cn/qjjys/s3593/201101/cc492eb3eda04fe0909a0b0b61acbc36.shtml.

[271] 刘隽, 林勋 . 欧洲医学教育模拟教学分层应用概述及启示 . 复旦教育论坛, 2010, 18(5): 92-96.

[272] John Murtagh. 全科医学 . 梁万年, 译 . 北京: 人民军医出版社, 2010.

[273] 刘又宁 . 呼吸内科学高级教程 . 北京: 人民军医出版社, 2010.

[274] Paul IM, Beiler JS, King TS, et al. Vapor rub, petrolatum, and no treatment for children with nocturnal cough and cold symptoms. Pediatrics, 2010, 126(6): 1092-1099.

[275] Pilishvili T, Lexau C, Farley MM, et al. Sustained reductions in invasive pneumococcal disease in the era of conjugate vaccine. J Infect Dis, 2010, 201(1): 32-41.

[276] 头晕诊断流程建议专家组 . 头晕的诊断流程建议 . 中华内科杂志, 2009, 48(5): 435-437.

[277] 全国人民代表大会常务委员会 . 中华人民共和国侵权责任法 .(2009-12-26)[2019-09-15]. http://www.gov.cn/flfg/2009-12/26/content_1497435.htm.

[278] 中华人民共和国国务院 . 中共中央 国务院关于深化医药卫生体制改革的意见 .(2009-03-17)[2019-09-15]. http://www.gov.cn/test/2009-04/08/content_1280069.htm.

[279] 蔡焯基 . 精神病学 . 2 版 . 北京: 北京大学医学出版社, 2009.

[280] 中华医学会妇产科学分会内分泌学组, 中华医学会妇产科学分会绝经学组 . 功能失调性子宫出血临床诊断治疗指南(草案). 中华妇产科杂志, 2009, 44(3): 234-236.

[281] Peter SDS, Tsao K, Harrison C, et al. Thoracoscopic decortication vs tube thoracostomy with fibrinolysis for

empyema in children: a prospective, randomized trial. J Pediatr Surg, 2009, 44(1): 106-111.

[282] Walia R, Mahajan L, Steffen R. Recent advances in chronic constipation. Curr Opin Pediatr, 2009, 21(5): 661-666.

[283] Chen X, Yang D, Mo Y, et al. Prevalence of polycystic ovary syndrome in unselected women from southern China. Eur J Obstet Gynecol Repmd Biol, 2008, 139(1): 59-64.

[284] 孙宝志. 临床医学导论. 3 版. 北京: 高等教育出版社, 2008.

[285] Lee WT, Ip KS, Chan JS, et al. Increased prevalence of constipation in pre-school children is attributable to under-consumption of plant foods: A community-based study. J Paediatr Child Health, 2008, 44(4): 170-175.

[286] 贾建平. 神经病学. 北京: 人民卫生出版社, 2008.

[287] 杨辉, Shane Thomas, Colette Browning, et al. 全科医学教育的师资标准研究——学徒式培训的启发. 中国全科医学, 2007, 10(13): 1046-1051.

[288] 中华医学会内分泌学分会《中国甲状腺疾病诊治指南》编写组. 中国甲状腺疾病诊治指南. 中华内科杂志, 2007, 46(11): 967-971.

[289] 张亚林. 高级精神病学. 长沙: 中南大学出版社, 2007.

[290] 何宇纳, 翟凤英, 王志宏, 等. 中国居民膳食钙的摄入状况. 卫生研究, 2007, 36(5): 600-602.

[291] Linder JA. Improving care for acute respiratory infections: better systems, not better microbiology. Clin Infect Dis, 2007, 45(9): 1189-1191.

[292] Baqui AH, El Arifeen S, Saha SK, et al. Effectiveness of Haemophilus influenzae type B conjugate vaccine on prevention of pneumonia and meningitis in Bangladeshi children: a case-control study. Pediatr Infect Dis J, 2007, 26(7): 565-571.

[293] 林健东, 杨北兵. 新发传染病流行特点及应对策略. 中国热带医学, 2007, 7(4): 597-598.

[294] 卫生部疾病控制司, 中华医学会神经病学分会. 中国脑血管病防治指南. 北京: 人民卫生出版社, 2007.

[295] 中华人民共和国国务院. 国务院关于发展城市社区卫生服务的指导意见: 国发〔2006〕10 号. (2006-02-21)[2019-09-15]. http://www.gov.cn/xxgk/pub/govpublic/mrlm/200803/t20080328_32717.html.

[296] 赵君利, 陈子江, 赵力新, 等. 汉族育龄多囊卵巢综合征患者的临床特征及分析. 中华妇产科杂志, 2006, 41(6): 375-379.

[297] 卫生部, 国家中医药管理局. 城市社区卫生服务机构管理办法(试行). (2006-06-29)[2019-09-15]. http://www.gov.cn/zwgk/2006-08/10/content_359147.htm.

[298] 卫生部, 国家中医药管理局. 关于印发城市社区卫生服务中心、站基本标准的通知: 卫医发〔2006〕240 号. (2006-06-30)[2019-09-15]. http://www.gov.cn/zwgk/2006-08/10/content_359200.htm.

[299] WHO Multicentre Growth Reference Study Group. WHO child growth standards based on length/height, weight and age. Acta Paediatr Suppl, 2006, 450: 76-85.

[300] Hyman PE, Milla PJ, Benninga MA, et al. Childhood functionalgastrointestinal disorders: neonate/toddler. Gastroenterology, 2006, 130(5): 1519-1526.

[301] Rasquin A, Di Lorenzo C, Forbes D, et al. Childhood functional gastrointestinal disorders: child/adolescent. Gastroenterology, 2006, 130(5): 1527-1537.

[302] North American Society for Pediatric Gastroenterology, Hepatology and Nutrition. Evaluation and treatment of constipation in children: summary of updated recommendations of the North American Society for Pediatric Gastroenterology, Hepatology and Nutrition. J Pediatr Gastroenterol Nutr, 2006, 43(3): 405-407.

[303] 向浩, 雷正龙, 聂绍发. 新发传染病应对策略与措施. 疾病控制杂志, 2006, 10(2): 183-185.

[304] 王名, 张智勇, 仝志辉. 中国公共管理案例. 北京: 清华大学出版社, 2005.

[305] 欧阳钦. 临床诊断学. 北京: 人民卫生出版社, 2005.

[306] 曾勇, 王国民, 蔡映云, 等. "临床思维"的理解与培养. 复旦教育论坛, 2005, 3(1): 90-93.

[307] Ip KS, Lee WT, Chan JS, et al. Acommunity-based study of the prevalence of constipation in young children and the role of dietary fibre. Hong Kong Med J, 2005, 11(6): 431-436.

[308] 全国人民代表大会常务委员会. 中华人民共和国传染病防治法. (2004-08-28)[2019-09-15]. http://www.gov.cn/banshi/2005-05/25/content_971.htm.

[309] 姜佐宁. 现代精神病学. 2 版. 北京: 科学出版社, 2004.

[310] 张维森, 江朝强, Lam T. Hing, 等. 接尘、吸烟者死亡危险度比较的前瞻性队列研究. 中华流行病学杂志, 2004, 25(9): 748-752.

[311] 中华人民共和国国务院. 医疗废物管理条例. (2003-06-04)[2019-09-15]. http://www.nhc.gov.cn/wjw/flfg/200804/31d39591e46447cab6fa9e3884c9aa26.shtml.

[312] 钟南山. 呼吸病学. 2 版. 北京: 人民卫生出版社, 2003.

[313] Jacobs MR. World trends in antimicrobial resistance among common respiratory tract pathogens in children. Pediatr Infect Dis J, 2003, 22(8): S109-S119.

[314] 伦道夫 W. 埃文斯,尼南 T. 马修. 头痛诊疗手册. 于生元,蒲传强,译. 北京:科学出版社,2002.

[315] Byington CL, Spencer LY, Johnson TA, et al. An epidemiological investigation of a sustained high rate of pediatric parapneumonic empyema: risk factors and microbiological associations. Clin Infect Dis, 2002, 34(4): 434-440.

[316] 中华人民共和国卫生部. 消毒管理办法.(2002-03-28)[2019-09-15]. http://www.nhc.gov.cn/zhjcj/s9139/201806/047c54980196495ab95856cc4839f3cc.shtml.

[317] Peppard HR, Marfori J, Iuorno MJ, et al. Prevalence of polycystic ovary syndrome among premenopausal women with type 2 diabetes. Diabetes Care, 2001, 24(6): 1050-1052.

[318] 中华人民共和国卫生部. 关于发展全科医学教育的意见:卫科教发[2000]第34号.(2000-01-31)[2019-09-15]. http://www.nhc.gov.cn/wjw/zcjd/201304/545823f851f540abb26620e8be389a60.shtml.

[319] 中华人民共和国卫生部. 全科医师规范化培训大纲(试行).(1999-11-02)[2019-09-15].

[320] 王仁安. 医学实验设计与统计分析. 北京:北京大学医学出版社,2000.

[321] 赵聪敏,张雨平,温恩懿,等. 儿童乳糖酶缺乏的临床评价. 第三军医大学学报,2000,22(6): 594-596.

[322] 中华人民共和国卫生部. 关于发展城市社区卫生服务的若干意见:卫基妇发[1999]第326号.(1999-07-16)[2019-09-15]. http://www.nhc.gov.cn/wjw/gfxwj/201304/198b4a75380c45dd9dd4ad486e206be5.shtml.

[323] Carabin H, Gyorkos TW, Soto JC, et al. Effectiveness of a training program in reducing infections in toddlers attending day care centers. Epidemiology, 1999, 10(3): 219-227.

[324] 全国人民代表大会常务委员会. 中华人民共和国执业医师法.(1998-06-26)[2019-09-15]. http://www.gov.cn/banshi/2005-08/01/content_18970.htm.

[325] 中华人民共和国卫生部. 中共中央、国务院关于卫生改革与发展的决定.(1997-01-15)[2019-09-15]. http://www.nhc.gov.cn/zwgk/jdjd/201304/743ba60a223646cd9eb4441b6d5d29fa.shtml.

[326] 中华人民共和国国务院. 医疗机构管理条例:国务院令第149号.(1994-02-26)[2019-09-15]. http://www.gov.cn/banshi/2005-08/01/content_19113.htm.

[327] Duncan B, Ey J, Holberg CJ, et al. Exclusive breastfeeding for at least 4 months protects against otitis media. Pediatrics, 1993, 91(5): 867-872.

[328] Yang YH, Fu SG, Peng H et al. Abuse of antibiotics in China and its potential interference in determining the etiology of pediatric bacterial diseases. Pediatr Infect Dis J, 1993, 12(12): 986-988.

[329] Hoff SJ, Neblett WW, Edwards KM, et al. Parapneumonic empyema in children: decortication hastens recovery in patients with severe pleural infections. Pediatr Infect Dis J, 1991, 10(3): 194-199.

[330] Szilagyi PG. What can we do about the common cold. Contemp Pediat, 1990, 7: 23-49.

[331] 全国人民代表大会. 中华人民共和国民法通则.(1986-04-12)[2019-09-15]. http://www.npc.gov.cn/wxzl/wxzl/2000-12/06/content_4470.htm.

[332] Freij BJ, Kusmiesz H, Nelson JD, et al. Parapneumonic effusions and empyema in hospitalized children: a retrospective review of 227 cases. Pediatr Infect Dis, 1984, 3(6): 578-591.

[333] Frank AL, Taber LH, Glezen WP, et al. Breastfeeding and respiratory virus infection. Pediatrics, 1982, 70(2): 239-245.

中英文名词对照索引

A

B

C

D

E

F

G

H

J

X

Y

Z

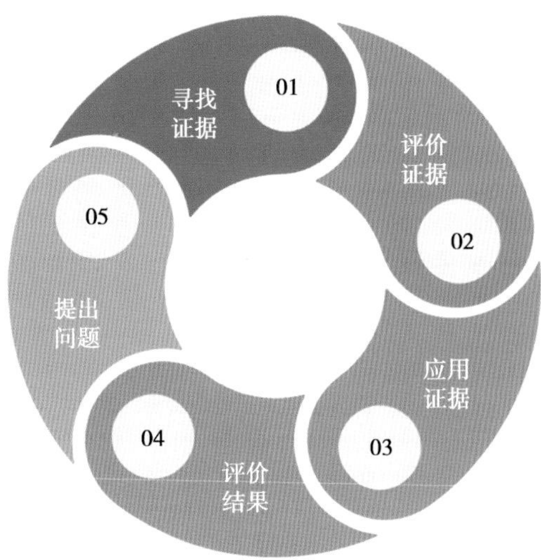

图 5-1-2　以证据为基础的临床思维模式

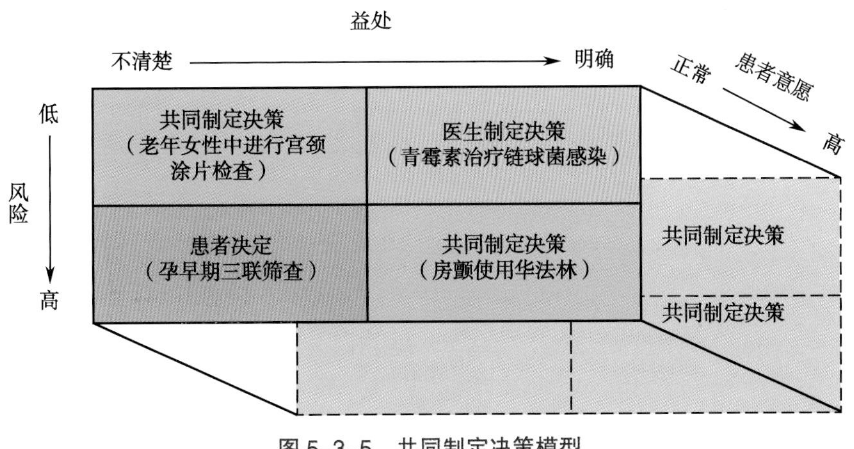

图 5-3-5　共同制定决策模型

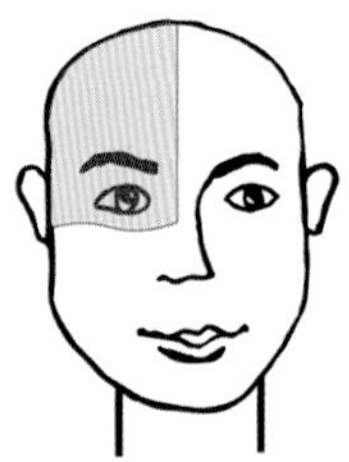

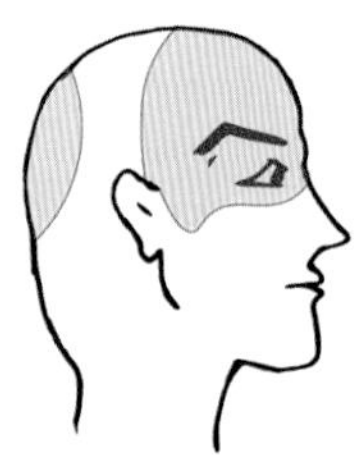

偏头痛典型的疼痛分布区（右侧）

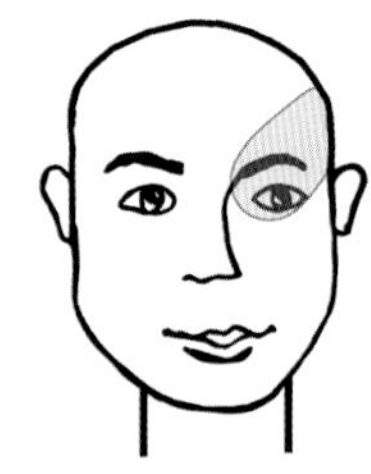

丛集性头痛典型的疼痛分布区

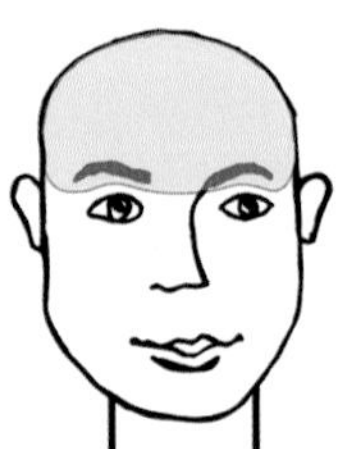

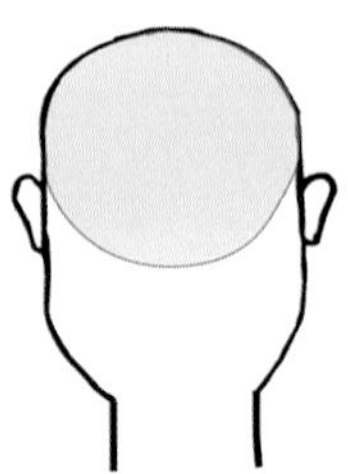

紧张性头痛典型的疼痛分布区

图 6-1-1 原发性头痛的部位

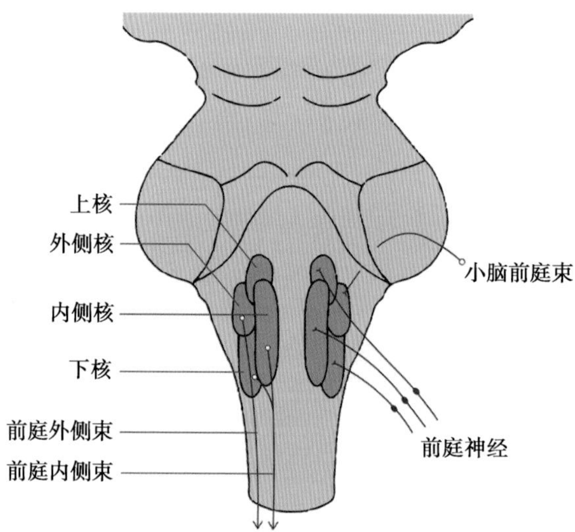

图 6-2-2 脑干前庭中枢

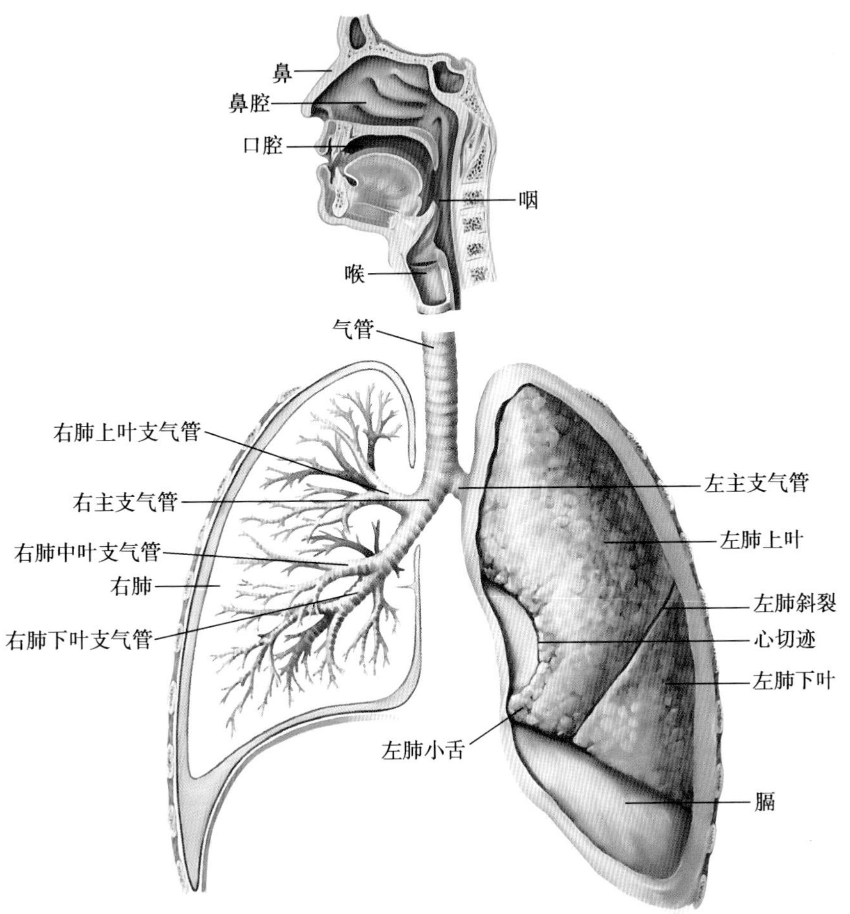

图 6-5-1 呼吸系统概观

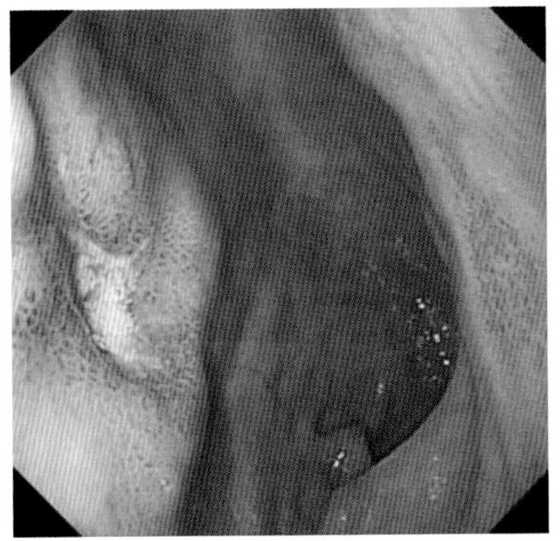

图 6-7-19 十二指肠球部溃疡

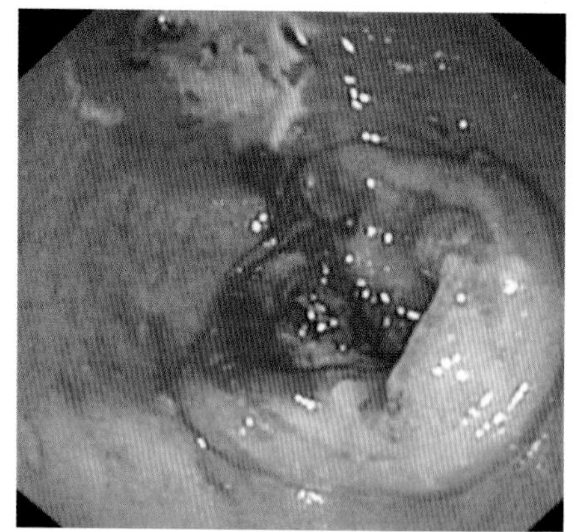

图 6-7-20　结肠癌

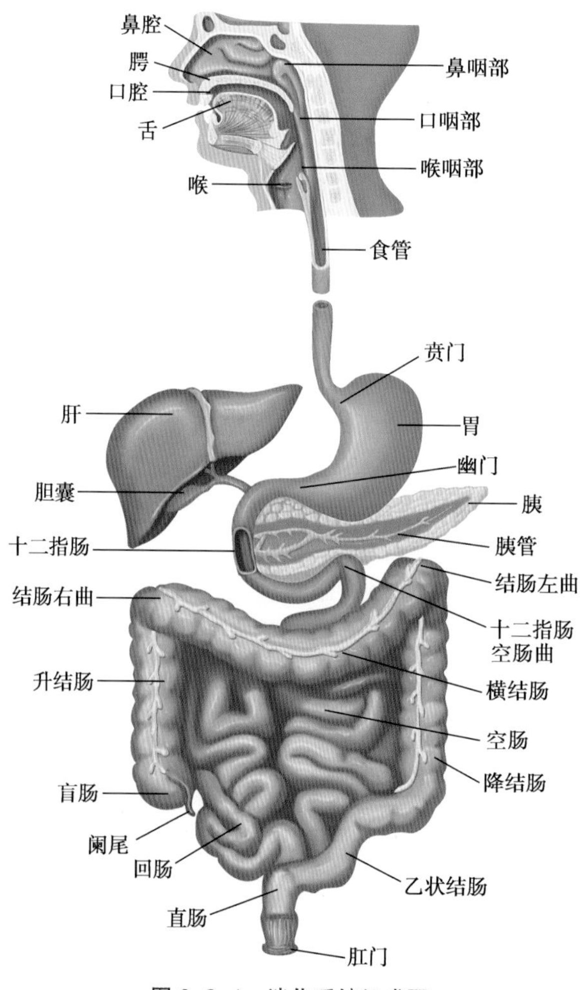

图 6-8-1　消化系统组成图

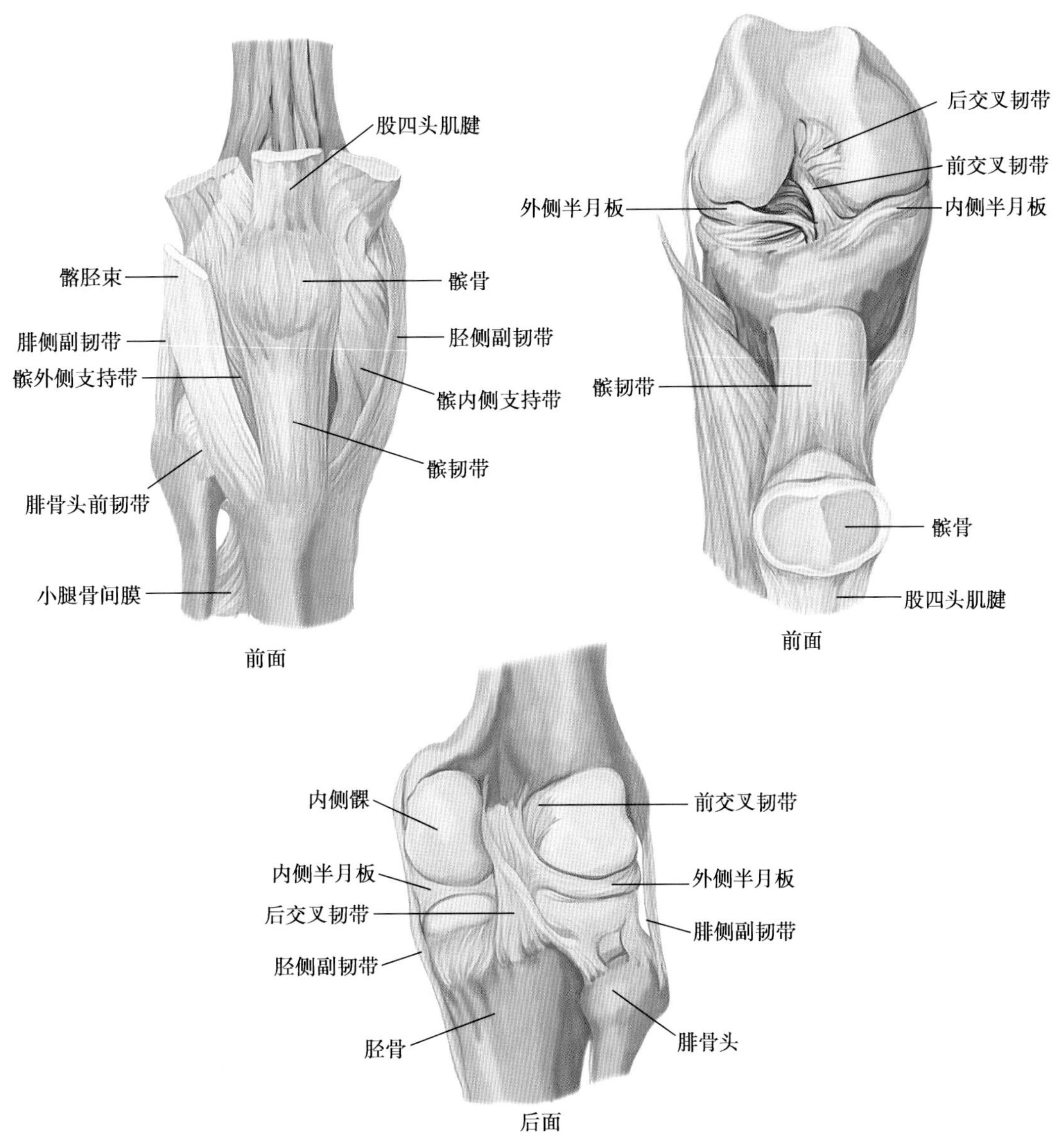
股四头肌腱
髂胫束
髌骨
腓侧副韧带
胫侧副韧带
髌外侧支持带
髌内侧支持带
髌韧带
腓骨头前韧带
小腿骨间膜
前面
后交叉韧带
前交叉韧带
外侧半月板
内侧半月板
髌韧带
髌骨
股四头肌腱
前面
内侧髁
前交叉韧带
内侧半月板
外侧半月板
后交叉韧带
腓侧副韧带
胫侧副韧带
胫骨
腓骨头
后面

图 6-10-1 膝关节的解剖结构

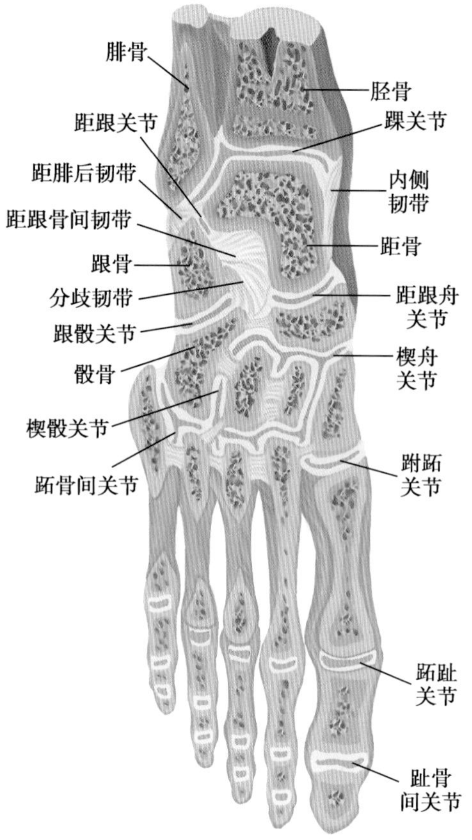

图 6-10-2 踝关节的解剖结构

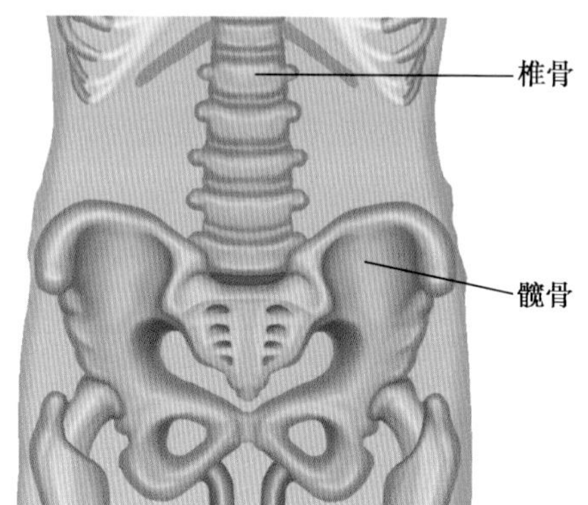

图 6-10-4 产生腰背痛的骨骼结构

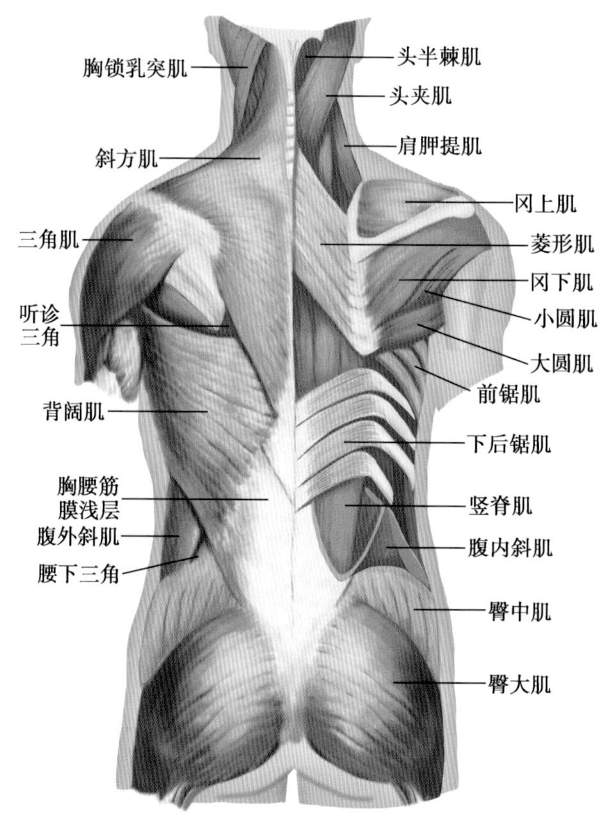

图 6-10-5 产生腰背痛的肌肉结构

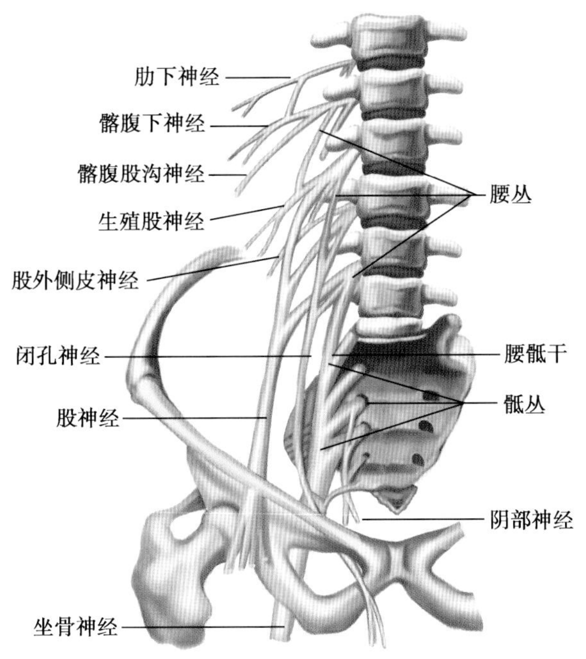

图 6-10-6　产生腰背痛的神经结构

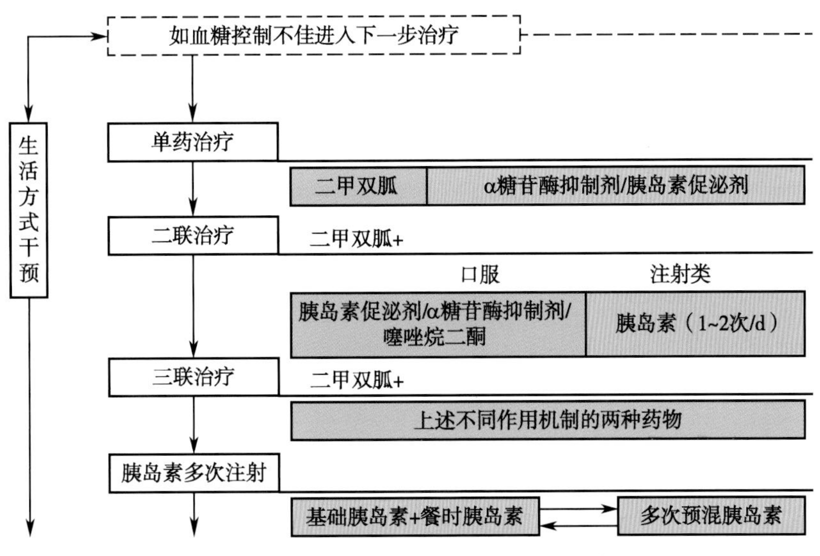

图 7-3-1　基层 2 型糖尿病患者的治疗路径